国家卫生健康委员会"十四五"规划教材
全国高等学校药学类专业研究生规划教材
供药学类专业用

新药研究方法与技术

主　编　张予阳

副 主 编　邹忠梅　熊敬维　贾　娴

编　者（以姓氏笔画为序）

王　昊　中央民族大学药学院

李洪梅　中国中医科学院中药研究所

邹忠梅　北京协和医学院药用植物研究所

张予阳　沈阳药科大学

张维芬　潍坊医学院

陈大全　烟台大学药学院

周　婕　郑州大学药学院

胡庆忠　广州中医药大学

胡耀豪　沈阳药科大学

翁勤洁　浙江大学药学院

贾　娴　沈阳药科大学

高晓霞　山西大学中医药现代研究中心

童　玥　中国药科大学

臧林泉　广东药科大学

熊敬维　北京大学未来技术学院

潘振伟　哈尔滨医科大学

人民卫生出版社
·北 京·

版权所有，侵权必究！

图书在版编目（CIP）数据

新药研究方法与技术 / 张予阳主编 . —北京：人民卫生出版社，2023.4

ISBN 978-7-117-33809-7

Ⅰ. ①新… Ⅱ. ①张… Ⅲ. ①新药–研究方法 Ⅳ. ①R97-3

中国版本图书馆 CIP 数据核字（2022）第 195316 号

| 人卫智网 | www.ipmph.com | 医学教育、学术、考试、健康，购书智慧智能综合服务平台 |
| 人卫官网 | www.pmph.com | 人卫官方资讯发布平台 |

新药研究方法与技术
Xinyao Yanjiu Fangfa yu Jishu

主　　编：张予阳
出版发行：人民卫生出版社（中继线 010-59780011）
地　　址：北京市朝阳区潘家园南里 19 号
邮　　编：100021
E - mail：pmph @ pmph.com
购书热线：010-59787592　010-59787584　010-65264830
印　　刷：北京华联印刷有限公司
经　　销：新华书店
开　　本：850×1168　1/16　印张：37
字　　数：938 千字
版　　次：2023 年 4 月第 1 版
印　　次：2023 年 5 月第 1 次印刷
标准书号：ISBN 978-7-117-33809-7
定　　价：168.00 元
打击盗版举报电话：010-59787491　E-mail：WQ @ pmph.com
质量问题联系电话：010-59787234　E-mail：zhiliang @ pmph.com
数字融合服务电话：4001118166　E-mail：zengzhi @ pmph.com

出版说明

研究生教育是高等教育体系的重要组成部分,承担着我国高层次拔尖创新型人才培养的艰巨使命,代表着国家科学研究潜力的发展水平,对于实现创新驱动发展、促进经济提质增效具有重大意义。我国的研究生教育经历了从无到有、从小到大、高速规模化发展的时期,正在逐渐步入"内涵式发展,以提高质量为主线"的全新阶段。为顺应新时期药学类专业研究生教育教学改革需要,深入贯彻习近平总书记关于研究生教育工作的重要指示精神,充分发挥教材在医药人才培养过程中的载体作用,更好地满足教学与科研的需要,人民卫生出版社经过一系列细致、广泛的前期调研工作,启动了国内首套专门定位于研究生层次的药学类专业规划教材的编写出版工作。全套教材为国家卫生健康委员会"十四五"规划教材。

针对当前药学类专业研究生教育概况,特别是研究生课程设置与教学情况,本套教材重点突出如下特点:

1. 以科学性为根本,展现学科发展趋势 科学性是教材建设的根本要求,也是教材实现教学载体功能的必然需求。因此,本套教材原则上不编入学术争议较大、不确定性较高的内容。同时,作为培养高层次创新人才的规划教材,本套教材特别强调反映所属学术领域的发展势态和前沿问题,在本领域内起到指导和引领作用,体现时代特色。

2. 以问题为导向,合理规划教材内容 与本科生相比,研究生阶段更注重的是培养学生发现、分析和解决问题的能力。从问题出发,以最终解决问题为目标,培养学生形成分析、综合、概括、质疑、发现与创新的思维模式。因此,教材在内容组织上,坚持以问题为导向,强调对理论知识进行评析,帮助学生通过案例进行思考,从而不断提升分析和解决问题的能力。

3. 以适用性为基础,避免教材"本科化" 本套教材建设特别注重适用性,体现教材适用于研究生层次的定位。知识内容的选择与组织立足于为学生创新性思维的培养提供必要的基础知识与基本技能。区别于本科教材,本套教材强调方法与技术的应用,在做好与本科教材衔接的同时,适当增加理论内容的深度与广度,反映学科发展的最新研究动向与热点。

4. 以实践性为纽带,打造参考书型教材 当前我国药学类专业研究生阶段人才培养已经能与科研实践紧密对接,研究生阶段的学习与实验过程中的知识需求与实际科研工作中的需求具有相通性。因此,本套教材强化能力培养类内容,由"知识传授为主"向"能力培养为主"转变,强调理论学习与实际应用相结合,使其也可以为科研人员提供日常案头参考。

5. 以信息平台为依托,升级教材使用模式 为适应新时期教学模式数字化、信息化的需要,本套教材倡导以纸质教材内容为核心,借用二维码的方式,突破传统纸质教材的容量限制与内容表现形式的单一,从广度和深度上拓展教材内容,增加相关的数字资源,以满足读者多元化的使用需求。

作为国内首套药学类专业研究生规划教材,编写过程中必然会存在诸多难点与困惑,来自全国相关院校、科研院所、企事业单位的众多学术水平一流、教学经验丰富的专家教授,以高度负责的科学精神、开拓进取的创新思维、求真务实的治学态度积极参与了本套教材的编写工作,从而使教材得以高质量地如期付梓,在此对于有关单位和专家教授表示诚挚的感谢! 教材出版后,各位老师、学生和其他广大读者在使用过程中,如发现问题请反馈给我们(renweiyaoxue2019@163.com),以便及时更正和修订完善。

人民卫生出版社
2021 年 1 月

主编简介

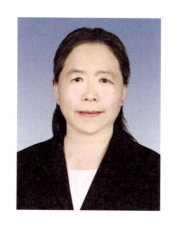

张予阳，沈阳药科大学教授。国家自然科学基金委评议专家，教育部学位中心评审专家，辽宁省药理学专业委员会委员，辽宁省中药化学专业委员会理事，辽宁省医疗机构制剂审评专家，辽宁省科技专家库专家，辽宁省科技奖励评审专家，沈阳市科技计划评估专家，沈阳市高层次（领军）人才。1984年毕业于沈阳药科大学，1990年获中药药理学硕士学位，2003年获药理学博士学位。1990—1999年在研究所从事药理研究工作，期间主持两项科研课题，参与各类大小横、纵向课题10余项。2009—2010年作为访问学者在美国南佛罗里达大学脑修复研究中心工作。

从事药学专业教学科研工作近30年来，在教学方面主要讲授本科生"药理学"和研究生"临床药理学"等课程，获得2008年优秀教师、2011年巾帼标兵、2017年优秀研究生导师等称号，主编、参编教材和著作共计20余部。科研方面主要从事脑血管药理和 β_2-AR 激动剂研究工作，参与国家高科技研究发展计划"几种重大疾病的小分子药物设计"的后期研究工作及具有自主知识产权的创新药物的多个专利申请工作，参与国家及省级基金课题的研究。2010—2013年作为副组长，从事重大新药创制课题"左旋川丁特罗的开发研究"工作。2008—2011年及2019—2022年参加多项国家自然科学基金项目，主持校企联合项目数十项，发表学术论文百余篇。

前　言

　　《新药研究方法与技术》是为了提高新时期药学研究生教育质量、推动药学研究生教学事业的创新发展,人民卫生出版社组织编写的首套药学类专业研究生规划教材之一。

　　新药研究是一项复杂的系统工程,涵盖生物医学、药学、临床医学等诸多领域的知识,也是药学研究生教育阶段的重要课程之一。本教材从对新药发现及设计的至关重要靶点开始阐述,介绍了药物筛选测试的原理和方法,然后沿着对候选药物药学、药效学及安全性研究的脉络,详尽地阐述了新药发现与研究开发各阶段中所用到的不同的研究方法及技术,所谈及的药物类别包括化学药、中药及天然药物、生物药,且对各类药物的合成工艺、生产工艺、提取纯化工艺、剂型工艺也做了适度阐述。通过本教材的学习,药学类专业研究生能够熟悉新药研究与发现过程中的各个阶段,并对每个阶段所用到的研究思路、研究方法和技术有初步的掌握,以便在日后的新药研究设计和实施过程中得心应手,以期达到知识深化、科研引入、思维启迪的目的。

　　本书以药学研究生的培养目标为基础,根据药学学科的专业特点,以启发性、实用性为指导思想。在各章的章前设计了“学习目标”,章末还设有“本章小结”“思考题”。鉴于新药研究兼顾理论性和实践性的特点,本书在阐述新药各阶段研究中的方法与技术时,在理论叙述中适时适度地夹叙了一些相应的研究实例,以增强该书的可读性及实用性,使其更加贴近科研实践。尽管如此,它与方法学、技术指南等工具书还是有很大的不同。在使用时,遇有涉及具体方法的地方,结合工具书使用将会获得更好的学习效果。同时,该书在编写时,不同专业的学者尽其所能,力求将本专业最前沿的知识内容融于书中,反映新药研究领域的发展现状及时代特点。

　　本书由12所高校和2个国家级新药研究机构的多位药学专家学者共同承担编写工作。在该书编写过程中,秉承开拓创新及既独立又统一的学术理念,注意避免将新药研究所涉及的各学科进行“拼盘”“杂烩”,力争在展现各学科独特知识精粹的同时,呈现它们相互融合、相互补充的特色。全书由这些作者执笔,专攻于他们所深谙的领域,使各学科所述内容既展现出其专业的特色,又汇聚于一个共同的大方向——新药研究与开发。

在编写本书的两年中,编者们力求精益求精,但由于本书涉及面广、研究方法和技术更新较快等原因,本教材难免有疏漏和不妥之处,恳请广大读者批评指正并提出宝贵意见,以使本书日臻完善。该书虽为研究生教材,但也可以作为高年级本科生、新药研究相关人员的参考书。

编者

2021 年 1 月

目　录

第一章　基于组学与结构生物学的新药研发

学习目标

1. **掌握**　系统生物学和网络药理学的定义;系统生物学的研究内容、研究方法和研究思路;应用于靶标发现与药物研究的组学方法;TCGA计划带来的经验;正向遗传学途径和反向遗传学途径的癌症靶标发现;代谢组学基本概念与研究方法;基于蛋白质结构的配体设计方法;在细菌、昆虫及哺乳动物细胞中重组蛋白表达的流程;蛋白质结晶的方法与原理。

2. **熟悉**　靶标发现途径的分类及代表性基因组学技术;代谢组学技术在药物靶标研究中的应用;网络药理学的理论基础;虚拟筛选及全新设计的流程和注意事项;核磁共振、质谱及冷冻电子显微镜技术的原理及优缺点。

3. **了解**　系统生物学的历史与发展;系统生物学技术在医学研究中的意义;人类基因组研究计划和癌症基因组研究计划的发展历程和研究内容;中国人癌症基因组研究;非组学的高通量靶标确认技术(面板筛查、组织微阵列);代谢组学的发展及其在中医药现代化研究中的应用;网络药理学的应用与发展;在新药研发中网络药理学的作用与意义;过饱和溶液形成的方法;细菌、昆虫及哺乳动物细胞中重组蛋白表达系统中可使用的菌株、质粒载体。

第一节　系统生物学

生物体是一个多层次、多功能的复杂结构体系。一直以来,研究者们从群落、个体、组织、细胞、分子等不同层次,以及形态解剖、遗传进化、发育、免疫、生理生化等不同方面探索生命活动规律,使得生命科学迅猛发展。回顾历史,20世纪的生物学历经了由表及里、由宏观到微观的发展历程,到21世纪,研究者们又尝试把分子生物学的时代推向系统生物学时代。

一、系统生物学的产生与发展

20世纪是以生物还原论为生物学发展主流的时代,当时的生物学家从整体机能到分子机制,专注于单个细胞组分的化学成分、信息生成以及生物学功能。从人类基因组计划实施的第一天起,研究者就面临对 DNA 测序获得的大量数据进行收集、储存和分析的难题。随着人类基因组计划及其他多种模式生物基因组计划的飞速进行,人类已经得到了越来越多的有机体完整的 DNA 序列,而且还不断地补充着它们的基因文库。要想深入研究这些数据就必须将数学、物理、化学、生物信息学和计算机辅助技术等学科相互结合、渗透和融合。

早在 1948 年,Wiener 明确指出,"生物系统和控制系统能用同样的科学方法进行研究"。1952 年,诺贝尔生理学或医学奖得主 Hodgkin 和 Huxley 建立了神经细胞膜产生动作电位膜电导变化的模型,以此揭示了神经电生理的内在机制,并通过仿真模型预测神经电的一切基本现象。在随后几十年中,各种高通量测量技术高速发展,人类收集到关于生物系统性能相关的大量数据。同时计算机技术和生物信息学的飞速发展,对复杂生物系统进行数字仿真逐渐被研究者们所重视和应用。

1999 年,美国研究者 Hood 等人创建了世界上第一个系统生物学研究所(Institute for Systems Biology),他提到过去 30 年中生物学家们习惯对个别基因或蛋白质进行研究,而系统生物学则用综合方法研究系统中的所有元素并追踪这些元素在系统发挥功能时的行为变化。自首家系统生物学研究所成立以后,全球学术界开始广泛关注系统生物学。美国、日本、德国和中国等国都相继建立了相关的研究机构,并制定了研究计划。

近几年基因组学、蛋白质组学、代谢组学和定位组学等计划的开展,人类意识到基因与蛋白质更倾向于组成相互作用网络来发挥生物学功能,这加速了"系统生物学"学科的形成。系统生物学是一门主要研究实体系统(如生物个体、器官、组织和细胞)的建模与仿真、生化代谢途径的动态分析、各种信号转导途径的相互作用、基因调控网络以及疾病机制等的学科。由此,生物研究正从分子生物学走向系统生物学,由精细的分解研究转向系统的整体研究。

二、系统生物学的研究

系统生物学不同于以往的仅关心个别基因和蛋白质的分子生物学,它研究所有的基因、蛋白质和组分间的相互关系。其主要通过建立合适的数学模型,并利用其对真实生物系统进行预测来验证模型的有效性,从而揭示出生物体系所蕴含的奥秘。

(一) 研究目的

系统生物学的建立主要有以下三个重要目的。

1. 在系统水平和系统动力水平上研究生物系统,包括动植物和微生物,而不只是局限于结构上。

2. 从细胞到整个机体的系统水平深入对病理的理解,从而发现疾病潜在的治疗靶标。

3. 促进系统水平上生物技术的发展,设计出具有所需特性的生物系统。

(二) 研究内容

目前研究者们普遍认为:遗传不只是基因作用的结果,还是蛋白质表达、非编码调控、组蛋白修饰以及核小体定位等多种机制共同作用的结果,其构成了一个复杂网络系统。因此研究生物网络是系统生物学中最核心的部分。系统生物学的研究包括以下两方面的内容:

1. 组学　组学(omics)包括基因组学、转录组学、蛋白质组学、代谢组学、表型组学等联合采用高通量实验技术,在整体和动态水平上积累并挖掘数据,从而发现新的规律和知识,提出全新的概念。这种实验室内的研究方法被称为"湿"(wet)实验部分。

(1) 基因组学：基因组学（genomics）是一门把生物体全部的基因进行系统表征、定量研究及对不同基因组进行比较研究的交叉生物学学科。基因组学主要通过使用高通量 DNA 测序和生物信息学来研究基因组的结构、功能、进化、定位和编辑等。

(2) 转录组学：转录组学（transcriptomics）是一门研究细胞在某一功能状态下所含 mRNA 的类型与拷贝数，比较不同功能状态下 mRNA 表达的变化，搜寻与功能状态变化紧密相关的重要基因群的学科。

(3) 蛋白质组学：蛋白质组学（proteomics）是一门在大规模水平下，以蛋白质组为研究对象，研究细胞、组织或生物体蛋白质的组成、表达、翻译、修饰及其相互作用变化规律的学科。

(4) 代谢组学：代谢组学（metabolomics）是一门通过对生物体内所有代谢产物进行定量分析，来寻找代谢产物与生理病理变化的相对应关系的学科。

(5) 表型组学：表型组学（phenomics）是一门在基因组水平上系统研究某一生物或细胞在各种不同环境条件下所有表型的学科。通过表型组学可以更好地认识和利用基因组、转录组、蛋白质组等生物信息。它与基因组、转录组、蛋白质组、代谢组等各种组学以及生物信息学、统计学一起构建了系统生物学体系（图 1-1）。

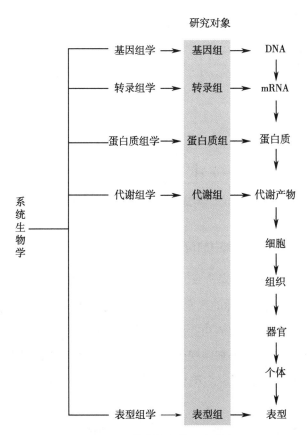

图 1-1 系统生物学的研究内容

(6) 其他组学：糖组学、脂质组学、相互作用组学等。

2. **利用计算生物学建立生物模型** 将复杂的真实系统中的内在联系和它在外界的关系抽象为数学模型是当今使用最广泛的系统描述方法，这是一种建立在系统科学、系统识别、控制理论和计算机等基础上的综合性实验科学技术。这种计算机模拟和理论分析结合的研究方法被称为"干"（dry）实验部分。

这两方面的研究内容紧密整合才称为真正的系统生物学。系统生物学的基本工作流程大体分为四个步骤(图 1-2):①对选定的某一生物系统的所有组分进行研究,构建系统模型,如初步的蛋白质相互作用网络模型和代谢途径网络模型;②系统地改变被研究对象的内部组成成分(如基因突变)或外部生长条件,然后观测在这些情况下系统组分或结构所发生的相应变化,包括基因表达、蛋白质表达和相互作用、代谢途径等变化,并把得到的有关信息进行整合;③将通过实验得到的数据与根据模型预测的情况进行比较,并对初始模型进行修订;④根据修正后的模型,设定和实施新的改变系统状态的实验,重复②和③步,不断地通过实验数据对模型进行修订和精练。系统分子生物学的目标就是要得到一个理想的模型,使其理论预测能够反映出生物系统的真实性。

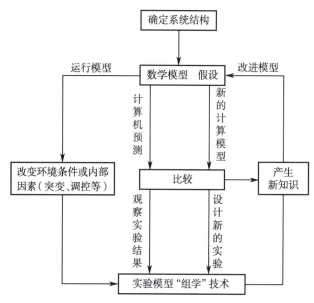

图 1-2　系统生物学的基本工作流程

三、系统生物学在药物多靶标发现中的应用

基于单分子靶标的药物筛选模式,通常只对某些急性病或单基因疾病有效,而对于复杂的慢性病来说则很难有突破性的进展。当某个靶标的代谢或信号通路受到阻滞时,其他旁路会发生代偿作用,把阻滞效果降到最低,很多时候必须对生物体功能进行系统水平调整才能实现真正的健康状态。多靶标药物恰好符合了这一种需求,它们将整个细胞视为系统性的靶标,调节细胞的各种代谢通路、信号转导通路、蛋白质 - 蛋白质相互作用等。在研究多靶标的问题上,系统生物学体现出巨大的优势,主要表现在以下几个方面。

(一)促进成药靶标的发现

从药理学角度确定的潜在药物靶标和能与药物直接结合的蛋白质之间的交集被认为是受试药物的靶标,而多靶标药物则扩大了这一交集的范围,使那些与药物结合力不是特别强的蛋白质也被加入其中,这将增加新成药靶标的数目。用系统生物学方法发现和确认靶标的一般步骤为:①将通过系统生物学整合得到的大量信息建成模型,并通过观察和对比找出特定疾病条件下细胞内发生巨大变化的信息,从而确定潜在的靶标;②利用有关的生物分子功能的研究结果对模型进行改进和优化,进而更加全面地认识潜在靶标的生物学功能；③针对候选药物对靶标的作用,设计一系列化合物,通过对分子、细胞和整体动物水平进行药理研究,验证靶标的有效性并预测其毒副作用。例如,Zhang 等人利用肝细胞癌(HCC)中显著变化的基因和蛋白质-蛋白质相互作用数据构建 HCC 特异性失衡网络,确定了潜在的 HCC 靶标。然后,根据甘遂半夏汤中的化学成分和预测靶标之间的关系建立药理网络。最后,建立 HCC 失衡网络与甘遂半夏汤药理网络相结合的多级网络,最终确定了甘遂半夏汤对 HCC 的作用靶标,并阐明了中草药配方的复杂多靶标机制。

(二) 加快多靶标药物发现的进程

系统生物学将经典分子生物学的垂直型研究和组学的水平型研究整合,构成一种"三维"的整体型研究,将细胞内的基因、mRNA、蛋白质、代谢产物的信息构建成一个模型网络。在该网络中,组分的相互作用和它们之间的关系是细胞发挥功能的关键之处,这极其有利于分析多靶标药物的生物学功能的系统调控情况。此外,系统生物学具有强大的预测能力,它通过已知的实验信息对模型不断地进行修正和优化,使得模型能最大程度上反映生物系统的真实性。这些模型可以快速鉴别药物的作用及其机制,同时还能帮助预测药物在人体中的代谢情况及其毒副作用。使用系统生物学方法,在新药研发早期阶段可有效整合人体生物学和病理生理学信息,筛选出的药物具有较强的药效和较小的毒副作用,这便提高了临床试验的成功率,加快了药物发现的进程。

(三) 加速生物标志物的发现

目前很多疾病还缺乏对应明确的生物标志物或指标,这给疾病的诊断和药物的疗效评价带来了极大的不便。系统生物学可以通过建立模型,全面、系统地分析疾病状态和正常状态下细胞内的基因、mRNA、蛋白质、代谢产物等信息的改变,从而寻找高特异性和高准确性的生物标志物。例如,O'Donoghue 等人利用过去研究已经证明的候选标志物或潜在标志物,结合疾病的发生途径网络,发现了很有临床价值的组合标志物,并在患者中评估了多种标志物的作用。

此外,系统生物学还能分析患者基因多态性图谱和蛋白质组表达模式,以此预测患者对药物的应答。通过分析患者体内多种标志物的表达水平,来判断患者的健康状态,以进行个体化治疗。这样可以大幅度提高治疗效率,避免了无效或过度用药的发生,并且降低药物的副作用,减少药物不良反应。

(四) 促进系统毒理学的诞生

临床失败或者上市后撤回药物常常是由于药物毒副作用方面的原因造成的。为了降低研发成本,提高研发效率,药物研发早期阶段的毒理学研究十分关键。系统生物学的广泛应用和巨大前景已经渐渐催生了分支学科——系统毒理学(systems toxicology)的诞生。与系统生物学的研究方法类似,系统毒理学通过整合大量与药物毒副作用相关的信息而建立模型,使用高通量的组学分析方法寻找适当的毒性标志物,在系统水平下全面了解该药物分子的毒理学性质,并预测它的毒副作用。在这样全面考虑的基础上,有利于对后续的研发工作做出选择,提高新药研发的成功率。目前已经有公司开发出一种系统 ADME / Tox 模型技术平台,用它整合了以信号通路为中心的数据库、以各种组学为基础的模型和以配体为基础的定量构效关系模型,综合了来自毒理基因组和代谢组的各种预测结果并获得交叉验证,有望为药物研发早期阶段评价候选化合物的代谢与毒理特性提供有力支持。

(翁勤洁)

第二节 基因组学

一、人类基因组研究的目的与发展

（一）基因组学研究影响人类健康的过去与未来

随着人类基因组计划（1990—2003 年）的完成，人体内约 2 万个可编码基因已经明确，在 2001 年公布的首份人类基因组蓝图时，很多人认为这代表体内所有潜在的靶标都将成为已知的。然而，在计划完成十多年后，该计划并未如人们起初期望的那样促进更多救治病患的新药诞生。相反，自 2000 年起，在美国食品药品管理局（Food and Drug Administration, FDA）登记的临床研究用新药（investigational new drug, IND）申请数量持续多年下跌，并且获批上市的新药也未见增长，直到 2017 年才谷底反弹。可见我们对从基因组到药物之间的认识还存在很大的落差。

当人们渐渐意识到不能单从 4 个碱基的排列顺序去了解复杂的人体和疾病的发生机制，并知道蛋白质的序列也不足以了解其功能或与之相互作用的其他蛋白质，而疾病的发生不仅仅是由于基因突变直接导致蛋白质失活或使其功能发生改变，也需考虑非编码 DNA、蛋白质翻译后修饰和表观遗传等因素后，人们仍然相信组学研究最终能带来丰厚回报。从发展趋势来看，遗传因素对疾病的易感性和预后，及对药物的疗效与其临床应用的重要性已被学术界、医学界、保险界和社会大众所认识。近年来，随着新一代测序（next generation sequencing, NGS）技术的进步、全基因组测序（whole genome sequencing, WGS）成本的下降和大数据时代的来临，过去的同病同治，以至于治病时需要忍受个体差异导致药物治疗无效和药物不良事件的发生，已不能满足当今人们对优质医疗越来越高的期望。个体化治疗（personalized therapy）已成为大势所趋，精准医学（precision medicine）已被一些国家和地区逐渐提上政策层面，我国也已将其纳入国家"十三五"规划，作为"健康中国"国家战略的重要组成部分（《"健康中国 2030"规划纲要》）。

人体内约 2 万个蛋白质编码基因的突变（mutation）和疾病表型（phenotype）的关系是很多学者想探讨的内容，因为人们预测 3 000~10 000 个体内基因与疾病相关，当中约 10% 是潜在的药物靶标，而人们对大部分基因的功能和调控的认识还十分有限。近年来，靶标的发现与确认已形成以组学为中心的发展格局，这和应用于基因组学的高通量技术，特别是高通量测序、基因芯片（gene chip，又称为 DNA 微阵列，DNA microarray）、RNA 干扰（RNA interference, RNAi）筛选和 CRISPR/Cas9 筛选的快速发展是分不开的。

（二）基于组学的靶标发现

基于组学的靶标发现有两种途径——正向遗传学和反向遗传学。正向遗传学的策略是先确定表型，再寻找与表型相关的基因型（genotype），这包括经典遗传学研究。然而，很多疾病的发生是多基因参与的，不遵从经典孟德尔遗传学的规律，这种情况下，基因型与表型的关联微弱，此时，可以进行全基因组关联分析（genome-wide association study, GWAS）。反向遗传学的策略是先通过定点突变改造基因，再研究基因突变后产生的表型。经常采取的研究策略包括系统性基因敲除或敲低细胞模型和系统性基因敲除动物模型,通过研究基因敲除或敲低后生物系统出现的变化或病理改变判断该基因的可能生理作用及失去该基因后可能诱发的疾病。

二、正向遗传学途径的靶标发现

(一) 测序和基因型鉴定

一些遗传病具有清晰的表型,可以通过分析家族中携带基因突变的遗传联系,发现致病的单基因。这些基因突变可以概括为显性和隐性两类,符合孟德尔遗传学的基因型与表型的关系。对一些常规方法难以查明原因并具有遗传因素参与的疾病,如发育迟缓、智力障碍、孤独症、肥胖和癫痫等,致病的单基因突变能通过基于基因芯片技术的基因型鉴定(genotyping)或全外显子组测序(whole exome sequencing, WES)很直接地在临床环境中被发现。

另外,人们也成功地利用 WGS、WES、全转录组测序(whole transcriptome sequencing, WTS)或目标基因面板测序(targeted gene panel sequencing)发现驱动癌症发生的突变,即驱动突变(driver mutation)。这是因为基因突变参与致癌(oncogenic)过程,而且,有 5%~10% 的癌症是可以遗传的,这些癌症的发生过程符合孟德尔遗传学的规律。Demeure 等人对一例对放射性碘和索拉非尼(sorafenib)不敏感的乳头状甲状腺癌(papillary thyroid cancer)患者进行 WGS,未发现常见的 *BRAF* 及 *NRAS* 突变,却发现该病较罕见的 *EML4-ALK* 易位突变。*EML4-ALK* 易位发生在 5% 的肺癌和一些其他癌症中,是克唑替尼(crizotinib)的靶标。该病例标示外使用(off-label use)克唑替尼后出现短暂缓解,在治疗 6 个月后肿瘤转移未见恶化。Dieter 等人对一例鼻腔和鼻窦癌(sinonasal carcinoma)患者进行 WES 和 WTS,发现 *KIT* 外显子 11 突变,给予伊马替尼(imatinib)后缓解,10 个月后肿瘤再发展,并发现 *KIT* 外显子 17 突变,具备了使用靶向 *KIT* 外显子 11/17 突变的瑞戈非尼(regorafenib)作为治疗的指征。案例的描述与依赖 *KIT* 生长的胃肠道间质瘤(gastrointestinal stromal tumor, GIST)的治疗和复发过程相似。

当使用 NGS 发现样本中的突变位点时,需要注意测序深度[以人类全基因组总碱基数 30 亿个(3G)算,测序数据量为 90G 时,测序深度就是 30×]对突变检出率的影响。另外,靶向性的目标基因面板测序可以达到更深的测序深度,准确性更高,它和 Sanger 测序法可以作为 WGS 和 WES 获得的测序结果的后续验证手段。

(二) 全基因组关联分析

虽然已知遗传因素在一些疾病的发生中起重要作用,但却不能归因于某一个特定的基因。很多时候,这些疾病是多基因参与的,GWAS 便是发现这些基因与疾病的相关性的有效方法。

1. **GWAS 的理论基础**　GWAS 建立于对物种(这里特别指人类)遗传差异的认识上。人类中随机的个体和参考人类基因组(GRCh38, www.ncbi.nlm.nih.gov/grc/human)在遗传学上可以有 400 万~500 万种差别,这些差异发生在基因组中一些位点上,一般是碱基置换(即单核苷酸变异, single nucleotide variation, SNV)或短的插入 / 缺失(insertion/deletion, Indel)突变。在一个种群(population)中,当 SNV 的发生率(或称平均等位基因频率, mean allele frequency, MAF)大于 1%,便可以定义为单核苷酸多态性(single nucleotide polymorphism, SNP)。短的 Indel 突变可再分为双等位基因(biallelic)和多等位基因(multiallelic)两种。当双等位基因 Indel 突变的 MAF>1%,可称为缺失插入多态性(deletion insertion polymorphism, DIP),而非插入缺失多态性,因为缺失突变和插入突变之比在人群中约为 4∶1。多等位基因 Indel 突变绝大多数发生在微卫星(microsatellite),又称为短串联重复序列(short tandem repeat,STR),其基本单元是2~6个核苷酸。研究表明,STR串联单元的重复次数在人群中常具有变异性,称为微卫星多态性。有时,SNP的用法可包含全部基因多态性。

SNP在人类基因组中广泛存在,是最常见的遗传变异。国际千人基因组(1 000 Genomes)计划(2008—2015年)完成后,已经发现在26个不同的人种中,有超过8 800万个变异,其中SNP 8 470万个,DIP 360万个,其他结构性变异6万个。每一个被确定的人类遗传变异都会以唯一的ID被编入美国国家生物技术信息中心(NCBI)的dbSNP数据库中。

在一段染色体区域中,一些邻近的不同等位基因(这里特指SNP)有密切的联系,在进行减数分裂形成配子对时,会一起随个别配子遗传给子代,这种现象称为连锁,而这些连锁等位基因(或SNP)的组合则称为单体型(haplotype)。同一条染色体上不同的等位基因之间的联系在遗传给后代时不是随机的,因而导致一些连锁等位基因(或单体型)在种群中出现的比例大于或小于其等位基因频率所表现的,这种现象称为连锁不平衡(linkage disequilibrium,LD)。LD受自然选择和基因重组(recombination)等多种因素影响。从遗传学角度看,重组在一条染色体中发生的概率会随着两个SNP之间的距离而增加,因此,两个SNP之间的连锁关系会随着距离增加而减少,这种现象称为LD衰减(decay)。基于LD的特性,只需要检查基因组中小部分SNP,便能获得全部SNP在人群中的准确关联性。由于人类基因组中不同区域的邻近SNP的连锁关系有很大的差异,LD衰减度不同,需要鉴定的SNP的密度在基因组中的不同区域要有所不同,而不能采取平均间距取样的方式。

基于人类单体型图(HapMap)计划(2002—2009年)的结果,研究者发明了单核苷酸多态性微阵列(SNP array)——一种专门用于基因型鉴定的基因芯片——对人类全基因组的所有已知SNP进行了有效的覆盖。假设一个SNP与某疾病的易感性相关,通过对人群中患病个体和正常个体的SNP检查,便会发现这个SNP在患者群体中的携带率远高于在正常人群中的携带率。GWAS就是基于这个原理发现特定SNP与(疾病)表型有关联的,但是,GWAS不能建立SNP与表型的因果关系,这需要在后续研究中用其他方法确认。

如果GWAS的最终目标是药物研发,那么发现这些一组一组的SNP和疾病有关联只是通往目标的第一步,因为每一组SNP其实代表一段染色体区域,研究者尚需要深入研究在这个区域中哪一个基因座(locus),甚至哪一个基因才是真正和疾病相关的。SNP的分类有编码(coding)与非编码(non-coding),编码中又分同义(synonymous)与非同义(non-synonymous),非同义中又分错义(missense)与无义(nonsense)。同义突变虽然会改变密码子,但是翻译出来的氨基酸却还是相同的,只有非同义突变才会造成翻译错误。错义突变的结果是翻译出另一个氨基酸,无义突变的结果是使编码打乱、终止码提早出现及翻译提前结束。一些非编码SNP由于其更佳的连锁特性被选为标签(tag)SNP而成为基因型鉴定的目标。然而,非同义SNP最受重视,因为根据中心法则(central dogma),它有直接影响蛋白质功能的能力。另外,处于非编码区中的调控元件(regulatory elements)也会出现突变,其重要性不亚于发生在编码区的非同义基因突变,因为它们会通过转录调控影响蛋白质的表达水平。人们对基因调控的认识是通过一系列研究项目逐渐建立起来的,这包括最初的"DNA元件百科全书"(Encyclopedia of DNA Elements,ENCODE)计划(2003—2012年),该计划已完成人类基因组中的功能元件目录(ENCODE数据库的网址为www.genome.ucsc.edu/encode和www.encodeproject.org/data/annotations)。后来也有表观基因组路线图(NIH

Roadmap Epigenomics）计划（2007—2015 年）、基因型 - 组织表达（the Genotype-Tissue Expression，GTEx）计划（2010— ）和国际人类表观组学联盟（the International Human Epigenome Consortium，IHEC）科研合作蓝图（2010— ）等，这些研究计划的目标是针对个别组织、细胞或模式生物，绘制以组蛋白修饰、DNA 甲基化及非编码 RNAs 等不同机制调控基因表达的蓝图。从上述计划获得的数据将成为 GWAS 后续的生物信息学分析的基础。

因此，在获得 GWAS 数据后，一般先要通过基于 LD 的统计分析（由 HapMap 数据及 1 000 Genomes 数据支持），以此获得更有用的结果，该过程称为精细定位（fine-mapping），并进行后续的生物信息学分析和实验验证。精细定位需要满足三个条件：①显著关联区域中的主要 SNP 都已经被基因型鉴定，或者该区域的覆盖率足够高，使未被基因型鉴定的位点都可以被连锁关系填充；②基因型鉴定的结果通过严格的质控；③样本数足够大，使相互关联的信号能够被识别出来。

2. GWAS 实验的要素　以下将会介绍在设计 GWAS 实验时，研究人员最关心的几个问题，包括受试人群的规模、遗传背景，以及 GWAS 数据的后续分析，因为这些因素对结果都有重大的影响。

（1）受试人群的规模：如果一个 SNP 与疾病有很强的关联，可能只需要几个病例和几十个正常个体便足以在 GWAS 中被发现。但是，要发现一个等位基因频率偏低但作用很大的 SNP，或等位基因频率偏高但作用很小的 SNP，受试人群的规模可能需要上万，甚至是几十万，才能达到足够的分辨率。为了解决上述问题，各国纷纷建立起生物样本库或生物银行，对临床样本进行了精细的目录登记、保存及数据维护，以供各种科研用途。我国在《"十二五"生物技术发展计划》中，明确要求要建设国家生物信息科技基础设施，其中包括大型生物样本、标本、病例资源和人类遗传资源库，这些基础建设在"十三五"时期均有所扩展和整合。我国生物样本库有"国家基因库""湖北省人类遗传资源保藏中心""中科院生物样本库"和"上海生物样本库"等。

（2）遗传背景：在 GWAS 研究中，需要控制群体分层（population stratification），使病例组和对照组的遗传背景匹配，以避免产生假阳性结果。同理，由于遗传漂移（genetic drift）和遗传差异更少的原因，在一个隔离的群体中进行 GWAS，能比在异族通婚率高或人口流动比例高的群体使用更小的队列（cohort），从而发现一些在一般人群中等位基因频率偏低但作用很大的 SNP；隔离群体的其他好处还包括群体成员往往暴露于相似的环境、病原体和生活方式，这也能减少干扰因素，利于基因型与表型关联的发现。

（3）方法学：要保证病例组和对照组在基因型鉴定的方法学上保持一致，并需要对获得的数据进行质控。再者，由于受试的 SNP 有上百万个，会出现多重检验的问题，为了控制假发现率（false discovery rate，FDR），一般的做法是 P 要小于 5×10^{-8} 才会达到拒绝无效假说的显著性水平（图 1-3）。另一个问题是分析的数据库主要依赖欧洲人种的遗传学数据，结果未必适用于其他种族。不过，新一代的高密度定制化 SNP array 和外显子组基因分型芯片（exome genotyping array）及基于 1 000 Genomes 数据等更高 SNP 密度的分析方法正在改善这种状况，使 GWAS 结果变得更为准确。

（4）生物信息学：生物信息学的发展日新月异，当代研究者可以使用更先进及更强大的数据库和分析工具去重新挖掘已往的 GWAS 数据。因此，有组织开始建立 GWAS 数据库，如 NCBI 的 dbGAP、欧洲生物信息研究所（EBI）的 GWAS Catalogue 和 Leicester 大学的 GWAS Central 等。为了保护受试者的隐私，部分数据只有登记用户才能获取。研究者应根据原始研究的设计和数据质量情况，小心选择 GWAS 数据去进行再挖掘或荟萃分析（meta-analysis）。在此简介两种最常用的分析方法。

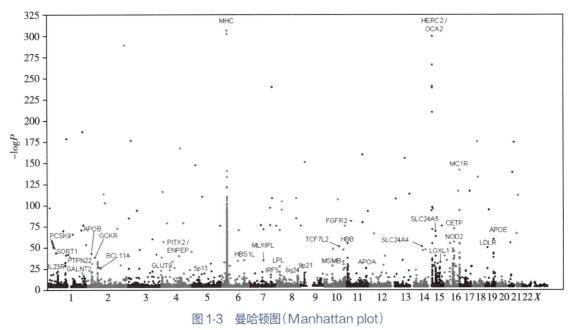

图1-3　曼哈顿图（Manhattan plot）

注：展示关联性 $P \leqslant 0.0001$ 的 GWAS 结果。纵坐标以 $-\log P$ 表示，横坐标显示位点在染色体中的位置。

基因本体论（gene ontology，GO）注释（annotation）是一种最常用的对 GWAS 结果或其他组学大数据结果的后续分析手段，其本质是把有统计学差异的关联基因（特指其基因产物）给予功能注释，再把功能相同的基因聚类（cluster），使这些基因集合得以与其功能及表型联系起来。其目的是希望从基因的功能得到启迪，以发现这些基因和表型之间的因果关系，从而推导出可能的靶基因。生物信息学的支持在基因组学研究中是必须的，因为无人能清楚所有人类基因的功能。最受欢迎的分析工具有 DAVID。在此基础上，又可以利用如 Broad 研究所开发的 HaploReg 分析工具探索非编码变异的功能效应注释（annotation of non-coding variants），进行表达数量性状基因座（expression quantitative trait loci，eQTL）分析，以发现在非编码区内的 SNP 与个别基因 mRNA 表达量的关联性。

3. GWAS 案例　Okada 等人对超过 10 万个欧洲和亚洲受试者中 1 000 万个 SNP 与类风湿性关节炎（rheumatoid arthritis，RA）的关联进行了 GWAS 荟萃分析，新发现 42 个 RA 风险基因座在全基因组水平中具有显著性，使由 GWAS 发现的关联增至 101 个，而当中 100 个非 MHC（major histocompatibility complex）的风险基因座所处的 LD 区域中，共包含 377 个基因。研究者集合基因功能注释、顺式表达数量性状基因座（cis-eQTL）分析和通路分析，并将文献或数据库记载的与特定免疫疾病表型或细胞表型相关的基因，包括人类原发性免疫缺乏症、血癌体细胞突变和基因敲除小鼠表型的基因进行重叠，建成一个生物信息学分析体系，对上述 377 个基因进行筛选，从这些风险基因座中精选出 98 个候选基因。作者证实这些基因都是现有的抗 RA 药物的靶标，并提出一些具有其他适应证的药物或许能应用到 RA 的治疗中。

Michailidou 等人利用 Oncoarray 对欧洲族裔的 61 282 个乳腺癌患者和 45 494 个对照患者中 23 万个 SNP 进行基因型鉴定，代入 1 000 Genomes Ⅲ期参考数据后填充覆盖 2 100 万个基因型，筛选其中 1 180 万个 MAF>0.5% 的 SNP 与乳腺癌的关联进行 GWAS，再结合其他数据库总共 256 123 个包括欧洲和亚洲受试者的数据进行 GWAS 荟萃分析，共发现风险基因座 142 个，其中新发现的有 65 个。通过自创的 INQUISITE 生物信息学分析体系，以基因功能注释锁定 58 个新的和 70 个已知的基因座，并预测出 689 个编码蛋白质的基因。这些基因和使用测序法找到的乳腺癌驱动基因有很高的重叠。进一步分析发现很多 SNP 集中在一些转录因子结合位点(transcription factor binding site,TFBS)上。作者预测,遗传这些 SNP 会使患乳腺癌的风险提高 2~5 倍。

三、反向遗传学途径的靶标发现

(一) 基因敲除动物模型

转基因动物在生命科学研究中具有重要的地位。由于蛋白质的同源性(homology),可以通过研究转基因动物探索人类基因的作用。在转基因动物中,特定的基因产物可以被上调,或通过基因敲除而被下调。对模式生物进行基因敲除并研究其表型,是最普遍的靶标发现方法。但是,一部分基因(约 30% 的小鼠基因)的敲除具有致死性,更多的基因敲除则不产生明显的表型。一般来说,需要在这些基因敲除动物身上建立疾病模型,基因对表型的影响才得以显现。系统性基因敲除的研究已经在果蝇、秀丽隐杆线虫、斑马鱼和小鼠等物种中进行,并已取得了许多重要的成果。例如,国际小鼠表型分析联盟(International Mouse Phenotyping Consortium,IMPC)在 2017 年公布的 data release 5.0 中,从 3 328 个基因敲除中发现了 360 个疾病模型,包括多种罕见病的首个模型,并对 1 092 个基因的功能给予了首次注释。IMPC 的目标是确定 2 万种基因敲除小鼠的表型,在 2021 年公布的 data release 15 中,已经确定了的表型有 7 928 个。

在研究过程中若发现一个基因型能产生具有研究价值的表型,在后续的实验中,需要联用基因敲除和过表达的细胞和动物模型,研究该基因或基因产物的功能,通过给予药物调节该基因产物及其相互作用蛋白质或信号通路的活性,以及在疾病模型中研究有关药物的作用机制及该基因和病理生理的关系,并对候选药物的药代动力学和毒性(ADME/Tox)进行评价,以确认有关基因或基因产物作为药物靶标的可行性。有关应用模式生物进行靶标确认及药物发现的方法和案例,见本章第四节和本书第十一章。

(二) 基因敲除或敲低细胞模型

1. RNAi 筛选　RNAi 是基因敲低的主流方法。RNAi 可以通过两种手段实现:①干扰小 RNA(small interfering RNA,siRNA)的瞬时转染(transient transfection);②以带有短发夹 RNA(short hairpin RNA,shRNA)序列的病毒感染宿主细胞达到稳定的基因敲低。经典的 siRNA 是 21~23 个碱基的双链 RNA,shRNA 包含两个短反向重复序列,中间由一个茎环结构分隔,使单链的 shRNA 可形成发夹结构。这些短 RNA 与内源基因的转录本 mRNA 有特异性结合,能引发一连串细胞内部反应,降解与之序列对应的 mRNA,造成转录水平的基因沉默。shRNA 是以病毒作为表达载体的,其中,以慢病毒(lentivirus)载体的应用最为普遍。shRNA 筛选比 siRNA 筛选更容易操作,因为 siRNA 筛选是单孔单基因的干扰模式,进行高通量筛选比较费时费力;而 shRNA 筛选通常使用混合筛选(pooled screening)模式,可以轻易筛选上万条 shRNA,操作流程和即将介绍的 CRISPR/Cas9 筛选基本相同。

选用合适的文库进行 RNAi 筛选是非常重要的。市面上有很多不同的 siRNA 文库和 shRNA 文库,有全基因组的,也有针对不同研究目的的聚焦库;有稳定表达的 shRNA 载体,也有可诱导表达的 shRNA 载体。除了商品化的文库外,Addgene 网站中的 Pooled Libraries 是研究者共享的资源,里面有一些 shRNA 文库和 gRNA(guide RNA,指导 RNA)文库。在选用文库时,需要注意覆盖率,因为 RNAi 筛选是注定会出现假阳性结果的。当文库中所有整合到细胞基因组的对相同靶基因有特异性的 shRNA 都出现阳性结果时,对应的基因才可以认定为真正的命中物(true hit)。可以预期,覆盖率越高,假阳性率越低。另外,由于 shRNA 的实验设计需要保证每个细胞只能有一个 shRNA 整合到细胞的基因组中,即需要在低拷贝数也能发挥基因沉默的作用,所以 shRNA 的敲低效率是很重要的。已知如果设计的 siRNA 序列和内源性的微 RNA(miRNA)的序列相同,敲低的效果会更好;另外,研究者也发明了一些算法和计算工具用于 siRNA 的设计,如 Dharmacon 网站上的 siDesigner。

2. CRISPR/Cas9 筛选   随着基因编辑技术的成熟,研究趋势正由基因敲低转向基因敲除。近年,陆续有研究应用 CRISPR/Cas9 基因敲除法发现新靶标。该方法的第一步一般是构建或获取慢病毒指导小 RNA(small guide RNA,sgRNA)文库。单个 sgRNA 表达载体的构建方法是把互补的寡核苷酸(oligonucleotide)的正义链和反义链结合,把合并的双链寡核苷酸克隆到 sgRNA 慢病毒表达载体上。其中近 5′ 端 20 个核苷酸是基因特异的,选定的序列可以是基因组中特定基因产物如蛋白质或 miRNA 的序列,覆盖率为每个基因有 2 个或以上的 sgRNA。sgRNA 的设计多数由工具辅助完成,如 Broad 研究所的 GPP Web Portal 网页和 Dharmacon 公司的 CRISPR Design Tools 网页,生物技术公司亦有供应 sgRNA 文库。文库经过稀释后,通过慢病毒感染细胞,使 sgRNA 表达组件(expression cassette)整合到细胞的基因组中。在 sgRNA 表达的时候,通过共转染表达 Cas9 或在稳定表达 Cas9 的细胞上诱导 sgRNA 表达,使 sgRNA 配对的位点发生 DNA 双链断裂。细胞在 DNA 修复过程中出现 Indel 突变,从而达到敲除基因的目的。经过上述处理的一系列细胞将会通过表型筛选(phenotypic screening)测试(参见第三章),以确定目的细胞。为了确定目的细胞中 sgRNA 的序列和对应的基因,可以用基因组 DNA 为模板并使用载体骨架特异的通用引物,通过 PCR 扩增编码 sgRNA 的区域,对扩增子(amplicon)进行测序。为了确定文库中所有和细胞基因组整合的 sgRNA,可以对混合的突变细胞基因组 DNA 进行 PCR 扩增,再进行深度测序。

siRNA 或 shRNA 敲低法比 CRISPR/Cas9 基因敲除法有更严重的脱靶(off-target)效应,假阳性率也更高;基因敲除则更有可能诱发代偿机制,使基因敲除的作用不明显,或产生假阴性结果。为了避免脱靶效应的影响,有必要在后续测试中进行验证实验,即在基因敲除或敲低的基础上外源表达靶蛋白,再进行表型测试,对相关靶标进行验证。由于有更低的脱靶率和完全的基因敲除,CRISPR/Cas9 筛选的综合表现比 RNAi 筛选好,也有研究者把 CRISPR 和 shRNA 两种筛选方法合并使用,使靶标发现更为准确。

3. 案例分析   上述 RNAi 敲低和 CRISPR/Cas9 基因敲除法最常用于发现肿瘤发生(oncogenesis)、耐药基因和病毒入侵或增殖相关的靶标。

(1) 发现耐药基因:Koike-Yusa 等人的研究是 CRISPR/Cas9 筛选的经典案例。研究人员首先构建靶向 19 150 个编码小鼠蛋白质基因的总共 87 897 个 sgRNA 文库,以慢病毒感染,在稳定表达 Cas9 的小鼠胚胎干细胞中表达 sgRNA。利用活细胞使染料脱色的原理建立表型测试,筛选对败毒梭菌(Clostridium septicum)α 毒素或抗肿瘤药硫鸟嘌呤(thioguanine,6-TG)耐药的细胞。结果发现了 27 个已知的和 4 个新的耐药基因。

(2) 发现抗病毒靶标:Kim 等人采用以质粒为 sgRNA 表达载体的 CRISPR/Cas9 筛选策略。首先使用 Cas-OFFinder 和 Cas-Designer 工具,从 10 280 个人类基因中为每个基因选出 3 个 sgRNA 的靶标,再以 30 840 双链成对的寡核苷酸构建了一个 sgRNA 文库。将 sgRNA 质粒文库与 Cas9 表达载体共转染给包括 HeLa 细胞在内的人源细胞。被转染的细胞在稀释后被分配到微孔板中,使这些基因敲除的单细胞长成群落。细胞株经过细胞毒性药物 6-TG、脊髓灰质炎病毒 1(PV1)或肠病毒 -D68(EV-D86)处理,以结晶紫染色法检查细胞的存活。最后,对存活细胞株进行 WGS 以确定变异基因。在筛选出来的 2 个抗 PV1 感染的细胞株中,共发现 22 个基因突变,都包括脊髓灰质炎病毒受体(PVR)基因的完全阻断突变。在 6 个抗 EV-D86 感染的细胞株中,共发现 20 个基因突变。其中,完全阻断突变在每个细胞中都出现过 1 次,涉及 4 个基因。发现靶向唾液酸转移酶(sialic acid transferase)的 sgRNA 能增加细胞对 EV-D86 感染的抗性。该酶的作用是修饰糖蛋白,使细胞表面的糖蛋白表达唾液酸。另外还发现特异性稍差的 3 个基因,包括甘露糖(α-1,6-)- 糖蛋白 -β-1,6-*N*- 乙酰胺基葡萄糖转移酶(*MGAT5*)、寡聚高尔基复合体 1(*COG1*)和寡聚高尔基复合体 5(*COG5*),它们都和唾液酸的表达相关。因此,这些基因或基因产物都可能成为抗 EV-D86 感染的靶标。

(3)"癌症依赖性地图"计划:Cancer Dependency Map(DepMap)计划(2017—)是由英国 Wellcome Sanger 研究所和美国 Broad 研究所牵头的国际合作计划,计划的目标是从错综复杂的肿瘤基因变异中,发现肿瘤患者中每一个肿瘤细胞赖以生存的关键基因,即该肿瘤最脆弱的靶标。研究发现,很多肿瘤细胞内都存在着不同的基因缺陷,使其余某些正常的蛋白质成为肿瘤细胞赖以生存的根本,而如果这些蛋白质的功能受到抑制,便会造成肿瘤细胞的死亡。例如,在很多肿瘤中存在 DNA 错配修复(mismatch repair,MMR)相关基因的缺陷,这会导致 DNA 损伤修复(repair of DNA damage)途径中存在着合成致死(synthetic lethality)靶标。DepMap 的研究策略是对精确界定的肿瘤细胞进行全基因组丧失功能性筛选,首阶段计划是对超过 500 种人类肿瘤细胞系进行深度 RNAi 筛选和 CRISPR/Cas9 筛选,然后在 5 年内扩大研究规模至大于 2 000 个肿瘤细胞系,并以药物干预验证肿瘤细胞对相关靶标的依赖性。

DepMap 计划定期在其官网公布最新的数据,已发表的研究成果举例如下:①在多种肿瘤细胞系进行 RNAi,发现 426 个肿瘤依赖性,包括一些肿瘤对泛素(ubiquitin,UB)的依赖性,如卵巢癌细胞,由于其 *UBB* 基因高度甲基化,对 UBC 蛋白形成依赖。②对 398 个肿瘤细胞系进行深度 shRNA 敲低,发现肿瘤依赖性可分为四类,基因驱动(如 *KRAS*、*NRAS*、*BRAF* 等)、转录驱动(如 *ZEB1*、*BCL2L1*、*SOX10* 等)、代谢(见第五节)及合成致死(如 *CTNNB1* 和 *APC*、*MDM4* 和 *TP53* 等)。③使用 CRISPR/Cas9 基因敲除和 RNAi 发现多种微卫星不稳定性(microsatellite instability,MSI)的肿瘤模型对沃纳综合征 RecQ 解旋酶(Werner syndrome RecQ like helicase,WRN)的依赖性。MSI 是指由 MMR 异常造成 DNA 在复制和重组过程中发生错误,从而导致微卫星序列发生改变的现象,本研究发现 WRN 的 DNA 解旋功能对 MSI 肿瘤具有特异性。④使用 CRISPR/Cas9 系统敲除 30 种癌症的 18 009 个基因,系统地定义了各类癌症治疗靶标的优先级,发现其中 628 个基因是非常有潜力的抗肿瘤靶标,验证了 WRN——作为多类型 MSI 肿瘤的合成致死靶标——是其中最具开发潜力的癌症依赖性。

四、基因组学技术

众所周知,基因测序是最早开发的基因组学技术,随着基因组学研究内容的不断扩充,推动了很多新技术的发现,已经由多种计算和实验技术相互结合衍生出一系列为不同研究目的而设的工具。以下将会简介转录组分析方法,以此说明高通量测序和基因芯片在基因组学中的应用。近年,RNA-seq 已成为转录组分析的主流方法,不过,基因芯片在很多基因组学的研究领域仍然非常重要。

转录组学关注的内容是基因组整体的基因表达,即总转录本。早期的研究始于大规模的表达序列标签(expressed sequence tag,EST)测序,但是该技术无法对基因表达进行定量分析。到了 20 世纪 90 年代末,在荧光原位杂交(fluorescence in situ hybridization,FISH)的基础上,借着 EST 研究提供的大量转录本的信息,基因芯片开始发展成熟,成为主流的转录组学研究形式。到 2010 年前后,二代测序技术不仅大大提升了 DNA 测序的通量,也同时降低了测序的成本,使之与商业化的基因芯片测试价格基本持平。基于 NGS 技术的转录组学研究方法称为 RNA-seq,是转录组学研究强有力的工具。WTS 和 RNA-seq 在技术上是相同的,RNA-seq 的含义却更广,除了可以对单一物种进行全转录组分析外,也可以应用到宏基因组(megagenome)的分析中。

基因表达谱分析(gene expression profiling)是转录组学最常见的应用形式,经常用来比较两个样品,如正常组织和患病组织、药物处理组和对照组,或个别基因敲除或敲低的细胞和对照细胞,以发现差异表达的基因。由于 RNA-seq 采用条码标记,可以同时比较多个样品,又称为数字基因表达谱(digital gene expression profiling,DGEP)分析。基因表达谱分析在靶标发现和药物作用机制研究中有很广泛的应用。

(一) 样品制备

从组织或细胞提取的总 RNA 包含非编码 RNA、miRNA 和 mRNA。基因表达谱分析只针对 mRNA,研究的第一步通常会把 mRNA 逆转录为 cDNA。RNA-seq 和基因芯片都可以进行基因表达谱分析,但 RNA-seq 除了可以分析 mRNA 外,还可以分析其他 RNA。制备 cDNA 文库的方法各有不同,在基因芯片实验中,可以使用寡脱氧核苷酸[oligo(dT)]为引物,对总 RNA 进行逆转录,获得来自 mRNA 的 cDNA。以 RNA-seq 进行分析时,则需要先纯化 mRNA,再以后者制备 cDNA 文库。在基因表达谱分析中,系统误差会严重影响测试结果。然而,从获取样品到制备 cDNA 文库的过程常是引入系统误差的最大来源,这是因为 RNA 很容易降解,而且在这个阶段引入的误差很难在后续数据调整中纠正过来。因此,在实验设计上,需要足够的重复数,并需要使用纯度与稳定性达标的 RNA 样品进行测试。

(二) 基因芯片

基因芯片(DNA 微阵列)的核心技术是通过原位合成和微打印技术的有机结合把寡核苷酸探针点阵固定在硅片、玻片等支持物上,该技术应用杂交(hybridization)原理,让这些探针根据序列的互补程度与其相匹配的 DNA 特异性结合。基于基因芯片的基因表达谱分析实验流程如下:实验组和对照组的 cDNA 分别标记上不同颜色的荧光基团,混合,使 cDNA 在芯片上进行杂交,再对芯片进行激光扫描,在芯片上每个反应点,以两种荧光体的发射光强度的比率确定特定基因在样品中的相对表达量。DNA 芯片上的探针可按需要,如不同的物种和实验目的而制定,数量从 10 万个到 500 万个不等。基因芯片分析的先决条件是需要有受试物种的参考序列(可以是不完整的基因组或转录组序列),以该信息设计探针。因此,基因芯片能提供的信息受芯片上所载有的探针所限。这和 RNA-seq 不同,后者可以直接对缺乏基因组信息的样品进行测定。

(三) RNA-seq

RNA-seq 的实验流程首先是从总 RNA 纯化所需的 RNA 类型,用六碱基随机引物(random hexamers)把 RNA 逆转录为 cDNA(该步骤可后移),再使 cDNA 或 RNA 片段化,经过纯化、末端修复、加碱基 A、加测序接头,再经琼脂糖凝胶电泳回收目的大小的 cDNA 片段,PCR 扩增,制成适用于测序的 cDNA 文库。在基因表达分析谱的应用中,通过在测序接头中加入条码,可以对多样品的基因表达进行比较。随着测序的深度或覆盖率的提高,RNA-seq 可以提供更多信息,包括每个等位基因的表达量、基因融合(fusion)、可变剪接(alternative splicing)、表观遗传印记(epigenetic imprinting)、顺式作用(cis-regulatory effect)等。为了改善低表达基因的检测,一般 RNA-seq 最少应有 70 倍外显子组的覆盖率,检测极稀有的转录本时,外显子组的覆盖率可能需要达到 500 倍。测序完成后,需要把读本中的测序接头序列移除,然后进行转录组拼接(assembly),获得序列完整的重叠群(contigs),拼接的算法有从头(de novo)和基因组指导（genome-guided）两种。拼接完成后对每个基因读取的片段个数进行计数，对基因表达进行定量。计量单位常以 RPKM（reads per kilobase of transcript per million mapped reads）或 2012 年开始提出的 TPM（transcripts per million）表示，这是由于在表达量相同的情况下，如果基因的长度越长，片段越多，读取的次数会越多，需要把读数以基因长度标准化。

（四）数据处理、分析、确认和入库

在获得基因表达谱的数据后，需要对数据进行必要的质控、调整、纠正和统计分析。在基因芯片实验中，最常见的是对荧光基团标记差异的调整和微阵列显著性分析。在完成差异基因表达分析后，还会进行聚类分析及基于科学文献的生物信息学分析，包括功能、网络和信号通路。其中，以基因集富集分析（gene set enrichment analysis，GSEA）最具代表性。利用这些分析方法，可以由不同基因的上调和下调模式获得因果关系，如一组基因和调控其表达的转录因子都同时发生改变时，可以推论这些变化可能涉及一整个生物学过程；通过网络分析，还可能发现一些关键枢纽点及最适宜的药物干预靶标。另外，那些在差异表达分析中被发现上调或下调的基因需要进一步确认，一般会采用实时定量聚合酶链反应（RT-qPCR）。最后，拟发表的基因芯片和 RNA-seq 数据都需要上传到公共数据库中给研究者共享。NCBI 的 GEO 数据库、EBI 的 ENA 数据库和 ArrayExpress 数据库是开放的，可以保存不需要管制的遗传数据；NCBI 的 dbGAP 数据库和 EBI 的 EGA 数据库是受管制的，主要保存来源于人类受试者的遗传数据。

（胡耀豪）

第三节　调研"癌症基因组图集"计划

一、研究癌症基因组的目的

癌症是由于染色体上的基因突变致使细胞内的基因表达异常，导致细胞生长失控、缺乏分化和过度增生的一类复杂基因疾病。不同类型和亚型的肿瘤是不同的疾病，有不同的治疗方法。肿瘤亚型的准确诊断具有重要的临床意义，尤其是癌症的靶向治疗（targeted therapy）费用非常昂贵，医师需要预知哪些患者会从哪种治疗中获益。一直以来，肿瘤的分型都依靠组织形态学，但许多形态相似的肿瘤难以判别，为诊断带来困难，并且很多肿瘤的分子分型是不能以肉眼区分的。由美国国家卫生研究院（NIH）主持、耗资 10 亿美元的"癌症基因组图集"（the Cancer Genome Atlas，TCGA）重大科研项目（2006—2015 年）对包括 33 种癌症的约 11 000 个原位癌样本进行了多组学研究，目标是利用获得的信息揭示癌症的遗传基础，以改善癌症的诊断、治疗和预防。

二、癌症基因组学的研究内容

计划中使用的技术包括 SNP array、拷贝数变异（copy number variation，CNV）array、DNA 甲基化 array、miRNA array、WGS、WES、WTS、蛋白质组学等。其中，WGS 应用于 10% 的样本，WES 和 WTS 应用于全部样本。这是因为外显子约占基因组的 1%，WES 不仅成本更低，而且可以更轻易达到比 WGS 更深的测序深度。由于数据的信息量巨大，需要经过分析和可视化呈现多层次的信息，研究者可以通过访问不

同的癌症基因组门户站点应用相关工具并获得需要的信息。这些从基因组到蛋白质组的信息加深了人们对癌症的认识,代表性研究成果如下:

1. 多形性胶质母细胞瘤(glioblastoma multiforme,GBM)的分型包括经典细胞瘤、间充质细胞瘤、神经细胞瘤和原神经细胞瘤,可由 *EGFR*、*NF1* 和 *PDGFRA* 或 *IDH1* 的突变区分,超过 40% 的肿瘤带有染色质调节基因的突变。

2. 低级别胶质瘤(lower grade glioma)的三个分型突变决定患者的预后,它们分别是带有 1p/19q 缺失突变的 *IDH1* 突变、无 1p/19q 缺失突变的 *IDH1* 突变和 *IDH1* 野生型。*IDH1* 野生型的预后最差,在基因组学上与 GBM 相似。

3. 乳腺小叶癌(breast lobular carcinoma)和乳腺导管癌(breast ductal carcinoma)不同。*FOXA1* 在乳腺小叶癌中上调,多见 *PTEN* 缺失和 Akt 活化;*GATA3* 在管腔(luminal)A 型乳腺导管癌中上调。

4. 乳腺导管癌分为管腔 A、管腔 B、人表皮生长因子受体 2(HER2)阳性和基底样(三阴性)四大亚型,主要的驱动突变有 *TP53*、*PIK3CA* 和 *GATA3*。在遗传学上,基底样亚型和卵巢浆液性囊腺癌(ovarian serous cystadenocarcinoma)相似。

5. 结肠癌和直肠癌是同一种癌症,正式命名为结直肠腺癌(colorectal adenocarcinoma),新发现的结直肠腺癌驱动突变有 *ARID1A*、*SOX9* 和 *FAM123B/WTX*,过表达基因包括 *ERBB2/HER2* 和 *IGF2*,发现 Wnt 信号通路突变。

6. 胃腺癌(stomach adenocarcinoma)分四个亚型:EBV(Epstein-Barr 病毒感染)、MSI(微卫星不稳定性)、GS(基因组稳定性)和 CIN(染色体不稳定性)。EBV 以 *PIK3CA* 突变、PD-L1/2 过表达和极高的 DNA 甲基化为特征,MSI 在微卫星序列中出现高频突变(hypermutation),GS 多发生 *RHOA* 突变或 RHO 家族 GTP 酶激活蛋白(GAP)基因的融合突变,CIN 显现染色体非整倍性(aneuploidy)及酪氨酸激酶(tyrosine kinase,TK)受体基因的局部扩增(focal amplification)。

三、癌症基因组研究的预期成效

当人们对癌症基因组有更深入的认识,便可以进行准确的肿瘤分型,从而选用适当的药物达到更好的疗效和减少不良反应。例如:

1. 带有 *BCR-ABL1* 融合突变的白血病患者的 BCR-ABL1 激酶活性过高,对多靶标 TK 抑制剂伊马替尼的治疗敏感。

2. 曲妥珠单抗(trastuzumab)调节 HER2 的 TK 活性,是带有高拷贝数 *ERBB2* 的乳腺癌兼无心力衰竭患者的金标准治疗药物。

3. 厄洛替尼(erlotinib)和吉非替尼(gefitinib)能抑制表皮生长因子受体(EGFR)的 TK 活性,对治疗 EGFR 阳性的非小细胞肺癌(non-small cell lung cancer,NSCLC)有效。在这些肺癌中,由于基因突变,导致 EGFR 的活性升高。

四、癌症基因组研究的发展

(一)"泛癌症图谱"计划

"泛癌症图谱"(Pan-Cancer Atlas)计划(2013—2018 年)整合 TCGA 数据集的组学结果,结合影像等临床数据,围绕肿瘤学三个核心主题,即肿瘤细胞起源、致瘤过程、致瘤通路进行研究。

"肿瘤可以根据分子标记而不是组织来源分类吗?"研究者对 33 种肿瘤按其分子特征如基因表达、染色体个数和 DNA 甲基化等归类,发现细胞起源(cell-of-origin)对肿瘤的分子分型起主导作用。结果提示人们应超越传统基于解剖部位的肿瘤分类系统,多关注肿瘤组织的细胞起源,这将会帮助人们采取更具针对性的方法治疗肿瘤。这暗示如果有充分的肿瘤分子分型依据,针对不同靶标如 ABL1、ALK、BRAF、EGFR、HER2 和 KIT 的药物可用于治疗指南指定以外的其他肿瘤,这对日后临床研究的设计和结果解读具有指导意义。

关于致瘤过程,作者总结出三个重要因素,即,①体细胞(somatic)驱动突变和种系突变(germinal mutation);②肿瘤的基因组及表观基因组对转录组及蛋白质组的影响;③肿瘤与其微环境和免疫细胞之间的关系。TCGA 数据集除了提供一大批驱动突变和种系突变外,还显示在原有种系突变的基础上再受体细胞突变的"第二次打击",会使一些拥有遗传易感性的个体罹患癌症。又如基因融合会影响基因表达和激酶的活性而促成癌变,因此,基因融合可以开发成为药物靶标。另外,从 TCGA 的组学数据和临床病理影像中都可以发现免疫细胞在肿瘤组织中的踪影,而且两组数据能相互印证,并发现肿瘤浸润白细胞与患者存活、肿瘤亚型和免疫耐受性有关。这些结果有助于研究者开发抗肿瘤药物和免疫疗法。

针对致瘤通路的 TCGA 数据集分析,文章详细描述了调控细胞周期及细胞生存和死亡的 10 个关键信号通路(包括 RAS、细胞周期、PI3K、TGFβ、P53、MYC、Hippo 和 Wnt 等)在 64 个按组学特征分类的肿瘤亚型中其成员基因改变的模式,确定了其中的驱动突变和过客或乘客(passenger)突变、这些通路中最常见的基因改变,以及这些基因改变在不同肿瘤分型的组合模式,如同时发生的或相互排斥的。发现 57% 的肿瘤有至少一个打击点,30% 的肿瘤有两个或以上打击点,因而显现多药联合个体化治疗的契机。

(二)国际癌症基因组联盟

国际癌症基因组联盟(International Cancer Genome Consortium,ICGC)成立于 2007 年,目的是统筹国际间的癌症基因组学研究。25K 计划是 ICGC 的首项计划,其目标是研究 50 种癌症,每种癌症至少 500 例,共计超过 2.5 万个癌症基因组,计划已获得基因组、表观基因组和转录组水平的数据。2013 年开展的泛癌症全基因组分析(Pan Cancer Analysis of Whole Genome,PCAWG)计划的目标是对 2 800 个不同种类肿瘤进行全面和高质量的组学研究,以发现突变的共同模式。基因组肿瘤学加速研究(Accelerate Research in Genomic Oncology,ARGO)于 2015 年启动,目标是在 2028 年前通过组学研究分析大于 10 万个病例的肿瘤标本,结合高质量的临床信息,以改善癌症的治疗、诊断、预防和新药开发,将要探讨的问题包括一些临床重要难题,例如,为何不同个体对治疗的响应及不良事件的发生会有差异,如何根据肿瘤基因组的异质性判断耐药性发生的机制。该项目的标本来源于生物银行及在研的临床研究。ICGC 数据库包含 TCGA 及英国癌症基因组计划(Cancer Genome Project)的数据,在适当的伦理和法律规范下,数据以开放获取和管制获取两种形式供全球科研人员使用。

(三)靶向性癌症基因组测序研究

与 TCGA 计划的全基因组水平测序研究模式不同,由美国癌症研究学会(AACR)主持,主要成员包括美国、加拿大、法国、荷兰等国家的多个科研和医疗机构的"基因组循证肿瘤信息共享"(Genomics

Evidence Neoplasia Information Exchange,GENIE)计划(2017—)采取目标基因面板测序策略,只针对癌症基因组中载有突变热点(hotspot of mutation)的基因进行检查,这意味着测试每个样本的成本更低,接近常规临床化验水平。于是,GENIE 计划产生的数据是基于大样本的,计划的目标是产出集合符合管理规范的肿瘤样本登记数据集(cancer registry)和高标准的临床数据,推动精准肿瘤医学的发展。第一期(2017 年 1 月)发放的数据包含 324 个患者的样本,含 59 个肿瘤类型,计划在 5 年内把数据规模扩大到 10 万个样本。GENIE 计划使用的目标基因面板测序技术是一种靶向性 NGS。在该方法中,将 DNA 样品片段化后,采用扩增子富集(amplicon enrichment)或杂交捕获法(hybridization capture)把含有特定序列的 DNA 片段先行富集,再对目的片段进行测序(图 1-4)。研究发现,不同肿瘤中的基因突变模式在 GENIE 数据集和 TCGA 数据集具有可比性。

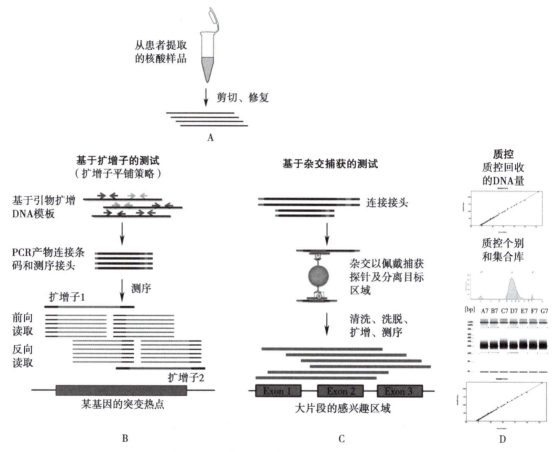

图 1-4   目的 DNA 片段的富集及测序策略

注:在 GENIE 数据集(version 1.1)中,约 50 个基因的测序基于扩增子富集,另外 275~429 个基因的富集和测序基于杂交捕获法。A. 从患者样本中提取核酸,经过切割、修复和凝胶电泳获得长度一致的片段;B. 基于扩增子富集的测试,加入引物对目标序列进行 PCR 扩增,附加条码和测序接头,利用多重覆盖的扩增子设计完成目标基因的全长测序;C. 基于杂交捕获法的测试,设计与目标序列互补的生物素化的(biotinylated)长寡核苷酸(120mer RNA 或 50~105mer DNA)探针,加入涂有链霉亲和素(streptavidin)的磁珠,让带有目标序列的 DNA 片段与探针杂交,由磁珠捕获,经过清洗、洗脱和扩增后,再对获得的片段进行测序;D. 质控,对 DNA 回收量和个别及混合文库中核酸片段的大小分布进行质控。

另一种用于靶向性癌症基因组测序研究的技术称为液体活检(liquid biopsy),该技术主要利用血液来检测分子标志物,因为血液中含有来源于肿瘤细胞死亡后释放出来的游离 DNA(cell-free DNA, cfDNA)，又称为循环肿瘤 DNA(circulating tumor DNA，ctDNA)。Strickler 等人利用液体活检对 1 397 个结直肠癌患者的 cfDNA 进行约 70 个肿瘤基因的测序，得出从 cfDNA 发现的基因改变与另外 3 个数据集(包括 TCGA 和 GENIE)中对应基因的改变具有可比性。另外，发现新的 *EGFR* 细胞外结构域(ECD)突变，该突变能导致肿瘤对 EGFR 抗体治疗产生耐受。而具有 *EGFR* ECD 突变的患者显示明显的肿瘤异质性，其中 91% 具有多个不同的耐药突变。

（四）癌症靶标的发现

为期 8 年的 TCGA 计划充其量只给我们带来了 33 种癌症的分子特征图像，这些遗传数据远未达到社会大众期望的癌症个体化治疗。就如十多年前人类基因组计划完成后，人们自问，在这些大规模测序计划后，下一步需要做什么？历史告诉我们，自此功能基因组学(functional genomics)步入了快速发展期。眼下，面对 TCGA 计划和其他癌症基因组研究计划提供的约 20 千万亿字节(pentabytes，PB)的海量数据，如何有效地运用它们成为研究者关注的焦点，这包括发现每一种肿瘤分型的驱动突变，这些基因变异如何改变基因的表达及酶活性，从而激活致瘤通路，并找出其中具有成药性的靶标。以下将列举一些基于 TCGA 数据集的癌症靶标发现案例，综合来看，合并数据挖掘、生物信息学技术和反向遗传学策略的研究是最常用的靶标发现方法。此外，比较不同癌症异同的研究方法也是一条揭示肿瘤生物学和发现新潜在靶标的有力途径。最后，采取纯粹正向遗传学途径的研究需要结合尖端的实验技术和数据分析手段，对肿瘤样本的基因组、转录组、蛋白质组和激酶组进行综合分析，代表着当代系统生物学研究的最高水平。

Lu 等人从 TCGA 数据集获得信息，构建融合癌基因(fusion oncogene)，包括已知的 *BCR-ABL1*、*EML4-ALK*、*ETV6-NTRK3* 和 20 个此前从未研究过的融合基因，并评价它们的功能。除了已知的融合基因外，新发现 5 个致癌的融合突变，涉及 *MET*、*NTRK2* 和 *BRAF*，这些激酶有转化活性并能被美国 FDA 批准的激酶抑制剂所抑制。研究表明，*BRAF* 基因的融合使 B-Raf 蛋白失去其 N- 端的抑制结构域(inhibitory domain)，是导致 B-Raf 活性增加的原因。该结果提示在 *BRAF* 抑制结构域的突变可能活化肿瘤细胞中的 B-Raf 激酶。研究者利用融合突变体构建思路，筛查 *BRAF* 突变热点仍为野生型(不出现 V600E 突变)的其他 *BRAF* 突变体，发现新的致癌 *F247L* 突变，该突变能活化 MAPK，BRAF 抑制剂和 MEK 抑制剂均可抑制由该突变引起的致癌转化(oncogenic transformation)。综上，利用融合基因的信息和工具进行功能评估，能迅速转化为个体化治疗策略。

三阴性乳腺癌(triple-negative breast cancer，TNBC)不表达雌激素受体(ER)、孕酮受体(PR)和 HER2 三个靶标，是乳腺癌中预后最差和最难治的亚型，大量研究试图发现其潜在的药物靶标。Grieb 等分析 TCGA 数据集，发现 MDM2 结合蛋白(MTBP)的 mRNA 水平在乳腺癌(844 例)比正常组织(107 例)高；将 TCGA 的乳腺癌患者按 mRNA 水平中位值分为低 MTBP 组(421 例)和高 MTBP 组(421 例)，比较存活率，发现高 MTBP 组的存活率更低。从 cBioPortal 下载的 TCGA 数据集也有类似的结果，高拷贝数 MTBP 乳腺癌患者(171 例)的存活率低于正常拷贝数 MTBP 乳腺癌患者(742 例)。深入分析 TCGA 数据集后发现，在不同的乳腺癌中，如 ER 阳性亚型和 HER2 阳性亚型，MTBP 的 mRNA 水平均比正常组织有所升高，而在 TNBC 亚型中，MTBP 的 mRNA 水平则最高，和其他亚型比较均具有显著差异。在 TNBC 细胞系中，MTBP 的 mRNA 水平也升高。在 TNBC 细胞系中敲低 MTBP 能诱导细胞凋亡和抑制细胞增殖，在体实验显示敲低 MTBP 能抑制肿瘤生长，包括在已成瘤时进行敲低。结果表明 MTBP 对 TNBC 的生存和增殖很重要,是潜在的治疗靶标。

Liu 等人从 LINCS 数据库下载数据,利用 GSEA 分析含 22 268 个探针的乳腺癌细胞系 MCF-7 基因表达谱对靶向 3 689 个基因的 12 792 个 RNAi 敲低的影响,并利用 DAVID 分析 TCGA 数据集中 800 个乳腺癌样本和 119 个正常组织样本的 RNA-seq 数据,发现其中 510 个基因的敲低在 4 个乳腺癌分型中都能在转录组水平逆转癌变。这些基因经过一系列包括差异基因表达、DNA 甲基化、患者生存分析、癌症基因记录(Cancer Gene Census)记载的基因突变和 DrugBank 数据库记载的药物靶标的多重评估,最终确定 11 个候选基因。它们在 4 个乳腺癌分型中的分配有:管腔 A(5 个)、管腔 B(4 个)、HER2(5 个)和 TNBC(4 个),其中 *MUC1*(mucin 1)在 4 个分型中都是候选基因,另外 HER2 和 TNBC 两个分型的候选基因有对应的临床药物。TNBC 的候选基因是编码 γ- 氨基丁酸 A 型(GABA$_A$)受体 pi 亚基的 *GABRP*,其他研究发现 GABRP 通过活化 ERK1/2 促进基底样(TNBC)细胞的迁移,该作用可以通过沉默 *GABRP* 而被减缓。

Quintero 等人由 TCGA 数据集获得 1 093 个乳腺癌样本和 112 个正常组织样本的 RNA-seq 数据,并由实验及 GEO 数据库中获得细胞系的 RNA-seq 数据,进行差异基因表达分析,辅以甲基化组和蛋白质组数据分析印证,经过一轮计算后获得 243 个候选 TNBC 靶标,再精选出其中有文献支持、结构清楚和具备成药性的候选靶标 42 个。在成药性排序最前两位的细胞分裂周期 7(cell division cycle 7,CDC7)和鸟苷酸结合蛋白 1(guanylate-binding protein 1,GBP1)中,选出未被报道过作为 TNBC 靶标的 GBP1 继续研究。比较 TNBC 和非 TNBC 肿瘤,*GBP1* 的表达量在 TNBC 中有所升高,甲基化程度在 TNBC 中有所下降。基因敲低实验发现 GBP1 影响 TNBC 细胞生长,细胞实验表明 GBP1 的表达受 EGFR 调控。作者提出 GBP1 是高拷贝数 *EGFR* 的 TNBC 的潜在靶标。

在“泛癌症图谱”计划中,其中一项对 Pan-Gyn(泛妇科肿瘤,包括乳腺癌、卵巢癌、子宫癌和子宫颈癌)的研究中,研究者分别从 DNA、RNA、蛋白质、组织病理学和临床水平分析 2 579 个 TCGA 患者的肿瘤,发现 61 个体细胞拷贝数改变(somatic copy number alteration,SCNA)和 46 个显著突变基因(significantly mutated gene,SMG),其中 11 个 SCNA 和 11 个 SMG 在之前的 TCGA 个别癌症分析中未被发现;并发现功能显著的雌激素调控长链非编码 RNA(lncRNA)和基因 /lncRNA 相互作用网络;而信号通路分析发现部分亚型有高度的白细胞浸润,提示免疫治疗的可能性。利用 16 个分子特征,研究者把所有妇科肿瘤患者分为 5 个预后亚型,并得出只需要确定其中 6 个临床化验室能获得的分子特征,即可对患者进行分型。该研究提供了更多潜在药物靶标和具有临床意义的患者分型方法。

CPTAC 研究团队对 TCGA 的乳腺癌肿瘤样本进行了蛋白质基因组学(proteogenomics)研究,内容涵盖基因突变、拷贝数改变(CNA)、转录组、蛋白质组及磷酸化蛋白质组。研究人员采用 iTRAQ 技术(见本章第四节),为 12 553 个蛋白质和 33 239 个磷酸化位点进行了样品间的相对定量,确定出 77 个质控合格的 TCGA 肿瘤样本的多组学信息。结果显示:①TCGA 测序结果中鉴定到的大量 SNP、可变剪接等基因突变,只有极少数(4.1% 的非同义 SNP 和 0.28% 的可变剪接)在蛋白质层面被检测得到,如 *TP53* 的错义突变导致 P53 抑癌基因蛋白质的表达增多,*TP53* 的无义突变导致 P53 的下调,但 *PIK3CA* 突变对磷脂酰肌醇 3 激酶(PI3K)表达的影响却是差异化的。基因与转录层面的结果与蛋白质的表达结果不完全一致并非意外,尤其是,蛋白质还存在极其复杂的翻译后修饰调控(如磷酸化、乙酰化、泛素化修饰等)。②另外,在 7 776 个包含 CNA 和磷酸化蛋白质组数据的样品中,发现顺式(*cis*)正相关性在 CNA-mRNA、CNA- 蛋白质和 CNA- 磷酸化蛋白质中分别有 64%、31% 和 20%;CNA 的反式(*trans*)作用在

mRNA 层面为 68%,在蛋白质层面及磷酸化蛋白质层面分别为 13% 和 8%。为了发现驱动基因,研究人员把 CNA- 蛋白质相关性检验中发现为获得(gain)或丧失(loss)trans 效应的基因,继续与 LINCS 数据库中 4 个细胞系的基因敲低数据进行比较,确定出 10 个基因在蛋白质层面同时具有 CNA-gain 和 CNA-loss 的功能性联系。其中,同在 5 号染色体长臂的 E3 连接酶 SKP1 和核糖核蛋白输出蛋白 CETN3 在基底样亚型中常是 loss 联系,在管腔 B 亚型中略多为 gain 联系,两者都是癌症治疗靶标 EGFR 的潜在调控因子,或者只就 SKP1 而言也是 SRC 激酶的相关蛋白质。EGFR 是基底样乳腺癌的标志物,针对该靶标的药物在 TNBC 中无效,可能由于 EGFR 被相关药物抑制后,肿瘤能改用其他信号通路。而针对 EGFR 的上游调节因子,如 SKP1 则是一种可能奏效的治疗策略。③通过聚类分析磷酸化通路,发现此前在转录组数据分析中未被发现的亚群——G 蛋白偶联受体(GPCR)。④针对磷酸化组中有离群(outlier)表现的激酶进行蛋白质组、转录组及基因组 CNA 的关联分析,发现除 ERBB2 外,周期蛋白依赖性激酶 12(CDK12)、p21 激活激酶 1(PAK1)等多个激酶在肿瘤中的高度磷酸化(活性提高)与其拷贝数增加相关,其中 PAK1 已被证实为管腔型乳腺癌的预后标志物,也是乳腺癌的候选靶标。

五、中国人癌症基因组研究

由于遗传背景的差异,不同人群携带的基因变异不同。一项针对美国、中国和日本肾透明细胞癌(renal clear cell carcinoma)患者的基因组研究发现不同人群的突变特征显著不同,根据这些突变特征把患者分为三个分型,这些分型表现出免疫细胞浸润程度和预后的不同。对于癌症而言,基因突变更受环境因素影响,如肝癌在中国有很高的发病率,这是由于中国的乙肝病毒感染者比例很高。而生活习惯、辐射和环境污染也会让人暴露于不同的致癌处境,如服用含马兜铃属和细辛属中药的人可能会接触致癌物马兜铃酸(aristolochic acid),促发特色基因突变(COSMIC mutational signature 22)而罹患肝癌、上尿路上皮细胞癌(upper urinary tract urothelial carcinoma)等癌症。像上述这些基因突变在欧美患者的肿瘤中很少发生,但在中国患者肿瘤的比例却很高。因此,从国外癌症基因组数据衍生的结果未必全部适用于中国人,更不能轻易以一些数据的解读指导临床实践。世界各国已经加紧对其本国人民进行大规模的基因组学研究,因此,开展中国人癌症基因组学研究是我国的必然选择。已经产出的成果举例如下:

1. 由华大研究团队开展的项目,利用无创产前检查(non-invasive prenatal diagnosis)对血液中的胎儿 cfDNA 进行测定,已经获得了 141 431 个中国人(包括 31 个省市自治区,汉族与 36 个少数民族)的全基因组数据,为我国人群基因组学研究奠定了基础。

2. 在 ICGC 的框架下,我国也参与或完成了多种癌症的组学研究,包括胃癌、结直肠癌、食管癌、肝癌、肺癌和鼻咽癌,在其中一项研究中,通过对 158 例食管鳞状细胞癌(esophageal squamous cell carcinoma,ESCC)进行测序和微阵列研究,发现 8 个主要突变,当中包括两个首次报道的与 ESCC 关联的突变,其中之一发生在 FAM135B 基因中的突变是驱动突变,也出现在一些结直肠癌和肾母细胞瘤中;已知 FAM135B/WTX 是抑瘤基因(tumor suppressor gene),负性调节 Wnt 信号通路。该研究还发现 miRNA MIR548K 是一个新的致癌基因。

3. Ye 等人以 WES 从 50 例我国直肠癌患者中发现新的抑癌基因 PCDHB3。

4. Jiang 等人对 465 例 TNBC 进行分析,发现该病可以按组学特征分为管腔雄激素受体(LAR)、免疫调节、基底样免疫抑制和间质样四个分型,我国患者比 TCGA 的患者有更多 PIK3CA 突变和染色体

22q11 拷贝数增加,而且 LAR 分型的比例更高。LAR 分型有更多 *ERBB2* 体细胞突变,少见突变特征 3 (COSMIC mutational signature 3),多见 *CDKN2A* 缺失。免疫调节型有更多淋巴细胞浸润,可能对免疫治疗敏感。这些结果为寻找不同 TNBC 分型的靶标指明了新方向。

在公共基建层面,"国家基因库"(CNGB)是全球第四个国家级基因库,自 2016 年开始公开营运,已为全球科研人员提供信息技术服务。国家基因库大数据平台将多达 30 个数据库包括 NCBI、EBI 和 DDBJ (日本 DNA 数据库)进行整合,方便研究者进行各种搜索和分析,促进生物大数据的共享和利用。平台提供了科学大数据保存服务,为科研人员解决了"存、读、写"的难题。除此之外,数据可以永久保存,有助于论文发表和促进我国遗传资源的保护。平台上与人类遗传和疾病相关的资源和数据库包括人类遗传资源样本库、百万中国人基因数据库(CMDB)、人类遗传变异多样性数据库(DHGV)、病原数据库(PVD)、罕见病数据库(GDRD)、免疫数据库(PIRD)、微生物组数据库(MDB)、癌症数据集成与整合分析平台(DISSECT)和 ICGC 镜像。这些数据库和资源为生命科学研究提供了有力的支持。近 5 年来,在国家和地方政府的支持下,多地出现了诸如"恶性肿瘤临床大数据平台及生物样本库建设项目"等基建项目,2021 年 8 月 1 日《中国肿瘤登记数据集标准》正式实施,标志着我国肿瘤登记和卫生信息工作进入国标规范化制度化阶段。

这里特别提醒国内的研究者,凡从事涉及采集、保藏、利用、对外提供人类遗传资源的活动,须遵守《中华人民共和国人类遗传资源管理条例》和相关政策文件的有关规定。

（胡耀豪）

第四节　化学基因组学

在本章第二节基因组学研究中所述,靶标发现可以采取正向遗传学途径和反向遗传学途径,筛选药物的生物测试(详见第三章)也可以按这两个方向进行。利用基于靶标的生物测试筛选化合物就是反向化学遗传学的途径,因为在进行筛选时需要先确定一个靶标(基因),根据该靶标设计测试方法,再测试系列化合物作用于该靶标后出现的生物学效应,从而获得一些预期可以影响表型的化合物。表型测试则不同,这种测试在设计时要确立需要观测的表型,再筛选一些影响表型的化合物。得到的化合物其作用靶标是未知的,需要进一步确定,这里可能需要使用一些组学方法,这便是正向化学遗传学途径的靶标发现方法。

本节将介绍化学基因组学的研究方法,重点介绍如何利用化合物对靶标的特异性发现药物靶标,而筛选先导化合物等化学基因组学方法则从略(参见第三章)。化学基因组学方式的靶标发现也含正向途径和反向途径,前者主要使用亲和纯化结合蛋白质组学的策略,后者则可能采用 RNAi、基于靶标的生物测试或其他需要事先确定检查目标的方法。在实践中,常采取多途径的包括计算与实验并用的方法进行靶标的发现与确认。

由于表型筛选在设计时无须对化合物的作用机制有事先认识,所以它能发现具有新作用机制的化合物。因此,紧随表型筛选的后续研究很多时候涉及探讨筛选获得的化合物影响表型的作用机制,这一般需要但不限于发现化合物的作用靶标。这不是一件简单的事。熟悉需要检测的生物系统会帮助研究者发现一些候选靶标,但很多时候,化合物的作用远比我们想象的复杂,因为它们往往并非只作用于单一的靶标。观察到的表型或现象可能是由研究者预想的靶标以外的其他机制引起的,或者这是化合物作用于多种不同靶标的综合结果,因此,无偏向性靶标发现具有重要性。另外,高通量技术也从两个方面促进了化学基因组学方式的靶标发现。一方面,高通量技术已经广泛用于表型测试和基于靶标的生物测试;另一方面,高通量技术也是实现分子谱筛查(molecular profiling)的重要支柱。

一、蛋白质组学技术

药物作用于细胞后,会影响其基因表达,导致转录水平和蛋白质水平的改变,可通过转录组分析(transcriptome profiling)和蛋白质组分析(proteome profiling)全面理解药物的作用。蛋白质组学的分析技术以液相色谱 - 串联质谱(LC-MS/MS)和多肽质量指纹图谱(peptide mass fingerprinting)发展得最为成熟。

鸟枪法(shotgun)质量指纹图谱广泛用于蛋白质组学。复杂样品(如细胞裂解液)首先会被蛋白酶消化,得到的多肽通过质谱分析,母离子会被首先确认,其主峰再被片段化,获得多肽碎片的指纹图谱,确定多肽序列。使用软件比较分析质谱数据与数据库中的蛋白质序列,识别蛋白质,并根据读取的多肽信号强弱对蛋白质进行相对定量。虽然对药物处理过的样品和未经处理的样品进行蛋白质组差异表达分析是一种可行策略,但是,质谱数据在采集中的不一致性会影响定量。为了减少实验误差,一些方法会先行标记蛋白质样品,将不同标记的样品合并后再进行质谱分析。

二、直接发现药物靶标

(一)亲和色谱

亲和纯化是由化合物直接获得靶标的方法,其中最经典的首推亲和色谱(affinity chromatography)。该方法先把化合物固定到固体材料上,再将它和生物提取物共孵育,化合物靠亲和力和靶蛋白结合,经过洗脱,保留高特异性的蛋白质,把结合的蛋白质用含化合物的冲洗液洗脱出来,再以蛋白质组学方法识别蛋白质。使用这种方法获得靶标一般需要较苛刻的洗脱条件和大量的生物提取物。亲和色谱比较容易获得与化合物亲和力高的蛋白质,亲和力稍低一点但又有生物学意义的蛋白质可能因为洗脱条件太苛刻而无法获得。一些基于化学或光亲和标记(photoaffinity labeling)的蛋白质交联方法,可以改善这个情况,保留更多低亲和力蛋白质,但也会引入一定的偏向性或非特异性。利用亲和色谱也不能获得在化合物结合位点以外和靶标结合的其他蛋白质,而了解这些蛋白质很有可能增进我们对靶蛋白的功能及作用机制的理解。该方法的另一个挑战是很难保证固化的化合物保留与靶蛋白结合的活性,因为固化反应有时会把和靶蛋白相互作用的官能团封闭掉。

沙利度胺的靶标 cereblon 蛋白就是以亲和色谱和质谱联用发现的,沙利度胺结合并抑制该蛋白质引起致畸作用;后续的研究发现沙利度胺不只有一个靶标,其他作用机制也参与到沙利度胺所致的手足生长缺陷上。

(二)基于非标记化合物的亲和纯化

有两种基于亲和力的靶标发现方法不用固化或标记化合物,就是:色谱共析的靶标发现(target identification by chromatographic co-elution,TICC)和药物亲和响应的靶标稳定性(drug affinity responsive target stability,DARTS)。这些方法的好处是不需要改变化合物,且可得到低亲和力的蛋白质。TICC 基于和蛋白质结合的化合物在非变性(non-denaturing)色谱(如离子交换色谱)的滞留时间偏移,配合适当的对照实验和 LC-MS/MS 技术,能在细胞裂解液等复杂样品中发现滞留时间偏移的化合物是和蛋白质结合在一起的,随后便可以从共析区间的多肽质量指纹图谱中识别出靶蛋白。DARTS 基于蛋白质与化合物结合后稳定性增强,对蛋白酶的降解作用具有抗性的原理,结合十二烷基硫酸钠 - 聚丙烯酰胺凝胶电泳(SDS-PAGE)和 LC-MS/MS 便能发现在样品中未被降解的蛋白质。

(三) 定量蛋白质组学

亲和色谱联用更强大的质谱技术能提供更灵敏和无偏向性的靶标发现,是定量蛋白质组学的重要应用之一,方法可以分为代谢标记和化学标记两种。

代谢标记法以细胞培养条件下稳定同位素标记技术(stable isotope labeling by amino acids in cell culture,SILAC)为代表(图 1-5)。该方法使用游离化合物和温和的洗脱条件,故能获得更多和化合物直

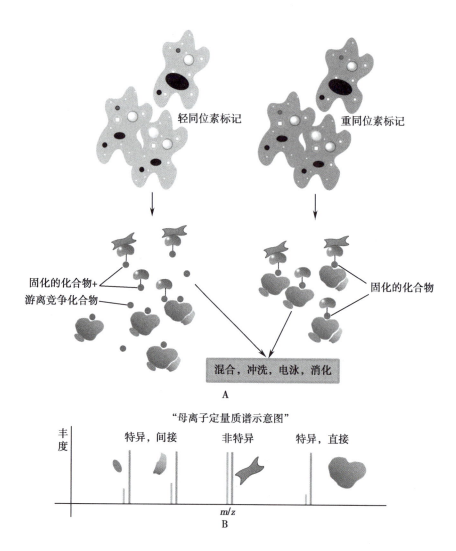

图 1-5   SILAC 和定量质谱

注:A. 进行比较的两组细胞分别在含稳定的重同位素(^{15}N 或 ^{13}C)氨基酸的培养基或轻同位素培养基中培养后,把细胞裂解,裂解液用于实验。在其中一种策略中,一组细胞裂解液与游离化合物和固化了化合物的颗粒共孵育,另一组裂解液和固化了化合物的颗粒共孵育。把两组颗粒混合,用温和的冲洗液冲洗。对由化合物洗脱出来的蛋白质进行电泳分析,分离出来的不同分子量蛋白质经过胰蛋白酶消化,再以定量质谱对这些多肽进行定性和定量。B. 计算不同蛋白质 / 多肽的重同位素和轻同位素的比例,以判断蛋白质的特异性。

接结合的蛋白质和间接结合的蛋白质。该方法的优点是样品在蛋白质组学测试流程的早期混合,避免了样品处理过程引入误差而影响定量;缺点是只能用于细胞系。

化学标记法以同位素标记相对和绝对定量(isobaric tags for relative and absolute quantification,iTRAQ)为代表,方法配合使用游离化合物竞争、亲和纯化、标签多肽及定量质谱。与代谢标记法比较,该方法可以标记更多样化的蛋白质样品;缺点是标记在多肽水平上进行,属蛋白质组学测试流程的后期,因而前期操作的误差会被引入,降低准确性。

三、偏向性的靶标发现

以上无偏向性的靶标发现方法有很大的应用前景,但需要尖端的软件和分析技术。而偏向性的靶标发现多采取预先选定一些靶标,再对它们进行检查的策略,这些方法经常用于药物作用模式的探讨和候选靶标的验证。

(一)基因表达的操控与分析

基于转录组学的靶标发现经常采取的策略是平行地进行药物处理和 RNAi 处理,并检验这两种处理是否能诱导相同的细胞表型及基因表达特征,为说明药物靶标和 RNAi 的对象是相同的分子提供佐证。特别是配合高通量技术,RNAi 能达到全基因组的规模,RNA-seq 甚至 qPCR 也能达到全转录组分析。运用另一种策略,如果对药物的作用机制已有初步的了解,可以把 RNAi 集中在一些可能与药物作用相关的信号分子,这将有助于作用机制探讨。这种研究方法的优点是细胞种类选择的弹性很大,原代细胞甚至人源细胞均适用。另外,以 RNA-seq 获得的基因表达特征探讨药物的作用机制,需要使用生物信息学方法对差异表达的基因进行分析,最普遍的方法有:GO 注释、网络分析(Cytoscape 等软件)和 KEGG(Kyoto Encyclopedia of Genes and Genomes)通路分析。

(二)面板筛查

面板筛查(panel screening)使用基于靶标的生物测试研究目标化合物与一系列靶标的特异性,测试的主要类型有基于细胞的测试和非细胞测试,对靶标特异性的评价经常会使用表达靶标的细胞、特异性结合靶标的抗体,及以纯化的靶蛋白为主体的酶活性测试和配体受体结合测试。使用这些方法时,需要事先确定需要检查的靶标类型,如针对小分子抑制剂的靶标有激酶、泛素化酶及去甲基化酶等,已经有厂家生产供应这些靶标筛查套件。由组学或计算方法提供的信息能帮助确定重点筛查的靶标类型。

四、其他高通量靶标确认技术及应用案例

(一)组织芯片

组织芯片(tissue microarray,TMA)是在基因芯片的基础上发明的,这是把数十至上千块组织密集排列在玻璃片上,以便进行免疫组化(immunohistochemistry)、原位杂交或其他分子病理检查。TMA 主要用来鉴定由组学技术筛选出来的候选基因及其表达产物,其优点有:①快速高效地鉴定成百上千的样品;②将样本集合在同一块芯片上,排除各种原因导致的组内或批间差异;③样本量微小(组织直径 0.6mm),对原始蜡块的耗损很低,有利于病理档案的保存;④阵列蜡块的制作和数据分析已实现自动化,在制作过程中可人为控制各样本组织的排列位置,便于设置各种对照。TMA 的主要缺点是提取的样本过小,由于样本(特别是肿瘤组织)存在异质性,采用的样本可能不具有代表性。

(二) 多组学的靶标发现与确认

Wang 等人以多组学方法发现鞣花酸(ellagic acid, EA)的抗转移活性的靶标为辅肌动蛋白 4(actinin α4, ACTN4)。首先,研究人员发现 EA 对 MMTV-PyMT 转基因小鼠的自发乳腺癌发生有抑制作用,并在长期给药时对乳腺癌的肺转移有抑制作用。细胞实验发现 EA 抑制了肿瘤干细胞(CSC)的干性,众所周知干性是导致转移的重要因素。信号通路研究发现 EA 能下调 β- 联蛋白(β-catenin)及相关的 Akt/GSK-3β 通路。利用 DARTS 及 MALDI-TOF 质谱发现与 EA 结合的 ACTN4,验证实验发现在乳腺癌的在体及细胞模型中,EA 均能下调 ACTN4 的蛋白水平。过表达 ACTN4 能促进 CSC 的增殖及在刮痕实验中促进其迁移,而 ACTN4 敲低则能在在体及细胞水平抑制肿瘤生长与转移。使用 RNA-seq 对 EA 处理,对照 CSC 和 ACTN4 敲低及对照 CSC 进行差异表达分析,对所得的 510 个和 399 个差异表达基因的 GO 分析和 KEGG 信号通路分析总结出 EA 处理和 ACTN4 敲低影响相同的细胞功能和信号通路。其他细胞及在体实验证明 EA 的抗肿瘤活性与 ACTN4 息息相关,作用机制研究发现 ACTN4 与 β-catenin 相互作用,防止 β-catenin 被蛋白酶体降解。对多个乳腺癌细胞系进行检查,发现 CSC 的表型与 ACTN4 高表达相关。从乳腺癌 MDA-MB-231 CSC 获得两个细胞株,其中 ACTN4$^+$ 细胞比 ACTN4$^-$ 细胞显示更具侵袭性的表型。利用 TMA 对 60 例原发乳腺癌及其癌旁组织进行免疫组化,发现 ACTN4 的表达量在正常组织很低,并随着乳腺癌Ⅰ~Ⅲ期的发展而递增。对 TCGA 的 1 098 例乳腺癌的分析发现其中 113 例的 ACTN4 mRNA 水平显著升高,这个分组患者的 5 年和 3 年生存率更低,转移发生率更高;在 TNBC 分型中,ACTN4 呈高表达的比例高于其他乳腺癌。综上,ACTN4 是乳腺癌转移和预后的生物标志物,是 EA 的治疗靶标。

(胡耀豪)

第五节　代谢组学

一、概述

代谢组学是 20 世纪 90 年代后期由英国帝国理工学院 Nicholson 教授提出并发展起来的一个继基因组学、转录组学、蛋白质组学之后的一门新学科,是系统生物学的重要组成部分。细胞内许多生命活动是发生在代谢产物层面的,如细胞信号释放、能量传递、细胞间通信等都是受代谢产物调控的。代谢组学正是研究代谢产物组,即某一时刻细胞内所有代谢产物的集合的一门学科,是考察生物系统受到刺激后(基因中的特定突变或环境变化)的代谢产物(内源性代谢产物)的类型和数量变化的科学。它是以现代分析工具、高通量检测和数据处理技术发现生物标志物和生物标志物模式的手段,以信息建模和系统集成为目标的系统生物科学,可以用来揭示生理病理过程中机体发生的所有生物事件,揭示代谢在内部和外部因素影响下的运动轨迹。目前,代谢组学在微生物、植物、营养学、疾病研究、新药研发、药效作用机制、药物毒性评价、中药安全性评价等领域得到广泛开发与应用。

与基因组学、蛋白质组学及其他组学相比,代谢组学的研究对象大都是低分子量的小分子物质。因此,代谢组学研究所利用的工具是已经非常成熟的常规分析仪器,能够更稳定地检测生物样本;而且,代谢组学所采用的分析技术适合于定性、定量研究,可以实现与功能的联系,通过(与药效、毒性)比较和验证,所得结果容易与传统方法所得结果联系;此外,生物样本(血液,尤其是尿液)的无侵入性和易获得性,使得其能够长期地检测同一批对象,比其他组学更具备捕捉生物信息动态变化的能力。

二、研究方法

基于现代分析测定技术,代谢组学定性、定量研究细胞提取物、组织提取物和生物体液(尿液、血清、唾液等)中的内源性代谢产物,并结合模式识别等化学计量学方法分析机体在不同状态下(病理状态、给药前后等)内源性代谢产物的整体差异及其相应的变化规律,揭示机体在特定时间、环境等因素下生命活动的代谢过程。代谢组学研究流程一般分为样品的采集与制备、数据的测定和分析。以及代谢途径分析和结果阐述(图 1-6)。

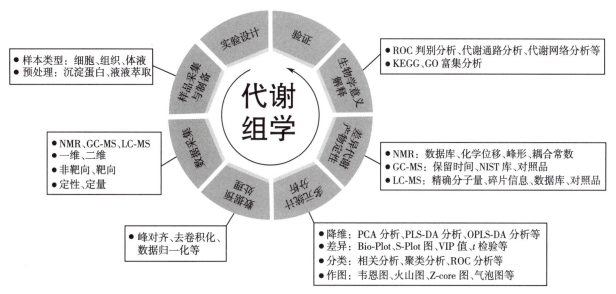

图 1-6　代谢组学研究流程图

(一) 样品的采集与制备

代谢组学的研究对象包括生物体液(如血样、尿样、胆汁、乳汁、精液、唾液等),细胞培养液以及组织等,但以血样和尿样为多。血样中的内源性代谢产物比较丰富,信息量较大,且采血操作可以定点进行,因而有利于观测体内代谢水平的全貌和动态变化过程。但采血操作会造成一定程度的损伤和应激反应,有可能引起体内代谢水平的改变。尿样所含的信息量相对有限,但样品采集不具损伤性,动物实验中使用代谢笼可以连续采样,减少了实验动物和受试药物的用量,降低了实验费用,特别是用于药物的安全性评价时,完整的毒性经时过程可以在一只动物身上得到体现,数据更加合理可靠。因此,尿样在代谢组学研究中更具优势。

代谢组学研究的血液和尿液等体液标本都需要进行预处理后方可进行代谢组学的分析。血样和尿样的预处理方法相对简单,血样一般采用酸沉淀或有机溶剂沉淀蛋白;尿样有时也需去除蛋白质,然后直接用于色谱分析。

进行全成分分析时,样品处理方法相对简单,沉淀蛋白质后代谢产物通常用水或有机溶剂(如甲醇等)溶解或萃取。①采用 NMR 测定时,体液样品前处理相对比较简单,加入溶剂使之保持一定的 pH,并使代谢产物浓度处于合适范围即可。样品的澄清透明是主要要求,植物组织或动物组织通常需要经过合适的提取净化,常用的提取溶剂有三氯甲烷-甲醇-水系统、甲醇-水和乙腈-水系统,其中三氯甲烷-甲醇-水双相体系可以分别获得水提取物和有机溶剂提取物,从而把亲脂的非极性相和极性相分开,以便进行分析,覆盖了较为完全的极性范围,可以获得比较全面的代谢产物信息,甲醇-水和乙腈-水单相体系过程简单,容易保证前处理过程的平行性。②采用气相色谱-质谱(GC-MS)测定时,受到方法限制,要求代谢产物具有一定的挥发性,或者通过衍生化反应使其具有挥发性。③液相色谱-质谱(LC-MS)测定时同样需要样品溶液澄清、透明、无微粒,因而采用血液或组织样本时,需要去除蛋白质操作。目前比较常用的去除蛋白质的方法主要是有机溶剂沉淀或萃取(包括溶剂萃取和固相萃取),对于靶标分析则还需要做较为复杂的预处理,如固相萃取、亲和色谱等预处理方法,针对目标成分进行富集。由于某种提取条件往往仅对于某些化合物是合适的,没有哪种方法能够适合所有代谢产物的提取,因此,实验过程中应该根据不同的化合物选择不同的提取方法,并对提取条件进行优化。

(二)数据测定常用分析技术

代谢组学技术主要测定生物体液(如血液、尿液),细胞提取物和组织,或者组织提取液中所有分子量小于1 000Da的小分子代谢产物组信息,揭示的是系列关联生物标记物的综合差异,可从整体上全面分析疾病对生物系统的影响。因此,常见的用于小分子化合物的分析检测技术就可用于代谢组学研究。较为常见的有质谱(MS)、色谱、核磁共振(NMR)、毛细管电泳、红外光谱、电化学检测等分离分析手段及其组合。代谢组学所分析的对象的大小、数量、官能团、挥发性、带电性、极性以及其他物理化学参数的差异很大,现有的分析技术都有各自的优势和适用范围,若要进行更好更全面的代谢组学分析,最好采用联用技术和多个方法的综合分析。

1. **核磁共振技术** 优点非常明显,即预处理简单、不破坏样品原有组成、可在接近生理条件下进行实验,可进行实时动态检测、对代谢产物进行定量分析等。由于其可以提供代谢分子结构的具体信息,因此,NMR方法很适合代谢产物中复杂混合成分的结构研究。鉴于以上优势,基于NMR的代谢组学已得到快速发展和较为广泛的应用。如基于核磁共振氢谱(^{1}H-NMR)的代谢组学研究方法探讨甘草次酸(GA)对雄黄诱导的肝损伤小鼠血浆代谢的影响,检测到显著变化的6种代谢产物,包括3-羟基丁酸、极低密度/低密度脂蛋白(VLDL/LDL)、N-乙酰糖蛋白、乳酸、胆碱和D-葡萄糖,相关分析显示这些潜在的生物标志物与谷丙转氨酶(GPT)和谷草转氨酶(GOT)活性均呈正相关,证明GA可能通过调节脂质和能量代谢减轻雄黄引起的肝毒性,有助于进一步理解GA的保肝机制。然而,由于NMR的敏感性相对较低,无法分析检测低浓度代谢产物,因此,NMR与液相、质谱的联合应用越来越广泛。

2. **质谱技术** 具有较高的灵敏度和专属性,可以实现对多个化合物的同时快速分析与鉴定。与色谱联用则同时兼具色谱与质谱的优点,具有高分离度、普适性、高敏感性和特异性等特点,成为代谢组学研究中的首选技术。GC-MS方法的主要优点包括较高的分辨率和检测灵敏度,并且有可供参考、比较的标准谱图库,可以用于代谢产物定性。但是GC不能直接得到体系中大多数难挥发的代谢组分的信息,对于挥发性较低的代谢产物需要衍生化处理,预处理过程烦琐。LC-MS避免了GC-MS中烦琐样品前处理,有较高的灵敏度和较宽的动态范围,已被越来越多地用于代谢组学研究,非常适合于生物样品中复杂代谢产物的检测和潜在标志物的鉴定。通过UPLC-QTOF-MS代谢组学技术研究阿司匹林丁香酚酯对高脂血症大鼠血浆和尿中的内源性代谢产物的影响中,发现血浆和尿中各有16种和18种代谢产物,参与包括甘油磷脂代谢、脂肪酸代谢、脂肪酸 β- 氧化、氨基酸代谢、TCA 循环和鞘脂代谢在内的多条途径的代谢改变,揭示了阿司匹林丁香酚酯改善高脂血症的作用机制。

(三) 数据分析

代谢组学得到的是大量、多维的信息,对数据的分析需要应用一系列的化学计量学方法。这个过程一般分为数据提取、峰提取与预处理、统计模式识别三个步骤。

基于质谱的数据提取,当前检测仪器公司针对常用于代谢组学的不同型号的仪器均配有专门的数据保存与导出模块,可以将批量样本的谱图转化为标准的 NetCDF 或 ASCII 格式。

生物样品中代谢产物容易受环境、样品采集、存储、制备和仪器检测过程等影响,因此在模式识别前,需对谱图进行预处理,使各样本的数据得到正确的表征。数据预处理主要包括异常点剔除、去噪、基线校准、重叠峰解析、峰对齐、峰匹配、标准化和归一化等。根据不同的分析仪器、数据特征和需求,应采取不同的预处理步骤和方法,尽量提高最终提供的谱峰信息可靠性。研究者可以通过分析仪器公司研发仪器自带的软件包与公开的、免费下载的软件包(如 R 平台的 XCMS、美国国家标准及技术研究所开发的 AMDIS 和马普植物分子生理研究所开发的 TagFinder)完成。

(四) 统计分析与模式识别

在代谢组学研究中,往往需要对样本的多变量进行观测,从各个角度收集数据信息,采用多维统计模式识别,以便进行全面的分析,进而发现规律。数据分析过程中应用的主要手段为模式识别技术,包括非监督方法(unsupervised method)和监督方法(supervised method)。其中主成分分析法(principal component analysis,PCA)和偏最小二乘法(partial least squares,PLS)是代谢组学研究中最常用的模式识别方法。其特点是将分散在一组变量上的信息集中到某几个综合指标即主成分(principal component,PC)上,利用这些主成分来描述数据集内部结构,起到数据降维的作用。这两种方法通常以得分图(score plot)获得对样品分类的信息,载荷图(loading plot)获得对分类有贡献的变量及其贡献大小等结果,从而用于发现可作为生物标志物的变量。需要注意的是,在数据处理和分析的各阶段,对数据的质量控制和模型的有效性验证均需引起足够的重视。

(五) 代谢产物的定性鉴定

代谢组学旨在对某个生物体或某个组织甚至单细胞中的所有小分子代谢组成分的动态变化进行无偏向性高通量分析。然而代谢组学产生的数据量是庞大复杂的,其中代谢产物的定性就是其中的重点与难点之一。传统的植物化学鉴定方法不能满足代谢组学高通量、微量样品的分析及数百个代谢产物同时定性的需求。因此,除了在对化合物的核磁共振图谱、质谱数据进行化合物结构解析与标准物质对照外,需要借助仪器应用不同电离方式采集数据后综合分析、推测高分辨质谱信息、搜索数据库等方法推测化合物结构。网络共享平台常用的数据库有 NIST、METLIN、ChemSpider、KEGG、MassBank、PubChem、HMDB、GMD 等,可通过检索得出可能的化合物信息,具体的鉴定结果需要研究者结合样本信息、仪器检测所得信息等综合分析。

(六) 代谢途径分析

代谢组学是通过分析代谢产物组的变化反映机体的状态,通过高精度的仪器测定与数据分析方法,试图找出生物体内代谢通路的变化,为疾病的诊断、治疗、研发等提供指导。因此,差异代谢产物的生物学分析也是代谢组学研究中非常重要的一个环节,通过差异代谢产物涉及的代谢通路可以找到与差异代谢产物相关的代谢产物、酶和基因,从而正确理解代谢产物的生物学意义。

由于数据量庞大,代谢途径分析更加依赖于数据库,常见的数据库有 KEGG、BioCyc、MetaCyc、HumanCyc、Reactome、MetaboAnalyst、Recon2 等。每一个数据库都有各自的特点,研究者在使用时可根据不同的需求选择不同的数据库,也可结合使用各数据库检索到的信息。

三、代谢组学在药物研发中的应用

近几年来,代谢组学在药物研究领域的发展十分迅猛,每年均有较多高质量的研究和综述在国内外学术期刊发表。研究内容主要涉及临床早期诊断、生物标志物鉴定、药效作用机制研究、代谢通路研究、新药筛选和开发、药物安全性评价、适应证筛选、鉴别和确证动物模型等。

(一) 代谢组学在药物靶标发现中的应用

1. 代谢组学发现的标志物直接用于药物靶标发现研究　将疾病相关的差异代谢产物作为药物给予动物后研究其药效与作用机制,试图发现与疾病相关的新靶标。

有学者提出了一种功能性代谢组学策略研究 N-乙酰神经氨酸(Neu5Ac)在冠状动脉疾病(CAD)中的作用,使用 UPLC-QTOF-MS 技术对 2 324 名冠状动脉造影患者血浆中的代谢产物进行非靶向分析。通过与 CAD 类型和内部的交叉比较,确定了差异代谢产物。然后使用基于 LC-MS 的同位素标记的标准加入法对代谢标志物 Neu5Ac 进行靶向分析,通过精确的靶向定量证实了血浆中 Neu5Ac 水平的增加。研究确定了 Neu5Ac 在急性心肌梗死中的关键作用,提示神经氨酸酶-1 可能是一种尚未被认识的冠心病治疗干预手段。

代谢组学研究结果显示乳酸减少与抑郁症的发生密切相关,乳酸不仅可以维持神经元的功能和生存能力,也参与调节突触可塑性的细胞间信号转导。临床和基础研究表明,抑郁症或慢性应激与突触结构和功能可塑性有关。因此,研究者将 L-乳酸作为一种潜在的新型抗抑郁剂进行研究,给予急性和慢性抑郁动物模型外周注射 L-乳酸,可产生抗抑郁样治疗作用,不仅增加海马组织中乳酸含量水平,而且调节下游的信号分子及与 5-羟色胺受体转运、星形细胞功能、神经发生、一氧化氮合成和 cAMP 信号相关的靶基因的表达,进一步阐明 L-乳酸抗抑郁作用的机制可能有助于确定抑郁症治疗的新靶标。

2. 代谢组学联合其他技术辅助应用于药物靶标发现研究　代谢组学在药物靶标发现中多处于辅助作用,主要用于代谢产物变化的测定,同时结合蛋白质组学、网络药理学等技术,进一步锁定目标靶标,然后再利用动物实验或分子生物学方法进一步确证药物作用靶标,或将疾病相关的差异代谢产物作为指标进行给予动物药物后的药效与作用机制研究,试图发现与疾病相关的新靶标。

(1) 代谢组学与蛋白质组学等技术的结合:将液质联用技术、代谢组学、蛋白质组学、虚拟对接、网络药理学等技术结合起来,用于揭示养心氏片的作用机制。代谢组学分析结果表明养心氏片能对慢性心力衰竭起到正向干预作用,在大鼠心脏组织中鉴定到 25 个生物代谢产物,提示养心氏片可通过调节这些差异代谢产物起到抗大鼠心力衰竭的作用。采用 iTRAQ 技术,对慢性心力衰竭大鼠的心肌组织进行蛋白质表达分析,共鉴定得到 2 657 个蛋白质,利用生物信息学工具对所鉴定的差异蛋白进行分析,发现差异蛋白主要涉及 mRNA 监测通路、泛醌的合成、胰岛素信号通路、氮代谢、精氨酸生物合成等信号通路。最后,在组学研究的基础上,通过网络药理学的研究发现养心氏片的潜在靶标为 Toll 样受体 4、过氧化物酶体增殖物激活受体 γ(PPARγ)、血管紧张素转换酶、羟甲基戊二酰辅酶 A 还原酶、β$_1$ 肾上腺素受体等,相关通路靶标与组学的实验结果具有良好相关性。

(2) 代谢组学与网络药理学结合:将代谢组学和网络药理学技术相结合,用于探索滨蒿内酯(scoparone)的潜在作用靶标。利用网络药理学的目标预测,采用基于 UPLC-MS 的非靶向代谢组学技术和通路分析平台,基于理论数据和代谢数据集鉴定了滨蒿内酯的最佳靶标。代谢组学研究的核心生物标志物之一——多巴醌,与酪氨酸酶直接相关,最终导致一系列与肝损伤相关的干扰。采用 ELISA 试剂盒对血清中的酪氨酸酶进行了验证,在活性测定中表现出明显的回调趋势,验证了酪氨酸酶是潜在的抗酒精性肝病的靶标。

(3) 代谢组学与肠道菌群测定结合:为了研究饮食调节肠道菌群是否有助于改善人类遗传性肥胖,研究者对遗传性肥胖的普拉德 - 威利综合征和饮食相关的单纯性肥胖的儿童患者进行对比试验,分别给予富含不易消化性碳水化合物饮食,使用核磁代谢组学方法,对干预前后的患儿尿液粪便进行分析,并跟踪变化。在饮食干预 30 天后,普拉德 - 威利综合征和单纯性肥胖患儿均显示出肠道菌群结构得到改善,代谢标志物显著改善,且全身性炎症标志物也得到改善。为了比较饮食干预前后肠道菌群诱导代谢的能力,将普拉德 - 威利综合征志愿者干预前后的肠道菌群分别移植到无菌野生型 C57BL/6J 小鼠中进行实验,分析血液和组织样本。结果提示当移植到无菌小鼠中时,与来自同一志愿者的干预后肠道菌群相比,干预前肠道菌群诱导更高的炎症和更大的脂肪细胞。研究通过自上而下的系统策略,结合肠道菌群的宏基因组特征、宿主和肠道细菌之间共代谢产物的代谢组学进行综合分析,显示饮食调节肠道菌群有助于减轻普拉德 - 威利综合征和单纯性肥胖志愿者的代谢恶化,表明微生物群为两种肥胖疾病进展中共同的治病因素。

(二) 靶向代谢组学的发展及其在药物靶标发现研究中的应用

近年来,随着代谢组学研究的深入,大而全的代谢组学已经不能满足针对某一类物质的全面分析的需求,靶向代谢组学应运而生,从无偏向性全面定性分析到部分成分半定量,发展至靶向代谢组学,即针对某一类或几类结构类似物进行定量分析,如胆汁酸代谢组学、脂质代谢组学、氨基酸代谢组学等。靶向代谢组学能够准确定量差异代谢产物,便于对其生理病理发展过程或药物作用机制等进行针对性的深入研究。

1. 胆汁酸代谢组学　二甲双胍为临床使用了 60 多年的一线降糖药,一直以来认为其作用机制为直接作用于肝细胞通过减少糖异生发挥降糖作用,但是给药后血药浓度较低,提示研究者应从肠道菌群调节方面进行深入研究。研究者结合肠道菌群测定结果,采用 UPLC-ESI-QTOF-MS 靶向定量测定胆汁酸代谢产物,发现二甲双胍能使肠道内容物甘氨熊去氧胆酸(GUDCA)和牛磺熊去氧胆酸(TUDCA)含量升高,而 GUDCA 为法尼醇 X 受体(FXR)的拮抗剂,提示二甲双胍可通过上调 GUDCA 选择性抑制肠道 FXR 信号表达,改善胰岛素耐受。另外,采用 16S RNA 基因测序和代谢组学分析方法,研究高脂饲料喂养的小鼠模型在 tempol(4- 羟基 -2,2,6,6- 四甲基哌啶氧)治疗后肠道微生物组和代谢产物的变化。采用 UPLC-ESI-QTOF-MS 靶向代谢组学技术检测粪便和肠道组织中胆汁酸的组成及其水平,显示 tempol 通过减少乳杆菌属及胆汁盐水解酶活性改变肠道微生物组,导致肠道 FXR 核受体拮抗剂牛磺 -β- 鼠胆酸(T-β-MCA)的积累,从而抑制肠道中的 FXR 信号转导,进一步利用肠道特异性 FXR-null 小鼠,验证了肠道菌群影响肥胖和胰岛素抵抗的机制,肠道 FXR 可能成为治疗肥胖的潜在靶标。

为了探究口服小檗碱降脂作用的潜在机制,验证其是否与脂质代谢和胆汁酸循环有关,研究者使用代谢组学技术,利用高脂饮食诱导的仓鼠高脂血症模型研究了小檗碱对生物系统的影响。结果表明,小檗碱灌胃给药后很难被吸收到体循环,大多数小檗碱在肠道内积累,其生物利用度远低于腹腔注射,但它具有更强的降脂作用,表明胃肠道是小檗碱发挥降血脂作用的潜在靶标所在。血清和肠道内容物的代谢组学研究表明,口服给予小檗碱可显著调节参与脂质代谢的相关分子,增加高脂血症模型中胆汁酸的生成。DNA 分析显示口服给予小檗碱可调节肠道菌群,显著抑制从胆酸到脱氧胆酸的 7α- 脱羟基化,减少肠道中胆汁酸的消除。此研究中靶向代谢组学提供了一个理想的平台,表征生理扰动所涉及的代谢模式,探索潜在的药理机制,并阐明不同层面的生物标志物。

2. 脂质代谢组学　和其他乳腺癌分型相比,三阴性乳腺癌(TNBC)中致癌转录因子 MYC 的表达升高具有特异性。研究者提出 MYC 依赖性代谢失调对于 MYC 过表达 TNBC 是必需的科学假设,以期发现该乳腺癌分型的新治疗靶标。Camarda 等人使用靶向代谢组学方法,在 MYC 驱动的 TNBC 模型中发现脂肪酸氧化(FAO)中间体被显著上调。在癌症基因组图谱(TCGA)和多个其他临床数据集中,对 TNBC 患者的脂质代谢基因特征进行了鉴定,表明 FAO 是 TNBC 代谢的关键失调途径。进一步研究发现,FAO 抑制剂降低了 TNBC 细胞的能量代谢,并抑制了 MYC 驱动的转基因 TNBC 小鼠模型和患者源性异种移植的小鼠模型体内的 TNBC 细胞生长。结果表明,MYC 过表达 TNBC 显示出对 FAO 生物能量的依赖,而抑制 FAO 是针对此乳腺癌分型的新型治疗策略。

另外,有研究者通过代谢组学分析来确定他汀类药物治疗的综合代谢效果。用血清核磁代谢组学对来自英国和芬兰、用药与不用药,共 4 个队列中的 2 个时间点的代谢谱进行定量分析,在接受他汀类药物治疗的 716 名患者和 4 874 名持续非用药者之间,比较了随访期间 80 种脂质和代谢产物测量值的浓度变化。进一步使用孟德尔随机化分析来评估相同的脂质和代谢产物与已知遗传变异模拟抑制 HMG-CoA 还原酶(预期药物靶标)在 8 个队列的 27 914 个个体中的相关性。此研究利用具有多个时间点和大群组遗传信息的高通量代谢组学,阐明了他汀类药物对脂质代谢的影响不仅限于降低低密度脂蛋白胆固醇(LDL-C)的水平,还包括调节其他脂蛋白和脂肪酸的组成、大幅降低残余胆固醇和 omega-6 脂肪酸的作用,而对甘油三酯和其他脂肪酸的作用则较弱,对循环氨基酸、糖酵解、糖异生代谢产物以及酮体变化缺乏关联性。这些关联性与 HMG-CoA 还原酶基因变异导致的关联性吻合。结果表明,针对药物靶点基因筛选进行的靶向代谢组学分析能提示药物的药理机制、多效性及适应证。

(三) 代谢组学在中医药现代化研究中的应用

中医药理论的整体观、辨证论治、复方配伍给药等用药特点,以往很难用西方医学的相关理论解释,随着组学技术与系统生物学等新兴学科的发展,中西方文化开始相互理解、相互融合,其中代谢组学技术凭借其整体观思想起到了很重要的桥梁纽带。因此,代谢组学在中医药现代化中的应用也是一个重要的研究方向,其在中医药现代化的研究中将更好地体现其中心思想,将中医药的优势和特点与现代科学技术相结合有助于推动中药现代化。在中医药现代化研究中代谢组学的应用是多种多样的,如基于植物代谢组学研究的中药质量控制,基于传统的潜在生物标志物发现的代谢组学研究有助于药物作用机制的阐释,与药代动力学结果进行关联分析,则可以同时筛选出药物调节机体的生物途径及其潜在药效物质基础等。

1. 代谢组学在中药材质量控制方面的研究　代谢组学技术不仅能通过多元统计分析明确不同样本的分组聚类(即分组概貌)情况,而且能确定不同组间的差异代谢产物(即导致分组的因素)。这些差异代谢产物可以作为不同样品质量区分的化学标志物进行定量研究,一方面对代谢组学的结果进行验证,另一方面还可以寻找到简便快速的样品区分方法。

近年来植物代谢组学研究越来越多地被用于中药安全性、真伪鉴别、基源鉴别与优劣评价等方面。采用 ^{1}D-NMR 和 ^{2}D-NMR 代谢组学技术可从冬青叶十大功劳提取物中鉴定出具有细胞毒作用的成分,相较于传统分离提取方法,具有简单快速的特点。采用 LC-QTOF-MS 技术结合遗传算法优化的支持向量机算法可对陈皮、青皮、枳实、枳壳、佛手、化橘红、香橼七种容易混淆的柑橘属药材进行化学表征和分类,建立的特征谱可以将这七种药材明显区分。采用 LC-QTOF-MS 技术还可对中药豨莶草的三种基源进行鉴别研究,结果表明,三种来源的豨莶草可明显区分,寻找到 6 个可作为分类依据的化学差异标志物。

2. 代谢组学在药物作用机制研究中的应用　研究者利用代谢组学技术,联合 UHPLC-QE-MS、NMR、GC-MS 三种不同检测方法,对抑郁症发病机制、逍遥散抗抑郁药效物质基础及作用机制进行了深入系统的研究,发现其抗抑郁作用机制主要与调节能量代谢、氨基酸代谢、脂质代谢、糖代谢等有关。

研究者基于 ^{1}H-NMR 的代谢组学技术,对抑郁症患者经逍遥散治疗前后血浆代谢产物进行分析,发现治疗后丙氨酸、胆碱、谷氨酰胺、乳酸盐和葡萄糖等恢复至正常水平。基于 GC-MS 的代谢组学方法分析治疗前后抑郁症患者的尿液代谢产物谱,发现有显著变化的丙氨酸、柠檬酸盐、马尿酸盐、苯丙氨酸和酪氨酸 5 种代谢产物为逍遥散治疗抑郁症的潜在生物标志物。提示逍遥散有很好的治疗抑郁症和调节神经递质的能力,还可以调节氨基酸代谢,促进能量代谢平衡。在系列研究基础上,研究者通过对逍遥散化裁并多次循环验证研发的柴归颗粒已经获得国家药品监督管理局(NMPA)批准的临床试验批件,由此可见,代谢组学不仅可用于中药作用机制的研究,而且对新药研发也具有指导意义。

3. 代谢组学与药代动力学结合用于药效物质基础研究　一方面采用代谢组学进行作用通路分析,发现潜在生物标志物,另一方面采用血清药物化学与药代动力学方法,寻找入血成分。然后,建立模型大鼠血清中外源性化学成分与内源性标志物两组变量关联度分析,提取与药效相关内源性标志物高度关联的入血成分作为药物潜在药效物质基础,揭示中药制剂多靶标作用机制,也为筛选发挥药效作用的有效成分组合提供依据。

研究者在中国经典处方清燥救肺汤(QZJFD)对急性肺损伤(ALI)的治疗机制研究基础上,整合网络药理学代谢组学 - 药代动力学(PK)/ 药效学(PD)建模,探索与疗效相关的质量标志物(Q-Marker)。首先,基于体外和体内成分分析开发网络药理学研究策略,确定 QZJFD 治疗 ALI 的活性成分及作用机制,并进行药理学和非靶向代谢组学研究。然后,对网络药理学预测的活性成分进行了 PK 比较研究,分析其在 ALI 模型的体内动力学规律,提出 Q-Marker 候选物,并通过 PK-PD 建模,将外源性的 PK 标志物与药物浓度 - 药效 - 时间曲线的特征内源性代谢产物拟合进行验证。最后,再通过药效学与药代动力学考察筛选。最终从 QZJFD 的 121 种化合物中筛选出 9 个具有代表性的 Q-Marker,分别属于 QZJFD 的君药桑葚(绿原酸)、臣药麦冬(甲基麦冬酮 A、甲基麦冬酮 B)、佐药胡麻仁、杏仁等(芝麻素、熊果酸、苦杏仁苷)和使药甘草(甘草素 - 芹糖苷、甘草素和异甘草素)。该研究通过逐步整合策略,确定了 ALI 患者 QZJFD 的 9 个质量标志物,为促进中医药现代化和科学化进程提供了有力工具。

随着代谢组学研究的深入,伴随着各种分析技术和数据分析挖掘方法的飞速发展,其在药物研发过程中发挥着越来越重要的作用,尤其是在药效物质基础及作用机制研究中显示出独特优势。另外,随着基因组学、转录组学、蛋白质组学等相关学科交叉融合,结合网络药理学技术与方法,相信系统生物学各技术的融合能够为代谢组学的发展提供新的思路与应用,为疾病的诊断、机制研究与药物作用机制等研究提供强有力的技术保障。当然,代谢组学也是一种发展中的技术,目前,在痕量代谢产物分析与结构鉴定、数据挖掘生物信息学应用等方面仍存在很多挑战,但为代谢组学发展提供了新的研究方向,相信随着代谢组学对生物学、计算机与生物统计学等相关学科的发展及其交叉融合的促进作用,也会反过来促进代谢组学的发展。

（**高晓霞**）

第六节　网络药理学

20 世纪,传统的药物研发主要遵循"一种疾病、一个靶标、一个药物"的模式。常规的药物治疗疾病时,通常对疾病过程中某一个特定步骤或相关蛋白质单一靶标进行特异性控制与治疗,从功能基因组角度分析药物对应一种疾病的干预情况。然而,通过大规模的功能基因组研究表明,不足 10% 的单基因敲除具有临床治疗价值。当这种传统研发模式用于较为复杂的疾病,如肿瘤、心血管疾病、糖尿病等时,治疗效果不佳。甚至,它往往会导致新药研发的过程变缓且研制的成功率降低,极大影响了药物发现策略的许多方面(疾病分类、靶标识别与筛选、药物设计和临床试验设计等)。因此,人们对药物研发的新策略提出了很高的要求,网络药理学研究在新药研制领域受到越来越大的关注,并应用于多种复杂疾病的新药研究当中。

2008 年,英国邓迪大学药理学家 Andrew L. Hopkins 首次提出并阐明了网络药理学(network pharmacology)的概念,为当时处于困境中的新药研发带来了曙光。网络药理学是基于系统生物学的理论,对生物系统进行网络分析。从系统生物学和生物网络平衡的角度,阐释疾病的发生发展过程,认识药物与整体的相互作用并指导新药发现。

一、网络药理学的理论基础

网络的一般概念来自不同组件之间的相互联系及其相互依赖的结果。这一概念最普遍和最具代表性的例子就是"社交网络",将其应用于生物学中,则可称为"网络生物学(network biology)"——将机体内的分子、细胞、信号通路或更加复杂水平的若干实体连接成网络系统,以更加全面地研究生物表型、疾病或任何生物学结果。生物网络经过约十年的研究,取得了许多重要的成果。将生物网络与药物作用网络结合在一起,分析药物在网络中与节点或网络模块的关系,综合网络分析而非寻找单一靶标,即形成了网络药理学。网络药理学的概念主要来源于网络生物学和生物网络平衡理论,它为新药研发提供了新的思维方法和研究策略。

（一）网络生物学

网络生物学中不同组件之间的相互作用必须是有组织的而不是随机的。组件通常用节点来表示,两个节点之间的交互用边(edge)来描绘。边可以表示多尺度数据(multiscale data)之间的物理相互作用、功能相互联系和连接。此外,网络中可包含方向性。边连接到起始节点和结束节点,它就被定义为"定向"网络或有向图;相反,没有关于边或节点的方向性信息,形成"未标记的网络"或无向网络。采用系统生物学的研究方法进行网络药理学分析,能够全面地理解细胞、组织、器官的行为,加快药物靶标的确认以及发现生物标志物。

可以通过以下几个参数分析生物网络的拓扑特征,帮助研究者快速找到网络中的所寻目标:

1. **连通度**　系指单一节点在网络中的连接数量,又称为节点度,是一种简单又重要的网络拓扑属性。在研究中,连通度较大的节点被视为中心节点(hub)。当中心节点被干扰时往往会导致网络奔溃,因此中心节点通常又称为研究热点与重点。

2. **中心度**　衡量复杂网络节点的重要性通常需要不同的中心度指标,包括度中心度、中间中心度、接近中心度等。

(1) 度中心度:在无向网络中节点的中心度即为该节点的连通度;在定向网络中每个节点有两个中心度,输入节点的边数和节点输出的边数。

(2) 中间中心度:中间中心度主要表现了网络中处于其他节点之间高比率途径的关键节点,若没有该节点,其相邻的两个节点无法相连。计算公式见式(1-1):

$$B_i = \sum_{j=1}^{n} \sum_{k=1}^{j-1} \frac{g_{jk}(i)}{g_{jk}} \qquad \text{式(1-1)}$$

其中 $g_{jk}(i)$ 是从节点 j 通过节点 i 到节点 k 的最短路径的数量,并且 g_{jk} 是 j 和 k 之间的最短路径的总数。

(3) 接近中心度:接近中心度能显示快速连接其他节点的主要节点,用于测量节点在网络中的重要性。有高中间中心度的节点通常是集中在密集子网中的节点,对整个网络中的信息流具有较大的影响。中间中心度通常与接近中心度相关,因为它离其他节点越近,就越有可能被包含在最短路径中。接近中心度通过式(1-2)计算:

$$C_i = \frac{N}{\sum_i d(i,j)} \qquad \text{式(1-2)}$$

其中 $d(i,j)$ 是节点 i 和 j 之间的距离,N 是图中节点的数量。

3. **网络距离**　定义为最短路径长度的两个节点之间的距离,表征为连接两个节点的路径上所需的最小边数。对于网络节点属性的影响,以此来发现和网络距离(distance)相关的一般规律。

4. **聚类系数**　聚集性表示某个节点与其周围节点之间连接的密切度,反映了网络模块化程度。节点的聚类系数(clustering coefficient)是用来测量其相邻节点的互连性。它由式(1-3)计算:

$$C_i = \frac{2b_i}{k_i(k_i - 1)} \qquad \text{式(1-3)}$$

其中 b_i 对应于节点的邻居之间的边数,k_i 是 i 的邻居数。C_i 越接近 1,节点与相邻的连接越多。大部分生物网络,如蛋白质相互作用网络、代谢网络等都具有高度聚集性,挖掘复杂生物网络的模块化有利于了解整个生物系统。

5. **连接性**　在网络中一些出现频率较高的子结构被称为模体(motif),在生理活动中这些模体也通常表现其所含节点之间的相互作用关系。连接性(connectivity)是指断开两个模体连接所需要的最小元素数。

6. 网络群落　测量连接节点对之间的相关度系数。网络中常常呈现一种块状的结构,它是由一些功能相似的节点密集地连接所构成的网络群落(社区),群落之间连接较稀疏。在网络中,一个群落包含了调节相近或功能相关的所有节点。

(二)生物网络平衡理论

勒夏特列原理(Le Chatelier's principle)又称"化学平衡移动原理",由法国化学家勒夏特列于1888年发现,是一个定性预测化学平衡点的原理。该原理认为化学平衡是动态平衡,如果改变影响平衡的一个因素(如浓度、压强、温度等),化学平衡就会被破坏,并向能够减弱这种改变的方向变动,以抗衡该改变。

根据勒夏特列原理,如果一个生物网络的平衡健康状态经历了改变而成为一个疾病的状态,那么有效药物的作用将使平衡向能够减弱这种改变的方向移动。生物网络具有鲁棒性或稳健性(robustness),它反映了网络或机体对内外干扰的容忍能力,表现为拓扑结构的鲁棒性、功能的鲁棒性和动力学的鲁棒性。近年来,在动物和微生物上进行大规模功能基因组学研究表明,敲除某些单基因几乎不会造成表型的改变,只有约15%~20%的基因为必需基因。如前文所述,生物网络中含有许多非中心节点,当此类节点受到外界干扰或自身组织变化时,网络的整体结构并不会发生太大变化。当一个网络没有明显影响节点,则需要通过多个节点的调节来干扰表型的鲁棒,这就是多靶标和多向药理学产生的思路。因此,现代新药研发的目光应多聚焦在干扰"致病网络"而非"致病基因"。

二、网络药理学的应用与进展

上述基于网络的方法为探索候选药物在生理环境中的整体作用提供了新思路。近年来,许多常见疾病如癌症、心血管疾病和精神障碍等疾病往往比最初预期的要复杂得多,因为它们通常由多种分子异常引起,而不是单一缺陷的结果。因此,许多研究将疾病视为网络扰动,以实现对疾病的全面基因型-表型理解。研究者们在网络生物学和生物网络平衡理论的基础上,整合了基因组学、转录组学、代谢组学和蛋白质组学等数据,建立了多种网络药理学分析模型,如药物-靶标网络(drug-target network)、药物代谢途径网络、信号转导通路模型等。

(一)药物-靶标网络

研究者将蛋白质、代谢产物等细胞组分作为节点,与药物分子整合成药物-靶标(DT)网络,通过识别药物-靶标相互作用,减少药物研发的时间、成本和失败率,甚至破译药物的作用机制帮助研究人员找到老药的新靶标以及已知靶标的新候选药物。在靶标空间中,一系列能结合靶标的药物形成了有向图,并构成最基础的框架,即药物-靶标网络。接着,可以将药物-靶标网络分解为药物-药物(DD)网络和靶标-靶标(TT)网络。前者通常通过连接两种药物来构建,后者由同一组药物的靶标之间的关联构成(图1-7)。Wang和Loscalzo把38种治疗心肌梗死的药物和330种能与其发生相互作用的非心肌梗死药物(与心肌梗死治疗相关的药物)的靶标与心肌梗死疾病相关的蛋白质整合成网络,鉴定了361个该疾病相关的药物靶标和398个该疾病相关的蛋白质,其中,23种心肌梗死药物的靶标和66种心肌梗死相关药物的靶标也正是心肌梗死疾病相关蛋白质。他们还通过药物-靶标-疾病(DTD)模块破译药物作用和药物副作用的分子基础,确认了药物-靶标-疾病模块能识别药物作用的潜在信号转导途径。

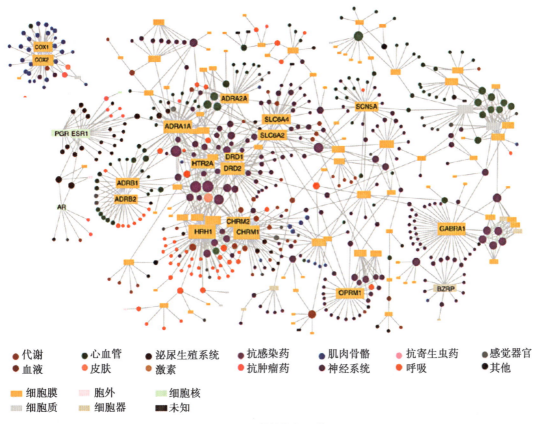

●代谢　●心血管　●泌尿生殖系统　●抗感染药　●肌肉骨骼　●抗寄生虫药　●感觉器官
●血液　●皮肤　●激素　●抗肿瘤药　●神经系统　●呼吸　●其他

■细胞膜　▦胞外　▢细胞核
▦细胞质　▦细胞器　■未知

图 1-7　药物靶标网络

(二) 药物代谢途径网络

作用于多靶标的药物能克服单靶标药物的局限,在治疗过程中降低毒副作用,从而获得更有效和安全的疗效。为了在疾病网络中确认药物可能作用的多个靶标,需要对网络的结构和动力学进行分析。有研究者开发了在网络中寻找多靶标最佳干预(multiple target optimal intervention,MTOI)方案的软件,并将其应用于炎症因子花生四烯酸(arachidonic acid,AA)的代谢网络。通过在多种分享花生四烯酸代谢的细胞(如中性粒细胞、内皮细胞等)中构建 AA network 模型,模拟了流行的抗炎药物,如阿司匹林、罗非考昔等药理作用,并且能正确模拟出这些药物已知的副作用。经过 MTOI 分析确认了 AA network 中五个药物靶标:PLA_2、PGE 合成酶、COX-2、5-LOX 和 LTA_4 水解酶,抗炎药物通过作用于这些靶标能有效控制炎症介质的水平。这种分析法也能用于药物靶标的最优组合和副作用的预测。

(三) 信号转导通路模型

大规模的功能基因组研究发现,仅不足 10% 的人体单基因敲除具有有效的治疗价值。由于疾病靶标不明确以及疾病网络的复杂性,用单一靶标的高特异性药物治疗复杂疾病,很难获得令人满意的疗效。因此,为了更好地克服单一靶标的局限性,研发治疗复杂疾病的创新药物,研究者渐渐把注意力转向疾病的细胞信号网络和多靶标药物设计上。

信号转导网络中各个组分对细胞功能起着至关重要的作用,许多现有药物是以这些组分为靶标研发出来的。其中,以 GPCR 为靶标的药物居首,占现有药物的 30%~40%,其次为蛋白激酶。GPCR 把细胞外的信号转导入细胞内,调控每一个细胞和组织的生理功能。人类基因组包含近 800 个 GPCR,不同的 GPCR 有着不同的偶联谱和效应系统,这也就导致了其介导的信号转导通路的复杂性。Wu 等人使用网络药理学方法,全面建立药物-GPCR 靶标相互作用网络,评估了已批准的 GPCR 配体的副作用,甚至还预测出已知 GPCR 配体的新靶标。在研究中,他们发现一些脱靶如 ADRA2A(α_{2A} 肾上腺素受体)、ADRA2C(α_{2C} 肾上腺素受体)和 CHRM2(M_2 胆碱受体)与已批准的 GPCR 配体的副作用(如心动过缓和心悸)相关。可见,网络药理学为 GPCR 药物的发现以及其不良反应的研究提供了有用的工具。

三、中药网络药理学研究现状

随着网络药理学概念的逐渐成熟,网络药理学能够从系统水平更好地展示药物在细胞、组织和器官对功能和表型的影响,进一步揭示药物的作用机制。而网络药理学所强调的整体性和系统性与多成分、多途径、多靶标协同作用的中医药理论恰好契合。中医药是我国传统文化的瑰宝,且在临床上疗效显著。但与西药相比,中药存在药效成分不明确、作用机制不清楚、中药和中药材质量标准难以衡量的问题,从整体到器官、组织、细胞和分子水平都很难进行系统的研究。网络药理学能从系统水平研究成分和作用复杂的中药,以现代人能理解的方式呈现中药和人体及疾病的关系,促进中医药走向现代化和国际化。目前,中药网络药理学的研究内容主要有以下四种:

(一)获取中药活性成分信息

中药制剂常常由成百上千种成分组成,但只有很少一部分的活性成分起到真正的治疗作用。找寻中药制剂中的活性成分是探究中药药效机制的基础。通过中药学家和生物信息学家的不断努力,构建了 TCM、3D-MSDT 和 TCMID 等中药数据库,共收录了上万种中药化学成分及其信息(如化学结构式、立体结构图、功效、临床应用等)。

(二)识别药物作用靶标

药物分子结合特异的蛋白质或核酸后调节其生物活性从而发挥药效。因此,识别中药分子所作用的对象是探究中药药效机制的关键。目前,我国网络药理学的研究思路通常分为两类:一是计算预测法,采用计算机辅助药物设计技术,模拟计算药物分子和蛋白质分子的三维空间结构,预测潜在的药物作用靶标;二是数据库查询法,利用各种组学技术获得的数据,采用生物信息学的手段分析,构建药物-靶标-疾病网络,建立预测模型,进而解析所研究药物的网络药理学机制。

1. **计算预测法**   药物靶标预测使用多种算法来寻找相关基因和蛋白质。当靶标的三维结构可以被构建时,寻靶的过程就变为寻找在候选靶标和小分子之间的联系模式。其中一类以反向分子对接(inverse docking)为代表,另外一类是化学相似性搜索(chemical similarity searching)。

分子对接是通过受体的特征以及受体和药物分子之间的相互作用方式来进行药物设计,是主要研究分子间(如配体和受体)相互作用,并预测其结合模式和亲和力的一种理论模拟方法。与传统的分子对接相比,反向分子对接用于鉴定大量受体中给定配体的靶标,从而发现现有药物和天然化合物的新靶点。反向分子对接的先决条件是构建具有潜在配体结合区域信息的目标结构。受体的结合位点或结合口袋是受体的特定区域,配体在此处结合并与其相互作用。预先定义结合口袋有助于正确构建目标结构数据库。获取结合口袋的方式主要有两种:一种是从蛋白质数据库(protein data bank,PDB)复杂结构中检索结合口袋,如 INVDOCK、sc-PDB 和潜在药物靶点数据库(potential drug target database,PDTD)等;另一种是使用结合口袋搜索程序如 SiteMap、fpocket 等。构建好目标结构数据库后,利用反向对接工具和服务器进行对接,进而获得可能的靶标。反向对接过程中使用的分子对接程序类似于传统的正向分子对接方法,常用的对接工具及服务器包括 GOLD、DOCK、FlexX、Glide、INVDOCK、TarFisDock、dTarget、AMIDE、VTS、iRAISE 和 ACTP 等。Erić 等人利用 TarFisDock 和在线书目检索获得排名前 10% 的蛋白质,作为给定化合物的推定蛋白质目标,然后通过反向对接研究预测了 16 种对癌细胞系具有抗癌活性的合成氨基吡啶衍生物的靶标。

2. 数据库查询法　通过前期大量实验和计算方法的飞速发展,近几年开发了大量的药物化学成分靶标数据库,如 TargetBank、DrugBank、BindingDB、HIT 和 PDTD 等,且这些数据库各有其侧重点。Fang 等人为研究黄连解毒汤的抗类风湿机制,针对该方剂中已知的 14 种活性化合物,通过 HIT 数据库获取了 91 个靶标信息,同时在 DrugBank 数据库中筛选了美国 FDA 批准的 4 类不同的抗类风湿性关节炎西药 32 种,以及它们对应的 51 个靶标信息,作为黄连解毒汤的对照组。最终,研究者分析得到的黄连解毒汤靶蛋白中有 5 个与 3 种西药的靶蛋白一致,这也在一定程度上证实了该方剂的抗类风湿作用。

(三) 识别并构建疾病相关基因网络

研究者们通过药物靶标与疾病基因的网络分析发现疾病的药靶偏好和疾病基因或与疾病基因相互作用的蛋白质。因此识别疾病相关基因并构建疾病网络是网络药理学研究内容不可或缺的部分。通过查询数据库及文献,如在线人类孟德尔遗传数据库(OMIM)、遗传关联数据库(GAD)、GeneCard 和 DisGeNeET 等,能获取特定的疾病相关基因的大量信息。随后,研究者会直观地将获取的已知疾病基因连同它们在所处网络中的相邻节点,以及这些基因的相互作用方式提炼出来,再构成疾病网络。Zhao 等人将 OMIM 数据库、相关的蛋白质组学和微阵列实验结果整合了与脊柱性关节炎(SpA)疾病相关的数据,进行了 SpA 发病机制的网络研究。在人类蛋白质相互作用的背景下将排名靠前的 SpA 候选疾病基因构建了 SpA 特异性蛋白质 - 蛋白质相互作用网络,发现了 SpA 的两个病理过程通过免疫介导的炎症和失衡的骨骼构造导致新的骨形成和骨质流失两种途径建立起联系。此外,研究者还发现了一些如肿瘤坏死因子(TNF)和白细胞介素(IL)等已知的疾病致病基因,在这种相互作用中起着关键作用。

(四) 确定中药调控的信号通路网络

网络药理学研究的核心问题就是确定药物所调控的信号通路或子网络。

1. 确定药物靶蛋白富集的信号通路　信号通路是执行重要的生物学任务和进行复杂的分子信息处理的、由分子间相互作用形成的网络。目前的信号通路数据库有 KEGG、Biocarta、SMPDB、Reactome 等,收录了已知的信号通路并包含了构成这些通路的基因及基因间相互作用信息。将药物靶蛋白直接映射到这些基因集中,并使用统计学方法来寻找药靶富集的通路,这一通路也常被认为是药物调控通路。

Li 等人发现缬草蜘蛛香中的活性成分异戊酰基二氢缬草素对卵巢癌细胞的增殖显示剂量依赖的抑制作用。他们用超几何累积概率分布的统计学方法找出了该化合物调控的主要信号通路,且其中三个通路在两种类型的卵巢癌细胞系中被显著调控。

2. 构建及评价药物所影响的子网络　药物靶蛋白之间的相互作用网络即为药物所影响的子网络,需要建立一些合适的算法将在全基因组背景网络中不一定相连的靶蛋白建立起关联,常用的算法有启发式算法、Steiner 最小生成树算法、网络邻近度打分算法等,然而中药制剂中不同组分常常通过多靶标协同作用发挥疗效。Liang 等人基于类似上述数据库构建的方法,共筛选了六味地黄丸中 30 个化学成分和 128 个靶蛋白,发现 25% 的成分(7 种)可以覆盖 90% 的靶蛋白,并且得出直接作用靶标相关的通路共 9 条,如 PPAR 信号通路、趋化因子信号通路、神经营养因子信号通路、血管内皮生长因子(VEGF)信号通路等,全面揭示了六味地黄丸治疗效果的生物学过程。

（翁勤洁）

第七节　结构生物学

一、结构生物学简介及其在新药研发中的应用

结构生物学是研究生物大分子(尤其是蛋白质与核酸)的分子结构、动力学及结构与功能关系的科学,是分子生物学、生物化学及生物物理学的交叉。近年来,随着晶体学和蛋白质表达技术以及包括冷冻电镜等新测定方法的飞速发展,结构生物学取得了显著的进步。在创新药物发现中充分利用靶标的结构信息,能够显著提高苗头化合物的发现效率,为先导化合物的结构优化提供重要指导,进而加快候选药物的发现进程。

基于结构的配体设计是利用蛋白质结构信息来设计、发现相应小分子配体,可以采用虚拟筛选,或者全新设计两种不同的策略。

(一) 虚拟筛选

过去 30 年的技术发展已经从单个小分子化合物对疾病相关蛋白质的手工对接,进化到了针对包含上百万个化合物的虚拟筛选库的大规模、自动化模拟。这种基于结构的虚拟筛选主要包括以下几个关键步骤:蛋白质结构预处理;化合物库预处理;对接方法选择;结构分析。

在蛋白质结构预处理中,主要需要添加缺失的氨基酸残基或原子、确定在结构或功能上有重要作用的水分子被包括在计算中,以及指定氨基酸残基的质子化或互变异构状态。

而选择和处理虚拟化合物库则需要充分考虑靶标的性质,例如,当靶标是蛋白质 - 蛋白质相互作用时,传统的类药性规则可能不适用;而针对中枢神经系统的靶标,化合物透过血脑屏障的能力就是一个决定性因素。此外,化合物是否存在手性异构体、应该采用何种质子化状态、是否需要过滤掉非特异性结合等,都是需要慎重考虑的因素。

确定与靶标结合的小分子配体应该被加入筛选化合物库中作为阳性对照,而已知的非结合化合物也需要作为阴性对照。

随后,需要选择对接的方法和参数,包括蛋白质及小分子被赋予多大的柔性,何种对接算法及打分函数最为合适,以及已知配体与靶标间所形成的特异性相互作用是否应该在计算中增加权重等。

在对接计算完成后,需要对结构进行分析。通常会根据对接得分对化合物进行排名,然后将排名最高的化合物按照分子相似性进行分类,进而得到不同结构类型的排名。这种处理方式在化合物库中包含多个同种结构类型的化合物时尤为重要,可以避免给出推荐的化合物过分类似的解析结果。

当高排名化合物通过购买或合成等手段得到后,将在结合或功能性测试体系中对其进行活性测试,由此不但发现了苗头化合物,而且也验证了虚拟筛选模型的有效性。

（二）全新设计

通过虚拟筛选为靶标鉴定潜在配体的策略有一个先天缺陷,即这种方法只能用来发现已经存在于筛选库中的化合物。然而,根据估计,由类药分子组成的化学空间大约包含 10^{60} 个不同的化合物,这一数量远远超出了通常用于筛选的化合物数量(约 10^8 个)。作为虚拟筛选的替代和补充,配体全新设计策略立足于靶标结合位点的结构信息,采用计算化学的方法,通过选择可以与结合位点相互作用的官能团,按照一定几何形状和空间分布来组成一个分子,由此从头构建新的配体。

根据同样的原则,化合物可以通过不同方法来从头设计。

一方面,新分子可以在结合位点按照"原子接原子"或"片段接片段"的原则来生长、拼装,其中所使用的片段都是类药分子中的结构单元,如芳香环等。通过对分子生长过程中每一个基团的增加来打分,可以评价所做出的变化是否可以增加对靶标的亲和力。根据所使用的软件不同,打分程序可以是基于规则及空间探针地图的,也可以是利用经验性的评分功能。在设计的过程中,化合物的合成可能性是一个需要重视的因素。

另一方面,全新设计还可以利用现存的蛋白质-配体复合物结构为种子,通过利用生物电子等排体替换原配体中相应的结构片段,来设计新的结合分子。所得到的新分子除具有截然不同的全新结构,同时也很大程度上保留了原配体在靶标结合的位置和构象,保证了对靶标的亲和力。通过对原配体中不同结构片段的替换作为起点,利用一个蛋白质-配体复合物往往可以设计获得多个具有不同结构的化合物类型。

二、结构生物学技术研究进展

获得生物大分子结构信息的方法基本可以分为依赖于晶体和不需要晶体的两大类手段。基于晶体来测定结构,往往可以获得更高的分辨率,但要得到大小和质量都满足要求的晶体,这在很多时候都是一件比较具有挑战性的工作。不需要晶体的方法,如核磁共振或质谱等,虽然没有了制备单晶的要求,但需要对样品进行标记,或者对于待测的生物大分子有分子量的限制。但相对于单晶衍射结果来说,核磁共振可以方便地提供动力学的信息,而核磁在翻译后修饰研究上也有得天独厚的优势。为获得更全面、准确的生物大分子结构信息,研究者往往会将几种测试手段联合使用,相互印证。

（一）基于晶体的生物大分子结构测定方法

获得足够大小和质量的生物大分子晶体是确保结构数据可以被准确采集的先决条件,而培养蛋白质单晶往往是整个研究过程中困难最多、花费时间和精力最多的步骤。一旦得到合适的晶体,就可以利用 X 射线或电子等对其进行照射,通过采集并分析衍射或散射数据,确定生物大分子的三维结构。

1. 获取单晶的技术方法　制备生物大分子晶体通常需要经过以下几个步骤。

（1）蛋白质表达与纯化:为进行结构学的研究,需要制备大量的具有较高纯度的蛋白质。在这一过程中,重组 DNA 技术发挥了至关重要的作用,利用这一技术可以在细菌、昆虫细胞或哺乳动物细胞中,对拟研究的蛋白质进行(异源)表达。早期,纯化重组蛋白采用传统离子交换色谱和凝胶过滤的方法。然而,在蛋白质中引入六聚组氨酸标签(His),再以固定金属离子亲和色谱法(IMAC)进行纯化是对蛋白质纯化策略的一次重大技术突破,灵活利用各种标签能够快速方便地纯化得到高产率和高纯度的蛋白质。

1) 细菌中的蛋白质表达:尽管目前有多种利用不同细菌的表达系统可供使用,包括大肠埃希菌、枯草杆菌及巨大芽孢杆菌等,大肠埃希菌系统的操作最为直接、成本最为低廉,并因此获得了最为广泛的应用。大肠埃希菌系统有多种针对性的质粒载体和多种为蛋白质生产而优化过的菌株可供选购。其蛋白质生产重复性好,并往往易于规模放大。

在大肠埃希菌中进行蛋白质表达一般包含以下四个步骤:①选择和构建表达载体;②利用载体将目标蛋白 DNA 转染进入合适的大肠埃希菌菌株;③诱导蛋白质表达;④从发酵液或裂解液中提取重组蛋白。尽管使用通用方法就可以高收率地生产很多蛋白质,但对异源表达的每个步骤进行优化能保证实验的高效完成。

其中,选择转染载体是决定蛋白质收率的最重要步骤之一,多个因素都对结果有至关重要的影响。首先,细菌内的质粒拷贝数由复制的来源所决定,其数量可能低至 2 个,也可能高于 15 个。最常用的高拷贝质粒是 pET,而低拷贝质粒一般只在所生产的蛋白质对大肠埃希菌具有毒性,为避免过表达带来的生长抑制时才会使用。其次,利用可诱导启动子可以调控特定基因的表达,将重组蛋白的合成推迟到细胞分裂的对数早期以后。在可选购的可诱导启动子系统中,T7 是应用最广泛的一种。最后,多种质粒载体可以实现在重组蛋白的 N 端或 C 端添加信号肽或标签序列。而融合于膜蛋白或分泌蛋白 N 端的信号肽片段是蛋白质在大肠埃希菌系统中转移到壁膜间隙所必需的。多聚组氨酸及谷胱甘肽巯基转移酶(GST)等标签除可以增加重组蛋白的收率和溶解度外,还在纯化过程中发挥着巨大作用。

选择何种适宜的菌株往往取决于使用的载体和需要生产的蛋白质。最常用的菌株 BL21 缺乏两类细胞质蛋白酶的表达,这种性质更利于异源重组蛋白的生产。而 tRNA 补充型菌株,例如,BL21-CodonPlus 及 Rosetta 2,即使不对密码子进行优化,也可以高效地合成异源表达的重组蛋白。

通常情况下,当细菌生长到对数期(OD$_{600}$ 为 0.4~0.6)才诱导重组蛋白的表达,这是因为过早诱导表达可能会抑制细胞增殖,导致用于生产的细菌数量不足,而过晚诱导表达可能会因为资源匮乏而降低重组蛋白的合成量。大肠埃希菌一般在 25~37℃发酵,过高温度往往导致细菌自身背景蛋白质的高表达,而降低温度给予了蛋白质足够时间进行折叠,从而避免了未折叠蛋白质被热休克蛋白体系分解,进而提高产率。

除直接被释放到培养液中的分泌蛋白质外,其他蛋白质都需要通过超声等方式来粉碎细胞后再提取。在粉碎过程中,受热和超声产生的气泡都会导致蛋白质损伤,对于不稳定蛋白质及膜蛋白尤为严重,而添加去垢剂有一定缓解作用。鉴于可溶性蛋白质易于被蛋白酶降解,使用蛋白酶抑制剂的办法值得推荐。

对于很多难以表达的蛋白质来说,减慢表达速度有可能提高收率,而氧化条件往往可以促进具有较多二硫键的蛋白质的正确折叠。通常添加在 N 端的融合标签(包括 GST、NusA、MBP、Trx 及 SUMO 等)经常可以极大地提高可溶性蛋白产量。而 MBP 和 GST 可以显著提高多种蛋白质的溶解度,并有利于随后的纯化。因为 GST 与其配体谷胱甘肽具有较强的亲和力,但 GST 容易发生二聚,有时会因此导致严重问题。此外,将分子伴侣在系统中共表达也是提高重组蛋白溶解度的有效手段。

2) 昆虫细胞中的蛋白质表达:因为细菌表达体系无法进行哺乳动物的翻译后修饰,所以利用细菌来产生哺乳动物蛋白质,尤其是膜蛋白和具有多个亚单位的复合物,是非常困难的。而昆虫细胞的翻译机器、细胞内转运系统及翻译后修饰(包括磷酸化、甲基化、乙基化及乙酰化)都与哺乳动物细胞类似,只有在糖基化方面存在一些差别。在哺乳动物细胞内,蛋白质 N 端的糖蛋白是复杂的枝状多糖,主要由甘露糖、半乳糖、N- 乙酰葡糖胺及神经氨酸构成;而昆虫细胞中的 N 端糖基化则主要是插入寡聚糖。为引入哺乳动物细胞类型的糖基化修饰,研究者构造了表达哺乳动物糖基转移酶的 MimicSf9 细胞,而利用 MultiBac 系统可以同时表达多个亚单位蛋白质复合物,由此解决了以上问题。此外,昆虫细胞通常可以表达毫克级的蛋白质,在达到相同产量的条件下,比使用哺乳动物细胞的成本更低,因此昆虫细胞表达体系得到了广泛应用。

昆虫细胞表达体系主要为病毒性的表达体系,即主要使用可以强力感染鳞翅目昆虫(如蝴蝶和飞蛾)的杆状病毒,其多角体蛋白启动子可以高效地诱导下游基因的表达。目前有多种昆虫细胞表达体系可供选购。病毒性的表达系统又可以分为瞬时表达型和重组表达型,对于前者,外源性基因只是被引入宿主细胞,并没有整合到宿主基因组中,因此表达不会持续进行;而在重组表达型中,外源性基因永久整合到了宿主基因组中,并且在宿主细胞的分裂过程中得到复制和保留。鉴于瞬时表达型无须制备携带目标基因的稳定克隆,其适用于目标基因的快速表达;而重组表达型则只需一次性构建稳定克隆,就可以获得永久表达目标蛋白的细胞。目前有商业化的果蝇重组表达型系统可供选择使用。

生产重组蛋白通常使用源于草地贪夜蛾(*Spodoptera frugiperda*)的 Sf9、Mimic Sf9、Sf21、SF+ 细胞,源于粉纹夜蛾(*Trichoplusia ni*)的 High Five 细胞,以及源于果蝇的 S2 细胞。其中 Sf9 是基本细胞型,而 Sf21 较其具有更高产量;SF+ 细胞适于悬浮培养,因此可用于大规模生产;Mimic Sf9 细胞可稳定地表达哺乳动物的糖基转移酶,所合成的蛋白质会在 N 端插入神经氨酸基团;High Five 细胞一般适用于分泌型重组蛋白,而 S2 细胞则可以应用于瞬时表达型和重组表达型两种体系。

此外,有两种杆状病毒被广泛用于感染昆虫细胞,即苜蓿银纹夜蛾多核多角体病毒(AcMNPV)和家蚕核型多角体病毒(BmNPV)。前者适用于上文提到的 Sf9、Mimic Sf9、Sf21、SF+ 及 High Five 细胞;而 BmNPV 病毒则主要针对源于家蚕的 Bm5 和 BmN4 细胞。

3) 哺乳动物细胞中的蛋白质表达:尽管细菌及昆虫细胞表达系统与哺乳动物细胞相比,具有高收率、低成本的优点,但这两种系统在表达某些真核细胞的高分子量蛋白质、分泌 / 膜蛋白及需要翻译后修饰的蛋白质时,往往会遇到困难,而哺乳动物细胞表达体系更适宜解决这样的问题。使用哺乳动物细胞最大的优势就是适宜的翻译后修饰,包括糖基化、二硫键、磷酸化及乙酰化等,这些修饰保证了重组蛋白的正常生物学功能。此外,通过添加一个哺乳动物信号序列,产生的重组蛋白可以被分泌到培养系统的上清液中,鉴于胞吐的各个步骤已经反复检查了蛋白质是否已被适当的折叠和修饰,分泌出来的重组蛋白往往具有极高的质量,可以直接使用基于标签的亲和性色谱来进行纯化,减少了操作步骤,降低了劳动量。

与其他表达系统相类似,转染载体和宿主细胞的选择是成功生产重组蛋白最重要的因素。广泛用于蛋白质表达的细胞包括 COS7(源于猴肾组织)、CHO(源于中国仓鼠卵巢)及 HEK293(源于人胚胎肾组织)。鉴于存在于哺乳动物细胞中的翻译后修饰(尤其是糖基化)的异质性常常影响蛋白质结晶的质量,研究者通过去除 N- 乙酰葡糖胺转移酶 I,构建了 CHO Lec1 和 HEK293SGnTI 两种细胞,其均不具备合成复杂 N- 糖苷的能力。

(2) 蛋白质结晶:在收获和纯化异源表达的重组蛋白后,就可以尝试在缓冲溶液中,通过调节多种影响因素,找到适宜的条件来形成结晶。

蛋白质的结晶过程需要经历两个截然不同又密不可分的步骤:晶核形成及晶体生长。其中晶核形成不论在理论上,还是在实验上都是一个难以处理的问题,因为其仍存在许多未知的一级相转移过程,在这个过程中分子需从完全无序过渡到有序状态。而晶体生长则相对易于理解,基本遵循着离域生长和二维成核生长的规律。晶核形成和晶体生长都有一个共同特征,就是极端依赖于母液过饱和。

为制造过饱和溶液,通常会从未达到蛋白质溶解极限的母液出发,通过逐渐改变条件来降低蛋白质在母液中的溶解度,主要的策略包括:①改变蛋白质性质,如通过调节 pH 来改变暴露于蛋白质表面的氨基酸残基的离子化状态、引入突变及配体结合等;②改变溶剂的化学性质,如加入盐或有机溶剂;③改变蛋白质分子之间的相互吸引,如加入桥连离子或分子;④改变蛋白质分子与溶剂之间的相互作用,如加入聚乙二醇(PEG)等聚合物。而常用的方法包括:

1) 直接将蛋白质溶液与沉淀剂混合:这一方法的代表是油下微滴法,成功与否取决于在晶核形成过程中限制晶核数量和晶核形成时间的能量壁垒。

2) 温度调节:对于一个已经很接近过饱和状态的蛋白质与沉淀剂混合溶液,通过调节温度来降低蛋白质的溶解度。绝大多数蛋白质在高盐溶液中,在低温条件下具有更高溶解度;而低离子强度溶液中的蛋白质 - 聚乙二醇组合则在较高温度下更易溶解。

3) 改变离子强度:高浓度的盐离子可以竞争水分子,进而降低蛋白质的溶解度,这一现象被称为"盐析";而通过透析除去阳离子来增加蛋白质溶解度的过程,被称为"盐溶"。

4) pH 调节:随着蛋白质溶液的 pH 变化,某些位于蛋白质表面的氨基酸侧链会改变其离子化及电荷状态,由此,整个蛋白质的静电势表面发生变化。如果这样的变化产生了电荷互补表面或者额外的相互作用,使蛋白质分子更易于相互结合,就会降低溶解度。

5) 配体结合:当溶液中加入辅酶或小分子配体时,其结合可能导致远程和 / 或局部的构象变化,进而改变蛋白质的溶解度。

6) 改变溶媒的介电常数:当把低介电常数的有机溶剂加入蛋白质溶液中时,可以增强静电相互作用及氢键。

7) 直接除水:通过直接蒸发或浓缩来减少可用于蛋白质溶剂化的水分子,可加速到达饱和状态。

8) 加入聚合物:PEG 是一种应用最广泛的聚合沉淀剂,其能通过"体积排斥"效应,降低蛋白质可接触的溶剂量,使蛋白质浓缩并脱水,进而降低其溶解度。PEG 还有可能起到胶水的作用,促进蛋白质分子聚合。

2. 晶体结构测定手段　当得到合适的生物大分子晶体以后,就可以进行结构测定实验,尽管包括微小晶体的电子衍射及散射等技术近年来发展迅猛,但 X 射线单晶衍射仍是结构测定的主要手段。为了成功测定生物大分子的结构,通常需要分析测试多个晶体,但随着技术进步,这一重复测试的要求以及对晶体大小的限制已逐渐被消除,例如,在 1990 年左右,为准确检测蛋白质结构,至少需要尺寸达到 0.25~1.0mm 的晶体才可以,而目前在 20~50μm 的晶体也能提供较好的数据。

衍射数据的采集工作实际上是晶体结构分析的最后一个实验步骤,之后的各个步骤主要是应用各种算法,采用不同参数进行分析模拟。而随着高强度辐射源、高度自动化的硬件控制、高效检测器,以及智能数据处理程序的发明和应用,数据收集已经可以简单地远程完成,并得到较满意的数据。

在实际操作中,具有高分辨率、高准确性和高完整性的理想数据是很难获得的,这是因为要测定非常微弱的高分辨信号需要样品长时间暴露于 X 射线中,而这会造成显著的放射损伤,进而降低准确性或完整性。通过测定多个晶体后合并相应数据可以缓解这个问题,但是如果所测定的晶体并不是完美的同晶型时,就不能保证准确性。因此,在现实实验中,数据收集过程实际上会根据衍射数据的最终用途,采用对以上三个指标有所侧重的妥协方案。用来进行最终原子模型优化的数据应该保证尽可能高的分辨率,而某种程度的放射损伤及伴随的部分数据缺失是可以被容忍的。如果只是需要利用分子置换方法来解析结构,那么低分辨率的数据就可以满足要求,因为这种分子置换方法是建立于 Patterson 比较功能,因此实验应该获得尽可能强的衍射,从而保证实验数据的完整性。当需要处理大量通过浸泡或共结晶手段得到的样品时,其主要目的往往是鉴定潜在的小分子配体,这时最重要的是快速测定得到大量数据,尽快找到所形成的小分子 - 蛋白质复合物,则分辨率并非最重要因素,只有在找到复合物之后,才需要对其继续测定高分辨率的数据。而用于对异常信号进行调整的数据,则尽可能需要准确,这是因为异常信号往往很微弱,强度只有总衍射信号的百分之几,这时应该注意通过降低暴露量来减少辐射损伤。

在过去的十五年中,结构基因组技术极大地推进了生物大分子结晶学在软件和硬件方面技术和方法的发展,尤其是同步辐射和计算机硬件的进步显著降低了解析结构所需的时间和面临的困难。目前已经可以在几分钟内就获得具有高信噪比的优质数据,其在经过数据处理、相计算和优化、建模及改良优化等步骤就可以产出高质量的生物大分子结构信息。研究者们开发了多种强大而复杂的计算机软件来完成上述任务,其中最著名并广泛使用的是 CCP4 软件包。CCP4 中包含了多种程序、相关数据及子程序文库,几乎支持数据处理的各个步骤自动化完成。此外,还有其他功能强大的软件可以根据个人偏好和实验数据实际情况来选择使用,包括 HKL3000、PHENIX、Coot 及 XDS 等。

3. **基于晶体方法的局限** 尽管 X 射线单晶衍射往往能够得到较其他技术更高的分辨率,并且在结晶等条件优化好后,能够实现自动化,并达到较其他技术更高的测试通量,但依赖于晶体的结构生物学方法有其先天缺陷。

(1) 由于生物大分子溶解度有限而导致的结晶困难:很多潜在的治疗靶标是在水中不溶或者是与细胞膜、内质网膜或线粒体膜相结合的,因此溶解度成为获得生物大分子单晶过程中的瓶颈。在人类基因组中所蕴含的 2 万种蛋白质中,约有 7 000 种是不溶并与细胞中膜结构相结合的,它们无法利用现有的流程和技术获得结晶。尽管通过添加表面活性剂或者利用脂立方相(lipid cubic phase)技术可以提高获得膜蛋白结晶的成功率,但它们往往难以应用到高通量结晶技术平台,而且选择合适的表面活性剂并优化后续流程仍十分具有挑战性。

(2) 无法解析蛋白质的动态变化,难以展现构象的多样性:与很多其他的生物物理学技术相类似,单晶衍射所得到的结果是多个相对静态分子的平均值,因此会显示出对于较优势构象的偏差,从而无法解析绝大多数的蛋白质动态变化。

(3) 难以测定包括表观遗传修饰在内的化学异质性:蛋白质在翻译表达后往往需要进行包括磷酸化、泛素化、乙酰化、甲基化及糖基化在内的修饰,以更精细地调节其功能,并由此表现出化学异质性。然而在蛋白质结晶的过程中,化学同质化的部分更容易产生晶体,从而导致基于晶体结构测定方法难以应用于表观遗传学的研究中。

(二) 不依赖于晶体的生物大分子结构测定方法

为了克服以上困难,研究者们开发了包括核磁共振、大分子质谱、冷冻电镜及分子海绵辅助的 X 射线衍射等多种不依赖于晶体的生物大分子结构测定技术。

1. **核磁共振技术**　配体对于靶标结合模式的结构信息是新药研究中非常重要的指引。通过晶体,人们只会得到两个结果:观察到可解析的电子云密度或者没有。然而,核磁共振技术却可以通过平衡欲获得数据的数量和精度,从而在不同层次提供丰富的信息。有研究者将这种特性形容为一个"核磁共振技术金字塔"。

(1) 多种核磁共振技术手段:"核磁共振技术金字塔"的底层为高通量但低数据量,这种扫描可以快速确定一个小分子是否与靶标结合。当手中有经过充分鉴定的工具化合物时,利用核磁共振技术,通过竞争性结合测试可以达到一个星期几千个化合物的高通量,而可利用的工具化合物包括抗体、配体蛋白、核酸或者合成的小分子。鉴于这种方法利用了工具化合物 / 配体的核磁图谱变化来指示其或者测试化合物对于靶蛋白的结合,其被称为配体中心核磁共振(LO-NMR)。因为这种方法易于操作,结果易于解析,同时具有高通量的优点,所以被广泛地应用于筛选片段化合物库,并且通常会采用配体过量的方式来进行实验,因此所需要消耗的靶蛋白量很低(对于一个 50kDa 的生物大分子,只需要 100μg)。通过更复杂的测定,配体中心核磁共振能够用来确定结合配体的位置和朝向,甚至配体结合所诱导的蛋白质构象变化。需要注意的是,对于所获得数据的破译解析有时并不能直截了当地下结论,例如,当一个受测片段化合物与工具化合物竞争使其结合减弱,但并未完全消失的情况出现时,可能原因包括以下几个方面:有效的竞争、与工具化合物在结合口袋部分重合,或者由于工具化合物诱导靶蛋白构象发生变化而使得其结合力降低,因此对于这样的结果需要更多验证。

蛋白质中心核磁共振(protein-observed NMR,PO-NMR)通过监测靶蛋白的 ^1H-^{15}N 或 ^1H-^{13}C 相关谱中的化学位移干扰(chemical shift perturbations,CSP)来提供中等分辨率和中等通量的结合位点信息,并由此形成了"核磁共振技术金字塔"的中层。目前这一策略是判断配体与生物大分子结合的"金标准",也是基于核磁的构效关系研究的技术基础。即便没有对蛋白质共振信号进行归属,蛋白质中心核磁共振也可以通过配体对于化学位移干扰模式的比较,按照结合位点对配体进行归类。如果蛋白质的核磁共振信号能够被指认,那么观察到的化学位移干扰就可以被归属到蛋白质表面的结合位点,通过结合骨架和侧链的化学位移干扰就可以方便地发现结合口袋。骨架的化学位移干扰通常是由于配体结合到靶蛋白而直接诱导的,但也可能是由于配体结合引起的构象变化间接产生的,而这种间接影响往往体现在距离结合位点较远的位置。对于化学位移干扰的大小、方向进行详细的定量分析可以获得关于配体结合模式的准确信息。鉴于在解析化学位移干扰时存在一个基本假设,就是在配体结合过程中,蛋白质结构基本不发生大的变化,因此将化学位移干扰数据作为一种结合模式的绝对、唯一证据时应比较谨慎。找到可以满意契合化学位移干扰数据的多种配体结合模式或者蛋白质构象变化的情况也时有发生。蛋白质中心核磁共振的通量显著降低,通常一个星期只能完成 10~50 个化合物的核磁数据收集和结合位点 / 模式计算。

在"核磁共振技术金字塔"的顶层是基于分子间核欧沃豪斯效应(NOE)来获得高分辨率结构的信息。当配体与靶蛋白之间存在足够数量的分子间 NOE,就可比较准确地判断配体在结合位点的位置和朝向。在某些理想情况下,还可以用来确定相应配体是否存在多种结合模式。值得注意的是,当配体结合导致了靶蛋白结构改变的时候,可能需要利用异核相关等手段来部分地甚至完全地重新测定蛋白质结构。利用 NOE 这种方法速度相对较慢,收集测定一个化合物相对靶蛋白的 NOE 核磁数据就需要几天甚至几个星期,之后还需要差不多同等长的时间来进行数据分析和结构建模。整个过程所消耗的时间往往依赖于靶蛋白的行为以及核磁信号是否可以被方便指认归属。

(2)核磁共振结构生物学的进展:蛋白质中心核磁共振手段往往被应用于较小的靶蛋白,而大分子量蛋白质的研究对于核磁共振技术来说仍有很高挑战性,一方面,他们在溶液中会表现较差的弛豫性质,导致核磁信号变宽、谱图质量变差;另一方面,共振信号的增加导致在谱图上存在大量重叠,极大地增加了破译的难度。随着同位素标记策略的采用以及核磁共振硬件的不断发展,蛋白质中心核磁共振技术所使用的范围不断拓宽,目前已经可以用来研究分子量最高达到 1MDa 的蛋白质。通过采用标准化的 ^2H、^{13}C、^{15}N 标记技术以及选择性标记甲基等技术来降低图谱的复杂度并改善蛋白质的弛豫性质,测定分子量达到 50kDa 的蛋白质或小分子 - 蛋白质复合物的高分辨率结构数据已经成为一种常规测试。

另外一个影响核磁共振结构生物学发展的传统瓶颈是核磁信号的归属指认,这是一项繁重但基础性的工作。典型的信号归属指认依赖于一系列高分辨率的多维图谱数据,这些图谱包含了那些共价连接或者在空间上接近的原子的相关耦合信息。然而,测定这些图谱往往需要消耗大量时间,尤其是对于较大的生物大分子来说,图谱上信号的拥挤重叠现象,使得这个问题更加严重。研究者开发了快速搏动(fast pulsing)及降低采样(reduced sampling)技术,并由此成倍地降低了数据采集所消耗的时间。针对信号归属的困难,研究者同样开发了自动化技术,但因为这些技术大多只限制于特定的方面,而且准确性和可信性不高,因此没有得到广泛应用。

(3)顺磁核磁共振:顺磁核磁共振是药物发现领域的新兴技术,被认为在基于结构的药物设计中将发挥巨大作用。目前,包括伪接触位移(pseudo contact shifts,PCS)及顺磁弛豫增强(paramagnetic relaxation enhancements,PRE)在内的顺磁效应已经在日常的核磁共振测试中作为结构限制参数而被广泛应用,但其在药物发现中的应用还处于早期状态。已有研究利用顺磁标记蛋白质的伪接触位移和顺磁弛豫增强数据来筛选新的配体,并定位所结合配体的位置和结合模式。当晶体只能提供较低分辨率的结构数据或者需要阐释蛋白质 - 蛋白质复合物的动态变化时,利用顺磁核磁共振能准确捕捉形成蛋白质 - 蛋白质相互作用的构象异构体。通过在蛋白质特定位置上插入镧系(lanthanide,Ln)络合基团来产生伪接触位移,能够引入包括相对于顺磁增强基团的距离和朝向在内的结构限制参数,进而提供丰富的结构信息。尽管顺磁核磁共振技术必须首先通过蛋白质修饰来引入顺磁标签,这显著增加了操作的复杂性和难度,但是顺磁核磁共振具有如下优点:①只监测配体的核磁图谱,不需要对蛋白质进行同位素标记,并因此在蛋白质用量和大小方面限制较少;②对于骨架和侧链信号的归属有可能可以忽略;③与 NOE 相比较,伪接触位移效应作用距离更远,范围更大,更容易被检测,并因此可以将基于结构的药物设计手段应用于亲和力较低的片段化合物。

2. 质谱 很多结构测定的方法往往被局限在特定的分子大小范围,而质谱却能够应用于从生物大分子到组织的极大范围的结构测定。通过将蛋白质消化与液相色谱偶联,以及开发适用更宽核质比范围的仪器,使得质谱技术能被用于研究巨大的生物大分子复合物。质谱技术还能够分析杂合蛋白质混合物,如各种翻译后修饰以及构象异构体,这对于其他技术来说基本是很难实现的。此外,质谱分析只需要微克级的样品,远远少于其他结构测定手段。研究者已经开发出各种基于质谱技术的方法,包括非变性质谱(native mass spectrometry)、离子淌度质谱(ion mobility mass spectrometry,IMMS)、自顶向下的蛋白质组学(top-down proteomics)、化学交联质谱(chemical crosslinking mass spectrometry,CXL-MS)以及共价标记,并将它们广泛地应用于非共价蛋白质复合物研究、鉴定蛋白质相互作用位点和全新结构模拟等方面。

(1) 非变性质谱:在质谱样品的制备过程中,通常会在酸性条件下加入有机溶剂,而非变性质谱则采用贴近自然环境的条件来维持非共价相互作用的完整性,并因为这一特性而被广泛应用于在生理条件下测定生物大分子的结构和相互作用。在非变性质谱中,原始、未经处理的大分子会在气相中直接离子化,借此保持蛋白质复合物在化学计量学、拓扑异构学及集合组装方面的特性。纳米电喷雾离子化技术的进展,以及质谱设备在拓宽核质比测定范围方面的进步都极大地推动了非变性质谱的发展。在近期的研究中,研究者成功利用非变性质谱研究了膜结合蛋白。由于生理条件下的低表达量、生物膜不溶的性质,以及膜蛋白的异质性,对膜蛋白结构的研究一直非常具有挑战性。通过利用生物膜类似物,如脂质体、脂纳米粒、纳米盘等,来模拟生理条件,研究者成功地解析了膜结合的蛋白质寡聚体 AmtB 及 AqpZ 的结构。

(2) 离子淌度质谱:在离子淌度质谱中,能够按照尺寸和电荷来区分气相中的离子。根据具体使用的技术又可以分成漂移时间离子淌度质谱(DTIMS)、行波离子淌度质谱(TWIMS)、高场不对称离子淌度质谱(FAIMS)以及捕集离子淌度质谱(TIMS)。前三者是在氦或氮等惰性气体流中,利用电场来汇集并推进气相中的离子飞向检测器,其中体积更小、结构更紧凑的离子能够更快地穿过惰性气体层,并由此分离出具有相同核质比,但体积和形状不同的各个离子。为达到相似的分离效果,捕集离子淌度质谱却是利用电场来捕获离子,利用惰性气体流来推动离子运动。与之相对应,大体积离子首先到达检测器,而体积小的离子后到达。由于这样的优势和特性,离子淌度质谱被广泛应用于研究生理条件下共表达的生物大分子,以及代谢组学、脂质组学等复杂体系。

(3) 自顶向下的蛋白质组学:不同于传统的由底至上策略,即首先将蛋白质利用酶消化成多肽链再进行质谱分析;在自顶向下的蛋白质组学中,未处理的蛋白质会直接进行片段化,并因此可以对降解的样品、序列变异体及低分子量蛋白质进行更灵敏的检测。此外,在由底至上方法中,消化后的多肽链往往离子化效率较低,且一般只能覆盖全序列的 50%~90%;而自顶向下的蛋白质组学策略则可以覆盖完整序列,并且可以分辨构象异构体特异性修饰,这些优势使得其在鉴定蛋白质的翻译后修饰领域尤为有效。此外,自顶向下的蛋白质组学策略还可以高效、全面地鉴别各种蛋白质变体(proteoform),这些蛋白质变体虽然是由同一个基因翻译而来,但是由于基因剪切、变异以及众多的翻译后修饰的发生而存在结构上的微小差异,而这些差异却可能导致功能上的显著不同,如相互作用网络以及在细胞的表达定位等。

(4) 化学交联质谱:利用已知尺寸和化学性质的小分子在氨基酸侧链间或者侧链与其他官能团间生成分子内或分子间的共价交联。通过测定这些诱导生成的共价键,就可以获得被共价连接的官能团之间的空间位置信息,进而确定蛋白质结构。利用这种已知化学键作为一种结构参数,不但能够测定蛋白质的二至四级结构,而且可以捕获瞬时蛋白质 - 蛋白质相互作用,这对于研究生物大分子集合的结构和功能具有极其重要的意义。此外,这些共价键可以在生理条件下形成,因此化学交联质谱可以反映蛋白质在溶液中的自然结构状态。显然,在化学交联质谱技术中,交联剂是检测的一个关键因素。通常所开发的交联剂都是靶向暴露于溶剂的带电或者极性氨基酸侧链,其中目前最常用的交联剂是 *N*-羟基琥珀酰亚胺酯,它可以特异性地与蛋白质 N 端或赖氨酸的氨基发生反应。但是由于赖氨酸残基的构象往往灵活多变,测定的距离信息可能不够准确。双吖丙啶在紫外线 A 照射下被诱导生成高反应性的卡宾,进而发挥共价交联作用。虽然双吖丙啶不具备如 *N*-羟基琥珀酰亚胺酯一样对于某种氨基酸残基的特异性,但是其较短的交联链长度能提供更准确的拓扑异构信息,而光激活的性质使其适用于细胞内的研究。

(5) 共价标记质谱:共价标记是一种蛋白质表面修饰技术,通常利用特异性的焦碳酸二乙酯(DEPC)或其他非特异性的试剂(如羟基自由基、卡宾、氘代物等)与溶剂可接触的氨基酸侧链形成新的共价键,进而与质谱联用以研究蛋白质结构及蛋白质-蛋白质相互作用。焦碳酸二乙酯可以与丝氨酸、精氨酸、酪氨酸及赖氨酸特异性结合,使蛋白质分子量增加 72Da。而氢-氘交换则会将反应区域内的蛋白质骨架上的酰胺氢置换为氘,引起质量增加,进而提供关于固定或可变区域的信息来研究蛋白质构象的动态变化。利用卡宾活性中间体可以修饰全部 20 种氨基酸,而羟基自由基可以在绝大多数氨基酸的侧链上插入一个氧,并由此提供溶剂可及性的信息。

3. **冷冻电子显微镜**　迄今,电子显微镜已经在生物学研究中应用了近半个世纪,但只有最近 5~10 年的技术进步才使得这一工具能够产生接近原子级别的结构数据(低于 3.5Å),进而可以用于指导药物发现。纵观电子显微镜技术进步的历史,有许多标志性的重大发现和里程碑,尤其是样品制备、显微镜功能、图像采集及处理等方面的重大技术突破,不断地把分辨率极限向前推进。其中最重要的一个技术进步是 Jacques Dubochet 和同事在 20 世纪 80 年代晚期利用液态乙烷来处理蛋白质、病毒和其他大分子样品。从那时起超快速冷冻样品至零下 185℃ 以下就成为样品制备的优秀方法,而这一样品制备的突破性进步使得透射电子显微镜发展到了冷冻电子显微镜。这种快速降温能够阻止水结晶,并促进其形成玻璃态冰,而被包裹在玻璃态冰中的样品中也避免出现主要由重金属盐导致的斑点。包裹样品的玻璃态冰具有比想要观察的蛋白质或核酸更低的密度,这种密度的差别使得从图像中分辨出单一颗粒成为可能。超快速冷冻技术充分保留了生物大分子结构在原子水平的特征,使得样品得以在一个更贴近自然条件的环境中得到观察,相比较晶体这样的固体状态来说,减少了人为处理带来的干扰。样品随后被放置于电子显微镜的真空隔室中,在零下 180℃ 进行观察、检测。由于电子束在空气中无法穿透太远,真空环境成为观察的必要条件。而低温条件也有利于减弱电子轰击对生物大分子造成的损伤。利用在 200~300kV 条件下运行的电子显微镜可以在观察的同时捕捉图像,这些图像来源于混悬于玻璃态冰中的生物大分子的多个随机角度取样,通过对其进行整合、重建等分析计算,可以得到三维结构数据,进而揭示生物大分子的精细立体结构。然而,由于从每一个图像得到的信息都是不完整并包含噪声的,因此在数据处理的过程中需要叠合平均数以十万计的图像,而最终模建的生物大分子结构的质量就高度依赖于取样角度相对关系的准确度。对图像分析算法的研究揭示以上结构重建的方法对于较大的生物大分子更有效,因此通过冷冻电子显微镜来测定结构存在一个决定可见性的分子量下限(目前为 250kDa)。此外,目前绝大多数通过冷冻电子显微镜测定的结构只能达到 6~8Å 的分辨率,低于利用 X 射线单晶衍射或核磁共振获得的数据质量,但最新的研究报道中,通过算法的改良已经能够实现 2Å,甚至更高的分辨率。

力图利用冷冻电子显微镜来获得高分辨率的结构数据面临着两个主要挑战。一是捕获图像中较低的信噪比,这其实是图像低对比度的体现。在某种程度上来说,由于组成生物大分子的元素均具有较低的原子量,低对比度基本不可避免。而如果样品暴露于超过剂量上限的电子流中,会引起不可逆的共价键断裂,导致我们希望揭示的生物大分子精细结构被破坏,因此在冷冻电子显微镜观测中需要使用极低剂量的电子束。二是在电子束照射样品时可能会产生移动。当生物大分子的移动超过1Å(约等于一个氢原子直径)的距离时,就会导致图像质量大幅降低。而这一问题根植于电子与样品的相互作用。当电子照射到包裹生物大分子的玻璃态冰膜时,会导致热膨胀,使其减弱对生物大分子的限制作用。而电子辐射可能会断裂生物结构中的共价键,产生一些气态分子(如氢、氧、氮及甲烷等),并从玻璃态冰膜逃逸出来。由于以上原因,样品的移动几乎是不可避免的。而利用常规媒质如胶片或 CCD(charge-coupled device)来记录图像往往需要几秒钟的时间,这使得捕获的图像质量大幅下降。

2012 年,研究者开发出了新的直接电子检测设备——互补金属氧化物半导体(complementary metal oxide semiconductor,CMOS)——来试图解决这些问题。这种新相机不但成像速度更快(每秒 24~40 张),而且基本不受电子在光栅上转化为光子时发生的电子散射的影响。此外,改善图片处理的软件和新算法也已出现,不但能够修正或补偿样品移动的影响,而且可以从图像中自动收集和提取详细的结构信息。

(胡庆忠)

本 章 小 结

很多现在常用的药物是在机缘巧合之下被发现,并在实践中渐渐确立其临床疗效的。然而,当今新药的发明常常需要经过一道极其复杂、漫长、花费高昂,却被业内人士高度认可的"理性药物设计"(rational drug design)过程。该过程的第一步是从病理机制中找出能改变疾病进程的靶标,然后,通过深入的研究,获得该靶标的结构及其相互作用分子和调控网络的信息,最后,应用这些信息去设计药理特性优秀的药物,使其与靶标高度特异地结合,一般称之为"基于结构的药物设计"(structure-based drug design)。靶标的发现与确认是这种药物研发模式的关键,系统生物学和结构生物学在当中发挥尤其突出的作用。基因组学研究增进我们对基因型与表型关系的认识,通过转录组学和蛋白质组学研究的加持,启发研究者从复杂疾病的发生或不发生的表象中,发现与疾病相关的关键信号分子及其相互调控网络;在系统生物学及生物信息学数据支持的模型中鉴别出具备成药性的靶标;随后,运用结构生物学方法获得靶标、药物结合位点及靶标-药物复合物的结构及构象,并通过虚拟筛选获得一系列能与靶标结合的化学结构,再以化学基因组学方法筛选出高度特异的化合物;最后,通过在适当的疾病模型中,转录组学、蛋白质组学、代谢组学、网络药理学等的运用,确立药物与靶标结合对改善疾病的作用,或发现与用药安全相关的毒理作用,并从中鉴别出与疗效相关的生物标志物。但是,人们亦应该思考常规新药研发模式的利弊,例如,在面对急性传染病的挑战时,新药研发进程怎样能优化加速? 积极探讨其他可能性,如应用中药网络药理学协助优化中药方剂的组方以对证治疗,以及探讨其作用机制,同时也有助于推进中药在临床应用方面发挥积极作用。

思考题

1. 如何理解系统生物学的定义？一般有哪些研究方法？主要设计哪些内容？

2. 系统生物学存在哪些问题？这提示我们在发展系统生物学的过程中应该注意什么？

3. 癌症靶标的发现有什么途径和方法？

4. 基于组学的靶标发现有什么优点？

5. 代谢组学在药物靶标研发中的作用与应用有哪些？

6. 如何深入挖掘组学技术与中药研发思路关联性？

7. 网络药理学的定义是什么？一般主要研究手段和方法是什么？

8. 利用生物大分子结构信息进行配体设计有什么优势和缺陷？

9. 哪些技术可以联合应用，达到取长补短，以揭示更精细或动态的结构特征？

参考文献

[1] WIENER N. Cybernetics or control and communication the animal and the machine. Cambridge, MA: MIT Press, 1948.

[2] HODGKIN A L, HUXLEY A F, KATZ B. Measurement of current-voltage relations in the membrane of the giant axon of loligo. J Physiol, 1952, 116(4): 424-448.

[3] HOOD L, HEATH J R, PHELPS M E, et al. Systems biology and new technologies enable predictive and preventative medicine. Science, 2004, 306(5696): 640-643.

[4] ZHOU X, MENCHE J, BARABÁSI A L, et al. Human symptoms-disease network. Nat Commun, 2014, 5: 4212.

[5] BEDI R K, PATEL C, MISHRA V, et al. Understanding the structural basis of substrate recognition by Plasmodium falciparum plasmepsin V to aid in the design of potent inhibitors. Sci Reps, 2016, 6: 31420.

[6] RATEITSCHAK K, KARGER A, FITZNER B, et al. Mathematical modelling of interferon-gamma signalling in pancreatic stellate cells reflects and predicts the dynamics of STAT1 pathway activity. Cell Signal, 2010, 22(1): 97-105.

[7] ZHANG Y, GUO X, WANG D, et al. A systems biology-based investigation into the therapeutic effects of Gansui Banxia Tang on reversing the imbalanced network of hepatocellular carcinoma. Sci Rep, 2014, 4: 4154.

[8] O'DONOGHUE M L, MORROW D A, CANNON C P, et al. Multimarker risk stratification in patients with acute myocardial infarction. J Am Heart Assoc, 2016, 5(5): e002586.

[9] BHHATARAI B, WALTERS W P, HOP CECA, et al. Opportunities and challenges using artificial intelligence in ADME/Tox. Nat Mater, 2019, 18(5): 418-422.

[10] DEMEURE M J, AZIZ M, ROSENBERG R, et al. Whole-genome sequencing of an aggressive BRAF wild-type papillary thyroid cancer identified EML4-ALK translocation as a therapeutic target. World J Surg, 2014, 38(6): 1296-1305.

[11] DIETER S M, HEINING C, AGAIMY A, et al. Mutant KIT as imatinib-sensitive target in metastatic sinonasal carcinoma. Ann Oncol, 2017, 28(1): 142-148.

[12] ALTSHULER D M, DURBIN R M, ABECASIS G, et al. A global reference for human genetic variation. Nature, 2015, 526(7571): 68-74.

[13] HATZIKOTOULAS K, GILLY A, ZEGGINI E. Using population isolates in genetic association studies. Brief Funct Genomics. 2014, 13(5): 371-377.

[14] OKADA Y, WU D, TRYNKA G, et al. Genetics of rheumatoid arthritis contributes to biology and drug discovery. Nature,

2014,506(7488):376-381.

[15] MICHAILIDOU K,LINDSTRÖM S,DENNIS J,et al. Association analysis identifies 65 new breast cancer risk loci. Nature, 2017,551(7678):92-94.

[16] DICKINSON M E,FLENNIKEN A M,JI X,et al. High-throughput discovery of novel developmental phenotypes. Nature, 2016,537(7621):508-514.

[17] MEEHAN T F,CONTE N,WEST D B,et al. Disease model discovery from 3,328 gene knockouts by The International Mouse Phenotyping Consortium. Nat Genet,2017,49(8):1231-1238.

[18] KOIKE-YUSA H,LI Y,TAN E P,et al. Genome-wide recessive genetic screening in mammalian cells with a lentiviral CRISPR-guided RNA library. Nat Biotechnol,2014,32(3):267-273.

[19] KIM H S,LEE K,BAE S,et al. CRISPR/Cas9-mediated gene knockout screens and target identification via whole-genome sequencing uncover host genes required for picornavirus infection. J Biol Chem,2017,292(25):10664-10671.

[20] TSHERNIAK A,VAZQUEZ F,MONTGOMERY P G,et al. Defining a Cancer Dependency Map. Cell,2017,170(3): 564-576. e16.

[21] MCDONALD E R,DE WECK A,SCHLABACH M R,et al. Project DRIVE:A compendium of cancer dependencies and synthetic lethal relationships uncovered by large-scale,deep RNAi screening. Cell,2017,170(3):577-592. e10.

[22] CHAN E M,SHIBUE T,MCFARLAND J M,et al. WRN helicase is a synthetic lethal target in microsatellite unstable cancers. Nature,2019,568(7753):551-556.

[23] BEHAN F M,IORIO F,PICCO G,et al. Prioritization of cancer therapeutic target using CRISPR-Cas9 screens. Nature, 2019,568(7753):511-516.

[24] AACR Project GENIE Consortium. AACR Project GENIE:Powering precision medicine through an international consortium. Cancer Discov,2017,7(8):818-831.

[25] LITCHFIELD K,TURAJLIC S,SWANTON C. The GENIE is out of the bottle:Landmark cancer genomics dataset released. Cancer Discov,2017,7(8):796-798.

[26] STRICKLER J H,LOREE J M,AHRONIAN L G,et al. Genomic landscape of cell-free DNA in patients with colorectal cancer. Cancer Discov,2018,8(2):164-173.

[27] LU H,VILLAFANE N,DOGRULUK T,et al. Engineering and functional characterization of fusion genes identifies novel oncogenic drivers of cancer. Cancer Res,2017,77(13):3502-3512.

[28] GRIEB B C,CHEN X,EISCHEN C M,et al. MTBP is overexpressed in triple-negative breast cancer and contributes to its growth and survival. Mol Cancer Res,2014,12(9):1216-1224.

[29] LIU Y,YIN X,ZHONG J,et al. Systematic identification and assessment of therapeutic targets for breast cancer based on genome-wide RNA interference transcriptomes. Genes,2017,8(3):86.

[30] QUINTERO M,ADAMOSKI D,REIS L M D,et al. Guanylate-binding protein-1 is a potential new therapeutic target for triple-negative breast cancer. BMC Cancer,2017,17(1):727.

[31] BERGER A C,KORKUT A,KANCHI R S,et al. A comprehensive pan-cancer molecular study of gynecologic and breast cancers. Cancer Cell,2018,33(4):690-705.

[32] MERTINS P,MANI D R,RUGGLES K V,et al. Proteogenomics connects somatic mutations to signaling in breast cancer. Nature,2016,534(7605):55-62.

[33] HUANG Y,WANG J,JIA P,et al. Clonal architectures predict clinical outcome in clear cell renal cell carcinoma. Nat Commun,2019,10(1):1245.

[34] LIU S,HUANG S,CHEN F,et al. Genomic analyses from non-invasive prenatal testing reveal genetic associations,patterns of viral infections,and Chinese population history. Cell,2018,175(2):347-359.

[35] SONG Y,LI L,OU Y,et al. Identification of genomic alterations in oesophageal squamous cell cancer. Nature,2014,509

(7498):91-95.

[36] YE W,LING S,LIU R Y,et al. Exome sequencing reveals the genetic landscape and frequent inactivation of PCDHB3 in Chinese rectal cancers. J Pathol,2018,245(2):222-234.

[37] JIANG Y Z,MA D,CHEN S,et al. Genomic and transcriptomic landscape of triple-negative breast cancers:subtypes and treatment strategies. Cancer Cell,2019,35(3):428-440.

[38] SCHENONE M,DANČÍK V,WAGNER B K,et al. Target identification and mechanism of action in chemical biology and drug discovery. Nat Chem Biol,2013,9(4):232-240.

[39] TULLOCH L B,MENZIES S K,CORON R P,et al. Direct and indirect approaches to identify drug modes of action. IUBMB Life,2018,70(1):9-22.

[40] ITO T,ANDO H,SUZUKI T,et al. Identification of a primary target of thalidomide teratogenicity. Science,2010,327(5971):1345-1350.

[41] WANG Q,WANG N,TANG H,et al. Direct inhibition of ACTN4 by ellagic acid limits breast cancer metastasis via regulation of β-catenin stabilization in cancer stem cells. J Exp Clin Cancer Res,2017,36(1):172.

[42] HUO T,FANG Y,ZHANG Y,et al. Plasma metabolomics study of the hepatoprotective effect of glycyrrhetinic acid on, realgar-induced sub-chronic hepatotoxicity in mice via ^{1}H NMR analysis. J Ethnopharmacol,2017,208:36-43.

[43] MA N,KARAM I,LIU X W,et al. UPLC-Q-TOF/MS-based urine and plasma metabonomics study on the ameliorative effects of aspirin eugenol ester in hyperlipidemia rats. Toxicol Appl Pharmacol,2017,332:40-51.

[44] ZHANG L,WEI T T,LI Y,et al. Functional metabolomics characterizes a key role for N-acetyl-neuraminic acid in coronary artery diseases. Circulation,2017,137(13):1374-1390.

[45] CARRARD A,ELSAYED M,MARGINEANU M,et al. Peripheral administration of lactate produces antidepressant-like effects. Mol Psychiatry,2018,23(2):392-399.

[46] 高越. 基于组学和网络药理学的养心氏片抗心衰作用机制研究. 上海:第二军医大学,2016.

[47] ZHANG A,FANG H,WANG Y,et al. Discovery and verification of the potential targets from bioactive molecules by network pharmacology-based target prediction combined with high-throughput metabolomics. RSC Adv,2017,7:51069-51078.

[48] ZHANG C,YIN A,LI H,et al. Dietary Modulation of gut microbiota contributes to alleviation of both genetic and simple obesity in children. EBioMedicine,2015,2(8):968-984.

[49] LI F,JIANG C,KRAUSZ K W,et al. Microbiome remodelling leads to inhibition of intestinal farnesoid X receptor signalling and decreased obesity. Nat Commun,2013,4:2384.

[50] SUN L,XIE C,WANG G,et al. Gut microbiota and intestinal FXR mediate the clinical benefits of metformin. Nat Med,2018,24(12):1919-1929.

[51] GU S,CAO B,SUN R,et al. A metabolomic and pharmacokinetic study on the mechanism underlying the lipid-lowering effect of orally administrated berberine. Mol Biosyst,2015,11(2):463-474.

[52] CAMARDA R,ZHOU A Y,KOHNZ R A,et al. Inhibition of fatty acid oxidation as a therapy for MYC-overexpressing triple-negative breast cancer. Nat Med,2016,22(4):427-432.

[53] WÜRTZ P,WANG Q,SOININEN P,et al. Metabolomics profiling of statin use and genetic inhibition of HMG-CoA reductase. J Am Coll Cardiol,2016,67(10):1200-1210.

[54] SLIZ E,KETTUNEN J,HOLMES M V,et al. Metabolomic consequences of genetic inhibition of PCSK9 compared with statin treatment. Circulation,2018,138(22):2499-2512.

[55] GOĐEVAC D,DAMJANOVIĆ A,STANOJKOVIĆ T P,et al. Identification of cytotoxic metabolites from Mahonia aquifolium using ^{1}H NMR-based metabolomics approach. J Pharm Biomed Anal,2017,150:9-14.

[56] DUAN L,GUO L,LIU K,et al. Characterization and classification of seven Citrus herbs by liquid chromatography-quadrupole time-of-flight mass spectrometry and genetic algorithm optimized support vector machines. J Chromatogr A,

2014,1339:118-127.

[57] TAO H X,XIONG W,ZHAO G D,et al. Discrimination of three Siegesbeckiae Herba species using UPLC-QTOF/MS-based metabolomics approach. Food Chem Toxicol,2018,119:400-406.

[58] ZHANG A,LIU Q,ZHAO H,et al. Phenotypic characterization of nanshi oral liquid alters v disease prevention. Sci Rep, 2016,6:19333.

[59] LIU C,WU Y,FENG G,et al. Plasma-metabolite-biomarkers for the therapeutic response in depressed patients by the traditional Chinese medicine formula Xiaoyaosan:A ^{1}H-NMR-based metabolomics approach. J Affect Disord,2015,185: 156-163.

[60] TIAN J S,PENG G J,WU Y F,et al. A GC-MS urinary quantitative metabolomics analysis in depressed patients treated with TCM formula of Xiaoyaosan. J Chromatogr B Analyt Technol Biomed Life Sci,2015,1026:227-235.

[61] 李秋菊,王萍,王美佳,等.基于中医方证代谢组学技术的六味地黄丸干预脑瘫大鼠模型研究.世界科学技术 - 中医药现代化,2016,18(10):1684-1696.

[62] 刘琦,赵宏伟,张爱华,等.基于中医方证代谢组学研究男仕胶囊治疗肾阳虚证的药效物质基础及作用机制.中国中药杂志,2016(15):2901-2914.

[63] LIU Q,ZHANG A,WANG L,et al. High-throughput chinmedomics-based prediction of effective components and targets from herbal medicine AS1350. Sci Rep,2016,6:38437.

[64] BOEZIO B,AUDOUZE K,DUCROT P,et al. Network-based approaches in pharmacology. Mol Inform,2017,36(10).

[65] WANG R S,LOSCALZO J. Illuminating drug action by network integration of disease genes:a case study of myocardial infarction. Mol Biosyst,2016,12(5):1653-1666.

[66] MENG H,LIU Y,LAI L. Diverse ways of perturbing the human arachidonic acid metabolic network to control inflammation. Acc Chem Res,2015,48(8):2242-2250.

[67] STEVENS R C,CHEREZOV V,KATRITCH V,et al. The GPCR Network:a large-scale collaboration to determine human GPCR structure and function. Nat Rev Drug Discov,2013,12(1):25-34.

[68] WU Z,LU W,YU W,et al. Quantitative and systems pharmacology 2. In silico polypharmacology of G protein-coupled receptor ligands via network-based approaches. Pharmacol Res,2018,129:400-413.

[69] 刘忠政,梁洁萍,聂怡初,等.复方血栓通胶囊基于血液循环和凝血过程相关靶标的网络药理学研究.中山大学学报(自然科学版),2013,52(2):97-100.

[70] FANG H,WANG Y,YANG T,et al. Bioinformatics analysis for the antirheumatic effects of Huang-Lian-Jie-Du-Tang from a network perspective. Evid-Based Compl Altern Med,2013,2013:245357.

[71] ZHAO J,CHEN J,YANG T H,et al. Insights into the pathogenesis of axial spondyloarthropathy from network and pathway analysis. BMC Syst Biol,2012,6(Suppl 1):S4.

[72] SUN Y,YANG J. A bioinformatics investigation into the pharmacological mechanisms of the effect of Fufang Danshen on pain based on methodologies of network pharmacology. Sci Rep,2019,9(1):5913.

[73] LIANG X,LI H,LI S. A novel network pharmacology approach to analyse traditional herbal formulae:the Liu-Wei-Di-Huang pill as a case study. Mol Biosyst,2014,10(5):1014-1022.

[74] LI X,CHEN T,LIN S,et al. *Valeriana jatamansi* constituent IVHD valtrate as a novel therapeutic agent to human ovarian cancer:*in vitro* and *in vivo* activities and mechanisms. Curr Cancer Drug Targets,2013,13(4):472-483.

[75] BABINE R E,ABDEL-MEGUID S S. Protein crystallography in drug discovery. Berlin:Wiley-VCH,2004.

[76] SCAPIN G,PATEL D,ARNOLD E. Multifaceted roles of crystallography in modern drug discovery. Dordrecht:Springer Netherlands,2015.

[77] ANDERSON W. Structural genomics and drug discovery:Methods and protocols. New York:Humana Press,2014.

[78] DAVIES T G,HYVÖNEN M. Fragment-based drug discovery and X-ray crystallography. Berlin:Springer-Verlag Berlin

Heidelberg,2012.

[79] KALTASHOV I A,EYLES S J. Mass spectrometry in structural biology and biophysics:Architecture,dynamics,and interaction of biomolecules. 2nd ed. New Jersey:Wiley,2012.

[80] SENDA T,MAENAKA K. Advanced methods in structural biology. Kyoto:Springer Japan,2016.

[81] OWENS R J. Structural proteomics:High-throughput methods. New York:Humana Press,2015.

[82] WLODAWER A,DAUTER Z,JASKOLSKI M. Protein crystallography:Methods and protocols. New York:Humana Press,2017.

[83] TENG Q. Structural biology:Practical NMR applications. New York:Springer US,2013.

第二章　微生物生命周期与抗微生物药的靶点

学习目标

1. **掌握**　病毒生命周期;病毒穿入的几种模式;原生小体、网状体的概念及特性;抗菌药作用靶标应符合的基本条件;抗细菌药的作用机制;细菌产生耐药性的机制。

2. **熟悉**　病毒复制附着时细胞表面的抗原分子;真菌的繁殖;新月柄杆菌的生命周期;抗病毒药、抗真菌药作用靶标。

3. **了解**　病毒从受感染的细胞中释放的过程和机制;抗菌药最新靶标的研究进展。

第一节　微生物生命周期

微生物种类繁多,包括病毒、支原体、衣原体、立克次体、螺旋菌、原核细菌、真核细菌、放线菌等数十万种以上。根据其大小、结构组成等分为三大类:非细胞型微生物、原核细胞型微生物和真核细胞型微生物。

非细胞型微生物无典型细胞结构、无产生能量的酶系统,只能在活细胞内生长繁殖。核酸类型为DNA或RNA,两者不同时存在,病毒属于此类微生物。原核细胞型微生物的原始核呈环状裸DNA团块结构,无核膜、核仁,细胞器不完善,只有核糖体,DNA和RNA同时存在,依据16S rDNA基因序列分析,这类微生物可分为古细菌和细菌两大类,目前尚未发现具有致病性的古细菌。细菌的种类繁多,包括细菌、螺旋体、支原体、衣原体、立克次体、蓝细菌和放线菌等。后五类的结构和组成与细菌接近,故从分类学观点,将它们列入广义的细菌范畴。真核细胞型微生物细胞核分化程度高,有核膜和核仁,细胞器完整,真菌属于此类微生物。

本节将依次介绍病毒、细菌和真菌的生命周期。

一、病毒生命周期

病毒是一种非细胞生命形态,缺乏增殖所需的酶系统,只能在有易感性的活细胞内进行增殖。病毒必须进入宿主细胞,在宿主细胞内繁殖并产生子代病毒。在细胞内发生的病毒繁殖涉及的多个步骤统称为"病毒生命周期"。病毒生命周期可分为三个阶段:进入、基因组复制和退出(图 2-1)。第一阶段是进入,包括附着,即病毒颗粒遇到宿主细胞并附着到细胞表面;穿入,即病毒颗粒到细胞质;脱壳,即脱去其包衣。第二阶段是基因组复制,在脱壳后,利用裸病毒的基因组进行基因表达和病毒基因组的复制。第三阶段是退出,当病毒蛋白质和病毒基因组大量积累时,它们被组装成子代病毒颗粒,然后释放到细胞外。其中重点是进入和退出,因为所有病毒在这两个阶段的机制几乎相似。然而,基因组复制对于不同的病毒家族而言各自的步骤是不同的。

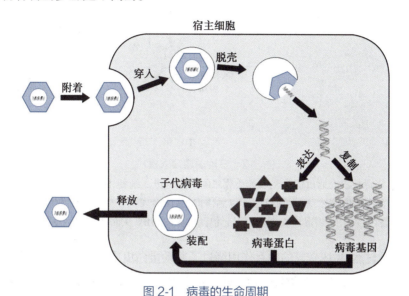

图 2-1　病毒的生命周期

注:病毒衣壳(蓝色)和基因组(双色双螺旋状)。为清楚起见,省略了宿主细胞核。

(一)病毒生命周期

1. 病毒进入　病毒感染的第一步涉及病毒颗粒识别病毒受体。病毒进入的几个步骤是相互关联的,可分为附着、穿入、细胞质运输和脱壳。

(1)附着:是指病毒颗粒首次与宿主细胞接触,它涉及质膜上的宿主蛋白质附着因子和病毒受体。细胞表面上的附着因子募集并容纳病毒颗粒,从而促进病毒颗粒与待进入受体的相互作用。附着因子有广泛的特异性,糖胺聚糖(如肝素)等可作为多种病毒的附着因子。病毒受体在与病毒颗粒结合后促进病毒颗粒进入细胞。病毒受体具有病毒特异性和细胞靶向性。例如,被人类免疫缺陷病毒(HIV)特异性识别的 CD41,感染 CD4 表达的 T 淋巴细胞。

(2)穿入:病毒颗粒有无包膜,其穿入机制也不同。对于有包膜的病毒,有直接融合和受体介导的内吞作用两种机制。对于无包膜的裸病毒,是通过受体介导的内吞作用穿入。

直接融合是两种膜即病毒包膜和宿主细胞膜融合的机制(见图 2-2A)。在这种情况下,病毒核衣壳直接递送至细胞质,使病毒包膜留在质膜上,如逆转录病毒是通过直接融合穿入。大多数病毒依赖于内吞摄取,这一过程称为受体介导的内吞作用(见图 2-2B 和图 2-2C)。在病毒颗粒与受体结合后,病毒颗粒 - 受体复合物通过在质膜上形成包被的凹坑引发内吞作用,导致包涵体形成。因此,病毒颗粒位于包涵体内部。下一步是分解包涵体穿透细胞质。对于有包膜的病毒,在早期包涵体中由酸性 pH 触发的病毒包膜和包涵体膜之间的膜融合导致包涵体破坏。对于无包膜的裸病毒,包涵体溶解是由一种衣壳蛋白引起的。换句话说,膜融合是有包膜病毒的穿入机制(见图 2-2B),而膜裂解是无包膜病毒的穿入机制(见图 2-2C)。

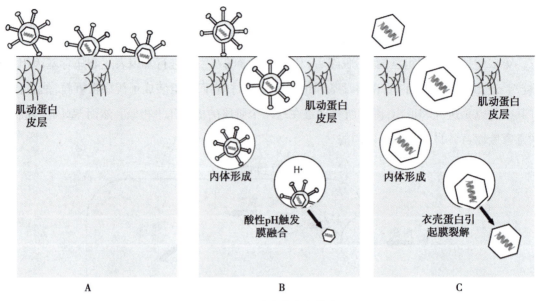

图 2-2　三种病毒穿入模式

注:A. 直接融合,病毒核衣壳通过病毒包膜和质膜之间的融合进入细胞;B. 受体介导的包膜病毒内吞作用,病毒颗粒充当内吞作用的配体,病毒颗粒位于包涵体内,膜融合发生在病毒包膜和包涵体膜之间;C. 受体介导的无包膜病毒内吞作用,病毒核衣壳蛋白引起包涵体膜的裂解,从而使病毒的基因组释放到细胞质中。

与直接融合不同,显然,受体介导的内吞作用绕过了肌动蛋白皮质或皮质中微丝的网状结构。此外,通过内吞作用吸收,动物病毒可以避免将病毒包膜糖蛋白留在质膜上,因此可能导致免疫系统检测的延迟。

(3) 细胞质运输:病毒颗粒需要到达细胞中的适当位点进行基因组复制,该过程称为细胞质运输,受体介导的内吞作用与微管介导的转运是运输的机制。对于在细胞质中复制的病毒,病毒核衣壳需要被送至合适的位点进行复制。而对于在细胞核中复制的病毒,病毒核衣壳需要进入细胞核。对于许多 DNA 病毒,病毒核衣壳通过微管介导的转运途径进入核周区域。在这个过程中,动力蛋白像"马达"一样,驱动病毒颗粒的运动(图 2-3)。进入的病毒可通过内吞作用(图 2-3A)或直接融合(图 2-3B)进入细胞。在进入细胞质后,内吞小泡或病毒衣壳由动力蛋白向微管的负电子端输送。内吞小泡包裹的病毒(图 2-3A)或病毒

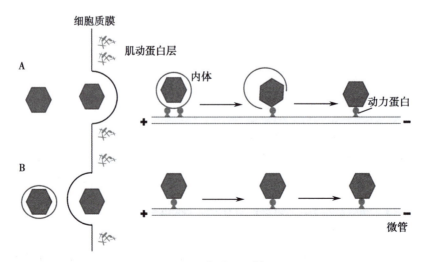

图 2-3　细胞质运输

注:两种不同的病毒解释细胞质运输过程,A 腺病毒(裸露的)和 B 疱疹病毒(包膜的)。

的衣壳(图2-3B)直接与动力蛋白相互作用。病毒能溶解内吞小泡,将衣壳释放到细胞质中(图2-3A)。

(4) 脱壳:当病毒颗粒接近复制位点时,病毒基因组在细胞外围至核周围的空间内暴露并进行病毒基因表达,这一过程称为脱壳。对于在细胞核中复制的病毒,病毒基因组需要通过核孔进入细胞核。进入方式主要取决于它们的基因组大小(图2-4)。对于基因组较小的病毒(如多瘤病毒),病毒衣壳本身进入细胞核;对于基因组较大的病毒,核衣壳与核孔复合物的对接导致衣壳部分破坏(如腺病毒)或诱导病毒衣壳的最小程度分解(如疱疹病毒)而允许 DNA 基因组进入细胞核。

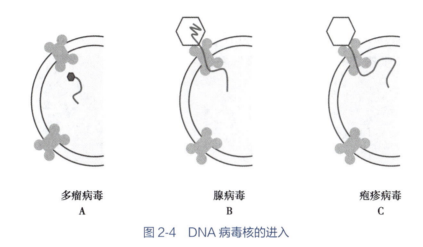

多瘤病毒　　　　　　　　腺病毒　　　　　　　　疱疹病毒
A　　　　　　　　　　　　B　　　　　　　　　　　　C

图 2-4　DNA 病毒核的进入

2. 病毒基因组复制　病毒家族不同,病毒基因组复制方式也不同,但复制的结果都是合成核酸分子和蛋白质衣壳,然后装配成新的有感染性的病毒。一个复制周期大约需 6~8 小时。

(1) 双链 DNA 病毒:如单纯疱疹病毒和腺病毒在宿主细胞核内的 RNA 聚合酶作用下,从病毒 DNA 上转录病毒 mRNA,然后转移到细胞质核糖体上,指导合成蛋白质。前后经历病毒基因的 mRNA 转录(早期转录)、病毒核酸复制和晚期转录三部分。

(2) 单链 RNA 病毒:核酸多为单链,病毒全部遗传信息均含在 RNA 中。正链 RNA 病毒以脊髓灰质炎病毒为例,侵入的 RNA 直接附着于宿主细胞核糖体上,翻译出大分子蛋白质,并迅速被蛋白水解酶降解为结构蛋白和非结构蛋白。再从互补的负链复制出多股子代正链 RNA,这种由一条完整的负链和正在复制的多股正链组成的结构,称复制中间体(replicative intermediate)。新的子代 RNA 分子在复制环中有三种功能:①在进一步的复制中起模板作用;②继续起 mRNA 作用;③构成感染性病毒 RNA。负链 RNA 病毒如流感病毒、狂犬病毒和腮腺炎病毒等,病毒体中含有 RNA 的 RNA 聚合酶,从侵入链转录出 mRNA,翻译出病毒结构蛋白和酶,同时又可作为模板,在依赖 RNA 的 RNA 聚合酶作用下合成子代负链 RNA。逆转录病毒(retrovirus)复制过程分为两个阶段,第一阶段,病毒进入细胞后,以 RNA 为模板,在依赖 RNA 的 DNA 多聚酶和 tRNA 引物的作用下,合成负链 DNA(即 RNA-DNA),正链 RNA 被降解,进而以负链 DNA 为模板形成双股 DNA(即 DNA-DNA),转入细胞核内,整合到宿主 DNA 中,成为前病毒;第二阶段,前病毒 DNA 转录出病毒 mRNA,翻译出病毒蛋白质。同样从前病毒 DNA 转录出病毒 RNA,在细胞质内装配,以出芽方式释放。被感染的细胞仍持续分裂将前病毒传递至子代细胞。

3. 病毒退出　可以分为三步:衣壳装配、释放和成熟。

(1) 衣壳装配:伴随病毒基因组以及病毒蛋白质的大量积累,衣壳装配可分为两个过程,衣壳组装和基因组包装。根据病毒的不同,这两个过程可以按顺序发生或同时发生。一种以乳多空病毒为代表,衣壳装配按顺序发生,先组装衣壳,组装好的衣壳靶向宿主细胞膜以进行包封;另一种以噬菌体、腺病毒、疱疹病毒为代表,衣壳蛋白和病毒基因组一起募集到宿主细胞膜上的出芽位点,衣壳组装和衣壳的包封同时进行。

(2) 释放:对于裸病毒,如多瘤病毒(SV40)和腺病毒颗粒,通过被感染细胞的细胞裂解而释放,因此不需要特定的退出机制。相反,包膜病毒,释放是衣壳被脂质双层包封的过程,即可以衣壳组装完成后进行包封(见图 2-5A),例如,疱疹病毒和乙型肝炎病毒可以通过病毒衣壳与病毒包膜糖蛋白的相互作用将完全组装的衣壳募集到膜上。也可以包封与衣壳装配同时发生(见图 2-5B),逆转录病毒是一个典型的例子。大多数包膜病毒通过胞吐作用在细胞外释放,这个过程通常也被称为出芽,类似于植物中的芽。包膜过程可分为三个步骤:芽形成、芽生长以及膜融合。

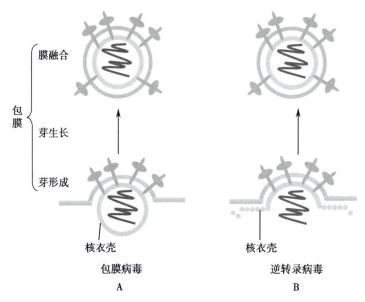

图 2-5　衣壳组装和包膜之间的关系
注:A. 组装按顺序发生;B. 组装同时发生。

(3) 成熟:病毒颗粒装配的最后一步是"成熟",这是病毒释放后在细胞外发生的。对于微小 RNA 病毒和逆转录病毒,成熟是获得感染性的重要步骤。

然而,病毒生命周期并不总是完全执行,因为入侵的病毒遇到许多限制病毒传播的障碍,如宿主免疫应答和宿主细胞因子。根据是否产生子代病毒,病毒感染可分为生产性感染和非生产性感染。生产性感染是指病毒感染的成功执行,导致后代病毒的产生。非生产性感染是指不会导致子代病毒产生的感染类型,如疱疹病毒和 HIV 在受感染的细胞中能稳定地维持病毒基因组,不产生子代病毒。

(二)抗病毒药研发的方法与策略

1. 抗病毒药的筛选方法　动物病毒的增殖大致可分为附着、穿入、细胞质运输、脱壳、基因组复制、衣壳装配及释放。将各个步骤分别作为攻击的靶子,可用于设计各种筛选模型。抗病毒药筛选模型可分为体外筛选系统和体内筛选系统,体外筛选系统又可分为组织培养筛选系统和病毒酶筛选系统。组织培养筛选系统是根据靶病毒选择合适的细胞,当细胞长成单层后,接种一定量的病毒,利用候选药物与病毒感染的细胞进行作用,观察细胞病变改变程度;病毒酶筛选系统是利用病毒基因编码的酶与细胞同工酶在理化性质上的差异,以病毒酶为目的靶标,建立无细胞反应系统,直接筛选病毒酶抑制剂;体内筛选系统是根据样品抑制病毒的特性选择适当的动物模型评价疗效。

病毒一方面干扰宿主细胞的代谢,另一方面又深藏于细胞内不易被一般抗病毒药所消灭,因而寻找专一性的作用于病毒而不影响宿主细胞的药物比较困难,在科学高速发展的今天,这仍是许多国家面临的最大困惑之一。抗病毒药的研究已成为全球新药研究开发的一个重要课题,面临着耐药性、毒性大、抗病毒谱窄、价格昂贵的挑战,寻找、开发新药的任务仍非常艰巨。

2. 抗病毒药的研发策略

(1) 对已有药物进行结构改造和优化:核苷类抗病毒药(图 2-6)在抗病毒治疗中具有举足轻重的作用。阿昔洛韦是一种人工合成的鸟嘌呤核苷类似物,它在感染细胞内经病毒胸苷激酶和细胞激酶催化,生成三磷酸无环鸟苷,能模拟核苷酸与病毒多聚酶结合,掺入病毒 DNA 中并中止其延伸,从而达到抗病毒的效果。由于正常细胞不能使阿昔洛韦活化,因此该药选择性高,至今仍是抗单纯疱疹病毒的首选药,但阿昔洛韦口服生物利用度仅为 15%~30%,长期使用有一定副作用,可引起接触性皮炎,并可造成病毒

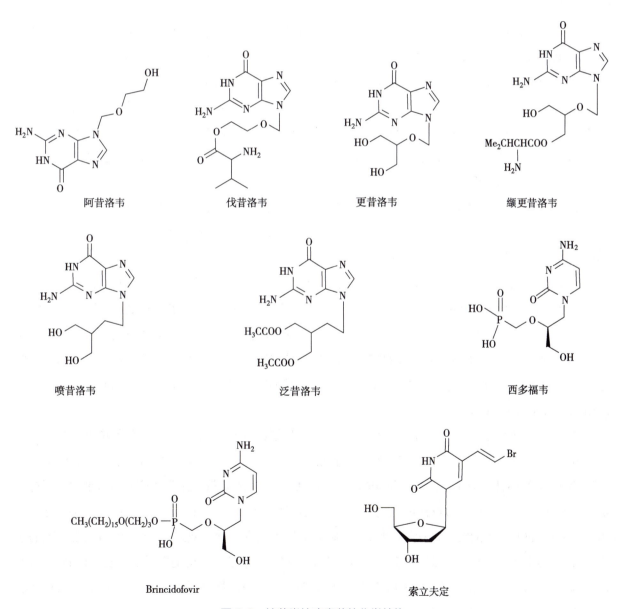

图 2-6 核苷类抗病毒药的化学结构

胸苷激酶突变,产生耐药株。因此,有必要研发高效、低毒、不易产生耐药株的新药。对核苷类药物的结构改造和修饰包括核苷部分修饰、糖部分修饰、磷酸化修饰等。前药策略在核苷类药物的成药性改进中取得了很好效果。

针对阿昔洛韦的缺点,制备了阿昔洛韦的前药伐昔洛韦。伐昔洛韦是阿昔洛韦的缬氨酸酯前药,胃肠道吸收好,在体内经肠壁或肝脏代谢生成阿昔洛韦,继而转化为三磷酸酯而产生作用,较阿昔洛韦口服吸收生物利用度有所提高,临床用于治疗急性的局部带状疱疹。

更昔洛韦化学结构与阿昔洛韦相似,仅在侧链上多了一个羟甲基,对单纯疱疹病毒和水痘 - 带状疱疹病毒的抑制作用与阿昔洛韦相似,但抗巨细胞病毒作用比阿昔洛韦强 100 倍。

缬更昔洛韦是更昔洛韦的前药,口服后在肠黏膜及肝脏水解为更昔洛韦,其抗病毒机制与更昔洛韦相同,口服生物利用度是更昔洛韦的 10 倍,与更昔洛韦静脉滴注的生物利用度相近。

喷昔洛韦是更昔洛韦的电子等排体,与更昔洛韦具有相似的物理和化学性质,并能产生相似或拮抗的生物活性的分子或基团,与阿昔洛韦具有相同的抗病毒谱。

泛昔洛韦是从阿昔洛韦和更昔洛韦类似物中发现的新化合物,是根据其药代动力学研制的前体药物,具有抗病毒谱广的特点,口服吸收快,在肠壁和肝脏上由脱脂酶和黄嘌呤氧化酶催化迅速转化为喷昔洛韦,生物利用度高,半衰期长,故抗病毒效果强而持久,用药次数比阿昔洛韦少。

西多福韦是胞嘧啶开环膦酸核苷类抗病毒药,在体内吸收进入细胞后,在酶的作用下转化为活性代谢产物,包括单磷酸酯、二磷酸酯和磷酸胆碱盐等。西多福韦二磷酸酯通过竞争性抑制脱氧胞嘧啶 -5-三磷酸盐,抑制病毒的 DNA 聚合酶并掺入病毒的 DNA,使病毒 DNA 稳定性降低,从而抑制病毒 DNA 的合成,而发挥抗病毒作用。

Brincidofovir 是西多福韦的十六烷丙氧基脂质化前体药物,在血浆中保持原型,但进入靶细胞后,可在细胞内产生高水平的西多福韦及其活性形式西多福韦二磷酸酯,抑制 DNA 聚合酶,导致病毒 DNA 链延长终止,从而发挥强大的抗病毒活性。

核苷类抗病毒药中,除了可对鸟嘌呤核苷类似物、胞嘧啶核苷类似物进行结构改造和优化,胸苷类似物也是改造和优化的着手点之一。索立夫定为 5 位溴乙烯基取代的胸苷衍生物,在进入细胞后,在酶的作用下会转化为活性化合物索立夫定三磷酸,此活性化合物为病毒 DNA 聚合酶底物的竞争性抑制剂,能够抑制酶活性,对带状疱疹病毒的抑制作用比阿昔洛韦强 100 倍,由于其代谢产物是二氢嘧啶脱氢酶的强抑制剂,可导致氟尿嘧啶累积,具有严重的骨髓抑制作用,故与氟尿嘧啶合用时会产生致死性的相互作用,限制其临床应用。

(2) 依据靶蛋白结晶结构进行药物设计:借助计算机辅助设计,发现新型结构药物依据靶蛋白结晶结构进行药物设计,主要包含基于病毒蛋白质底物结构设计(图 2-7)和基于蛋白质结合位点的空间构象设计(图 2-8)两种。流感病毒神经氨酸酶抑制剂扎那米韦以及前药设计药物拉尼米韦是模拟了神经氨酸酶天然底物的结构进行设计的药物。恩夫韦地是第一个上市的 HIV 融合抑制剂类药物,是根据 HIV 病毒膜蛋白 gp41 的结构设计的药物,能阻断病毒进入正常细胞的通道,干预病毒与正常细胞的融合,保护正常细胞不被感染。基于蛋白质结合位点的空间构象借助计算机辅助设计研发的抗病毒药,通过与病毒酶活性部位结合,使酶失去功能,发挥抗病毒作用。与底物模拟得到的抑制剂相比,其抑制病毒活性更强、毒副作用较小,但更易发生耐药性。

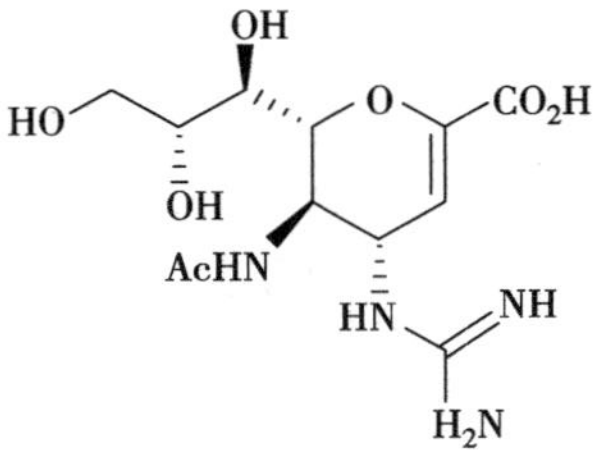

茚地那韦

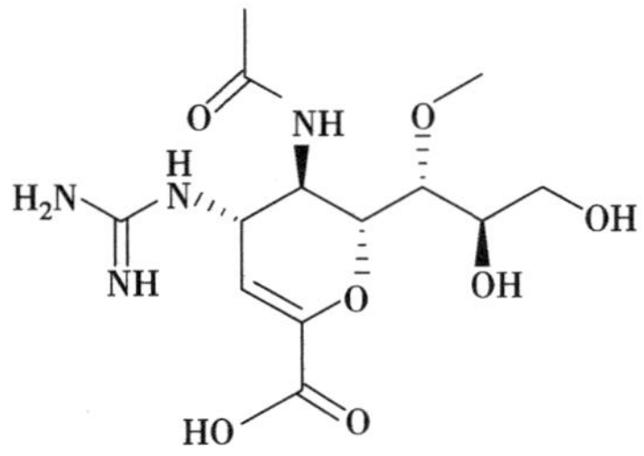

安普那韦

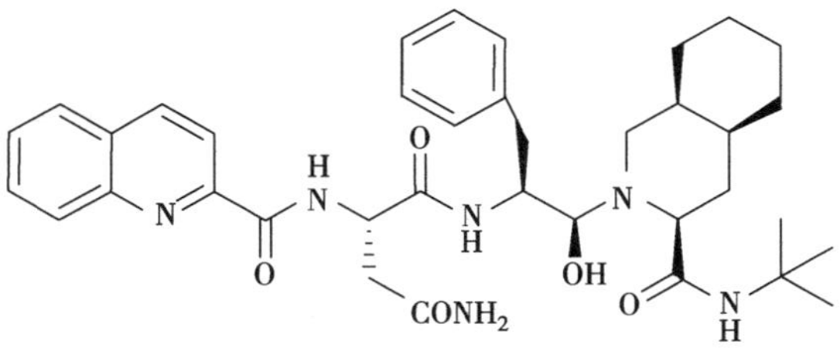

波普瑞韦

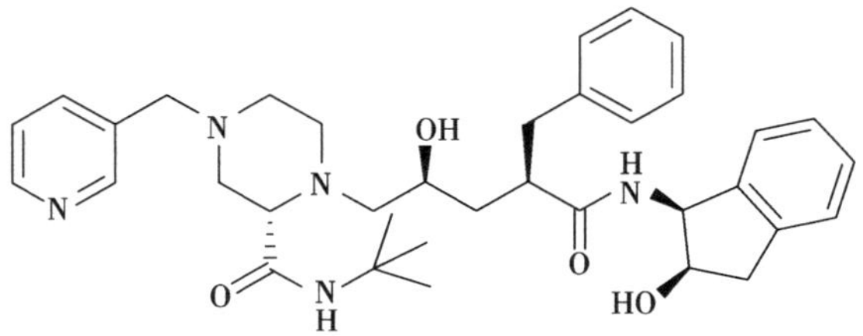

沙奎那韦

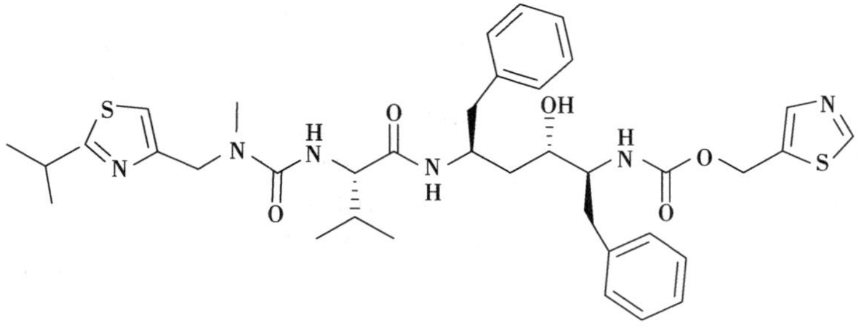

奈非那韦

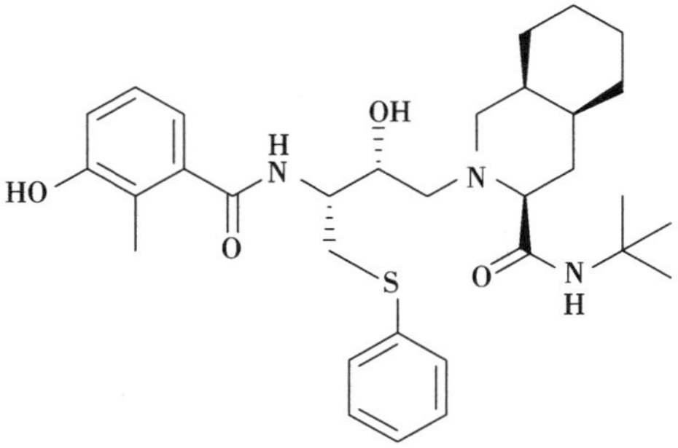

替拉瑞韦

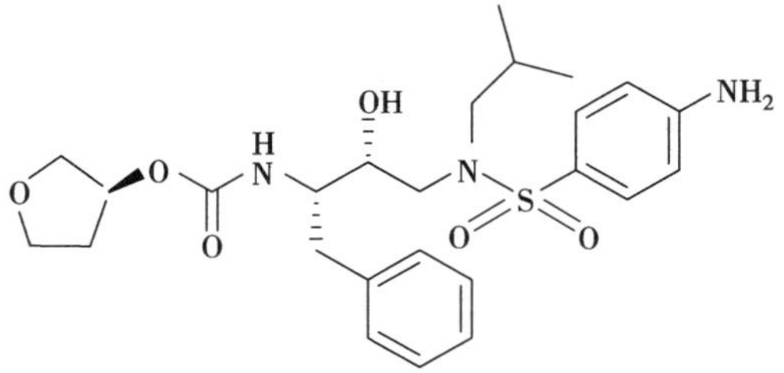

拉尼米韦

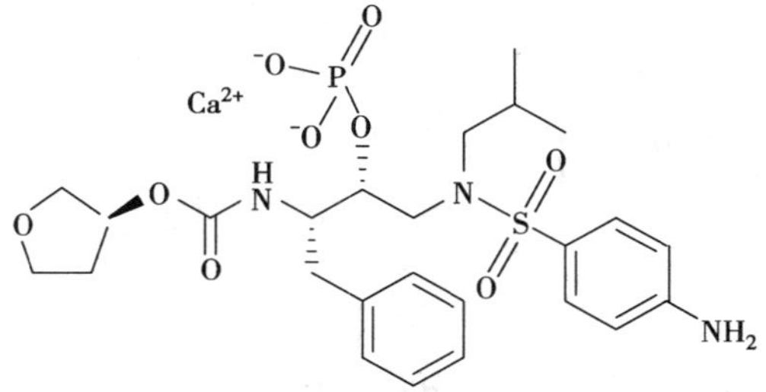

利托那韦

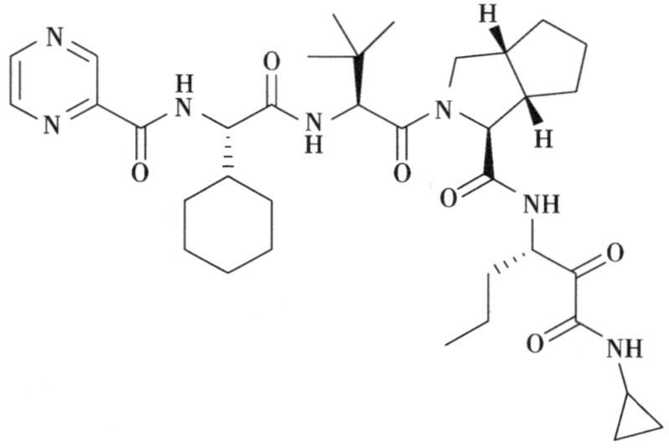

扎那米韦

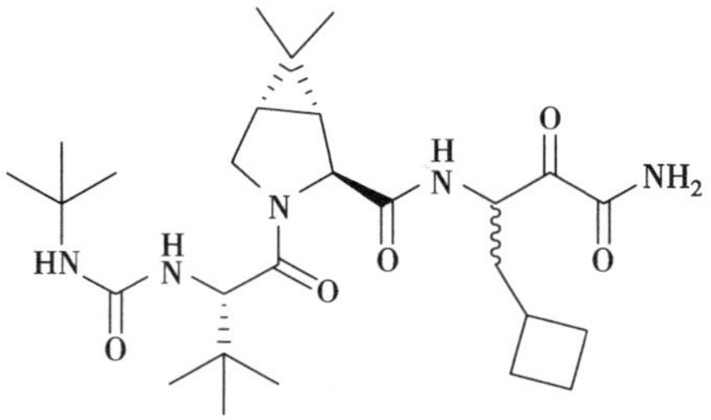

呋山那韦

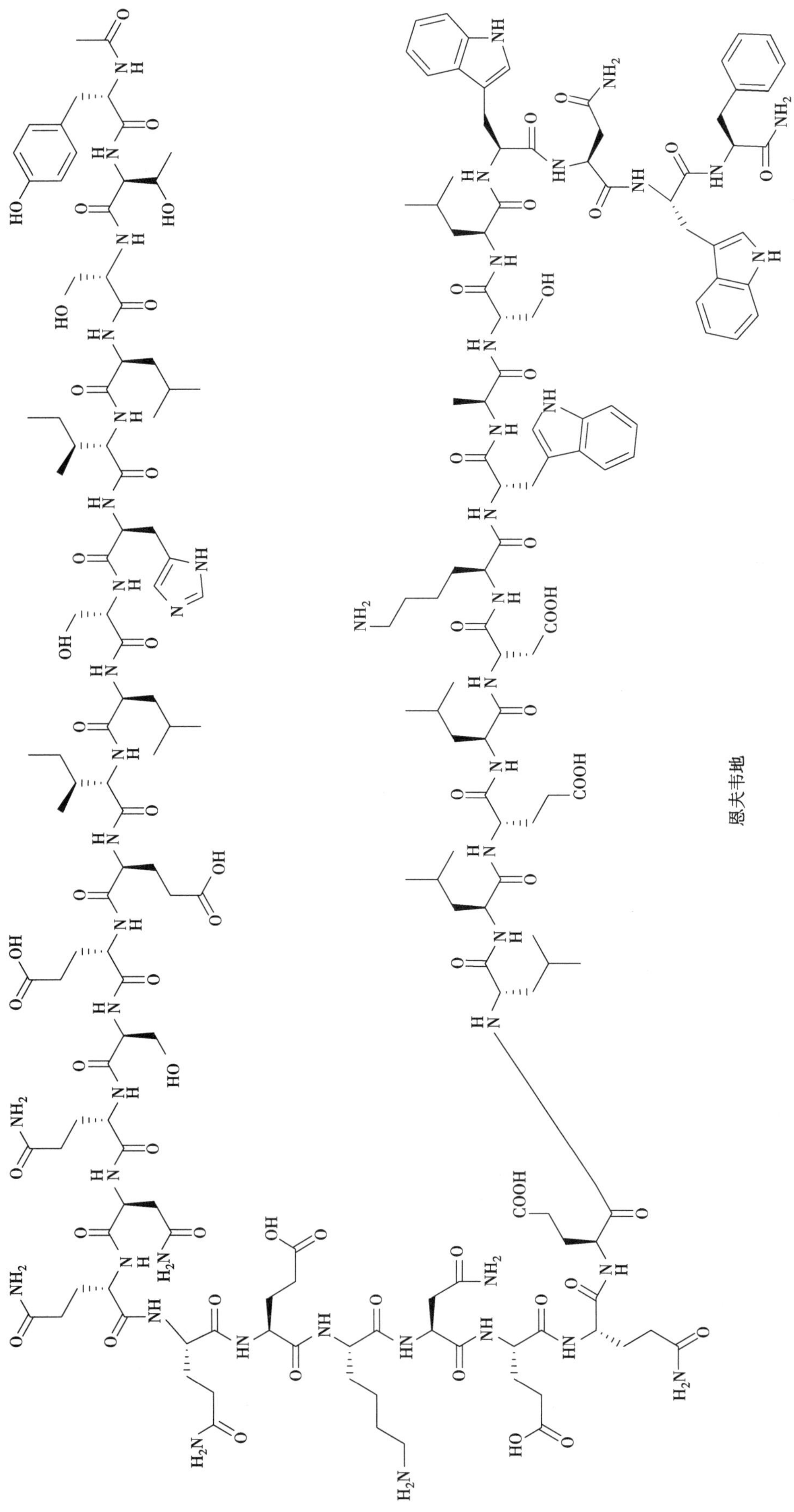

恩夫韦地

图 2-7 部分基于病毒蛋白质底物结构设计的抗病毒药

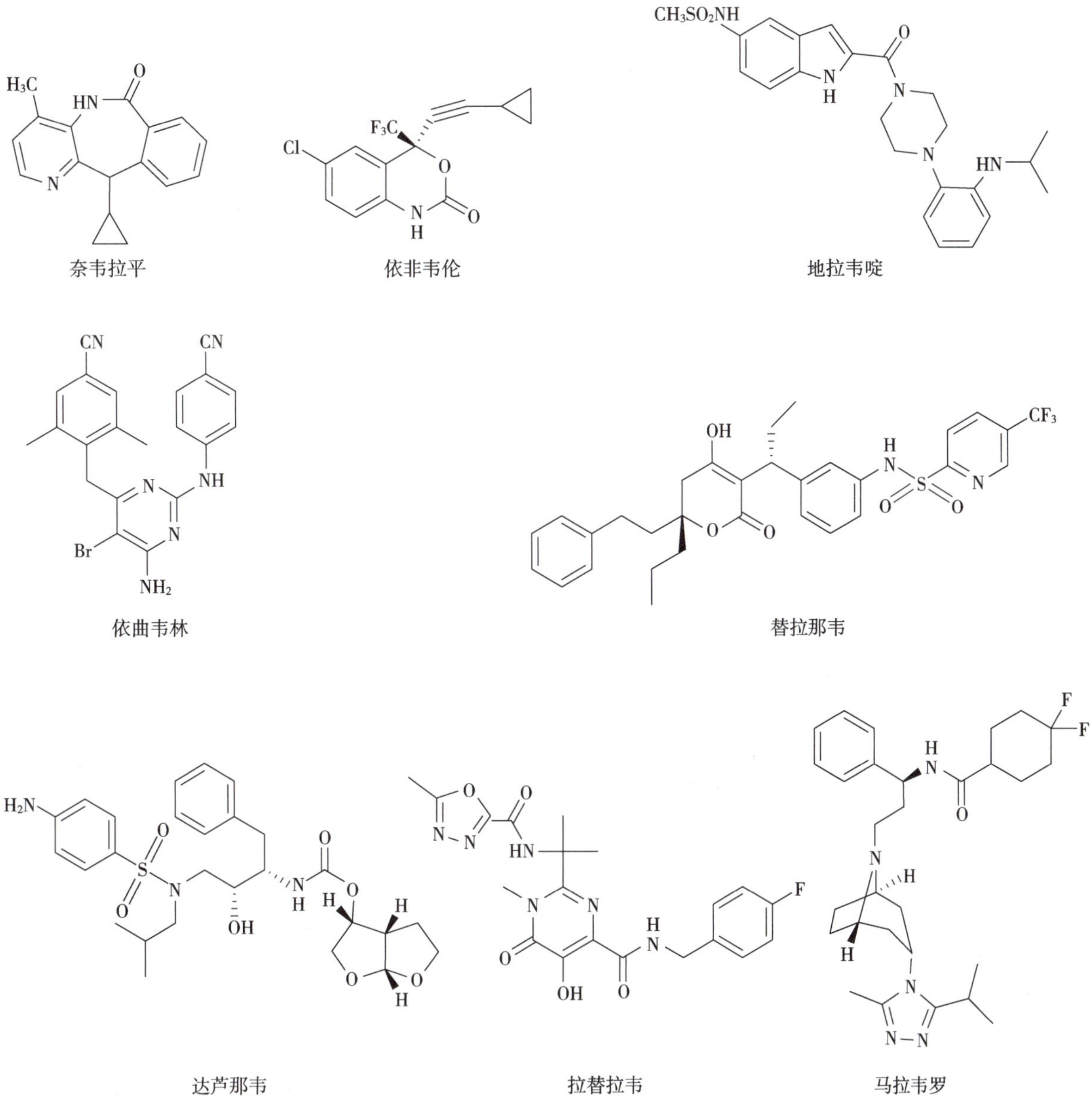

奈韦拉平　　　　依非韦伦　　　　地拉韦啶

依曲韦林　　　　　　　　替拉那韦

达芦那韦　　　　　　拉替拉韦　　　　马拉韦罗

图 2-8　基于病毒蛋白质结合位点的空间构象设计的抗病毒药

（3）寻找新型靶标、建立新的模型和发现新型先导化合物：这是现代抗病毒药研发的至高点。过去丙型肝炎患者的治疗方法只有干扰素和利巴韦林联合治疗的标准化方案，疗效有限、治疗周期长、毒性大。随着丙肝病毒蛋白酶靶标的确认和筛选模型的建立，近年来诞生了多个直接作用于该病毒的抗丙肝药物，如 NS5B 抑制剂索磷布韦，NS3/4A 抑制剂西美瑞韦、替拉瑞韦、阿舒瑞韦、伐尼瑞韦，NS3 抑制剂波普瑞韦和 NS5A 复制复合物抑制剂达拉他韦、来迪派韦等。新型靶标的确认、相关模型的建立必将大大推进新型抗病毒药的研发。

（4）细胞机制抗病毒：基于宿主细胞机制的抗病毒药（host-acting antiviral，HAA）研发在应对病毒耐药、清除病毒、应对病原未知的突发新发病毒性传染等方面具有潜在优势，寻找和研发此类抗病毒药受到广泛关注。病毒复制必须依赖宿主细胞才能完成，而病毒复制周期的每一个环节都有细胞因子的参与，其中参与病毒复制的细胞因子包括辅助病毒复制的因子和限制病毒复制的因子，辅助因子主要是协助病毒完成复制过程，限制因子主要是限制病毒的复制，因此抑制或降低病毒复制辅助因子的活性或水平、增强或提高病毒限制因子的活性或水平均可产生抗病毒作用。

（5）临床药物老药新用：老药新用一直都是寻找新药的一种重要手段，因为老药新用研究成本低、成功率高、风险小。老药新用指的是，被投放市场用于临床时间较久、已被人们所了解的药品，随着医药科学的发展和人们对药物的不断探索与实践，又发现了新的用途。通过老药新用，药物的研发成本可以缩减到几千万美金。由于我们已经对老药进行过大量临床试验，对于老药的药物毒性了解得更透彻，老药的安全性更高。例如，传统广谱抗病毒药利巴韦林被发现可用于汉坦病毒、克里米亚-刚果出血热病毒、登革热病毒和基孔肯雅病毒的治疗，氯硝柳胺可用于寨卡病毒的治疗，西多福韦的前药布林西多福韦被发现可用于巨细胞病毒、天花病毒和埃博拉病毒的治疗等，从现有临床药物中发现其抗病毒新功能仍然是抗病毒药发现的一个重要策略。

二、细菌生命周期

细菌的生长繁殖表现为细菌组分和数量的增加。

细菌个体的生长繁殖：细菌一般以简单的二分分裂（binary fission）方式进行无性繁殖。在适宜的条件下，多数细菌繁殖速度很快。细菌分裂数量倍增所需要的时间称为世代时间（generation time），多数细菌为 20~30 分钟。个别细菌繁殖速度较慢，如结核分枝杆菌的世代时间达 18~20 小时。

细菌分裂时菌细胞首先增大，染色体复制。革兰氏阳性菌的染色体与中介体相连，当染色体复制时，中介体一分为二，各向两端移动，分别将复制好的一条染色体拉向细胞的一侧。接着染色体中部的细胞膜向内陷入，形成横隔。同时细胞壁亦向内生长，最后肽聚糖水解酶使细胞壁的肽聚糖的共价键断裂，分裂成为两个菌细胞。革兰氏阴性菌无中介体，染色体直接连接在细胞膜上。复制产生的新染色体则附着在临近的一点上，在两点间形成的新细胞膜将各自的染色体分隔在两侧。最后细胞壁沿横隔内陷，整个细胞分裂成两个子代细胞。

下面以新月柄杆菌和衣原体为例，介绍细菌生命周期。

（一）新月柄杆菌细胞周期

新月柄杆菌（*Caulobacter crescentus*）是一种用于研究细菌细胞周期的经典模型，因为细胞在"游动（swarm, SW）"阶段很容易同步，这类似于真核细胞的 G1 期，下面为方便论述，皆比对真核细胞细胞分裂的 G1 期和 S 期进行解释。该游动细胞（swam cell）在一个细胞柱处具有菌毛和单个鞭毛，细胞成熟时由鞭毛的位置生出柄（图 2-9）。柄细胞（stalked cell）进入 S 期，当细胞复制染色体并伸长时，新的结构在柄杆对面的极点上形成。在不对称分裂后，新的细胞再次处于 SW 阶段，即类 G1 期，而携带遗传信息的子代细胞立即重新进入 S 期。如图 2-9A，随着新月柄杆菌的生长，转录调节因子 CtrA 和组氨酸激酶 CckA 的活性也在变化。在 SW 阶段，有活性的 CckA 定位于细胞极点，并磷酸化了 CtrA。游动细胞分化为柄细胞进入 S 期。此时，CckA 离域，CtrA 降解。随着柄细胞在 S 期伸长，CckA 重新定位于极点并被激活，CtrA 再次被合成和磷酸化。细胞分裂后，游动细胞的子代重复整个周期，而柄细胞的子代重新进入 S 期。如图 2-9B，反馈回路控制 CtrA 活性和细胞周期的进展。组氨酸激酶 CckA 通过磷酸转移酶 ChpT 使转录调节因子 CtrA 和反应调节器 CpdR 磷酸化。该磷酸化酶激活并稳定 CtrA。活性 CtrA 促进另一种转录调节因子 DivK 表达，磷酸化的 DivK 的积累抑制了 CckA 的活性。CtrA 也促进了自身的表达并抑制转录调节因子 GcrA 的表达。在 CtrA 从游动细胞到柄细胞过渡期间被破坏之后，GcrA 引发了

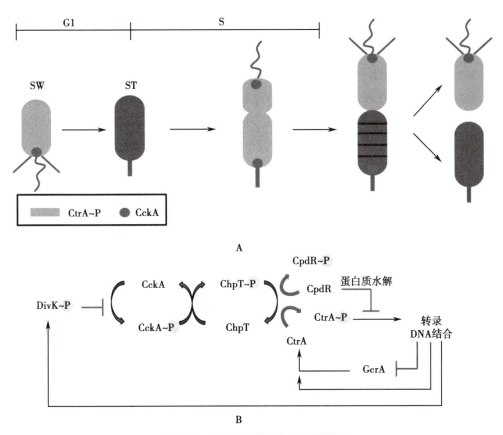

图 2-9 新月柄杆菌细胞周期的调节

注：A. 比对真核细胞增殖过程说明新月柄杆菌的细胞周期；B. 新月柄杆菌细胞周期中的转录调节因子的表达情况。

CtrA 的大量产生，正反馈以产生更多的 CtrA。

这一系列事件由几种信号转导蛋白协调，其中一种最重要的必需的转录调节因子是 CtrA。CtrA 控制许多细胞周期调节基因的表达，在细胞增殖的过程中，其对应的基因会复制并表达，表达出的 CtrA 会负反馈调节，沉默对应的表达基因。CtrA 活性受差异表达、磷酸化和蛋白质水解的调节。在 SW 阶段，当 CtrA 降解时，磷酸化的 CtrA 抑制 DNA 复制直至游动细胞向柄细胞的转换，见图 2-9A，然后在延长的柄细胞中重新合成并磷酸化，从而激活 CtrA。细胞分裂后，特异性地从柄细胞后代中除去 CtrA，以允许染色体复制。如何在时间上和空间上控制 CtrA 的磷酸化和降解？ Biondi 等人已经确定了一种叫作 ChpT 的组氨酸磷酸转移酶，这对两种类型的调节都是必需的。

CckA 是一种膜结合的组氨酸激酶，Biondi 等人筛选出基因 *chpT*，纯化的组氨酸磷酸转移酶（ChpT）将磷酸基团从 CckA 受体结构域传递到 CtrA。CckA-ChpT 并不适用于 CtrA。反应调节器 CpdR 负责将 CtrA 降解的蛋白酶导至柄杆。其中，在进入 S 期期间，CtrA 分子被破坏。只有未磷酸化的 CpdR 才能定位蛋白酶；CckA 通过促进 CpdR 磷酸化来保护 CtrA 免于降解。此外，ChpT 还介导从 CckA 到 CpdR 的磷酸转移。因此，ChpT 允许 CckA 通过磷酸化和蛋白质水解的抑制来控制 CtrA，见图 2-9B。

CckA 活性与极性定位相关，其由另一个转录调节因子 DivK 控制。磷酸化 DivK 的增加抑制 CckA 的极性定位，见图 2-9B。在 S 期和细胞分裂之前，CckA 定位于两个细胞极，见图 2-9A。磷酸化 DivK 的水平由柄杆处的激酶（DivJ）和相反极点处的磷酸酶（PleC）调节。

(二) 衣原体细胞周期

衣原体是一种专性细胞内细菌,以代谢非活性的颗粒形式传播,必须在宿主细胞内分化、复制和再分化,以实现其生命周期。图 2-10 展示了发育周期中的主要事件,涉及感染性原体 EB 与包涵膜起源的相互作用。图将这些主要事件按下文的描述进行了分类,以概述与急性和持续性衣原体生长相关的过程和机制。

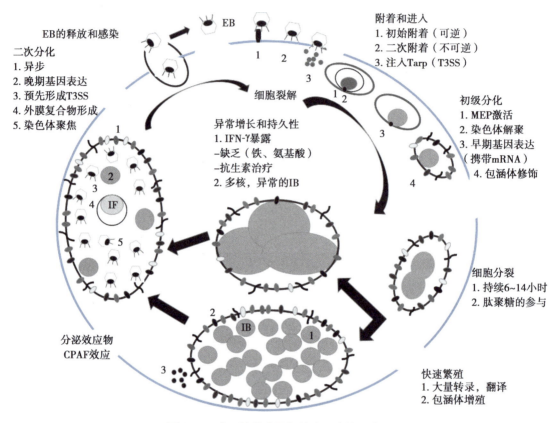

图 2-10   衣原体发育周期的主要事件示意图

注:蓝线代表宿主细胞的胞质膜。T3SS:Ⅲ型分泌系统;MEP:通过非甲羟戊酸途径生成的;Tarp:易位性肌动蛋白募集磷酸化蛋白;CPAF:衣原体蛋白酶样活性因子。

1. 原体   原体(elementary body,EB)是指小的(约 0.3μm)、圆形、电子致密的、有感染性的生物体。EB 的外层膜复合体高度交联,使其具有结构刚性,内表面有六边形排列的蛋白质层,也有助于 EB 的稳定。这些六边形组织的表面突起对应于Ⅲ型分泌系统(type Ⅲ secretion system,T3SS)"针"结构,所有衣原体物种都具有编码 T3SS 的基因补体。衣原体感染对宿主细胞凋亡的影响可能通过分泌效应物来控制。EB 中必须具有预先形成的 T3SS,才能在 EB- 宿主细胞相互作用中迅速发挥作用。

EB 与宿主细胞的相互作用有三个阶段,即初始附着、二次附着及注入 Tarp。初始附着是通过衣原体与含有糖胺聚糖的硫酸乙酰肝素的静电相互作用发生的。这种相互作用是可逆的,通过与表面暴露的衣原体黏附素蛋白质 OmpA 结合而发生。二次附着是不可逆的,在不可逆结合步骤之后,宿主细胞内的各种肌动蛋白调节子被募集,随后,衣原体易位性肌动蛋白募集磷酸化蛋白(translocated actin-recruiting phosphoprotein,Trap)在酪氨酸残基处迅速磷酸化,与其他预包装效应分子通过 T3SS 分泌到宿主细胞中,诱导细胞骨架重排,促进 EB 入侵。

2. **初级分化**　此时由代谢较为稳定且具有高度感染性的原体逐渐分化为代谢活跃但无感染性的始体(initial body,IB),该分化过程可被抑制转录或翻译的化合物所阻断,提示 EB 在宿主细胞内生长,需要有某些可催化核苷酸合成初始步骤的酶或蛋白质的参与。2- 甲基赤藓糖醇 2,4- 环二磷酸(methylerythritol phosphate,MEP)为戊二烯生物合成中非甲羟戊酸途径中的一个代谢产物。衣原体组蛋白与 DNA 之间的相互作用可被 MEP 的产生所破坏。

3. **携带 mRNA**　衣原体 EB 缺乏代谢活性,但含有大量的 mRNA 和核糖体。在染色体去浓缩后,基因组迅速变得具有转录活性。在初级分化期间,所谓的"携带 mRNA"的命运十分有趣:大部分的 EB mRNA 编码晚期基因产物,这是 EB 二次分化的最后阶段中 IB 转录组的反应。

4. **早期基因表达**　转录在分化 IB 后立即开始内化。新蛋白质的表达可在 15 分钟内用固有标记程序检测到,新合成的 RNA 感染后 1 小时可在"无宿主衣原体"中检测到。

5. **包涵体修饰**　一旦被内化,衣原体会积极地改变新生液泡的性质。包涵体的修饰通过宿主内吞途径避免了正常的转运,有效地将其与晚期内吞体和溶酶体分离。包涵体与内吞体或溶酶体无融合。在进入宿主细胞后 2 小时内,衣原体包涵体被运输到宿主细胞的核周区域并保持紧邻高尔基体,在那里它们开始与含有鞘磷脂的宿主囊泡的子集融合。

6. **细胞分裂**　细胞分裂发生在 IB 阶段,大概持续 6~14 小时。在细胞分裂的过程中存在一整套合成肽聚糖的基因,说明细胞分裂阶段存在肽聚糖的参与。在该阶段中,IB 处于快速繁殖期,发生了大量转录、翻译,包涵体增殖,以及分泌效应物的过程。

7. **晚期基因表达**　在细胞快速分裂期后,IB 重新分化为 EB,称为"二次分化"。许多晚期基因的表达发生在二次分化期间,包括编码外膜复合物成分的基因(如 *OmcA* 和 *OmcB*),参与染色体浓缩的蛋白质的有关基因(如 *HctA* 和 *HctB*)。

8. **裂解途径**　衣原体发育周期晚期,成熟的子代 EB 从包涵体进入宿主细胞胞质,再通过裂解宿主细胞和包涵体出胞两种截然不同的方式释放出细胞外。两条释放途径发生率基本相近。T2SS 效应子及衣原体蛋白酶样活性因子(Chlamydia protease-like activity factor,CPAF)突变体的活体细胞成像研究结果表明胞内 CPAF 仅在包涵体裂解时才被激活,裂解宿主细胞,而向细胞溶质的转运发生在包涵体裂解之前,并且与 CPAF 活性相关。

9. **出胞途径**　包涵体出胞途径与裂解途径刚好相反,首先,宿主细胞膜包绕着包涵体突出到细胞外,包涵体被挤压、分离,在此过程中,宿主细胞可以保持完整。包涵体出胞实际上是一种包装释放的过程,衣原体包涵体以膜突出物的方式释放,这种出胞方式不仅有利于宿主细胞的存活,还可以阻止炎症因子的释放及保护 EB 免受宿主免疫。

10. **替代增长模式和持久性**　许多衣原体疾病与长期或慢性感染状态有关。研究衣原体感染的持久性模型,可对慢性病的性质进行深入了解。"持久性"是衣原体和它们的宿主细胞之间的长期关联,其中这些生物体仍处于一种可存活,但培养为阴性的状态。体外持久性系统通常可以改变的衣原体生长特征,例如,许多研究已经描述了既不经历二次分化,EB 也不分化为 IB,但仍然继续复制它们的染色体。去除生长抑制因子后,这些变化通常是可逆的。青霉素治疗、氨基酸饥饿、缺铁、IFN-γ 暴露、单核细胞感染、噬菌体感染均诱导了持续的体外感染。

三、真菌生命周期

真菌(fungus)是一类具有典型细胞核和细胞壁的真核细胞型微生物。与医学有关的真菌达四百余种,常见的有 50~100 种,可引起人类感染性、中毒性及超敏反应性疾病,甚至与某些肿瘤的发生有关。近年来,由于抗生素、抗肿瘤药物、免疫抑制剂等的使用,器官移植、介入治疗技术的发展,艾滋病、糖尿病、恶性肿瘤等引起免疫功能低下等原因,导致真菌病的发病率呈上升趋势,已引起医学界的高度重视。

真菌的典型生命周期分为四个阶段:芽孢的产生、萌芽期、菌丝长成期和繁殖期。下面以霉菌为例,简要介绍真菌生命周期。

在生存环境比较恶劣时,霉菌的芽孢处于休眠状态,直到吸收到足够的水分和营养液后,便开始发育成长进入萌芽期。一旦芽孢开始发育进入萌芽期,很快就产生短管状的微生物,叫作菌丝,在下一阶段菌丝的顶端开始生长,并产生很多分枝,菌丝逐渐变得越来越粗壮,大量的菌丝集中到一起就形成了"菌丝体"。在这个阶段,霉菌继续代谢,并保留了足够生长所需的水分和营养物质,这时,它们已经不需要从周围环境摄入太多水分,最后,菌类发育成生殖个体,繁殖新芽孢,进入下一个生命周期。

真菌的繁殖方式有三种:准性繁殖、有性繁殖和无性繁殖。准性繁殖是 1952 年美国的 G. 蓬泰科尔沃和罗珀在丝状真菌中发现的一种导致基因重组的繁殖方式,遗传性的重组不是依赖有性生殖的减数分裂,而是依赖准性生殖的有丝分裂。有性繁殖是两个性细胞结合产生新个体的繁殖方式,包括质配、核配和减数分裂三个过程。无性繁殖不经两性细胞配合,只是一种通过营养细胞的分裂或营养菌丝的分化(切割)而形成新个体的繁殖方式,它是真菌的主要繁殖方式,特点是简单、快速、产生新个体多,主要形式有四种:①芽殖(budding),从母细胞的细胞壁发芽,同时母细胞分裂,一部分核进入子细胞,而后代在母细胞和子细胞之间产生横隔,成熟后从母体脱离。这是真菌较常见的繁殖方式,常见于酵母型和类酵母型真菌;②裂殖(schizogenesis),细胞以二分分裂产生子细胞,多发生在单细胞真菌中,如劣质酵母菌;③芽管(germ tube),孢子出芽后产生芽管,芽管延伸后形成菌丝;④隔殖(septa),在分生孢子梗某一段落形成一隔膜,随之原生质浓缩而形成一个新的孢子,孢子可再独立繁殖。

第二节　抗微生物药的作用靶点

抗微生物药(antimicrobial drugs)是指用于治疗病原微生物所致感染性疾病的药物。此类药物选择性地作用于病原微生物,抑制或杀灭病原体而对人体细胞几乎没有损害。主要包括抗病毒药(antiviral drugs)、抗细菌药(antibacterial drugs)和抗真菌药(antifungal drugs)。本节将依次介绍这三种抗微生物药的作用靶标。

一、抗病毒药

抗病毒药的作用在于抑制病毒的增殖,使宿主免疫系统抵御病毒侵袭,修复被破坏的组织,或缓和病情使之不出现临床症状。至今,某些病毒性疾病,如脊髓灰质炎和狂犬病,还没有抗病毒治疗药,只能靠疫苗预防,一旦错过防疫期,后果十分严重。

病毒只有进入活细胞才能发挥生物活性。由于病毒缺少完整的酶系统,无法独立合成自身成分、产生能量,也无核糖体,决定了它必须侵入易感的宿主细胞,依靠宿主细胞的酶系统、原料和能量复制病毒的核酸,借助宿主细胞的核糖体翻译病毒的蛋白质。病毒这种增殖的方式叫作复制。病毒复制的过程分为进入、复制、装配、释放和成熟。抗病毒药正是作用于上述复制环节,从而抑制病毒的复制。根据病毒的生命周期,抗病毒药作用靶标可以分为五大类,即病毒的进入、病毒的脱壳、基因组的复制、病毒颗粒的装配以及病毒的释放(图 2-1)。相应的,抗病毒药也可以根据其作用机制分为下列五大类。

1. **阻断病毒的进入** 药物可以与病毒竞争细胞膜表面的受体,阻止病毒吸附于细胞表面,使其不能侵入细胞内,如抗 HIV 的 CCR5 辅助受体拮抗剂马拉韦罗(maraviroc);此外,药物也可以与病毒进入宿主细胞过程的相关蛋白质结合,改变蛋白质的构象,使病毒不能进入靶细胞,如抗 HIV 的多肽药物恩夫韦肽(enfuvirtide)。阻止病毒的脱壳,如金刚烷胺(amantadine)和金刚乙胺(rimantadine),可通过抑制流感病毒脱壳时所需的蛋白质 M2 的活性,用于甲型流感病毒的治疗和预防。

恩夫韦肽,又名 T-20,为多肽药物,由 36 个氨基酸组成,其序列来源于 HIV 包膜上的跨膜蛋白 gp41,是 gp41 膜外区 C 末端重复序列上的一段多肽。与逆转录酶抑制剂和蛋白酶抑制剂不同,恩夫韦肽的作用机制主要是抑制病毒进入人体的免疫细胞,干扰病毒包膜与靶细胞膜之间的融合,从而抑制 HIV 的感染。恩夫韦肽是第一个被批准的 HIV 进入抑制剂。当 HIV 对各种逆转录酶抑制剂和蛋白酶抑制剂都耐药的时候,该药物仍能达到抑制 HIV 的作用,为艾滋病(AIDS)的治疗提供了一道新的生命防线。

2. **抑制病毒的复制** 虽然病毒依赖细胞机器进行复制,但与细胞 DNA 复制还是有所差异的,病毒核酸的复制需多种病毒酶的协同合作才能完成,这些病毒酶不同于人体细胞复制所需的酶蛋白,寻找这些病毒酶活性抑制剂可以阻断病毒核酸的复制。这些病毒基因组复制的特性,成为抗病毒药良好的作用靶标。例如,阿昔洛韦(aciclovir)能选择性地抑制病毒 DNA 的复制,而阿糖腺苷(vidarabine)通过抑制病毒 DNA 聚合酶,阻碍 DNA 的合成。有些药物则抑制 RNA 聚合酶,对 RNA 病毒产生治疗作用。

法维拉韦(favipiravir,T705)可被宿主细胞酶磷酸核糖基化,生成具有生物活性的法维拉韦呋喃核糖基 -5′- 三磷酸肌醇,即法维拉韦的核苷三磷酸化物(T705-RTP),病毒 RNA 聚合酶错误地识别 T705-RTP,这样 T705-RTP 即可插入到病毒的 RNA 链中或与病毒的 RNA 聚合酶结构域结合,从而阻碍病毒 RNA 链的复制和转录。

逆转录酶是 HIV 从 RNA 逆转录为 DNA 过程中起主要作用的酶,逆转录酶抑制剂可作为逆转录酶的底物或竞争性抑制剂而阻止病毒的复制。核苷类似物为最早发现的 HIV 逆转录酶抑制剂,该类药物在细胞内被磷酸化形成它的活性三磷酸代谢产物,与内源性核苷三磷酸竞争,通过逆转录酶插入病毒 DNA,引发病毒 RNA 链提前终止,从而抑制 HIV 的复制。

齐多夫定(azidothymidine,AZT)又称叠氮胸苷,为胸苷类似物。对多种逆转录病毒有抑制作用。AZT 进入宿主细胞内,在宿主细胞胸苷激酶的作用生成三磷酸齐多夫定。三磷酸齐多夫定能够竞争性地抑制三磷酸胸苷掺入病毒 DNA 链,终止 DNA 链延长。因此 AZT 抑制 HIV 逆转录过程,使病毒复制受阻而产生抗病毒作用。

齐多夫定为治疗 HIV 感染的一线药物,可减轻或缓解 AIDS 相关症状,减缓疾病进展,延长 AIDS 患者生存期。为增强疗效,防止或延缓耐药性产生,临床上需与其他抗 HIV 药物合用。由于有些患者感染的是耐药性的 HIV 病毒株,甚至在治疗的一开始就不能用 AZT 了。

3. **抑制病毒的装配** 在感染晚期,病毒蛋白、核酸及一些大分子物质聚集装配,形成完整的病毒体从细胞释放。在 HIV 病毒颗粒的装配过程中,需要病毒编码的蛋白酶来切割大片段的 Gag-Pol 前体蛋白,产生相应的病毒结构蛋白和蛋白酶。由于该蛋白酶是病毒特有的,所以以该蛋白酶为靶标的抗 HIV 药物,如茚地那韦(indinavir),就是典型的蛋白酶抑制剂,它可与蛋白酶的活性部位可逆结合,产生竞争性抑制作用,从而阻止病毒前体多聚蛋白质的分裂并干扰新的病毒颗粒的成熟。

乙型肝炎病毒(HBV)的 p22 蛋白在装配中起重要作用,因此抑制 p22 蛋白合成的药物就可阻止病毒装配。

4. **抑制病毒的释放** 流感病毒从感染的细胞表面释放时,病毒包膜上的血细胞凝聚素结合在它们将要逃离的细胞受体上,从而局限在感染细胞的表面。流感病毒基因组编码的神经氨酸酶能够嵌入细胞膜,水解与血细胞凝聚素蛋白结合的唾液酸残基,使病毒释放。奥司他韦(oseltamivir)就是这样的流感病毒释放抑制剂,作用于病毒的神经氨酸酶。

5. **基于新靶标的抗病毒药**

(1) JQ1:是一种含溴结构域和额外终端域(bromo and extra C-terminal domain,BET)蛋白家族的抑制剂,它可以激活并杀灭潜伏的 HIV,并有效抑制炎症,可以根除潜伏的 HIV 感染。

(2) 抗病毒适配体药物:适配体(aptamer)是通过 SELEX(指数富集的配基系统进化)技术,从体外寡核苷酸库中筛选得到的一段高亲和力的单链核酸或蛋白质配体,与抗体相当或超过抗体的特异性和亲和力,适配体在功能上与抗体相当,并且具有广泛的电荷和结构组合,可广泛用于各种生物医学、诊断、体外或体内生物成像和治疗应用。HIV-1 进入宿主细胞需要病毒粒子表面包膜 Env 糖蛋白(*env* 基因所编码的外膜蛋白,gp120)与靶细胞上的特定细胞表面受体相互作用。因此,靶向 Env 糖蛋白抑制病毒进入具有很大的治疗潜力。HIV 包膜蛋白 gp120 与 $CD4^+$ T 淋巴细胞表面的受体 CD4 及辅助受体 CCR5 结合后,病毒方可进入宿主细胞。James 团队筛选到的 RNA 适配体,如 B4 和 B40,能紧密结合 gp120,抑制 gp120 和 CCR5 结合,阻止 HIV 感染。

(3) 蛋白酶体抑制剂:蛋白酶体依赖性降解在许多细胞过程,如细胞周期控制、增殖和凋亡中起关键作用。病毒可以控制蛋白酶体活性,促进对其复制周期至关重要的多种功能。硼替佐米通过扰乱在感染的最初几小时内发生的两种不同的蛋白酶体依赖性步骤,即输入的病毒核衣壳向细胞核的转运和病毒诱导的宿主核结构域 10(ND10)结构的破坏,从而在单纯疱疹病毒(HSV)感染的早期起作用。

二、抗细菌药

药物产生强大特异性的抗菌作用归结于它们对高度特异靶分子的选择性作用,适合成为抗细菌药作用的靶标应符合两个基本条件:①必须是细菌存活的关键;②必须为细菌所特有或与人的同源性低。根据细菌结构特点和代谢特点,有大量抗细菌药作用靶标(图 2-11),如细胞壁合成酶、核糖体以及叶酸代谢和核酸代谢过程所必需的酶类。药物通过影响细菌的结构和功能,干扰细菌的生化代谢过程而产生抗菌作用。

自 1928 年弗莱明发现青霉素至今,人类已经发现的抗生素多达数千种。一方面,抗生素的诞生挽救了无数生命,另一方面,随着抗生素的广泛使用,微生物的耐药问题日趋严重,多药耐药微生物的

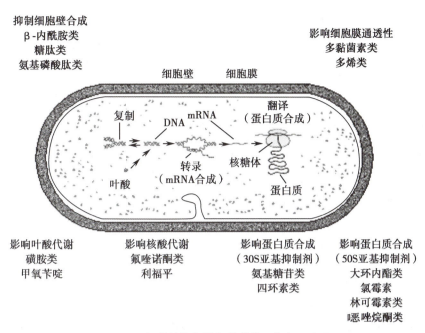

图 2-11　细菌结构与抗细菌药作用靶标示意图

快速蔓延更是将人类逼到了几近无药可用的绝境。近 40 年来新抗生素的发现速度明显放缓,研发新型抗生素应对致病菌的耐药问题刻不容缓。抗细菌药研究的瓶颈之一是已知药物靶标有限。据统计,目前所有临床应用的药物,得到证实的靶标只有 300~500 个,抗细菌药的靶标更是寥寥无几,一旦这些传统抗细菌药的作用靶标发生结构改变或者微生物产生了弥补靶标功能的替代途径,作用于该靶标的药物将全部失效。因此,发现全新的药物靶标,在靶标上实现突破,是加速新药研发的关键。目前,主要通过比较基因组学、基因芯片技术、蛋白质组学研究等方法寻找全新药物靶标。比较基因组学(comparative genomics)是基于基因组图谱和测序技术基础上,对已知的基因和基因组结构进行比较,以了解基因的功能、表达机制和物种进化的学科。基因芯片技术是将致病微生物的全部基因集成在一张基因芯片上建立病原体基因表达技术,可以检测药物作用前后基因表达水平上的差异,发现潜在的药物作用靶标。蛋白质组学研究方法通过比较不同条件下(不同生长阶段、药物作用前后等)细胞产生蛋白质的种类、数量的不同,来研究各蛋白质在生命周期中发挥的作用以及药物的作用机制,二维电泳技术是蛋白质组学研究的关键技术。微生物在不同的生长条件下,为了更好地生存,必须随着环境的改变进行适当的自身调整,如部分基因开启或上调,部分基因关闭或下调,在蛋白质水平上表现为蛋白质的种类和数量的改变。提取不同生长条件下细胞中的蛋白质进行二维电泳,可以得到不同条件下的蛋白质表达变化数据,研究这些发生改变的蛋白质在细胞生命周期中发挥的作用,有可能找到合适的药物作用靶标。

1. **抑制细胞壁合成**　β- 内酰胺类抗生素通过与具有转肽酶、羧肽酶、糖基转移酶等功能的青霉素结合蛋白(penicillin-binding protein,PBP)结合,影响细菌细胞壁合成。对比人体细胞结构,细胞壁是细菌特有的结构,位于细胞膜之外,坚韧而有弹性,能维持细菌外形和保护细菌免受低渗破坏,并与细胞膜共同进行细菌与外周环境的物质交换。细胞壁的主要成分为肽聚糖(peptidoglycan),由肽和聚糖两部分组成。众多肽聚糖分子以糖苷键和肽键交织成网格状覆盖在整个细胞上。而哺乳动物细胞无细胞壁,因此,参与细菌肽聚糖合成和交联过程的一些关键酶以及肽聚糖的中间产物均可成为药物选择性作用的靶标。

青霉素类乃至整个 β- 内酰胺类抗生素的作用机制,是阻断肽聚糖合成的最后阶段,即肽聚糖链的组装和三维结构的构建。该阶段的反应是由下面几种酶催化完成:①糖基转移酶,催化 N- 乙酰胞壁酸 C1 和 N- 乙酰葡糖糖胺 C4 之间形成 β-1,4 糖苷键;②转肽酶,催化四肽侧链 4 位上的 D- 丙氨酸和邻近五肽的 3 位上的二氨基庚二酸(DAP)ε- 氮形成肽键(该反应通过释放五肽供体的末端 D- 丙氨酸而发生);③D- 羧肽酶,催化五肽末端 D- 丙氨酸水解;④内肽酶,催化水解已合成肽聚糖链上的肽键。不同的 β- 内酰胺类抗生素在不同程度上有抑制上述酶的作用。

糖肽类抗细菌药大多是由 7 种氨基酸构成的小肽,其作用靶标是 D-Ala-D-Ala 残基,药物与 D-Ala-D-Ala 残基共价结合形成复合物,从而抑制五肽桥的形成,阻碍细胞壁的合成,导致细胞破裂死亡。由于耐药菌的出现,使第一代糖肽类抗菌药逐渐失去活性,特拉万星(telavancin)和奥利万星(oritavancin)作为新型脂糖肽类抗菌药,对敏感菌和耐药菌的活性均较万古霉素明显提高。新型脂糖肽类抗菌药的上市在改善耐药性方面做出了贡献,为后期更加深入的研究奠定了基础。

此外,幽门螺杆菌的谷氨酸消旋酶(MurI)是细菌细胞质酶,它参与肽聚糖合成过程,催化 L- 谷氨酸转化为 D- 谷氨酸,而 D- 谷氨酸是肽聚糖合成的必需氨基酸。研究表明,吡啶二氮杂䓬胺类主要作用于 MurI,可以非竞争性地结合在 MurI 二聚体的交界面上,抑制酶的活性,导致肽聚糖合成中各种酶的损耗以及 UDP-N- 乙酰胞壁酸 - 丙氨酸的积累(图 2-12),进而抑制幽门螺杆菌的生长。

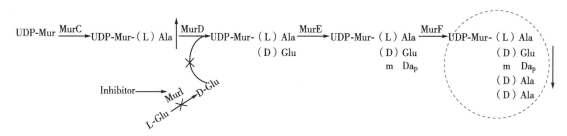

图 2-12　肽聚糖细胞质中生物合成途径

2. 影响细胞膜通透性　多黏菌素通过与细菌细胞膜中的磷脂结合,使膜通透性增加而发挥抗菌作用。细菌细胞膜位于细胞壁的内侧,紧密包绕在细胞质的外面,由脂质双层分子组成。细胞膜能将氨基酸、嘧啶、嘌呤、磷脂、无机盐和核苷酸等浓集在细胞内,防止外漏;还有许多酶和核糖体等也黏附在细胞膜上。因此,细胞膜具有选择性输送营养物质和催化重要生化代谢过程的作用。膜的结构成分及其合成过程是某些药物作用的目标,除了多黏菌素类抗生素,达托霉素与钙离子结合,发挥阳离子肽样作用,通过静电作用与细胞膜上的酸性脂质结合而插入细胞膜,导致细胞膜脂质寡聚化,形成离子通道,而细胞内离子如钾离子外溢,细胞死亡;真菌细胞膜含有大量固醇类物质,制霉菌素和两性霉素等多烯类抗生素能与固醇类物质结合,使膜通透性增加,导致重要生命物质外漏。

多黏菌素 E 抗菌作用机制主要是作用于细菌细胞膜。多黏菌素类药是带正电荷的多肽抗生素,其可与革兰氏阴性杆菌外膜上带负电荷的脂多糖结合,其亲水基团与细胞外膜磷脂上的磷酸基形成复合物,而亲脂链则可立即插入膜内脂肪链之间,导致细菌通透性增加、菌体内的重要物质如蛋白质、核苷酸、氨基酸、糖和盐类等外泄,从而造成细菌死亡。另外,多黏菌素 E 进入细菌细胞质后,也影响核质和核糖体的功能。

3. 影响蛋白质合成　抗生素多可影响细菌蛋白质合成,其作用部位及作用时段各不相同

（图 2-13）。氨基糖苷类抗生素（链霉素等）影响蛋白质合成的全过程,四环素类能与核蛋白体 30S 亚基结合,阻止氨基酰 -tRNA 向 30S 亚基的 A 位结合,大环内酯类和林可霉素类、达托霉素、氯霉素类能与细菌核蛋白体 50S 亚基结合,均抑制蛋白质合成。

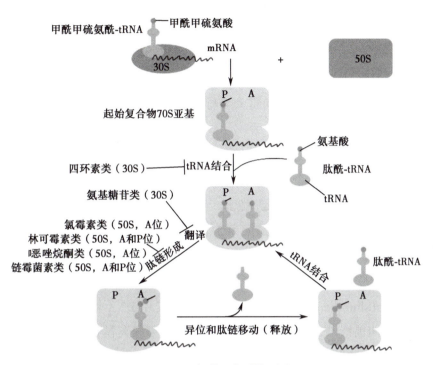

图 2-13　细菌蛋白质的翻译

氨基糖苷类药物可干扰菌体蛋白质合成的全过程:①始动阶段,与 30S 亚基结合,抑制 70S 始动复合物形成;②肽链延伸阶段,选择性地与细菌体内核糖体 30S 亚基上的靶蛋白(P10)结合,造成 A 位空间结构歪曲,使 aa-tRNA 错误阅读(翻译)mRNA 上的“三联密码”(遗传密码),导致异常的或无功能的蛋白质合成;③终止阶段,阻止肽链释放因子“R”进入 A 位,使已合成好的肽链不能释放,并阻止 70S 核糖体的解离,使菌体内核糖体循环利用受阻,最终导致菌体内核糖体耗竭。此外,氨基糖苷类还可通过吸附作用插入并结合到菌体胞膜内,使菌体包膜发生断裂,导致胞膜通透性增加,胞体内大量重要物质外漏,最终使细菌迅速死亡。

四环素类药物主要作用于 30S 亚基 16S rRNA 上与 A 位点结合的 tRNA 的反密码子的茎环结构上,干扰氨基酰 -tRNA 与核糖体 A 位点的结合,阻止肽链延长,使细菌生长受到抑制。替加环素于 2005 年 6 月获美国 FDA 批准上市,该药是在米诺环素 D 环的 C9 位增加一个叔丁基 - 甘氨酰氨基衍生而来的新型甘氨酰四环素类药,D 环增加的侧链使其具有广谱抗菌活性,尤其对耐甲氧西林金黄色葡萄球菌(MRSA)、耐万古霉素肠球菌(VRE)、耐青霉素肺炎链球菌(PRSP)等耐药菌有良好的活性。

甲硫氨酰 -tRNA 合成酶(methionyl-tRNA synthetase,MetRS)是一个新型药物靶标。MetRS 催化甲硫氨酸与 tRNA 形成甲硫氨酰 -tRNA,经甲酰化后结合到 mRNA 上,启动翻译过程。REP8839 是 MetRS 抑制剂,对所有的金黄色葡萄球菌和肺炎链球菌都有良好的抗菌活性,新靶标 MetRS 及其抑制剂 REP8839 的发现为临床治疗金黄色葡萄球菌等耐药菌引起的感染指明了新的方向,也为进一步研究该类靶标抑制剂奠定了基础。

大环内酯类抗生素是一类由链霉菌产生的一类具有 12-16 元环碳内酯环的弱碱性亲脂化合物,主要是与核糖核蛋白体的 50S 亚单位相结合,抑制肽酰基转移酶,影响核糖核蛋白体的移位过程,妨碍肽链增长,抑制细菌蛋白质的合成。常用的大环内酯类抗生素有红霉素、克拉霉素、阿奇霉素,抗菌谱窄,比青霉素略广,主要作用于需氧革兰氏阳性菌和阴性球菌、厌氧菌、军团菌、衣原体和支原体等,在碱性环境中抗菌活性较强。

林可霉素,又称洁霉素,由链丝菌产生;克林霉素,又称氯洁霉素,是林可霉素 7 位 OH 被 Cl 取代而成,两者具有相同的抗菌谱。抗菌机制与大环内酯类相似,能与核蛋白体 50S 亚基结合,抑制肽酰基转移酶,使蛋白质肽链的延伸受阻,因此,林可霉素类与大环内酯类可互相竞争结合部位,出现拮抗作用,不宜合用。

氯霉素,委内瑞拉链丝菌产生的抗生素。氯霉素通过可逆地与 50S 亚基结合,阻断转肽酰酶的作用,干扰带有氨基酸的氨基酰 -tRNA 终端与 50S 亚基结合,从而使新肽链的形成受阻,抑制蛋白质合成。抗菌谱广,对革兰氏阴性菌的作用强于革兰氏阳性菌。

4. 影响核酸代谢　细菌细胞 DNA 促旋酶为 2 个 A 亚基和 2 个 B 亚基组成的四聚体,哺乳动物细胞的 DNA 促旋酶只含 2 个亚基,其结构和功能与细菌不同,因而细菌的 DNA 促旋酶可成为药物作用的靶标。

DNA 聚合酶滑卡(sliding clamp)是一个新的药物靶标,是由 DNA 聚合酶Ⅲ的亚基的二聚体组成,它能夹住 DNA 模板并向前滑动,使聚合酶在完成复制前不再脱离模板,提高酶的持续合成能力,药物分子和肽抑制剂能与其结合抑制酶的活性。该靶标的发现为研发新型抑制剂奠定了基础、指明了方向。

目前 RNA 合成抑制剂主要有利福平、利福霉素 B 等,这类药物抑制病原体依赖 DNA 的 RNA 聚合酶,与敏感菌依赖 DNA 的 RNA 多聚酶 β- 亚单位牢固结合,抑制病原体 RNA 合成的起始阶段,抑制细菌 RNA 的合成。而非达霉素(fidaxomicin,FDX)是美国 FDA 于 2011 年批准的新型大环内酯类药物,FDX 能特异性作用于 RNA 聚合酶的 σ 亚基,从而抑制细菌转录起始的早期阶段,导致敏感菌中 RNA 和蛋白质合成受阻直至细胞死亡。

氟喹诺酮类为广谱杀菌药,对大多数革兰氏阳性菌和革兰氏阴性菌有良好的抗菌活性,尤其是对革兰氏阴性菌包括铜绿假单胞菌具有强大的杀菌作用;对革兰氏阳性菌、结核分枝杆菌、军团菌、支原体和衣原体有杀灭作用,对厌氧菌如脆弱拟杆菌、梭杆菌属、消化链球菌属和厌氧芽孢梭菌属等也有较强的抗菌活性。

氟喹诺酮类药物的作用靶标是 DNA 促旋酶和拓扑异构酶Ⅳ(图 2-14)。DNA 促旋酶和拓扑异构酶Ⅳ都是细菌生长所必需的酶,其中任意一种酶受到抑制都将会抑制细胞生长,导致细胞死亡。一般认为,DNA 促旋酶的 A 亚单位是喹诺酮类的作用靶标,但是两者不能直接结合,药物需嵌入断裂的 DNA 链,形成喹诺酮类 -DNA- 促旋酶复合物,从而抑制 DNA 促旋酶的切口活性和封口活性,起到杀菌的作用。哺乳动物细胞内的拓扑异构酶Ⅱ在功能上类似于菌体内的 DNA 促旋酶,但与革兰氏阴性菌不同的是,氟喹诺酮类药物仅在很高浓度才能影响该哺乳动物的拓扑异构酶Ⅱ,故氟喹诺酮类对细菌的选择性高。氟喹诺酮类的其他作用包括诱导细菌 DNA 的 SOS 修复,引起 DNA 错误复制而导致细菌死亡;抑制细菌 RNA 和蛋白质的合成以及抗生素后效应等。

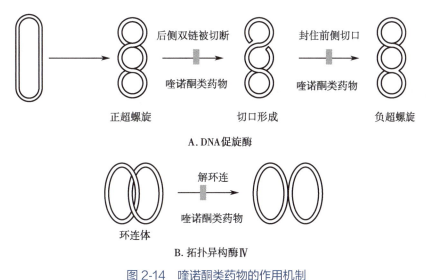

A. DNA促旋酶

B. 拓扑异构酶Ⅳ

图 2-14 喹诺酮类药物的作用机制

5. **影响叶酸代谢** 磺胺类药物主要通过干扰叶酸的代谢发挥作用。磺胺类药物的结构与细菌合成叶酸所必需的原料对氨基苯甲酸(PABA)的结构非常相似,可以与对氨基苯甲酸竞争二氢蝶酸合酶,使二氢叶酸的合成受阻,从而抑制细菌的生长繁殖(图 2-15)。人体可以从食物中摄取二氢叶酸,因此不受磺胺类药物的影响。凡是需要自身合成二氢叶酸的微生物,对磺胺类药物都敏感。

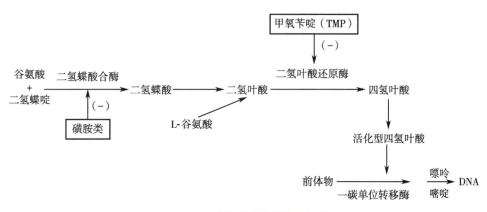

图 2-15 磺胺类药物的作用机制

甲氧苄啶(TMP)抗菌机制为可逆地抑制二氢叶酸还原酶,使二氢叶酸还原为四氢叶酸的过程受阻,影响四氢叶酸的形成,从而影响微生物 DNA、RNA 及蛋白质的合成,使其生长繁殖受到抑制。如与磺胺甲噁唑(SMZ)合用,可对细菌的四氢叶酸合成形成双重阻断作用,达到更好的抗菌效果。TMP 单用容易产生耐药性,与磺胺类药物合用可使耐药菌株减少。

6. **具有新型作用机制的抗菌药** 达托霉素是第一个被批准上市的、作用方式不同于其他抗生素的一种具有环状结构的脂肽类抗生素。它通过结合细菌的细胞膜,改变细胞膜电位,使其快速去极化,从而阻断细胞膜输送氨基酸,抑制细菌 DNA、RNA 和蛋白质的合成。对革兰氏阳性菌,包括 MRSA、hVISA 和 VRE 有抗菌活性。临床上主要用于革兰氏阳性菌皮肤感染、血流感染与右侧心内膜炎,常见的不良反应有胃肠道功能紊乱、注射部位反应、发热、头痛、失眠、眩晕、皮疹和血磷酸肌酸激酶上升等。吉布达星(gepotidacin)是首个三氮乙酰萘拓扑异构酶抑制剂,通过选择性地与细菌 DNA 促旋酶和拓扑异构酶Ⅳ相互作用来发挥作用,其作用位点不同于喹诺酮类药物。头孢他啶 / 阿维巴坦、亚胺培南 / 四司他丁/雷利巴坦、美罗培南/法硼巴坦,是为解决碳青霉烯类耐药细菌流行问题,研发的具有抑制碳青霉烯酶活性的新型β-内酰胺酶抑制剂的复方产品。阿维巴坦、雷利巴坦、法硼巴坦均对金属β-内酰胺酶没有抑制作用。头孢地尔是一种新型铁载体头孢菌素,通过细菌铁载体蛋白进入菌体(特洛伊木马机制),再与青霉素结合蛋白结合而发挥杀菌作用,其能够抵抗丝氨酸β-内酰胺酶和金属β-内酰胺酶的水解作用。此外,一款喹诺酮/噁唑烷酮双靶点抗生素 MCB3837 已于 2017 年 7 月被 FDA 授予和各感染疾病产品资格。化合物 BPH-652 被发现可阻断从法尼基二磷酸到前角鲨烯合成酶 CtrM,有效阻断葡萄球菌黄素的合成,在体内展示出很好的抗金色葡萄菌的作用。化合物依布硒咻可与合成艰难梭菌毒力因子 TcdB 的半胱氨酸蛋白酶结构域有效结合,并在体内显示出良好的艰难梭菌的抑制活性。

三、抗真菌药

真菌为真核微生物,结构与细菌不同,具有由甲壳质和多糖组成的坚固细胞壁和由麦角固醇组成的细胞膜,其生长不被抗细菌药抑制。因此,抗细菌药对真菌感染治疗效果差,真菌感染只能用抗真菌药进行治疗。抗真菌药的药物作用机制目前有以下三个:影响真菌细胞膜的药物,如多烯类、唑类、丙烯胺类、吗啉类;影响真菌细胞壁的药物,如棘白菌素类;其他,如氟胞嘧啶、灰黄霉素。

真菌感染可分为浅部感染和深部感染两类。浅部真菌感染常由各种癣菌引起,主要侵犯皮肤、毛发、指(趾)甲和黏膜等部位,引起体癣、头癣、指(趾)甲癣及足癣等。深部真菌感染主要由白念珠菌、隐球菌等引起,多侵犯深部组织和内脏器官,在一定条件下可播散引起全身感染,其诊断较难,发病率虽低但危害性大。近年来由于广谱抗生素、糖皮质激素、抗肿瘤药物和器官移植中免疫抑制剂的应用及 AIDS 流行,深部真菌感染的发生率日趋增加。

(一)常用抗真菌药分类

根据药物化学结构的不同,可将常用抗真菌药分为以下几类:

1. **多烯类**　那他霉素(natamycin)、两性霉素 B(amphotericin B)和制霉素(nystatin)等,此类抗生素与真菌细胞上的甾醇结合,损伤细胞膜通透性,致细胞膜的屏障作用障碍,细胞内重要物质如钾离子、核苷酸和氨基酸等外漏,破坏细胞的正常代谢而起到抗菌作用。细菌细胞膜上无类固醇,故对细菌无效。人体内的肾小管细胞和红细胞的膜上有类固醇,故两性霉素 B 易引起肾损伤和红细胞膜损伤。

2. **唑类**　根据其五元母环上的氮原子数目,又分为咪唑类和三唑类。咪唑类包括咪康唑(miconazole)、克霉唑(clotrimazole),三唑类包括氟康唑(fluconazole)、伊曲康唑(itraconazole)、泊沙康唑(posaconazole)。唑类药物的抗真菌作用机制是抑制真菌 CYP51 酶,选择性抑制真菌甾醇-14α-去甲基酶,使细胞膜麦角固醇合成受阻,细胞膜通透性发生改变,同时使 14α-甲基甾醇在真菌细胞内堆积而损伤真菌的一些酶如 ATP 酶及电子转运有关的酶,从而抑制真菌生长。

3. **嘧啶类**　氟胞嘧啶(flucytosine),作用机制为在真菌内转化为活性产物氟尿嘧啶,替代尿嘧啶参与真菌的核酸代谢,干扰真菌 DNA 和 RNA 的合成。临床上主要用于深部真菌感染的治疗。不宜单用,常与两性霉素 B 合用。

4. **烯丙胺类**　布替萘芬(butenafine)和特比萘芬(terbinafine),其抗菌机制为抑制真菌角鲨烯环氧化酶而抑制真菌麦角固醇的合成,使真菌细胞膜的屏障功能障碍,从而抑制真菌的生长。此外,角鲨烯环氧化酶受抑制,甾醇角鲨烯在真菌细胞内浓集,而对真菌产生毒性作用。

5. 其他　阿尼芬净(anidulafungin)、卡泊芬净(caspofungin)和米卡芬净(micafungin)。阿尼芬净为棘白菌素 B 的半合成衍生物,卡泊芬净和米卡芬净均为半合成脂肽类化合物,它们均可通过非竞争性抑制 1,3-β-D- 葡聚糖合成酶活性从而抑制真菌细胞壁合成,导致真菌细胞壁的完整性被破坏,使真菌细胞内渗透压不稳定,最终导致真菌细胞溶解死亡。

（二）抗真菌药的筛选与研发

在新的微生物药的研究中,抗真菌药的筛选研究远远不如抗细菌药那样成效显著,这是由于真菌与细菌的差别。真菌是真核生物,而细菌为原核生物,抗真菌药的选择性毒性没有抗细菌药好。抗真菌药缺乏体内外抗菌活性一致的筛选模型和评价方法。体外筛选方法得到的抗真菌化合物,大多数是杀菌药物,多数有细胞毒,难以应用于临床。

1. 基于活细胞的抗真菌药筛选　利用真菌细胞直接进行抗真菌药的筛选,是一种传统的方法,也是一种简便快捷的药物初筛方法。以下简单介绍几种目前被国内外广泛采用的活细胞筛选方法。

（1）琼脂扩散法:是一种最广为传统的筛选方法,也叫纸片法。具体方法,从固体培养基上挑取单菌落,接种到少量(如 5ml)的液体培养基中,于 28℃、200r/min 振摇培养过夜,利用细胞计数板对细胞进行计数。将待测菌体按一定的浓度[(1~2.5)×10^4CFU/ml]加入到融化的琼脂培养基中,铺成平板,室温冷却 3~4 小时后,在琼脂平板上加含有一定浓度的样品的纸片,或直接将样品点在琼脂平板上,培养 2 天后测定抑制圈的大小。该方法的优点是简单,可操作性强,不需要特殊的仪器设备。

（2）琼脂稀释法:琼脂稀释法是在各熔化的固体培养基中加入不同浓度的抗真菌药,铺板后凝固,以多点接种法将待测真菌接种于各琼脂培养基表面,以菌体不能进行生长时的最低浓度计为该药对该菌的最低抑菌浓度(MIC)。该方法与前一种方法比较相对烦琐,但可以在同一药物浓度的固体平板上测定对该菌的 MIC。该方法的关键在于确保在各个接种点所接种的真菌菌量相同。

2. 基于特异靶标的抗真菌药研发　抗真菌药作用靶标的研发涉及细胞生长、繁殖以及致病过程的各个环节,而且抗真菌药的筛选方法也从过去的随机筛选发展到计算机虚拟筛选的理性筛选阶段。抗真菌药的研发靶标主要集中在以下几个方面:细胞膜的完整性和稳定性、细胞壁的合成、细胞的信号转导、细胞周期、蛋白质与 DNA 的合成、真菌关键代谢途径等。

目前对新型抗真菌药的研发,借助功能基因组学研究工具,有如下的药物设计新靶点:①鞘糖脂生物合成,鞘糖脂是调控多种真菌复制及致病性的质膜成分,肌醇磷酸酯神经酰胺(inositol phosphatyl-ceramide,IPC)是鞘糖脂的一种,研究表明 IPC 合成酶是生产 IPC 所需的关键酶。②GPI 锚定蛋白,为保证真菌细胞壁的完整性和稳态,许多甘露糖基化蛋白通过糖基磷脂酰基醇(glycosylphosphatidylinositol,GPI)锚与之结合。肌醇酰基转移酶(inositol acyltransferase,Gwp1)催化该途径的第四步。③嘧啶通路,研究表明 F901318 是一种有效的抗真菌药,它以非常特殊的方式在新的嘧啶途径中靶向真菌二氢乳清酸脱氢酶。④乙醛酸循环,异柠檬酸裂合酶(isocitrate lyase,ICL1)是一种在乙醛酸循环中将异柠檬酸切割为乙醛酸和琥珀酸的酶,其产物再通过苹果酸合成酶合成苹果酸,跳过了三羧酸循环(TCA 循环)中脱去 CO_2 的两步,从而使真菌细胞在有限的宿主营养条件下适应和存活,因此异柠檬酸裂合酶是真菌毒力所必需的。研究表明,许多 ICL1 抑制剂对不同真菌具有很高的抑制活性。⑤铁载体,Asp2397 是从桃色定孢霉菌中分离出的环六肽,是一种具有抗酵母和霉菌活性的羟肟铁载体,尽管特异性细胞靶点未明,但研究表明了它可由人体细胞中不存在的铁载体蛋白 Sit1 进行运输。⑥组蛋白脱乙酰酶,使用表观遗传抑制剂来调节真菌病原体的基因表达也是抗真菌药的研发靶标之一,此种策略以组蛋白脱乙酰酶(histone deacetylase,HDAC)为靶点,HDAC可以使下调转录和基因表达的组蛋白和其他一些蛋白质脱乙酰基,而这些蛋白在真菌病原体的毒力性状、耐药性和形态形成的调控中起着关键作用。研究证实,HDAC抑制剂MGCD290与常用的唑类药物具有协同作用,表明它有可能成为一种替代的抗真菌治疗方法。

此外,阻止微管蛋白的聚合过程也是靶标之一。细胞周期中的微管是由微管蛋白以头尾相连的方式聚合,形成微管蛋白原纤维,再由原纤维构成的一个中空的微管。细胞骨架不仅在维持细胞形态、承受外力、保持细胞内部结构的有序性方面起重要作用,而且还参与许多重要的生命活动,如在细胞分裂中细胞骨架牵引染色体分离,在细胞物质运输中,各类小泡和细胞器可沿着细胞骨架定向转运。已报道针对微管蛋白的抗生素有MC305904,它是一个特异性抑制真菌微管TUB2,导致微管不能正常聚合抗生素;诺考达唑(nocodazole)能通过与微管蛋白亚基的精氨酸残基结合而抑制微管蛋白的聚合,对真菌微管蛋白具有高度亲和力,而对哺乳动物的亲和力很低。

(三) 药物再利用

药物再利用的方法使得已获批上市的药物拥有新的适应证,这种方法比从头设计更有优势,并且大大缩短了研发时限,降低成本。目前这种方法也被用于寻找新型抗真菌药。目前发现具有较大潜力,可成为抗真菌候选药的药物如下:抗抑郁药舍曲林,对新生隐球菌具有杀菌作用;他汀类药物,对念珠菌的抗真菌活性最强;金诺芬,可抑制相关真菌病原体的生长;非甾体抗炎药,可成为控制隐球菌生长的替代药物,如阿司匹林被证实对白念珠菌有抗生物膜活性,布洛芬对念珠菌也有很好的抗真菌活性,与氟康唑合用时效果更明显;抗寄生虫药,氯喹对白念珠菌、荚膜组织胞浆菌和新生隐球菌有较好的抑制作用,氯羟柳胺对临床分离的敏感和耐药的念珠菌株均有抗真菌活性,氟苯达唑是一种苯并咪唑类抗寄生虫药物,但其对新生隐球菌有很强的体外活性;DM262及NSC319726,DM262作为抗疟药,对新生隐球菌、加特隐球菌和白念珠菌有显著的抗真菌活性,NSC319726是癌症治疗药物库中的一种氨基硫脲化合物,对念珠菌属、烟曲霉和新生隐球菌均有抗真菌活性;氯法齐明,以膜脂为靶点的抗分枝杆菌药物氯法齐明与卡泊芬净或泊沙康唑合用,对抑制白念珠菌和烟曲霉菌有协同作用。

(四) 抗真菌肽

抗真菌肽(antimicrobial peptide,AMP)是作用于原核生物、植物和人类等多种生物的先天免疫反应的进化保守型分子,呈现抗真菌活性的AMP正陆续被发现。大多数抗真菌肽针对白念珠菌,但其中也对其他真菌病原体起作用,如其他念珠菌属、曲霉菌属、新生隐球菌和申克孢子丝菌等。尽管在体外和动物模型中已经鉴别出大量的有抗真菌活性的AMP,但其中只有少数进行了临床试验,现存AMP临床开发和使用的限制较大:合成、筛选和生产的高成本、系统和局部毒性、生理条件下的活性降低、蛋白水解的易感性、药动学和药效学问题、反复使用后致敏和过敏的可能性,抑制了跨膜扩散性转运及其高分子量等。

(五) 计算机辅助药物设计

计算机模拟方法减少了需要评价的早期目标化合物的数量,可以大大加快研发进程。目前,分子对接已广泛应用与化学库中小分子的虚拟筛选,如硫氧还原蛋白还原酶(TRR1)和α-1,2-甘露糖转移酶(KRE2)等靶点的获取。基于配体的虚拟筛选使用已知活性的配体做为模板来搜索其他活性配体,并假设化学上相似的化合物具有相似的生物活性,虽然并不总是正确的,但也成功获得了类似于氟康唑的具有抗念珠菌活性的香豆素衍生物。另一种小分子鉴定方法是通过分子对接获得一系列的化学衍生物，并对这些衍生物的抗真菌活性及其与特定目标结合的能力进行评估，如对真菌羊毛甾醇 14- 去甲基酶的新型抑制剂，两种噻唑啉 -4- 酮衍生物等。一些有研究前景的抗真菌药的先导化合物的发现也证明了该方法在抗真菌药的筛选研发的有效性，如吡啶环和噁二唑环对新型咪唑衍生物的活性具有重要作用，而 1,3,4- 噁二唑的苯环上的不同取代基对其抗真菌活性同样重要。

第三节　微生物的耐药性及其研究进展

各类抗菌药的迅速崛起，创造了人类历史上药物发现的神话。然而，随着抗菌药的广泛应用，造成了微生物生态的紊乱和菌群失调并导致微生物耐药性的出现和日益增强，而且微生物的多重耐药性增加、致病力增强。由于人类滥用抗生素导致无药可用的多重耐药菌，将是 21 世纪对人类的最大威胁。因此，阐明微生物耐药性的机制，寻找对耐药菌具有高效、低毒、药理性能好的抗菌药已成为当代医学研究的重点内容。

一、病毒耐药性

病毒耐药性以 HIV 为例进行介绍。

在过去的 20 多年里，由于抗反转录病毒治疗（anti-retroviral therapy，ART）的广泛应用，HIV 感染已逐渐成为慢性疾病。用于抗反转录病毒治疗的药物也在不断涌现，目前国际上共有六大类 30 多种药物，分别为核苷类反转录酶抑制剂（nucleotide reverse transcriptase inhibitor，NRTI）、非核苷类反转录酶抑制剂（non-nucleoside reverse transcriptase inhibitor，NNRTI）、蛋白酶抑制剂（protease inhibitor，PI）、整合酶抑制剂（integrase inhibitor，INI）、融合抑制剂（infusion inhibitor，FI）及 CCR5 抑制剂。国内的抗反转录病毒治疗药物有 NRTI、NNRTI、PI、INI 以及 FI 五大类（包括复合制剂）。然而，伴随着抗反转录病毒治疗的长期应用，HIV 耐药问题也逐渐突显，并且成为严重影响和威胁 HIV 感染者治疗和生存的重要因素。

（一）HIV 耐药机制

HIV 耐药性是指 HIV 通过自身的遗传变异，产生对药物抑制作用敏感性降低或不敏感的现象。

HIV 耐药可分为诱导型耐药和原发型耐药两种。

诱导型耐药是指在药物等因素作用下，HIV 发生变异，最终导致 HIV 耐药发生。未接受治疗的 HIV 感染者，每天产生 $10^8 \sim 10^9$ 个病毒拷贝数，受染细胞高达 1 亿个。而 HIV 反转录病毒复制过程缺乏校正功能，精确度较低，结果导致每一轮 HIV 复制中都会随机出现约 10 个变异。在不能完全抑制病毒复制的药物浓度下，由于药物的不完全抑制作用最终导致对药物敏感性下降的病毒株被选择出来。不同的药物有不同的耐药屏障，有些药物因 HIV 基因单点突变就可导致高水平的耐药，有的则可能需要多点突变。

原发型耐药是指未经治疗的 HIV 感染者体内的 HIV 已对一种或几种抗反转录病毒药物耐药的现象。早在 1993 年就发现了首例原发感染对齐多夫定耐药的 HIV 患者。自从高效抗反转录病毒治疗出现后，已有大量关于 HIV-1 原发耐药株感染的报道。大多数的原发耐药病毒株是由治疗失败的 HIV

感染者传播至其他患者所致,但是一些 HIV 天然就对一些抗反转录病毒药物耐药,如 HIV-2 对大多数 NNRTI 天然耐药;某些 HIV-1 亚型对 PI 和 NNRTI 的敏感性较美国和欧洲流行的 B 亚型低。

HIV-1 对 NRTI 耐药的机制:①通过使反转录酶在聚合过程中识别 NRTI 的突变调节,阻止 NRTI 掺入到延长的 DNA 链中。此类机制产生的突变主要包括 M184V、Q151M、L74V、K65R,其中 M184V 是最常见的 NRTI 耐药性突变,在治疗失败的患者中,81% 的患者发生 M184V 突变。②促进水解酶切除使链终止的 NRTI,从而使 DNA 合成得以继续进行。此类机制产生的突变称为胸苷类似物突变(TAM),主要包括 M41L、D67N、K70R、L210W、T215Y/F、K219Q 突变,可以影响大多数 NRTI 的敏感性,同时具有高度的交叉耐药性。

HIV 对 NNRTI 耐药的机制:NNRTI 的耐药性突变一般位于疏水袋,突变能降低药物与反转录酶的亲和力,导致药物的抗病毒活性降低,最终使治疗失败。单点突变就可以对一种或多种 NNRTI 药物产生高水平耐药性。NNRTI 耐药突变包括 A98G、L100I、K103N、V106A、V108I、Y181C、Y188L/C/H、G190A/S、P225H、F227L/C、M230L、P236L、K238T,其中 K103N、Y181C 和 G190A 是最为普遍和出现最早的 NNRTI 耐药相关位点突变,且由于 NNRITs 存在高度的交叉耐药性,该三个位点突变均能引起对目前临床上所应用的三种 NNRTI 药物的耐药。

HIV 对 PI 耐药的机制:由于底物结合窝发生结构性改变,从而导致蛋白酶抑制剂对突变后蛋白酶的亲和力降低。PI 耐药的耐药突变位点,即结合位点有 L90M 和 V82A。蛋白酶抑制剂耐药突变同时伴有蛋白酶底物自身结构的突变,即 A431V、L449F 和 P453L 突变。

(二)HIV 耐药性的检测方法

HIV 耐药性的检测方法有表型检测法和基因型检测法。表型检测法基于体外培养技术,通过检测待检样本中抑制病毒生长所需药物的 50% 抑制浓度或 90% 抑制浓度,与敏感参考株进行比较,进而判断待检测病毒的耐药程度。基因型检测的是导致表型耐药或影响病毒学应答的基因突变,最常用的是针对药物作用靶基因扩增和测序的方法。利用耐药基因型解释系统判断是否耐药以及耐药的程度。基因型检测包括标准基因型检测以及超深度焦磷酸测序技术等方法。耐药监测和检测通常采用标准基因型检测方法,该检测方法相对简单,便于将不同地区、不同时间耐药调查结果进行比较。

(三)HIV 耐药流行趋势

WHO 等机构联合分析不同地区主要国家 HIV 耐药调查数据和发表的研究结果,发现所有中低收入国家患者治疗前 NNRTI 耐药持续增长,一些国家达到或超过 10%;NRTI 治疗前耐药率低于 NNRTI,治疗前 PI 耐药率普遍很低。全球 HIV 耐药性增加,在低收入和中等收入国家中耐药现象尤其令人担忧,主要是由抗逆转录病毒疗法(如遗传屏障低的 NNRTI)、不完全坚持治疗以及病毒载量监测不力造成的。不同国家、地区,因为自然地理环境因素和社会人文因素差异,各国的病毒学抑制率会有所不同。一些国家多数抗病毒治疗失败者存在耐药,须及时更换二线药物,而一些国家抗病毒治疗失败者中耐药率低,提高顺应性就可能使病毒得到抑制。

我国目前总体传播性耐药较低,但有升高趋势,患者的总耐药率较低。

(四)HIV 感染的防治策略

对于 HIV 防治策略的第一点,是做好以人口为基础的检测和预防工作。HIV 预防策略是指制止 HIV 传播的干预措施,多作为公共卫生政策推出以保护个人及其社区。最初,HIV 预防策略主要侧重于通过行为改变来预防 HIV 的性传播。多年来，"禁欲、忠实、使用安全套"（abstinence，be faithful，use a condom，ABC）方法被用来应对撒哈拉以南非洲地区不断增长的疫情。然而，随着全球 HIV 复杂性变得越来越明显，联合预防在很大程度上取代了 ABC 方法。联合预防即行为干预、生物医学干预和结构性干预，它倡导采取整体方式，考虑到每个环境特定的因素，同时使用互补的行为、生物医学和结构预防策略。其中，行为干预旨在通过控制风险行为以减少 HIV 传播的风险，是联合预防的基本组成部分，包括健康教育（性教育）、心理社会支持、安全的婴儿喂养准则、歧视减免计划等；生物医学干预指采用临床和医疗方法来减少 HIV 传播，包括安全套的使用、生殖保健服务的推广、男性包皮环切术、预防母婴传播（PMTCT）服务、暴露前预防（pre-exposure prophylaxis，PrEP）、暴露后预防（post-exposure prophylaxis，PEP）、HIV 检测和咨询等；结构性干预旨在解决使个体或群体易受 HIV 感染的潜在因素，包括社会、经济、政治和环境因素，如保障特殊人群获取 HIV 服务的权利等。然而，部分重点的预防措施仍然存在巨大挑战。

其他预防或治疗策略有：①在确诊后尽早开启 ART 治疗以配合监测，尽管有可能使耐药性增加，但该风险将被新的 HIV 感染数量的大幅减少所抵消。②建立灵敏、可扩展和可负担的检测方法，基于下一代测序（next-generation sequencing，NGS）技术。NGS、单细胞和部分表达分析以及整合前病毒分析的改进为表征 HIV 宿主提供了新工具，如下一代单基因组测序、单细胞和部分表达分析、整合前病毒的检测。高通量的前病毒能力定量分析是评估干预措施对 HIV 储存库影响的优先方法。全长测序可以识别完整的前病毒，但吞吐量有限，目前在 HIV 整合位点的检测中，引入了克隆扩张的概念。③使用疗效更高的一线抗逆转录病毒疗法（如多洛替格雷），扩大二线和三线的适用范围，实施以病人为中心的差异化护理模式，以适应各级护理中不同个体的具体需要。④利用长效抗逆转录病毒药物，对于优化依从性和减少治疗失败及获得性耐药性是有益的，对治疗和 PrEP 均是至关重要的，如两种长效注射药物卡替格雷和利培韦林，组合耐受性很好，但需要考虑增加变种的风险。

二、细菌耐药性

（一）细菌耐药性的产生及种类

细菌耐药性（bacterial resistance），是指细菌对药物所具有的相对抵抗性，耐药性的程度以该药对细菌的最小抑菌浓度（MIC）表示。临床上通常以该药物的治疗浓度，即该药常用量在血清中的浓度与该药对细菌的最小抑菌浓度的相对关系而定，如果药物治疗浓度大于最小抑菌浓度则为敏感，反之为耐药。

耐药性可分为天然耐药性（natural drug resistance）和获得耐药性（acquired drug resistance）。天然耐药性是指细菌对某些药物的天然不敏感，由细菌染色体基因决定，代代相传。如链球菌对氨基苷类抗生素、肠杆菌对青霉素、铜绿假单胞菌对多种抗生素天然耐药。获得耐药性指细菌 DNA 的改变导致其获得了耐药性的表型，耐药基因来源于基因突变或获得新基因。细菌的获得耐药性可因不再接触抗生素而消失，也可由质粒将耐药基因转移给染色体而代代相传，成为天然耐药性。

耐药基因的转移可以在细菌繁殖过程中垂直传递，而获得性耐药基因还可以在同种或不同种属细菌之间进行水平转移，即携带耐药基因的质粒、转座子、整合子，通过转导、转化、接合等方式将耐药基因在菌株间传递。整合子（integron）与质粒和转座子一样，为可移动的基因元件，具有同时整合和表达多种耐药基因的能力,使细菌对多种药物产生耐药性。

此外,细菌同时对多种作用机制不同或结构完全各异的抗菌药具有耐药性时,即产生多重耐药性(multidrug resistance,MDR),对某一抗菌药产生耐药性后,对其他作用机制相似的抗菌药产生交叉耐药性。

(二)细菌耐药机制

1. 细菌产生灭活药物的酶   细菌产生灭活药物的酶使抗菌药失活是耐药性产生的最重要机制之一,使抗菌药在作用于细菌之前即被酶破坏而失去抗菌作用,这些灭活酶可由质粒和染色体基因表达。

(1)β-内酰胺酶:由染色体或质粒介导,对β-内酰胺类抗生素耐药,使β-内酰胺环裂解,导致该抗生素丧失抗菌作用。

(2)氨基糖苷钝化酶:细菌在接触氨基糖苷类抗生素后产生钝化酶使后者失去抗菌作用,常见的氨基糖苷钝化酶有乙酰化酶、腺苷化酶和磷酸化酶,这些酶的基因经质粒介导合成,可以将乙酰基、腺苷酰基和磷酰基连接到氨基糖苷类的氨基或羟基上,使氨基糖苷类的结构改变或者失去活性。

(3)其他:细菌可产生氯霉素乙酰转移酶灭活氯霉素,产生酯酶灭活大环内酯类抗生素,金黄色葡萄球菌产生核苷酸转移酶灭活林可霉素。

2. 细菌体内药物作用靶标改变   天然耐药性与作用靶标完全缺失或亲和力低有关,如支原体缺乏肽聚糖而对β-内酰胺类耐药,肠球菌的青霉素结合蛋白与头孢菌素亲和力低而对其耐药。获得性耐药则与靶标的改变、靶标的代谢旁路或靶标的高产有关,如细菌DNA促旋酶A亚基变异而对氟喹诺酮类耐药,核糖体50S亚基23S rRNA的腺嘌呤甲基化而对大环内酯类、林可霉素类和链阳性菌素耐药,青霉素结合蛋白-2a的产生而对β-内酰胺类耐药,二氢还原酶高产而对甲氧苄啶耐药。

3. 细菌通透性改变   抗生素必须进入细菌内部到达作用靶标后,才能发挥抗菌效能。细菌细胞壁、细胞质膜以及革兰氏阴性菌外膜的通透性障碍均可影响作用靶标的药物量。革兰氏阳性菌细胞壁厚实,有些药物如多黏菌素因难以透过而不能发挥作用。有些革兰氏阴性菌外膜上的通道蛋白较少或较小,使某些抗菌药不能进入细菌内部而呈现天然耐药性;有些细菌具有较高渗透性外膜且对抗菌药敏感,但接触抗菌药后菌株发生突变,产生通道蛋白的结构基因失活而发生障碍,改变了通道蛋白的性质和数量导致药物进入菌体减少而发展成为耐药菌。细菌细胞质膜通透性改变则与四环素类、氯霉素、磺胺类和氨基糖苷类的耐药性有关。近年亦有研究表明组成非特异性通道的OmpF蛋白的丢失可导致β-内酰胺类、喹诺酮类等药物进入菌体减少;铜绿假单胞菌的特异蛋白通道OprD丢失时,产生了其对亚胺培南的特异性耐药。

4. 主动外排机制   细菌存在针对抗菌药的外排泵系统(efflux pump system)。外排泵系统由转运子(transporter)、附加蛋白(accessory protein)和外膜通道蛋白(outer membrane channel)三种蛋白质组成,三者连接在一起形成连续通道,能将扩散入细菌细胞内的抗菌药主动外排。有些药物能诱导细菌细胞膜上外排泵系统的表达水平不断提高,使抗菌药难以在细胞内积聚到有效浓度,因而细菌获得耐药性。由于许多外排泵系统底物特异性低,能够泵出多类化学结构的抗菌药,导致多重耐药性。例如,在铜绿假单胞菌,已发现了几种介导对β-内酰胺类、氨基糖苷类、喹诺酮类、大环内酯类、四环素类及氯霉素等抗菌药的天然耐药性或获得耐药性的主动外排泵系统,包括MexAB-OprM、MexCD-OprJ和MexEF-OprN等。

5. **细菌代谢途径改变**　细菌可产生对药物具有拮抗作用的正常底物,或改变代谢途径而产生耐药性。例如,细菌通过选择或突变,产生更多的PABA削弱磺胺类对二氢蝶酸合成酶的抑制作用,或细菌直接利用外源性叶酸而对磺胺类耐药。

6. **耐药基因在病原菌之间转移**　获得性耐药可通过突变或垂直传递,更多见的是水平转移,即通过转导、转化、接合等方式将耐药性基因转移给其他细菌。

(1) 突变(mutation):对抗生素敏感的细菌因编码某个蛋白质的基因发生突变,导致蛋白质结构的改变,不能与相应的药物结合或结合能力降低。突变也可能发生在负责转运药物的蛋白质的基因、某个调节基因和启动子,从而改变靶标、转运蛋白或灭活酶的表达。喹诺酮类(促旋酶基因突变)、利福平(RNA聚合酶基因突变)的耐药性产生都是通过突变引起的。

(2) 转导(transduction):由噬菌体完成,由于噬菌体的蛋白外壳上掺有细菌DNA,假如这些遗传物质含有药物耐受基因,则新感染的细菌将获得耐药性,并将此特点传递给后代。

(3) 转化(transformation):细菌将环境中的游离DNA(来自其他细菌)掺进敏感细菌的DNA中,使其表达的蛋白质发生部分的改变,这种转移遗传信息的方式叫作转化(transformation)。肺炎球菌耐青霉素的分子基础即是转化的典型表现,耐青霉素的肺炎球菌产生不同的青霉素结合蛋白,这些青霉素结合蛋白与青霉素的亲和力低。对这些编码不同的青霉素结合蛋白的基因进行核酸序列分析,发现有一段外来的DNA。

(4) 接合(conjugation):是细胞间通过性菌毛或桥接进行基因传递的过程。编码多重耐药基因的DNA可能经此途径转移,它是耐药扩散的极其重要的机制之一。可转移的遗传物质中含有质粒的两个不同的基因编码部位,一个编码耐药部分,叫耐药决定质粒(R-determinant plasmid);另一个质粒称为抗药性转移因子(resistance transfer factor),含有细菌接合所必须的基因。两个质粒可单独存在,也可结合成一个完整的R因子。某些编码耐药性蛋白的基因位于转座子,可在细菌基因组或质粒DNA的不同位置间跳动,即从质粒到质粒,从质粒到染色体,从染色体到质粒。

7. **细菌生物被膜**　细菌生物被膜(bacterial biofilm)又称细菌生物膜,是指细菌黏附于接触表面,分泌多糖基质、纤维蛋白、脂质蛋白等,将其自身包绕其中而形成的大量细菌聚集膜样物,是细菌为适应自然环境有利于生存的一种生命现象。细菌生物被膜耐药机制不完全清楚,主要分为四种:①阻止了机体对细菌的免疫力,产生免疫逃逸现象,减弱机体免疫力与抗生素的协同杀菌作用;②具有多糖分子屏障和电荷屏障,阻止或延缓药物的渗透,使进入生物被膜内部的抗生素有效量大大降低,同时也给细菌调节自身以抵抗抗生素提供了时间;③细菌生物被膜内细菌多处于低代谢水平状态,生长缓慢甚至不生长,对抗生素的敏感性低于正常生长的细菌;④细菌生物被膜内存在某些较高浓度水解酶,可促进抗菌药水解。

由于耐药基因以多种方式在同种和不同种细菌之间转移,促进了耐药性及多重耐药性的发展。多重耐药性已成为一个世界范围内的问题,致使新的抗菌药不断涌现但仍追不上耐药性的产生步伐。因此,临床医生必须严格掌握使用抗菌药的适应证,合理地使用抗菌药可降低耐药的发生率、减少耐药产生的危害性。

(三) 细菌耐药性的防治

1. **合理应用、防止滥用**　细菌产生耐药性是使用抗菌药的必然结果,而不合理应用抗菌药又大大加快了细菌产生耐药性的速度。临床医务工作者必须严格掌握使用抗菌药的适应证,用药前应尽可能进行病原学检测并进行药敏试验。要避免长期使用一种或某几种抗菌药,对不同耐药率等级的抗菌药采取不同的干预措施。

2. 严格执行消毒隔离制度 对耐药菌感染的患者应予隔离,防止耐药菌的交叉感染。医务人员应定期检查带菌情况,以免医院内感染的传播。

3. 研发新型抗菌药 根据细菌耐药性的机制及其抗菌药结构的关系,寻找和研制具有抗菌活性,尤其对耐药菌有活性的新型抗菌药;同时针对耐药菌产生的灭活酶,寻找有效的酶抑制剂。

(1) 开发新作用靶标的药物:细菌对作用机制相同的或化学结构相似的药物有交叉耐药性,开发针对新靶标的全新结构化合物及作用于多靶标的药物,成为避开细菌耐药机制的有效途径之一。研究者们利用微生物基因克隆、基因组测序、蛋白质表达、高通量筛选和组合化学库发现了许多新的抗菌靶标和有抗菌活性的化合物。唑烷酮(oxazolidinone)类抗菌药由于具有独特的作用机制,可抑制蛋白质合成的起始阶段并很少出现交叉耐药性而备受人们关注。新报道的还包括作用于细胞壁合成过程所需酶如 MurA~Mur F、转糖基酶等的抑制剂;作用于蛋白质合成过程的关键酶如肽脱甲酰基酶(peptide deformylase)、氨酰 tRNA 合成酶的抑制剂;作用于核酸代谢过程的 RNA 解旋酶抑制剂;影响细菌脂肪酸合成途径 II 中最终步骤所需的脂烯酰基 - 酰基载体蛋白还原酶抑制剂;细菌细胞分裂抑制剂等。这些后起之秀的化合物虽尚无产品正式上市,但相信经深入研究,可再创抗菌药的辉煌,造福于人类。

(2) 对已有药物进行结构改造或修饰:引入对酶稳定的结构或剔除易被酶修饰的基团;设计更大脂溶性药物,使进入细胞内的速度远远高于泵出速度。

(3) 开发新剂型,改善药物的顺应性或靶向性:除了常见的片剂、注射剂,抗菌药物栓剂的研发可解决口感差、注射疼痛、患者用药顺应性差的问题,如氯卡色林栓剂,经肛门给药,15 分钟血药浓度即达峰值且安全性高。膜剂解决某些抗菌药不良反应多、不适于全身给药等问题,如庆大霉素、土霉素、新霉素、四环素等制成口腔溃疡膜剂后,局部给药效果明显提高;阿莫西林的泡腾片剂型平均生物利用度显著高于其薄膜包衣片或普通片剂。微粒给药系统因具有良好的靶向性和缓控释特点,是抗菌药物新剂型研发的热点,如脂质体,有乳酸斯帕沙星脂质体、盐酸环丙沙星脂质体等。纳米粒制剂,有氧氟沙星聚氰基丙烯酸酯纳米粒、左氧氟沙星白蛋白纳米粒、恩诺沙星壳聚糖纳米粒、克拉霉素固体脂质纳米粒等。微球制剂有天然高分子微球(红霉素明胶微球、左氧氟沙星壳聚糖微球)和合成聚合物微球(头孢唑啉钠聚乳酸微球、加替沙星 PLGA 微球)等。

(4) 开发新型"抗菌药增效剂"来提高对付耐药细菌的能力:如灭活酶抑制剂(β- 内酰胺酶抑制剂等)、外排系统抑制剂或外排系统能量来源的抑制剂、耐药基因复制过程解链酶抑制剂、生物膜形成抑制剂等。还有一些偶然发现也不断提供机遇,如植物中的儿茶素可恢复 MRSA 对甲氧西林的敏感性。

(5) 破坏耐药基因:随着细菌基因组研究的进展,学者们发现通过破坏耐药基因可使细菌恢复对抗菌药的敏感性。耐药质粒在细菌耐药性的产生和传播方面占重要的地位,可研发用于人体的防止耐药性转移的药物。

(6) 防细菌耐药突变浓度和突变选择窗:近年还有人提出了防细菌耐药突变浓度(mutant prevention concentration)和突变选择窗(mutant selection window)的概念。防细菌耐药突变浓度是指防止耐药突变菌株被选择性富集扩增所需的最低抗菌药浓度,防细菌耐药突变浓度与 MIC 之间的浓度范围为突变选择窗。当药物浓度高于防细菌耐药突变浓度时,由于细菌必须同时产生两种或两种以上耐药突变才能生长,因而不仅治疗成功并且也很难出现耐药突变体的选择性扩增。如果通过动物体内实验及人体实验能够验证防细菌耐药突变浓度及突变选择窗理论,将会彻底改变目前的用药方案及药效学评价理论,同时也为解决临床耐药难题提供一种新的思路和方法。

(7) 其他:探索影响细菌化学信号启动系统、阻断细菌的交流网络,或使用带外部指导序列(extermal guide sequence,EGS)的质粒破坏细菌的耐药基因的研究也正在进行中。

三、真菌耐药性

(一) 真菌的耐药机制

真菌耐药性产生的机制主要为真菌细胞摄入(透入)的抗真菌药药量减少,药物作用的靶酶基因突变或过量表达等。不同类药物作用机制不同,而不同真菌对不同药物产生耐药性的机制也不同。真菌耐药性以白念珠菌为例进行介绍。

国内外对念珠菌耐药机制的研究主要集中在白念珠菌,由于白念珠菌耐药菌株的产生,念珠菌感染的治疗难度逐渐加大,其耐药机制主要有以下几点。

1. **外排泵活性增强**　真菌细胞内的药物外排增强导致细胞内药物积聚减少,此机制与多药耐药蛋白(multidrug resistance protein,MRP)有关,MRP 包括 ATP 结合转运蛋白和主要易化扩散载体超家族。研究表明,白念珠菌对氟康唑耐药性的形成与 MRP 的编码基因过度表达有关。白念珠菌耐药性(candida drug resistance,CDR)基因编码一种 ATP 结合转运蛋白,目前发现,*CDR1* 和 *CDR2* 基因与三唑类药物耐药有关。在主要易化扩散载体超家族中,目前比较明确的与白念珠菌耐药有关是 *MDR1* 基因。

2. **药物作用靶酶改变**　三唑类药物作用的靶酶为细胞色素 P450 羊毛固醇 14-α 去甲基化酶(14-DM),其编码基因是 *ERG11* 基因。导致靶酶改变的机制包括靶酶基因突变、靶酶基因过度表达及靶酶缺乏等。

3. **线粒体氧化呼吸抑制**　研究证实,白念珠菌线粒体膜电位降低导致氧化磷酸化受阻,ATP 水平下降,细胞内活性氧(reactive oxygen species,ROS)水平下降,进而造成菌株对唑类药物耐受。进一步研究表明,线粒体交替氧化酶是替代途径(抗氰呼吸)中减少 ROS 的产生的关键酶,且该替代呼吸途径会使白念珠菌对唑类敏感性降低,当用水杨基异羟肟酸(SHAM)抑制交替氧化酶途径时,ROS 产量增加,对唑类敏感性也得到恢复。

其他的耐药机制还涉及膜甾醇合成通路发生改变、生物膜形成和真菌细胞壁组成发生改变等。

(二) 真菌耐药的防治

1. **调节免疫**　调节改善机体的免疫功能是预防真菌感染和防止真菌产生耐药性的重要措施,在抗真菌治疗的同时,使用免疫调节剂,可以更有利于迅速清除感染真菌并减少其耐药性的产生。

2. **合理用药**　合理确定药物的种类、剂量和疗程,避免盲目用药,在治疗真菌感染时,根据真菌药敏试验结合临床选择合适的药物的给药方法。长期应用广谱抗生素、糖皮质激素、免疫抑制剂容易诱发真菌感染,间断性或持续低剂量使用抗真菌药容易使真菌产生耐药性。

3. 改善药物剂型　两性霉素 B 的脂质体制剂是最成功的案例,克服了组织穿透力弱、肾毒性大、不良反应多的问题,增强了药物的稳定性,提高了靶向性,增效减毒。

4. 预防性使用抗真菌药　该方法有利有弊,对于真菌感染高风险患者预防性使用可以减少真菌感染的发生,虽然有增加耐药性的风险。预防性使用唑类药物时,合用两性霉素 B 可明显降低真菌耐药性的产生。

5. 联合治疗　由于真菌感染的难治性,联合治疗成为增强抗真菌疗效,降低耐药性的一种手段。研究表明,联合用药能减轻耐药性、增效、降低死亡率,特别是在曲霉菌等难治性真菌感染时,但需要考虑联合用药时药物之间的作用。

6. 研制开发新的抗真菌药　真菌耐药菌株的不断增多对抗真菌治疗提出了更高的要求。具体靶标上文已提及,这里不再赘述。

（臧林泉）

本 章 小 结

微生物种类繁多且生活环境条件复杂多样,根据其形态大小、结构组成等分为三大类:非细胞型微生物、原核细胞型微生物和真核细胞型微生物。病毒只能在有易感性的活细胞内进行增殖,其生命周期可分为三个阶段:进入、基因组复制和退出。有包膜的病毒穿入受体,分为直接融合和受体介导的内吞作用两种机制;对于无包膜的裸病毒,通过受体介导的内吞作用穿入;新月柄杆菌在 SW 阶段会生出柄,柄细胞进入 S 期,经过复制染色体并伸长后,新的结构在柄杆对面的极点上形成,经历不对称分裂后,新的细胞再次处于 SW 阶段;衣原体必须在宿主细胞内分化,复制和再分化以实现其生命周期;真菌典型生命周期有四个阶段:芽孢的产生、萌芽期、菌丝长成期和繁殖期。繁殖方式有三种:准性繁殖、有性繁殖和无性繁殖,其中以无性繁殖为主。而真菌的无性繁殖主要有芽殖、裂殖、芽管和隔殖四种形式。抗病毒药作用的靶标可以分为五大类,即病毒的进入、病毒的脱壳、基因组的复制、病毒颗粒的装配以及病毒的释放;抗菌药可将细胞壁、细胞膜、蛋白质、核酸和叶酸作为靶标;而影响细胞膜是大多数抗真菌药的共同作用机制,基于活细胞、特异靶标、药物再利用、抗真菌肽及计算机辅助药物设计可对抗真菌药进行筛选研发。近年来抗生素的广泛使用及不合理使用导致微生物产生耐药性,威胁人类的健康,因此,需要我们对微生物的耐药机制具有透彻的了解认识,防止新的耐药微生物的出现,合理防治微生物耐药。因此,阐明微生物耐药性的机制,寻找对耐药微生物具有高效、低毒、药理性能好的抗微生物药已成为当代医学研究的重点内容。

思考题

1. 对比病毒、细菌及真菌产生耐药性的机制,讨论三者之间有何异同,该相同或类似的耐药机制是否可作为药物研发的靶标,请思考是否可以研发一种药物,同时对病毒、细菌及真菌感染发挥治疗作用。

2. 寻找抗微生物药的靶标应从哪些方面入手?

参考文献

［1］CHEN J C,STEPHENS C. Bacterial cell cycle:Completing the circuit. Curr Biol,2007,17(6):R203-206.

［2］DE JONGE B L M,KUTSCHKE A,NEWMAN J V,et al. Pyridodiazepine amines are selective therapeutic agents for helicobacter pylori by suppressing growth through inhibition of glutamate racemase but are predicted to require continuous elevated levels in plasma to achieve clinical efficacy. Antimicrob Agents Chemother,2015,59(4):2337-2342.

［3］SHALEV M,BAASOV T. When proteins start to make sense:fine-tuning aminoglycosides for PTC suppression therapy. Medchemcomm,2014,5(8):1092 -1105.

［4］RYU W S. Molecular virology of human pathogenic viruses. America:Academic Press,2016.

［5］HANAFIAH K M,GROEGER J,FLAXMAN A D,et al. Global epidemiology of hepatitis C virus infection:New estimates of age-specific antibody to HCV seroprevalence. Hepatology,2013,57(4):1333-1342.

［6］BUTI M,AGARWAL K,HORSMANS Y,et al. Telaprevir twice daily is noninferior to telaprevir every 8 hours for patients with chronic hepatitis C. Gastroenterology,2014,146(3):744-753. e3.

［7］LI N,YANG L,QI X K,et al. BET bromodomain inhibitor JQ1 preferentially suppresses EBV-positive nasopharyngeal carcinoma cells partially through repressing c-Myc. Cell Death Dis,2018,9(7):761.

［8］朱依谆,殷明 . 药理学 . 8 版 . 北京:人民卫生出版社,2016.

［9］叶静,肖婷婷,王雪婷,等 . 新型抗菌药物研究进展与临床应用 . 药学进展,2021,45(06):403-412.

［10］樊士勇,周辛波 . 关注新型抗菌药物研究进展 . 临床药物治疗杂志,2017,15(10):91-92.

［11］王琦,艾常虹,商庆辉 . 抗真菌药研究与开发的新进展 . 中国医院药学杂志,2020,40(4):462-467.

［12］中国艾滋病诊疗指南(2021 年版). 中国艾滋病性病,2021,27(11):1182-1201.

［13］RIEMENSCHNEIDER M,HEIDER D. Current approaches in computational drug resistance prediction in HIV. Curr HIV Res,2016,14(4):307-315.

［14］HAMERS R L,RINKE DE WIT T F,HOLMES C B. HIV drug resistance in low-income and middle-income countries. Lancet HIV,2018,5(10):e588-e596.

［15］张保敏,赵艳娟,赵景春 . 真菌感染现状与防治对策 . 河北医科大学学报,2006(5):455-457.

第三章　筛选药物的生物测试

学习目标 •

1. **掌握**　基于表型和基于靶标的药物发现,包括优点和缺点;筛选用的传统检测技术;非标记测试的优点;平台分析技术的优点和缺点及在药物筛选的应用;配体 - 受体结合测试和非标记生物分子相互作用测试的比较,放射配体结合测试的优点、缺点和应用。动态范围和 Z' 因子的计量方法及在筛选测试质量评价的意义;差异倍数、z 分数、严格标准化均数差和配对样本 t 检验在筛选测试苗头化合物检出的选用原则;筛选测试的干扰来源与克服方法。针对不同药物靶标的常用测试和技术;荧光素酶测试和报告基因测试的原理和应用。

2. **熟悉**　生物测试在药物研发的地位和作用;高通量筛选和高内涵筛选的优点和缺点;动态质量再分布测试、TR-FRET 技术、Alpha 技术和闪烁迫近分析法的原理、特点及应用。筛选测试质量评价要点;测试的精密性、重复性和线性的计量方法;对照及数据标准化处理在筛选测试中的作用。测试样品的处理过程及当中的注意事项;生物测试的各组成部分及其优化方法。

3. **了解**　3D 细胞培养与细胞共培养技术和微流控技术在药物研发的意义;电阻抗测试和微电极阵列测试的特点和应用。特异性、选择性、精密性、重复性、准确性、灵敏度、检出限、定量限、稳健性、稳定性的定义及在筛选测试质量评价的意义;差异倍数、z 分数、严格标准化均数差和配对样本 t 检验的计算方法;泛筛选干扰化合物的干扰原理。

第一节　概　　述

一、生物测试

一般情况下,药物开发项目是针对某一个特定疾病展开的。药物研发的开端是确定与疾病密切相关的生物学规律。很多时候,这些规律代表着一些药物的潜在作用靶标(target),或一些重要的病理或生理过程。理想的药物,就是能通过精准干预这些靶标或过程,发挥诊断、预防或治疗疾病目的的一类物质。因此,确定可以被药物干预的生物学过程是药物研发的首要事情。随后,药物开发者需要针对该过程建立测试方法,从而在投放测试样品后,该测试系统能适当反馈,让开发者能从众多受试样品中辨别出对特定生物分子或系统起相互作用(interaction)的物质或活性物质(active substance),或者确立该物质对该生物系统的作用强度。特定物质与特定生物分子的结合强度称为亲和力(affinity),受试药(单体或组分)作用于特定生物系统的强度称为活性(activity)。这些检验方法或系统统称为生物测试(bioassay)。生物测试的主要组成部分有两个:可被检测的生物系统和能输出量化数据的检测系统。

针对不同的药物开发项目,需要设计相适应的生物测试。其中,比较关键的因素是样品数和样品量。随着科学和技术的进步,现代的药物研发已经向高通量、集成化和微量化方向发展。在较大规模的药厂或科研机构,初筛(primary screening)样品数大于 1 万个是很常见的;对于经费及科研条件相对缺乏的高校,单批样品数有时亦可过千。在初筛中,只测试一个样品浓度,而在初筛中表现出活性的物质,会进行复筛(rescreening),测试系列浓度,得到作用强度和量效关系,由此获得的生物活性物质称为苗头化合物(hit)。若苗头化合物源于化学合成,结构独特,并具有进一步结构优化的潜力,会被选中为先导化合物(lead)。先导化合物经过结构修饰和改造,产生的类似物(analog)可以作为下一个批次的测试样品,利用相同的生物测试筛选活性更强的化合物。由于用于筛选的生物测试常面向大批量和微量的样品,设计的局限有时候使它们不能完全反映所要检视的生物学过程,并且苗头化合物中,会出现假阳性、化学结构不稳定、特异性差等缺陷。对活性物质的进一步生物测试很多时候是必须的,其中一些此类测试担当排除不合适者的角色,称为次级筛选(secondary screening)。用于初级筛选的生物测试绝大部分是体外(in vitro)测试,次级筛选采用体外测试也很常见。临床前药物研究的后期,通常需要使用整体动物,或在体(in vivo)实验,这些测试都属于生物测试的范畴。其中,有一大部分生物测试使用体外培养的真核细胞作为生物系统的主体,该类测试统称为细胞试验(cell-based assay)。另一些以生物分子结合亲和力和酶活性测量为目标的一类测试使用一定程度纯化的靶蛋白作为生物系统的主体,该类测试统称为非细胞试验(cell-free assay)。

二、表型筛选和基于靶标的筛选

传统的药物发现都是建立在对表型(phenotype)的评价上。例如,镇痛药的发现,首先是了解医学上的痛症,知道疼痛是该病变最重要的临床特征,并确定以疼痛作为需要观测的疾病表型。疼痛感按程度不同分 0~10 级,药物就是使用后使疼痛感减少的物质,阿片类就是依照这种模式被发现的,最早及最佳的疼痛感测试系统就是人体。在现代,不能一开始就在人体测试药物,并且如果知识没有进步,动物实验便会是发现新药的唯一途径。后来,随着人们对疼痛感产生机制的认识增加,了解到疼痛源于炎症或损伤,炎症介质刺激痛觉神经,神经把相关的信号传输到大脑,反映身体特定位置的大脑区域受到刺激,产生疼痛感,从而推理出可以通过阻断疼痛感产生的生理过程,达到消除疼痛感的目的,所以药物的作用可以通过针对这些生理过程中某一个特定环节而实现。这些新认识启示出全新的合理化药物发现途径。例如,针对前列腺素等炎症介质的产生,可以设计以寻找环加氧酶抑制剂为目的的酶活性测试作为发现镇痛药的生物测试。现代的药物发现模式大部分都是这一种,称为逆向药理(reverse pharmacology),这是相对于以表型主导的经典药理而言。在上述例子中,最关键的因素就是发现环加氧酶可以作为药物靶标,以及抑制环加氧酶可以带来缓解疼痛的作用,这种药物发现模式就是基于靶标的药物发现(target-based drug discovery)。

虽然基于靶标的筛选由于其合理性在现代药物研发中占有主导地位,但是最近的数据显示,以这种模式发现新药的效率偏低。后来人们才发现基于靶标的筛选存在一个误区,就是以为在药物研发的早期采用极简化及高度可控的筛选系统就能实现药物发现的可预测性(predictability)。例如,筛选出与靶标结合的物质,就能从中找到治病良药,而事实并非如此。原因之一是筛选方法其实只筛选出与靶标的特定靶位结合的物质,忽略了很多结合位点在正构位点以外的有用物质。

由于认识到这种不足,使得表型筛选重新获得了重视。表型测试(phenotypic assay)就是一些使用细胞或生物组织,针对疾病表型进行的量化测试方法,其核心内容是不需要具备有关疾病作用机制(mechanism of action)的认识,只需要建立表型与病理和生理的因果关系。一个较显明的例子就是在筛选抗肿瘤药物时,采用不受控的细胞增殖作为评价疾病表型的依据;另一个经典例子就是以离体豚鼠气管平滑肌的舒缩度为依据,评价抗哮喘药的有效性。一般认为,使用表型测试能找到更多具有新机制或多种机制协同参与的同类首创(first-in-class)新药。表型测试,尤其是以第二例为代表的功能测试(functional assay)的另一项优点就是,很多这些生物学功能变化可以被实时监测,支持动态反应变化的测定及多种药物的合用,而这些功能性可以帮助研究者洞悉药物的作用机制。在上述例子中,该功能测试除了能评价受试物的抗哮喘活性外,还能提供诸如药物起效时间(onset time)及作用持续时间(duration of action)的信息;通过先投放受试药、后加入选择性 β_2 受体拮抗剂的操作,可以阐明活性物质舒张气管平滑肌的作用是否依赖于激动 β_2 肾上腺素受体。

第二节 技 术

本节首先简介常规高通量筛选技术及传统检测技术,然后介绍一些应用于药物筛选的前沿技术。

一、高通量筛选

高通量筛选(high throughput screening,HTS),基于自动化技术,是面对千万级别化合物库的唯一出路,组合化学(combinatorial chemistry)的出现推动了高通量筛选的迅速发展。高通量筛选的优势明显,微量、准确、快速、大规模、节省实验材料、重现性好、减少人为错误等,其终极目标是在确保数据质量的前提下,尽量缩短筛选时间,并把获取每个生物学数据的成本降至最低。目前,日筛选能力超过 1 万次方可称作高通量。高通量筛选是由不断整合新技术中逐渐发展起来的,每一项设备或技术的进步都会促进通量的提高,是一个永无止境的过程。高通量筛选的结果是筛选能力的全面提升,它的出现曾极大地推动了走简约路线的基于靶标的药物研发的发展,并使当时以离体(ex vivo)组织实验为主要形式的表型筛选退居二线地位。

高通量筛选的组成部分包括:样品库、自动化操作系统、检测系统和数据管理系统。常规实验工具有样品和试验的载体,包括标准的 96、384、1 536 或 3 456 孔的微孔板;能读取微孔板信号的检测仪器,包括通常被称为酶标仪的微孔板读数仪、荧光成像读板仪或微孔板闪烁计数器;自动化液体操作系统,包括声控微滴喷射设备,孵育设备;实验器具存储与供给系统,如叠式存储器;部分实验需要的离心机、洗板机或过滤装置;整个操作系统再由计算机、操作软件和自动化设备把不同的实验工具连结起来。自动化操作系统通过简明的预编程序控制及监督整个实验流程,还可以对实验数据进行分析和记录,便于日后从预编有条码或二维码的样品板或样品管中识别或采集苗头样品。高通量筛选的支持体系还包括:样品储存和目录、组织培养及制备测试系统的各种设备。

与高通量筛选兼容的测试必须能在微孔板上进行,因此,筛选药物的生物测试绝大部分是体外测试。但也有例外,如应用斑马鱼或秀丽隐杆线虫等模式生物,在微孔板中进行的筛选测试。人们也开始尝试优化细胞试验,如把 3D 细胞培养和细胞共培养技术引入药物研发中,这些整合到高通量筛选的新技术正改变着体外筛选结果与整体药理作用关联不大的弊病。另外,超越高通量筛选规范的微流控技术也值得留意。

高通量筛选的研究案例如下:

细菌对抗生素的耐药性已构成威胁人类健康的重大问题,多重耐药菌——如耐碳青霉烯类肠杆菌科细菌(carbapenem-resistant *Enterobacteriaceae*,CRE)——的出现使众多患者赖以活命的治疗手段所剩无几。因此,寻找新的抗生素已成为药物研发的重要课题。

在 2016 年,一份研究报告详述了利用高通量筛选测试发现针对 CRE 的直接作用抗菌药和在联用后使细菌对已经发生耐受的药物恢复敏感性的辅助药物。研究人员以多重耐药的 CRE 肺炎克雷伯菌(*Klebsiella pneumoniae*)BIDMC12A 菌株作为研究对象,对包括 FDA 批准的临床药物的 11 698 个生物活性物质进行初筛。研究采取了一个筛选 - 反筛选的策略,具体是在筛选的培养基中包含或不包含美罗培南(meropenem,碳青霉烯类的代表药),把细菌接种并分配在 384 微孔板中,在 37℃室内空气的条件中静止培养 48 小时后检测 OD_{600},以多黏菌素 E ± 美罗培南作为阳性对照,每个样品复孔测试。结果发现测试样品中 79 个有直接抑菌作用,14 个有辅助抑菌作用。采用相似的方法对有关化合物进行复筛,以判定 MIC,具体是每个测试样品 4 个 2 倍稀释浓度 ± 两个浓度的美罗培南。结果发现卤米松(triclosan)是美罗培南的强效辅助药物(分数抑菌浓度 =0.48),齐多夫定(azidothymidine,AZT)、NH125、二苯基氯化碘盐和大观霉素(spectinomycin)具有直接抑菌作用,MIC 为 4~32μg/ml。本研究表明高通量筛选可用于针对 CRE 的大规模抗生素筛选。

本研究采用的 OD_{600} 代表 600nm 波长处的光密度(optical density),是测量细菌浓度的经典方法,属于表型测试。抗菌药的研究经常遇到的难题是测试样品多、测试多个浓度和测试多个不同菌种,因此实验室的日常操作是非常劳动密集的。所以高通量筛选应用于此,能有效地解决实际问题,有望加速新抗菌药的发现。本研究属于高通量筛选的典型案例。

二、传统检测技术

传统检测技术应用于当前最常见的生物测试包括:配体 - 受体结合测试、酶活性测试、免疫测试、酶联免疫吸附测试(enzyme-linked immunosorbent assay,ELISA)、细胞分子测试、细胞活性测试、细胞产物测试等。除了放射配体结合测试(radioligand binding assay)及放射免疫测试(radioimmunoassay)是以放射测量为基础外,其他测试的基本检测原理都可以归纳为比色、荧光或发光其中一种。

多功能酶标仪已成为生化实验室的基本设备,集多种检测模式于一身,一些设备还具有控温、加样、混合、载板架和条码阅读器等模块,其应用软件支援实验程序建立、结果分析和后期数据处理。多功能酶标仪的生产厂家及型号甚多,仪器的光学配置有三种基本形式,分别是滤光片、衍射光栅单色器及上述两者兼有。基于滤光片的仪器检测速度快、灵敏度更高,但在扩展波长覆盖或终止范围时,需要购买新的滤光片;基于光栅的仪器灵活性更高,支持频谱扫描;混合型仪器价格最贵,适用性最广。在选用设备时,需要注意有关仪器是否支持特定测试,以及对特定测试的灵敏度。在进行荧光检测时,选择激发波长及读取波长最为重要,同时如果以滤光片机型检测,需要确保合适的滤光片已安装在适当的位置。

发光和闪烁计数的检测原理都是光子计数,需要区别闪光(flash)和辉光(glow)的检测。放射性同位素衰变产生的粒子可以激活闪烁剂(scintillant)而发出闪光,一些酶与底物的反应能产生瞬时的闪光或持续数分钟至数小时的辉光,前者如水母素 - 腔肠素系统,后者如辣根过氧化物酶(horseradish peroxidase,HRP)- 鲁米诺系统、碱性磷酸酶(alkaline phosphatase,AP)-AMPPD 系统、黄嘌呤氧化酶(xanthine oxidase,XO)- 鲁米诺系统和荧光素酶 - 虫荧光素系统。辉光的信号比较稳定,大部分发光分析仪或多功能酶标仪都能读取。闪烁计数采用时间积分测量法,每个样品的积分时间可能需要数十秒甚至一分钟以上,考虑到计数效率对读数的影响,数据还需要转换处理。检测随时间变化的闪光,如利用水母素检测细胞内的钙流,则需要在配备自动注射器的仪器上进行,在加入底物后立即连续测读。这些都会对检测仪器有所要求,特别是在高通量筛选的应用,为了缩短检测时间和提高读板数量,常意味着需要性能更强大的检测仪器,如荧光成像读板仪。

传统生物测试的设计范式是单一靶标、单一读出(readout)。但是,若把药物对机体的作用分析一下,显而易见,单一靶标、单一读出远不足以描述药物复杂的药理作用。另外,传统的检测技术过分依赖光学检测,有时忽略了细胞功能的多面性。有鉴于此,近年来,生物测试的发展趋向更灵活地运用不同的检测技术,在此,特别讨论近年来最受关注的高内涵筛选和非标记检测技术。其他可兼容高通量筛选的检测或分析技术还包括荧光偏振(fluorescence polarization,FP)、荧光相关光谱(fluorescence correlation spectroscopy,FCS)和平台分析技术。

三、高内涵筛选

高内涵筛选(high-content screening,HCS)就是在光学检测的基础上,进入微观层面,应用图像分析技术,达到单孔多信号读出的效果,如果再配合活细胞的连续跟踪,还可以展现整体细胞及其成分的变化过程。高内涵筛选的强大之处在于使用与传统高通量筛选相同的检测时间和实验材料获取更多信息,这些信息包括:靶标或通路、毒性及以疾病表型为依据的有效性。高内涵筛选的限制在于需要就个别测试建立相应的图像分析方法和进行必要的方法验证,以及图像大数据的目录、分析和保存所需的时间和资源。当图像的解析度越高,分析所需的时间越长,需要的储存空间越多,为了节省时间和资源(>1 万个样品 × 拍摄数量 × 像素),需要把解析度降至最低但仍然保持足够的准确性,因此,需要进行数据缩减(data reduction)及其方法验证。

四、非标记检测技术

大部分经典生物测试的分析物,如离子、第二信使、代谢产物、多肽、蛋白质等,需要在测试体系中包含该分析物的显示剂(indicator)或示踪剂(tracer),或直接以重组蛋白技术对靶蛋白进行标记,这些都是有标记测试。有标记测试有诸多不足之处,首先,在研究一个新药靶时,相应的工具试剂往往还没有发明或者还有诸多缺陷,验证及定量标记物本身并建立相应的测试体系也受时间和专业人才的限制。如果能在原来的靶标或天然表达靶标的细胞上直接投放受试药就能获得亲和力和活性的数据,会大大节省时间、人力和经费的投入。另外,除了以绿荧光蛋白(GFP)为代表的大分子标记外,多数有标记测试都不能与长时程(数分钟以上)的活细胞检测相容;一部分测试在检测时需要把细胞杀死,或设计上只能分析或读取一次;标记物还可能影响细胞正常生理功能,有毒性或稳定性不足等问题。

由于基于传统检测技术的生物测试往往缺乏对细胞功能的描述和洞悉新药作用机制的能力,加上有标记测试的种种不足,非标记检测技术在近年获得极大的关注。特别是如何在表型筛选中应用该技术,并以原代细胞甚至是人源细胞或干细胞来源的细胞取代细胞系作为生物系统的主体,最后建立与高通量筛选兼容的生物测试。在基于靶标的药物发现遭遇瓶颈的今天,人们对这种测试尤为期待。

非标记检测技术的分类有光学生物传感、电学生物传感、光电化学传感、石英晶体微天平和表面声波传感,它们的检测原理都是基于量度生物分子的一些物理特性或细胞的生物物理特性。非标记生物传感技术的研究积累深厚,发展潜力巨大,正向着更低成本、更少样品量及多重检测(multiplexing)的目标迈进,会渐渐成为生化实验室及临床诊断的常规技术。

(一)表面等离子共振

表面等离子共振(surface plasmon resonance,SPR)是20世纪90年代发展起来的生化分析技术,用于分析物质的吸附,仪器归类为光学生物传感器。

1. **SPR的原理** 当入射光以超过临界角的角度照射到第一介质(如玻璃)与第二介质(如水)的界面,可因为第二介质的折射率较低而发生全内反射;光波会以隐失波(evanescent wave)电磁场的形式投入第二介质沿着界面水平前进,隐失波在流过约半个波长的距离后会以放射光的形式重返第一介质,沿着反射光的方向射出;若反射平面与导电体(如金)的距离足够窄(形成薄膜),在特定的入射角度(SPR角)下,隐失波波频会和金属表面的电荷波动(一种横磁波)相匹配,形成等离子波共振;波导中的光场能量会耦合到位于导电体与绝缘体交界的表面等离子波中,使反射光的强度锐减,而能被检测器侦测得到。SPR角对隐失波有效穿透深度(反射表面~150nm)区间内的介质折射率非常敏感,因此,当传感器表面的溶液浓度发生改变,折射率相应变化时,检测器便会捕获相应的信号(SPR角偏移)。由于隐失波的强度随着与反射界面的垂直距离增加呈指数式衰减,因此它基本上只与非常接近传感器表面的物质相互作用,如一些吸附在传感器表面的蛋白质,SPR对溶液中未与表面结合的溶质变化的敏感度较低。SPR传感芯片的主要结构包括贴附在玻璃片上的金薄膜及紧贴金薄膜表面的流通池。单色光透过棱镜以不同角度照射到传感器的表面并发生全内反射;由特定入射角度照射的光诱发SPR,使相应角度的反射光强度减弱,反射光消减最多的角度称为SPR角。SPR角由金箔表层液体的折射率决定,而折射率又与金箔表面结合的物质质量成正比。与棱镜配置相适应的检测器,测量由单色光诱导的反射光的射出角度,能感应反射光强度瞬逝的角度偏移,因此可以通过测量SPR角偏移得知物质在传感器表面的结合状态(图3-1)。

2. **SPR的应用** SPR已被广泛用于研究分析物与配基(ligand)的相互作用。在SPR测试中,配基先要被固化到传感器的表面,然后让含有分析物的溶液或空白溶液流过,分析物的吸附与洗脱全过程由仪器实时监测(图3-2)。当SPR测试应用于药物研发时,配基通常是靶蛋白,测试溶液含不同浓度

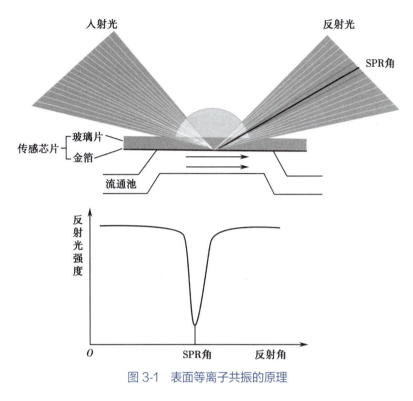

图 3-1 表面等离子共振的原理

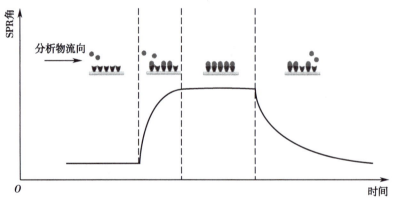

图 3-2 SPR 展示的结合过程

注:分析物在流过传感器的表面时,会与固化于表面的配基结合,与共振条件相适应的反射光角度随之改变直至达到分析物和配基结合与解离的平衡,如果分析物趋近饱和浓度,在平衡状态时,所有结合位点都会被分析物占据。当换回空白液让分析物解离时,SPR 角会逐渐返回基础值,直到全部分析物被洗脱出来。

的分析物(受试药)。与传统的配体-受体结合测试相比,后者以竞争结合法为原理,需要在测试体系中加入带有同位素或发光基团标记的配体,让分析物与标记物竞争受体的结合位点。两种测试的主要目的都是为求得分析物与靶蛋白的亲和力。SPR 测试的特点是对在正构位点(orthosteric site)或别构位点(allosteric site)结合的分析物都具有辨别力,而配体-受体结合测试只能辨别在正构位点结合的分析物,因为标记物预设为只在正构位点特异性结合。另外,SPR 测试对质量大的分析物灵敏度更高,这是因为直接影响 SPR 角的折射率与隐失波有效穿透深度区间(反射表面相对方向纵深 ~150nm 范围)内的物质质量(或介质密度)成正比。因此,SPR 测试对分析肽类药或蛋白质类药与靶蛋白等生物大分子之间的相互作用的优势更明显。

（二）生物层干涉

生物层干涉（Bio-layer interferometry，BLI）是另一种测量非标记生物分子相互作用的技术，原理是基于分子在传感器表面的吸附增加表面的光学厚度，从而影响白光的干涉作用，导致波谱位移，光信号（Δλ）可由仪器实时检测，获取分子与分子的亲和力，结合和解离动力学的数据。使用该技术的系统比SPR有优势，与高通量筛选兼容，能应付细胞裂解液和杂交瘤上清液等复杂样品，耐受非结合物、折射率（如较高的DMSO含量）和流速的变化，测试更省时、更经济，部分型号的传感器可重复使用。系列有不同的通量和自动化选择、适应不同分析物的分子量（包括>150Da、>5 000Da 和>10 000Da）及分析物浓度（蛋白质从纳克到毫克级）。

（三）动态质量再分布

动态质量再分布（dynamic mass redistribution，DMR）是一种非标记的细胞功能实验，能测量药物刺激对细胞内组分迁移的动态变化。

1. **DMR 的原理** DMR 的原理归入 SPR，但其光学配置却跟常规 SPR 不同。前者以光栅（grating），后者以棱镜（prism）作为激发表面等离子波的主要组件，另外，由光栅导出的反射光为散射光（图 3-3A）。DMR 测试用的微孔板底部是嵌入纳米级光栅结构的波导薄膜，测试孔表面以上约 150nm 为敏感区间，对应单层细胞（monolayer cell）的底部。入射光光源为宽频谱光，有别于常规 SPR 测试使用的单色光。当隐失波在第二介质（液相）沿着表面经过时，会和传感器表面的微粒相互作用，发出符合共振条件的特定波长的反射光。如果有微粒集体迁往或迁离传感器的表面，隐失波有效穿透深度区间内的折射率会相应改变，使反射光的波长偏移（图 3-4）。有厂家应用该原理开发出共振波导光栅（resonant waveguide grating，RWG）技术，利用该技术的系统能实时监测反射光的波长偏移，可用于分析生物分子间的相互作用或 DMR 的检测（图 3-4、图 3-5）。与传统 SPR 测试在传感芯片中使用流通池（flow cell）的设计不同，该系统的传感器直接就是高通量筛选兼容的微孔板底部。由于没有层流装置，在检测分子间相互作用时，该系统只能读取终点数据，不能如 SPR 仪器一样提供结合和解离动力学数据，但因为兼容高通量筛选，通量比 SPR 测试高。

2. **DMR 的应用** DMR 是一种普遍的细胞反应，响应对靶标的选择性低，几乎任何信号事件都可以触发细胞内部再分配，造成形态学的改变，因为不论介导信号的是什么受体，只要能产生细胞骨架重排效应，都能释放 DMR 信号。因此，DMR 可用于不同靶标的研究。不过，DMR 在 G 蛋白偶联受体（GPCR）研究的应用最为普遍，这是因为 GPCR 可以经由不同的信号转导通路介导多重信号，而不同信号通路的激活可以反映实时观察细胞的一些特征性形态变化。如激活受体下游某通路的信号会使反射光的波长在 3 分钟

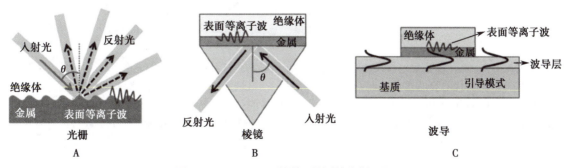

图 3-3 用于 SPR 激发和检测的光学配置

注：激发表面等离子波的配置包括光栅（A）、棱镜（B）和波导（C）。

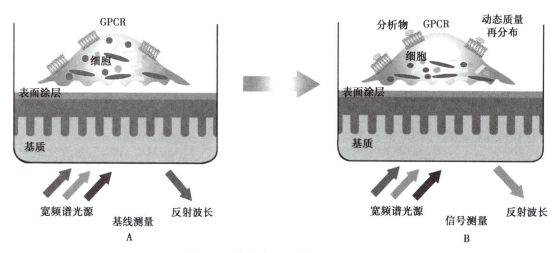

图 3-4　动态质量再分布测试的原理

注:A. 当宽频谱光照射到生长在共振波导光栅(RWG)传感器表面的细胞时,可诱发隐失波,隐失波电磁场的强度随着与表面的垂直距离增加而以指数式递减;在基础状态下,细胞贴壁毗邻区域的折射率决定了由共振诱发的反射光的波长。B. 当细胞受到刺激,例如,当G蛋白偶联受体(GPCR)被激活时,会出现动态质量再分布反应;如果细胞的内含物向贴壁的部位转移,使接近传感器表面的物质总量增加,隐失波敏感深度区间内的折射率亦相应增加,会导致反射光的波长减少。

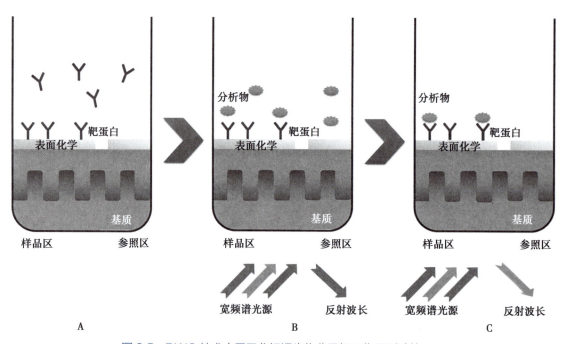

图 3-5　RWG 技术应用于非标记生物分子相互作用测试的原理

注:A 测试孔中的 RWG 传感器表面经过化学修饰,其中一半区域能与靶蛋白共价偶联,称为样品区,另一半没有反应基团的区域作为参照区。固化靶蛋白后,B 经过恒温处理,对样品区和参照区进行宽频谱光照射与反射光频谱读取,校正后得出因靶蛋白的吸附导致的波长偏移。加入分析物,C 恒温孵育后,再一次读取反射光的波长偏移。如果分析物能与靶蛋白结合,样品区表面的物质总量便会随分析物的结合量增加,敏感深度区间内的折射率亦相应增加,样品区反射光的波长会因而减少。

之内减少,而激活该受体下游的另一个通路的信号会使反射光的波长在 20 分钟之内增加,前者表示物质急速地往细胞底部转移,后者表示物质缓慢地向细胞上部转移。不同的细胞信号最终会被解读,产生不同的生物学效应。DMR 与即将介绍的电阻抗特别适用于 GPCR 配体的信号通路选择性或功能选择性研究。

DMR 的另一个优点是适用于天然表达受体的细胞,而不必依赖过表达体系。这促进了使用更具生理代表性的原代细胞或人源细胞作为筛选药物的生物系统的可能,提高了研究结果的可预测性。DMR 的缺点是对细胞的状态和均匀度很敏感,用于贴壁后能长满成扁平状的平均密度单细胞层的细胞种类最为理想,对于很难长满的、生长时聚集成团的、容易从表面剥离的细胞种类不太适用。在研究较大的细胞时(如黏附后的单个高度超过数十微米),需要注意结果的解读,因为传感器的敏感范围只集中在细胞底部。对于较难处理的细胞,需要注意表面涂层,可以尝试以多聚赖氨酸(poly-D-lysine)或细胞外基质(extracellular matrix,ECM)预处理生长表面或采取悬浮细胞加上离心的策略。另外,实验时需要注意影响测试的因素,包括细胞的生长状态和均匀度、溶剂的折射率、缓冲液成分[如牛血清白蛋白(BSA)]对表面的吸附作用及温度改变对折射率的影响等。

（四）电阻抗

1. **电阻抗的原理** 当细胞表面的受体被配体激活时,通过信号级联反应,导致细胞骨架重排,细胞的形状会发生改变,其出现时间可以在数秒内,一般持续数分钟至数十分钟,随后,细胞会慢慢恢复基础形态。细胞形状的变化会影响其电阻抗特性,可由传感器跟踪。

电阻抗的感应有赖于布置在细胞生长表面的电极,电极的作用包括提供电压和测量电流。由电极提供的电场一般是一个 sin 函数 $V(f)$,即正弦交流电,因此,测得的电流 $I(f)$ 也呈周期性变化。电阻抗 $Z(f)$ 由欧姆定律(Ohm's law)式(3-1)表示:

$$Z(f) = \frac{V(f)}{I(f)} \qquad \text{式(3-1)}$$

细胞中的脂质双层膜是绝缘体,处于细胞膜两边的分别是富含离子的细胞质与细胞外液,它们都具有几乎相同的导电性能。假设在细胞外给予一个低电压,离子会在脂质双层膜的两边积累,形成电位差,在外围会测得细胞膜的两侧有一定的电阻抗,这时,通过的电流主要是绕过细胞外的,这是在低频交流电的情况。相反,在给予高频(100kHz~1MHz)交流电时,由电场驱动的离子极化由于转换过于急速,离子来不及在细胞膜的两边积累;在外围测量时,细胞膜对电流便具有通透性,这时,传导的电流以穿过细胞为主,也有从细胞外经过的。因此,低频诱导的电流称为 iec(induced extracellular current),高频诱导的电流称为 itc(induced transcellular current),由此获得的两个电阻抗值就是 Ziec 和 Zitc。Ziec 对细胞的形状改变较敏感,Zitc 则与细胞汇合率(confluency)更相关,这是因为细胞膜的电容对 itc 有重要的影响。

CellKey 系统(已停产)是最早用于高通量筛选细胞试验的电阻抗检测系统。测试用的 96 微孔板或 384 微孔板的底部嵌入两个对插手指型的金电极,细胞在电极上或电极间生长,电极每 2 秒给予 24 个不同频率的电场,频率可设范围是 1kHz~10MHz。在进行电阻抗感应测试时,电阻抗的动态变化,即 $dZiec$ 和 $dZitc$ 会被实时显示及记录(图 3-6)。

2. **电阻抗的应用** 基于电阻抗的细胞试验可用于 GPCR、酪氨酸激酶受体(TKR)或细胞因子受体(cytokine receptor)的配体筛选研究。其他应用包括:细胞毒性、细胞增殖、内皮层通透性、细胞迁移和趋化性研究。其优缺点与 DMR 测试基本相同,测试对黏附细胞和非黏附细胞均适用,需要注意为不同的

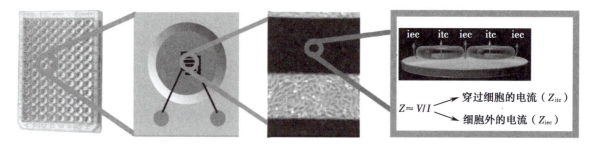

图 3-6　CellKey 系统测量细胞的电阻抗改变

细胞分别选择合适的 Z_{iec} 与 Z_{itc} 分析频率窗口,以提高 dZ_{iec} 和 dZ_{itc} 的最大响应。

(五) 微电极阵列

微电极阵列(microelectrode array,MEA)是在微米尺度下排列电极点阵,可对离体组织、细胞或切片进行动作电位(action potential)记录,也可以给予电刺激。MEA 设备有微流控芯片(可放置于培养箱内或显微镜的载物台)及多孔板两种形式,主要应用于神经、视网膜和心肌细胞的研究,支持在同一个样品同步提取多达 12 个电生理参数,使用起来比传统的膜片钳更方便,且不损伤细胞。MEA 的应用包括药物的神经毒性及心脏毒性筛查、神经细胞 Tau 蛋白电阻抗模型、心肌细胞缺血电阻抗模型和癌细胞的细胞毒性测试等。

五、平台分析技术

在筛选药物的分析方法中,比色法和荧光法最为常用。这些方法虽然灵敏,却会被一些测试样品干扰,如自发荧光和自带颜色的样品。为了解决这些问题,新的分析方法应运而生,TR-FRET 技术和 Alpha 技术是其中最成功的,已成为继发光法后在药物筛选中最常用的分析方法。其分类属于平台分析技术(assay platform),表示同一个分析模式可用于多种类型分析物的检测。从这些技术衍生的测试具有以下特点:①支持细胞样品,亦支持蛋白质翻译后修饰(post-translational modification,PTM)的研究;②均相(homogeneous),没有洗板、过滤或磁力分离等步骤,仪器能直接测读诸如细胞裂解液及血清等复杂样品;③与高通量筛选兼容;④依托常用检测技术。均相测试被发展起来的原因是简化了操作步骤,缩短测试时间,降低实验误差。因此,均相测试更容易微量化,通量极速提升。不过,人们也从均相测试中尝到了苦果,就是假阳性的增加。

除了 TR-FRET 技术和 Alpha 技术外,其他常用的平台分析技术还有闪烁迫近分析法(scintillation proximity assay,SPA)、生物发光共振能量转移(bioluminescence resonance energy transfer,BRET)和蛋白片段互补技术,它们特别适用于配体 - 受体结合、蛋白质 - 蛋白质相互作用(protein-protein interaction,PPI)、蛋白复合物和蛋白质构象改变的研究,如 GPCR 的二聚化和多聚化,GPCR 与 β- 拘留蛋白(β-arrestin)的结合等。另外,还有基于 FP 和 TR-FRET 技术研发出来的 IMAP®(immobilized metal assay for phosphochemicals)测试和 Transcreener® 测试,这些测试适用于多种涉及磷酸的酶(如激酶、磷酸酶、磷酸二酯酶)、核苷酸的酶[如 ATP 酶、GTP 酶、磷酸二酯酶(phosphodiesterases)、GTP 酶激活蛋白(GAP)、鸟苷酸交换因子(GEF)等]及 PTM 酶(如激酶、糖基转移酶、甲基转移酶、乙酰转移酶等)的活性研究。其他一些用于 PPI 的平台分析技术,如时间分辨荧光免疫分析(DELFIA®)和多分析谱分析技术,因为不是均相或高通量筛选不兼容,在药物筛选中比较少用。

（一）TR-FRET

时间分辨荧光共振能量转移（time-resolved fluorescence resonance energy transfer，TR-FRET）是结合了时间分辨荧光（time-resolved fluorometry，TRF）和荧光共振能量转移（fluorescence resonance energy transfer，FRET）两种原理而成的分析方法。

1. TR-FRET 的原理

（1）TRF 的原理：用于 TRF 的荧光标记物，其发射光的半衰期较长，与带有快速荧光的物质相比，在激发光熄灭后可以维持更长的时间。TRF 采取了延迟读取的策略，可以降低背景，部分解决了分析物及试剂自带荧光的问题。

（2）FRET 的原理：FRET 解释两个荧光基团间能量转移的机制，其中一个荧光基团作为能量供体（donor），另一个作为能量受体（acceptor），前者的发射光谱与后者的激发光谱有一定的重叠。当供体被激发光照射后，如果供体和受体的距离足够近（<10nm），能量会通过偶极耦合，而非光子发射，从供体转移至受体，造成受体的荧光发射，从而呈现发射光谱的红移现象（图 3-7）。

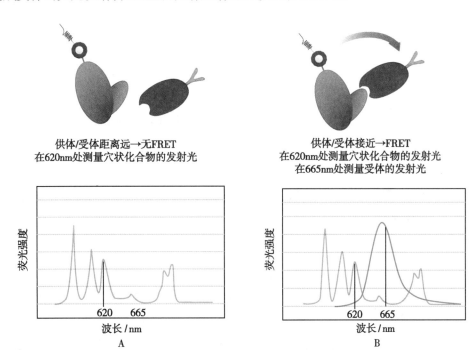

供体/受体距离远→无FRET
在620nm处测量穴状化合物的发射光
A

供体/受体接近→FRET
在620nm处测量穴状化合物的发射光
在665nm处测量受体的发射光
B

图 3-7　FRET 的原理

注：A. 与生物分子偶联的荧光标记作为能量供体及能量受体，若供体和受体的距离较远，供体被激发后，不引起 FRET，可选择供体的发射光谱（左下浅蓝色线）中的 620nm 谱线测量，获得读数；B. 如果两种生物分子相互结合，供体和受体得以彼此靠近，又如供体的发射波长与受体的激发波长重叠，会引起 FRET，触发受体的发射光谱（右下深蓝色线）。选 665nm 为读取波长，665nm/620nm 的发光比率即为 FRET 信号。

（3）TR-FRET 的物质基础：TR-FRET 把 TRF 与 FRET 两种技术结合起来，测试体系中，需要引入发射长寿荧光（>1 毫秒）的供体或受体，使背景降至最低。另外，还需要选择斯托克斯频移（Stokes shift）差距大的供体或受体，配合适当的滤光片，最大限度地避开及阻挡干扰荧光的波长，降低背景读数。得益于稀土元素的研究，发现镧系元素，如镧（La）、钐（Sm）、铕（Eu）和铽（Tb）的发射光谱、斯托克斯频移、发射半衰期、发射光产率、对荧光淬灭的耐受性与稳定性等特质，适合 TR-FRET 分析方法的建立。

2. TR-FRET　PerkinElmer 公司的 LANCE®、Cisbio 公司的 HTRF® 和 Lumi4® 及 ThermoFisher Scientific 公司的 LanthaScreen® Eu 和 LanthaScreen® Tb,这几个基于 Eu^{3+} 和 Tb^{3+} 建立起来的技术最终发展成为商业化的 TR-FRET 分析方法。

(1) LANCE 技术:该技术利用了 Eu 约 300nm 宽斯托克斯频移的优势,建立了最高可达 4 个数量级动态范围的 TR-FRET 测试。供体是铕螯合物(europium chelate),受体是 Ulight 荧光染料;仪器的配置是 1 个激发波长(325~355nm,为 Eu^{3+} 的激发波长)和 2 个读取波长(610~630nm 为 Eu^{3+} 的发射波长及 Ulight 的激发波长,661~669nm 为 Ulight 的发射波长),闪光 10~100 次,读取延迟 50~200 微秒,读取时间窗口 100~500 微秒。TR-FRET 信号以长波长(受体的)读数 ÷ 短波长(供体的)读数的比率表示;当能量转移发生时,受体的荧光发射增加,供体的荧光发射减少,FRET 的比率增大。

(2) HTRF 技术:该技术与 LANCE 技术相似,供体是铕穴状化合物(europium cryptate),受体是 d2 染料,仪器配置与 LANCE® 基本相同。

(3) Lumi4 技术:该技术利用了 Tb 发射光谱的特征,增加了多重检测的能力。在进行双标记测量时,会合并采用 1 个激发波长和 3 个读取波长(图 3-8)。

3. TR-FRET 的应用实践　在 TR-FRET 分析中,供体和受体会分别与不同的生物分子共价偶联,如果这两个生物分子因相互作用而彼此靠近,会把供体和受体拉至足以引起 FRET 的距离。TR-FRET 的应用包括配体 - 受体结合、信号分子检测、酶活性、ELISA 和 PPI 研究等。

TR-FRET 分析对仪器性能有较高的要求,仪器最少须具备 TRF 检测模式,滤光片型酶标仪一般较好,如果使用光栅型酶标仪测量,由于光线的强度在光路中大幅削减,除非使用激光光源,测试的动态范围难免受到影响。

4. TR-FRET 测试设计须知　影响 FRET 测试表现的决定性因素是两个标记物结合时供体与受体之间的距离(r),FRET 效率(E)由式(3-2)表示:

$$E = \frac{1}{1+(r/R_0)^6} \qquad \text{式(3-2)}$$

其中,R_0 是福氏半径(Förster's radius),即当 E 是 50% 时的供体 - 受体距离。由式(3-2)可以得知,当 r 每比 R_0 大 1 倍,E 会以其 6 次方倍减。R_0 由供体和受体的理化性质决定,如荧光素(fluorescein)和四甲基罗丹明(tetramethylrhodamine)组合的 R_0 为 5.5nm,不同 HTRF 测试的 R_0 是 7~9nm。一般 TR-FRET 测试的 r 是 5~10nm,当 r 大于 10nm 时,FRET 的作用将会变得很弱。但这些只是理论数值,因为供体和受体的排列方向对 FRET 也有重要的影响,当偶极子对的方向大致平行,能量转移才会更有效率。在建立新的 TR-FRET 测试方法,尤其是涉及大分子的 PPI 研究方法时,需要特别注意上述的影响因素。

(二) Alpha

Alpha(amplified luminescence proximity homogeneous assay)是 PerkinElmer 公司获得专利授权的平台分析技术,AlphaScreen® 测试为其代表。Alpha 技术使用两种微珠,即供体微珠(donor beads)和受体微珠(acceptor beads),并把它们分别标记两种生物分子。供体微珠在 680nm 激发光的照射下,会把周围环境中的氧分子转化为单线态氧(singlet oxygen, $^1O_2$),单线态氧是一种非常不稳定的活性氧,其在水中的半衰期 <4 微秒,扩散距离达 200nm。如果受体微珠在供体微珠的这个范围内,单线态氧就会与受体

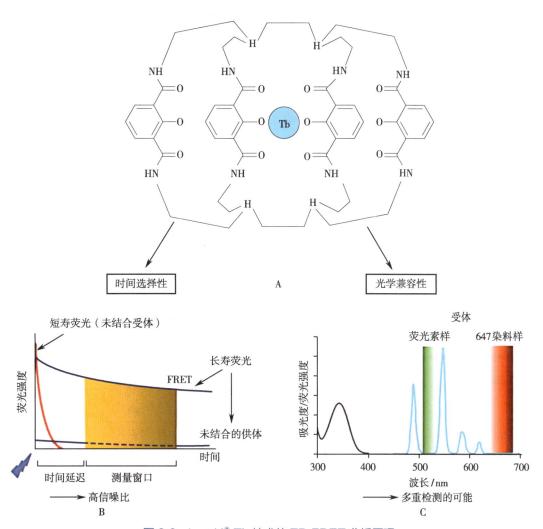

图 3-8　Lumi4®-Tb 技术的 TR-FRET 分析原理

注：A. Lumi4® 铽穴状化合物（Tb³⁺ cryptate）的结构；穴状化合物有利于光能的吸收并向 Tb³⁺ 的转移，与 LanthaScreen® 的铽螯合物（Tb³⁺ chelate）相比，Lumi4®-Tb 的吸收光谱峰形更高，其发射光更强，化学性质更稳定。B. TR-FRET 的原理：把读取的时间窗口设置在激发终止一段时间（>50 微秒）之后，延迟读取避开了短寿荧光（红线：来自尚未结合的受体）；在 FRET 的读取波长，尚未结合的供体发射的荧光被滤光片阻挡，其信号微弱（下方蓝线）；当供体与受体结合或形成复合物，经闪光激发（蓝色闪电），引起 FRET 时，由于供体（如 Tb）是长寿荧光发射体，受体的发射光衰减也会变得缓慢（上方蓝线），有利于延迟读取，提高信背比。C. Tb 的吸收峰在 ~340nm（深蓝线），Tb 的发射光谱（浅蓝线）有 4 条谱线，其中蓝色 ~490nm 谱线适应二氢荧光素样受体（绿色区域发射）的激发，红色 ~620nm 谱线适应 Alexa Fluor® 647 染料样受体（红色区域发射）的激发，这些光谱条件与滤光片型酶标仪的标配几近相同。因此，基于 Lumi4®-Tb 技术的 TR-FRET 测试可以最多分析两组分子的相互作用，都采用铽穴状化合物为供体，受体分别是发射绿色荧光的 AMI 染料和发射红色荧光的 d2 染料，每个示踪物偶联 1 种染料；仪器的配置通用 Tb³⁺ 的激发波长 325~355nm，绿配置的两个读取波长分别是 510~530nm（AMI 的发射波长）和 610~630nm（Tb³⁺ 的发射波长），红配置的两个读取波长分别是 610~630nm（Tb³⁺ 的发射波长及 d2 的激发波长）和 661~669nm（d2 的发射波长）。

微珠上的二甲基噻吩衍生物产生化学反应，最终由受体微珠上的荧光基团在 520~620nm 波长范围处产生光信号，从而达到检测的目的（图 3-9）。

　　由于供体微珠在最优的激发条件下能每秒产生 6 万个单线态氧，信号放大率很高，并且受体微珠上的荧光基团的发射半衰期长，支持 TRF 读取模式，减少背景荧光的干扰，因此，AlphaScreen® 测试有快

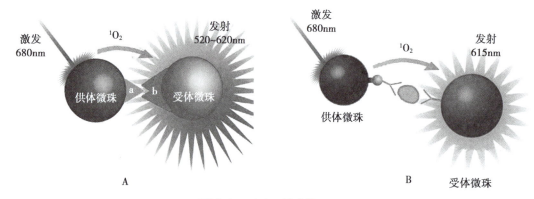

图 3-9 Alpha 技术的原理

注:A. AlphaScreen® 测试原理。供体微珠(左)被波长 680nm 的激光照射后,产生单线态氧($^1O_2$),当标记供体微珠的分子 a 和标记受体微珠(右)的分子 b 结合,单线态氧可以扩散到受体微珠,导致荧光发射,其发射光波长为 520~620nm。B. AlphaLISA® 测试的原理。供体微珠偶联链霉亲和素(streptavidin),一抗偶联生物素(biotin),受体微珠偶联二抗。如果一抗和二抗均能与检体的不同表位(epitope)产生抗原 - 抗体相互作用,形成双抗体夹心(如 sandwich ELISA),便可达到检测的效果;供体微珠在接受 680nm 的光激发后,产生单线态氧并激活受体微珠,受体微珠上的荧光物质含 Eu^{3+},发射光的读取波长为 615nm。

速、稳定、高灵敏度和低背景的优点,测试的动态范围可高达 4~5 个数量级。Alpha 技术的另一个优势在于不需要在待测分子上引入荧光标记,不需要考虑荧光基团的排列方向,避免了 FRET 测试中,空间位阻对生物分子相互结合的影响。Alpha 技术的分析模式众多,灵活性高,适用于多种类型分子的检测,在受体微珠上引入铽或铕螯合物更可增加多重检测的能力;也可用于检测生物学粗提物,例如细胞裂解液、血清、血浆、体液等,而不会影响测读效果,现已应用于 PPI、ELISA、酶活性和生物小分子的检测中。Alpha 技术的缺点在于需要高性能的检测仪器,如仪器须配备高能激光器等强光光源及深度阻隔滤光片,光栅型酶标仪不适用,并需具备 TRF 检测模式;测试对强光敏感,供体微珠的光漂白效应使得信号检测以单次为佳,而且,某些化合物会清除单线态氧从而使光信号降低。

六、3D 细胞培养与细胞共培养技术

细胞培养是细胞生物学的基础,以二维(2D)底物上生长的单层贴壁细胞为模式的细胞培养系统已在生物学领域中常规广泛地使用。与此同时,2D 细胞培养的缺陷也逐渐显现出来,尤其是其与体内的环境相距甚远。在体内,细胞外部都被结构复杂的细胞外基质(ECM)包围,细胞与细胞、细胞与 ECM 之间通过直接接触与共享可溶性因子进行机械与生化联系,构建成一个三维(3D)信息网络和微环境。2D 培养的细胞,即使是原代培养,亦无法实现与体内相似的组织结构和连接,这导致其形态、活性、基因表达及应激反应等与体内细胞有着显著的不同,更不要说一些经常用于药物筛选的细胞,如经由过表达系统高度工程化的人胚肾细胞(HEK293)、中国仓鼠卵巢细胞(CHO)、HeLa 细胞、人肝癌细胞(HepG2)等细胞系了。显然,基于 2D 细胞培养获得的研究结果与活体组织的生理相关性不高。近期研究显示,超过 90% 通过体外临床前研究的药物在随后的临床阶段中未能达到预期的疗效和安全性,2D 细胞培养可能是制约体外临床前研究可预测性的重要因素。

为了克服上述问题,3D 细胞培养技术应运而生。有证据表明,3D 细胞培养模型能模拟体内的细胞与细胞及细胞与 ECM 的相互作用,有类似天然组织的特异性,比传统 2D 培养模型的生理相关性更强。这在干细胞研究、肿瘤生物学、药物筛选、毒性筛查、组织工程和再生医学等领域已显现出重要影响。最

常用的 3D 培养模型有细胞球体培养和以富含天然 ECM 的水凝胶作为支架的培养。

另外,大多数体外细胞培养模型涉及单种类细胞,与体内多种不同种类细胞之间有着通讯联系不同。因此,构建细胞共培养模型便成为有效缩小这差距的方法。细胞共培养技术是将 2 种或 2 种以上的细胞共同培养于同一环境中,由于其具有更好地反映体内环境的优点,所以这种方法被广泛应用于现代细胞研究中。其中一种培养方式是应用可通透支持物的装置,方法是把两种细胞分别培养在微孔板的底部和内置通透薄膜的培养插件中,实现无接触的细胞间通讯。如果把 3D 细胞培养技术与细胞共培养技术整合起来,便更能改善细胞模型的总生理相关性。基于 3D 细胞培养和干细胞技术的类器官(organoid)培养已成为生物学前沿领域,并有望推动个体化治疗的发展。3D 共培养模型对研究肿瘤细胞和其他类型细胞的相互作用具有特别意义,有助于阐明肿瘤生长、凋亡、转移和促进血管生成的作用。

限制 3D 细胞培养技术应用于药物研发的因素有:①实验操作繁复,缺乏标准化流程;②3D 基质的扩散动力学问题和可视化问题;③与高通量筛选的兼容问题;④花费高昂。不过,这些缺点正在被不断更新的技术克服。

七、微流控芯片技术

微流控芯片(microfluidic chip)是以微加工技术在透明的材质中刻画微米尺度的微管道网络而制成的芯片,管道可形成有效的结构,如通道、反应室或其他功能部件。流体在微米级尺度下,展现与宏观尺度不同的特殊性能,从而产生独特的分析能力。如微流控浓度梯度芯片(图 3-10)可建立化学物质浓度梯度,在进行药物筛选实验时,与传统多孔板技术相比,能省去配制和分配不同药物浓度的烦琐操作。另外,在芯片的反应室中使用固化技术,可减少细胞和生物试剂的用量,如在 SPR 中使用的传感芯片就是微流控芯片的一种。微流控芯片具有液体流动可控、消耗样品和试剂量少、节省分析时间、可重复使用等优点。它的目标是把整个实验室的功能,包括样品处理、反应、分离、检测等集成在芯片上进行,称为晶片实验室(lab-on-a-chip)。微流控芯片是一项发展迅猛的多用途技术,正在和高通量筛选、非标记检测、3D 细胞共培养、单细胞分析等技术融合,其在药物筛选中的应用将会增加,有可能改变当下的药物研发现状。

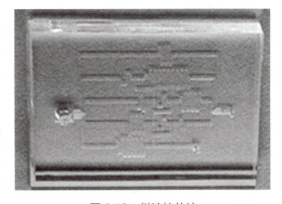

图 3-10　微流控芯片

第三节　质　　控

一、筛选测试的选用及设计原理

(一)筛选测试的质量评价

筛选测试五花八门,目的各异,都需要先确保具备最起码的质量,才能派上用场。尤其在高通量筛选中,在有限的时间内实现有效的筛选仍然是重大的挑战。方法确认是以客观证据证明测试方法符合其预设目的的过程,在开发新方法、印证已建立的方法能获得与文献可比的结果,重新使用一个久未行使的方法或主要试剂、仪器或操作人员出现变更后都需要进行。方法确认没有统一的流程,研究者需要自己判断检查的侧重点,在方法确认前,科学合理地确立测试的具体流程和验收准则。利用数据判定方法的有效性是方法确认的重要内容,以下几点,特别是数学工具的适当运用是判定筛选测试是否有效的关键。

(1) 特异:特异是指测试只对一个分析物产生响应,选择是指测试对一系列分析物产生响应,特异性和选择性二词经常被混用。特异性对测试是绝对重要的,研究者需要确定测量读数反映的是真正需要测量的事物。在一些使用抗体的测试中尤需注意选用的抗体的特异性,有没有交叉反应性,包括抗体是否识别蛋白质的不同 PTM 的形式,如特定的磷酸化位点,或其剪接体或降解产物等。找到能满足测试要求的抗体有时是非常困难的,不过,需要把测试的抗体或试剂的品质列为首要考虑,因为特异性不足会导致假阳性。虽然免疫印迹法是验证抗体特异性的有效方法,但是,仅使用免疫印迹法验证抗体并不足够,抗体的特异性和以下列举的其他品质还需要在最终开发的测试中再次检查。

(2) 稳健:理想的测试是稳健的,客观出现的条件变化,如在一定区间范围内的 pH、盐浓度、残留的培养基或溶剂、进样体积等不应该影响测试结果。在进行有关的方法确认前,须预先明确条件可容许的变化范围。一个经常检查的内容是测试对样品中溶剂含量的容忍范围。

(3) 精密及可重复:精密(precise)指使用相同的仪器由同一个实验操作者在短时间内重复测试多个标准样品时,应获得一致的结果。中期精密性(intermediate precision)是在相同的实验室和实验方法下长期测量中对数据变异度(variation)的评价。重现性(reproducibility)的定义是在不同实验室使用相同的实验方法检测的精密性。精密性或重复性(repeatability)常以变异系数(coefficient of variation,CV)表示,算法见式(3-3)。

$$CV = \frac{\sigma}{\mu} \qquad\qquad 式(3-3)$$

其中,μ 是均值,σ 是标准差。CV 即标准差与均值的比率,有时亦以百分比的形式表达,即将 CV 乘以100%,又称为相对标准偏差(relative standard deviation,RSD)。实验分析误差可归纳为两类,即随机误差(random error)和系统误差(systemic error)。随机误差的特点是误差具有不可预见性,CV 是量度随机误差的有效方法。

虽然 CV 是判断精密性或重复性的简单易行方法,却没有绝对的标准,因应不同的测量对象,CV%的标准会有所不同。比如,在国标 JJG646-2006 移液器检定规程中,把测量重复性(CV%)作为移液器计量性能的重要指标。标准操作是在标准温度 20℃±5℃下,用电子天平重复测量不同容量的蒸馏水或去离子水 6 次或以上,当移液器或测试的量程越小,CV% 的标准越大。

在基于微孔板的测试中,孔间变异性(well-to-well variability)、批内变异性(intraassay variability)和批间变异性(interassay variability)也备受关注,亦常以 CV 表示,初始假设是全部误差都源于随机误差。分光光度法是检查自动移液工作站多通道移液器精密性和准确性的常用方法,简单来说就是以带有染料的液体在微孔板中进行加液、分液、稀释等一系列操作,再行测读,可迅速找到有问题的通道。在高通量筛选实验室,系统重复性检查应周期性反复进行,一旦出现 CV 不正常升高,需要对实验流程中的仪器和试剂进行仔细考查,以确定导致系统误差的原因。

(4) 线性、准确和灵敏:有效的测试应具有线性特征(linearity),即在测试的线性范围(linear range)

内,读数会随着分析物的浓度增加按比例递增。线性的一般评价方法是在选定的浓度范围,以稀释法制作分析物的系列浓度样品 3~6 个进行测试,用获得的数据制作图表,以分析物浓度为横坐标,测量值为纵坐标,把数据点拟合在一条直线上,正误差和负误差应随机分布。如果采用标准分析物,获得的图表就是该测试的标准曲线。另外,数据还可以通过线性回归法处理,把数据导入线性回归方程式(3-4)中。

$$y=mx+c \qquad\qquad 式(3-4)$$

在统计学中,常以最小二乘法求得 m、c 和拟合优度(goodness of fit,R^2),这是多种统计应用或软件,如 Excel 和 SPSS 的常规功能。其中,R^2 介于 0~1,越接近 1,回归拟合效果越好。另外,c 即截距(intercept)应接近或等于 0。如截距显著偏离零点,可合理怀疑误差不是随机引起的,而可能源于系统误差,应确定测试的准确性不存在问题。

系统误差是可预见的与真值呈恒定或按比例的偏差。准确性(accuracy)是测量值与真值的符合程度。定量并修正系统误差是对仪器或测试方法进行校准的重要步骤,对确立一些以测量绝对值为目的的测试至关重要。一般须使用该分析物的标准品,按标准操作规程配备样品进行测量。标准品的单位活性是固定的,由专业机构认定。如无该分析物的标准品和标准方法,可使用参照实验室现有方法以获得测量值。把新方法获得的测量值与真值或参考值进行比较,以式(3-5)求得偏差率(Bias%)。

$$Bias\% = \frac{平均绝对误差}{真值} \times 100\% \qquad\qquad 式(3-5)$$

其中,平均绝对误差是由最少 20 次重复测量获得的平均值减去真值。对准确性的评价还可以包括标准曲线是否偏离零点或出现按比例的单向性偏移。由于导致现有方法出现系统误差的因素多为已知,还可以评价这些因素对新旧方法的影响。ISO 8655-2:2002 对活塞式移液器的精密性和准确性有详细的规定,测量精度以最大允许随机误差(maximum permissible random error)和最大允许系统误差(maximum permissible systematic error)表示,相当于 CV% 和 Bias%。

由于实现方法的准确定量比较耗时,测试的精密性和准确性应该和特定的应用相适应。对一些不需要严格定量的项目,一个能给出定性或半定量结果的测试方法就已经足够了。

可以利用作图法获得测试方法的线性范围(图 3-11)。

一部分测试表现出来的量效关系是非线性的,如果有足够的科学理由支持,可用对数、对数单位(logit)、logistic 回归等数据转换方法强化或达到广义的线性,这些测试也常是有效的。

量化测试的容许范围,即最大值与最小值的差距,称为动态范围(dynamic range)。测试的动态范围越宽,测试可达到的灵敏度(sensitivity)将会越高。荧光测定与分光光度测定相比,具有更宽的(线性)动态范围。荧光强度是荧光测定的计量

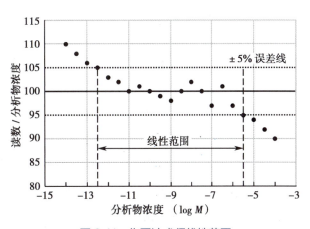

图 3-11 作图法求得线性范围

注:把分析物按 3~10 倍连续稀释制备样品,以分析物浓度的对数为横坐标,测量值除以分析物浓度为纵坐标,作一条折线图。数据点可拟合出一条水平的直线,加作该直线对应的 105% 正误差线和 95% 负误差线,在折线的左右两端,数据点会明显超出正误差线或负误差线,误差且随着浓度偏离中心而扩大。折线未超出误差线的浓度范围就是该测试方法的线性范围。

形式,使用任意单位(arbitrary unit,a.u.),仪器读数与5~6个数量级的荧光素浓度呈正比。分光光度测定以吸光度(absorbance,A)为单位,若在可见光范围(400~700nm)检测,大部分分光光度计的动态范围小于4A,一般认为,最佳的线性范围在0.1~1A。因此,如果需要更高灵敏度的测试,应尽量选用荧光检测。发光和放射测量的背景极低,灵敏度最高,动态范围可达6~7个数量级。有效的测试应建立在检测仪器的(线性)动态范围之内。

测试应在其线性范围内进行。例如,在酶活性测试中,在特定的条件(温度、时间、底物浓度)下,酶的加入量与初始酶活性须呈正比;在第二信使测试中,在特定的条件(温度、时间、饱和阳性药浓度)下,测试使用的细胞数与第二信使的产量须呈正比。当酶或细胞的用量过高,使检测结果超出该测试的线性范围,产生的结果将会是错误的。相反,当酶或细胞的用量过低,测试的灵敏度便会下降,因为灵敏度就是每单位分析物在该测试中响应的单位读数(即线性回归方程的斜率,m)。如以酶活性测试评价抑制剂,应在实验的最佳条件(底物浓度尚有上升和下降空间)使用足量的酶,使未加入抑制剂时的读数接近该测试的(线性)动态范围上限值,单位抑制剂产生的单位信号下降才会最大化。以第二信使测试评价GPCR激动剂或拮抗剂时,使用的细胞数亦应接近该测试的(线性)动态范围上限,以增加测试的灵敏度,道理相同。

仪器或测试方法的检出限(limit of detection)和定量限(limit of quantitation)决定测量的下限或测试的分析物浓度的下限,两者容易与灵敏度的概念混淆。在分析测试中,检出限就是测量值达到足以和噪音区别开来的点所对应的分析物含量,定量限就是分析物能被定量测定的最低量。检出限和定量限可以由信噪比(signal-to-noise ratio,S/N)或信背比(signal-to-background ratio,S/B)推导。检出限可以指由基质空白所产生的背景信号均值的3倍,即3倍S/B的相应量,定量限一般指10倍S/B的相应量。

在测试的发展阶段获得测试的动态范围等相关信息对日后的筛选工作有莫大的帮助,需要特别留意检测的效应水平应落在测试的动态范围以内,以避免产生错误结果,因为某些数据点可能会低于检出限,另一些则可能超过该测试的线性范围,而需要对分析物进行稀释处理。

(5) 具有可靠的分辨能力:S/B,即阳性对照信号均值除以背景信号均值,因直接反映测试的动态范围,可用于测试的质量评价。但是经验证明,Z'因子对高通量筛选测试的质量判定更为有用,因为其数值综合描述了测试的动态范围和变异性,这其实代表了测试可靠的分辨能力。在统计学中,Z'因子是效应大小(effect size)的一种计量方法,算法见式(3-6)。

$$Z' = 1 - \frac{3(\sigma_p + \sigma_n)}{|\mu_p - \mu_n|} \qquad \text{式(3-6)}$$

其中,μ_p是阳性对照信号均值,μ_n是阴性(空白)对照信号均值,σ_p是阳性对照标准差,σ_n是阴性对照标准差。求一个测试的Z'值的标准方法是在一块微孔板上一半的孔加入空白对照,另一半的孔加入饱和浓度的阳性药,再加入底物进行测试,使用大的样本数是希望从测试样品中求得更真实的μ_p、μ_n、σ_p和σ_n的值。常数3的设定是考虑到在正态分布中,99.73%的概率事件是在$\mu \pm 3\sigma$的置信区间内发生的。因此,上述公式不仅计算了阳性事件发生相对于阴性事件发生的平均效应大小,以式中($\mu_p + \mu_n$)代表;也顾及阳性事件和阴性事件都是真实事件的置信水平在99.73%时的变异度,以式中$3(\sigma_p + \sigma_n)$代表;如此,Z'因子预示了测试发现的阳性为真(true hits)的能力。式中可见,Z'的最大值不能大于1,经验认为,当Z'值介于0.5~1,测试的品质为优;当Z'值介于0~0.5,测试是临界有用的;当Z'值小于0,测试在筛选应用中为无用的。在高通量筛选中,因测试样品的体量庞大,为了减少假阳性率和假阴性率,需要更高品质的测试,把 Z' 因子这种算法偏保守的统计学工具应用于测试的评价是合理的。

(6) 稳定:筛选方法中使用的试剂、样品和标准品在长期保存中会出现降解,这尤其容易出现在稀释的溶液中。在方法建立时,需要对这些试剂和样品的稳定性进行研究。在进行系统稳定性(system stability)评价前,首先需要确定短时间内重复测试的 CV,然后根据该试剂或样品的特点及测试的周期,进行周期性反复测试。应预先确定检查流程和验收标准,如每天连续测试两个浓度的标准品溶液最少两遍,对测试组分进行多种保存条件包括反复冻溶,系统稳定性不应超过系统精密性的20%等。针对体外诊断试剂的稳定性评价,欧盟现行的协调标准是 ISO 23640:2015。一旦发现测试结果随着时间出现漂移现象,便应确立相关试剂或样品的保存期(shelf life)。商业化试剂盒中各组分的保存条件和保质期是按一定的标准由生产厂家评定的,应尽量按照厂家的建议保存和使用,如有使用说明书中没有说明保存条件的试剂,使用者须自行进行稳定性评价,确定保存期。

(二) 对照与数据标准化处理

(1) 对照:筛选测试的板面编排中除了样品外,一般还会包括标准曲线、阴性对照、阳性对照和空白(无细胞、无酶、无底物)对照。需要注意溶剂对测试的影响,除了应包括溶剂对照外,标准曲线中亦应包含配制样品的溶剂。对照除了用作比较和证明方法有效外,在数据标准化处理中也有重要的作用。方法有效性检查一般依靠历史数据、S/B、Z' 及阳性对照的 EC_{50} 或 IC_{50} 的比较。

(2) 数据标准化:数据标准化(normalization)的主要目的是减少测试变异性对结果的影响。测试变异性并非系统误差,虽然测试变异性的来源有时是可知的。一个常见的例子是细胞数在不同的微板孔或不同天测试的随机变化可以对检测读数带来影响,可以通过数据标准化处理把数据化为无量纲(dimensionless)再作比较,以排除变异性带来的影响。标准化可以采取基于对照或不基于对照的方法,常用的基于对照的标准化方法见式(3-7)、式(3-8)和式(3-9)。

$$对照百分比 = \frac{X_i}{\bar{X}_n} \times 100\% \qquad \text{式(3-7)}$$

$$抑制百分比 = \frac{\bar{X}_H - X_i}{\bar{X}_H - \bar{X}_L} \times 100\% \qquad \text{式(3-8)}$$

$$X'_i = \frac{X_i - \bar{X}_L}{\bar{X}_H - \bar{X}_L} \qquad \text{式(3-9)}$$

其中,X_i 是样品读数,$\bar{X}_n$ 是阴性对照读数均值,$\bar{X}_H$ 是高标对照读数均值,$\bar{X}_L$ 是低标对照读数均值,X'_i 是极差标准化值,能满足 $0 \leq X'_i \leq 1$。

不基于对照的标准化方法包括样品百分比,即把全部样品的读数均值当作“阴性对照”的读数均值[见式(3-10)]和 z 分数[见式(3-11)]。

$$样品百分比 = \frac{X_i}{\bar{X}_i} \times 100\% \qquad \text{式(3-10)}$$

当样品中包含较多“真苗头化合物”时(如样品源于聚焦化合物库时),不基于对照的标准化方法可能会给出误导性结果。研究者应针对测试的性质,选择最合适的标准化方法,以降低假发现率。

二、误导结果及其判定

（一）假阳性率和假阴性率的控制

在筛选测试中，需要借助有效的计量方法从庞大的测试样品中选出苗头化合物。一般策略是设立阳性的预设水平，效应达到该水平的样品定义为苗头化合物。由于测试的数目上万，随机误差为测试带来了第一个风险，控制假阳性率和假阴性率（统称为假发现率——false discovery rate，FDR）是计量方法最需要面对的问题，而统计学能给予解答，以下将介绍应用于筛选测试苗头化合物检出（hit selection）的统计检验方法。

假阳性率是无活性样品在测试中得出阳性结果的概率，在统计学中，称为 I 类误差的概率，以 α 表示。$1-\alpha$ 为检验特异性，增加检验特异性能减少 I 类误差的概率，却会增加 II 类误差的概率（有活性样品在测试中得出阴性结果的概率，即假阴性率，以 β 表示，$1-\beta$ 为检验效能）。在假设检验中，α 称为显著性水平，通常是一个小的正整数，如 0.05、0.01 等。当统计检验求得无效假设（H_0）成立的概率 P 大于 α，则接受 H_0；当 P 小于 α，则拒绝 H_0，而接受备选假设（H_1）。换言之，当拒绝 H_0 时，该留意犯 I 类误差；当接受 H_0 时，该留意犯 II 类误差。$1-\beta$ 指在一定的 α 水平，当两总体确有差别，能发现它们有差别的能力，一般取 0.90、0.80 等。$1-\beta$ 受多种因素影响，包括总体差别的大小、变异度和 α；另外，增加样本数 n 可以在指定的 α 水平达到增加 $1-\beta$ 的效果。知道 $1-\beta$ 如何受这些因素影响有重要意义，因为当假设总体差别的大小保持不变，便能推导出应该尽量遵守操作规程以减少变异度，并进行重复测试，好能同时降低发生 I 类误差和 II 类误差的概率。不过，由于重复测试与时间及成本挂钩，需要取得平衡。

（1）差异倍数：差异倍数（fold change）即样品信号相对阴性对照信号的比率 S/B 或对照百分比，见式（3-7），其可以作为数据分析方法。一般方法是预设相对于阴性对照信号均值的取舍（cutoff）值，差异倍数超过该值时定义为阳性。但是，由于缺乏对（阴性对照信号）变异性的检验，该方法控制假发现率的表现欠佳。

（2）z 分数：z 分数（z-score）也叫标准分数，能部分解决上述问题，算法见式（3-11）。

$$z=\frac{X-\mu}{\sigma} \tag{式（3-11）}$$

其中，$X-\mu$ 为离均差，是一个样品信号与总体信号均值的差，σ 是总体标准差。z 分数的前提是正态分布及总体标准差 σ 与样本标准差 s 相等。z 分数提供了对偏离观测均值的评估，也适用于检验离群值（outlier），特别在每个样品只测试一次时最有用。当 z 超过某一预设水平，所指向的样品便会被定义为阳性，但是，z 分数无法分辨真阳性和人为错误导致的离群值，除非离群值出现在对照组中。在药物筛选测试中，由于发生 I 类误差的后果比发生 II 类误差的后果严重，因此，常把 z 设定为 3，对应的单侧标准正态分布的 P 为 0.001。

（3）严格标准化均数差：严格标准化均数差（strictly standardized mean difference，SSMD）是近年兴起应用于 RNAi 筛选的数据分析方法，SSMD 与 Z' 因子的作用相同，均反映阳性样品相对阴性对照的效应大小。因此，适用于筛选测试的质量评价及苗头化合物的选择，基本算法见式（3-12），SSMD 的总体值在式中以 β 表示。

$$\beta = \frac{\mu_p - \mu_n}{\sqrt{\sigma_p{}^2 + \sigma_n{}^2}} \qquad 式(3\text{-}12)$$

使用样本测量值估算总体的均值和标准差时,使用式(3-13)。

$$\hat{\beta} = \frac{\overline{X}_i - \overline{X}_n}{\sqrt{s_i{}^2 + s_n{}^2}} \qquad 式(3\text{-}13)$$

在初筛不重复测试样品时,SSMD 的估值见式(3-14)。

$$\hat{\beta} = \frac{X_i - \overline{X}_n}{s_n \sqrt{2}} \qquad 式(3\text{-}14)$$

比较式(3-11)和式(3-14),可见 z 分数相当于 $\sqrt{2} \times$ SSMD。当样品源于聚焦化合物库时,应使用此法代替 z 分数。

当测试有样品重复时,便应考虑比差异倍数或 z 分数有更强检验效能的统计方法,如 t 检验或 SSMD。独立样本 t 检验(independent samples t-test),又称为非配对样本 t 检验(unpaired t-test),算法见式(3-15)。

$$t = \frac{\overline{X}_i - \overline{X}_n}{s_p \sqrt{\dfrac{1}{n_i} + \dfrac{1}{n_n}}}$$

其中,s_p 是合并标准差。

$$s_p = \sqrt{\frac{(n_i - 1)s_i{}^2 + (n_n - 1)s_n{}^2}{n_i + n_n - 2}} \qquad 式(3\text{-}15)$$

比较式(3-13)和式(3-15),可见 SSMD 和 t 检验有相似之处。主要的区别是 t 检验会受到对照的重复次数 n_n 及样品的重复次数 n_i 影响,当 n 增加时,t 会增加,对应的 P 会减少;而在 SSMD 的情况,当 n 增加时,$\hat{\beta}$ 会更接近 β,因为随着重复次数增加,对照及样品的均值和标准差会更接近它们各自的总体均值和总体标准差,因此,把独立样本 t 检验应用于筛选测试的质量评价并没有多大意义。另外,若以多重 t 检验进行多组比较,犯 I 类误差的概率会增加,因此,独立样本 t 检验也不适用于筛选测试的苗头化合物检出。以计算效应大小为目的的 SSMD 显然比 t 检验更适用于筛选测试,根据 SSMD,还可以把样品相对阴性对照的效应大小分类。

SSMD 能解决差异倍数无法检验数据变异性的问题,但是,由于 SSMD 是均值与标准差的比率,当标准差减少,SSMD 会变大,可能会出现较大的 SSMD,却同时出现总体差别太小而缺乏生物学意义的问题。因此,常把差异倍数和 SSMD 合并使用,以取长补短。

(4) 配对样本 t 检验:如果需要比较同一个样品自身加药前后的变化,并涉及重复,可以使用配对样本 t 检验(paired samples t-test),算法见式(3-16)。

$$t = \frac{\overline{d} - \mu_d}{\dfrac{s_d}{\sqrt{n}}} \qquad 式(3\text{-}16)$$

其中,$\overline{d}$ 是配对样本前后观测差值的平均数,s_d 是配对样本差值的标准差,n 是重复次数。假设 $H_0: \mu_d = 0$;

$H_1 : \mu_d \neq 0$。则

$$d_i = x_{2i} - x_{1i}, \bar{d} = \frac{\sum_{i=1}^{n} d_i}{n}, s_d = \sqrt{\frac{\sum_{i=1}^{n} (d_i - \bar{d})^2}{n-1}}$$ 式(3-17)

t 检验的自由度取 $n-1$，检验的前提是 d_i 为正态分布和 d_i 当中无离群值。在筛选测试中，配对样本 t 检验也宜与差异倍数合并使用。

计量方法的选用原则见表 3-1。

表 3-1 差异倍数、z 分数、SSMD 和配对样本 t 检验在苗头化合物检出的选用原则

阴性对照	阴性对照重复	样品重复	自身对照	应采用方法
有 / 无	**否**	**否**	**否**	z 分数
有	**是**	**否**	**否**	SSMD,式(3-14)
有	**是**	**是**	**否**	SSMD,式(3-13)
有 / 无	是 / 否	**是**	**是**	配对样本 t 检验
有	**是**	是 / 否	是 / 否	差异倍数

注:加粗字体为选用该检验方法的判断特征。

(二) 干扰

以下将介绍筛选测试中常见的干扰(interference)和减少干扰的办法。

1. 报告分子的干扰　荧光标记等报告分子(reporter)是组成有标记测试体系的原件,基于报告分子测试的检测原理是待测分子与靶标的相互作用由报告分子响应的读数反映。但是,如果报告分子与靶标或待测分子发生相互作用并产生信号,便会造成伪阳性的假象。比如在发光测定中常用的虫荧光素本身就是 GPR35 部分激动剂;又如荧光染料 5- 羧基四甲基罗丹明(TAMRA)标记的多肽可以作为长寿因子(sirtuin)蛋白脱乙酰酶活性的底物,一些在该测试中检出为阳性的化合物在使用非 TAMRA 标记底物的复检测试中并未显示为阳性,最终发现这些化合物能直接和 TAMRA 结合并产生信号;另外,待测分子可能通过抑制报告酶,如荧光素酶或半乳糖苷酶(β-gal),影响读数。因此,非标记检测值得提倡,以避免报告分子的干扰。

2. 偶联酶测定的干扰　偶联酶测定法(coupled enzyme assay)是在反应体系中加入一个或多个工具酶,以达到最终产物能被直接检测。该法可以使一些无法直接检测原始底物或原始产物的酶活性测定成为可能;另外,该法也常用于改善测试的灵敏度,比如把荧光检测的酶反应偶联以比色法检测的酶反应,最常见的有应用 NADH 或 NADPH 的偶联酶反应体系。如果筛选测试的体系是偶联酶测定,需要注意样品中的某些成分可能成为或抑制反应中间产物或辅酶而影响读数;在筛选抑制剂时,样品可能通过抑制工具酶影响读数。研究者在解读筛选测试的数据时,应考虑多种可能性,并设立应对机制以尽量减少干扰,如在实验设计中设单纯工具酶的反应体系作对照、对检出物的实际作用靶标予以鉴别。

3. 荧光检测的干扰　在荧光检测中,一些带有自发荧光的样品会对荧光检测造成干扰。在测试中,可以在加入化合物后且反应尚未发生前,进行预读板,以发现干扰样品;改用发射波长更长的荧光标记,如在脱氢酶反应中(报告荧光产物 NADH/NADPH 的激发光波长为 340nm,发射光波长为 460nm)套

用心肌黄酶 / 刃天青（diaphorase/resazurin）偶联酶反应（报告荧光产物 resorufin 的激发光波长为 550nm，发射光波长为 580nm），也能部分解决此问题。相反，另一些样品可能有淬灭（quenching）作用，这些样品特别在筛选酶抑制剂时，常会被误认为是苗头化合物。在后续测试中，可以把样品单纯与荧光报告产物共孵育，以发现其中有淬灭作用的化合物。另一种更难发现的干扰是样品通过荧光内滤效应（inner filter effect）吸收荧光体的激发光或发射光，这特别容易出现在样品浓度较高的情况。可以进行预检查，分别测试样品在筛选测试中应用的激发波长和发射波长的吸光度，以发现可能的干扰样品。需注意干扰荧光检测的化合物有时是具有真实活性的，应予以鉴别。

4. **成分的干扰** 生物样品或试剂在制备时引入的成分可能对测试产生干扰，常见的例子是细胞裂解液中的还原剂和去垢剂会干扰几个常用的蛋白测试。一些细胞培养基中含有 ATP，可影响 ATP 或荧光素酶测试。当这种干扰发生时，需要考虑改变试剂或采用免疫沉淀等手段对待测样品进行纯化。

5. **泛筛选干扰化合物** 泛筛选干扰化合物（pan-assay interference compounds，PAINS）是在筛选测试中经常表现为阳性的化合物，它们表现出来的"活性"并非由于与靶标特异性结合。它们的干扰原理可以归纳为：①自发荧光或自带颜色，如白藜芦醇（resveratrol）等自发荧光的化合物会对应用如 Fura-2 和 4，5- 二氨基荧光素（DAF-2）等荧光探针的测试造成影响；②螯合作用（chelation），即化合物把测试体系中存在的金属离子捕获，会使需要金属离子的酶或蛋白质失活，或干扰含金属离子的试剂，如 TR-FRET 测试中的 Eu^{3+} 和 ATP 或荧光素酶测试需要的 Mg^{2+}；③氧化还原作用，一些化合物在测试环境中发生氧化还原反应并产生过氧化氢，后者氧化或抑制蛋白质或试剂；④化学反应，在筛选的目的不是寻找与蛋白质发生化学反应的化合物时，一些活跃的化合物会使蛋白质上的巯基氧化或与之共价结合，致其失活，或与蛋白质或试剂发生其他化学反应；⑤混杂结合（promiscuous binding），即具有与多种蛋白质非选择性结合的能力；⑥胶体聚集，在筛选库中，有 1%~3% 的化合物在特定浓度会发生聚集，聚集体在"苗头化合物"中的比例可高达 95%，这些胶体非特异性吸附蛋白质，致其失活，加入表面活性剂可以使抑制作用消失，在少数情况，胶体对蛋白质有活化作用；⑦影响细胞膜，在细胞试验中，一些化合物显示出多种不同的活性，但其实它们产生活性的原理不是与靶标膜蛋白结合，而是影响细胞膜，这种作用在酚类植物化合物中尤其普遍。

PAINS 往往集多种干扰功能于一身，并拥有特定的化学结构。已知的 PAINS 官能团有：异噻唑酮（isothiazolone）、羟基苯腙（hydroxyphenyl hydrazone）、酚磺酰胺（phenol-sulfonamide）、罗丹宁（rhodanine）、烯酮（enone）、醌（quinone）和儿茶酚（catechol）等。一些研究者指出，超过 50% 的 PAINS 能被 16 个基本结构界定。

有一定药物化学经验的研究者能够单凭化学结构辨认出 PAINS，计算化学家也发明了 PAINS 过滤软件，能把 PAINS 从虚拟筛选库或后续分析中排除掉。美国化学学会（ACS）旗下的期刊已经规定稿件中若涉及化合物生物活性测试的报道，需要同时具备测试化合物与已知 PAINS 类别的分析报告，并在稿件中附上可被软件识别的分子结构文件，从而可以更方便地进行化合物的自动审查。这是非常合理的，因为一个典型的学术药物筛选库中往往有 5%~12% 的化合物属于 PAINS，造成初筛的假阳性比例可高达 80%~100%，若缺乏适当的对照实验，将全数被认定为"真苗头化合物"。文献中已经充斥着大量PAINS，如果有更多的 PAINS 作为有前景的药物先导被学术期刊报道，并被没有经验的研究者持续开发，会浪费大量精力和资源，耽误真正有药用潜力的活性化合物的开发。不幸地，那些真正与靶标特异性结合的化合物在初筛时表现出来的生物活性往往很低，需要适当的结构优化才能显示其真正的实力。

具有 PAINS 的结构或特征,在生物测试中表现出多重"活性"的天然产物,包括毒黄素(toxoflavin)、姜黄素(curcumin)、表儿茶素没食子酸酯(epigallocatechin gallate,EGCG)、染料木黄酮(genistein)、黄酮类(flavones)和白藜芦醇等。虽然它们没有作为药物先导的潜力,但仍然被一些研究者在测试中作为阳性对照使用,因为化合物供应商在其产品目录中引用了有关它们生物活性的文献报道。为了避免产生误导性结果,选择优质的生物探针应作为筛选测试的重要考虑。避免 PAINS 的导入可以从源头着手,利用过滤软件把 PAINS 从药物筛选库中排除掉。若苗头化合物中出现 PAINS 亚结构,应作为警示,提防可能的误导性结果。可采用筛选 - 反筛选策略,以其他方法测试有关化合物与特定靶标的相互作用,及以相同的方法测试有关化合物与其他靶标的相互作用,判断有关化合物对靶标的特异性。

关注 PAINS 的原意是为了改善基于靶标的筛选的苗头化合物质量,不过,这对于表型筛选和老药新用研究也有同等分量的意义。虽然一些应用已久的临床药物(特别是细胞毒性药物)存在 PAINS 亚结构,但这不代表新发现的 PAINS 也能在今天更严格的审批环境中获批上市。由我国发明的男性口服避孕药棉酚(gossypol)是已知的 PAINS,在美国进行中的棉酚抗肿瘤临床研究受到国内外学术界的关注。

筛选测试的工作量和复杂性是药物开发的重要难题。提高测试的质量,控制假发现率和干扰的影响往往牵涉中期成本,但是,其长远效益是巨大的。保证数据的质量及其正确解读需要研究者熟悉测试过程中各种要害所在,有效地运用资源,严格实验流程管理与实验质量管理。

第四节　应用与实践

一、样品处理

(一) 溶剂与溶解度

在药物筛选应用中,二甲基亚砜(dimethyl sulfoxide,DMSO)是使用最广泛的溶剂,因为 DMSO 能够有效溶解大部分化合物,而且 DMSO 溶液有较大的操作便利性。其理化特性包括:熔点为 18.4℃,沸点为 189℃,密度为 1.100g/ml。乙醇和水是继 DMSO 以外的可选溶剂,这些溶剂都有能与水完全混合和低毒性的特点,因为测试体系往往是水溶液。需要注意化合物的母液在混入测试的水溶液后会不会部分不溶而析出,这是在进行各种生物测试前必须进行的预实验。化合物在水中的溶解度决定了该化合物的最高测试浓度,它受到化合物的极性、溶液的酸碱度、溶液中的其他成分和温度的影响。

在生物测试的操作流程中,往往需要制备测试样品的工作液。样品在工作液的浓度一般是其测试终浓度的两倍或以上,制备工作液对于水溶性低的化合物更具挑战性。理论上,使溶解度最大化的方法是把化合物的稀释操作在 100% 的 DMSO 溶液中进行,最后才和以水为基质的反应液混合。但是,受到样品总量和移液设备的精密性所限,把化合物样品先制成含水的工作液仍可能是操作流程的唯一选项。

为了增加化合物的水溶性,可以添加增溶剂,其增溶原理和表面活性剂相同。常用的与水和 DMSO 相容性较好的增溶剂包括聚山梨酯(polysorbate)、低分子量的聚乙二醇(polyethylene glycol,PEG)和泊洛沙姆(poloxamer)等。

（二）母液的保存

保存化合物的最佳条件是把化合物的晶体干粉避光防潮冷藏,一些容易氧化的化合物还需要在氮气下保存。一般来说,化合物在 -20℃可以保存 2 年以上。一个经常遇到的难题是溶解后的化合物母液的稳定性问题,这在以 DMSO 为溶剂的化合物母液中尤为突出。在筛选应用中,大于 80% 化合物母液的溶剂都是 DMSO。但是,作为母液的溶剂,DMSO 有一定的缺点,其中最大的问题来自其强烈的吸湿作用。吸湿后的 DMSO 会发生容量变化,化合物的浓度因此改变。吸收水分后,部分化合物不溶而析出,另一些化合物可能发生水解反应而降解。吸湿后,DMSO 的熔点会降低以致在冷藏库中仍维持在液体状态,不利化合物库的使用与维护。

DMSO 的吸湿速度受多种因素影响,包括实验室的相对湿度、液体体积、表面积、暴露于开放空间的时间、保存容器的空间体积等,这些因素也是化合物库管理中常需要注意的环节。DMSO 的受潮程度可以由液体的体积变化反映,含水量测定的金标准是卡尔·费歇尔(Karl Fischer)滴定法,其他定量方法包括近红外分光光度测定和声感方法。一些声控微滴移液设备已配备了 DMSO 含水量检测的模块,尤其适用于以微孔板为载体的化合物库的质控。

反复冻融是样品保存中经常遇到的问题,因为在一般的储存条件下,即使只从冷藏库中取出一份样品,温度变化也会影响周边的样品。反复冻融对小分子化合物的破坏远不如对生物制品的破坏,最重要的还是要避免在复温时让冷凝水进入化合物的保存管中,具体的影响需要利用前述的稳定性测试加以评价。研究者应注意化合物库供应商在产品的质检证书中描述的测试方法和结果(纯度和含水量等),以及其产品说明书中推荐的保存方法。

生物样品溶液的常规保存应在 -80℃,因为为了不让蛋白质或多肽变性,它们一般只能制备成水溶液。由于反复冻融会使其降解或失去活性,因此,需要把生物样品溶液分装在小管中,采取用完即弃的策略。一些生物样品可以短期保存于 4℃,以供数天测试之用,可根据情况选用蛋白酶抑制剂或抑菌剂。

中药提取物的保存方法与化合物的保存方法基本相同。按道理说,提取物比单体化合物更不容易变质,但因为质控困难和容易沉淀,不宜长期在液体状态下保存。

管理体量庞大的样品库,需要系统的专业解决方案,这是相关单位需要面对的问题。母液的保存是在科研实践中经常被忽视的问题,参与创新药物研发的高校及科研院所尤须注意。

（三）测试样品的制备

化合物制备时一般需要先制备样品的 DMSO 母液,分装入登记编号的母板中。在需要测试时,应从母板拷贝出来的样品板开始,经过一定稀释后制成样品工作板,有时还需要经过连续稀释制备化合物的梯度浓度。需要考虑在操作过程中,水解反应可能已经在一些样品上发生了,青霉素是其中最典型的例子。一些化合物则会在暴露的空气中出现氧化反应,如儿茶酚胺类。因此,在制成样品工作液后,需要迅速对其进行测试。

由于中药提取物易在溶液中沉淀,从粉末开始现配现做是其中一种应对策略,对于数十个样品来说,仍是可操作的,操作流程一般包括称重、溶解、离心和测试。关于溶剂,按照提取物的来源和种类,其中所含化合物的极性差异很大,选用溶剂不能一概而论,常常需要根据提取物的极性先用适当的溶剂溶解后再用水、含醇水或 DMSO 稀释后使用。一些操作流程使用多孔板混匀器振荡样品助溶,不过,部分样品可能需要数小时才能完全混匀,或需要区别对待。把混悬液的体积调整至相同后,在室温高速离心,然后把上清液转移到工作板中继续测试程序。

　　器具如吸头及多孔板表面的吸附作用会对一些测试造成影响,尤其是微量的样品和生物制品更容易吸附在器具的表面而损失,在进行连续稀释时尤需注意。一些很敏感的测试需要使用 DNA 或蛋白质低吸附器具,常规的解决方法是在测试溶液中加入适量的 BSA,可减低目标物质的非特异性吸附。生物制品不宜在稀释后保存。

二、测试系统的建立与优化

(一)微孔板

　　选择合适的微孔板是实现良好实验结果的重要部分,微孔板的颜色和材质,孔的形状、尺寸、高度和平面度,都会对检测的性能和数据的质量产生明显的影响,因此有必要对此进行研究,找出最佳的选择。底部透明的微孔板便于观察细胞的生长情况,但在荧光或发光测试中容易造成孔间信号干扰。一些透明的材质对 UV 的透光度很低,可影响特定波长的光学检测。一些材质被激发光照射后会发出荧光,影响荧光检测。在荧光检测时使用黑色的微孔板可以降低散射光和信号干扰,在发光检测时使用白色的微孔板可以降低信号干扰和提高信背比。

(二)细胞

　　1. 种类　选择合适的细胞是实现成功筛选的关键,不同细胞表达的生物标志物和代谢特性各有不同,因而对测试结果产生重大影响。原代细胞比细胞系生长更慢及更难转染,在细胞毒性测试中会产生更多背景。如果需要外源表达靶蛋白,应注意所选的细胞有无背景表达的靶蛋白及该蛋白质的其他亚型,和其他可能的脱靶效应;靶蛋白的表达量要适中,过低会影响灵敏度,过高会增加背景或出现毒性现象。稳定转染的细胞与瞬时转染的细胞相比,使用前者可以精简实验流程,减少变数的引入和测试的变异性。在一些测试中,能显著提高数据的质量,但是筛选及开发细胞株需要一定的时间。

　　2. 生长条件　良好的生长条件可以保持细胞的活性和实验结果的可靠性。需要注意培养基特别是血清和抗生素的种类、规格、质量和含量,以及环境条件,如温度、湿度、O_2 和 CO_2 浓度。培养基或血清的成分可能会干扰测试,应小心选择。细胞在室温的时间过长、传代次数过多或在长满后不及时传代会严重影响细胞的生长,或造成背景增加。有些细胞对偏离培养条件的操作比较敏感,一些测试要求较长时间的室温操作,需要因个别细胞的特点及测试的具体情况对细胞的处理过程进行细致的规划,以尽量维持细胞的良好状态,保证数据的稳定。

　　3. 细胞密度　细胞密度对测试的灵敏度和可靠性有重要的影响,在进行方法开发时,需要对细胞密度进行系统性优化,探讨测试的最佳细胞密度。应注意细胞分布的均匀度,控制孔间变异性。

　　4. 边缘效应　由温度差异等多种原因引起的边缘效应会严重影响测试数据,使外围和中间的孔的读数出现明显差异。培养箱的设计、微孔板在培养箱的摆放位置和叠放、长期培养时水分的挥发等,都可能导致边缘效应。在接种细胞时先让细胞在室温放置片刻再移入培养箱,注意微孔板的板面编排、样品重复和预实验等都能减少边缘效应的发生及其影响。

(三)检测仪器

　　理解所选仪器的性能是非常重要的。滤光片型酶标仪的光学性能一般优于光栅型酶标仪,但是,为不同的测试选择合适的滤光片组合有时并不容易,因为激发滤光片和发射滤光片都有一定的带宽,错误的组合会增加背景。考虑特定仪器的光学性能,测试有时需要偏离试剂盒说明书建议的激发波长或读取波长,以达到最佳的信背比,如在混合型酶标仪中,刻意选择仪器携带的滤光片波长可能会更好。其他仪器设定包括:顶读或底读模式、探测器探头与孔板的距离(z-距离)、信号增益(gain)、积分时间(integration time)等,都需要为不同的测试优化。特别在荧光检测时,信号增益设定太小会增加误差,降低信背比;设定太大会使测量偏离线性范围,导致结果不可信。因此,需要在预实验中探明可获取信号的最高水平,为相关测试设定最合理的信号增益。有关选用检测仪器的其他注意事项详见本章第一节。

(四)实验流程

有必要对实验的时间过程进行优化,因为细胞的状态、酶的反应和信号的出现与维持都会随时间发生改变。例如,在细胞凋亡测试中,不同的生物标志物都有其表达的高峰时间,理解细胞的生理过程对获得有用和优质的数据至关重要。又如接种细胞的操作时间过长,使处理的第一块板和最后一块板有明显的时间差,可能会影响背景信号,这时,可以考虑让细胞在低温种板,以减低细胞生理活性的方法减少板与板之间的差异。需要对试剂和样品的添加顺序进行仔细的研究,以达到最理想的效果,例如在酶活性测试中,最后加入促成反应发生的试剂应该是哪一个? 需不需要在反应发生前进行预读板? 了解检测仪器的信号读取速度也很重要,需要明确每块板乃至每个孔的读取时间,在处理较多测试板时,利用适当的系统设定,使反应时间和读取时间相匹配,以避免系统误差。

三、应用案例

(一)以酶为靶标的筛选方法——ADP-Glo 激酶测试

激酶是一类能把底物磷酸化的酶,在反应中把 ATP 中的高能磷酸转移至底物,生成磷酸化产物和 ADP。激酶是重要的信号蛋白,参与细胞内众多信号转导活动,调节细胞的增殖与分化、血管生成等细胞生理活动。人的基因组中有超过 500 个激酶,其中,蛋白激酶作为酶联受体是极佳的药物靶标,约 30 个激酶已经通过靶标验证,激酶抑制剂已发展成为以治疗肿瘤为主的药物。

Zegzouti 等人开发了一个用于测定激酶活性的均相发光测试,名为 ADP-Glo。测试的原理是先让激酶作用,把 ATP 转化为 ADP,在反应结束时加入终止试剂把剩余的 ATP 消耗掉,然后再加入第二个试剂,该试剂把 ADP 转化为 ATP,并把新生的 ATP 导入荧光素酶-虫荧光素反应(图 3-12),最后检测生物发光。

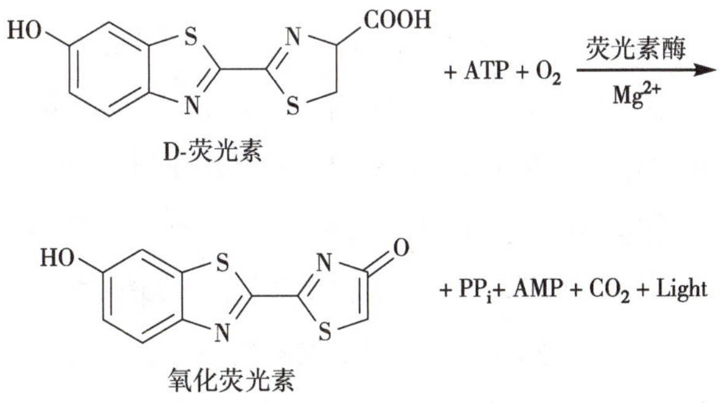

图 3-12　荧光素酶反应示意图

测试可在 96、384 或 1536 微孔板上进行。在白色的 384 微孔板上执行标准的 5/5/10(μl)测试,从 1μmol/L~1mmol/L 的 ADP/ATP 浓度范围,测试都表现出线性特征;检出限为 1pmol ADP;在 10% 的

1μmol/L ATP 转化率,S/B 为 5;在 10~1 000μmol/L 的 ADP/ATP 浓度范围,10% ATP 转化率的 S/B>12,80%~100% ATP 转化率的 S/B 可高达 78~127;在 10~500μmol/L 的 ADP/ATP 浓度范围和 5%~20% 的 ATP 转化率,Z' 介于 0.65~0.92。测试适用于多种激酶的活性测定,包括 EGFR、ERK、DNA-PK、PI3K、SPHK1、葡萄糖激酶等,也适用于激酶抑制剂研究和激酶动力学研究,能分辨竞争性抑制剂和非竞争性抑制剂;其灵敏度优于 Adapta 测试,以 5 倍 S/B 为标准,测试对 EGFR 等 11 个激酶的检出限介于 0.15~21ng,ATP 转化率平均低至 3%。ADP-Glo 测试是一种普适的 ADP 测试,可用于蛋白激酶、脂肪激酶、糖激酶等激酶和 ATP 酶的活性检测。由于拥有低的背景和使用发光检测,假阳性发生率较低,因此,适用于初级及次级筛选和激酶全景检查。又由于测试适用的 ADP/ATP 浓度范围宽阔,能适应不同 K_m 的激酶之动力学研究。

由于其高灵敏度,基于荧光素酶测试的应用十分广泛。本研究展现出荧光素酶测试的强大实力,能与该测试的动态范围和灵敏度比肩的其他激酶测试很少,但放射性测试和 Transcreener 测试除外。需要注意当该测试涉及多个反应体系(如偶联酶反应体系),在筛选应用时,存在发生假阳性的风险。

(二)以膜转运蛋白为靶标的筛选方法——单胺转运测试

单胺转运体(monoamine transporter,MAT),需要和 H$^+$ 依赖的囊泡单胺转运体(VMAT)区别,属于 Na$^+$/Cl$^-$ 依赖的膜转运蛋白,成员包括多巴胺转运体(DAT)、去甲肾上腺素转运体(NET)和 5-羟色胺转运体(SERT)。其功能是把单胺类,包括多巴胺、去甲肾上腺素和 5-羟色胺,由突触间隙摄入突触前神经元。在单胺能神经末梢,重摄取占总释出量的 3/4,是终止单胺能神经递质生理作用的主要方式。单胺再摄取抑制剂(monoamine reuptake inhibitor,MRI)是精神活性药物的一个大类,通过抑制 MAT,干预突触间隙中的单胺类水平,从而促进单胺能神经传导,广泛用于治疗抑郁症等精神障碍,亦用作软性毒品。

MAT 的活性检测,传统采用放射测量法。Jørgensen 等人报道了一个检测神经递质摄取的试剂盒方法,测试应用一个模仿单胺类的荧光底物进入细胞后增加荧光强度的原理,对 DAT、NET 和 SERT 的转运活性进行检测。测试体系是稳定表达 DAT、NET 或 SERT 的 HEK 或 CHO 细胞系,无表达 MAT 的细胞作为阴性对照。试剂中还包含一个不能穿透细胞膜的荧光掩盖染料,由于掩盖染料的淬灭作用,细胞外的荧光底物不发出荧光,当荧光底物进入细胞后荧光强度增强。测试前一至两天把细胞种在多聚赖氨酸涂层、底部透明、黑色孔壁的 384 微孔板中,在测试当天把培养基弃去,置换成测试缓冲液,放入检测仪器荧光成像读板仪中稳定于 37℃,同时把化合物板和混合好的试剂板放入。测试板发出的荧光信号由仪器中的电荷耦合器件(charge-coupled device,CCD)摄像机实时跟踪(激发波长 470~495nm),在读取 10 秒基础信号后,把待测化合物加入,跟踪 10 分钟,加入试剂,继续跟踪 30 分钟,读取间隔 1 分钟,获取荧光强度随时间变化的数据。结果发现 HEK-hDAT、CHO-hNET 和 HEK-hSERT 的荧光神经递质摄取随时间线性递增,与平行操作、不表达 MAT 的细胞比较,具有高度的特异性,Z' 分别是 0.38、0.43 和 0.41。测试的化合物包括氟西汀等特异性高的 MRI 和安非他酮等非选择性 MRI,共 22 个。新测试与放射测试的数据具有高度可比性,对应的 DAT、NET 和 SERT 的 pIC$_{50}$ 的 R^2 分别是 0.87、0.95 和 0.87。为了减少测试占用检测仪器的时间,修正版测试改用了终点法检测,与原测试比较,其 pIC$_{50}$ 的 R^2 在全部 MAT 中都大于 0.93,修正版测试对这些 MAT 的 Z' 分别是 0.41、0.45 和 0.38。结果表明,以此终点法测量单胺类再摄取能担当高通量筛选的任务。

荧光成像读板仪系统传统用于离子通道、Gq 蛋白偶联受体、钙流等细胞功能试验。本研究得益于新发明的仿单胺类荧光探针,把该系统的应用推广至 MAT 的活性检测。由于本测试的终点检测时间定在 30 分钟,可以推断其单位时间的荧光强度升幅比一般钙流测试小很多,使用 MAT 表达量更高的细胞或设计荧光更强的探针是提高本测试灵敏度的方法。除了荧光成像读板仪外,测试可以由酶标仪检测。

(三) 以受体为靶标的筛选方法

1. **第二信使测试——基于细胞的 cAMP 测试**　GPCR 是最大的受体家族,约有 800 个成员,占人的基因组不足 5%,但作为药物靶标的比例约有 40%。GPCR 的信号通过一些小分子对下游蛋白质产生作用,从而使该信号得以传播与扩大,这些诸如 cAMP 和 IP_3 的信号分子称为第二信使。cAMP 由 ATP 转化而成,细胞内的 cAMP 水平由腺苷酸环化酶(adenylyl cyclase,AC)及其降解酶——磷酸二酯酶——调控,AC 的活性受两种 G 蛋白 Gs 和 Gi 的调控。当 GPCR 被激活时,活化的 Gs 蛋白和 AC 相互作用,促进后者产生 cAMP,活化的 Gi 蛋白则会抑制 AC 的活性。测量 cAMP 的水平变化成为检测作用于 Gs 蛋白偶联受体的配体活性的常用方法。

Gabriel 等人对 5 种市面上的 cAMP 测试进行了比较,这些测试采用的技术分别是 AlphaScreen、HTRF、FP、HitHunter 和 DELFIA。测试都在 384 微孔板以试剂盒建议的方法进行,通用试剂包括 cAMP 标准品、AC 直接激活剂毛喉素(forskolin)和广谱磷酸二酯酶抑制剂 3- 异丁基 -1- 甲基黄嘌呤(IBMX)。全部测试都使用 CHO 细胞,测试 5 000 个 / 孔和 10 000 个 / 孔两个条件,以 forskolin 刺激 15 分钟。全部测试的总孵育时间都等于或少于 2 小时,检查信号在 4 小时内保持稳定。这些测试有不同的检出限和动态范围,其中,DELFIA、HTRF、AlphaScreen、FP 和 HitHunter 的 cAMP 检出限分别是 0.2、5、20、150 和 500fmol/ 孔。在 cAMP 标准曲线检查中,AlphaScreen、HTRF、HitHunter、DELFIA 和 FP 的 S/B 分别是 50、15.5、15、9 和 2.4;在腺苷酸环化酶激活剂 forskolin 刺激细胞实验中,其 S/B 分别是 14、5、10、3.8 和 1.8;Z' 介于 0.54~0.77;在激动剂刺激稳定表达 GPCR 细胞的实验中,测试的 Z' 也都 >0.5。结果显示 AlphaScreen 和 HTRF 具有检出限低、动态范围宽和试剂加入步骤少的优点,是筛选 Gs 蛋白偶联受体拮抗剂的推荐方法,但需要注意 AlphaScreen 试剂的光稳定性、测试对检测仪器的要求较高和 CV 较大的问题。

2. **报告基因测试——类固醇激素受体报告基因测试**　类固醇激素受体属于核受体(nuclear receptor,NR)超家族,成员包括:盐皮质激素受体(mineralocorticoid receptor,MR)、糖皮质激素受体(glucocorticoid receptor,GR)、雄激素受体(androgen receptor,AR)、孕激素受体(progesterone receptor,PR)、雌激素受体 α(estrogen receptor,ERα)和雌激素受体 β(ERβ)。其配体有重要的医药价值,广泛用于避孕,治疗炎症、排斥反应、乳腺癌、前列腺癌、高血压、心力衰竭、骨质疏松等。但它们也会产生严重的副作用,配体特异性不足是导致不良反应的重要原因。其中一些配体,如雷洛昔芬等雌激素受体调节剂,对受体的作用具有多样性,在一些情况是拮抗剂,在另一种情况是激动剂。这种新型配体备受青睐,因为人们希望开发一些配体,它们既能选择性激活与治疗效应相关的基因,而不激活导致不良反应的基因。

报告基因测试(reporter gene assay)是测量 NR 和其他转录因子(transcription factor)活性的经典方法,其优点是具有很高的信号放大率,即灵敏度好。当 NR 与配体结合后,会进入细胞核生成二聚体,二聚体能识别特定的 DNA 序列并与之结合,调控该序列下游基因的表达。一般的报告基因产物是非哺乳动物的酶,酶的产物是报告分子;在 NR 未被激活时,不产生酶;当 NR 被激活后,报告基因被活化,而进行酶的蛋白质合成。如果酶的底物存在,便会生成报告分子(荧光或颜色)产物,或在反应过程中产生生物发光(如荧光素酶反应)。

Wilkinson 等人报道了一个名为 GeneBLAzer 的类固醇激素受体测试。研究人员首先构建了 N 端 -Gal4-DNA 结合结构域和人源核受体 - 配体结合结构域嵌合体(chimera)的表达载体,并转染至 β- 内酰胺酶报告基因(UAS-*bla*)稳定细胞系,以 FACS 筛选荧光信号最理想的稳定细胞株。测试使用的培养基不含酚红,添加的血清需要经过活性炭处理去除环境激素。把细胞种在底部透明、黑色孔壁的 384 微孔板,细胞和化合物在培养条件中孵育 16 小时后加入荧光底物 CCF2-AM,在室温放置 90~120 分钟,检测荧光信号(激发光波长 410nm),计算减去空白后的 460nm/530nm 发光比率。CCF2-AM 是一个合并了 7- 羟基香豆素、头孢菌素和荧光素的 β- 内酰胺酶底物,这个原带有乙酰氧基甲酯(acetoxymethyl ester,AM)的底物前体具有脂溶性,可以穿透细胞膜,被细胞内的酯酶水解后,底物便带有负电荷而保留在细胞内。利用 FRET 原理,完整的底物由香豆素吸收激发光的能量,并由荧光素发射绿色荧光;底物被 β- 内酰胺酶水解后,荧光素被游离出来,水解产物便发出蓝色荧光。比率测量的优势是通过数据标准化处理,减少由细胞数差异和移液误差带来的孔间变异性。AR、ERα、ERβ、GR、MR 和 PR 测试的 Z' 分别是 0.68、0.8、0.88、0.96、0.78 和 0.89。测试可以在激动剂模式或拮抗剂模式下进行,拮抗剂模式的测试在加入配体后,使用雌激素等标准激动剂对细胞进行刺激。对 35 个具有明显特色的固醇类配体进行 NR 全景检查,发现这些测试都有很高的选择性;对雷洛昔芬等 NR 调节剂的研究发现,这些测试能分辨部分激动作用及不完全拮抗作用。研究人员还比较了这些使用受体嵌合体的报告基因测试与表达全长受体的报告基因测试的配体活性数据,结果表明两个测试具有数据可比性。结论是,这些测试适用于固醇类配体的高通量筛选研究及其对受体的选择性和调节性全景检查。

GeneBLAzer 报告基因测试也可以用于其他受体,如 GPCR 的活性检测。与全长受体的报告基因测试相比,前者不会因为配体激活其他信号通路,如 ERK,而激发报告基因,因为 Gal4/UAS 表达系统是源于酵母的;全长受体的报告基因测试对受体表达量过高的容忍度较低,过高的受体表达量会缩小测试的动态范围。GeneBLAzer 报告基因测试的精密性和重复性更高,但是特异性可能会差一点,特别在拮抗剂模式时。

3. **放射配体结合测试**　Glickman 等人综述了闪烁迫近分析法(SPA)在高通量筛选的应用。SPA 是一种平台分析技术,适用于测量不同生物分子与其配体的结合,或酶对生物分子的连接与分解作用,它源于传统的放射性配体 - 受体结合测试。受实验室的条件限制和处理放射性废物的原因,放射性测试在药物筛选的应用日趋减少。然而,放射配体结合测试还占有一席之地,因为同位素标记的试剂品种繁多,也比较容易获得,有一些难以采用其他方法的测试,或需要研究一些新靶标,尚没有其他合适的试剂时,或当测试出现了干扰,需要采用干扰较少的正规测试(orthogonal assay)复检样品时,放射配体结合测试便可能是唯一的选择,而配体与靶标有高的亲和力就是其特异性的最佳见证。

SPA 技术的核心是闪烁迫近材料,闪烁剂的包裹材质包括多聚乙烯甲苯(PVT)、硅酸钇(YSi)、氧化钇(YO)和聚苯乙烯(PS);最常用的形式是制成微珠,也可以是微孔板的形式,称为闪烁板(flash plate)。闪烁剂通过共价结合连接亲和标签(affinity tag),后者可以通过特异性相互作用与同位素标记的示踪物结合。如果同位素和闪烁剂的距离足够近,前者发生衰变时会使后者发出闪光。需要注意同位素也可以通过非迫近效应(NPE)诱发闪光而使背景增加,这特别容易出现在 ^{33}P 或 ^{32}P 等衰变时产生高能量 β 粒子的同位素中。常用的同位素 ^3H、^{125}I、^{14}C、^{35}S 和 ^{33}P 在水中的效应距离分别是 1.5、17、50、65 和

125μm，^{3}H 和 ^{125}I 在 SPA 的应用更普遍的原因是为了减少 NPE，另外，在测读前通过离心把微珠沉淀，也可以减少 NPE 的影响。闪烁材质有不同的特性，其中，PVT 和 YSi 的发射光为蓝色，YO 和 PS 的发射光为红色，后两者受蓝色的化合物淬灭干扰较少，光输出量亦较高；YO 和 YSi 较容易沉降，微珠转移会有一定难度。微珠的涂层包括抗体、凝集素（WGA）、protein A、链霉抗生物素蛋白等。检测仪器采用的技术有 CCD 摄像机和光电倍增管（photomultiplier tube，PMT）检测器两种，CCD 摄像机的读板速度较快，支援 PS 和 YO 在 96、384 和 1 536 微孔板的检测，平均 2~3 分钟/板；PMT 检测器则更灵敏，支援 PVT 和 YSi 的检测，需要每孔测读，一台 12 道 PMT 检测器读 1 块 96 孔板约需要 15 分钟，读 1 块 384 孔板约需要 35 分钟。全白色的微孔板适合 CCD 检测，底部透明、白色孔壁的微孔板适合 PMT 检测。

SPA 测试的实验流程举例如下：在微孔板中，①加入化合物（5μl）；②加入酶（5μl）；③加入底物（5μl）；④孵育；⑤加入混合 SPA 微珠的终止液（60μl）；⑥读板。SPA 测试的最佳条件可以通过三次实验获得，第一个实验测试的变量是微珠浓度、含靶蛋白的膜蛋白浓度和孵育时间，优化 S/B；第二个实验测试的变量是同位素标记的示踪物浓度、底物浓度、盐浓度等；第三个实验测试参照配体的梯度浓度，以验证方法的可靠性。全部实验也需要包括平行进行在体系中加入 100 倍平衡解离常数（equilibrium dissociation constant，K_D）浓度的非标记示踪物的测试矩阵，以测量并排除非特异性结合（non-specific binding，NSB）作用。其他可优化的测试变量包括实验体积、微孔板种类、微珠种类、加药顺序、测试液成分、终止液成分等。另外，实验方法可以根据实验目的，如饱和性结合研究、结合动力学研究、竞争性结合研究等而改变。

（1）配体-受体结合测试：①饱和性结合研究，测试条件为含催化因子受体 CCR7 的细胞膜 0.5μg/孔，WGA PS SPA 微珠 100μg/孔，孵育 90 分钟；求人巨噬细胞炎症蛋白（hMIP）-3β 的 K_D；测试 70~7 000pmol/L 8 个浓度的 $[^{125}I]$-hMIP-3β（含约 74TBq/mmol 的放射性比活度），平行测试中还需要包括 1μmol/L 的 hMIP-3β 或饱和的 CCR7 拮抗剂，以获得放射性配体的 NSB。把不包括非标记配体的每分钟衰变数（dpm）（总结合，TB）减去包括非标记配体的 dpm（NSB），获得特异性结合的 dpm（SB），制作结合（bound）的相对游离的标记配体（free ligand）的饱和曲线，以非线性回归法或 Scatchard 作图法求得 K_D=969.5pmol/L ± 118pmol/L。②竞争性结合研究，测试条件为 0.6nmol/L $[^{125}I]$-hMIP-3β，含 CCR7 的细胞膜 0.067μg/孔，WGA PS SPA 微珠 3.3μg/孔，孵育 120 分钟；求 hMIP-3β 和携带 6 个半胱氨酸的人细胞因子（h6CKine）的 IC_{50}；配体测试浓度 10^{-13}~10^{-5}mol/L，平行测试矩阵中还需要包括 1μmol/L 的 hMIP-3β 或饱和的 CCR7 拮抗剂以求取 NSB，得 2nmol/L 和 120nmol/L。

本研究最关键的实验条件是细胞膜中的受体含量，受体在细胞膜上的表达量越高，细胞膜的纯化做得越好，使受体的纯度和活性更高，可以增加 SB 和减少 NSB，大大提高测试的特异性、精密性和灵敏度。

（2）GTPγS 测试：测试原理是当 GPCR 被激活时，和受体偶联的 G 蛋白会把与之结合的 GDP 置换成 GTP，GTPγS 作为一个不会被水解的 GTP 模仿物能与 G 蛋白结合。虽然该测试理论上能测量所有 G 蛋白的活性，但 GTPγS 测试最常用于测量 Gi 蛋白的活性，是测量 Gi 蛋白偶联受体激动剂活性的经典方法，因为直接检测 Gi 活性所需要的灵敏度是其他测试较难满足的。测试条件为 2nmol/L $[^{35}S]$-GTPγS（含约 46TBq/mmol 放射性比活度），20μmol/L GDP，0.2mg/ml 含 CCR7 的细胞膜，1mg/ml WGA PS SPA 微珠，孵育 120 分钟；求 h6CKine 的 EC_{50}，测试浓度 10^{-12}~10^{-6}mol/L，得 4.6nmol/L。

（**胡耀豪**）

本 章 小 结

筛选是新药发现过程的起始阶段,新药或其先祖的特异性和生物活性往往在筛选测试中初露头角。表型筛选和基于靶标的筛选在药物发现中都显露过其重要作用,现今,这两种筛选模式继续在高通量筛选平台中发展出众多经典及创新的测试。在筛选样本的数量、时间和成本的驱使下,测试方法日趋微量化;测试方法的选用更注重技术层面的可操作性和可靠性而非与疾病的关联性,忽视在临床环境中,药物因为个体差异和不良反应,往往未全面发挥其应有的治疗效果;对数据质量的关注,特别是对 S/B 的过度依赖;以高度人工化的细胞及生物系统总结出来的药物与靶标的亲和力和活性数据没有临床可预测性;对干扰测试的来源认识不足,苗头化合物中,绝大多数是 PAINS,掩盖真正有应用潜力者。在尝试引申筛选测试的数据时,经常出现以下问题:药物在效应组织中达不到有效浓度;即使药物的浓度较高,但因为靶蛋白的表达量过低,产生的效应微不足道;没有充分考虑种属差异对生物效应的影响;测试体系未真实反映在机体中药物的作用靶标(群),及其可能产生的协同作用或毒副作用。当人们渐渐认识到筛选测试面对的种种问题,及新检测技术和生物技术带来的可能性,非标记检测、高内涵筛选、人源细胞、3D 细胞共培养、微流控技术等新概念纷纷涌现。新一代的筛选测试正向着更高的生理相关性,关注与疾病关联的靶标基因多态性,及考察药物对多个靶标、通路或生物系统作用全面性的目标高速发展。

思考题

1. 试比较 SPR 测试和 TR-FRET 测试在生物分子间相互作用的研究中各自的特点、优点和缺点。

2. 试列举可用于蛋白质之间相互作用的测试,这些测试所应用的技术,比较这些测试的优点、缺点和适用原则。

3. 比较 AlphaScreen、SPA 和荧光素酶测试在筛选激酶抑制剂应用的优点和缺点。

4. 非标记测试与有标记测试在应用上有什么不同? 它们各有什么优缺点? 为什么非标记测试的发展前景更好?

参考文献

[1] ZHANG R,XIN X. Tools for GPCR drug discovery. Acta Pharmacol Sin,2012,33(3):372-384.

[2] SMITH K P,KIRBY J E. Validation of a high-throughput screening assay for identification of adjunctive and directly acting antimicrobials targeting carbapenem-resistant Enterobacteriaceae. Assay Drug Dev Technol,2016,14(3):194-206.

[3] HILLGER J M, LIEUW W L,HEITMAN L H,et al. Label-free technology and patient cells:from early drug development to precision medicine. Drug Discov Today,2017,22(12):1808-1815.

[4] ALDRICH C,BERTOZZI C,GEORG G I,et al. The ecstasy and agony of assay interference compounds. J Med Chem,2017,60(6):2165-2168.

［ 5 ］ BAELL J,WALTERS M A. Chemistry:Chemical con artists foil drug discovery. Nature,2014,513(7519):481-483.

［ 6 ］ DAHLIN J L,WALTERS M A. How to triage PAINS-Full research. Assay Drug Dev Technol,2016,14(3):168-174.

［ 7 ］ BISSON J,MCALPINE J B,FRIESEN J B,et al. Can invalid bioactives undermine natural product-based drug discovery？ J Med Chem,2016,59(5):1671-1690.

［ 8 ］ ARROWSMITH C H,AUDIA J E,AUSTIN C,et al. The promise and peril of chemical probes. Nat Chem Biol,2015,11(8): 536-541.

［ 9 ］ IRWIN J J,DUAN D,TOROSYAN H,et al. An aggregation advisor for ligand discovery. J Med Chem,2015,58(17): 7076-7087.

［10］ SU B H,TU Y S,LIN O A,et al. Rule-based classification models of molecular autofluorescence. J Chem Inf Model,2015, 55(2):434-445.

［11］ BAELL J B,HOLLOWAY G A. New substructure filters for removal of pan assay interference compounds(PAINS) from screening libraries and for their exclusion in bioassays. J Med Chem,2010,53(7):2719-2740.

［12］ ZEGZOUTI H,ZDANOVSKAIA M,HSIAO K,et al. ADP-Glo:A Bioluminescent and homogeneous ADP monitoring assay for kinases. Assay Drug Dev Technol,2009,7(6):560-572.

［13］ JØRGENSEN S,NIELSEN EØ,PETERS D,et al. Validation of a fluorescence-based high-throughput assay for the measurement of neurotransmitter transporter uptake activity. J Neurosci Methods,2008,169(1):168-176.

［14］ GABRIEL D,VERNIER M,PFEIFER M J,et al. High throughput screening technologies for direct cyclic AMP measurement. Assay Drug Dev Technol,2003,1(2):291-303.

［15］ WILKINSON J M,HAYES S,THOMPSON D,et al. Compound profiling using a panel of steroid hormone receptor cell-based assays. J Biomol Screen,2008,13(8):755-765.

［16］ ZLOKARNIK G,NEGULESCU P A,KNAPP T E,et al. Quantitation of transcription and clonal selection of single living cells with beta-lactamase as reporter. Science,1998,279(5347):84-88.

［17］ GLICKMAN J F,SCHMID A,FERRAND S. Scintillation proximity assays in high-throughput screening. Assay Drug Dev Technol,2008,6(3):433-455.

第四章 化 学 药

学习目标

1. **掌握** 先导化合物的各种优化方法;天然产物的结构简化;生物电子等排体替换;前药和软药设计;药物拼合设计;骨架跃迁方法;基于片段的药物设计流程和基本方法;分子相似性搜索方法;药效团模型的构建和筛选方法;定量构效关系的原理和应用;同源建模的步骤和原理;分子对接模型和评价;分子对接打分函数分类;分子动力学模拟原理;自由能计算方法及熵值计算的理论;成药性和类药性概念;里宾斯基五规则详细内容;成药性中 ADME 所指代的确切内容。

2. **熟悉** 先导化合物发现的各种常用手段;高通量和高内涵筛选的思路;结构衍生的目的;骨架跃迁的目的;基于片段的药物设计中常用技术的优点和缺陷;分子描述符的概念;各种常见药物设计软件;量子力学计算理论基础;里宾斯基五规则中所涉及的理化常数;物理化学性质对于成药性的影响。

3. **了解** 药物代谢的过程;生物电子等排体的发展;受体三维结构获得的方法;高性能计算的发展;其他类药性的评价方法。

化学药是通过一系列可控的化学反应过程得到的药物,这些药物往往结构相对较为简单,大致可以分为结构非特异性药物和结构特异性药物。结构非特异性药物的作用主要取决于分子的物理或化学性质,而对化学结构或化学性质并无特异性要求,该类药物没有明确的生物作用靶标,因此在本书中不作为讨论的重点。结构特异性药物因为化学结构的特异性,使得药物分子与特异的生物大分子(受体)在空间发生互补的相互作用,所以这类药物的化学反应性、分子形状、体积和表面积、立体化学状况、功能基配置、电荷分布(共轭或诱导效应)以及同受体结合的可能模式都会对活性产生不同程度的影响。结构特异性药物的研发需要充分考虑化合物与受体的结合特性,是当前药物研发的重点。

新药的研发是一个耗时且投资巨大的过程,其中充满风险,一旦在研发后期失败,损失极其巨大。在几千年人类与疾病的斗争过程中,药物的发现从最初的盲目筛选过渡到现在的理性药物设计,目前已经形成一套较为成熟的研发流程。在确定疾病种类之后,首先选择可靠的生物靶标至关重要。目前靶标的选择涉及多学科的配合,如基因组学、蛋白质组学、代谢组学等,且基于靶标的药物研发模式又促进了许多新技术和新方法的出现,如系统生物学、网络药理学、结构生物学等新兴学科已逐渐应用于药物构效关系的研究和基于靶标结构的理性设计中(参见第一章)。当合适的靶标确定后,根据靶标的结构、特点和各种信息,通过化合物的设计、筛选确定苗头化合物或者先导化合物。先导化合物往往存在着某些缺陷,如活性不够高、化学结构不稳定、毒性较大、选择性不好、药代动力学性质不合理等,所以研究者需要对先导化合物进行结构修饰,进一步优化使之发展为理想的药物,这一过程称为先导化合物的优化。先导化合物的优化通常根据其缺陷,需反复优化并在体内外模型上经过严格评价,直至得到高效低毒的候选药物。一旦候选药物确定,之后的临床前研究和临床研究需严格按照《药物非临床研究质量管理规范》《药物临床试验质量管理规范》等标准流程执行。综上,现代新药研究大致可以分为两大阶段,新药发现阶段(drug discovery,包括先导化合物的发现和优化)和新药评选或称新药研发阶段(drug development,包括临床前研究和临床试验)。本章我们着重于介绍药物发现阶段中的先导化合物发现和优化。

第一节　先导化合物的发现与优化

一、先导化合物的发现途径

新药研发是一个高投入、高成本、高风险、高收益、长周期的活动。在发达国家,研发一个新药往往需要投入数亿美元。国内虽以仿制药研发为主,但所需花费也在百万至千万元。目前药物化学在新药研发主要分为两个阶段,一是发现先导化合物,二是先导化合物的优化。

目前先导化合物的发现有以下几种主要方法:

(一) 高通量和高内涵筛选发现先导化合物

在多年的药物研发过程中,制药企业或科研院所通过各种方式积累了大量化合物并组建了各自的化合物实体库。这些化合物库中,有的化合物结构已经得到确证,其数量保守估计当在千万级以上(根据 ZINC 分子库含 1 千 3 百万个小分子推测)。另外还有通过组合化学得到的大量化合物,这些化合物往往未经过结构确证,当发现有活性的化合物之后再对其进行结构确认。而组合化学(combinatorial chemistry)是将一些称之为构建模块的基本小分子(如氨基酸、核苷酸、单糖以及各种各样的化学分子)通过化学或生物合成的手段,将他们系统地装配成不同组合,由此得到的大量的具有结构多样性的分子,从而建立化学分析库的方法。

如何从这些数量巨大的小分子库中发现具有活性的先导化合物是一项极具挑战性的工作。显然,人工对所有化合物的活性进行逐一测试的方法是不可能实现的,于是一种以分子水平和细胞水平的实验方法为基础,以微孔板形式作为实验工具载体,以自动化操作系统执行实验过程,以灵敏快速的检测仪器采集实验结果数据,以计算机分析处理实验数据,在同一时间检测数以千万的样品的技术体系被开发出来并广泛地应用于大型制药公司和科研院所,这种快速筛选大量化合物的技术被称之为高通量筛选。通过高通量筛选,活性化合物可以被快速筛选出来。高通量筛选具有微量、准确、快速、大规模、节省实验材料、重现性好、减少人为错误等特点,可以通过一次实验获得大量的信息,并从中找到有价值的信息(参见第三章)。

高通量筛选通常会选用微孔板为载体,一般选取 96、384、1 536 或 3 456 孔的微孔板,这些微孔板称之为测试板(assay plate),其孔里根据实验需要预先装载细胞或者蛋白质。化合物分子库通常溶解于 DMSO,精心分类并储存于与测试板相同的微孔板中,我们称之为储存板(stock plate)。储存板不用于实验,在实验开始时从储存板中取出微量(经常是纳升)化合物溶液,并加到预先装载细胞或蛋白质的测试板内。经过一定时间的共培养之后通过自动化系统检测相关指标(如荧光强度等),并通过电脑记录,发现有活性的化合物,从而完成第一次筛选。初筛发现的活性化合物经过 2~3 次重复实验确定活性之后,即可以作为苗头化合物进行深入研究。

目前,以高通量筛选为手段针对单一靶标从化合物中筛选先导化合物已取得大量成果。然而,针对单一靶标的药物筛选方法在全面反映化合物生物活性特征方面并不具备优势。许多复杂疾病,如代谢性疾病、肿瘤、神经退行性疾病等往往涉及多靶标多通路的研究,需要在保证细胞完整性的基础上对药物进行评价。在这种情况下,高内涵筛选(HCS)技术的创立使得在细胞水平全面评价化合物的活性成为可能。

HCS 是采用自动化荧光显微镜进行大规模图片采集和分析的方法。在保持细胞结构和功能完整性的前提下,通过采集样品对细胞产生的形态、生长、分化、凋亡、代谢途径及信号蛋白等多维信息变化的图片,在数据分析的基础上,实现在单一实验中同时获取基因、蛋白质及其他细胞成分的相关信息,最终确定样品对细胞表型的影响。

HCS 在药物筛选中的应用主要包括两个方面:①化合物生物活性和作用机制研究,主要包括信号分子转位、受体内源化、钙离子化、酶活化、细胞凋亡、细胞周期以及神经突生长等;②基于细胞数目、线粒体聚集、核形态学变化、钙信号、细胞膜电位等标志物的细胞毒性评价。其应用主要依托于细胞染色技术,一般与荧光蛋白试剂配套使用。

高内涵仪器设备主要由硬件和软件两个部分组成。硬件主要为荧光图片采集设备,包括白色连续光源、多通道滤光片、显微镜及高速高分辨率照相机等。部分高内涵系统则配备活细胞培养、自动加样或激光共聚焦模块,拓展了高内涵系统在活细胞及其他活性评价方面的应用。软件部分主要包括图像分析和数据储存模块,可以实现对细胞进行长时间全自动的多参数分析。

从实验载体上看,HCS 与高通量筛选无显著区别,均是在微孔板上实现的加样及自动化分析,但 HCS 采集的数据信息多、效率高,在研究样品对细胞作用的过程中将发挥得天独厚的潜能,是未来创新药物研发的方向。

(二) 天然产物中发现先导化合物

天然药物是指经现代医药体系证明具有一定药理活性的天然植物、动物、微生物来源的活性物质,包括人体内源性因子等物质。这些物质的发现是天然药物化学等学科的主要研究对象。天然药物研究方法包括现代提取分离技术、结构鉴定、活性筛选、靶标发现等科学手段。这些化合物往往具有结构复杂、活性不高、专一性不强等特点,而药物化学则以这些化合物为先导化合物,进行结构优化从而克服以上缺点。

从植物中发现具有药用活性成分的历史由来已久,如从青蒿中发现重要抗疟药物青蒿素、从微生物中发现抗生素、从罂粟中发现吗啡等。这些天然产物的发现为药物化学家提供了大量的可供结构修饰的素材,从而衍生出更加安全有效的优秀药物。

人体内源性物质也是药物化学发现新药的一个重要途径。人体受化学信使等内源性物质调控,这些物质在体内处于平衡状态,一旦平衡被打破,就需要外源性药物来使得机体恢复平衡。许多药学的重大突破都是由于发现了体内具有重要生理活性的物质,并发现调节这些物质的蛋白质或其对应靶标。当某内源性物质释放量或活性低下且由于代谢等影响无法直接以内源性物质给药补充时,就需要补充与其具有相似结构和生理作用且代谢稳定的药物。如以肾上腺素和去甲肾上腺素为先导化合物开发了肾上腺素 β 受体激动剂沙丁胺醇、多巴酚丁胺等;以 5- 羟色胺(5-HT)为先导化合物开发出的 5-HT$_1$ 受体激动剂舒马曲坦。相反,当活性物质分泌过量,则需要设计其靶标的拮抗剂。该类药物设计仍然以内源性物质作为先导化合物,大多通过在先导化合物结构上增加额外的结合基团而转化为拮抗剂。如组胺 H$_2$ 受体拮抗剂西咪替丁的发现就是一个经典案例,该类药物的研究工作始于对组胺的结构改造,经保留其咪唑环及增大其侧链,成功研制出西咪替丁这一优秀的药物。

微生物次级代谢产物也是药物或先导化合物发现的主要来源,主要包括细菌和真菌类的次级代谢产物,如大量的抗生素为抗菌和抗肿瘤等领域中的重要药物。以青霉素为例,青霉素的发现开启了抗生素抑菌的时代,在它之后,一大批优秀的 β- 内酰胺类抗生素陆续问世。青霉素钠(青霉素 G 的钠盐)应用于临床后暴露出许多缺点,如对酸不稳定、只能注射给药、抗菌谱窄以及细菌对其易产生耐药性等,因此研究者以青霉素钠为先导化合物,通过结构修饰找到了可口服的耐酸青霉素、广谱青霉素和耐酶青霉素,如奈夫西林、氯唑西林、双氯西林、氨苄西林等,并总结出基本构效关系。

(三) 基于药物的副作用发现先导化合物

现有药物存在的副作用可能存在其他药用价值。因此以其为先导化合物,通过结构修饰将其副作用转变为主要作用也是开发新药的一条途径。对这类先导化合物改造的目的主要是提高其原有副作用,并降低其原有主要作用。

如磺胺类药物主要用于抗菌,但有些具有抗菌活性的磺胺类药物会降低血糖从而引发痉挛,降低血糖是这些抗菌药的副作用,但是这种副作用可以用来治疗糖尿病。20 世纪 40 年代,磺胺类药物磺胺异丙基噻二唑在治疗斑疹伤寒时引发患者低血糖而导致死亡,研究者们针对磺胺基进行修饰,降低了其抗菌作用,增加其降糖作用,从而发现了第一代磺酰脲类降糖药——甲苯磺丁脲(图 4-1)。

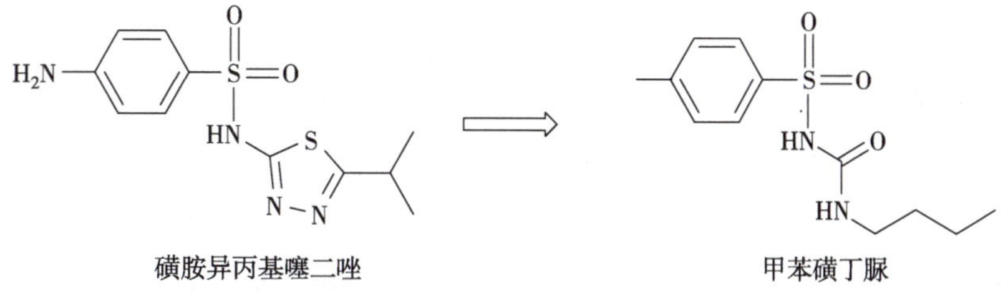

磺胺异丙基噻二唑　　　　　　　　甲苯磺丁脲

图 4-1　从磺胺异丙基噻二唑结构改造得到甲苯磺丁脲

再如西地那非最初设计为血管扩张药而用于抗心绞痛和高血压,在后续临床研究发现其对于阳痿的明显治疗作用,从而将其副作用转变为主要作用。

(四) 基于代谢作用发现先导化合物

当药物进入体内,药物分子经过代谢转化而生成的衍生物被称为代谢产物。机体通常会认为药物分子是外来异物,为了应对这些异物,机体内存在的大量的代谢酶(如细胞色素 P450 等)可以将药物分子转化为水溶性更高且易被排泄的代谢产物。代谢产物可能与其原型药物具有不同的生物活性,可能失去活性,可能产生毒性,但也可能具有比原型药物更强的活性。

药物代谢可以分为Ⅰ相反应和Ⅱ相反应。Ⅰ相反应通常包括氧化反应、还原反应和水解反应,使药物分子暴露或产生极性基团,如—OH 等,从而提高分子的水溶性。在Ⅱ相反应中,极性较大的内源性辅助因子(如葡萄糖醛酸、谷胱甘肽等)与Ⅰ相反应后暴露或生成的极性基团发生结合,形成的化合物可以较快地从体内排出。

药物的代谢过程及对代谢产物的理解对药物化学家有非常重要的帮助,尤其是在避免药物生成毒性代谢产物、提高药物的药代动力学性质等方面具有指导意义。在药物设计中,以已知药物的代谢产物为先导化合物出发,将有助于设计出具有较高活性和成药性的化合物。

如磺胺类药物的发现。1932 年 Gerhard Domagk 发现百浪多息(prontosil)具有抗菌活性,并成功治疗第一例由葡萄球菌引起的败血症,之后他们又合成了可溶性的百浪多息。后续研究发现无论是百浪多息还是可溶性百浪多息均是在体内才具有抗菌活性,而在体外却无活性,从而推测其体内代谢产物磺胺是抗菌作用的有效成分。之后以磺胺作为先导化合物,从而衍生出磺胺嘧啶、磺胺甲噁唑等抗菌药,并开启了化学治疗药的大发展时代。

又如血管扩张药钾离子通道激活剂色满卡林(cromakalim)的发现,在最初研究化合物Ⅰ时发现它的体外活性比体内活性弱,因此推断化合物Ⅰ进入体内之后发生了代谢转化,从而发现了色满卡林(图 4-2)。

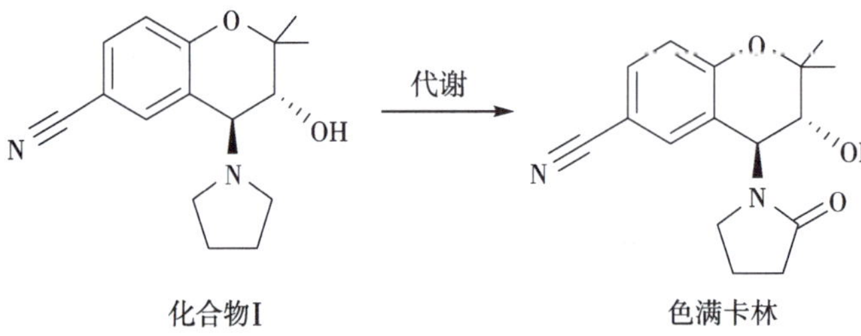

图 4-2   色满卡林的发现

二、先导化合物的优化策略

在新药研发的过程中,先导化合物往往具有多种缺陷,如活性不高、有毒副作用、靶标选择性不强、工业生产困难等,因而需要对先导化合物进行进一步结构优化。

(一) 结构简化

先导化合物的结构简化大致分为两种情况:①针对天然产物的结构简化;②针对现有结构较为复杂的小分子化合物进行结构简化。这两者简化本质上并没有太大区别,我们以天然产物的结构简化为例进行介绍。

天然产物的结构往往较为复杂,具有多个手性中心,其生物合成涉及多种酶催化,这种生物合成在体内可能很容易实现,但是化学合成难度非常大,因而天然产物的全合成一直是有机化学领域最具有挑战性的课题。即使该类天然产物在实验室中实现了全合成,但是通常成本高昂不可能应用于工业生产当中。因此,天然产物的结构简化就尤为重要,基于其靶标的结构或构效关系,通过保留其活性基本结构,又称药效团(pharmacophore),舍弃或改造其他部分而实现结构简化。

以非甾体雌激素药物己烯雌酚为例。由于天然雌激素来源困难,促使研究者对天然雌激素进行结构简化,从而力图得到适合工业大生产的合成代用品。在此过程中,至少有30多类1 000多种非甾体化合物显示有雌激素活性。在此基础上,Schueler总结出雌激素结构活性的必须条件,即分子中在刚性甾体母核两端的富电子基团(—OH、—NH等)之间的距离应在0.855nm,分子宽度应为0.388nm。最早上市的药物是二苯乙烯类化合物——己烯雌酚,之后在己烯雌酚的基础上,经过结构改造和优化又得到了三苯乙烯类化合物(如他莫昔芬),从而实现了天然雌激素的结构简化(图4-3)。

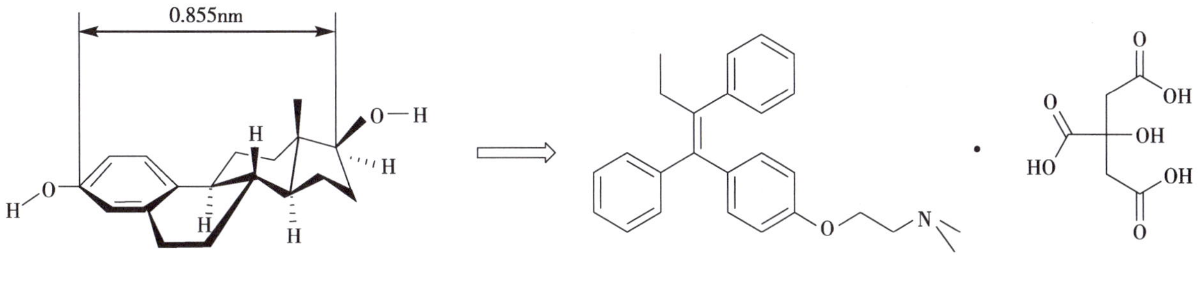

图 4-3 天然雌激素的结构简化

再如吗啡的结构简化过程。吗啡是由五个环稠合而成的结构复杂的化合物,其中A、B、C环为氢化菲,D环为哌啶环,E环为氢化呋喃环。环上五个手性碳原子构型为5R、6S、9R、13S和14R。其早期的结构改造基于半合成的手段,通过改造其官能团而得到衍生物。但是这样的半合成衍生物仍然结构十分复杂,且具有类似吗啡的副作用。为克服以上缺点,研究者开发出了结构简化的合成镇痛药,去除E环得到吗啡喃类药物,如左啡诺、布托啡诺;在吗啡喃类的基础上,打开C环,仅保留A、B、D环,得到苯并吗喃类类药物,如非那佐辛、喷他佐辛、氟痛新;去除吗啡B、C、E环,得到哌啶类药物,如哌替啶、阿法罗定、芬太尼;去除吗啡B、C、D、E环,得到氨基酮类药物,如美沙酮等。美沙酮是个具有高度柔性的分子,由于羰基的吸电子效应,羰基碳上显部分正电荷,与氨基氮原子的孤对电子相互作用,通过非共价键的相互作用形成与哌替啶相似的结构,可被看作开环的哌啶类化合物(图4-4)。

分析吗啡和简化后的合成镇痛药,发现它们具有以下共同结构特征:分子中具有一个平坦的芳环结构;有一个叔氮原子碱性中心,能在生理pH条件下大部分电离为阳离子,且碱性中心和平坦结构在同一平面;含有哌啶或类似哌啶的空间结构。

(二) 结构衍生化

先导化合物的活性通常达不到临床治疗标准。在结构生物学和计算机辅助药物设计应用于药物研发后,人们逐渐发现许多先导化合物只是占据了结合位点的一部分空间,若适当的在先导化合物上增加合适的基团,占据原先导化合物未占据的结合位点,则有望增加结合活性。另外,先导化合物的选择性不高的原因主要是它们可以结合多种靶蛋白或同种蛋白质的不同亚型。这种情况下,通过区分靶蛋白结合位点的差异性,在先导化合物上增加特殊基团,则有望提高其选择性。这种增加基团的方法我们称之为结构衍生化。

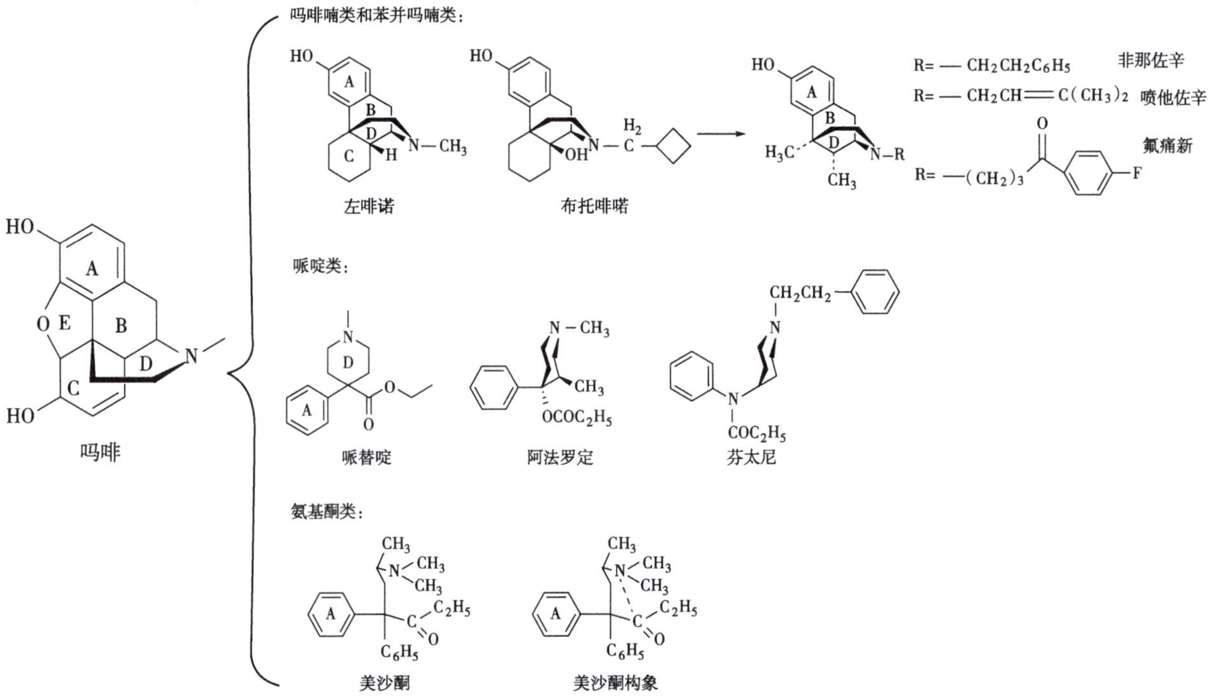

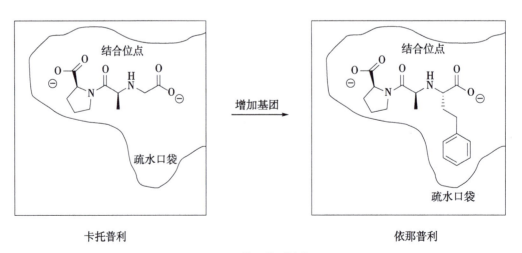

图 4-4 吗啡的结构简化

结构衍生化在药学研究中具有广泛的应用,比如可以通过增加不同的烷基或芳烷基可以探测结合位点中的额外的亲脂性位点。如通过在抗高血压药物卡托普利的分子上增加一个苯乙基,占据了卡托普利未占据的亲脂结合位点,从而增强了疏水作用,得到了依那普利(图 4-5)。从激动剂到拮抗剂的转换也可以通过增加基团而实现,增加基团后得到新化合物可能与原激动剂竞争活性位点,并且由于整体结合模式的改变导致其失去激动作用。

图 4-5 依那普利的发现

链的延伸也是结构衍生化的重要策略之一。例如,一个已知药物先导化合物由两个重要的功能基团通过柔性链连接,但是这两个功能基团之间的距离未必十分合理,所以通过伸展或缩短连接链的长度有望得到效果更佳的化合物。

扩环和缩环亦是有效的结构衍生的方法。通过扩环或缩环可以改变关键结合基团的位置,有望得到具有更好的结合活性的化合物。如图 4-6 所示,通过扩环,可能使得分子改变角度,从而更好地与受体亲脂部分相结合。

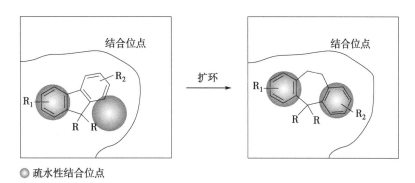

图 4-6 扩环优化结合

（三）基团替换

对先导化合物进行基团替换的主要目的有两个:提高先导化合物的活性和选择性等;突破现有专利,形成新的知识产权,是发现 me-too 药物的重要手段。

基团替换的应用由来已久,早期的基团替换大多取决于研究者个人经验,在变换过程中同时考虑其可合成性,也要避免对先导化合物的性质做出过大的变化。烷烃之间的变换较为常见,一般可以通过甲基、乙基、丙基、异丙基、丁基、异丁基或叔丁基相互替换从而改变取代基体积或长短。改变结合基团的位置也是经常采用的替换方法,例如,通过调整结合基团位于芳香环上的位置而得到新化合物。研究表明,这些简单的常规替换方式非常有效,但现代药物专利保护越来越严密,简单地改变取代基大小、长短、位置等方法不能有效地突破专利保护,设计出的化合物也不具有创新性。因此,取代基替换范围需要扩大,生物电子等排体作为基团替换的重要方法已被广泛应用。

生物电子等排原理是将化合物结构中的某些原子或基团,用其他原子或基团进行替换而产生新化合物的一种方法,而这些替换的原子或基团与其在外层电子总数上相等(同价)或在体积、形状、构象、电子分布、脂水分配系数(pK_a)、化学反应性和氢键形成能力等重要参数上存在广泛相似性。

生物电子等排是由早期的"电子等排"发展而来的。1919 年 Langmuir 提出凡是具有相同原子数和价电子数目,并且电子排列状况也相同的分子、离子或基团,其理化性质方面也具有相似性,这样的分子、离子或基团称之为电子等排体。在随后历经 70 余年的发展,生物电子等排体的定义逐渐完善:具有相似的分子形状和体积、相似的电荷分布,并由此表现出相似的物理性质,对同一靶标产生相似或拮抗的生物活性的分子或基团。

生物电子等排体可分为经典和非经典两大类(表 4-1)。经典的生物电子等排体包括外层价电子相同的原子或基团、元素周期表中同一主族的元素及环内等价体,可分为一价、二价、三价、四价及环内等价五种类型。经典电子等排互换中最常见的是 F 和 H 的互换。F 元素在药物结构中普遍存在,具有特殊的生物学效应,对 F 取代的研究日益深入并衍生出有机氟化学等专门的研究领域。F 原子具有高电负性和与 H 原子相似的原子半径,因此以 F 取代 H 后,对药物分子构象的影响较小,但是可能有助于增强药物与受体的电性作用。典型的 F 取代 H 的例子为氟尿嘧啶的发现,将尿嘧啶分子中的 H 用 F 替换可以抑制胸腺嘧啶合酶,导致胸腺嘧啶脱氧核苷酸的生物合成受阻,从而抑制 DNA 的合成,最终导致肿瘤细胞死亡。类似的三氟甲基(—CF₃)是一种重要的含氟基团,将该官能团引入药物分子中常常会显著改变母体化合物的脂溶性,增强分子的代谢稳定性,并对其生物活性如药物的吸收、分布以及与受体的相互作用造成影响。基于以上特殊性质,药物分子特定位置的三氟甲基化成为药物设计的一种常用手段。以肿瘤抑制剂埃博霉素 D(Epothilone D)为例,将 C12 位的甲基用三氟甲基取代得到 Fludelone后,C12、C13 位的双键发生氧化代谢的反应活性大大降低,且不影响埃博霉素 D 抑制肿瘤的活性,从而延长其作用时间,减少药物降解带来的毒副作用(图 4-7)。

表 4-1　常用电子等排体列表

分类	互换基团
经典电子等排体	
一价电子等排体	—F, —OH, —NH₂, —CH₃, —SH, —t-C₄H₉, —i-C₃H₇
二价电子等排体	—O—, —S—, —CH₂—, —NH—
三价电子等排体	—N=, —P=, —CH=, —AS=
四价电子等排体	=C=, =P=, =N=
环内等排体	—CH=CH—, =CH—, —S—, =N—, —O—, —CH₂—, —NH—
非经典电子等排体	
羟基	OH, CH₂OH, NHCOR, NHSO₂R, NHCONH₂, NHCN
羰基	CO, C=C(CN)₂
羧基	COOH, SO₂NHR, SO₃H, CONHOH
卤素	Cl, CF₃, CN, N(CN)₂, C(CN)₃
吡啶	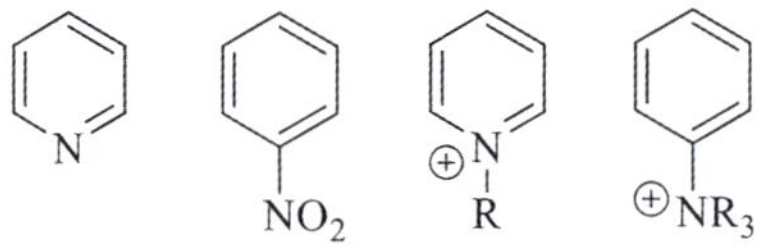
环 - 链交换	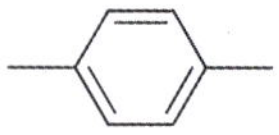

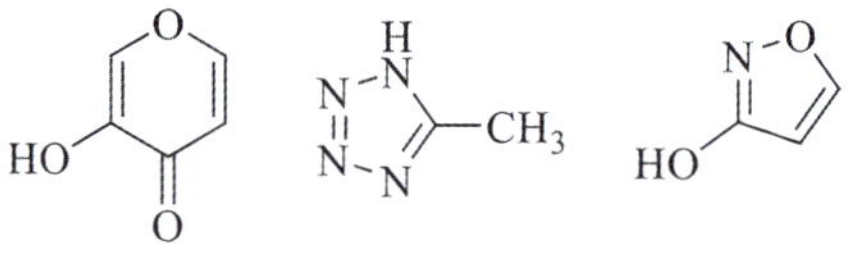

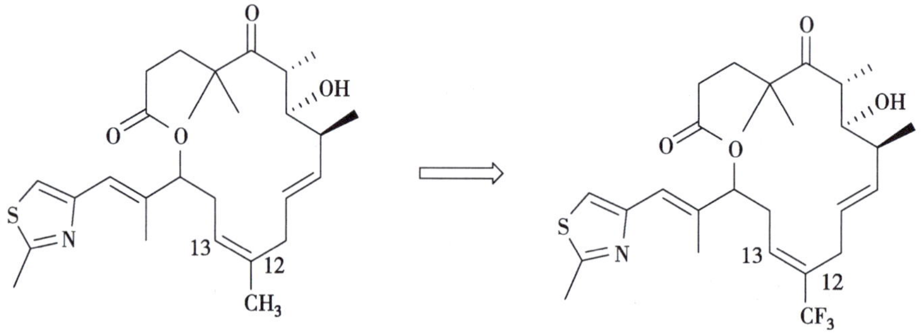

图 4-7　埃博霉素 D 的电子等排体替换

非经典的电子等排体并不符合经典的电子等排体在电性及立体方面的定义,它们没有相同原子数和价电子数,甚至结构也相差很大,但它们的一些重要性质具有相似性,并能产生相似的生物活性。该类等排体涉及范围广,本节我们以三种常见的基团替换为例。

1. **基团反转**　基团反转是药物设计中常用的方法,特别是在肽类化合物中得到广泛的应用,如 R_1CONHR_2 和 R_2CONHR_1,两者具有相似的疏水性、电性效应、空间效应和相似的药理活性。在化学小分子药物中,普鲁卡因和利多卡因都是临床上使用的局麻药,两者结构中最明显的区别就是酰胺基团的反转(图 4-8)。

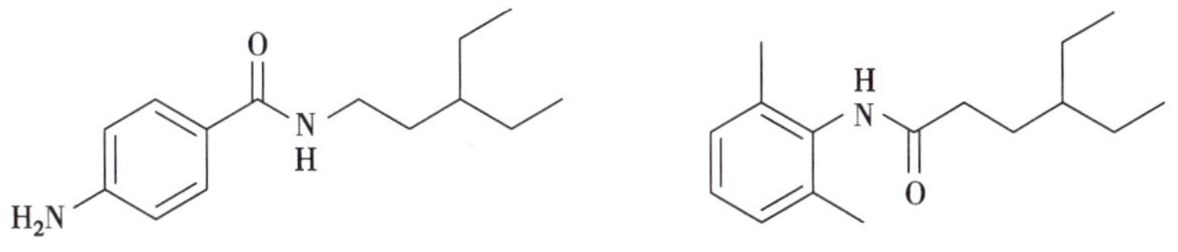

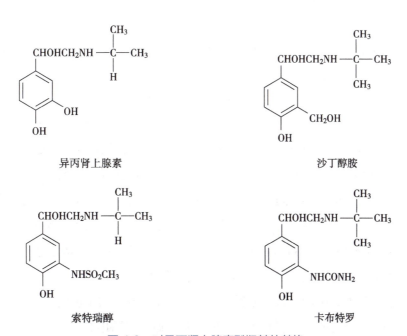

普鲁卡因　　　　　　　　　　利多卡因

图 4-8　普鲁卡因与利多卡因的结构反转

2. **羟基的替换**　羟基的非经典生物电子等排体主要有—CH_2OH、—$NHCONH_2$、—$NHSO_2CH_3$ 等。如 β 受体激动剂异丙肾上腺素,用于支气管哮喘及心脏房室传导阻滞的治疗,研究者将其 $3'$ 位的酚羟基替换为羟甲基,得到选择性 $β_2$ 受体激动剂沙丁胺醇;以—$NHSO_2CH_3$ 替换得到索特瑞醇;以—$NHCONH_2$ 替换得到卡布特罗(图 4-9)。

异丙肾上腺素　　　　　　　　　沙丁醇胺

索特瑞醇　　　　　　　　　　卡布特罗

图 4-9　对异丙肾上腺素酚羟基的替换

3. **羧基的替换**　羧基在生理 pH 条件下通常会发生去质子化反应而显电负性,容易与带正电的氨基酸发生静电作用,所以经常出现在药物分子中。但羧基容易发生代谢反应,并可能刺激胃酸。其非经典生物电子等排体中最为常见的是四唑基团。

1976 年研究者在研究血管紧张素Ⅱ受体阻滞剂时发现了 1- 苄基咪唑 -5- 乙酸类化合物,后续研究该类化合物衍生物时得到了一类联苯羧基类化合物,通过将羧基替换为四唑基团,得到了一系列重要的降血压沙坦类药物,如氯沙坦等(图 4-10)。

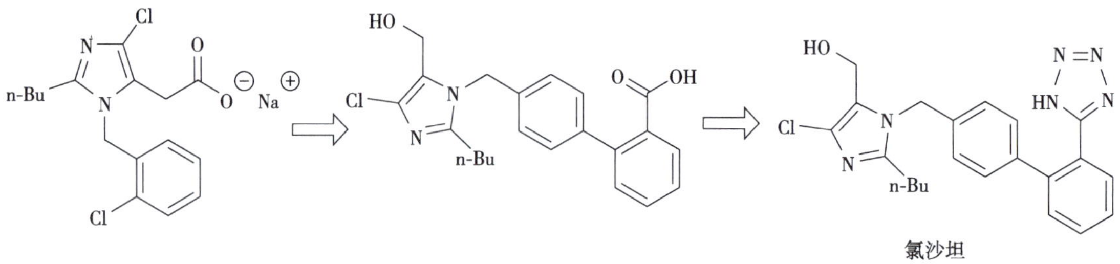

1-苄基咪唑-5-乙酸衍生物

图 4-10 对羧基的生物电子等排体替换

生物电子等排体替换在药物研发中广泛应用,在改善药物的选择性、药代动力学性质和毒性、突破专利限制中有着重要的作用。但在具体的应用中往往无严格的原则去遵循,得到的化合物生物活性和安全性未必比原型药物更加优秀。在不同的靶标体系下差异也往往较大,无法总结出普遍适用的原理,比如在某个先导化合物进行某种特定的替换取得成功,但是将同样的替换作用于另一个先导化合物则可能引起活性下降甚至丧失。单纯使用生物电子等排体替换在药物设计中存在一定的盲目性和较大的风险,因此在现代药物设计中,该方法往往与构效关系和基于结构的药物设计相结合,在考虑药物与受体的作用模式、理化性质、化学可合成性等多方面因素的情况下,结合药物化学家的经验并经过大量的尝试,才有望得到更加优秀的药物。

(四) 前药和软药

1. **前药** 也称前体药物、药物前体、前驱药物等,是指药物(原药)经过化学结构修饰后得到的在体外无活性或活性较小、在体内经酶或非酶的转化释放出活性药物而发挥药效的化合物。一般来说,前药不改变原药的生物靶标,也不应增加或放大原药的治疗范围。

前药有两大类:一类是载体前体药物,简称载体前药;另一类是生物前体药物。

(1) 载体前体药物:载体前体药物是有活性的化合物与起运输作用的载体通过共价键结合,在体内通过简单的水解作用卸掉载体,由活性化合物发挥药理作用。载体前体药物与母体化合物相比往往活性微弱或无活性。对于载体的结构,多是亲脂性,要求对生物体无害,且能及时释放活性化合物。

成酯是该类前药最为常见的修饰。已上市的前药中,大约 49% 是由酶的水解产生活性的。酯类前药常用来掩蔽水溶性药物中的带电或极性基团,从而增加原药的脂溶性,提高它们的被动膜渗透性,或延长其作用时间,起到缓释的作用。酯类前药的合成通常很方便,当酯类前药进入人体以后,血液、肝脏及其他组织器官中普遍存在的酯酶可以将酯键水解。这些酯酶包括羧酸酯酶、乙酰胆碱酯酶、丁酰胆碱酯酶、对氧磷酰酯酶和芳基酯酶等。原药中的羧基、羟基是通常的酯化的位点。

氨苄西林是耐酸、广谱的半合成青霉素,可以口服,但是口服吸收差,血药浓度只有注射给药的 20%~40%。分析结构表明,氨苄西林分子中 C2 羧基与 C6 侧链氨基,在胃内 pH 情况下解离为两性离子,极性大是影响口服吸收的关键。将羧基成酯,发现简单的脂肪或芳香酯类不够活泼,在体内酶促分解成原药的速度很慢,血药浓度达不到峰值,其原因是氨苄西林分子中羧基邻位的两个甲基占有较大空间,其屏蔽作用阻碍酯酶水解所致。而将其设计成双酯型前药(图 4-11),末端酯键位阻较小,易于发生酶促断裂,生成的羟甲酯不稳定,自动分解释放出甲醛和氨苄西林,产生药效,生物利用度提高 3~5 倍,口服几乎定量吸收(98%~99%)。

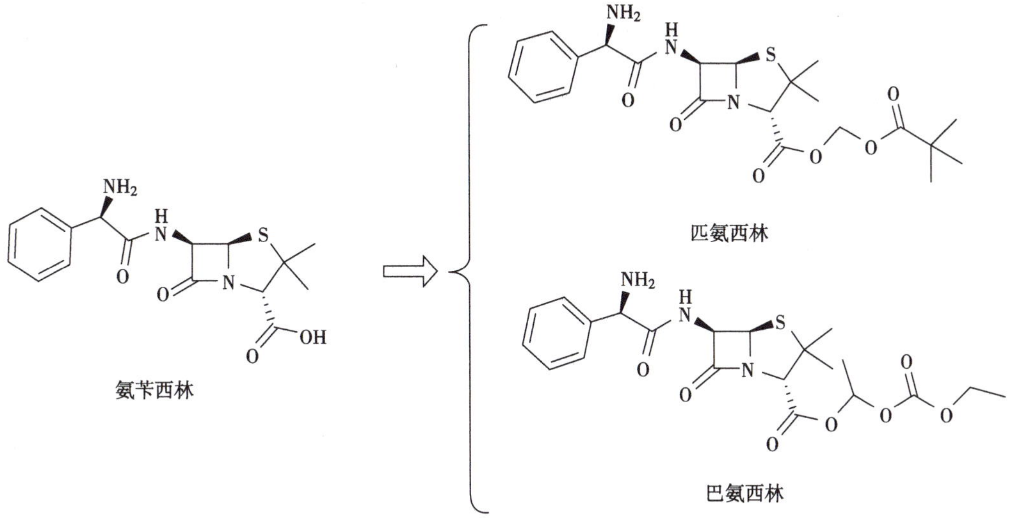

图 4-11　氨苄西林的前药化

（2）生物前体药物:生物前体药物是本身无活性的药物,但是它是代谢酶的底物,经代谢产生活性化合物。载体前体药物通过简单的水解发挥作用,而生物前体药物往往需要多种酶参与转化。生物前体药物转化为活性化合物所涉及的化学反应较多,如氧化、还原、磷酸化和脱羧反应等。

多巴胺是生物前体药物的一个代表。多巴胺为中枢神经递质之一,具有兴奋肾上腺素 α、β 受体的作用,为较理想的抗休克药物。多巴胺在体内通过羟化酶催化可得到去甲肾上腺素,再经 *N*-甲基转移酶的催化得到肾上腺素（图 4-12）,因此多巴胺可看作是去甲肾上腺素及肾上腺素的生物前体药物。

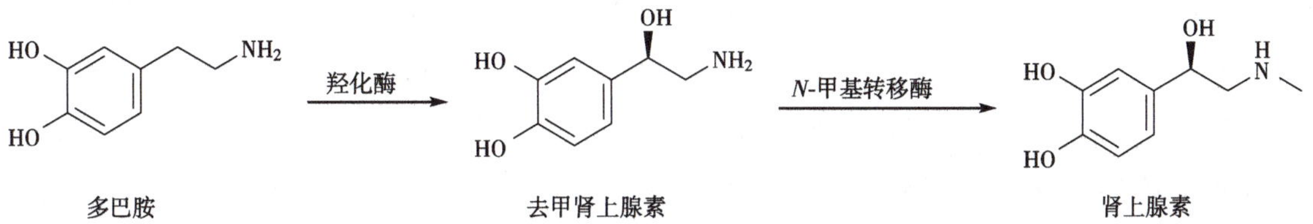

图 4-12　多巴胺的体内生物转化

多巴胺碱性较强,在生理 pH 条件下以质子形式存在,不易透过血-脑脊液屏障,易被氧化脱氨迅速代谢而无法发挥中枢作用。其类似物左旋多巴是多巴胺的生物前体药物,左旋多巴碱性较弱,在体内不完全质子化,因而能够以分子形式透过血脑屏障,随后在脑内芳香 L-氨基酸脱羧酶的作用下转化为多巴胺而发挥作用（图 4-13）,改善帕金森患者的症状。

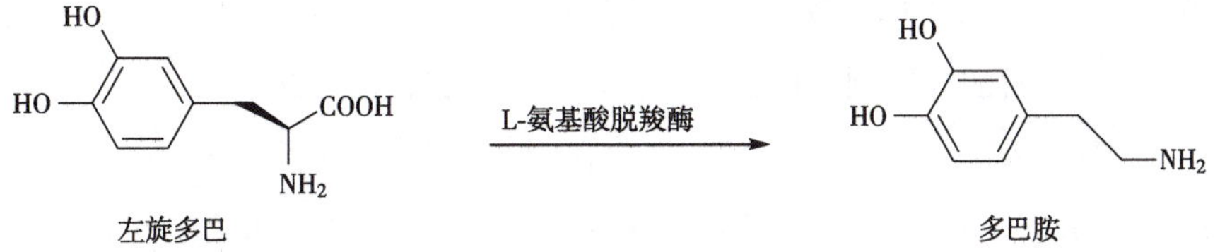

图 4-13　左旋多巴的体内转化

维生素 D_3（$VitD_3$）本身在体外无活性，经机体吸收后，在肝脏被 25- 羟化酶氧化为 25- 羟基维生素 D_3，进一步在肾脏被 1α- 羟化酶催化为 1α，25- 二羟基维生素 D_3（即骨化三醇，图 4-14）。骨化三醇通过对成骨细胞和破骨细胞的影响，调节骨形成和骨吸收过程。在儿童和成年人中，肝及肾中羟化酶的活性足以转化维生素 D_3 为所需的骨化三醇，但老年及肾功能障碍患者的 1α- 羟化酶活性低下，生产的骨化三醇不能满足需要。由于早期骨化三醇化学合成有一定的难度，因此研究者设计合成了其前体药物阿法骨化醇（1α- 羟基维生素 D_3）：在维生素 D_3 的 1α 位增加羟基，从而替代肾脏 1α- 羟化酶的工作，而将 25 位的羟化任务仍然留给肝脏羟化酶，阿法骨化醇在体内代谢形成骨化三醇而发挥作用。

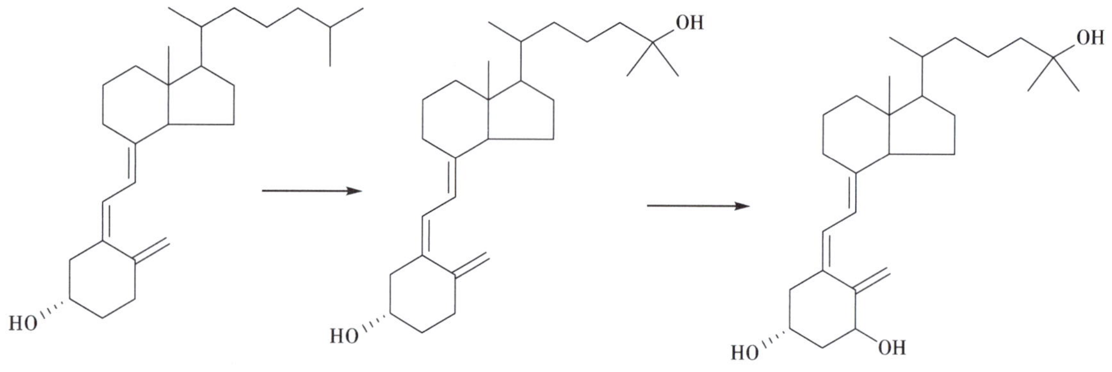

$VitD_3$　　25-OH-$VitD_3$　　1α，25-（OH）$_2$-$VitD_3$（骨化三醇）

图 4-14　维生素 D_3 的体内代谢示意简图

前体药物策略已经成为药物设计中不可或缺的一部分。随着学科交叉的日益深入，前体药物策略不仅在药物化学领域被广泛关注，药物制剂学也将其作为一个主要的研究方向。以往药剂学多考虑利用载体材料包载药物达到靶向递送的目的，目前越来越多的研究考虑将药物以前药的形式连接到载体材料上，在到达特定的组织或细胞之后，再通过酶解等反应释放出原药，从而实现药物的精准递送。

2. 软药　是指容易代谢失活的药物，即药物在完成治疗作用后，能够按预先设定的代谢途径和可以控制的速率分解、失活并迅速排出体外，从而避免药物的蓄积毒性。与之相对应的硬药则是指具有发挥药物作用所必需的结构特征的化合物，该化合物在生物体内不发生代谢或转化，仅通过胆汁或者肾排泄，可避免产生某些毒性代谢产物。在药物开发中，由于具有刚性结构的活性化合物种类稀少，且体内酶代谢功能很强，因此开发成功的硬药十分有限。

软药与前药的作用方式相反，前药在体外无活性，直到到达靶标释放出原药才有活性。而软药在体内外均具有活性，只是在体内到达靶标发挥作用之后很快的代谢失活。如本章第一节所述，药物代谢的Ⅰ相反应通常包括氧化反应、还原反应和水解反应。因为绝大多数氧化或还原反应由体内复杂酶系统介导，而这种代谢常常受到年龄、性别、疾病、种族和环境因素的影响，从而导致同一药物在体内的生物转化和药代动力学变化存在较大的个体差异、不易控制和预测。软药的主要设计思想是尽可能避免氧化、还原代谢，一般利用水解酶即得到可以预料的和可控的药物代谢方式。

阿曲库铵为一种非去极化肌肉松弛药，该类药物在手术后应尽快代谢以避免蓄积毒性。阿曲库铵作为软药完全符合这种要求，作用迅速，起效时间 1.4 分钟，3~6.9 分钟可达最大作用，作用持续时间 20~35 分钟。其结构中含有两个季铵基团和酯的结构，在体内通过两个非氧化途径代谢而迅速失活（图 4-15）。

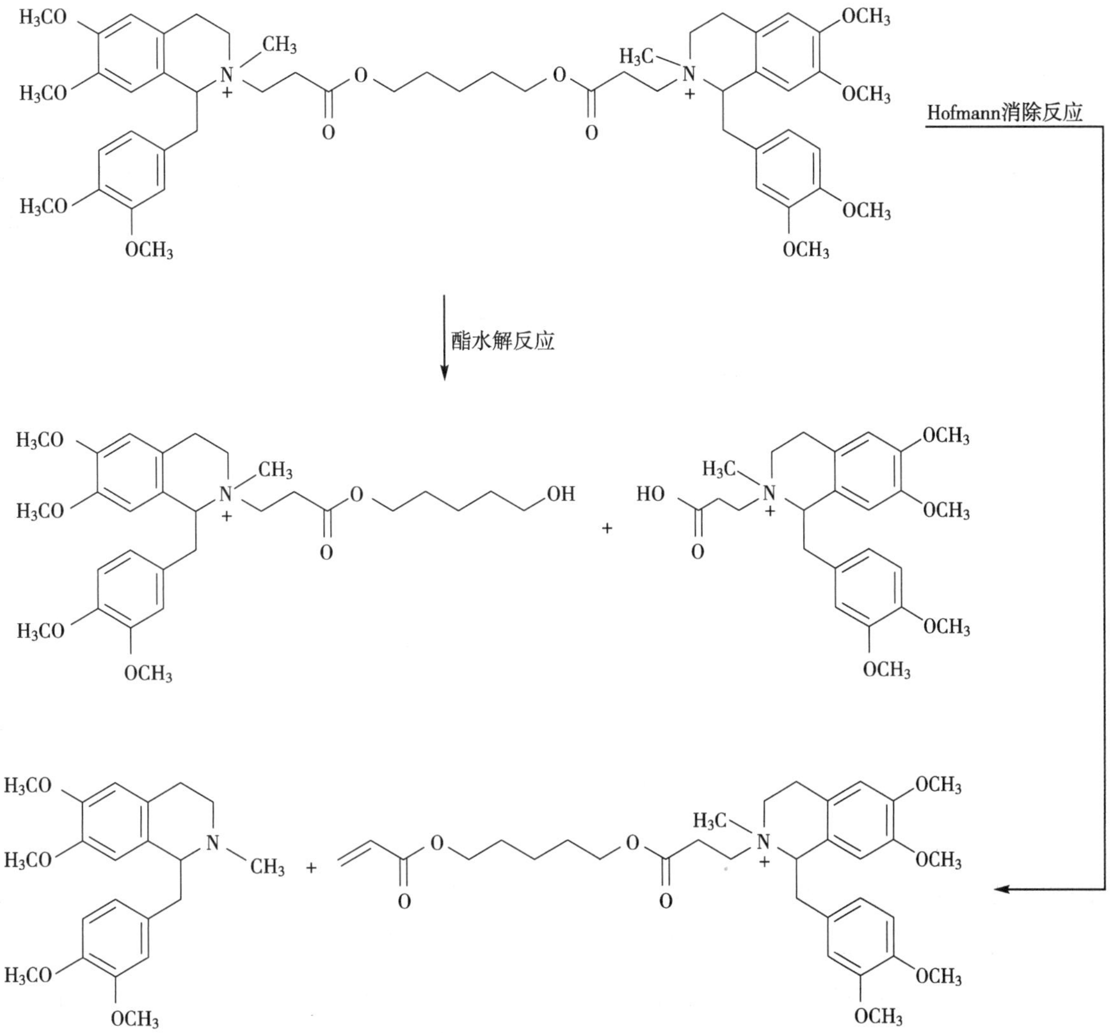

图 4-15 阿曲库铵作为软药的代谢

（五）拼合原理

单一用药治疗疾病很多情况下效果不佳，因此联合用药是常用的一种治疗策略。联合用药是指为了达到治疗目的而采用的两种或两种以上药物同时或先后应用的给药方式，主要是为了增加药物的疗效或为了减轻药物的毒副作用，但有时也可能产生相反的结果。所以合理的联合用药，应以提高疗效和／或降低不良反应为基本原则，并同时需要考虑药物的相互作用，包括影响药动学和药效学的相互作用。其最为成功的案例之一是复方新诺明（磺胺甲噁唑与甲氧苄啶的复方制剂）的应用，磺胺甲噁唑和甲氧苄啶分别作用于二氢蝶酸合酶和二氢叶酸还原酶，使细菌的叶酸代谢受到双重阻断，其抗菌作用比两药单独等量应用时强数十倍，两者作用在不同的靶位，产生协同作用。大量事实证明，当选择合适的药物进行配伍，往往可事半功倍，起到 1+1>2 的效果。但是并不是所有在机制上有协同作用的药物均可配伍使用，如只有磺胺甲噁唑与甲氧苄啶组成复方联合用药，而其他二氢蝶酸合酶和二氢叶酸还原酶抑制剂未见复方制剂。联合用药成功与否在很大程度上取决于药物自身的吸收、分布、代谢和排泄等特性。例如，药物 A 和药物 B 单独使用均有抗肿瘤的作用，且在药效学机制上预测它们可以发挥协同治疗作用，但是药物 A 和 B 到达肿瘤组织的时间可能有较大差异，在不同器官的富集浓度也可能有较大差异，这些因素都可导致这种配伍不能发挥联合作用。药剂学上称之为不能同步到达和同步释放。为此,药物设计中使用拼合原理可为此问题提供解决方案。

拼合原理主要是指将两种具有生物活性的化合物通过共价键连接起来,药物在进入体内特定部位后,可分解成两个有效成分,以期减小两种药物的毒副作用,或获得两者药理作用的联合效应。药物拼合和联合用药的区别在于:联合用药为两个或多个药分别给药;药物拼合则是两个药通过共价键连接成为一个分子。

贝诺酯是由阿司匹林和对乙酰氨基酚拼合而成的解热镇痛药(图 4-16),在体内经水解而发挥作用,因此作用时间较两个单体药物长。同时由于成酯反应遮蔽了阿司匹林上的羧基,还降低了其对胃的酸性刺激。

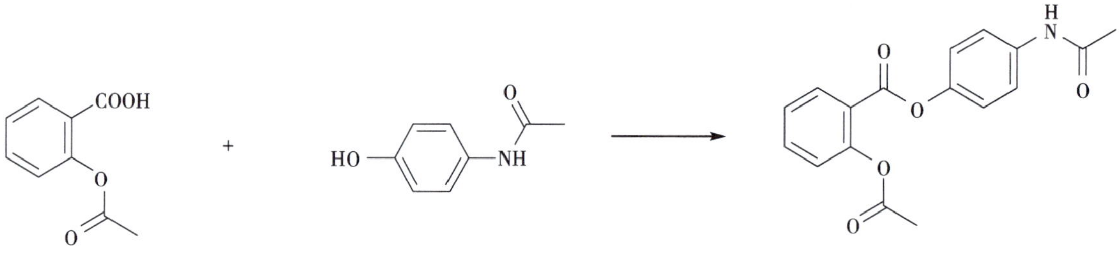

乙酰水杨酸　　　　　　对乙酰氨基酚　　　　　　贝诺酯

图 4-16　贝诺酯由阿司匹林和对乙酰氨基酚拼合而成

β- 内酰胺类抗生素氨苄西林在体内易被 β- 内酰胺酶水解失活,舒巴坦是一种不可逆的 β- 内酰胺酶抑制剂,从而可以保护氨苄西林不被破坏。由于舒巴坦口服吸收差,研究者们利用拼合原理将氨苄西林和舒巴坦以 1:1 的比例以亚甲桥相连接而形成双酯,得到一种新的耐 β- 内酰胺酶的口服抗生素舒他西林(图 4-17)。舒他西林在体内经肠内酯酶水解成舒巴坦及氨苄西林。舒巴坦不仅保护氨苄西林免受 β- 内酰胺酶的水解破坏,而且还扩大了氨苄西林的抗菌谱,对葡萄球菌产酶株、不动杆菌属和脆弱拟杆菌等细菌也具有良好的抗菌活性。

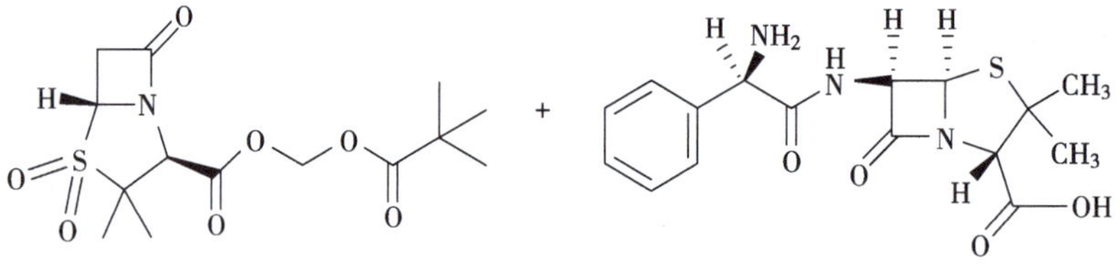

舒巴坦　　　　　　　　氨苄西林

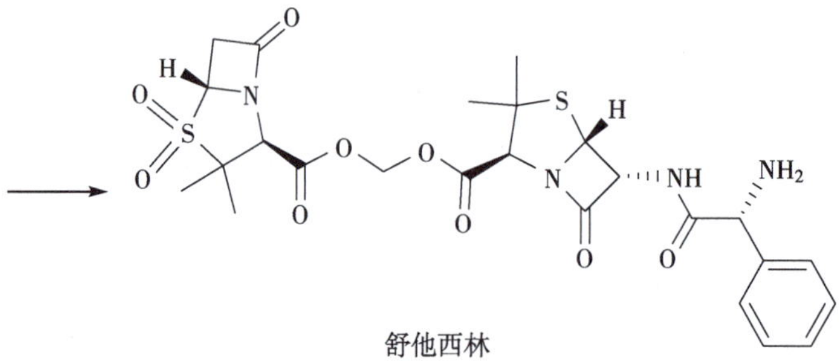

舒他西林

图 4-17　舒他西林由氨苄西林和舒巴坦拼合而成

（六）骨架跃迁原理

药物分子是由药效团和结构骨架构成的，其中药效团是由不连续的且离散的原子、基团或片段所构成，它们与受体形成相互作用，从而使得小分子与受体结合。药效团结合在分子骨架上，分子骨架起到支撑并决定药效团之间的相对位置，使之可以与受体活性位点吻合。

药物的化学结构通常包括环结构、连接基团和侧链。我们通常把环结构及连接基团称之为药物的骨架。新药物骨架的开发是各大公司和科研组研究的重点，是药品专利的核心，因为通过新骨架的修饰可以开发出一系列的新药。因此各大制药公司对其发明的核心骨架都会进行严密保护，现在力图改变骨架上的取代基从而突破专利保护已变得越来越难。

骨架跃迁（scaffold hopping）也称先导物跃迁，是发现结构新颖的化合物的一个策略。骨架跃迁方法通常以已知的活性化合物出发，通过改变分子的核心结构获得新颖的化学结构。骨架跃迁的概念在1999 年由 Schneider 等人提出：具有不同核心骨架的化合物可能具有相似的生物活性。这是由于受体结合位点具有可变性和容错性，它会通过改变构象以适应药物结合，同时药物也会根据结合位点的结构调整自己的构象以实现更好的结合，这被称之为诱导契合原理。这样的契合就造成可以与受体发生结合的小分子具有多样性，这些药物分子只要大致的结构、电性、疏水场等参数可以与受体互补，即可能与受体发生相互作用，分子上细微的变化未必会影响到其药理作用。在现代药物设计中，采用 X 射线单晶衍射、分子对接、分子动力学模拟等手段研究受体与分子骨架的相互作用对于指导骨架跃迁有重要的意义。

骨架跃迁的目的有多方面：①增加药物的溶解度，将亲脂性的骨架用极性骨架替换；②改变药物的分配性，调整骨架亲水 - 亲脂的相对程度；③提高药物的稳定性，将容易发生代谢作用的骨架用代谢稳定性的毒性低的骨架替换；④降低分子的柔性，一些活性分子的柔性键过多，如肽类药物，构象的多样性导致与受体的亲和力降低，用刚性骨架替换，可改善结合力；⑤提高对受体的亲和力，有的骨架不只是对药效团起支撑作用，而且也参与受体的结合，改变骨架可以提高对受体的亲和力；⑥突破现有专利的限制。

本节将介绍骨架跃迁中的杂环替换和闭环或开环策略的应用。

1. 杂环替换 抗溃疡药雷尼替丁的发现早于骨架跃迁概念的提出，但它是骨架跃迁的代表。在研究抗溃疡药时，研究者首先以组胺为模板，保留其咪唑环，通过对其侧链的修饰得到了有显著抑制胃酸分泌作用的抗溃疡药物西咪替丁。然而，有关西咪替丁的专利保护了其结构上的咪唑环，为了避开专利，研究者以呋喃环代替咪唑环，并在呋喃环上引入二甲基氨基亚甲基保持其碱性，得到了雷尼替丁的母核结构，同时又以硝基亚甲基代替西咪替丁侧链末端的氰基亚氨基（属于生物电子等排体替换），从而最终得到了雷尼替丁。以呋喃环代替咪唑环即为骨架跃迁方法的应用（图 4-18）。

2. 闭环策略 药物设计中另一种重要的修饰方法是开链结构的环合。由于开链分子具有较好的柔性，可能会产生多种药理活性，环合后分子的多样性减少，作用特异性可能会增强，副作用可相对减少。将链状结构连接成环的药物设计，其目的就是限制分子的构象，减少低能构象体数目，有助于提高药物分子的选择性，此外，还可用环合操作推断药物的药效构型。

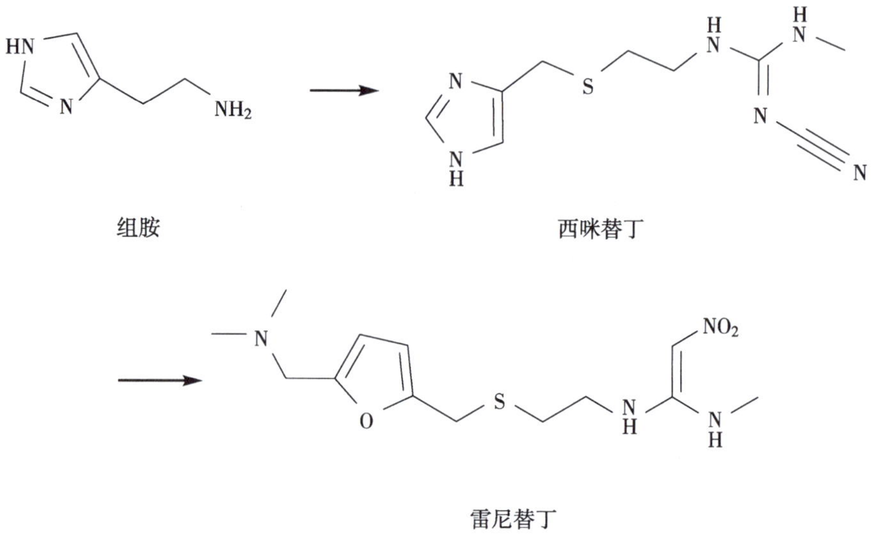

图 4-18　对西咪替丁的骨架跃迁得到雷尼替丁

诺氟沙星（norfloxacin）和氧氟沙星（levofloxacin）都属于第三代喹诺酮类抗菌药。诺氟沙星对革兰氏阴性菌、金黄色葡萄球菌有较强的杀菌作用，但其不溶于水和乙醇，且有脂溶性差、药物穿透力不强、生物利用度低等缺点。将诺氟沙星的亚甲基侧链环合后得氧氟沙星（图 4-19），后者对革兰氏阴性菌和阳性菌都有抑制作用。此外氧氟沙星分子结构中含双环结构，有亲水性的噁嗪环和疏水性的氟原子，这些结构使其具有恰到好处的脂水分配系数，故易于吸收，还增强了药物的抗菌活性，降低了细菌的耐药性。

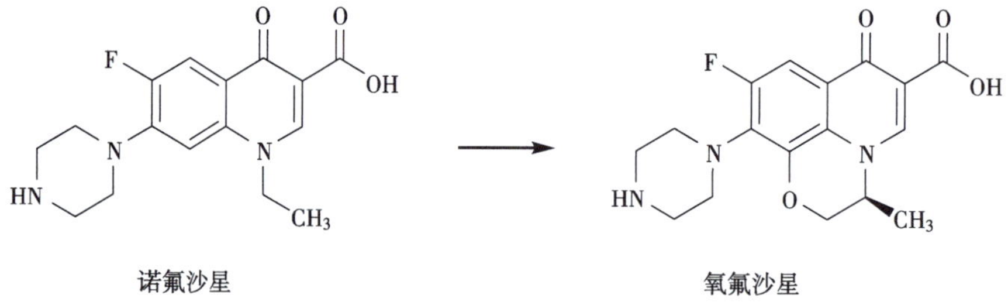

图 4-19　诺氟沙星亚甲基侧链环合后得氧氟沙星

3. 开环策略　尽管环状结构的药物在与受体结合时熵值损失较小，有利于降低结合自由能，但是过多的环会导致水溶性和其他药代性质上的不足，同时也增加合成的难度，因此开环也是骨架跃迁的重要方式。

莫特沙尼是一种高选择性的小分子多激酶抑制剂，虽然该化合物最终未能通过临床试验，但其开发过程应用了开环的骨架跃迁手段，具有一定的代表性。莫特沙尼的研究始于一个具有抗血管增生作用的酞嗪类化合物（PTK787/ZK222584），研究者通过开环骨架跃迁的方式得到一个邻氨基苯甲酰胺类似物。如图 4-20 所示，酰胺上氧原子与邻氨基之间可以通过分子内氢键维持一个伪六元环的结构，该分子保持了原酞嗪化合物的活性和选择性。随后，研究者通过进一步的结构修饰获得了莫特沙尼（图 4-20）。

另一个开环骨架跃迁的例子来源于吗啡结构简化得到的药物美沙酮。美沙酮是个高度柔性分子，由于羰基的吸电子效应，羰基碳上显部分正电荷，与氨基氮原子的孤对电子相互作用，通过非共价键的相互作用形成与哌替啶相似的结构，可被看作开环的哌啶类化合物。该药物在天然产物结构简化中有过介绍，在此不再赘述。

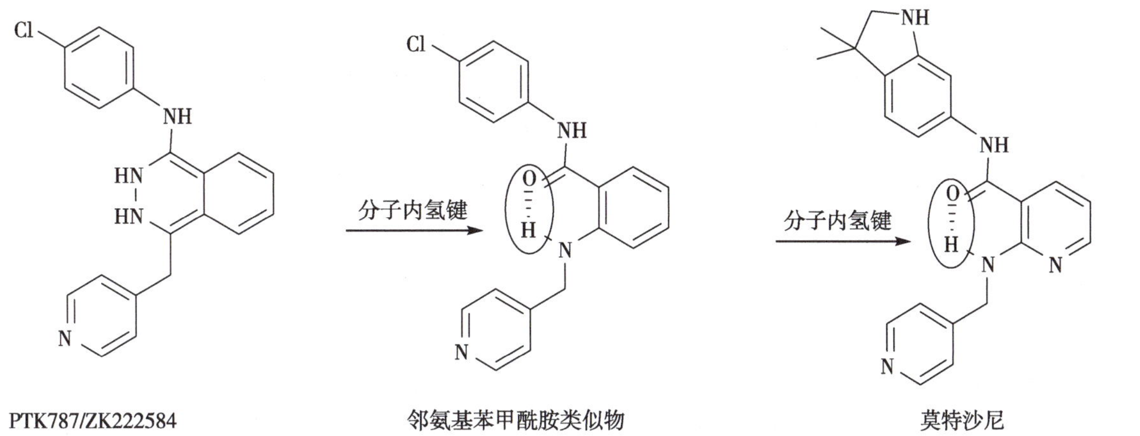

图 4-20　莫特沙尼的发现

三、基于片段的药物发现手段

传统的高通量筛选建立在具有类药性的小分子数据库基础上,所筛选的小分子一般符合里宾斯基五规则(Lipinski's rule of five),并具有合适的药物尺寸(drug size)。一般来说,分子结构变得越复杂(分子结构变大,特征变多),其与蛋白质之间则越可能有更多的相互作用,如氢键相互作用、疏水相互作用等。因此,按照药物尺寸筛选出的先导化合物往往具有大量的活性非必需基团,而在后续的结构优化中,药物化学家为了增加活性,通常又会引入一些基团,从而导致化合物结构更加复杂。为了解决这样的问题,药物化学家在里宾斯基五规则的基础上,提出了三规则,进一步限制先导化合物的尺寸,从而称之为类先导化合物(lead-like)。类先导化合物为进一步结构优化提供了改造的空间,但是仍然无法避免大量非活性必需基团的存在。

解决上述问题的方法之一就是尽量在分子内仅保留活性必需基团(又称为活性片段),使得组成药物分子结构的每一个活性片段都发挥作用,所以研究者就设想将不同的结构片段进行组合或者延伸,以期得到新的药物分子。根据这种设想,Jencks 等人于 1981 年搭建了基于片段的药物设计(fragment-based drug design,FBDD)的理论框架。与直接筛选数百万规模的化合物数据库来寻找药物尺寸分子不同,FBDD 通过筛选得到低分子量的分子片段(通常包含不到 20 个重原子),这些片段通常活性较低,但是有可能存在多个片段结合于目标蛋白活性位点的不同位置,或者一个片段可以结合一个蛋白质的多个位点或者多个蛋白质的现象。得到这样的片段之后,人们可以基于目标靶标的结构特点,对这些片段进行连接或优化,从而得到符合药物尺寸的具有高亲和力和高成药性的新分子。采用该设计策略可以在很大程度上避免原有骨架上所带有的非活性基团,且找到的新分子很可能具有全新的骨架结构。近年来,随着各种片段检测、分子片段数据库、筛选、组装和优化技术的日益成熟,基于片段的药物设计策略逐渐从理论走向实践,在药物化学领域的应用日益广泛。

相对大分子的筛选,片段筛选有着实际性的优势。首先,收集、维护和筛选几千个片段库要比数百万的大分子数据库更加容易;其次,对复杂靶标特别是涉及蛋白质 - 蛋白质相互作用的靶标具有更高的筛选命中率;除此之外,片段的尺寸小,溶解度高,通常具有更好的药物属性,且后期易于结构优化,成为药物分子的可能性更高。

（一）活性片段库的建立

FBDD 的基本原则是选取小而简单的片段，以便研究者能够对不同的化学空间进行探索。因此，片段库的设计要充分考虑到化学多样性，同时限制化合物的某些物理性质，并确保它们适合不同的测定方法。不同公司、研究所，甚至是实验室对各自片段库的建立均有自己的标准。以 Zinc 数据库为例，其片段数据库要求片段 $\log P$ 小于等于 3.5，分子量小于等于 250Da，可旋转单键小于等于 5 条。

（二）片段库的筛选

当片段库建立之后，如何高效而准确地识别分子片段与蛋白质受体的结合是 FBDD 的关键步骤。一般来说，由于分子片段的活性处于微摩尔级，远低于小分子的作用（一般是纳摩尔级），而传统的生化方法由于其灵敏度不高，容易产生大量假阳性或假阴性结果，因而较少用于片段库的筛选。大量片段库筛选是通过高灵敏度的生物物理学仪器进行的，如核磁共振（NMR）、X 射线晶体衍射、表面等离子共振（SPR）、等温滴定量热（isothermal titration calorimetry，ITC）等方法。

在以上所述的方法中，核磁共振和 X 射线晶体衍射能够直观给出片段分子与靶蛋白结合的结构信息，可以清楚地展示片段分子的具体结合位点。这种信息对于设计新化合物非常重要，且有助于发现靶标分子中新的作用位点。通过分析核磁共振波谱得到的反映核性质的参数以及周围化学环境对这些参数的影响规律，可以发现小分子片段与蛋白质分子之间的相互作用。关于 X 射线晶体衍射法的应用，则首先需要采用共结晶或浸泡法获得配体与高纯度靶蛋白的复合晶体，然后通过 X 射线进行数据收集，之后通过分析晶体结构中的电子密度图，从而确定与靶蛋白结合的片段及其结合模式。

表面等离子共振、等温滴定量热也经常用于片段的筛选，但是它们仅能反映小分子片段是否能与受体发生结合，无法确定其具体的作用模式和结合位点。表面等离子共振将一束平面单色偏振光以一定角度入射到镀有薄层金膜的玻璃表面发生全反射，若入射光的波向量与金膜内表面电子的振荡频率匹配，光线即耦合入金膜引发电子共振，即表面等离子共振。基于 SPR 这一原理，将靶蛋白固定于传感器芯片的金膜表面，含小分子片段的溶液流过传感片表面，分子间发生特异性结合时即可引起传感器芯片表面折射率的改变，通过检测 SPR 信号改变而监测蛋白质与片段间的相互作用。SPR 的灵敏度较高，可用于高通量筛选，因而很适合用于较大规模的片段分子库的筛选（详见第三章）。

等温滴定量热（ITC）技术是一种基于分子间特异性结合、解离时产/吸热的基本原理，利用热力学参数连续、准确反映和记录分子间相互作用的高灵敏技术。该技术因灵敏度高、原位无损、非标记等优点，已成为鉴定生物分子间相互作用的重要方法，可获得生物分子相互作用的完整热力学参数，包括结合常数（K_a）、结合位点数（N）、摩尔结合焓（ΔH）、摩尔结合熵（ΔS）和动力学参数（如酶促反应的 K_m 和 K_{cat}）。

随着计算机辅助药物设计的日益成熟，利用模拟技术进行片段库的筛选日益受到重视。通过使用分子对接，将虚拟化的小分子片段对接到活性位点，从而剔除大量不可能与受体结合的片段，之后再使用上述检测方法进行筛选可节约大量的时间和经费。

（三）分子片段优化为先导化合物

当确定了若干小分子片段之后，我们需要对这些分子片段进行优化设计，从而衍生出药物尺寸的先导化合物。优化的方法主要包括片段生长、片段连接和片段的自组装等。在优化的过程中，化合物与受体的相互作用及其可合成性是需要重点考虑的因素。

1. **片段生长法** 在确定了分子片段并探明其在靶蛋白的结合位点后,通过分析其结合位点周围的氨基酸,可以发现哪里存在其他的结合口袋。这些结合口袋与分子片段结合位点一同组成了该靶蛋白的活性位点。分子片段仅仅占据了活性位点的一部分,因而其结合力较弱。通过在分子片段上延伸出与结合口袋互补的基团,则可能形成具有药物尺寸且具有新颖性结构骨架的先导化合物,这样的方法被称之为片段生长法。

在片段生长的设计中,我们需同时考虑分子与受体的结合及分子的可合成性。前者可以通过分子对接等方法进行设计与评价,后者则需要化学合成的知识和经验作为基础。许多药物设计软件提供片段生长预测功能,如 Discovery Studio 中基于片段的药物设计模块中提供的 *De Novo* Evolution 和 DS Grow Scaffold 模块,基于受体结合位点结构和化学反应,以分子片段为基础自动完成片段生长并设计出新的分子。但是在实际应用中,计算机模拟设计仍然以提供辅助作用为主,不能完全依赖其预测。

2. **片段连接法** 如前所述,分子片段相对于靶蛋白的活性位点来说尺寸较小,仅仅占据活性位点的一部分。在分子片段筛选过程中,我们有可能获得两个或多个具有弱结合活性的片段,理想状态下,这些片段有可能结合于活性位点中的不同口袋(可以使用 NMR 或 X 射线衍射确认),此时我们可以考虑利用合适的连接基团将分子片段连接起来。因为每个片段都可以与受体结合,当把片段连接起来时,可以发挥加合效应,产生活性更高的先导化合物。还有一种情况,如果两个片段空间距离很近,那么片段之间可能会有重合,此时通过适当的方式将两个片段进行合并,有可能成为活性较强的先导化合物。

3. **片段的自组装** 在片段连接法中,我们需要借助药物化学和有机化学的知识和手段,设计和合成适合的连接片段将筛选出的分子片段连接起来,构成药物尺寸的先导化合物。但是如果在筛选出的分子片段上含有可以发生反应的基团(如片段 A 含有羧基,片段 B 含有羟基),在靶蛋白的催化下,片段之间可以自发反应,自动组装成一个具有更高活性的分子,这种方法称之为片段的自组装。

(王 昊)

第二节 定向分子设计

现代药物设计是基于生理和病理学基础,瞄准疾病在发生和发展过程中发挥重大作用的生物大分子靶标,通过结合计算机辅助技术、化学合成技术、分子生物学手段、药理学评价和成药性分析等多学科交叉,从而设计并确定高效安全的药物分子。本节我们将介绍基于配体、受体的药物设计和分子动力学模拟基础。

一、基于配体的药物设计

在药物发现和设计的过程中,我们经常会遇到未知三维结构的蛋白质受体,但是在以往的研究过程中,一些已知小分子已经被证实可以与该蛋白质发生结合从而发挥抑制或激动的作用,此时利用这些已知配体小分子的结构发现新的先导化合物就成了药物设计的重要手段。本节我们将介绍利用小分子相似性筛选、基于配体的药效团模型的建立和三维定量构效关系的方法。

(一) 相似性筛选

分子相似性筛选是基于"相似性假设"的方法,这个假设首先由 Johnson 和 Maggiora 提出,即结构类似的化合物可能具有类似的理化性质和生物活性,这与后来的受体理论是一致的。既然药物需要与受体发生结合才能发挥作用,那么相似的分子就可能结合于同样的蛋白质作用位点,因而可能具有相似(或截然相反)的生物活性。通过对已知药物分子使用相似性筛选是一种常规的新药发现思路。

相似性筛选的基础是分子描述符。分子描述符是通过数学参数来表现化学分子的某方面特征,如分子量、$\log P$ 等。相似性筛选通过比较各种分子描述符来确定分子相似性。目前已经有大量的描述符应用于分子相似性研究中,从描述符性质特征上看,描述符主要分为以下三个方面:①一维描述符,由化合物本身属性衍生而来,如表示分子理化属性的 $\log P$、摩尔折射率等;②二维描述符,由二维分子图形或者结构片段计算得来,如拓扑指数、二维分子指纹、原子连接表、结构描述符等;③三维描述符,分子三维结构及形状、分子总表面积、电荷分布等。

其中二维描述符因其较高的计算效率而应用较广。很多小分子数据库网站就提供二维相似性搜索在线服务,如著名的 Zinc 分子库就提供 Structure Similarity Search。用户可以通过使用 SMILES 字符串或使用网站提供的分子构建界面输入模板分子,之后可以选择相似度的要求,如相似度大于 80% 等,即可开始搜索。

然而,基于二维相似性搜索出的结构相似的分子,它们在三维结构上可能存在很大差异,因而不一定具有相似的活性。因此三维结构的相似性更有意义,我们以著名药物设计软件包 Openeye 为例。

OpenEye 包括两个相似性筛选的模块:ROCS 和 EON。ROCS 是一种快速的基于三维结构和形状比较的软件,EON 是一款比较分子间的静电相似性的软件,这两个软件往往结合使用。首先使用 ROCS 搜索结构和形状匹配的分子,之后再使用 EON 进一步筛选,从而得到与目标化合物形状和静电都相似的化合物。

在基于三维形状和结构的相似性筛选过程中,由于分子的柔性,完全意义上的三维结构搜索难以实现,OpenEye 中的 Omega2 模块可以对目标和候选分子产生多构象,以多个构象分别搜索从而间接考虑分子柔性。

我们在进行相似性筛选的过程中,经常出现限制过死的现象,如目标分子中的母核结构是苯环,相似性筛选往往也筛选出的是具有苯环的分子。ROCS 的拓展程序 vROCS 则引入下文中药效团的概念,对目标分子以环状结构代替具体的苯环等结构,从而扩大搜索面。

(二) 基于配体的药效团

药效团模型(pharmacophore model)是指活性分子与蛋白质受体结合时起重要作用的"药效特征基团"及其空间排布形式,可以认为是大量活性化合物的共同起效部分或特征,前文已经有大量例子,如吗啡的药效特征等,在此不再赘述其定义和指导原则,而主要介绍其建模步骤和基于配体的药效团虚拟筛选。

当前已经有一些成熟的商业软件可以用于药效团建模,如 Discovery Studio 中的 Catalyst 模块,Sybyl

中 DISCO 和 GASP 模块,Schrodinger 中 Phase、Confgen 和 Ligprep 模块,另有专门进行虚拟筛选的软件,如 Ligandscout。这些软件各有特色和优劣,但在产生药效团的步骤等方面基本一致。

(1) 针对某个药物靶标受体,选择活性相似的已知抑制剂作为训练集,并预留少量已知抑制剂分子作为测试集。

(2) 对训练集每个分子建立其三维结构,并对其构象进行结构优化,找到能量最小构象,计算分子描述符。

(3) 对训练集分子进行聚类,对于同类分子进行叠加,从而识别分析这些分子存在的共同的药效团,这些共同的药效团即可能是该靶标的有效药效团。

(4) 使用测试集校验公共药效团的可靠性。

当药效团经过测试集校验后,就可以使用药效团模型进行虚拟筛选。虚拟筛选是现代药物设计中常用的一种方法,尤其适合于先导化合物的发现,它利用计算机技术,以药效团模型为筛选条件,快速过滤现有小分子数据库,遴选出符合条件的分子。比如,前期产生的药效团要求分子结构中有两个芳环,芳环之间的距离为 8Å,且这两个条件为充分条件,则筛选出的化合物都具有以上特征。由此可以看出,当选择的充分条件越多,筛选出的化合物数量就越少。因此在具体实施的时候,需要对候选条件进行人工选择,选择一定要满足的条件作为充分条件,而其他不是特别重要的特征可以进行适当忽略。许多虚拟筛选软件支持设置满足所有条件中的几条即算为通过筛选(如 5 项条件中满足 3 项)。值得强调的是,在没有得到证实之前,没有哪一种药效团可以确定为最优的模型,通常要进行多次调整,筛选出在适当的化合物量从而进行分子对接或生物测试。经过后续实验的结果,再对模型进行调整和校正。建议在选定生物测试之前,尽量保留分子的多样性,避免因测试分子结构单一的原因而得出类似结果,对于模型的调整不能给出正确的指导,也不利于后续研究经验的积累。

(三) 定量构效关系

定量构效关系(quantitative structure-activity relationship,QSAR)使用数学模型来分析一系列分子结构(通常具有结构相似性)与其生物学效应(如药物的药效活性、毒性、药物代谢参数)之间的关系。人们在前期经过验证的 QSAR 的基础上可以设计出新的分子并可以较准确地预测其生物活性。

定量构效关系是在传统构效关系(structure activity relationship,SAR)的基础上发展而来的。构效关系在各种药物化学课本中有过大量的介绍,其大都是经验性的总结结构与活性之间的粗略关系。人们对 QSAR 的研究表明,化合物的生理活性可以用化学结构的函数来表示。

最早的定量构效关系方法是建立在 Hansch 方程的基础上。Hansch 方程以活性的半数有效量(EC_{50})作为活性参数(应变量),以分子的电性参数、立体参数和疏水参数(即上文中提到的部分分子描述符)作为自变量来建立方程。Hansch 方程中的分子描述符均是将分子作为一个整体来考虑,并不能细致地反映分子的三维结构与生理活性之间的关系,因而又被称作二维定量构效关系。Hansch 方程在药物设计方面取得了巨大的成功,对药物化学研究产生了很大的影响,在此基础上,人们成功地设计了诺氟沙星等喹诺酮类抗菌药。

但是由于二维定量构效关系不能精确描述分子三维结构与生理活性之间的关系,研究者随后对三维定量构效关系进行了深入的研究。三维定量构效关系是引入了药物分子三维结构信息进行定量构效关系研究的方法,这种方法间接地反映了药物分子与大分子相互作用过程中两者之间的非键相互作用特征,相对于二维定量构效关系有更加明确的物理意义和更丰富的信息量。自 20 世纪 80 年代以来,三维定量构效关系逐渐取代了二维定量构效关系,成为基于机制的合理药物设计的主要方法之一。应用最广泛的三维定量构效关系方法是比较分子场方法(comparative molecular field analysis,CoMFA)和比较分子相似性方法(comparative molecular similarity indices analysis,CoMSIA)。

CoMFA 认为,在药物与受体发生可逆的非共价结合时,非键相互作用(如范德华作用、静电作用等)取决于化合物周围的分子场;作用于同一受体的一系列药物分子,它们与受体之间的各种作用力场也应有一定的相似性。CoMFA 使用配体周围的空间立体场和静电场来描述配体 - 受体的相互作用,其中立体场采用 Linnard-Jones 位能计算,静电场用 Columb 位能计算,在势能场的基础上比较、分析分子与活性之间的关系。其大致操作如下:

1. 化合物库建立 收集对某个靶标具有明确生物活性的小分子结构信息,值得注意的是,由于很多生物活性是以分子水平或细胞水平的半数有效量(EC_{50})表征的,但是不同的实验条件得出的半数有效量不同,因此不同文献中的半数有效量一般不具有量化可比性,所以选择已知小分子时要选择实验条件统一的数据。化合物分子被分为训练集和测试集。

2. 分子骨架叠合 优化训练集化合物结构得到低能量构象,并对所有的分子三维构象进行叠合。分子叠合有多种方式,如基于公共骨架的叠合、药效团叠合等。若在受体结构已知的情况下,还可以采用分子对接的方法,把所有分子对接到结合位点,从而实现结构叠合。

3. 分子场计算 选择合适的探针粒子在分子周围的空间网格中逐点游走,每一步移动均计算探针粒子与分子之间的相互作用,从而获得分子场数据。不同的探针粒子可以探测分子周围不同性质的分子场,如甲烷分子作为探针可以探测立体场,水分子作为探针可以探测疏水场,氢离子作为探针可以探测静电场等,一些成熟的比较分子场程序可以提供数十种探针粒子供用户选择。

4. 数据统计分析 探针粒子探测得到的大量分子场信息作为自变量参与对分子生理活性数据的回归分析,由于分子场信息数据量很大,属于高维化学数据,因而在回归分析过程中必须采取数据降维措施,最常用的方式是偏最小二乘回归(PLS),此外主成分分析(PCA)也用于数据的分析。

5. 3D-QSAR 校验 使用测试集分子对预测出的方程进行校验,评估 3D-QSAR 模型是否可以准确预测未知分子。如果不正确,则需重复 2~4 步,再次优化模型。

统计分析的结果可以以图形形式输出在分子表面,用以提示研究者如何有选择地对先导化合物进行结构改造。一般用不同的颜色直观表明化合物各部立体或静电性质的变化对活性的影响,如蓝色区域表示若以负电性基团取代则会提高药物的活性,红色区域则提示正电性基团更有利于活性,绿色区域表示体积较大基团有助于提高活性,黄色区域表示小体积基团有助于提高活性。除了直观的图形化结果,CoMFA 还能获得回归方程,以定量描述分子场与活性的关系。

CoMFA 自问世以来,得到了广泛的关注,成为应用最为广泛的 3D-QSAR 方法,取得了很多成功的案例。药物设计软件包 Sybyl 里集成了 CoMFA 模块。

比较分子相似性(CoMSIA)是对 CoMFA 方法的改进,其基本假设与 CoMFA 相同,即配体与受体间的非共价结合取决于分子场。但是相对于 CoMFA 中仅考虑立体场和静电场,CoMSIA 增加了疏水场、氢键供体场和氢键受体场,并且 CoMSIA 采用了与距离相关的 Gaussian 函数计算各种分子场,有效避免了分子表面附近格点上势能的显著变化以及原子位置异常的情况。另外,在 CoMSIA 中,也不再需要定义能量的截断值。这些对于 CoMFA 的优化使得 CoMSIA 通常情况下会得到更加满意的 3D-QSAR 模型。

二、基于受体的药物设计

基于受体的药物设计直接从药物靶标的结构入手,通过分析其三维结构、活性位点信息、内源性配体或已知药物的化学结构信息来设计与活性位点互补的配体分子。基于受体的药物设计是建立在受体三维结构及其活性位点(即药物分子结合位点)已知的情况下的一种设计方法。受体的三维结构大都是通过 X 射线晶体衍射或核磁共振等结构生物学方法确定,在解析受体结构的同时,将已知配体与受体一同共结晶,从而为后续研究指明结合位点信息。

蛋白质及蛋白质 - 配体复合物的 3D 结构主要存储在美国结构生物信息学联合实验室(Research Collaboratory for Structural Bioinformatics,RCSB)的蛋白质数据库(protein data bank,PDB)。这个数据库包括晶体结构、NMR 结构,以及蛋白质、核酸、糖类及其复合物的结构。用户可以免费下载以上系统的 3D 结构。

由于无论 X 射线晶体衍射或核磁共振确定蛋白质三维结构的实验都存在风险大、周期长及成本高等特点,目前仍有大量的受体结构无法确定。此时,通过使用计算机模拟的方法获得受体结构信息是一种行之有效的方法,其中以同源建模的使用最为广泛。

(一)同源建模

在不同物种中具有相同或相似功能的蛋白质或具有明显序列同源性的蛋白质称之为同源蛋白质。将氨基酸序列和结构进行比较,如果两个序列的一致性(identity)超过 40%,则此两种蛋白质就判定为同源蛋白质。通过对比同源蛋白质空间结构发现,蛋白质的三维结构比蛋白质的一级结构更加保守,因此,蛋白质的同源性使我们可以根据已知的蛋白质三维结构去推测未知结构的同源蛋白质的结构。换句话说,在药物发现的过程中,若我们关注的靶蛋白结构未知,但是其同源蛋白质的结构已经被成功解析,则我们可以利用同源蛋白质的结构来预测靶蛋白的三维结构。一般来说,同源蛋白质与靶蛋白的序列相似性越高,其预测出的靶蛋白结构就越准确。同源建模软件中最著名、使用最广泛的是 MODELER,其学术版可以免费注册并下载,其商业版本收录在 Discovery Studio 软件包中。同源建模的一般步骤如下:

1. **同源蛋白质的搜索**　在搭建目标蛋白模型之前,首先需找出与目标蛋白序列同源并且晶体结构已知的模板蛋白。常用来进行同源蛋白质搜索的程序有 FASTA 和 BLAST。PDB 数据库使用 BLAST 提供序列相似性搜索,用户只需提交目标蛋白序列,BLAST 将搜索数据库,给出符合同源性要求的已知晶体结构的蛋白质。

2. **序列比对**　即使目标蛋白和第 1 步中搜索出的模板蛋白存在高度的同源性,但是两者序列中存在氨基酸突变或缺失,这使得我们很难发现序列之间相同或相似的部分。序列比对软件通过在序列中增加空格,使得目标蛋白和模板蛋白序列中相同或相似的氨基酸对齐,而序列相似的区域,其三维结构也具有高的相似度。因此序列比对和排列是同源建模的关键步骤,它通过对目标蛋白与模板蛋白的序列进行排列和定位可确定出序列的保守区域。

3. **模型搭建**　当目标蛋白和模板蛋白完成序列比对以后,对于确定的保守区内的相同的氨基酸,可将模板蛋白的氨基酸坐标直接赋予目标蛋白;对于相似的氨基酸,将模板蛋白的氨基酸骨架坐标赋予目标蛋白,而其侧链则尽量保持其相似的结构模式;对于保守区外的柔性区,通常有两种处理模式:一种是数据库搜索法(在数据库中搜索相似序列以构建该区域结构);另一种为随机产生法。

4. **模型优化**　模型产生后需对分子结构进行进一步优化。优化的目的是用来消除原子间的重叠以及不合理的构象,尤其是柔性区的构象。优化一般采用分子力学模拟的方法。但是在优化的过程中经常会遇到以下情况,如果模板蛋白的活性位点包含一个配体,其活性位点受配体影响会适应配体结构,此时构建出的目标蛋白并不含有配体,但却继承了模板蛋白活性位点的特征,在此基础上运行分子动力学模拟会导致目标蛋白活性位点“塌缩”。因此,在应用中可以根据需要,考虑在活性位点处先分子对接一个已知抑制剂,之后再使用分子动力学模拟优化模型。

5. **模型评价**　模型进行优化之后,需要对模型进行评价,如果质量低下,则需要重新建模并优化。从结构上评价模型使用最广泛的方法是 Ramachandran Plot,它可以检查蛋白质氨基酸骨架上重要的两个二面角(φ 和 ψ)是否分布合理,如果大部分二面角处于绝对允许和允许范围内,则表明模型构建较为合理。Ramachandran plot 可通过软件 PROCHECK 进行计算。

(二) 受体药效团的产生和虚拟筛选

与基于配体的药效团不同,基于受体的药效团是从受体的活性位点出发,分析受体结合位点的氨基酸结构,从而判断出该受体需要什么样的配体与之结合。如图 4-21 所示,假设一个蛋白质的活性位点存在带正电的精氨酸(Arg),在其附近设计一个负电中心将有助于形成强烈的静电吸引作用;若存在如丝氨酸(Ser)等带有氢键受体和供体基团的氨基酸,可在其附近设计相应的氢键供体和配体与之对应;若存在含有芳环的氨基酸,如苯丙氨酸(Phe)等,则可设计相应的芳环与之发生共轭作用;若含有带负电的氨基酸,如天冬氨酸(Asp)等,则可设计正电基团与之对应。

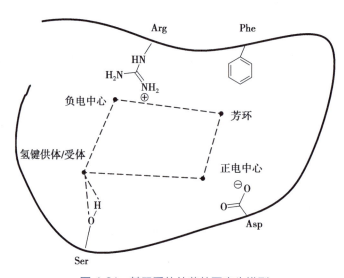

图 4-21　基于受体的药效团产生模型

药效团建立之后,即可以对已知分子结构数据库进行虚拟筛选。目前基于受体的药效团虚拟筛选软件较多,如 Discovery Stuido、Sybyl、Schrödinger 和 Ligandscout 等。其中 Ligandscout 相对简单,适用于初学者。

蛋白质受体具有柔性,因此活性位点的构象是会发生微调的,而基于受体的药效团十分依赖于活性位点的结构。为解决此类问题,一些新的策略得到了应用,首先对蛋白质受体进行分子动力学模拟;之后对模拟轨迹进行聚类分析,取活性位点变化较大的若干构象建立药效团模型,该模型将覆盖活性位点变化范围;应用产生的多个药效团进行虚拟筛选。这样的方法较为有效地在筛选过程中考虑受体的柔性。

(三) 分子对接

分子对接(molecular docking)是现代药物设计中最为常用的工具,其本质就是将两个或多个分子通过几何匹配和能量匹配,从而预测其结合模式和结合强度。分子对接的基本原理是把配体分子放在受体活性位点的位置,然后按照几何互补和能量互补的原则来实时评价配体与受体相互作用的优劣,并找到两个分子之间最佳的结合模式。

分子对接最初思想起源于"锁匙模型",该理论认为"锁"和"钥匙"相互识别的首要条件是他们在空间形状上要互相匹配,基于此理论发展出的分子对接方法称之为"刚性对接",即认为受体和配体的结构都是刚性的,其对接过程是通过调整配体的空间位置来寻找合适的结合模式。这种刚性对接的算法较为简单,速度快,但是精度低。随着研究的深入,我们逐渐认识到配体和受体分子之间的识别要比"锁"和"钥匙"模型复杂得多。因为配体和受体分子的构象是变化的,而不是刚性的,配体和受体在识别过程中会互相适应对方的结构,从而达到更完美的匹配,进而发展出"诱导契合"理论。诱导契合理论下,分子对接被称之为柔性对接,即受体和配体均被视为柔性分子,在对接过程中均需调整其构象。柔性对接最接近真实,因而其准确性和可靠性较高。但是,在分子对接中考虑受体柔性的计算量非常大,导致计算速度很慢,难以在大规模分子对接中应用。为了兼顾准确性和高效性,半柔性对接理论被提出,在半柔性对接中,受体被处理为刚性而配体小分子被处理为柔性分子(图 4-22)。在很多药物研究策略中,首先使用分子动力学模拟对受体构象在较长时间内取样,之后进行聚类分析,取多个构象进行半柔性对接,从而可以间接实现柔性对接的目的。

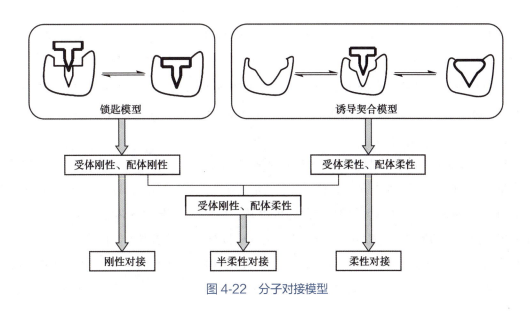

图 4-22 分子对接模型

分子对接的另一重要任务是对对接结果进行评分,用以判断配体分子与受体结合能力的强弱,这样的评分是通过打分函数(scoring function)实现的。打分函数精确与否关系到能否给予研究者正确的建议,错误的建议有可能导致整个研究偏离方向。但是打分函数的准确性往往与其计算速度成反比,如自由能微扰算法是当前公认比较准确的预测结合自由能的方法,但是其计算量很大,不适用于大量分子的对接评价。因此,优秀的能兼容准确性和高效性的打分函数是研究的热点。目前已有的打分函数大致可分为以下几类:

(1) 基于力场的打分函数:该类函数近似的将结合自由能简化为范德华力与静电作用,使用 GBSA 或 PBSA(见下文)计算溶剂化效应,从而大大减少了计算量。

(2) 经验打分函数:这类函数通过统计受体与配体之间的各种相互作用而估计结合力,这些分量通常包括氢键作用、疏水作用、静电作用等。

(3) 基于知识的打分函数:又称之为基于统计的打分函数,它通过统计大型数据库(如 protein data bank)中已知配体 - 受体的结合,假设其中某些特定原子或基团是经常出现的(相对于偶尔出现的原子或基团),那么这些原子或基团将更加有助于配体的结合,从而估算出结合力。

(4) 机器学习打分函数:通过大量的学习已有的配体受体结合作用数据,从中建立规律并对新的配体 - 受体相互作用做出预测。

(5) 一致性打分,统计各种打分函数的结果,做出综合性评价:其实一致性打分更加类似于一种分析数据的策略。

目前分子对接软件有很多,其原理各不相同,其中以 AutoDock 为代表的开源软件,由于其较高的准确性和免费性,得到了大量的应用。著名商业软件有 Gold、Fred(Openeye 软件包),FlexX(Sybyl 软件包),Glide(薛定谔软件包)等。虽然目前已有多种打分函数和对接软件,但是遗憾的是,并没有哪一种打分函数或对接软件可以很好地适用于每一个体系,研究者对于对接和打分结果的人为判断是至关重要的。

三、计算机分子模拟

如前文所述,由于计算时间的限制,虚拟筛选和分子对接等技术大都基于一个假设:蛋白质受体的构象为刚性构象,仅通过改变配体分子的构象来预测其结合能力。虽然有些软件可以部分考虑蛋白质柔性,但当受体发生大规模形变时,其预测能力十分有限。计算机分子模拟技术可以在较长时间内,更加准确地反映小分子配体与受体的结合模式,从而更加准确地预测其结合作用,并计算出结合自由能。计算机分子模拟技术在分析小分子结合的同时,还可以反映生物大分子受体的构象变化,从而可以预测和考察小分子配体对受体功能的影响,此方面的能力在小分子别构调控蛋白质的研究中尤其重要。

计算机分子模拟可以提供大量实验方法难以得到的信息,如酶催化反应过渡态、中间态和各种能量变化等信息,并且相对于实验手段来说,计算机模拟所花费的成本相对非常低廉。计算机硬件的性价比不断升高,按照 Moore 定律,基本上每 18 个月即可提升一倍,虽然其提升速度已逐渐放缓,但计算机的运算能力仍然以可观的速度进行提升,这使得需要大规模计算的分子模拟得以快速发展。

生物大分子的模拟是以体系内每一个原子的运动为基本单位的,而一个普通大小的蛋白质即含有 1 万个左右的原子,外加水分子后,整个体系是巨大的。并且蛋白质发生反应的速度通常在毫秒到秒级,而分子模拟是以飞秒为运算单位的,即使分子模拟也很难达到真实反应的时长,因为其所需的运算量是惊人的。因此,以当下的普通台式电脑的计算能力,虚拟筛选和中小规模的分子对接(数千个分子)当可在数天之内完成计算。但是对于量子力学和分子力学模拟仍然需要在服务器上进行运算。

近10年,GPU(图形处理器)在浮点运算、并行计算等方面的能力得到了充分的发展,它可以提供数十倍乃至于上百倍于CPU的性能。因此,现在以GPU为主要计算核心的服务器在中小规模的课题组得到了广泛的应用,其计算速度大幅提高。

计算机分子模拟根据其计算精度,广义上可以分为两大类:量子力学模拟(quantum mechanism,QM)和分子动力学模拟(molecular mechanism,MM)。量子力学模拟中,原子核被视为点电荷,而每一个电子的性质和能量都被精确计算,因此量子力学模拟可以模拟化学反应过程,如键的断裂和生成。但是量子模拟的计算量很大,因此即使在计算能力大幅提高的今天,它也很难用于蛋白质体系的模拟。分子动力学模拟中,简单地说,原子被简化处理为带电的小球,而原子之间的键则被处理为弹簧(在平衡位置伸缩、弯曲)。这样的简化大大降低了计算量,因而分子动力学模拟可用于蛋白质构象的变化、小分子与蛋白质的结合等大系统的模拟研究。但是由于其不能计算电子的变化,因此不能模拟键的断裂和生成等化学反应,仅能计算物理变化过程。为了兼顾计算的精度和体系的尺寸,后期发展出了将量子力学和分子动力学模拟相结合的QM/MM方法,在催化中心(发生化学反应的区域或计算精度要求高的区域)使用精确的QM计算方法,而中心以外的(不涉及化学反应或精度要求低的区域)使用MM计算。本书将对QM进行简要介绍,着重介绍MM和结合自由能计算等对于药物设计具有重要作用的方法。

(一) 量子力学模拟

量子力学不借助于经验参数,对计算体系内全部电子的分子进行积分,其精度高、可靠性大,但是计算量极大,消耗计算时间长,因此不适于蛋白质级别生物大分子的计算,通常仅用于处理中小体积的分子系统。一般来说,对于小分子药物,原子数不超过100个,可以采用量子力学从头计算或密度泛函方法计算;对于100~500个原子的药物或多肽,可考虑使用半经验方法进行计算;更大的生物大分子往往只能使用分子动力学模拟进行计算。

量子力学能精确地求解薛定谔方程,见式(4-1):

$$H\Psi = E\Psi \qquad\qquad 式(4-1)$$

其中,E是整体分子能量;H是哈密顿(Hamilton)算符,它是一个对应动能和势能贡献的微分算符;Ψ为反应粒子运动状态的波函数。

量子力学计算大致可分为三大类:从头计算、密度泛函和半经验量子力学计算。从头计算,顾名思义,通过求解薛定谔方程,不借助于经验参数,计算体系内全部电子的分子积分,其精度高、可靠性大,但是计算量极大。从头计算可以确定与电子分布相关的分子性质,包括结构优化确证、反应过渡态寻找、力场参数的确定、模拟键的生成和断裂等。密度泛函理论的主要目标就是用电子密度取代波函数作为研究的基本量。密度泛函将能量视为体系粒子密度的泛函,将分子体系的能量和电子密度对应,其中电子密度仅为空间坐标(x,y,z)的函数。多电子波函数有$3N$个变量(N为电子数,每个电子包含三个空间变量),而电子密度仅是三个变量的函数,从而显著降低了计算量。半经验计算方法的基本原理与从头计算法相同,只是忽略双电子的影响而将其归为原子核的一部分,只考虑化学反应中贡献最大的价电子。同时半经验法使用实验获得的经验参数简化计算,因而其计算速度大为提升,比从头计算快100倍以上,但是计算精度也大为下降。

(二)分子模拟和自由能计算

分子动力学模拟基于 Born-Oppenheimer 近似理论发展而来。应用该理论,系统的势能可由求解原子核位置坐标的方程获得。在分子模拟中,系统的能量可以通过加合一系列分子内和分子间势能获得,而这些分量被统称为力场。大部分的力场由4种分量组成,包括键的伸缩能、键角弯曲能、二面角扭曲能和非键相互作用。其中非键相互作用包括范德华力、静电相互作用。力场是分子模拟的基础,它决定在模拟过程中施加于每个原子上的力,因此其准确性和重要性不言而喻,通常力场参数是由实验或量子力学计算确定的。用于生物大分子模拟的主流分子力场包括 AMBER 力场和 CHARMM 力场。对应这两种力场,Kollman 和 Karplus 分别开发了 AMBER 和 CHARMM 分子模拟软件,分为非盈利性学术版和商业版。本节我们以 AMBER 力场为例进行介绍,见式(4-2)。

$$E_{MM}= \sum_{bonds} K_r (r-r_{eq})^2 + \sum_{angles} K_\theta (\theta-\theta_{eq})^2 + \sum_{dihedrals} \frac{V_n}{2}(1+\cos[n\varnothing-\gamma])$$

$$+ \sum_{i<j}^{atoms} \frac{A_{ij}}{R_{ij}^{12}} - \frac{B_{ij}}{R_{ij}^6} + \sum_{i<j}^{atoms} \frac{q_i q_j}{\in R_{ij}}$$

式(4-2)

式(4-2)中,第1和第2项分别使用胡克定律计算键长和键角偏离平衡位置时的能量。第3项计算二面角扭曲时产生的能量。第4和第5项分别计算分子间范德华力和静电作用。

计算过程中非键相互作用是计算量最大的部分,一个有 N 个原子的系统里存在 $N(N-1)/2$ 个非键相互作用。长距离的非键相互作用通常较弱,为了节约计算时间它们通常会被忽略掉。一般来说,在模拟过程中,我们通常会设置一个长距离非键相互作用的阈值,任何长于此距离的非键相互作用将被忽略掉。此阈值通常被设置为8~15Å,具体值的选择可以通过模拟者的个人经验,或者设置一系列不同的阈值,之后计算体系的能量,选择能量不再发生大的变化时的最小阈值。

对于静电作用,忽略长距离静电作用会导致误差。目前,研究者通常使用 Particle-Mesh-Ewald(PME)算法来解决此问题。PME 使用周期性边界条件(periodic boundary conditions,PBC)来处理静电作用并解决边界问题,使用快速傅里叶变换提高静电作用的计算速度。

在分子模拟中,当合适的力场被选定后,每个原子上的受力就可以计算出来,其运动符合牛顿第二定律,结合每个原子现有的位置、速度和受力,下一时间点的分子构象就可以预测出来。该过程随模拟时间反复进行,最终模拟出一段时间内的生物大分子体系的结构变化。

1. 分子模拟初始结构的前处理和溶解　分子模拟的第一步是选择合适的研究对象。得益于结构生物学的发展,蛋白质的三维结构逐渐通过 X 射线晶体衍射或核磁共振解析出来,在解析的过程中,为了标定化合物的结合位点,与之结合的小分子配体通常会形成共结晶。这种情况下,如果我们要研究的就是该配体与蛋白质的相互作用,那么该共结晶的复合物就是一个很好的分子模拟起始结构。但在药物设计中,限于成本原因,我们不可能对于每一个小分子都进行共结晶,因此利用已知蛋白质与感兴趣的小分子进行分子对接,之后选取对接效果好的复合物进行分子模拟是较为常见的策略。另有一种情况是蛋白质分子的三维结构未知,这种情况下,可利用蛋白质同源建模构建该蛋白质的三维结构,之后再利用分子对接准备分子模拟的起始结构。值得一提的是,蛋白质晶体结构中不含氢原子的信息,AMBER 等分子模拟软件均带有分子前处理模块,可以依照默认结构模板为蛋白质添加 H 原子。

AMBER 作为成熟的生物大分子模拟软件,其力场包含蛋白质、氨基酸和核酸等生物大分子的完整力场参数,对于有机小分子,AMBER 自带的 GAFF(general AMBER force field)力场可为小分子提供基本参数,如原子间键长、键角、二面角及范德华力等参数,但是每个原子的点电荷由于受其周围原子的影响较大,无法事先预估,因此小分子的电荷分布需要使用量子力学进行计算。

几乎所有的生物学反应都是在水环境下发生的,因此当分子模拟的起始结构确定了之后,它们通常需要被“溶解”于水环境下。在分子模拟中通常有两种溶解方法:显性溶剂和隐性溶剂。显性溶剂即在模拟体系中,“真实的”将水分子添加入系统。AMBER 通常使用的显性溶剂模型是 TIP3P(transferable interaction potential 3 points)模型。在此模型中,水分子作为一个刚性整体,分子内键长和键角保持不变,而每个水分子上存在三个作用位点,即两个氢原子显正电荷而氧原子显负电荷。相对于显性溶剂模型,隐性溶剂模型使用连续的静电模型来代替各个独立的水分子,它具有计算量小并且能直接计算自由能等优势,而在众多隐性模型中,应用较为广泛的模型是 GB(Generalized Born)模型。随着计算能力的飞速提升,隐性溶剂在计算速度方面的优势越来越小,但是在蛋白质的折叠或伸展等一些结构变化较大的分子模拟中,由于事先无法确定显性溶剂需要的溶剂盒子大小,隐性溶剂在此类模拟中展现出较大优势。

在药物设计中,我们的研究对象大多是蛋白质和配体的复合物,它们经常带有电荷,因此在溶解过程中往往需要添加与其电性相反的抗衡离子来维持整体系统不显电性。在显性溶剂模型下,溶剂被添加于一个溶剂盒子内,在模拟过程中,溶剂分子会“蒸发”出盒子,从而会导致留在盒子内的溶剂分子变少。利用周期性边界条件(periodic boundary conditions,PBC)可以解决此问题,PBC 在处理模拟系统时,模拟的盒子被它的镜像所包围,任何一个溶剂分子从某个方向逃逸出盒子时,一个相同的分子将从相反方向重新进入盒子,从而保证盒子中的溶剂分子数量保持恒定。

2. 能量最小化和平衡 在进行分子动力学模拟之前,通常需要对模拟体系进行能量最小化和平衡优化,其原因如下:

(1)在模拟系统溶解和添加抗衡离子时,水分子和离子可能处于不合理的位置,甚至与蛋白质分子发生碰撞或重叠。

(2)AMBER 在给蛋白质添加氢原子时是按照默认结构模板进行添加的,其位置可能不合理。

能量最小化是通过搜索分子势能面,调整结构使得系统处于一个低能量的状态,从而为后续分子动力学模拟提供一个合理的初始构象。能量最小化仅能对结构进行微调,找到局部能量最小值,而分子动力学模拟则可以在全局范围内进行构象搜索。能量最小化一般有两种算法:最陡梯度下降法和共轭梯度法。最陡梯度下降法通常用于能量最小化的初期而快速降低能量,但当能量下降到接近局部最小值时,最陡梯度下降法非常容易错过能量最小点。当能量处于远离最小值的时候,共轭梯度法逼近能量低点的速度较最陡梯度下降法慢,但当接近能量低点时,则比后者更加有效。因此,一般的能量最小化,通常先使用最陡梯度下降法快速逼近能量低点,之后即使用共轭梯度法优化结构。经过能量最小化之后的系统构象处于一个相对稳定合理的局部能量低点,在此之后需要使用受限制的分子动力学模拟来达到系统平衡。

以下以笔者课题组标准的能量最小化和平衡流程为例加以说明。

(1) 固定溶质(通常是蛋白质和小分子配体),仅对溶剂和抗衡离子进行能量最小化。通常先使用50步的最陡梯度下降法,之后接着进行 10 000 步的共轭梯度法,以消除溶剂分子的互相碰撞。

(2) 整个系统采用与第一步相同的条件进行能量最小化。

(3) 在温度为 100K 的条件下,以 $100kcal/mol/Å^{-2}$ 的力控制溶质,对溶剂及抗衡离子进行短时间的分子动力学模拟,以对其进行充分振荡,达到平衡状态。

(4) 仍然以 $100kcal/mol/Å^{-2}$ 之力控制溶质,在 200 皮秒内逐渐对系统进行升温至 300K。

(5) 在系统升温到 300K 以后,通过一系列分子动力学模拟逐渐放松对溶质的控制,直至最终取消任何的限制。

(6) 在没有任何限制的情况下进行长时间自由分子动力学模拟。

3. 分子动力学模拟　分子动力学模拟是基于牛顿定律来计算分子运动,在一段时间内对生物大分子系统构象进行取样。在模拟开始之前,AMBER 会赋予每个原子一个随机的起始速度,根据力场计算出每一个原子受其他原子的作用力,因此下一个时间点的每个原子的位置、速度都可以被计算出来。这个时间段通常被确定为 1 或 2 飞秒。时间段过长会导致两个原子的距离变得过近或者过远,从而致使系统不稳定,时间段过短则在相同总时长的模拟下,显著增加计算量。

随着模拟的进行,每一个原子在每一个时间段的空间坐标会被记录下来,这样的文件被称之为轨迹文件。轨迹文件是分子动力学模拟产生的最为重要的文件,是作为研究模拟系统构象变化的原始文件。AMBER 产生的轨迹文件可以以三维的形式,通过各种分子视图软件进行分析,最为常用的软件为 Visual Molecular Dynamics(VMD)和 Chimera。

4. 结合自由能计算　待分子动力学模拟完成之后,除了仔细研究轨迹文件从中深入理解结构方面的变化之外,能量的变化特别是结合自由能的变化是药物化学家最感兴趣的指标之一,也是计算化学研究的热点问题。结合自由能的计算方法有自由能微扰(free energy perturbation,FEP)、热力学积分(thermodynamic integration,TI) 和 MM-PBSA/MM-GBSA 等方法。本节我们将介绍 MM-PBSA/MM-GBSA 和 NMA 计算结合自由能。

自由能由熵变和焓变计算,见式(4-3):

$$\Delta G = \Delta H - T\Delta S \qquad \text{式(4-3)}$$

对于配体化合物与受体的结合反应,结合自由能可以由复合物的自由能减去反应物的自由能得到,见式(4-4):

$$\Delta G_{binding} = G_{complex} - G_{receptor} - G_{ligand} \qquad \text{式(4-4)}$$

从以上两个公式可以看出,我们需要分别计算复合物、受体和配体的熵变和焓变才能计算出最终的结合自由能。在理论上,需要分别对复合物、受体和配体做单独的分子动力学模拟,之后计算每一个体系的自由能,最终计算出结合自由能。但是在实际操作中,AMBER 可以从复合物的模拟中分离出受体和配体的轨迹文件进行能量计算。这种方法的应用是基于一个假设,即受体在自由模拟的状态下和在有配体结合的模拟状态下是保持基本一致的。大量数据和文献表明,这种简化方法是可靠的。

一个充分平衡的分子动力学模拟在模拟时长充足、可以充分取样的情况下,焓变可以由体系在真空条件下反应前后的差值和溶剂化能量计算得到。其中,前者可以由模拟过程中的能量记录中估算出来,但是溶剂化能量的计算较为复杂。首先我们去除分子动力学模拟里的显性水分子,而用连续的隐性溶剂模型代替。Poisson-Boltzman(PB)和 GB 两种模型是处理溶剂化能量计算的常用方法。相对而言,PB模型的计算量较大、准确性较高,而 GB 模型计算速度较快、准确度较低,但也有报道证明当参数选择适当,GB 模型可提供不亚于 PB 模型的准确性。在具体应用中,建议同时使用两种模型并与实验数据进行对照。PB 和 GB 模型可进一步通过计算溶剂接触面积(solvent accessible surface area,SASA),从而估算溶剂 - 溶质相互作用能量,以校正溶剂化效应。因此这两种模型被称之为 PBSA 和 GBSA。

熵变在模拟中难以直接评估。对于典型生物分子体系,熵值的贡献主要来自溶剂环境(水环境)和溶质(通常是蛋白质受体和配体),见式(4-5):

$$S = S_{\text{solute}} + S_{\text{solvent}} \qquad \text{式(4-5)}$$

如前文所述,GBSA 和 PBSA 模型包括了溶剂化效应能量,因此我们在此只需要考虑溶质的熵变即可。如果我们把热力学能量和结合模式联系起来考虑,我们可知结合时由于平动、转动、振动和构象变化受限而引起熵值的变化,见式(4-6):

$$\Delta S = \Delta S_{\text{trans}} + \Delta S_{\text{rot}} + \Delta S_{\text{config}} + \Delta S_{\text{vib}} \qquad \text{式(4-6)}$$

式中 ΔS_{trans} 为平动熵(translational entropy)、ΔS_{rot} 为转动熵(rotational entropy)、ΔS_{config} 为构象熵(configurational entropy)、ΔS_{vib} 为振动熵(vibrational entropy)。

当药物与蛋白质受体发生结合时,药物损失其平动和转动的自由度,其熵损失(平动熵和转动熵)可以通过对模拟轨迹进行统计分析估算,MM-GBSA 和 MM-PBSA 方法包括此方面的计算。通常我们在计算自由能时更加关注的是相对自由能,大多数情况下是同一(或类似)蛋白质结合不同的配体,在这种情况下平动熵和转动熵大都可以互相抵消掉,对相对自由能的评估影响较小。

当药物与受体结合时,分子内单键的自由旋转受到抑制导致构象变化受限,此部分熵变称之为构象熵(ΔS_{config})。而分子的振动受到抑制导致熵变称之为振动熵(ΔS_{vib})。构象熵的计算非常困难,因为它和振动熵之间存在一个灰色地带,很难分清楚哪种分子运动受限是属于单键旋转受限或是属于低频振动受限。因此,在假设构象熵变相较于其他熵变影响较小的基础上,通常我们选择忽略构象熵,而只计算振动熵。最常用的振动熵计算方法是 Normal Mode Analysis(NMA)。NMA 包括在 AMBER 模拟软件包中,可以通过在模拟轨迹上取不同的"快照"计算振动熵。在分子动力学模拟结束之后,我们可以通过联用MM-PBSA(或 MM-GBSA)与 NMA 完成结合自由能的计算。

（王　昊）

第三节　类药性、成药性评价

类药性和成药性评价是新药研发过程中非常重要的两个环节,两者相互独立却又彼此关联甚至重叠。

一、类药性评价

类药性（drug-likeness）是指化合物在化学结构（如环结构、可旋转键数目、氢键数量等）和理化性质（如分子量、脂水分配系数等）上与临床使用药物共同具有的一些特性，是成为候选药物所具有的理化性质以及结构特征的综合反映。具有类药性的化合物距离成药还有较远距离，但具有了成为药物的可能，这一类化合物称为类药性分子或药物类似物分子。在药物研发中，类药性研究是对先导化合物的进一步优化，也可以说类药性分子是高质量的先导化合物。

口服药物具有使用方便、无痛苦感的优点，占有最大的用药市场，因此药物类药性的主要研究对象就是口服药物。相比其他给药途径，口服药物在到达治疗靶标之前需要经过较为漫长且复杂的生物环境（如胃中的强酸性环境、肠内的吸收环境和肝器官的代谢环境等），因此口服药物的研究内容更为复杂，化合物必须具有优良的药代动力学特性及毒理性质才能被有效地输送到靶器官和靶细胞，发挥高效低毒的治疗作用。因此，早期准确评价化合物的类药性将有助于类药分子的设计及合成，提高候选药物以及药物的研发成功率。

类药性化合物应与大多数已知药物具有相同理化性质，和／或相同的官能团结构。目前对类药性理化性质的研究方法主要是从已知药物数据库中提取相关药物的理化性质和拓扑结构特征，这些性质和特征可以作为类药性的评价标准。

1. **类药性研究使用的主要数据库**　要确定类药性的评价标准必须选择合适的药物数据库。数据库中药物分子应具有足够的结构多样性，且涵盖不同的治疗领域。为了准确客观地界定"类药"与"非类药"分子，还要选择一些"非药"化合物数据库。常用的药物数据库有以下几种：WDI（World Drug Index），MDDR（MACCS-Ⅱ Drug Data Report），CMC（Current Medicinal Chemistry），PDR（Physicans Desk Reference）；典型非药数据库有 ACD（Available Chemicals Directory）。需要注意的是药用化合物数据库中包含很多如杀虫剂、防晒剂、除草剂等不适合作为药物的化合物，在进行统计分析的时候应当将它们除去。

2. **影响类药性的主要理化性质**　化合物在体内的生物特性和活性与其理化性质、结构特征密切相关。类药性研究的主要理化性质涉及可能影响药物的吸收、生物利用度等有关的诸多方面，如分子量、脂水分配系数（$\log P$）、成氢键能力等。

3. **类药性与化合物结构的关联性**　药物分子在结构上存在一定的规律，有些结构特征与化合物的药效相关，有些结构特征则与毒性或副作用有关。药物结构与活性关系规律（即构效关系）的总结可以指导新化学实体的设计与合成。

（1）不利于类药性的结构：在生物活性评价中，如果一个化合物易产生假阳性结果，或代谢不稳定，或可能产生毒性等，都可认定此分子不具有类药性。该化合物结构的官能团骨架中不利于类药性的，应从数据库中剔除。经分析这类分子的阳性结果可能源于其活泼官能团与生物大分子或生物亲核试剂（如谷胱甘肽、二硫代苏糖醇等）之间的化学反应，这种官能团也称为反应性基团。所选数据库中存在假阳性化合物会影响到后期研究中构效关系的总结及先导化合物的选择。因此，对于含有这些反应性基团的分子更应给予关注。Rishton 和 Hann 等对反应性基团进行了讨论和总结，代表性的反应性基团如图 4-23。

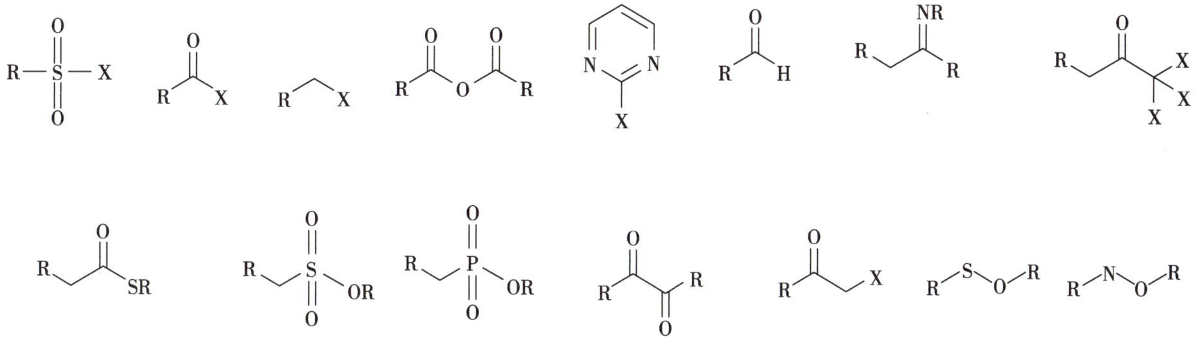

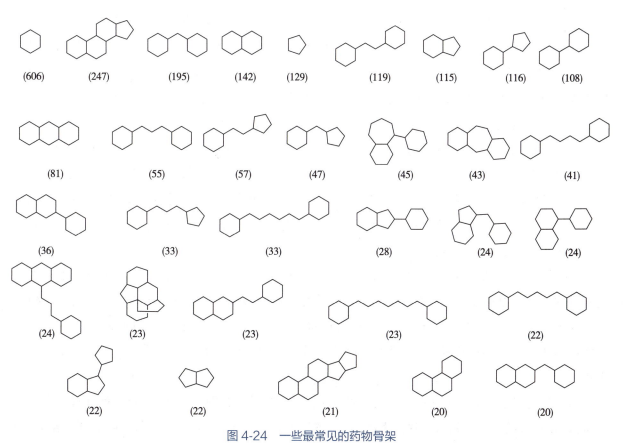

图 4-23　容易产生假阳性生物活性结果的代表性官能团

（2）类药化合物具有的骨架或结构片段：Bemis 和 Murcko 等对 CMC 数据库中的药物结构进行了研究，对数据库中的药物分子骨架结构及与其相连的侧链在药物中的分布进行了统计。结果表明，在 5 121 个药物分子中出现了 1 179 个不同的骨架结构，其中 32 个骨架结构在数据库内约一半药物（2 548 个）分子中均有出现（图 4-24）。由此可见，以上述高频出现的骨架结构为基础，是有可能设计出可以结合不同生物靶标且具有不同理化特性的药物分子的。这其中六元环是最常见的结构，在上面提到的 32 个骨架中有 23 个包含至少 2 个骈合或是并环的六元环。

图 4-24　一些最常见的药物骨架

注：数字代表该骨架在 2 548 个药物中出现的频率。

此外，他们还发现了在 5 090 个药物中包含 1 246 种不同的侧链，其中 20 种最常见的侧链的出现频率占所有侧链的 73.3%。最常见的侧链包括羧基、甲基、羟基和甲氧基等。多数分子含有 1~5 条侧链

（其中 66% 的分子只含有一条），每条侧链中的平均重原子数是 2（一般认为除了氢原子之外，其余原子均可看为重原子）（图 4-25）。

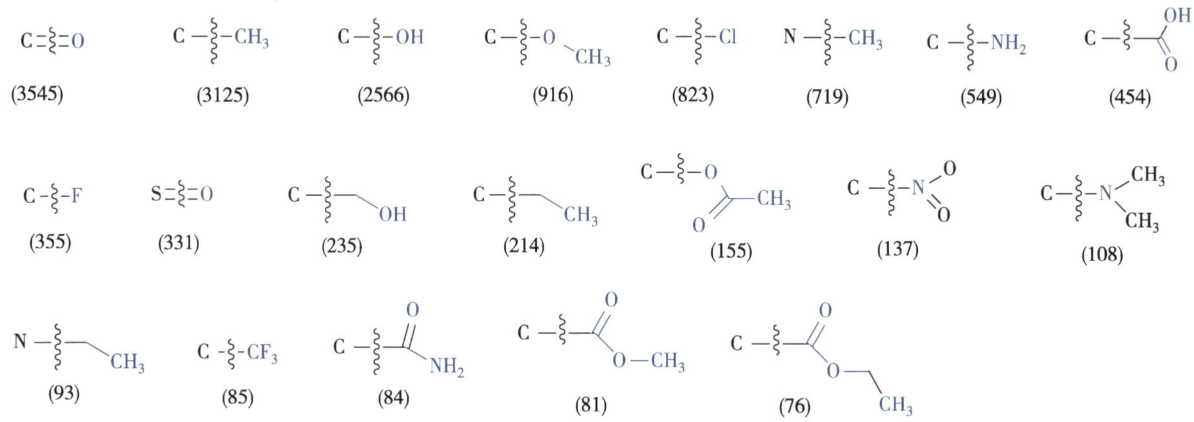

图 4-25   一些最常见的药物侧链结构

注：数字代表该侧链在 5 090 个药物中出现的频率；蓝色结构为组成侧链的重原子。

Lewell 等人开发出选择合成类药性化合物的方法。首先从各数据库中收集可能成为构建类药性化合物的模块分子，应包含羧基、一级胺、二级胺、羰基和氰基等 5 种官能团结构，然后将它们的分子量、氢键供体和受体数目、芳环数目、可旋转单键数目及正负电荷等性质进行聚类分析。将聚类分析得到的代表性分子结构与 SDF（standard drug file）中的 30 000 个药物结构进行比较并计算相似性。继而搜寻得到在药物中经常出现的结构片段并用于化合物库构建。但此方法对于不包含在起始数据库中的骨架结构未进行探讨。为了解决这个问题，他们开发了逆合成组合化学分析程序（retrosynthetic combinatorial analysis procedure，RECAP）。RECAP 可以将收集获得的多种活性结构用 11 种逆合成"反应"切断成更为简单的官能团片段（图 4-26）。通过逆合成"反应"切断的官能团结构都可以用组合合成中的化学方法构建，如酰胺键、酯键、胺键、脲酰胺键、醚键、烯键、四级胺、芳香 N- 脂肪碳、芳香碳 - 芳香碳以及磺酰胺键等。通过对切割得到的片段进行分析，就可以进一步明确化合物库单体的确切构建模块及对应的合成方法。通过该程序搜寻得到的单体具有一定的合成可行性。同时鉴于这些单体源于已知药物，因此与生物活性相关性也可能较好。

（3）优势结构：近年来，优势结构（privileged structure）在药物化学和药物分子设计中越来越受到重视。优势结构是一类特殊的、可以和不同类型生物靶标结合的骨架结构类型。优势结构通常包含两个或三个以单键或稠合方式相连的环状结构（图 4-27），具有较强的刚性，在特定的三维空间可衍生出不同的取代模式，并通过变换结构骨架上的取代类型与特定的生物靶标产生特异性作用。

早期的优势结构源于简单的对各种生物活性化合物结构的经验性总结。随着计算机技术的发展，可以以众多结构的生物活性数据为基础"垂钓"出优势结构。化合物的口服吸收与刚性相关，与柔性化合物相比较，刚性强的化合物显示出更显著的口服吸收特征，因此将优势结构用于活性分子化合物库的构建不仅可以增加发现活性化合物的概率，还可以使产生的化合物具有更好的药代动力学特性。

酰胺
酯
胺
脲
醚
烯
季铵氮原子
芳香氮原子-脂肪碳原子
内酰胺氮原子-脂肪碳原子
芳香碳-芳香碳
磺酰胺

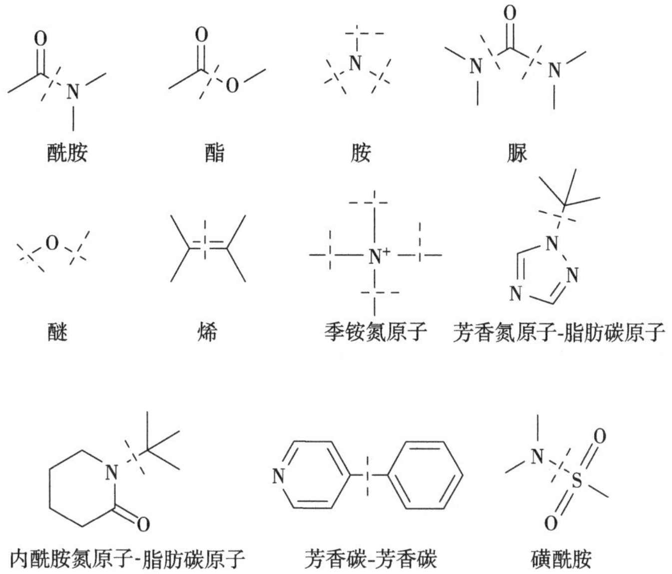

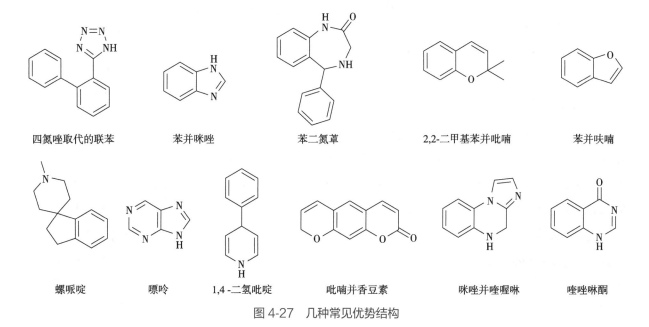

图 4-26 RECAP 中应用的 11 种逆合成“反应”

四氮唑取代的联苯
苯并咪唑
苯二氮䓬
2,2-二甲基苯并吡喃
苯并呋喃
螺哌啶
嘌呤
1,4 -二氢吡啶
吡喃并香豆素
咪唑并喹喔啉
喹唑啉酮

图 4-27 几种常见优势结构

4. **类药性评价方法** 鉴于小分子药物研发的高风险和高失败率，很多研究团队将目光放到了药物的相似性和非相似性上，期望通过全面和完整的调研总结出一些共性规律，这其中最为著名的便是里宾斯基（Lipinski）五规则。辉瑞（Pfizer）公司的里宾斯基等人从世界药物索引（WDI）数据库收集了 2 245 个已进入临床Ⅱ期研究的候选药物或者药物，系统地研究了这些化合物的分子量（MW）、脂水分配系数（clog*P*）、氢键供体数（HBD）和受体数（HBA）（表 4-2）。

表 4-2 典型官能团所提供的氢键数量

官能团类型	HBD	HBA
羟基	1（OH）	1（O）
羧酸或羧基	1（OH）	2（2O）

官能团类型	HBD	HBA
1°胺	2（NH_2）	1（N）
2°胺	1（NH）	1（N）
醛基	0	1（O）
酯基	0	2（O）
吡啶基	0	1（N）

统计结果表明（表 4-3），大部分药物的 MW<500Da、HBD<5、HBA<10 及 logP<5。如果一个化合物违背其中两个及以上的规则，该化合物成为口服药物的可能性较低。这里的五规则是指这套规则中每个参数都是 5 的倍数，而不是指 5 条规则。里宾斯基五规则被广泛用于化合物库的初筛，以期摒除那些不适合成为药物的分子，缩小筛选范围并降低药物研发成本，是目前应用最广泛的类药性评价指标。

表 4-3　154 个口服药物中结构特征的平均值

结构特征	平均值	结构特征	平均值
MW	382Da	O+N	6.3
clog$P$	2.6	HBA	3.8
PSA	21	RTB	6.6
OH+NH	1.8	环个数	3.0

例如，神经肽 Y Y1（neuropeptide Y Y1，NPY Y1）受体拮抗剂可以降低食欲，从而治疗肥胖。图 4-28 中化合物 4-1 对于 NPY Y1 受体的半数抑制浓度（IC_{50}）为 2μmol/L，为了提高其作用强度，研究人员在其吲哚母核片段的 1 位和 3 位引入了更大的取代基团得到化合物 4-2。化合物 4-2 对于 NPY Y1 受体的拮抗作用较化合物 4-1 提高了近 2 000 倍（IC_{50} = 1nmol/L）。考察两个化合物氢键供/受体数量及分子量的变化，显而易见，化合物 4-11 违背了里宾斯基五规则。进一步药理研究显示，两个化合物在相同口服给药剂量下，4-11 的吸收速度明显降低，由此可见，里宾斯基五规则可以较好地预测口服化合物的类药性。

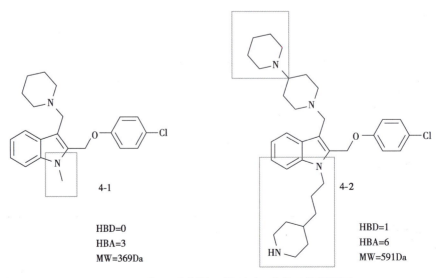

图 4-28　利用里宾斯基五规则对于药物吸收的预测

里宾斯基五规则应用广泛且具有较高权威性,但也有不足之处。首先,此规则是针对口服药物提出的,对于非口服类药物的类药性评价则参考意义不大。此外,对于一些口服药物,如维生素、抗菌药和强心苷类,以及一些天然药物,里宾斯基五规则也不适用。里宾斯基对此的解释是:该类药物多通过主动转运透过生物膜;天然药物则由于其属于异型生物质,人体会对其产生外排作用;抗真菌药则是因为其特殊的作用机制。

由于上述原因,许多研究者在建立类药性评价方法方面做了大量工作,对里宾斯基五规则进行了进一步的完善。现简单介绍如下:

Wang 等人着重关注了活性分子的毒性。他们研究了 RTECS 数据库中近六万个毒性分子的结构,在分析考察了分子骨架、侧链和结构类型以及具有特定毒性的结构后,他们发现一些化合物的结构与毒性确有关联,基于此总结了一些规律用于化合物的毒性预测,为新药研发人员提供参考(表 4-4)。

表 4-4　特定的结构可能引起的毒性

结构	相关毒性	结构	相关毒性
	腺体、致畸		脑和中枢系统
	血液		植物神经系统
	皮肤		肾、输尿管、膀胱
	胃肠		致癌
	致突变		血管
	心脏		肺

Ritchie 等人研究了 81 种上市可吸入给药的药物的理化性质。与口服药物相比,吸入或鼻内给药的药物具有更高的极性表面积(polar surface area,PSA)和 MW,及较低的 logP。

Choy 等人研究了里宾斯基五规则对于非口服途径(如眼用、吸入和经皮给药途径)药物的适用性。评估了 111 个美国 FDA 批准的非口服给药途径的药物,发现大于 98% 药物的理化性质在里宾斯基五规则的限制范围内。超出里宾斯基五规则范围外的亲水性大分子,如果具有较高的肺上皮细胞的通透性,也可通过吸入途径给药,如胰岛素也可采用吸入给药方式。

Doak 指出过于严格遵循里宾斯基五规则可能会使一些化合物错失成为药物的机会。他们分析比较了 226 个分子量大于 500Da 的药物和临床候选药物,进一步扩宽了里宾斯基五规则对于活性分子的理化性质要求,为新药研发提供更为广阔的化合物资源。该类药性标准为:$MW \leqslant 1\ 000Da$,$2 \leqslant clogP \leqslant 10$,$HBD \leqslant 6$,$HBA \leqslant 15$,$PSA \leqslant 250Å^2$ 及 $RTB \leqslant 20$。

2014 年,Njardarson 搜集了近 100 年来美国 FDA 批准的药物,研究了这些药物结构中除碳、氢、氧、氮外的其他元素的分布情况。结果显示,约 90% 的元素依次为硫、氯、氟和磷,剩余 10% 的元素主要为 16 种,前三位依次为溴、碘和铁。他们还发现 59% 的药物结构中都会出现氮杂环,排名前 25 的常用含氮杂环中六元环最多,五元环次之。

为了尽可能降低新药开发的风险,在新药研发的初期进行类药性评价势在必行。随着类药性研究的日趋深入,上市药物品种的逐渐丰富,研究者们一定会建立起完善的类药性评价体系,为新药开发保驾护航。

二、成药性

成药性是指具有足以使活性化合物能够进入 I 期临床试验的 ADME 性质[吸收(absorption),分布(distribution),代谢(metabolism),排泄(excretion)]和安全性,包括适宜的物理化学、生物化学、药代动力学、安全性和结构新颖性等属性。简而言之,成药性是候选药物和药物的必备特征。

药物可视为具有高战斗力的军队,药物分子的内在活性是药物作用的根本,如同军队的"元帅",没有内在活性,军队就失去了前进的方向,药物也就失去了价值。成药性是保障内在活性发挥药效的必要条件,如同军队的"先锋",没有成药性的辅佐,药理活性不能在机体中得到良好展现。新药研究的切入点是发现活性化合物,结构优化首要关注的是提高活性强度和选择性,但在研究初期,与成药性有关的其他性质也同样关乎着化合物的成药前景。所以,先导化合物优化是多层次多方面的性质调整,是在多维空间中找到活性与成药性的最佳匹配,以使"军队"的战斗力达到最强。

成药性涵盖的内容相当庞杂,大体归纳为四个方面,即理化性质、生物化学性质、药代动力学性质和产生不良反应和毒副作用的性质。这些性质是候选药物在不同的介质或环境中的表现行为,捋清它们之间的内在联系,对于改善并优化候选药物的成药性至关重要。

(一) 物理化学性质

活性分子在物理性介质中所显示出的相关特性即为理化性质,此部分与类药性的研究具有较大的重叠性。无论是先导化合物还是候选药物均为化学实体,其理化性质与化学结构的关系也最为紧密和明确。因为没有生物学因素的参与和干扰,该性质是成药性研究中最易把控的宏观性质。

对成药性影响较大的理化性质包括:①物理形态,如晶型、无定型、多晶型以及溶剂合形式等。物理形态对溶解性和稳定性影响很大,与生物药剂学关系密切。如晶格能较高的分子熔点也较高,而水溶性则较低。②溶解性,包括水溶性和脂溶性。水溶性包括溶质的溶解速率和溶解量,该性质对药物跨膜和吸收的程度影响较为明显。脂溶性是物质在脂相中的行为,脂溶性强的化合物过膜的速率较快,但水溶性的却较差。③分配性,是物质溶解在脂相和水相中达到平衡时浓度的比值,药物的透膜性与分配性密切相关。④解离度,是物质在介质中负载电荷的能力,与溶解性和透膜性密切相关。含有碱性和酸性基团的化合物在水或缓冲液中的离解形式与分子形式呈动态平衡状态。⑤化学稳定性,是指物质在空气和其他介质中发生化学变化的能力。

上述理化性质对于成药性影响显著,药物研发人员也针对相关影响因素采取了相应的优化措施,达到了改善成药性的目的。常采用的方法如下所述:

1. 增加水溶性 先导化合物优化过程中因引入取代基会使其分子质量和脂溶性增加,可能会导致化合物水溶性降低从而影响其作用。针对此问题,引入极性基团、弱碱性或弱酸性基团是提高水溶性简单易行的优化策略。

例如,在替尼类 EGFR 激酶抑制剂研发过程中,不理想的水溶性是影响此类药物开发的关键问题之一。如图 4-29 所示,研究发现喹唑啉环的 6 和/或 7 位这两个位点不影响与酶的结合,因此推断对两个位置进行修饰可改善水溶性且不影响药物活性。研究者在 6、7 位引入碱性或亲水性侧链后,可明显改善化合物的药代性质,成功地获得了现在临床使用的抗肿瘤用药厄洛替尼 4-3、吉非替尼 4-4 和拉帕替尼 4-5(图 4-29)。

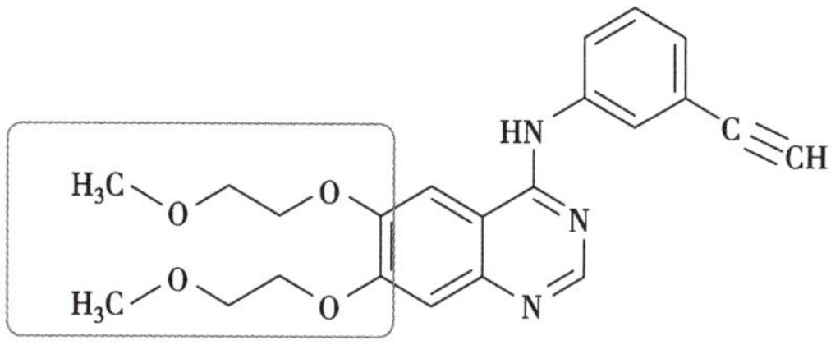

艾罗替尼 4-3
吉非替尼 4-4 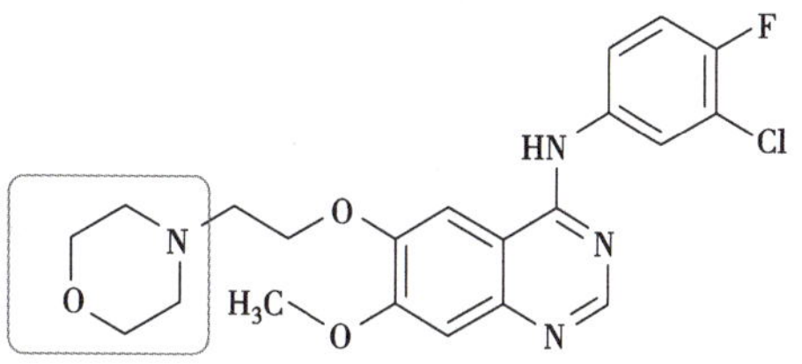
拉帕替尼 4-5 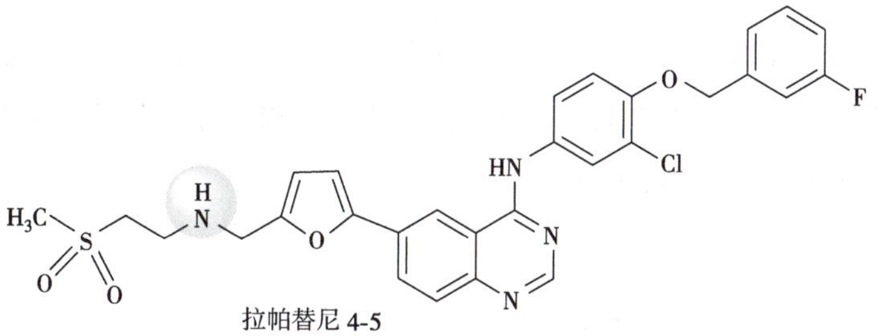

图 4-29 通过结构修饰成功改善 EGFR 激酶抑制剂水溶性实例

HIV 蛋白酶抑制剂 L-685434(4-6)在体外研究中显示了明显的酶抑制能力,但因为其水溶性不好,不易口服吸收。鉴于此,科研人员将其结构中的苄基以离解性基团——吡啶甲基哌嗪——替换,既增加了水溶性又保留了生物活性,得到了抗艾滋病药物茚地那韦(indinavir,4-7),其口服生物利用度达 60%(图 4-30)。

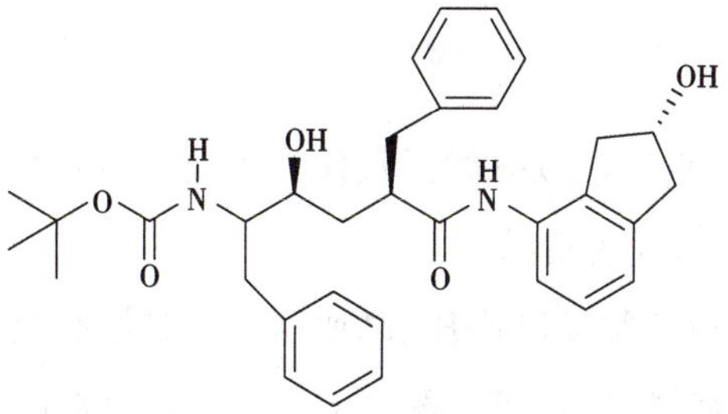

L-685434 4-6
茚地那韦 4-7 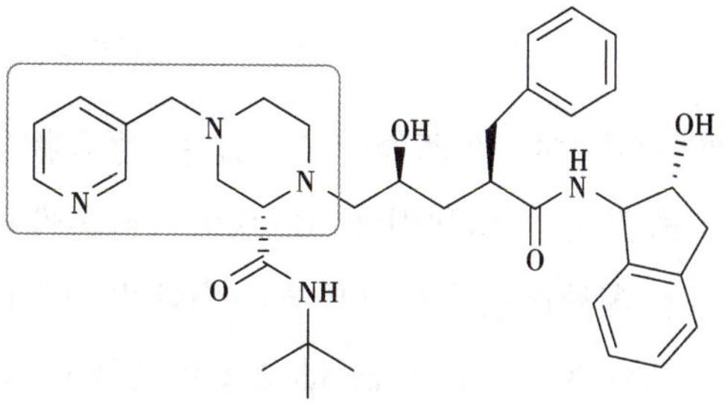

图 4-30 通过结构修饰成功改善 HIV 蛋白酶抑制剂水溶性实例

化合物 4-8 和 4-9 是微管蛋白抑制剂(图 4-31)。将 4-8 分子末端的羟基由哌嗪盐酸盐替换,同时将 4-8 中的环氧环打开暴露出一个极性的羟基,所得化合物 4-9 的水溶性得到了显著提高。虽然其体外的 IC$_{50}$ 仅为 4-8 的 1/5,但其体内抗肿瘤作用却得到了明显改善。

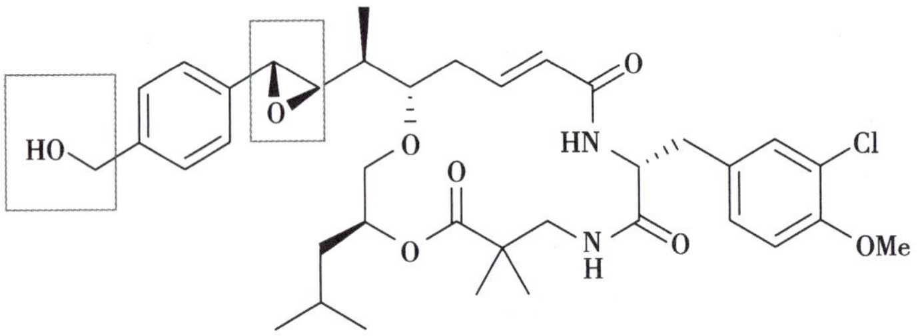

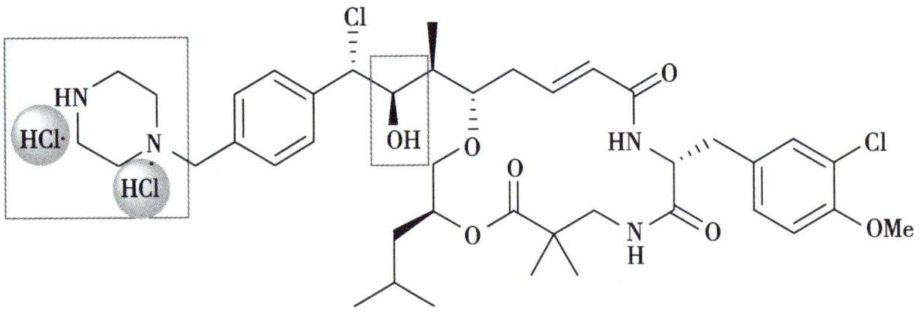

图 4-31 溶解性对于微管蛋白抑制剂活性的影响实例

引入极性基团也可以提高药物的水溶性。如抗真菌药噻康唑(tioconazole,4-10)水溶性很低,难以口服吸收,只能外用。研究者在其结构中引入极性羟基和三唑后,得到了口服有效的抗真菌药氟康唑(fluconazole,4-11),其室温下水溶性为 5mg/ml(图 4-32)。

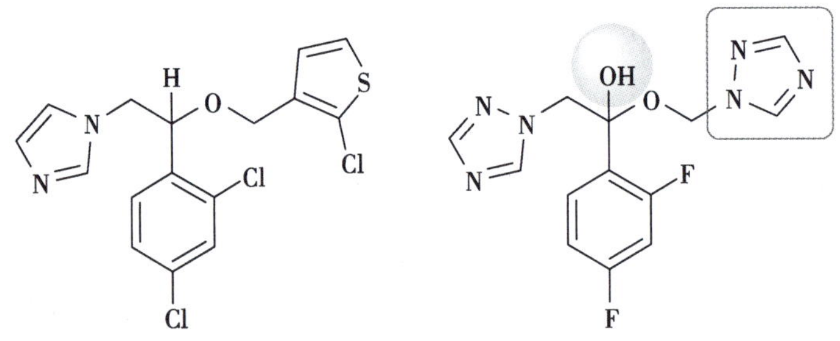

图 4-32 通过增加极性基团改善药物分子水溶性实例

2. 调整亲脂性 在药物分子设计中,化合物的亲脂性常以分配系数作为主要评价指标。适宜的分配性对于透膜性、生物利用度和血脑屏障通透性均具有显著贡献。

内皮素在多种疾病中具有重要的病理生理作用,包括肺动脉高压、高血压、心肌缺血、慢性心力衰竭、血管痉挛、蛛网膜下腔出血、动脉硬化、肾病、糖尿病、胃溃疡等。图 4-33 中,化合物 4-12 为内皮素 A(endothelin A,ET$_A$)受体选择性拮抗剂,但其吸收不甚理想。为了改善其吸收,研究者调整了其分子内的氢键供体数,将咪唑环上的 NH 用氧原子进行生物电子等排替换,将尿素片段中的两个 NH 分别由

—NCH$_3$ 和氧原子取代,得到化合物 4-13。由于分子内氢键供体数的降低,改善了分子整体的脂溶性,也大大提高了化合物 4-13 的吸收能力。

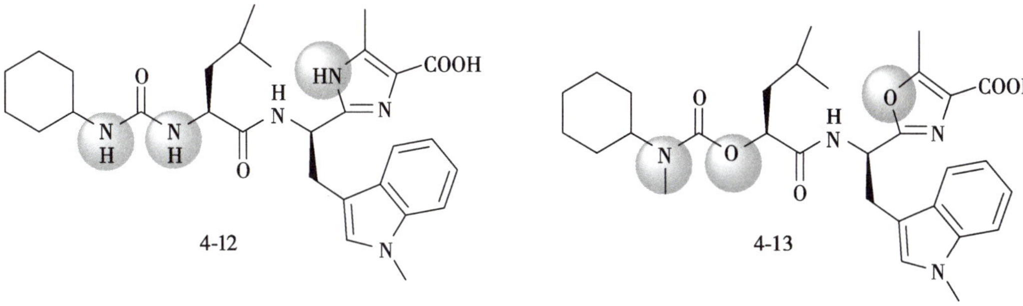

图 4-33 通过调整氢键供体数改善分子吸收实例

化合物 4-14 是强效基质金属蛋白酶 2 和 9 亚型(MMP-2/9)抑制剂,用于实体瘤的治疗。但其脂溶性过强,口服生物利用度很低。研究者将甲氧基替换成邻二醇基得到的化合物 4-15 仍保持选择性抑制作用,一定程度改善了药物的吸收性,但其半衰期较短。进一步以丙酮与二醇形成环状缩酮得到 ABT-518(4-16),保持了活性和选择性的同时,脂溶性也得到调整,血药浓度和生物利用度均显著增加(图 4-34)。

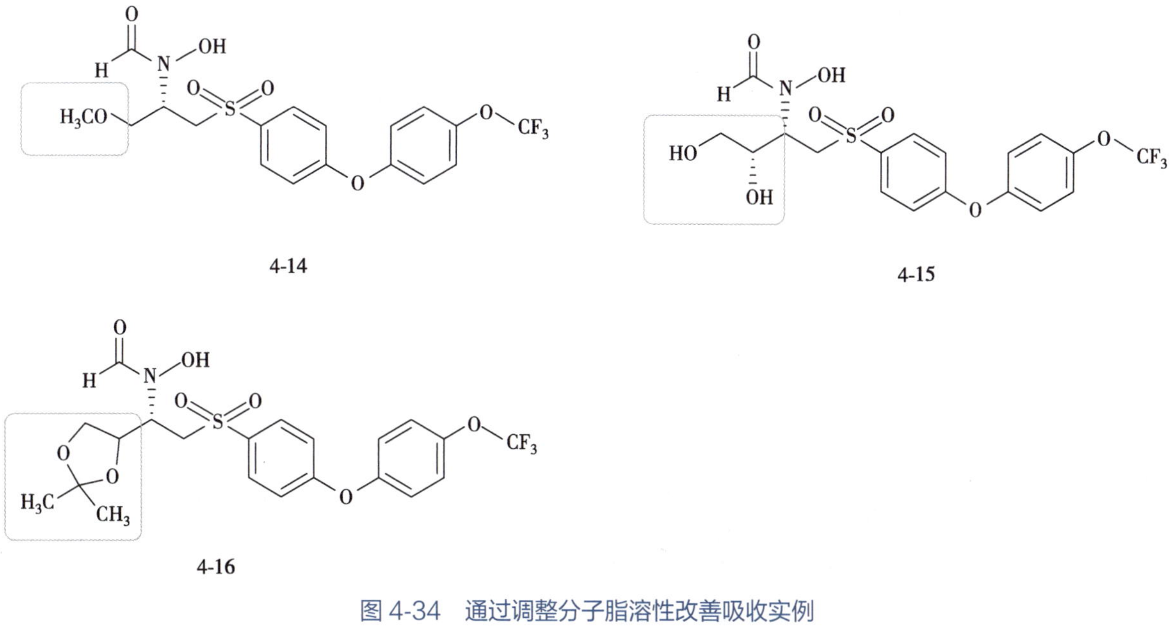

图 4-34 通过调整分子脂溶性改善吸收实例

降低药物分子的极性可减少分子极性表面积,有利于穿越血脑屏障。γ- 分泌酶抑制剂 4-17 的生物利用度和进入中枢系统能力较低,究其原因主要是由于分子内含有过多的极性基团。研究者将 4-17 中的磺酰二胺替换为环砜基结构得到化合物 4-18,提高了化合物的亲脂性,减少了氢键的形成和极性表面积,最终血药浓度增加了 8 倍,中枢药物浓度提高了 3 倍(图 4-35)。

3. 改变离解性 在体内酸性或碱性较强的分子主要以解离形式存在,导致透膜性和生物利用度降低。若适当调整化合物的 pK_a,则有利于改善其生物利用度。

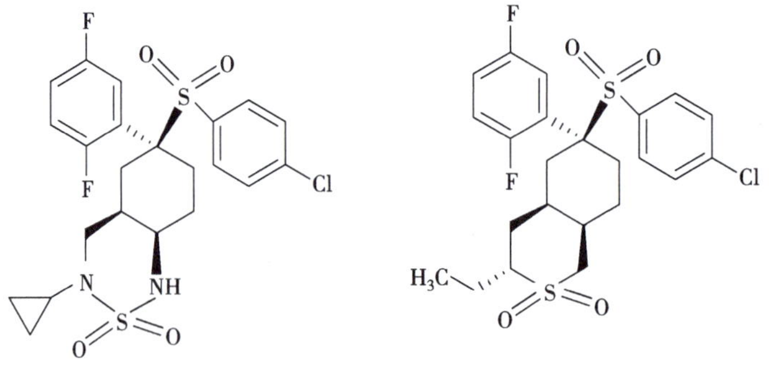

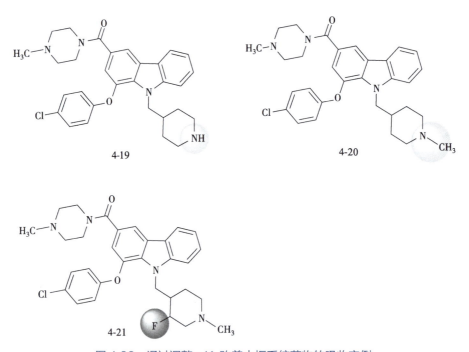

图 4-35　通过调整极性表面积改善中枢系统药物的吸收实例

化合物 4-19 对中枢神经肽 Y(NPY)的结合作用很强,可以降低食欲,NPY 是治疗肥胖的靶标之一。但其透膜性差,尤其进入中枢系统的浓度仅为血药浓度的 1/10,这可能是由于碱性过强难以穿越血脑屏障的缘故。鉴于叔胺的碱性弱于仲胺,研究者将 4-19(pK_a=11.0)中的氮原子甲基化得到化合物 4-20(pK_a=9.7),提高了穿越血脑屏障的能力,中枢与血浆药物浓度比增加到 0.8。在此基础上在哌啶环上引入氟原子,得到化合物 4-21,氟的吸电子作用进一步弱化了化合物的碱性(pK_a=7.9),4-30 在中枢的药物浓度是血浆中的 4 倍(图 4-36)。

图 4-36　通过调整 pK_a 改善中枢系统药物的吸收实例

凝血因子Ⅹa 受体拮抗剂可用于血栓的治疗。化合物 4-22 的体外活性虽然很高,但透膜性和生物利用度低,为了降低碱性,研究者将脂肪仲胺甲基化形成叔胺得到雷扎沙班(4-23),其活性和半衰期基本未变,且增加了透膜性和生物利用度(图 4-37)。

化合物 4-24、4-25 和 4-26 是 5-HT$_{1D}$ 受体激动剂,具有治疗偏头痛的作用(图 4-38)。在受试者口服给药 3mg/kg 半小时后,测试三种分子的肝门静脉血浆浓度和全身血浆浓度,结果表明,化合物 4-24 的肝门静脉血浆浓度和全身血浆浓度分别为 25ng/ml 和小于 2ng/ml。将化合物 4-24 中哌啶环由哌嗪环

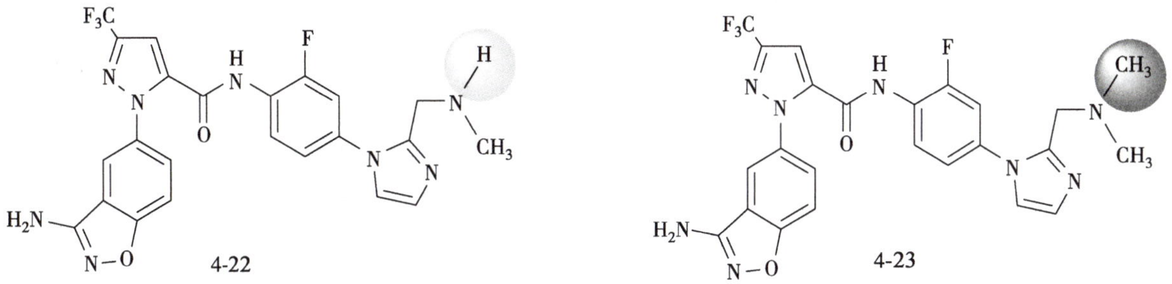

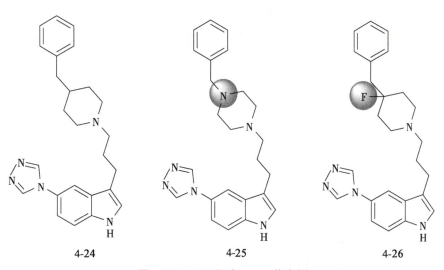

图 4-37　通过调整碱性改善凝血因子 Xa 受体拮抗剂的生物利用度实例

取代之后得到了化合物 4-25，其肝门静脉血浆浓度和全身血浆浓度得到了显著的提升（178ng/ml 和 42ng/ml）；在 4-24 结构中哌啶环 4 位引入一个氟原子得到了化合物 4-26，其肝门静脉血浆浓度和全身血浆浓度又得到了进一步的改善（570ng/ml 和 52ng/ml）。针对三者在吸收上的显著差异，研究人员广泛地筛查了影响因素，最终发现 pK_a 是影响体内吸收的重要因素（pK_a 分别为 9.7、8.2、8.8），pK_a 的不同导致了三者在体内的暴露量不同，从而影响了其体内吸收。

图 4-38　pK_a 影响口服吸收实例

化合物 4-27 和 4-28（恩拉生坦，enrasentan）是内皮素 A 受体拮抗剂，可用于急性心肌梗死和心力衰竭的治疗。4-27 分子结构中含有两个羧基，导致其解离性较强，影响膜通透性。构效关系表明与茚环连接的羧基是活性必需的药效团，而侧链苯环上的羧基为非活性必需。因此，将此羧基还原为醇羟基得到化合物 4-28，使得整体的解离度降低，有利于分子的膜通透性和药物吸收（图 4-39）。

（二）生物化学性质

生物化学性质是化合物在离体细胞或无细胞的生物介质中的表现行为，是与生物介质发生相互作用的结果，因此较之理化性质更为复杂。化合物的生物化学性质与化学结构之间的关系往往具有规律性，因此具有一定的可预见性。

药物对人体来讲属于外源性物质，机体为保护自己免受外来物质的伤害，通过多种方式、不同的机制对药物进行阻止和消除，这是生物进化的结果。然而，为了呈现药效，药物需要被吸收到体内并分布到靶组织中，这种与机体排斥作用的矛盾在新药研发中是永恒存在的。

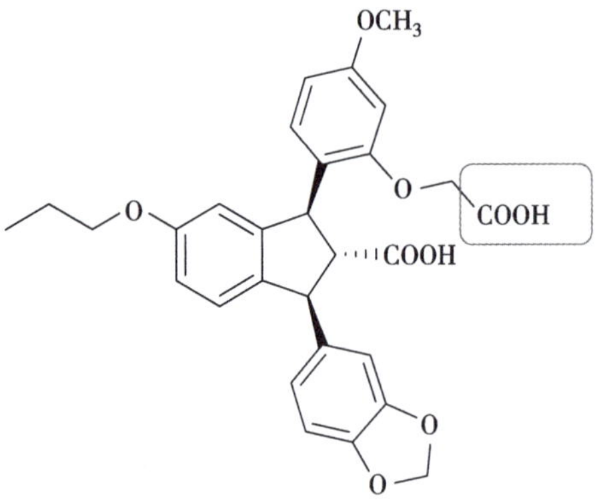

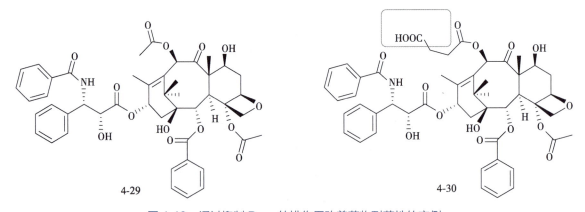

图 4-39　膜通透性对吸收影响实例

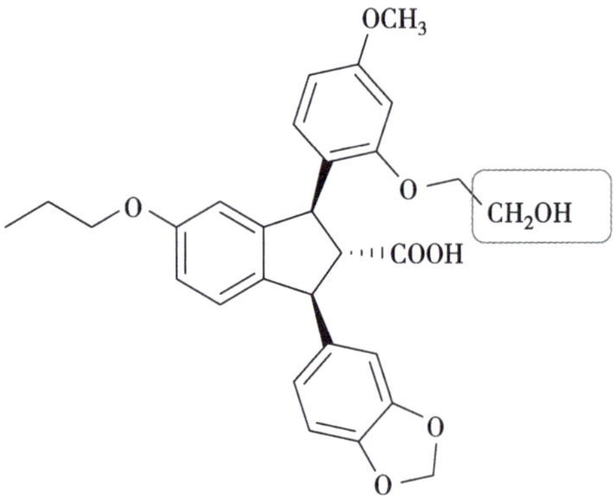

以口服药物为例,胃液和胃酸可以分解药物;小肠黏膜上细胞色素 P450 氧化酶可催化药物的氧化代谢;经肠吸收的药物还可能被 P 糖蛋白 170 外排;吸收入门静脉血液中的药物可能被代谢;药物在肝脏中可能会发生 I 相和 II 相代谢转化;在血中药物也可能会被水解、转化;药物可能与血浆蛋白结合以阻止进入到组织中;血脑屏障会阻止药物进入中枢神经系统等。这些环节和因素阻碍了药物的吸收或分布,加速了药物的代谢和排泄,不利于药效的发挥,因此,需要通过调整分子结构避开或克服这些障碍。

P 糖蛋白(P-gp)是经典的外排转运蛋白,它可以将细胞内药物泵出细胞外,降低细胞内药物浓度,从而使细胞产生耐药性,P-gp 也被认为是肿瘤细胞产生耐药性的原因之一。研究发现,极容易被 P-gp 外排至细胞外的化合物多具有如下特征:氮和氧原子总数≥8,分子量 >400Da,pK_a>4(偏碱性)等。抗肿瘤药物紫杉醇(4-29)为广谱抗肿瘤药物,为了降低肿瘤细胞的耐药性,将紫杉醇 10 位酯键的末端引入羧基得到化合物 4-30,提高了分子的酸性从而降低了 P-gp 外排作用(图 4-40)。

图 4-40　通过抑制 P-gp 外排作用改善药物耐药性的实例

(三) 药代动力学性质

药代动力学(pharmacokinetic)是定量研究药物在生物体内吸收、分布、代谢和排泄规律,并运用数学原理和方法阐述血药浓度随时间变化规律的一门学科。药代动力学性质是成药性的最高体现,是理化和生物化学性质的综合表现。

药代动力学的评价预测方法主要是基于分子和数据的建模。基于分子的建模采用分子力学、量子力学、药效团模拟和分子对接等方法,探索与评价小分子化合物与参与 ADMET(吸收,分配,代谢,排泄和毒性）过程的蛋白质大分子（如细胞色素 P450、P-gp 等）之间的相互作用；基于数据的建模主要指的是定量构效关系（QSAR），即从化合物的结构出发，利用统计学的方法寻找结构描述与所研究的性质间的定量关系。良好 ADMET 预测模型的建立依赖于选择正确的数学计算方法、合适的描述因子以及充分的 ADMET 实验数据。

1. **吸收预测**　化合物的吸收包括多个方面，如被动扩散、主动转运、药酶代谢和药物外排等途径，是一个复杂的动力学过程。口服药物的吸收预测主要集中在被动扩散机制方面。口服药物进入人体内首先要通过胃肠道黏膜吸收，化合物在胃肠道的吸收程度由吸收分数（%FA）或小肠吸收百分数（%HIA）来衡量。影响化合物肠吸收程度的因素主要有亲脂性、亲水性、分子大小和电荷等。

目前，研究人员在化合物吸收预测方面取得了很大进展，已建立了多个 QSAR 模型。模型将氢键形成作为影响化合物吸收的重要因素，因此选用的描述子大都与成氢键能力有关。其中，极性表面积是在化合物吸收预测中应用最广泛的描述子，研究发现，化合物极性表面积与 %FA 之间呈良好的 S 形曲线关系（$r^2 = 0.94$）。这对于活性分子的吸收预测具有重要理论意义。

2. **血脑屏障穿透能力预测**　血脑屏障穿透能力是与中枢神经系统疾病治疗作用的活性分子密切相关的重要性质之一。作用于中枢系统的化合物只有穿过血脑屏障才能到达作用部位并产生药效，而作用于外周组织的化合物如果能够穿过血脑屏障则可能会产生副作用。血脑分配系数用来描述平衡时化合物在脑和血液中的浓度分配情况，是常用的表示血脑屏障穿透能力的指标参数。穿透血脑屏障的决定因素与膜渗透决定因素相似，主要包括 $\log P$、氢键数目、离子化特征、大小及柔性等。

由于化合物透过血脑屏障与穿过肠上皮细胞的方式相似，均为被动扩散，因此两者的建模方式非常相似。但与其他组织中的毛细血管相比，由于脑毛细血管内皮细胞间相互连接十分紧密，且内皮细胞外有连续的基底膜。因此，中枢系统药物比其他治疗领域的药物在性质方面（如分子量、脂水分配系数、氢键受体和供体数目等）要求更高。

3. **代谢预测**　药物研究涉及化合物代谢的速度与程度（影响药物的清除）和化合物代谢酶系及代谢产物（影响药物 - 药物相互作用）。代谢预测应用了数据建模和分子建模方法，包括 QSAR/3D-QSAR、专家系统（expert system）和数据库、蛋白质与药效团模型等。

（1）QSAR/3D-QSAR 方法：用各种线性（如偏最小二乘法和多重线性回归）及非线性（k- 最近邻法、自组织图、支持向量机等）方法研究药物与单一代谢酶异构体（如 CYP3A4、CYP2D6、UGT1A1 等）之间的作用。

（2）药效团模型方法：从酶的底物、抑制剂或代谢产物的拓扑形状、电性及相互作用的构象，阐明分子与活性位点的确切作用模式，了解特殊的代谢酶（如 CYP450 多种异构酶）的催化特点。药效团模型可以用来进行催化位点预测及定量预测 CYP 催化活性和与药物的亲和力。

（3）蛋白质模型方法：以酶的结构为基础，利用 X 射线晶体衍射或同源模建的方法建立大分子结构。继而利用分子动力学、量子力学和分子对接等方法分析配体与蛋白质大分子活性区域之间的相互作用。预测代谢活性位点、酶特异性及药物代谢相关参数。

（4）代谢预测专家系统和数据库方法：多年来研究人员已积累了较丰富的经验，在这些知识基础上，可以预测什么样的分子可能容易被代谢，会产生什么样的代谢产物等。代谢预测专家系统可以指出药物潜在的代谢途径，缺点是不能说明这些代谢途径有多少可能性。

4. 口服生物利用度预测　口服生物利用度是胃肠道吸收和肝脏首过效应两个过程的叠加,影响吸收或代谢的因素都可影响生物利用度。除了药物本身的性质外,剂型及生物因素如受试者本身、食物、环境等因素都会对生物利用度产生影响,因而难以准确定量,现阶段生物利用度预测模型都是分类模型。

由于人体生物利用度数据非常有限,限制了其预测模型的发展,近年来出现了很多由体外实验数据预测生物利用度的方法。较为代表性的为 Mandagere 等人开发的预测方法。将化合物的 Caco-2 渗透性(Papp)与代谢稳定性整合起来,形成一个图表式生物利用度预测模型,对基于体外筛选数据预测生物利用度做了初步探讨。该方法与体外 ADME 筛选相结合,可以大大加速先导化合物发现与优化的过程。

通过结构修饰优化药物的代谢动力学特征的实例如下:

(1) 降低Ⅰ相代谢实例:抑制缓激肽 B1 受体是研制消炎镇痛药物的重要策略。化合物 4-31 结构中的 2,3- 二氨基吡啶片段很容易被代谢,研究者用三元环替换吡啶环并保持 3 位酰胺侧链与联苯的空间相对位置,得到化合物 4-32 和 4-33,提高了生物利用度并延长了半衰期(图 4-41)。

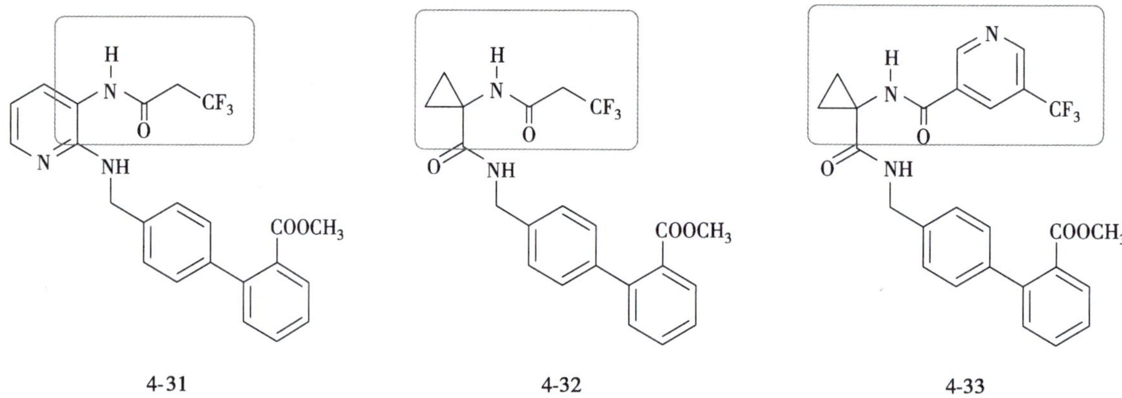

图 4-41　通过结构修饰降低Ⅰ相代谢实例

丁螺环酮(4-34)为 5-HT$_{1A}$ 受体激动剂,具有抗焦虑作用。由于其结构中含有的嘧啶环 4 位可被 CYP3A4 催化羟化,导致其半衰期较短。研究者在易代谢位置引入氟原子得到化合物 4-35,氟原子的引入降低了环的电子密度,延长了半衰期,而其活性未受影响(图 4-42)。

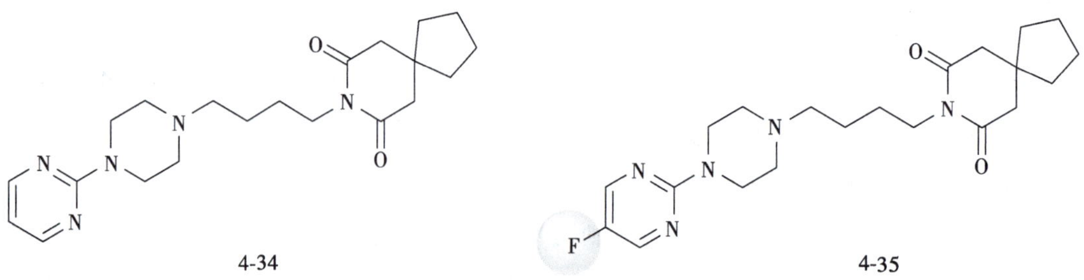

图 4-42　通过结构修饰改善抗焦虑药丁螺环酮代谢稳定性

β 受体拮抗剂美托洛尔(metoprolol,4-36)体内容易发生首过效应,其结构中甲氧基可被 CYP2D6 催化氧化脱甲基,生物利用度较低。研究者用环丙甲基取代甲基得到倍他洛尔(betaxolol,4-37),由于位阻效应增加了代谢稳定性,提高了生物利用度,延长了半衰期(图 4-43)。

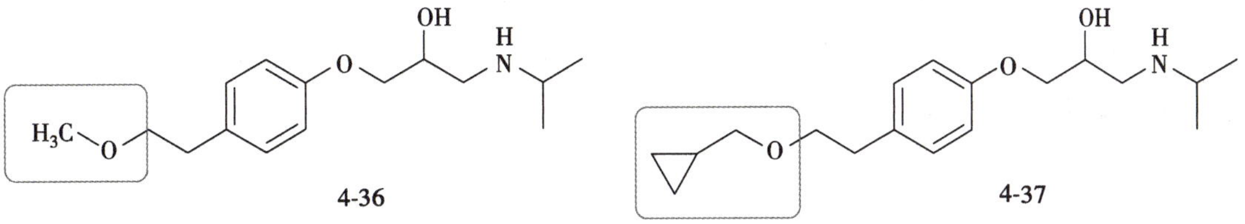

4-36　　4-37

图 4-43　利用位阻效应增加药物代谢稳定性实例

多腺苷二磷酸核糖聚合酶 -1（PARP-1）是治疗神经退行性疾病和帕金森病的重要靶标，2- 取代的喹唑啉酮（4-38）虽具有抑制活性，但其柔性侧链易被氧化代谢，因而有较高的清除率，研究者用环戊烯基（4-39）代替亚烷基链，增加了分子的刚性和代谢稳定性，提高了体内活性，并且口服后中枢与血药浓度的比值可增加 3 倍（图 4-44）。

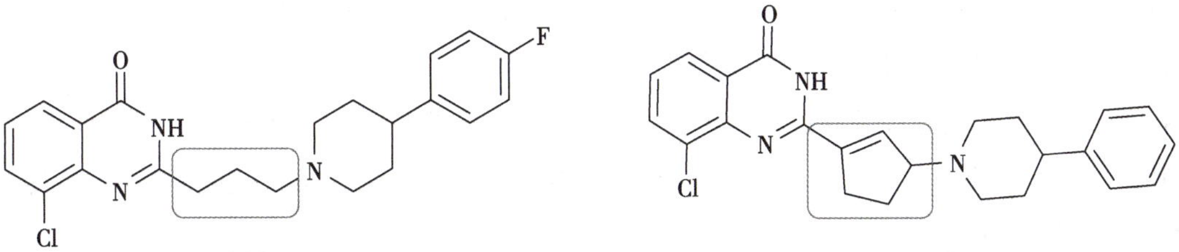

4-38　　4-39

图 4-44　通过改善代谢稳定性提高 PARP-1 抑制剂的成药性实例

化合物 4-40 具有抗结核杆菌的活性，但其容易被 CYP 催化氧化成羟基化合物 4-41 和酯水解成酸 4-42 而失去活性。研究者尝试将喹啉与异噁唑之间的连接基进行替换以对抗氧化代谢，其中反式双键连接的化合物 4-43，不仅提高了抗菌活性而且显著改善了其药代动力学性质（图 4-45）。

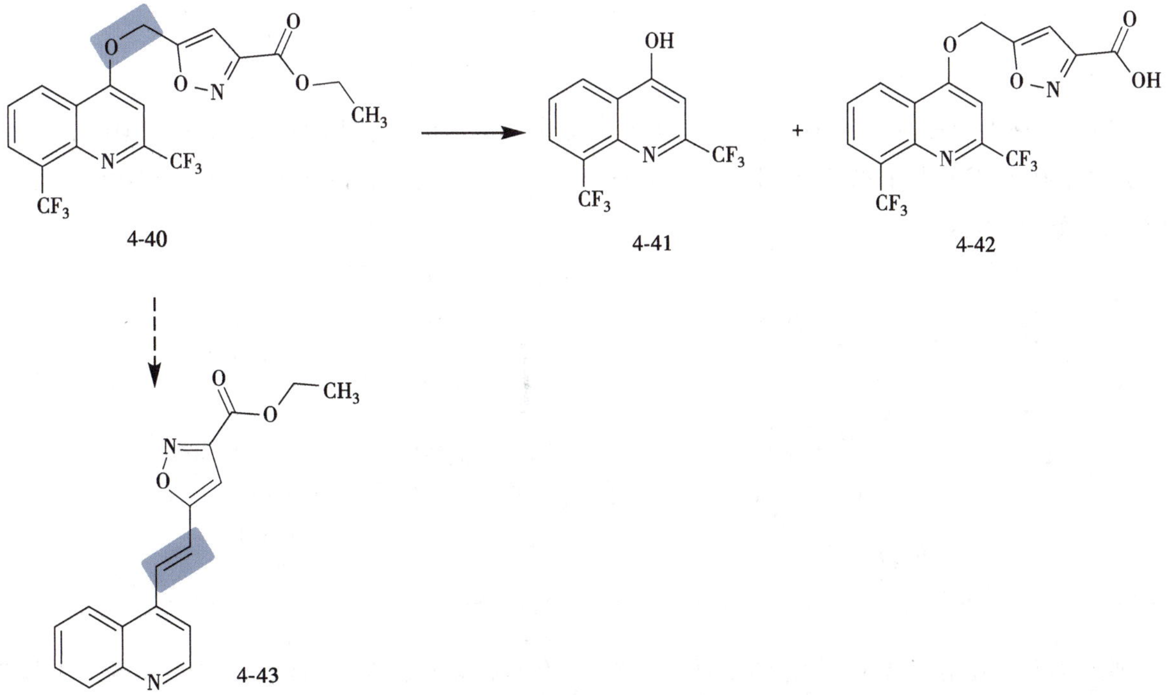

4-40　　4-41　　4-42

4-43

图 4-45　通过结构修饰改善药代动力学性质实例

作用于病毒衣壳环节的活性化合物恩韦拉登(enviradene,4-44)生物利用度很低。研究表明与连接两个芳环的丙烯基易发生氧化代谢有关。研究者将甲基换成乙炔基(4-45),增加了代谢稳定性,在此基础上在苯环对位引入氟(4-46),进一步改善了药代动力学性质(图 4-46)。

4-44

4-45

4-46

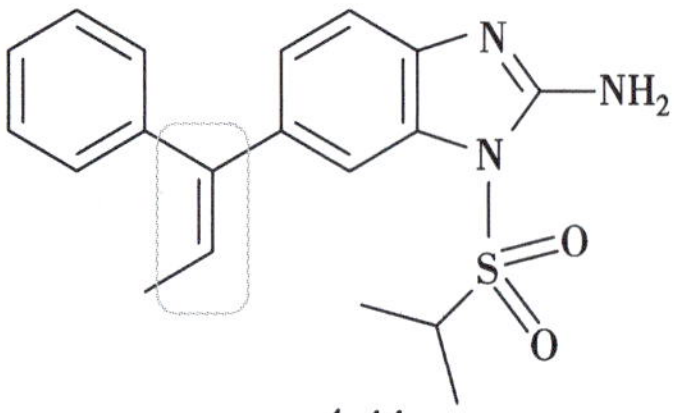

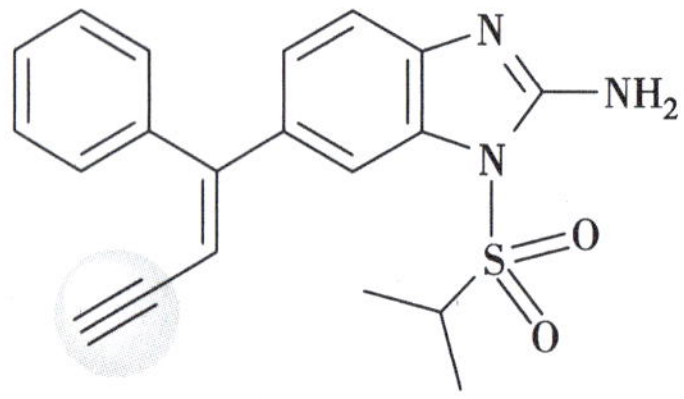

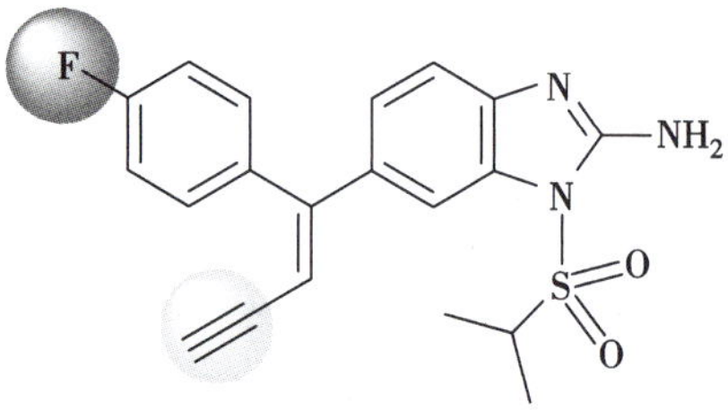

图 4-46 针对易代谢基团进行修饰以提高药物代谢稳定性实例

(2) 阻止Ⅱ相代谢实例:依考匹泮(ecopipam,4-47)属于苯并氮䓬类 D1/D5 受体拮抗剂,临床曾研究用于治疗精神病和肥胖,其对 D1 和 D5 受体的结合力分别为 1.2nmol/L 和 2.0nmol/L。然而其口服生物利用度很低,主要原因是酚羟基易被葡萄糖醛酸化和 *N*- 去甲基化等,从而产生首过效应所致。研究者利用生物电子等排原理,用含有 N—H 的杂环替换酚羟基后得到 4-48 和 4-49,虽活性略有降低,但药代动力学性质明显改善(图 4-47)。

4-47

4-48

4-49

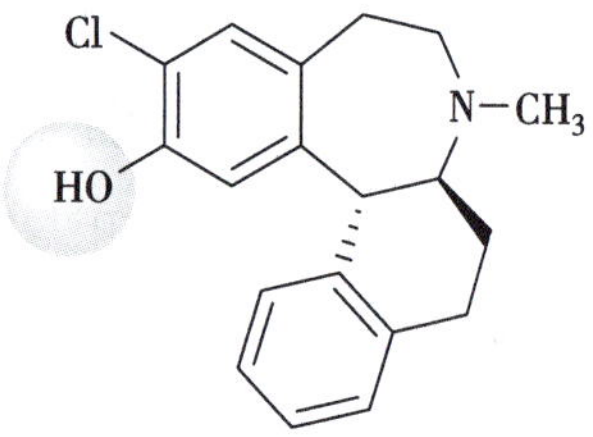

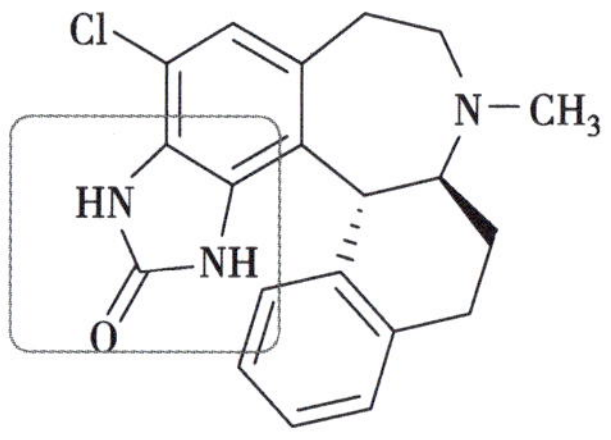

图 4-47 通过结构修饰提高药物Ⅱ相代谢稳定性实例

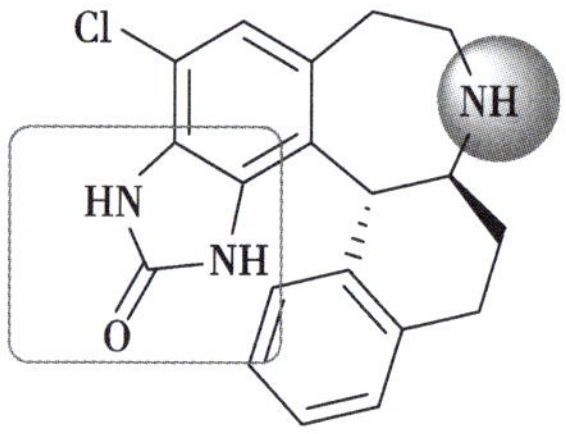

吗啡 -6-*O*- 葡糖醛酸苷(4-51)是吗啡在体内的代谢产物,为广泛应用的镇痛药,其药理作用不仅强于吗啡(4-50)且药代动力学特性也较理想,与吗啡相比,其具有较高的血药浓度,较低的副作用,因而临床效果更好(图 4-48)。

4-50

4-51

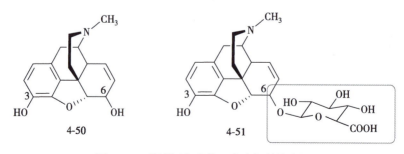

图 4-48 代谢活化产物开发成新药的实例

脱烷基化途径是药物分子代谢的主要途径之一。化合物 4-52、4-53、4-54 和 4-55 是 δ- 阿片受体激动剂(图 4-49),其中 4-52 是此系列化合物中的先导化合物,其分子内的甲基醚和 *N*- 烯丙基片段均为易被代谢片段。为了改善其代谢稳定性,依次将其分子内的这两个易代谢基团移除,得到了化合物 4-53、4-54 和 4-55。结果表明,三个化合物的代谢稳定性明显改善。同时,化合物的生物活性也得以保留。

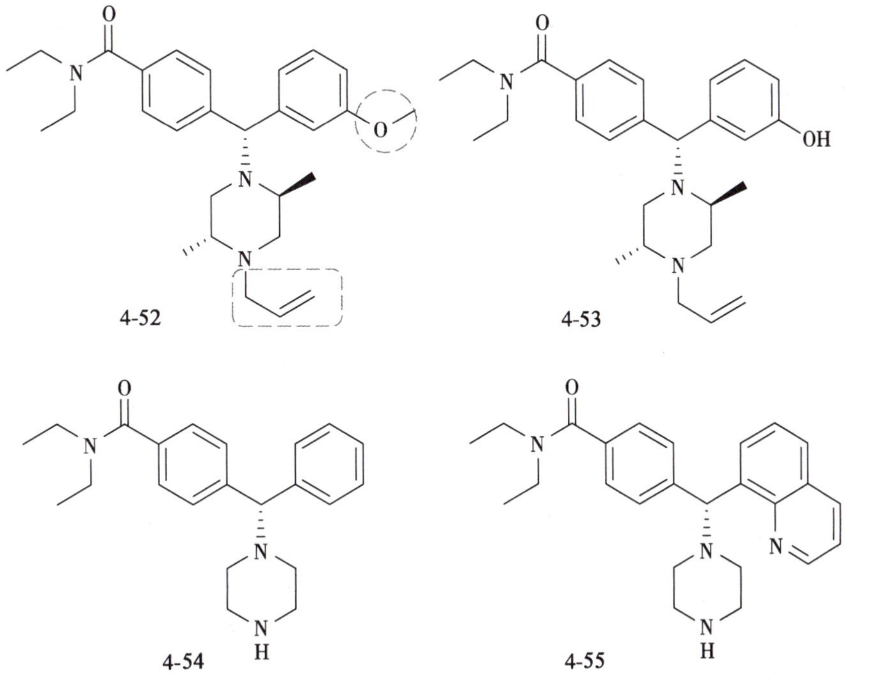

图 4-49 通过结构修饰(移除易代谢基团)改善分子代谢稳定性实例

(四) 安全性

药物的毒副作用常常是药物与非靶标(off-target)相互作用的结果,是伴随药效作用的负面表现,因而也是成药性评价的组成部分。活性分子所包含的多重结构特征可能造成其与多种靶标结合,乃至引起致癌、致畸和致突变等严重毒副作用。例如,药物与 CYP450 作用可能成为酶的底物、抑制剂或诱导剂,还会引起药物 - 药物之间的相互作用;药物如果作用于 hERG 通道可引起心脏毒性;从分子结构看,亲电性基团或自由基的产生,也会导致不良反应。

例如,羟嗪(4-56)和西替利嗪(4-57)均是 H_1 受体拮抗剂(图 4-50),两者结构的主要差别在于侧链基团,羟嗪末端为羟基,西替利嗪为羧基。羟嗪的脂溶性相对强于西替利嗪,因而其较易通过血脑屏障,导致中枢镇静的副作用。西替利嗪是羟嗪的体内代谢产物,分子极性较强,难以通透血脑屏障,因而是较为理想的非镇静性 H_1 受体拮抗剂。

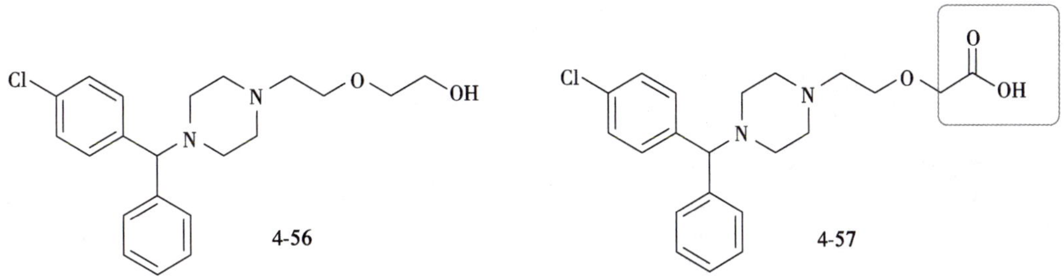

图 4-50 基于代谢活化降低药物副作用实例

又如,特非那定(terfenadine,4-58)曾为 H$_1$ 受体拮抗剂,但其副作用为抑制心脏的钾通道、延长 QT 波和导致室性心律失常,尤其与 CYP3A4 抑制剂(如酮康唑)合用时可引起严重的心律失常甚至导致猝死,故被终止使用。但研究者发现特非那定体内代谢时其结构中的叔丁基的一个甲基被代谢成羧基,得到的代谢产物非索非那定(fexofenadine,4-59)仍保持很好的活性,却不抑制 hERG 通道,因此,非索非那定成为替代特非那定的第二代抗组胺药(图 4-51)。

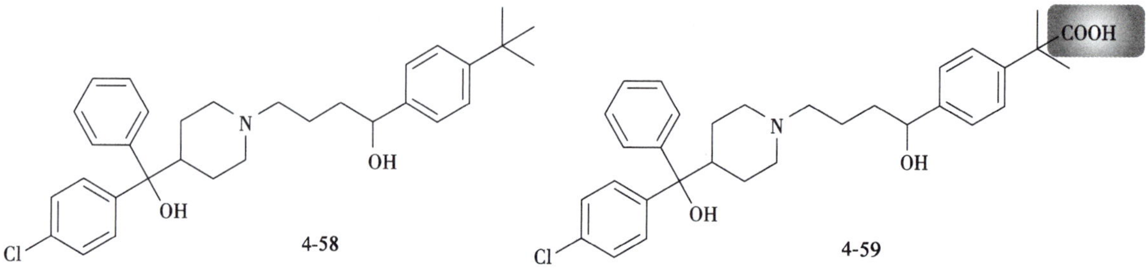

图 4-51 基于药物代谢开发新药的实例

在创新药物研发过程中,与活性分子的作用强度相比,人们对于其体内代谢及毒副作用关注度较低,然而无数止步于临床研究甚至接近于成功的候选药物均折戟于此。因此,在新药开发的初期,必须认真考虑、筛查及评价分子的"类药性",为后续的研究打好坚实的基础,而后再针对活性分子的"成药性"进行全方位考量和把控,这样将大大提高新药发现与创制的效率。

(袁 雷 贾 娴)

本 章 小 结

本章对药物研发过程中小分子化学药的传统及现代设计方法和技术以及化合物的类药性和成药性的评价方法进行了概括。首先,我们从发现途径、优化策略以及基于片段的药物发现手段等几个方面对先导化合物的发现与优化方法进行了阐述;从基于配体的药物设计、基于受体的药物设计及计算机分子模拟等三个角度对定向分子设计方法进行了介绍;化合物的类药性和成药性对药物的设计具有一定的指导意义,随着研究者们对药物化学及相关学科的深入研究,化合物的类药性和成药性标准也必将越来越趋于合理。

思考题

1. 尝试分析在基于配体的药物设计中,使用相似性筛选和使用基于配体的药效团模型筛选,其区别在何处,各自有何优缺点?

2. 分析比较骨架跃迁与电子等排体替换之间的区别和联系。

3. 尝试从蛋白质数据库下载蛋白质/小分子复合物,并尝试分析其结合位点相互作用。

4. 为何很多情况下,在受体靶标晶体结构已知的情况下,需要先进行分子动力学模拟,之后再以模拟之后的结构(多个构象)进行基于受体的药物设计？

5. 请详细说明类药性和成药性的概念。

6. 请详细列举里宾斯基五规则的所有评价参数。

7. 请说明 ADMET 与成药性的关联。

参考文献

[1] 尤启东.药物化学.8 版.北京:人民卫生出版社,2016.

[2] 付伟,叶德泳.计算机辅助药物设计导论.2 版.北京:化学工业出版社,2017.

[3] 陈凯先,蒋华良,嵇汝运.计算机辅助药物设计——原理,方法及应用.上海:上海科学技术出版社,2000.

[4] PATRICK G L. An introduction to medicinal chemistry. 3rd ed. New York:Oxford University Press,2005.

[5] 盛春泉,李剑.药物结构优化——设计策略和经验规则.北京:化学工业出版社,2018.

[6] LIPINSKI C A,LOMBARDO F,DOMINY B W,et al. Experimental and computational approaches to estimate solubility and permeability in drug discovery and development settings. Adv Drug Deliv Rev,1997,23:3-25.

[7] LI D,KERNS E H. Drug-like properties:Concepts,structures,design,and methods from ADME to toxicity optimization. 2nd ed. Amsterdam:Academic Press,2015.

[8] GHOSE A K,HERBERTZ T,SALVINO J M,et al. Knowledge-based chemoinformatic approaches to drug discovery. Drug Discov Today,2006,11(23-24):1107-1114.

[9] PELKONEN O,BAUMANN A,REICHEL A. Pharmacokinetic challenges in drug discovery//Ernst Schering Research Foundation Workshop. Berlin:Springer-Verlag Berlin Heidelberg GmbH,2002.

[10] 郭宗儒.药物分子设计的策略:药理活性与成药性.药学学报,2010,45(5):539-547.

[11] 韩春燕,李燕,刘刚.类药性:预测与实践.化学进展,2008,20(9):1335-1344.

[12] WATERBEEMD H V D,GIFFORD E. ADMET in silico modelling:towards prediction paradise? Nat Rev Drug Discov, 2003,2(3):192-204.

[13] VITAKU E,SMITH D T,NJARDARSON J T. Analysis of the structural diversity,substitution patterns,and frequency of nitrogen heterocycles among U. S. FDA approved pharmaceuticals. J Med Chem,2014,57(24):10257-10274.

[14] CHOY Y B,PRAUSNITZ M R. The rule of five for non-oral routes of drug delivery:ophthalmic,inhalation and transdermal. Pharm Res,2011,28(5):943-948.

[15] DOAK B C,OVER B,GIORDANETTO F,et al. Oral druggable space beyond the rule of 5:Insights from drugs and clinical candidates. Chem Biol,2014,21(9):1115-1142.

[16] RITCHIE T J,LUSCOMBE C N,MACDONALD S J. Analysis of the calculated physicochemical properties of respiratory drugs:Can we design for inhaled drugs yet? J Chem Inf Model,2009,49(4):1025-1032.

[17] SUBRAMANIAN G,KITCHEN D B. Computational approaches for modeling human intestinal absorption and permeability. J Mol Model,2006,12(5):577-589.

[18] PAJOUHESH H,LENZ G R. Medicinal chemical properties of successful central nervous system drugs. NeuroRx,2005,2 (4):541-553.

第五章　中药及天然药物

学习目标

1. **掌握**　中药创新药候选物的提取制备方法；中药创新药候选物的发现思路、发现方式、发现过程中常用的活性评估方式,适合中药复杂体系研究的新技术；中药创新药候选物的三种物质组成,有效成分和有效部位候选药物的分离纯化和结构鉴定常用的方法和技术；候选药物(复方)的处方筛选、制备工艺研究及药效物质鉴定。

2. **熟悉**　中药活性成分 ADMET 的研究方法和特点；中药创新药候选物成药性评价的重要性及评估内容。

3. **了解**　中药材基源鉴定方法,中药资源评估的基本原则和评估内容；中药活性成分结构优化的必要性和目的；中药成分群之间相互作用的类型及其对中药新药发现的作用。

对于药物研发,研究者一直热衷于单靶标药物的发现,近年来随着人们对自身认识的不断深入以及化学药引起的药源性疾病越来越多,药物学家们已开始认识到疾病发病机制的复杂性和单靶标药物存在的疗效不确定性及不良反应等问题。因而,多靶标药物的概念逐渐增强,发现多成分、多靶标作用的药物已成为未来国际上新药研发的必然趋势。临床上中药的应用以复方为主,通过多味中药的配伍,组成一个富含多种成分的有机整体,达到防病治病的目的,尤其是在复杂疑难疾病治疗中,多个成分同时作用于疾病的多个病理环节、多种发病机制而产生协同作用效果。大量临床和实验研究表明,复方的疗效往往明显优于单味药或单一成分。因此,中药的多成分、多靶标及多层次的作用特点逐渐受到国内外的青睐,已成为药物研发的重要来源。

我国具有丰富的药用植物、微生物等资源,是我国发现活性化合物、开发创新药物的独特资源,在创新药物研发上具有独特的优势,已开发了一大批有效药物,如青蒿素(artemisinin)、石杉碱甲(huperzine A)、联苯双酯(bifendate)、双环醇(bicyclol)、丁苯酞(n-butylphthalide)等。近年来,国家高度重视创新药物研发,从"十一五"开始,已将创新药物研发列为国家重大科技专项,通过联合攻关,获得了如心脑血管新药丹酚酸盐、糖尿病肾病新药大黄酸等一批源于中药及天然药物的创新药物和候选新药。即使在化学和生物学得到快速发展的今天,从中药和天然药物中发现活性先导化合物,开发创新药物仍然不失为一条命中率较高的快捷途径。因此,利用我国独特的中医药理论和丰富的植物资源,发现具有中药特色和优势的候选药物,是我国创新药物研发的重要方向。

第一节　药材和饮片

药材和饮片是中药、天然药物及相关健康产品生产的原料,其质量直接影响临床疗效和产品的质量。

中药材来源于植物、动物或矿物,其中植物来源的中药材占 90% 以上,其质量受品种、产地、生长年限、采收季节、药用部位、栽培或野生等诸多因素影响。因此,中药创新药研究从立项开始就应该明确药材基源,针对多来源的药材,所选择的药材除必须符合质量标准的要求外,一般应固定品种和产地。同时,应重视药材资源的可持续利用,从源头开始控制药材质量稳定的因素,保障新药上市后安全、有效及可持续发展。

一、基源鉴定

中草药品种繁多,受历史、地域和用药习惯等影响,一药多基源、同物异名或同名异物等现象非常普遍。《中华人民共和国药典》(以下简称《中国药典》)(2020 年版)一部中收载基源 2 种的中药材有 83 种、3 种的有 40 种、4 种的有 9 种、5 种的有 2 种、6 种的有 2 种、不定基源(以同属多种植物、动物等表述的情况)的有 9 种,多基源中药材共达 145 种,约占《中国药典》(2020 年版)一部中收载中药材总数的 24%。另外,一些中药的近缘种属极易混淆,采集时易混杂一起,市场上混乱品种及伪品也充斥其中。不同品种的中药材在化学成分、有效成分含量等方面有明显差异,直接影响用药的有效和安全。因此,对中药材进行基源鉴定,澄清混乱品种,从源头上控制中药质量,是中药新创新药研究必不可少的一个重要环节。

基源鉴定是指确定药材(饮片)的品种来源的鉴定方法。下面从传统方法和现代分析技术分别介绍。

(一)传统基源鉴定方法

传统的中药基源鉴定方法包括原植物(动物)鉴定、性状鉴定、显微鉴定和理化鉴定。原植物(动物)鉴定是中药材基源鉴定的最基本方法。这种鉴定物种的方法建立在对分类种群形状特征的分析基础上,具有快速、简便、无损等优点。中药材来自动植物的一部分或其全体,如果药用部位为植物的全株或动物的全体,则可以直接用生物学的形态分类方法鉴别物种,但如果中药的药用部分只是植物或动物的一部分,如根、茎、叶、花、果实、种子,或动物的骨骼、内脏等,则必须回溯到这些药材的产地,找到这些中药的原植物或原动物,通过观察形态,与文献和标本核对,必要时请专科专属分类学专家进行鉴定,准确确定其植物(动物)品种,保证基源的准确性。这种方法需要鉴定者具有一定的动植物分类理论基础和丰富实践经验。

性状鉴定是中药鉴定最经典的方法,即通过直接观察药材或饮片的形状、大小、色泽、表面、断面、质地、气味等性状特征鉴定药材品种的方法。药材经加工及炮制后性状会保留一部分物种信息,这是性状鉴定的基础。同时,由于药材只是原植物(动物)的一部分,经过加工炮制后很多原有的物种代表性信息会缺失,因此,应根据饮片本身生物特性结合药材的基源,建立饮片的性状鉴定特征。性状鉴定快速、简便,但需要鉴定者具有一定的理论基础和丰富的实践经验,对于性状不易鉴别或性状相似不易区分的多来源饮片及粉末状药材的鉴别,还需要联合使用显微鉴定、理化鉴定及色谱鉴定等方法。

显微鉴定是中药鉴定的辅助方法,就是通过显微镜观察饮片(药材)切片、粉末、解离组织或含饮片粉末的制剂,根据其组织、细胞及内容物等特征来鉴别中药饮片的真伪。显微鉴定包括组织鉴定、粉末鉴定、显微化学鉴定等,不仅扩展了性状鉴定中药的准确性和客观性,同时大大弥补了性状鉴定在性状不易鉴别的饮片、性状相似不易区分的多来源饮片、药材性状不完整的破碎药材甚至粉末状药材鉴定的不足。

理化鉴定是利用药材(饮片)的物理和化学性质鉴定中药品种和质量的方法。包括物理常数、特征化学反应法、色谱法、光谱法等。从药材(饮片)本身的化学成分、外源性污染物、水分、杂质等评价中药的真实性、纯度和品质优劣程度。

(二)现代分子鉴定方法

药材的形状特征是与环境密切相关的表型,虽然能反映基因型的差异,但很难区分同属多来源药材、种内变异的药材以及动物药等。随着现代分子生物学技术的发展,许多新方法、新技术被不断引入到中药鉴定领域,大大丰富和拓展了中药鉴定的手段,使中药材基源鉴定由传统的鉴定发展到从分子水平或基因水平进行鉴定。如 DNA 分子遗传标记技术,包括限制性片段长度多态性分析技术、聚合酶链反应测序技术、随机扩增多态性 DNA 技术等,直接分析生物的基因型而非表现型,鉴定结果不受环境因素、个体发育阶段、样品形态(原品、粉状或片状)和材料来源的影响,多态性强,准确率高。DNA 条形码鉴定技术也属于一种分子标记技术,即通过比较一段通用的 DNA 片段的碱基序列,对样品的物种进行快速、准确的鉴定,随着 DNA 条形码技术的程序化、系统化、数据化、易于掌握而成为一种实用和强大的工具。这些新方法弥补了传统形态学鉴定中的一些缺陷,以及对多来源药材、破碎药材、粉末药材和中成药鉴定的局限性,已在药材亲缘鉴定、名贵易混淆药材鉴定、药材道地性鉴定、野生与栽培药材鉴定、中药原粉制剂鉴定及动物药材鉴定等开始应用,在中药物种鉴定方面应用前景广阔。

二、资源评估

随着中药工业的快速发展,包括中成药和保健品的工业化大生产已过度消耗了大量中药材资源,过量的采挖和生态环境的破坏导致大面积植被被毁,野生资源严重破坏,很多物种已经或濒于枯竭,如冬虫夏草、川贝母、甘草、麻黄、银柴胡、肉苁蓉、雪莲、红景天等。截至 2008 年,我国处于濒危状态的植物近 3 000 种,其中用于中药或具有药用价值的占 60%~70%。1992 年《中国植物红皮书》公布的收载植物 354 种,有药用植物 168 种,其中稀有种 38 种、渐危种 84 种、濒危种 46 种。珍稀濒危药用植物中,含常用中药 46 种、大宗药材 19 种。

野生中药资源面临巨大压力,而大部分品种尚未建立规范化的人工种植基地。近些年盲目的中药农业种植,多地并非传统道地产区或适宜发展区,甚至是“南药北种、北药南种”,单纯追求产量而忽视质量,随意使用化肥、农药、膨大剂等,导致种质退化、质量下降等,正使中药材的安全和质量面临前所未有的挑战。中药资源状况已引起国家相关部门的高度重视,2017 年 12 月 26 日,国家食品药品监督管理总局颁布了《中药资源评估技术指导原则》,明确了中药资源评估的基本原则和评估内容,强调药品上市许可持有人或中药生产企业应对未来 5 年内中药资源的预计消耗量与预计可获得量之间进行比较,科学评估中药产品生产对中药资源可持续利用可能造成的影响,有效防范潜在风险,适时调整预计消耗量或可持续利用措施。

（一）评估原则

中药资源评估工作应与"坚持节约资源和保护环境"的基本国策相符,在加强中药资源保护的同时,积极推动中药资源可持续利用,保障药材年消耗量与可获得药材资源量之间平衡,要求中药产品在其立项、研制、上市后等阶段均应开展药材资源评估,且需要坚持动态评估原则,根据中药资源预计消耗量和预计可获得量的变化及时更新评估报告。中药资源评估是中药生产企业对未来五年内中药资源的预计消耗量和预计可获得量之间的比较,以及中药产品生产对中药资源可持续利用可能造成的潜在影响进行的科学预估。

（二）评估内容

对于复方中成药,其处方中所含的每一药味均应单独进行资源评估。评估内容包括预计消耗量、潜在风险和可持续利用措施。

中药材是自然产生的资源,虽然可再生,但药用部位和品质的形成通常需要多年,加上其分布有很强的地域性,使得其资源具有有限再生性的特点。对于种植中有特殊生境要求,或人工繁育或生产技术尚不成熟的中药材,一旦开发成中成药,随着产能扩大,其资源可持续发展将面临严峻挑战。野生中药资源的可持续利用,保证野生药材采集与生态环境保护的协调,实现人与自然的和谐共处,才能保障中医药可持续发展。资源储量有限又无栽培,将直接影响新药无法投入大生产,或者虽然有生产但产能极小。

因此,新药研究开发时,在明确药材品种基础上开展中药资源调查及评估,对确保产品未来市场发展潜力和规模非常重要。如果使用野生药材,应保证药材年消耗量低于相应药品生产企业可获得的规定产地药材的自然年增长量。鼓励建设中药材种植规范化、规模化生产基地,开展常用药材的人工栽培技术研究,这样可从根本上解决野生资源的不足。尽可能避免使用野生濒危药材,特别是那些人工种植技术尚不成熟或目前尚无法种植的药材,如大花红景天、新疆紫草、重楼等。如需使用野生濒危药材,应提供充分的依据,同时应积极开展人工栽培或养殖技术研究,保证在工业化大生产时能采用人工种植或养殖的药材投料,鼓励开展珍稀濒危药材的人工繁育和替代品研究,建立繁育基地,寻找濒危动植物资源替代品,如人工麝香、人工牛黄、人工引流熊胆,犀角、虎骨代用品等。

三、影响中药材及饮片质量的因素

中药材品质的好坏取决于有效物质种类及含量,而有效物质种类及含量受品种、产地、生长年限、采收季节、药用部位、栽培及野生等诸多因素影响,采收后还需要经过产地加工、炮制、储藏、运输等过程,而每一个过程都可能导致所含化学成分的改变,影响其品质,并最终影响药物的疗效及安全。

（一）种质资源

药用植物在长期的自然演变和人工种植过程中,形成了众多的变异品种或变异类型,这些种质资源的遗传多样性表现为药材的性状、化学成分的种类和含量及其配比的差异,成为影响中药材质量变异的主要因素。同基源不同品种的药材质量也有差异,如金银花新品种"九丰一号",不仅有效成分木犀草苷和绿原酸含量提高,产量提高 50% 以上,而且易采收。优良品种是药材质量稳定的基础,优良品种及优质的种子种苗是实现中药材规范化生产的基础和首要条件。因此,药材在野生变家种,开展大规模规范化种植时,首先应对其种质资源进行系统的调查、收集和保存,建立种子资源圃和种子库,开展优良品种选育和改良研究,通过杂交、诱变或现代生物技术等育种方法获得具有杂交优势、多种优良性状组合的新品种和种质,建立优质的种子种苗繁育基地,从源头保障中药材的质量。

(二) 药材产地

我国的自然地理状况非常复杂,水土、日照、气候、生物分布等生态环境各有不同,甚至存在很大差别。古代医家在长期临床用药实践中发现,即使是分布很广的药材,也会由于自然条件的不同,影响其质量优劣,并逐步形成了"道地药材"概念。道地药材是指一定的药用生物品种在特定自然条件和生态环境的综合作用下,所形成的产地适宜、品质优良、炮制考究、疗效突出、带有地域性特点的药材。与其他地区所产同种中药材相比,品质和疗效更好,且质量稳定,具有较高的公众知名度,是优质药材的代名词。道地药材是古代对药用植物资源疗效的认知和评价,以固定产地生产、加工或销售来控制药材质量。如浙八味:杭白菊、笕麦冬、白芍、白术、玄参、延胡索(元胡)、温郁金、浙贝母;祁药(河北安国古称"祁州"):菊花、山药、紫菀、北沙参、薏米、荆芥穗、白芷、天花粉;怀药(河南怀庆府,指焦作、济源、原阳一带):怀地黄、怀山药、怀牛膝、怀菊花;川药:丹参、附子、川芎、黄连、黄柏、厚朴、麦冬、川乌、川贝、金钱草等。

中药材产地与其质量和产量有着十分密切的关系。自然环境的区域性可通过光照、温度、湿度、土壤、植被等环境因素影响药用植物的生长过程、生态特性以及有效成分的累积。同种药用植物生长在不同的环境,药效成分含量可有明显的差别,如艾叶中挥发油含量,产于湖北蕲春的为0.83%,产于河南和四川的其挥发油含量只有前者的一半。在新药研究中,多产地药材的选择应在资源调查及评估基础上,参照道地药材产区,选择资源丰富且质量稳定的区域产的药材。若需开展规模化种植,则需要根据物种特性和产地环境因素,通过产地适宜性研究分析其潜在的适宜分布区,正确选择物种及栽培区域。

需要注意的是,道地药材的产地适宜性概念与普通生物的概念不完全相同,因为道地药材的活性成分有些是正常发育条件下产生的次生代谢产物,但也有不少是在逆境胁迫条件,如营养缺乏、干旱、高温、低温、紫外线照射、病、虫、金属毒害才能产生和积累。同时,中药的"道地性"并非一成不变,由于自然地理条件改变,过度开采、资源枯竭,产区经济结构调整以及中药的引种与引养等,其主产区可能发生迁移。因此,针对性开展产地适宜性研究,对中药材的可持续发展非常必要。

(三) 生长年限及采收加工

中药材大多数来自多年生的植物,多数情况下,根茎类药材活性成分的含量随着生长年限的增加而增加。如黄芪药材中黄酮类成分及黄芪甲苷的含量随着生长年限的增加呈现逐步上升的趋势。三七块根中人参皂苷 Rg1 和 Rb1 的含量在生长年限 3 年时显著高于 1 年和 2 年生的药材。研究药材的生长年限与有效成分含量的关系,对于确定药材适宜的采收年限具有重要参考价值。

药用植物的生长发育和活性成分的积累受季节的影响较大,尤其是以果实和种子入药的药材,采收季节是影响其质量的主要因素之一。多数中药材采收期是在长期生产实践中总结出来的,通常根据药用植物的生物学特性、药用部位的生长特点、成熟程度等情况来确定采收时间。在新药研究中,应根据传统采收季节,结合药效和质控指标,开展系统研究以确定最佳采收时间。

新鲜中药材含水量高,采收后若不及时加工处理,很容易霉烂变质,影响药材质量和临床疗效。中药材产地加工不仅起到终止其生理生活状态,以利于干燥保存等目的,而且通过适宜的加工方法,可有效去除非药用部位,并能促使药用部位中药效物质的最大保留、毒性成分的有效降低、化学成分间的相互转化等物理化学变化,故对中药材的品质具有显著的影响。传统的中药材加工方法包括拣选、清洗、切片、蒸、煮、烫、硫熏、撞、揉搓、剥皮、发汗、干燥等。应在规范传统加工过程基础上,结合新药工艺及制剂需求,确定可得到质量稳定药材的加工方法。

(四) 炮制加工

以饮片入药、生熟异治是中医临床用药的特色及优势。因此,中药材需要在中医药理论指导下,根据辨证论治和调剂的需要,进行特殊炮制加工获得饮片后用于临床和新药研究。中药材通过炮制加工可达到改变药物性能、增强药物疗效和降低药物毒副作用等目的。药材按照规定的鉴定及检验后,需要根据处方对原料药的要求、药材质地、特性和提取方法,对药材进行必要的炮制与加工,即净制、切制、炮炙等获得合格的饮片入药。我国饮片执行《中国药典》、《全国中药炮制规范》、各省市中药饮片炮制规范等3级标准。《中国药典》虽然收载了饮片标准,但大部分沿用其药材的检测指标,尚不能很好地反映饮片的质量。《全国中药炮制规范》是我国有关中药炮制的第一部全国性规范标准,共收载554种常用中药的炮制规范,虽力求炮制工艺统一,但收载的内容不够全面。地方中药饮片炮制规范是各省(自治区、直辖市)根据当地习用历史、当地特色等情况制定的,大部分中药饮片加工炮制方面还没有统一的规范和标准。中药饮片炮制工艺是否合理、方法是否恰当,直接影响到临床疗效和用药安全。因此,新药研究时,应加强中药炮制工艺的研究,建立符合临床疗效的炮制加工方法,达到《中国药典》及其他法定标准要求,重点应根据新药的适应证、药效及制剂的要求,制定相应的内控标准,确保饮片质量的稳定。

选择的药材或饮片应按照法定标准逐项进行分析检验,必须符合法定标准要求;尚未有法定标准的,需通过研究建立其质量标准;现有质量标准若过于简单,难以满足新药研究的要求时,应完善标准。如药材标准未收载制剂中所测成分的含量测定项时,应建立含量测定方法,并制定含量限度,但要注意所定限度应尽量符合原料的实际情况。

总之,药材中的次生代谢产物的产生和积累是遗传因素及环境双重作用的结果。在新药研究开发中,应重视中药材的质量变化因素。在开展临床前研究时,需通过研究确定药材品种基源,多基源的药材除必须符合质量标准的要求外,一般应固定品种,并提供品种选用的依据。通过对产地、生长年限、采收季节、加工方法等开展调研,明确是否影响其有效成分的含量及药效。如果药材质量随产地不同、采收期不同、加工方法不同而有较大变化时,应固定产地、明确采收期、固定加工方法,保证中药创新药物质基础的稳定,确保新药有效性和安全性,满足中药制剂的长期稳定需求和质量保障。

(李凌宇　　邹忠梅)

第二节　候选药物的来源

新药的研发包括研究与开发两个阶段,选题、立项、候选药物发现和成药性评价都属于研究阶段,候选药物确定之后即可进入中试实验、临床前研究及临床试验等开发阶段。候选药物是药物研发的基石,其药效和安全性直接影响进入临床前和临床研究结果,以及是否能成功上市。中医药具有悠久的临床实践及系统的理论体系,临床疗效确切的经典名方、临床经验方以及民族药民间验方,不仅可以直接服务于临床,同时也是中药创新药研究的重要源泉。

中药创新药候选物的来源包括文献信息资源和样品资源。从这些资源中遴选合适的中药品种作为研究对象,以期从中找到药效强、选择性好、药代优和毒性低的候选物,经过有效性和安全性等成药性评价后,开展系统的临床前研究,然后进入临床试验,进而开发为新药上市。

一、文献信息资源

从古今医药文献记载的有效中药中筛选研发对象是中药新药研究的重要模式。几千年来,中医药临床实践积累了大量的古籍文献,尤其是经方、名方经过历代医家使用,反复验证而传承下来,是中药新药研发的主要来源。下面列举一些有代表性的古籍文献及现代文献和数据库。

(一)古籍文献

自《神农本草经》开始,中医药历朝历代遗留下来的本草及方剂古籍为中医药的发展做出了巨大贡献,也是中药新药立项及处方的重要资源,这里仅介绍几本有代表性的古籍文献。

1.《神农本草经》　我国现存最早药学专著,简称《本草经》。全书分三卷,共收载365种药物,包括252种植物药、67种动物药及46种矿物药。按照药物功效分为上、中、下三品,上品120种,为君,主养命以应天,即滋补强壮,延年益寿,无毒,多服、久服不伤人;中品120种,为臣,主养性以应人,治病补虚,兼而有之,无毒、有毒,斟酌其宜;下品125种,为佐使,治病攻邪,专祛寒热,破积聚,多毒,不可久服。

2.《伤寒论》　汉代张仲景著,是一部以六经辨证为纲辨治外感疾病的专著,理、法、方、药,辨证施治,遣药组方,成为历代医家经典。全书记载397法,收载方剂113首,应用药物82种。《伤寒论》为方书之祖,历代医家将其方药用于临床,大多疗效可靠,如桂枝汤、麻黄汤、大青龙汤、小青龙汤、白虎汤、葛根黄芩黄连汤、大承气汤、小承气汤、调胃承气汤、大柴胡汤、小柴胡汤等经典名方。

3.《金匮要略》　汉代张仲景所著《伤寒杂病论》的杂病部分,也是我国现存最早的一部论述杂病诊治的专著,原名《金匮要略方论》。全书分上、中、下三卷,共25篇,收载方剂262首。所述病证以内科杂病为主,兼及外科、妇科疾病及急救卒死、饮食禁忌等内容。被后世誉为"方书之祖"。

4.《肘后备急方》　晋代葛洪著,是我国魏晋南北朝时期的一部重要医书,原名《肘后救卒方》,也是现存最早的经典急救书籍。书中收载的大多是价廉、简便的单方、验方。用简易的处方和易得的药物,在仓促发病时应用。除了药物外,还介绍了针灸、按摩、冷敷、热敷等简易急救法。

5.《新修本草》　唐朝由政府组织苏敬等20余人编写,公元659年成书。收载844种药物,分为药解、图经、本草3部分,共54卷。该书是我国第一部官修本草,也是我国及世界上第一部国家药典,比欧洲的《佛罗伦萨药典》(1498年出版)早800多年。

6.《千金要方》　又称《备急千金要方》,唐代孙思邈撰写。该书总结了唐代之前的诊治经验,对后世医家影响很大。记有方剂4 500余首。

7.《太平圣惠方》　宋代王怀隐等撰写,为我国现存公元10世纪以前最大的官修方书,吸收北宋以前的各种方书的有关内容,共收载各代名方16 834首。

8.《经史证类备急本草》　宋代唐慎微撰写,简称《证类本草》,通过对宋代之前的本草进行系统的梳理和总结,收载药物1 746种、附方3 000余首。在《本草纲目》问世之前流行500余年,在本草史上具有重要地位。

9.《太平惠民和剂局方》 宋代太平惠民和剂局编写,是全世界第一部由官方主持编撰的成药标准。收载方剂 788 首,均系民间常用的有效方剂。

10.《本草纲目》 明代李时珍撰写,收载 1 852 种药物,11 096 首方剂,绘制精美插图 1 160 幅。该书首创了按药物自然属性逐级分类的纲目体系,改变了沿用上千年的上、中、下品药物分类法,提出了较科学的药物分类方法,把药物分为植物药、动物药、矿物药。其中植物药,分为草部、谷部、菜部、果部、木部等 5 部;动物药,分为虫部、鳞部、介部、禽部、兽部、人部等 6 部;矿物药,分为金部、玉部、石部、卤部等 4 部。李时珍通过实践调研,在批判继承的基础上,吸收历代本草著作的精华,推陈出新,经过 27 年编撰而成,是我国医药宝库中的一份珍贵遗产。该书不仅为中国药物学的发展做出了重大贡献,而且对世界医药学、植物学、动物学、矿物学、化学的发展也产生了深远的影响。

(二) 现代书籍及数据库

面对大量的中医药古籍文献及海量的方剂,如何继承名医、名家、名方的精髓,有效利用和发现临床疗效确切的有效方剂,对新药研发能否成功具有重要影响。因此,利用信息学技术,通过数据挖掘,从大量数据中提取出潜在的、有价值的信息,建立数据库,可有效指导中药新药的处方筛选及候选药物发现。下面将介绍一些与中药新药研究相关的现代书籍及数据库。

1.《中华人民共和国药典》 简称《中国药典》,为我国药品的国家标准,由国家药典委员会编写,国家药品监督管理局发布。中华人民共和国成立后,已编订了《中国药典》1953、1963、1977、1985、1990、1995、2000、2005、2010、2015、2020 年版共 11 个版次。《中国药典》(2020 年版)由一部、二部、三部、四部构成,其中一部收载药材和饮片、植物油脂和提取物、成方制剂和单味制剂等,品种共计 2 711 种。

2.《中药大辞典》 南京中医药大学编撰,上海科学技术出版社 2006 年出版的第二版,分为上下册及附编,共收载中药 6 008 味,其中植物药 5 014 味,动物药 740 味,矿物药 82 味,以及传统作为单味药使用的加工品 172 味。每味药包括基源、原植(动、矿)物、栽培(饲养)、采集、制法、药材、成分、药理、炮制、性味、归经、功用主治、用法用量、宜忌、选方、临床报道等。

3.《植物活性成分辞典》 陈惠芳主编,中国医药科技出版社 2001 年出版。全书分三册,共收载 1982—1999 年报道的植物活性成分 3 353 个,每一成分包括中文名、英文名、异名、化学名、结构式、CAS 登录号、分子式及分子量、化学分类、物理性状、植物来源、活性、专利状况、参考文献、索引编号等内容。

4. 国家人口与健康科学数据共享平台——中医药学科学数据中心 中医药学科学数据中心是国家人口与健康科学数据共享平台的 6 大平台之一,已有 43 个主题数据库,形成包含医药期刊文献、疾病诊疗、民族医药等 100 多个数据库的中医药科技数据库群,数据总量约 130G,形成国内外中医药与传统医学领域中最大规模、性能优良的科学数据共享平台。其中与中药新药研发相关的数据库有:中药化学成份数据库、中国方剂数据库、方剂现代应用数据库、中药基础信息数据库、中国藏药数据库、中国蒙药数据库、中国傣药数据库、中国维吾尔药数据库、中国瑶药数据库、中国苗药数据库。

5. 中国中药数据中心 由中国中医科学院中药研究所数据中心开发。平台包含中药安全性数据库、中药基因组及转录组数据库、中药资源鉴定数据库、中药药代与网络药理数据库、中药本草与文献数据库、中药材品种与加工(炮制)数据库、中药质量标准与规范数据库、中药天然化学产物数据库和中药研究相关软件工具数据库。

6. **万方数据中医药知识库**　由上海中药创新研究中心创建。该系统为融中医药、生物医学、信息科学和化学等知识于一体的大型综合信息平台。它从"疾病、方剂、中药、中药化合物和靶标"五因素间相互作用出发构建了五个完全独立而又相互交联的中医药信息数据库系统。包含 91 019 个常用方剂和加减方以及 84 059 个其他方剂、1 943 个经典方、8 808 种中药、1 591 种疾病。

7. **中医药信息数据库**　中医药信息数据库(Traditional Chinese Medicine Information Database, TCM-ID),华东师范大学建立。数据库包括方剂、草药、化学结构等内容,方剂的收录包括拼音、中文名、作用、用量、储存等方面的内容;对单味药的描述包括拼音、中文名、英文名、拉丁名、作用、性味等;免费提供有关中药中所用草药的各个方面的信息,包括处方、成分草药、草药成分及其各自的信息。截至 2017 年,中药标识中含有 1 197 种中药处方,涵盖 4 111 种疾病状况、1 104 种草药和 9 862 种成分(其中 4 500 种具有分子三维结构)。每个处方、草药、成分可以通过多种方法检索,包括处方名称、三种语言的草药名称(拉丁语、英语和中文)、草药成分名称、治疗效果和症状。

二、样品资源

当处方或拟研究对象确定后,首先需要收集制备相应的样品供药理模型筛选,确定候选物。用于中药候选药物发现的样品来源,可自行提取制备,或者来自已有样品,如天然产物样品库。

(一) 提取制备

对中药和天然产物进行提取,是开展研究的第一步。无论是筛选活性、富集有效部位、分离纯化活性成分、评价提取工艺,还是制定质量标准,均需要对药材或饮片进行适当的提取,使活性物质溶出后再开展研究。

根据处方或拟研究对象的传统使用方法,结合其所含化学成分的性质,选择合适的溶剂和适当的方法提取,制备各种提取物,供整体动物或体外活性筛选模型进行药效或活性评价(以整体动物实验为主)。制备样品时,应提供尽可能多的、在物质结构和组成上存在明显差异的提取物或组分样品供药效学筛选。为了发现有效部位或有效成分,可在活性指导下(以体外活性筛选为主)对筛选确认具有药效作用或生物活性的提取物进一步分离,制备含不同化学组分的样品。这里重点介绍提取物的制备。

中药材所含成分复杂,不仅含有生物碱、黄酮、蒽醌、萜类、有机酚酸、氨基酸、挥发油等小分子活性物质,还含有蛋白质、多糖等大分子物质。因此,提取时应考虑药材或饮片所含成分的类型及性质,根据相似相溶原理,选择合适的溶剂和方法进行提取,确保有效成分被充分提取出来。若有效成分不明确或其性质不清楚时,则需要根据临床应用方式或在药理实验配合下,选择不同溶剂提取,获得不同极性部位,以便明确有效成分所在的部位。如采用低极性到高极性溶剂的分步提取方法,一般先用低极性的石油醚、汽油等提取萜类、甾体、精油、叶绿素、油脂和蜡等脂溶性大的化合物,残渣用中等极性的溶剂乙醚、三氯甲烷或乙酸乙酯提取黄酮、香豆素、蒽醌、有机酸、生物碱、树脂等化合物,之后,再用丙酮、乙醇、甲醇等极性溶剂提取苷类、鞣质及极性大的生物碱类,接下来还可用水、酸水、碱水提取氨基酸、蛋白质、多糖等水溶性化合物。

1. **常用的提取方法**　包括水提取法、有机溶剂提取法、水蒸气蒸馏法、超临界流体提取法、微波提取法、超声提取法、闪式提取法等。

(1) 水提取法:水作为溶剂,是中药提取最常用的溶剂。用水提取,符合中药汤剂的传统用法,经济、易得而且安全性高。大极性和水溶性成分如苷类、单糖、低聚糖、多糖、蛋白质、氨基酸等一般用水提取。生物碱在植物体内一般与酸性成分结合成盐存在,而酸性化合物,其羧基极性大,可与金属成盐,盐可溶于水,因此,这些化合物可用酸水或碱水提取。另外,多种成分之间存在助溶现象,混合提取时能将大部分成分提取出来。提取方法有浸渍法、渗漉法和煎煮法等。用水作为溶剂提取的缺点:提取液中杂质多,无机盐、蛋白质、多糖和淀粉等均可一同提取出来,导致浓缩困难易糊化,进一步分离精制也比较困难,提取液未及时处理容易霉变,尤其是渗漉提取时间长,室温高时,在渗漉过程中就容易发酵霉变。

(2) 有机溶剂提取法:有机溶剂种类多,包括低极性的石油醚、汽油及己烷,中等极性的二氯甲烷、三氯甲烷、乙醚、乙酸乙酯、丙酮,以及大极性的乙醇、甲醇及含一定量水的甲醇或乙醇。因此,中药中的大多数活性成分可被有机溶剂提取出来。乙醇是最常用的有机溶剂,具有溶解性好,对植物细胞的穿透力强,除蛋白质、黏液质、果胶、淀粉和部分多糖外,中药中大多数成分能在乙醇中溶解,同时还可以根据被提取分子的性质,采用不同浓度的乙醇进行提取。因此工业生产时,中药多采用乙醇或含水乙醇等。提取方法有冷浸法、渗漉法、回流提取法、索式提取法、连续回流提取法等。

(3) 水蒸气蒸馏法:是将加热水产生的水蒸气通入已粉碎的药材中,其中的挥发性成分随水蒸气一并馏出,通过冷凝使挥发性成分和水分离的一种方法。本法适用于具有挥发性、难溶或不溶于水、能随水蒸气蒸馏而不被破坏的成分的提取。水蒸气蒸馏法具有操作简单、成本低廉、适合工业化生产等优点。药材或饮片中含有挥发油等挥发性活性成分时,常常采用水蒸气蒸馏来提取。如大蒜中的大蒜素,麻黄中的麻黄碱,当归、广藿香等中的挥发油等。

(4) 超临界流体提取法:是利用超临界状态下的流体为萃取剂,从液体或固体中萃取药材中有效成分并进行分离的方法。超临界流体是温度与压力均在其临界点之上的流体,性质介于气体和液体之间,有与液体相接近的密度,与气体相接近的黏度及高扩散系数,故具有很高的溶解能力及良好流动、传递性能,可取代传统的有毒、易燃、易挥发的有机溶剂,是目前公认的具有环境友好和有效的药物提取方法。CO_2 是常用的超临界流体,适用于亲脂性、分子量较小物质的萃取,如挥发油、生物碱、黄酮、有机酚酸、苷类、萜类以及天然色素等成分。已应用于从茶叶中提取咖啡因,从丹参中提取丹参酮类成分,从当归等提取挥发油类成分等。

(5) 微波提取法:又称微波辅助提取法,是指使用适当的溶剂在微波反应器中利用频率为300~300 000MHz 的电磁波辐射从植物、矿物、动物组织等中提取各种化学成分的方法。极性较大的分子可获得较多的微波能,因而运动速度较快,溶质和溶剂的极性越大,提取效率越高。利用这一性质可选择性地提取极性成分,含水溶剂中,极性分子的提取率明显高于传统方法。微波提取还具有操作时间短、溶剂消耗量少、有效成分得率高、不产生噪声、适合于热不稳定成分且能在短时间内灭活植物中的水解酶等优点,在中药提取中具有很好的应用前景。

(6) 超声提取法:是采用超声波辅助提取溶剂进行提取的方法。超声波提取是利用超声波的强振动、高加速度、强空化效应、强搅拌作用缩短中药组织中的有效成分进入溶剂的时间,提高提取效率。超声波提取法具有适用范围广、提取率高、选择性强、溶剂用量少、对有效成分无明显影响以及对环境污染小等优点,故成为植物有效成分提取的有力工具,受到广泛关注。超声波提取可避免长时间高温引起的样品分解,有利于热不稳定物质的提取,如川黄柏中的小檗碱、薄荷中的挥发油等。

(7)闪式提取法:是按照组织破碎提取原理,依靠高速机械剪切力和超动分子渗滤技术,在适当溶剂中破碎物料至微小颗粒,并快速提取有效成分的方法。其提取速度快,可降低能耗,从而降低提取成本。与传统的提取方法相比,具有高效快速、不需加热等优势,已应用到植物中挥发油、皂苷、黄酮、蒽醌等成分的提取。例如,孟庆举等人采用闪式提取法,通过正交试验,以左旋紫草素、羟基萘醌总色素的提取率为评价指标,确定了紫草有效成分的最佳提取工艺,并认为闪式提取法具有简单、便捷等优势。

2. 提取物中常见杂质的去除   中药和天然药物常常含有叶绿素、鞣质、纤维素、蛋白质和酶、单糖、低聚糖和淀粉、油脂和蜡、树脂和树胶、黏液质等。除少数鞣质、多糖和蛋白质具有活性和功效外,这些成分大多数在药用上视为无效物质或杂质。杂质的存在,不仅干扰活性筛选,影响进一步的分离精制,而且还会影响新药制剂剂量及成型工艺。在提取时,首先应选择合适的溶剂避免这些杂质被提取出来,同时还需要针对性地除去这些杂质。

(1)叶绿素:植物材料中普遍存在叶绿素,尤其是在叶及全草类药材中大量存在。叶绿素是绿色色素,能溶于有机溶剂,较难溶于水,但溶于碱水。乙醇或含水乙醇提取时,回收乙醇至浓缩液中含有15%左右的乙醇时,冷藏,绝大部分叶绿素可沉淀出来,或用汽油或石油醚萃取除去;水提取时,可用汽油或石油醚萃取除去叶绿素。如生物碱与叶绿素共存,可用酸水处理,使生物碱溶于酸水,而叶绿素不溶,从而除去叶绿素。

(2)多糖和蛋白质:多糖又称多聚糖,由10个以上的单糖分子通过苷键聚合而成,其分子量较大,是一类大分子化合物,溶于水,但不溶于乙醇、甲醇等有机溶剂。多糖广泛存在于动物、植物和微生物细胞中。中药多糖具有免疫调节、抗肿瘤、抗炎、抗病毒、抗氧化、抗辐射等多种功能,但在关注小分子天然活性成分时往往将多糖作为杂质。此外,中药尤其注射剂生产中必须除去蛋白质类水溶性大分子物质。用水或稀醇溶剂提取时,可以在浓缩液中加入数倍量高浓度乙醇,沉淀除去多糖、蛋白质等水溶性杂质,该法称为水提醇沉法。用有机溶剂提取时,多糖和蛋白质不会被大量提出,在这种情况下,利用大孔吸附树脂、MCI树脂、反相硅胶等填料进行柱色谱分离,用水洗脱也可除去提取物中的这些极性大分子杂质。

(3)鞣质:又称单宁,是一类结构复杂的酚类化合物,由没食子酸(或其聚合物)的葡萄糖(及其他多元醇)酯、黄烷醇及其衍生物的聚合物以及两者混合共同组成的植物多元酚。鞣质在植物中广泛分布,尤以树皮中为多。鞣质成分具有收敛性,可与蛋白质结合生成沉淀,临床上有止血、止泻及抗菌抗病毒作用。鞣质可溶于水、乙醇和甲醇,形成胶体溶液,不溶于三氯甲烷、乙醚等低极性有机溶剂,易潮解,较难纯化。除部分中药(如五倍子、诃子等)中的鞣质为活性成分外,大多数情况下鞣质被认为是一种杂质,因为鞣质不仅干扰成分的进一步分离纯化,同时还会干扰活性测试结果。药材的水或乙醇提取液中常杂有大量的鞣质,用聚酰胺柱色谱法可有效脱除鞣质类成分。

(4)蜡质:为脂溶性物质,可溶于石油醚和乙醚,可用这些溶剂进行脱脂,先去除植物所含的蜡质和其他脂溶性杂质,再进一步用其他溶剂提取,也可用乙腈沉淀处理植物提取物去除其中所含的蜡质。

实例1：制备紫花洋地黄中的地高辛需要去除叶绿素

干燥叶粉加等量水拌匀，保持40~50℃酶解20小时左右，然后分别用4倍量及3倍量80%乙醇回流提取2次，每次2小时，冷却过滤，滤液合并减压浓缩到约含20%乙醇，放冷，析出叶绿素等杂质，滤取上层清液，滤液用三氯甲烷提取3次，合并三氯甲烷液，浓缩到生药量1/5左右，用10%氢氧化钠溶液洗涤数次，至碱液基本上无色为止，用水洗至中性后，蒸干，所得残留物用少量丙酮溶解，静置过夜，析出的地高辛再用70%乙醇重结晶2次，即得纯品。

实例2：辛芍冻干粉针中赤芍提取物鞣质的去除

在研究辛芍冻干粉针制备工艺时，发现传统除鞣质方法不能有效去除辛芍提取物中的鞣质，因此以芍药苷动态转移率、鞣质检查、局部刺激性和小鼠异常毒性试验为评价指标，比较明胶法、碱性醇沉法和聚酰胺不同除鞣质工艺的除鞣质效果。聚酰胺法明显优于传统除鞣质方法，不仅除鞣质效果好，而且指标成分损失少，芍药苷转移率达95%以上，家兔注射部位肌肉均未见明显红肿、充血等现象，小鼠的致死浓度达120倍以上，远高于明胶法（30倍）与碱性醇沉法（60倍），有效地提高了制剂的安全性。

（二）天然产物样品库

结构多样、数量庞大的样品是活性化合物和创新药物发现的源泉，国际上大型制药企业和研究机构（如美国辉瑞、德国拜耳、瑞士诺华、英国葛兰素史克、美国国家癌症研究所等）一般都建有自己的化学成分实体库，拥有数量达到上百万个化合物样品，并以多种方式不断丰富样品多样性，以便占领新药研发的源头和先机。天然化合物是植物、动物和微生物长期适应环境或与天敌斗争中不断进化形成的代谢产物，具有明显的结构多样性，多数天然产物具有类药性，是筛选活性先导化合物的重要资源。近几十年来，虽然合成的新化合物日益增多，高通量筛选技术也得到不断发展，但新药研发高成本、高风险和低成功率，使世界各国医药研发者及制药公司重新开始重视天然化合物的样品资源。

我国虽然在中药和天然药物化学成分方面开展了大量研究，取得了丰硕的成果，但我国的新药研究长期以仿制为主，极少建立一定规模的样品库，制约了新药的发现和创新。中药有长期的临床实践基础，因而从中药出发发现有效成分的概率会大大提升，但仍然需要进行大规模的筛选。因此，规模化的中药成分和天然产物库构建，也是中药活性成分发现的关键。在"十一五"期间，重大新药创制专项设立了"新药研发公共资源平台"，中国医学科学院牵头，集全国之力，针对600余种常用中药和经典方剂，制备获得9 000余种化学单体成分和6 000余种活性组分，构建了涵盖方剂、药材、组分及化合物的化学与生物信息的中药信息数据库，建立了可用于创新药物发现、组分中药配伍、中药质量控制和评价的实物储存库和智能化信息库，完成了"中药化学与活性成分库"建设，并创建了"国家中药化合物库"，包括中药成分制备中试中心和实体样品储藏库，其中实体样品储藏库（超低温、低温、常温）面积达300m²，可规模化储藏中药单体成分、提取物、组分及中草药样品；针对实体库中样品及特性，开发了具备专业的化学结构处理功能的"中药化合物库信息管理系统"，强化了样品条码和数字化管理，实现了化合物结构和活性信息的可视化查看和样品的精确定位，可持久地为创新药物发现提供天然产物样品的储存和信息服务，为我国新药发现提供了资源共享平台。

样品库的建立应当遵循一定的原则：①规范化，按照国际标准化模式建立、管理和运行；②样品多样性，除不断丰富单体成分的结构多样性外，还应该利用我国丰富的药用植物资源及大量的方剂资源，针对性地建立中药复方、有效部位及组分样品库，可扩大新药发现范围；③可持续性，建立样品收集共享机制,储备化合物分离技术,确保库中样品不断更新,为不断出现的疾病及新的筛选模型提供样品资源。

(张　涛　邹忠梅)

第三节　候选药物的发现

临床需求是新药价值的体现,因此中药创新药候选物的发现首选应该根据临床需求,选择中医药疗效明显的病种并确定临床适应证,然后从经典古方、民族药、民间药、临床名方、医院制剂、中成药和天然药物等,筛选出合适的研究对象。在活性指导下反复筛选,从药材(饮片)提取物获得有效部位、有效成分或复方候选物。因此,候选药物的发现涉及多个学科,过程复杂、周期长。本节将从发现思路、发现方式、发现过程中常用的活性评估方式,以及适合中药复杂体系的新技术等几个方面介绍候选药物发现的研究思路和方法。

一、研究思路

中药创新药按物质组成可分为三个类型,即有效成分、有效部位及复方。不同组成的候选药物发现的研究思路不同。因此,下面将分别按照有效成分、有效部位及复方来叙述。

(一)基于有效成分的候选药物发现

有效成分是指从中药和天然药物中分离纯化得到的具有一定药效的单体化合物。在对中药化学成分提取、分离和鉴定基础上,采用药理模型对得到的纯化合物进行生物活性检测,发现具有临床使用价值的活性化合物,再进行系统的药效、药代、安全性和临床评价,研发成为单体化合物候选药物。有效成分新药实际上与化学药没有本质性的区别,研发有效成分的新药应该与上市的适应证相同或相似的化学药进行比较,分析拟开发新药在疗效、安全性、生产成本等方面的优势或特色。

有效成分候选药物通常是在对单味药的系统活性成分研究基础上发现的。所选择的单味药一般来自具有人用历史的经典名方、临床有效方剂、中成药、民族民间药或者天然药物,在经过现代药理确认药效后,通过活性跟踪分离鉴定活性成分,或者通过对天然产物样品库进行大规模筛选,发现具有临床使用价值的有效成分,再经过药效、药代和安全性等成药性评价获得有效成分候选药物(图5-1)。

(二)基于有效部位的候选药物发现

有效部位是从单味中药或中药复方中提取的一类或数类成分。通过对提取物精制除去无效成分,富集有效成分,使疗效更强、作用更专一,其化学成分比较清楚、质量更易控制,符合中药现代化的发展趋势。有效部位新药仍然具有中药多成分、多靶标的作用特点,符合中医药理论。

一般,将单味药或中药复方提取物分成若干部位或组分,进行活性筛选,发现某一部位或某类成分具有明显的药效作用,或者在单味药活性成分研究基础上,明确某类成分为其活性成分群,经药效和安全性评估,确定其是否具有临床使用价值和开发前景。经富集纯化获得符合创新药要求的候选物,通过药效和安全性等成药性评价得到候选药物。如丹参总酚酸、三七皂苷、苁蓉总苷、龙血竭酚类提取物等。有效部位可单独成药,如三七皂苷制成的血塞通;也可在中医药配伍理论指导下,通过药理实验进行配比筛选得到有效部位组成的复方制剂,如由三七、葛根、西洋参有效部位组成的金森脑泰粉针剂(图5-2)。

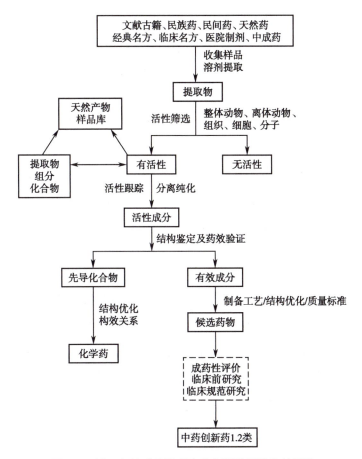

图 5-1　基于有效成分发现中药创新药候选物的思路

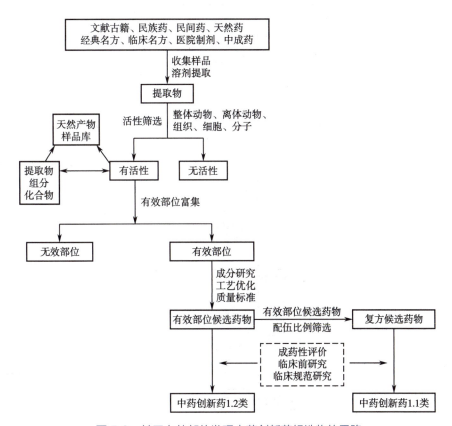

图 5-2　基于有效部位发现中药创新药候选物的思路

(三)基于复方的候选药物发现

中药复方是中医药文化的精髓,是中医临床用药的主要形式和手段,也是中药创新药的重要来源。但关于中药复方创新药的研发思路、方法及评价策略均尚处于探索之中,尤其是处理传承与创新的关系,既要保持中医药特色和优势,重视临床用药经验及传统工艺,同时要符合新药的特性,通过现代提取制备工艺,研制成满足临床用药需要、安全有效的制剂,能满足服用、携带、生产、运输、贮藏方便的要求。

中药复方制剂处方组成复杂,临床用途各异,因此不能按照一种或几种固定模式开展新药发现和开发研究。总体来讲,研究对象可以分为传统复方和现代复方两种类型。传统复方是指从经典古方、医院制剂、临床经验方等选择对适应证确有疗效的方剂,研发时应遵循临床应用历史和传统工艺,在中医药配伍理论指导下,对组方及配比剂量进行优化,工艺研究需关注活性成分随工艺的变化以及如何最大限度保留临床起效物质。这类复方具体形式有来源于古代经典名方的中药复方、主治为证候的中药复方、主治为病证结合的中药复方。现代复方是指选择药理和化学研究比较清楚的单味药,在中医药配伍理论指导下,应用现代药理实验,针对适应证,筛选组方及最佳配比,经现代工艺制备研制的复方制剂。这类配方药味简单,一般不超过4味药,成分清楚、工艺先进、质控指标明确,但组方多缺乏明确的临床基础,因此应重点关注药效的验证(图5-3)。按照国家《中药注册分类及申报资料要求》(2020年版)的规定,本节所述候选药物为中药创新药候选物,古代经典名方的研发在此不做叙述。

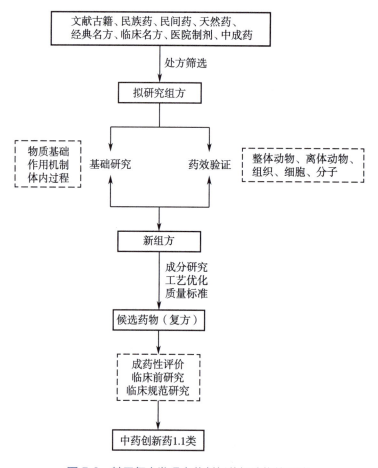

图5-3   基于复方发现中药创新药候选物的思路

二、发现模式

从药物发现历史来看,药物发现主要有两种模式:一是偶然发现,二是主动发现。虽然偶然发现的药物都是里程碑式的,如在研究偶氮染料的过程中偶然发现的磺胺类药物,研究葡萄球菌实验中发现的青霉素,但这些发现过程不可控,不是药物发现的主要途径。新药发现必须依赖主动发现,即药物筛选。古代中医药的“神农尝百草”就是人类主动进行药物筛选的具体实践。中药候选物来源复杂,既有疗效确切的经典古方、临床名方、医院制剂等,也有成分清楚的单味药或者复方,面对如此海量的古籍文献及现代研究数据,如何快速挖掘出针对适应证具有确切疗效的处方,筛选发现中药创新药候选物,必须针对性地选择合适的筛选发现模式。

(一) 系统筛选

系统筛选包括随机筛选和彻底筛选。

随机筛选是指利用适当的药理模型,对大量的样品进行活性评价,在众多的样品中发现具有生物活性的提取物、组分或化合物,这是最基本的药物筛选方式,也是经典药物发现的主要途径。中药创新药候选物发现主要是通过规模化天然产物样品库的筛选,或者是在对传统的天然药物研究中,对分离鉴定的化学成分进行随机活性筛选,如 MTT 法随机筛选植物中具有抗肿瘤活性的候选物。

彻底筛选是指对结构独特的化合物进行彻底的药理学评价,如从中药或天然药物分离得到的新骨架化合物,可以通过广泛的药理学研究,确定是否具有明确的药理活性,以及是否具有临床价值和开发前景。

(二) 定向筛选

定向筛选是指通过特定的方法筛选防治某类疾病药物的方式。这种方式特别适合中药创新药候选物的发现。因为中药无论是经典古方,还是现代中药,均具有一定的临床应用经验和积累。创新药研究可基于临床适应证选择相应的组方或单味药,利用与适应证相关的活性评价方法和模型,针对性地追踪分离出各个组分乃至各单体成分,直到候选药物的确认。

三、活性评估

常用于中药创新药候选物发现的活性评估主要有以下三种形式:基于整体药效的活性评估、基于组织器官水平的活性评估、基于细胞分子水平的活性评估。

(一) 基于整体药效的活性评估

整体动物实验结果最接近人体试验,可以从整体水平客观地观察药物的治疗作用、不良反应及毒性作用,符合中药多靶标整体作用的特点,在中药新药研发过程发挥着不可替代的重要作用。从整体动物模型获得的筛选结果,对预测和评估所筛选样品的临床价值和开发前景具有重要意义。多种疾病的动物模型,如高血压、高脂血症、糖尿病等,已广泛应用。基因敲除和转基因动物的技术发展日新月异。同时具备西医疾病和中医证候特征的病证结合动物模型也逐渐成熟,如脾虚型溃疡性结肠炎动物模型、肾阴虚型高血压动物模型、血瘀型子宫肌瘤动物模型等,为中药创新药的研发提供了与临床吻合的评价模型。但是,由于样品需要量大、成本高、效率低、劳动强度大,且许多疾病尚没有在动物上成功复制出病理模型,尤其是与中医病症相关的动物模型非常少,限制了整体动物模型在中药创新药候选物发现过程中的普遍使用。

（二）基于组织器官水平的活性评估

组织器官水平模型是采用动物的组织、器官制备的药物筛选模型,如离体气管模型、心脏灌流实验、离体肠道模型等,可观察药物对生理或病理条件下组织、器官的作用,一定程度上克服了整体动物模型的不足,如减少了样品用量、提高了效率、减低了成本等,虽然规模小、效率低、反应药物作用有效,但近年通过检测方法的改进和结果处理自动化,组织器官水平模型的研究和应用取得了很大的进展,在中药创新药候选物发现中尤其是在深入筛选及活性验证方面发挥了重要作用。

（三）基于细胞分子水平的活性评估

细胞水平模型是指通过不同手段对正常细胞、病理细胞、基因敲除细胞、病毒感染细胞等处理后的药物筛选模型,如脂多糖诱导 RAW264.7 巨噬细胞模型、皮质酮损伤的 PC12 细胞模型等,可观察被筛选样品对一个最小而又相对完整的生物体系的作用。分子水平模型是以酶、受体、离子通道及基因表达调控为靶标,观察样品的作用,最大特点是药物作用靶标清楚。随着生物生命学科的快速发展,大量细胞分子水平的药物筛选模型不断出现并逐渐被应用于药物研发中,尤其是受体学说的出现,为药物筛选提供了可靠的方法,也成为中药有效成分活性跟踪及候选药物发现初期常使用的筛选模型。

与整体动物和组织器官模型相比,细胞分子水平模型样品用量少,这对于中药微量活性成分、不易获得样品非常重要,而且可实现一药多筛,扩大发现新药的范围。同时,还可弥补组织器官体外活性保存时间短的不足,大大降低成本,缩短实验周期。细胞和分子水平模型的应用为自动化操作奠定了基础,使药物筛选由手工筛选形式转变为自动化大规模筛选体系,如高通量筛选的普遍采用,为天然产物样品库这种大规模样品筛选创造了便利条件。

（四）高内涵筛选

除少数疾病的发病原因与单一靶标有密切关系外,多数疾病是多靶标,显然基于单靶标、单指标的评价方式不能反映药物的全面作用,这也是基于细胞和分子水平的药物筛选获得的候选物后期被淘汰概率高的重要原因。因此,以多指标、多靶标共同作用为主要特点的高内涵筛选技术应运而生。

高内涵筛选是一种高效筛选评价技术,在保持细胞结构和功能完整性的前提下,同时检测被筛样品对细胞形态、生长、分化、迁移、凋亡、代谢途径及信号转导各个环节的影响,在单一实验中获取大量与基因、蛋白质及其他细胞成分相关的信息,确定其生物活性和潜在毒性的过程。高内涵筛选已应用到新药研发的各个阶段,包括药物活性筛选、毒性评估和早期的 ADME 研究等(参见第一章)。

由于疾病的复杂性,药物在机体内发挥作用也相当复杂,体外筛选影响因素多,出现假阴性假阳性结果很普遍。体外具有良好活性的并不一定能在整体水平上表现很好的效果。尤其是具有多靶标多因素的中药,即使体内或临床有很好的效果,但获得的单体成分或组分体外筛选也不一定具有活性。因此,创新药研发中应系统筛选与定向筛选相结合,选择各个水平的筛选模型,从主效应和次效应不同角度,反复筛选获得有效成分、有效部位或复方等形式的候选药物。

四、适合中药复杂体系的新技术

中药成分和作用机制复杂,其临床疗效往往不是来自某个单一活性成分,而是一组可以发挥综合药理作用的特殊化学物质整体共同协同作用的结果。如中药银杏,它含有银杏黄酮、银杏萜内酯等成分,其疗效是这些成分共同产生的综合效应。同时中药化学成分复杂、含量低,传统植物化学研究方法存在周期长、效率低等不足,难以为传统的药物筛选提供足够数量和储量的高质量样品。因此,中药有效成分的研究及候选药物的发现过程特别重要。选择符合中医药特点,适合中药复杂体系的研究思路和方法,从整体角度发现与药效相关的有效成分非常有意义。

目前已应用于中药复杂体系物质基础及筛选中的研究方法主要有:生物色谱法、基因芯片技术、虚拟筛选技术、血清药物化学、谱效相关技术、色谱-生物活性联用技术、网络药理学、代谢组学、亲和超滤质谱技术等。

（一）生物色谱法

生物色谱法是将酶、受体、DNA、抗体、血浆中的运输蛋白和其他具有重要生理功能的活性生物大分子作为配体固着于色谱填料上作为靶标,制成一种生物活性填料,当混合药物随流动相经过色谱柱后,由于不同分子与靶标作用程度的差异,因而在生物活性填料上表现出不同的保留行为,形成一种能够模仿药物与生物大分子、靶标或细胞相互作用的色谱系统,可以方便地研究药物与生物大分子、靶标或细胞间的特异性、立体选择性等相互作用。

生物色谱法的固定相能够特异性、选择性地与活性成分结合,可以排除大量非活性成分的干扰,大大缩小中药活性成分筛选的范围,为中药活性成分的筛选提供简便有效的方法。同时,可与能提供结构信息的质谱和核磁技术联用,使效应成分的筛选、分离与结构鉴定同时完成。因此,生物色谱法成为研究中药复杂体系药效物质基础的有效手段。根据固定相的不同,生物色谱法包括分子生物色谱法、生物膜色谱法、细胞生物色谱法等类型。

1. **分子生物色谱法**　是以生物大分子为固定相配基的液相色谱。酶、受体、DNA、膜蛋白、膜磷脂、血浆中的运输蛋白和其他具有重要生理功能的生物大分子均可作为分子生物色谱的配基,开展药物活性成分研究。药物与蛋白质尤其是载体蛋白的结合能力,对药物在体内的运送、活性或毒性的表达、代谢甚至排泄等过程起着至关重要的作用。因此,考察化合物与载体蛋白的结合能力,对鉴定它是否具有生物活性有着非常重要的意义。

该方法动态模拟药物在体内的作用过程,将活性成分的分离和筛选相结合,不仅能筛选复杂体系中的活性物质,还能明确其作用靶标。已使用的分子生物色谱固定相有:硅胶键合人血清白蛋白、氨肽酶 N（APN）、基质金属蛋白酶（MMP）等。以血浆中两种主要的载体蛋白即人血清白蛋白（human serum albumin,HSA）和 α-酸性糖蛋白（α-acid glycoprotein,AGP）为固定相较为常用,可作为分子探针考察活性成分与载体蛋白作用的强度。

2. **生物膜色谱法**　是以固载了生物膜或模拟生物膜的色谱填料为固定相的液相色谱,用于研究药物与细胞膜、膜受体、酶的相互作用。生物膜位于细胞或细胞器的表面,是细胞进行生命活动的重要结构,调控细胞的物质和能量转换、信息传递、蛋白质合成等细胞功能。药物必须透过细胞膜或与细胞膜上的受体结合才能发挥疗效。当混合药物随流动相流过的时候,不同物质与膜的作用程度不同则可表现在膜上的保留性能的差异,具有活性的化学成分或化学成分群（有效部位）被色谱柱保留,无活性成分直接流出,利用这种差异筛选发现中药活性分子（群）。根据细胞膜的来源,又可以分为细胞膜生物色谱法和仿细胞膜生物色谱法。

（1）细胞膜生物色谱法：是以人或动物的活性细胞膜为固定相的液相色谱。细胞膜是由脂质双层构成，存在多种受体，一般单个细胞的受体密度可达 $10^3 \sim 10^4$ 数量级，还含有离子通道和酶等效应靶标，因此该方法非常适合多靶标中药活性成分的筛选。细胞膜上的受体、通道能选择性地识别药物中的化学成分并与之特异性结合，通过影响细胞内第二或第三信使分子产生一定的生物效应。化合物在细胞膜色谱模型上的保留特性与其药理作用有显著的相关性，所用模型基本可反映药物或化合物与细胞及膜蛋白（包括受体）的相互作用，无须分离提取步骤，操作简便快速，可以直接筛选出中药及组方中的活性成分。血管平滑肌细胞膜、胰岛细胞膜、红细胞膜、心肌细胞膜、白细胞膜、牙周细胞膜、受体高表达细胞膜等生物膜色谱都已应用到中药研究中。但细胞膜色谱还有很多局限性，如离体细胞膜容易失活，导致色谱柱的寿命较短；流动相的选择受限，需要考虑固定相上细胞膜的耐受性。

（2）仿生物膜色谱法：是将具有与生物膜类似的磷脂双分子层结构的脂质体等为固定相配基，结合到硅胶载体表面制成固定相，活性成分的色谱保留可模拟活性成分与生物膜的相互作用，反映活性成分在细胞膜上的穿透能力。根据类生物膜的结构可分为生物分配脂质体色谱、磷脂膜色谱、生物分配胶束色谱、生物分配微乳色谱等。但这类色谱分离能力差，而且并无载体蛋白，不能真正反映活性成分与蛋白质的结合情况。

3. **细胞生物色谱法**　是以活细胞或其细胞壁为固定相配基的液相色谱法。利用细胞的特异性结合能力或细胞壁独特的选择性、通透性，能够特异、选择性地与中药提取液中的活性成分结合，筛选具有多靶标作用的活性成分。红细胞、肝细胞、人脐静脉内皮细胞等为固定相配基的生物色谱法已应用于中药活性成分筛选。

（二）基因芯片技术

基因是遗传信息的载体，药物通过不同的作用靶标作用于组织细胞，直接或间接地影响细胞内基因的表达。基因芯片技术是指将核酸片段种植到膜、玻璃、塑料和硅片等支持物上，待检测样品与芯片中已知序列的核酸探针互补杂交后，由标记分子标记杂交体确定靶核酸的序列和性质，通过用药前后表达谱的变化找出靶基因及受靶基因调控的基因。基因芯片技术的突出特点是高度并行性、高通量、微型化和自动化，能够一次性将大量探针固定在支持物上，同时对多个待测样品进行序列检测及分析，进行大规模筛选，从基因表达水平上定性定量地反映中药活性成分的药效和毒理作用。可节省大量的动物实验，缩短药物筛选时间，减少成本，是一种从基因水平筛选中药有效成分的方法。但该技术尚存在一些技术问题，如芯片的制备技术要求高、特异性不强，样品制备及标记程序烦琐等，限制了其在药物筛选中的普及。

（三）虚拟筛选技术

虚拟筛选技术是指利用计算机技术模拟将配体（如蛋白质、DNA/RNA、小分子等）与受体蛋白质生物大分子相互结合，计算物理化学参数来预测其结合模式及亲和力，对药物进行活性评价的技术。虚拟筛选技术极大地减少了新药创制的盲目性和偶然性，可提高药物研发的成功率、降低研发成本、缩短研发周期，在药物研究领域得到广泛使用，并已成功应用于中药活性成分的筛选和作用靶标等研究，且展现出独特的优势。

常用中药的化学成分研究取得了丰硕的成果，但大部分成分由于样品量少仅开展有限的活性筛选，甚至很大一部分未曾进行活性评价。虚拟筛选在无须提取制备样品情况下,可对已从中药中鉴定的成分,选择与功效相关的各个靶标,用计算机模拟各成分与给定靶标的相互作用,在理论上评价各化学成分有无活性,进而用相应的药理实验对理论活性进行验证,从而快速筛选出真正有活性的成分,快速揭示中药药效物质基础。

虚拟筛选的分子对接方法理论和技术日趋完善,但各种方法本身存在着一定局限性。因此,胡衍保等人建立了联合利用 2 种基于不同原理的分子对接程序来研究复杂体系中物质基础的方法,通过互补和相互佐证可进一步提高虚拟筛选的准确度与导向性。选择 5 个冠心病相关靶标,包括过氧化物酶体增殖物激活受体 γ(PPARγ)、血管紧张素转换酶(ACE)、羟甲基戊二酰辅酶 A 还原酶(HMGR)、环加氧酶 2(COX-2)及凝血酶(thrombin)等,采用 LibDock 和 AutoDock 两种分子对接程序联合对接方法,考察了心可舒中鉴定的 51 个化学成分与这些靶标的相互作用,发现 12 种成分分别与上述靶标发生了相互作用,其中葛根苷 A、葛根苷 B、丹酚酸 A 和丹酚酸 C 等 4 个化合物可能作用于 2 个或者 2 个以上的靶标。

(四)血清药物化学

无论是单一成分还是复杂成分,只有进入体内才能发挥作用。中药复方成分虽然复杂,但进入体内且被检测到的化学成分数量有限。进入血液的成分包括复方中成分的原型、肠内菌代谢产物,以及它们对机体直接作用后产生的生理活性物质等。因此,通过给药后对动物血液、尿、胆汁、胃液、肠液、粪便等生物样本进行分离、分析,从而发现复方在体内发挥药效的物质。目前研究多集中在给药后的动物血液上,即血清药物化学法。血清药物化学法是在含药血清的思路上发展起来的。日本学者田代真一 1984 年提出了含药血清方法的设想,随后基于"人体胃肠道中寄生菌群能够通过水解苷类物质获得能量来源,中药产生生物活性的成分可能是中药经过菌群代谢之产物"的想法,提出了"血清药物化学"的概念。我国学者王喜军教授 1997 年正式提出了"中药血清药物化学"的概念。中药血清药物化学是以中药口服给药后的血清为样品,结合传统药物化学与多种现代技术综合应用,从血清中分离鉴定移行成分,研究血清中移行成分与传统疗效的相关性,确定中药及中药复方的体内直接作用物质。王喜军等人通过对六味地黄丸的血清药物化学研究,对大鼠的含药血清中 5 个成分进行药效关联性验证,结果证实其稳定地转移了六味地黄丸原方的药效作用强度。

(五)谱效相关技术

谱效相关技术是建立在中药指纹图谱基础上,将特征指纹图谱中化学成分的变化与药效联系起来,识别和筛选活性成分,包括指纹图谱的建立、药效评价和谱效相关性分析等三个重要部分。谱效相关性分析中数据处理技术有:相关分析、典型相关分析、聚类分析、主成分分析、偏最小二乘回归分析、多元线性回归分析、逐步回归分析、人工神经网络、灰色关联度分析、支持向量机等。鉴于筛选结果是通过建立的谱 - 效数据模型关联分析而得到的,因此,有必要对其结果进行验证。

实例 3:基于谱效关系筛选中药虎杖的抗炎活性成分

于猛等人基于脂多糖(lipopolysaccharide,LPS)诱导 RAW264.7 细胞炎症模型,结合 UPLC-Q-TOF/MS 技术指纹图谱,通过偏最小二乘法(PLS)相关性分析手段,将虎杖醇提物及其大孔树脂洗脱部位特征成分(共有峰)的相对含量与药效活性之间进行相关性分析,筛选虎杖潜在的抗炎活性成分群,并通过细胞水平模型验证了其活性。具体分为以下 4 步。

第 1 步:虎杖提取物及其大孔树脂纯化部位抗炎活性的评价

虎杖 95% 乙醇提取物(提取率 16.15%),经大孔树脂(HP-20)吸附,依次洗脱,洗脱液浓缩成浸膏,真空干燥,得到 30% 乙醇洗脱物(以药材计 5.32%)、60% 乙醇洗脱物(以药材计 1.87%)、95% 乙醇洗脱物(以药材计 0.26%)、上样前滤出的不溶物(以药材计 3.57%)等 4 个部位。当虎杖提取物及大孔树脂洗脱各部位样品终浓度均为 125μg/ml 时,对 LPS 诱导的 RAW264.7 细胞一氧化氮的产生具有不同的抑制作用,各部位对一氧化氮的抑制率分别为 67.3%(95% 乙醇洗脱物)、75.6%(60% 乙醇洗脱物)、15.7%(30% 乙醇洗脱物)以及 43.0%(上样前不溶物),上述研究结果提示,在相同浓度下,虎杖醇提物的大孔树脂 60% 和 95% 乙醇洗脱部位对一氧化氮的生成均具有显著的抑制作用,其抗炎作用较为显著(图 5-4)。

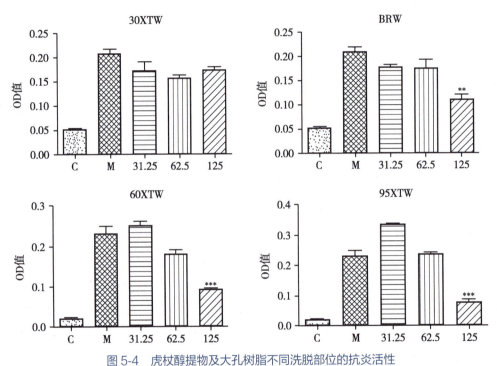

图 5-4 虎杖醇提物及大孔树脂不同洗脱部位的抗炎活性

注:C 为对照组,M 为模型组;与模型组比较,**$P<0.01$,非常显著性差异;***$P<0.001$,极显著性差异;95XTW,大孔树脂 95% 乙醇洗脱物;60XTW,大孔树脂 60% 乙醇洗脱物;30XTW,大孔树脂 30% 乙醇洗脱物;BRW,上样前不溶物。

第 2 步:建立虎杖醇提物及大孔树脂洗脱部位 UPLC-MS 指纹图谱

选择负离子模式对虎杖醇提物及大孔树脂洗脱部位进行数据采集,得到其质谱离子基峰图(图 5-5);然后应用 MassLynx™(version 4.0)工作站中的 MarkerLynx 数据处理功能对所得质谱数据进行预处理,以谱峰面积大于 10 000 作为阈值,导出保留时间和峰面积的数据集。

第 3 步:基于谱效相关的虎杖抗炎活性成分辨识

采用偏最小二乘法分析指纹图谱与抗炎作用的相关性。与抗炎药效作用呈正相关的色谱峰代表的化合物很有可能就是虎杖的活性成分。将虎杖醇提物及其大孔树脂洗脱部位 UPLC-MS 的质谱峰面积及其对 LPS 诱导 RAW264.7 细胞一氧化氮生成量的抑制率分别作为自变量(X)和因变量(Y),

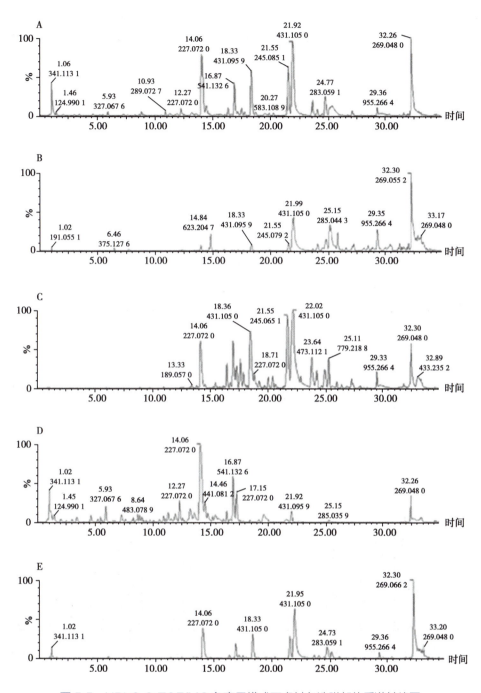

图 5-5　UPLC-Q-TOF/MS 负离子模式下虎杖各洗脱部位质谱基峰图

注：A. 虎杖醇提物；B. 95% 乙醇洗脱物；C. 60% 乙醇洗脱物；D. 30% 乙醇洗脱物；E. 上样前不溶物。

导入 SIMCA-P 软件中进行 PLS 回归分析，根据 VIP 信息来判断 X 对 Y 的贡献大小，一般认为 VIP 值越大的变量贡献也越大。基于谱 - 效相关分析，初步筛选出了 7 个活性成分，分别为大黄素 -1-O-β-D- 葡萄糖苷、大黄素 -8-O-β-D- 葡萄糖苷、大黄素 -8-O-(6′-O- 丙二酰基)- 葡萄糖苷、白藜芦醇 3-O-(6′- 没食子酰基)- 葡萄糖苷、白藜芦醇、大黄素甲醚、虎杖苷等。其中贡献较大的是大黄素 -1-O-β-D- 葡萄糖苷、大黄素 -8-O-β-D- 葡萄糖苷和大黄素 -8-O-(6′-O- 丙二酰基)- 葡萄糖苷等 3 个成分（图 5-6）。

第 4 步：抗炎活性验证

给予不同浓度大黄素 -8-O-β-D- 葡萄糖苷（50、100、200μmol/L），观察对 LPS 诱导的 RAW264.7 细胞

一氧化氮生成的抑制率,如图 5-7 所示,大黄素 -8-O-β-D- 葡萄糖苷(E-8-G)具有显著的抗炎作用,可抑制 IL-6、IL-1β 和 MCP-1 的生成,且呈一定的剂量依赖关系。结果提示,大黄素 -8-O-β-D- 葡萄糖苷可通过下调炎性因子水平,发挥抗炎作用(图 5-7)。

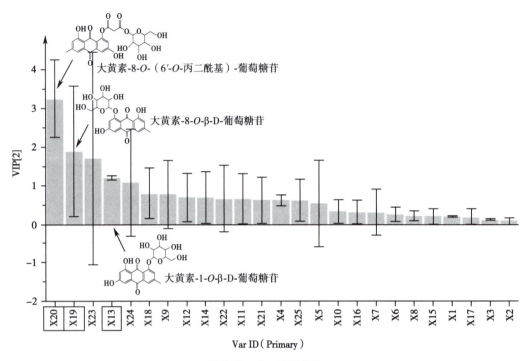

图 5-6　VIP 值直方图

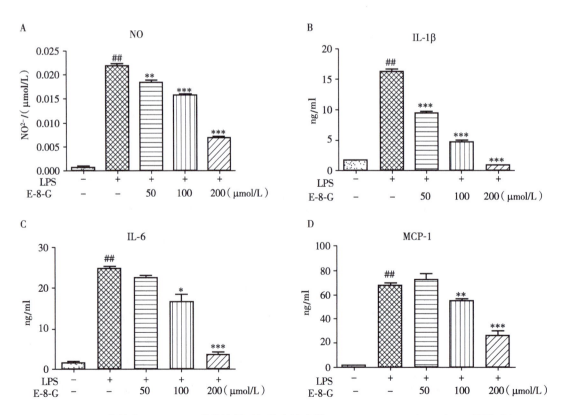

图 5-7　大黄素 -8-O-β-D- 葡萄糖苷对细胞上清中的 NO、IL-1β、IL-6 和 MCP-1 的影响

注:与空白组比较,[##]$P<0.01$,非常显著性差异;与模型组比较,[**]$P<0.01$,非常显著性差异;[***]$P<0.01$,极显著性差异。

（六）色谱 - 生物活性联用技术

1. 高效液相色谱 - 生物活性检测联用技术　该技术是将具有强大分离功能的高效液相色谱（HPLC）技术与成熟的生物活性体外生化检测技术结合起来的药物筛选方法。该方法可使化学分离与活性检测同步进行,用于中药中的活性成分筛选,专属性高、操作简便、筛选速度快。但对活性检测技术要求高,比如方法成熟度高、检测灵敏度高,能定量反映成分及其含量的改变。目前,在中药或天然产物中主要应用于酶抑制剂的筛选,如乙酰胆碱酯酶（AChE）抑制剂、磷酸二酯酶（PDE）抑制剂、血管紧张素转换酶（ACE）抑制剂、细胞色素 P450 抑制剂等,在天然抗氧化剂中也有应用。

2. 薄层色谱 - 生物自显影技术　该技术是将薄层色谱分离和生物活性测定相结合的药物筛选方法。混合样品在薄层色谱上分离后,经特殊的生物显影,使活性成分在薄层板上呈现肉眼可见的斑点,如利用 α- 葡萄糖苷酶可以水解酶底物 2- 萘基 -α-D- 吡喃葡萄糖苷释放出 2- 萘酚,2- 萘酚与固蓝盐反应生成紫色的重氮盐染料,当待测提取物在薄层板上展开后喷上 α-（或 β-）葡萄糖苷酶,对 α-（或 β-）葡萄糖苷酶有抑制作用的化合物存在的部分则呈现白色斑点,其他部分为紫色背景。该方法可从中药粗提物中直接筛选出活性成分,若采用薄层扫描定量分析斑点吸光度还可量化活性的强度。该方法最初用于抗菌活性成分的筛选,之后逐渐应用在抗氧化、胆碱酯酶抑制活性、葡萄糖苷酶抑制活性、脂酶抑制活性等方面的筛选。

（七）网络药理学

网络药理学是基于系统生物学和网络理论原理,对生物系统开展网络分析,选取特定的信号节点,构建"药物 - 靶标 - 疾病"网络系统,探讨药物作用机制及设计多靶标药物分子。可从多靶标的角度将药物靶标和生物系统网络相结合,与中药的有效成分组 / 群、多层次多机制多靶标概念契合度较高,为中药的作用机制和活性成分发现提供了新的研究策略和思路（参见第一章）。

贾红梅等人基于中药系统药理学数据库与分析平台（TCMSP）、文献挖掘和已有研究收集的香附化学成分,使用 PhamMapper 和 DrugBank 数据库进行靶标预测和筛选,采用 Cytoscape 3.6.1 软件构建"化合物 - 核心靶标 - 通路"网络,预测其抗抑郁药效成分,发现香附中 48 个化学成分直接或间接作用于 15 个核心靶标。然后再通过 MAS 3.0 及 KEGG 通路注释分析,发现香附这些抗抑郁药效成分作用于 8 条抑郁相关代谢通路,主要涉及细胞过程、对应激的应答等生物过程,调节黏着斑、神经营养因子、血管内皮生长因子（VEGF）、促性腺激素释放激素（GnRH）、NOD 样受体、胰岛素、趋化因子、ErbB 信号通路等,初步揭示了香附以多成分、多靶标、多通路的协同作用方式发挥抗抑郁效应机制。

（八）代谢组学

代谢组学是研究药物或环境对机体所形成的生物化学物质——代谢产物组的整体效应。通过观测药物作用于机体后代谢通路的精细差异,推测药物的作用,可弥补高通量筛选技术只能在分子和细胞水平评价化合物生物活性的缺陷,提供整体动物水平上药物的定量反应。代谢组学这一整体系统研究手段的出现,与中医学的整体观念和辨证论治的思维方式吻合,两者结合必将给中医药这一复杂体系提供新的研究思路和方法（参见第一章）。贾红梅等人采用代谢组学技术,通过拆方研究各单味药对柴胡疏肝散全方抗抑郁作用的贡献,结合中药指纹图谱及化学计量学方法,将各单味药的化学成分与调控抑郁相关代谢通路的作用进行关联,得到单味药对全方调节相应代谢通路作用的天然活性成分群。以枳壳为例,识别获得柚皮苷、圣草次苷、新橙皮苷、辛弗林、柚皮芸香苷等成分可能为其抗抑郁药效成分。采用分子对接技术和体外活性试验,验证了柚皮苷、辛弗林、新橙皮苷确为枳壳的主要抗抑郁活性成分(图5-8)。研究表明,复方中同一成分可作用于多个靶标,同时不同成分可作用于同一靶标,表明复方中多个成分在针对疾病复杂的系统发挥了网络化的调控作用。该方法充分体现了中药多成分多靶标的特点,为从传统经典方剂中发掘具有生物活性功能的天然活性成分群提供了新的方法。

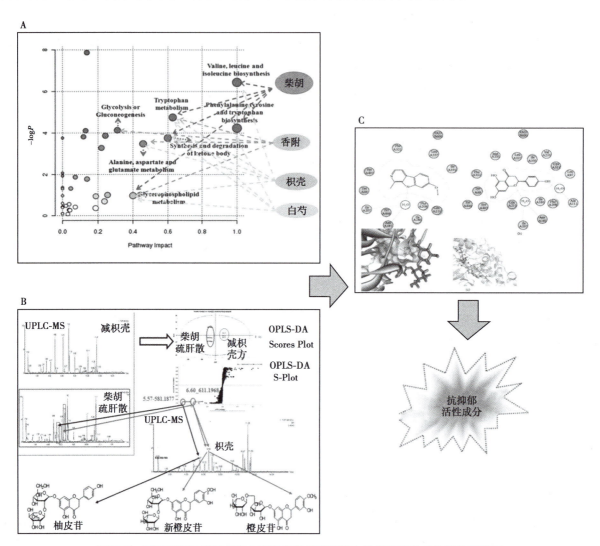

图 5-8　基于代谢组学技术的中药复方柴胡疏肝散中抗抑郁活性成分筛选及验证

注:A. 各单味药对复方调控代谢通路的贡献;B. 枳壳对复方抗抑郁活性成分的贡献;C. 筛选获得潜在活性成分的体外分子模拟对接验证。

(九) 亲和超滤质谱技术

亲和超滤质谱技术是利用小分子药物配体和靶标之间特异性结合的特性,将具有潜在活性的小分子化合物的混合物与靶蛋白混合,通过超滤装置将未结合的小分子滤除后,将靶标 - 配体复合物解离,释放出与靶蛋白结合的活性成分,再利用液相色谱 - 质谱技术分析活性化合物。

超滤质谱技术在筛选活性物质时具有操作简单、效率高、成本低等特点,可与细胞生物学实验、分子芯片等技术结合,用于复杂中药体系中活性成分的筛选和鉴定。刘志强课题组运用亲和超滤质谱技术,从中药复杂体系中成功筛选出多种 α- 葡萄糖苷酶抑制剂、黄嘌呤氧化酶抑制剂和神经氨酸酶抑制剂。

(邹忠梅　贾红梅)

第四节　有效成分及有效部位

有效成分是指从中药中分离得到的具有药用价值和临床应用潜质的活性成分。一般来讲,从饮片(药材)中提取、分离、纯化后得到单一化合物,然后应用光谱技术和化学方法进行结构鉴定,再进行生物活性或药效作用筛选,明确有效成分,可为复方中药制剂及有效部位新药的研究奠定坚实的物质基础。如黄连中抗菌消炎的小檗碱、长春花中抗肿瘤的长春新碱、麻黄中平喘的麻黄碱、青蒿中抗疟的青蒿素、萝芙木中降压的利血平等。同时,针对性地对中药单体活性成分进行药效验证或结构修饰,获得候选药物,再进行初步药效学、药动学、早期安全性评价等成药性研究,可直接开发为有效成分类新药,如小檗碱、紫杉醇、姜黄素等已制成片剂、注射剂、颗粒剂、栓剂等广泛应用于临床。

有效部位是指从中药中获得的化学性质相近、作用相似的化学成分群。从中药或天然药物提取物中分离富集和纯化得到有效成分或有效部位的候选药物,研究的方法和思路既不同于化学药,也不同于中药复方。从中药中获得的有效成分或有效部位既可单独成药,也可作为中药复方制剂的原料。本节主要介绍针对有效成分和有效部位这两类候选药物有关的制备、分离纯化、结构鉴定、ADMET、结构优化及中药成分群相互作用等方法和技术。

一、有效部位的富集和制备

中药提取物采用天然药物化学方法,可以分成若干部位或组分,得到的不同部位或组分经过体内外活性筛选,确定活性成分所在的部位或组分。如果发现某一部位或某类成分,或数类成分的组合具有明显的药效作用,则可根据成分性质进行富集纯化,获得总生物碱、总苷、总黄酮等,通常称为“有效部位”,如丹参总酚酸、三七总皂苷、苁蓉总苷、龙血竭酚类提取物等。富集纯化获得有效部位的方法有溶剂萃取法、硅胶色谱法、大孔树脂吸附法、聚酰胺色谱法、离子交换色谱法、凝胶色谱法、分子蒸馏法等。

1. **溶剂萃取法**　又称萃取法,是指用水、乙醇等溶剂将药材提取浓缩后加少量水混悬,根据有效成分的极性强弱,加入与水不混溶的有机溶剂,实现有效成分的相转移而达到分离纯化的目的的方法。该方法是提取、浓缩、分离和纯化中药有效成分的常用方法,由于其速度快、选择性好、分离效果好、回收率高、操作易于实现自动化和连续化等优点而广泛用于工业生产中。如人参总皂苷的制备:将人参根用甲醇冷浸得其浸膏,加水混悬,用乙醚脱脂后,水溶液中加饱和正丁醇萃取,浓缩即得人参总皂苷。

2. **硅胶色谱法**　是指以硅胶作为固定相,利用各成分在硅胶和流动相之间的吸附-解吸附平衡不同,从而在两相间迁移速度不同而分离的方法。硅胶因其优良的机械强度和表面易改性等特征,已成为目前应用最广泛的色谱柱填料。硅胶有正相和反相之分,正相色谱硅胶的吸附性能取决于硅胶中硅醇基(SiOH)的数目及含水量。随着水分的增加,吸附能力降低。由于硅胶表面的硅醇基或其他极性基团极性较强,因此,分离的次序是依据样品中各组分的极性大小,即极性较弱的组份先被洗脱出来。正相硅胶色谱法使用范围广,适用于非极性和极性化合物,尤其适用于中性或酸性成分,如芳香油、萜、甾体、强心苷、蒽醌等类型成分的分离。反相色谱硅胶表面键合有极性相对较弱官能团的键合相,如 ODS 或

C18,适用于高极性和 / 或水溶性化合物的分离,一般采用甲醇、乙醇、甲醇 - 水和乙腈 - 水作为流动相,样品流出色谱柱的顺序是极性较强的组分先被冲洗出,而极性弱的组分会在色谱柱上有更强的保留。如高纯度知母皂苷 B Ⅱ 的制备:知母用乙醇提取后,通过大孔树脂柱色谱洗脱得到含知母皂苷 B Ⅱ 的部位后,经反相硅胶色谱用 28%~30% 丙酮洗脱进行纯化,获得高纯度知母皂苷 B Ⅱ 化合物。

3. **大孔树脂吸附法**   是指利用大孔树脂多孔结构和较大的比表面积,通过物理吸附从溶液中有选择地吸附有机物,达到分离的方法。大孔树脂在中药分离纯化中具有广泛的应用场景,既可除去多糖和水溶性色素等大量杂质,又可富集有效部位,目前已成功用于中药中各类成分的分离。由于该方法技术要求较高,吸附能力易受多种因素影响,一种树脂纯化条件难以满足多种类型化学成分的需要,一般仅适用于单味药的分离与精制,不适用于复方。如银杏叶提取物的精制:将银杏叶用乙醇热提后,经大孔树脂吸附,用水及不同浓度乙醇洗脱、浓缩、干燥、粉碎得到。

4. **聚酰胺色谱法**   聚酰胺是通过酰胺基聚合而成的一类高分子化合物,分子中含有丰富的酰胺基。聚酰胺色谱法是利用聚酰胺酰胺键与酚类、酸类、醌类、硝基化合物等形成氢键的数目不同、强度不同,对这些化合物产生不同强度的吸附作用,与不能形成氢键的化合物分离。聚酰胺色谱用途广泛,适用于非极性和极性化合物。聚酰胺色谱法对一般酚类、黄酮类化合物的吸附是可逆的(鞣质例外),分离效果好,加之吸附量大,故聚酰胺色谱法特别适合这些成分的分离,是目前富集黄酮类及某些酚类物质最常用的方法。如采用聚酰胺柱色谱法从绿茶的乙醇浸提液分离制备高纯度表没食子儿茶素没食子酸酯(EGCG)等。另外,因为聚酰胺对鞣质的吸附性特别强,近乎不可逆,故常用于植物粗提物的脱鞣质处理。

5. **离子交换色谱法**   是指通过可离解的离子与流动相携带的组分离子进行可逆交换,利用组分离子对树脂亲和力和解离程度差异而达到分离的一种方法。离子交换色谱法主要适合离子型化合物的分离,解吸附难易取决于交换化合物解离离子的电荷、半径及酸碱性强弱。离子交换树脂法在强酸性和强碱性化合物分离中应用最广,常用于中药中生物碱、有机酸、氨基酸、肽、酚和黄酮等类型成分的富集。离子交换色谱法关键在于固定相(树脂)及流动相(缓冲液)的选择,如被分离的物质为生物碱阳离子时,一般选用阳离子交换树脂;被分离的物质为有机酸阴离子时,一般选用阴离子交换树脂。

6. **凝胶色谱法**   是一种以凝胶为固定相的液相色谱方法。凝胶上具有许多一定大小孔隙,具有分子筛作用。根据凝胶的孔径和被分离成分分子的大小而达到分离目的。根据凝胶的种类可分为亲水性凝胶和疏水性凝胶。凝胶色谱法具有条件温和、分离范围广、样品损失少等优点,主要用于蛋白质、酶、多肽、氨基酸、多糖、苷、甾体以及某些黄酮、生物碱等成分的分离,但不能分离具有相同或相似大小的分子。常用的有葡聚糖凝胶(Sephadex G)和羟丙基葡聚糖凝胶(Sephadex LH-20)等。Sephadex LH-20 凝胶柱色谱具有重复性好、纯度高、易于放大和自动化等优点,已广泛用于中药成分的富集及分离。如虎杖中白藜芦醇通过 Sephadex LH-20 凝胶柱色谱富集,纯度达到 80% 以上,而且对白藜芦醇不会造成死吸附,样品损失量小。

7. **分子蒸馏法**   是一种新型的用于液 - 液分离或精制的技术。不同于传统蒸馏依靠沸点差分离原理,而是靠不同物质分子运动平均自由程的差别实现分离。分子蒸馏技术由于蒸馏温度低、工作真空度高、物料受热时间短的优点,特别适用于高沸点、热敏性及易氧化物质的分离。用分子蒸馏法富集超临界萃取物中某些成分非常理想,如采用分子蒸馏技术从香附超临界提取物中富集挥发油,在一定真空度下,经 70~110℃分子蒸馏后的挥发油含量由 20% 可提高到 50% 以上。

二、活性成分的定向分离

中药化学成分是其发挥疗效的物质基础,也是中药候选物发现和成药性研究的前提。传统上中药化学成分的研究是借鉴天然药物化学的研究思路,通过系统分离纯化,得到单体成分,然后开展活性测试。然而,由于中药化学成分十分复杂,传统的天然药物化学研究模式费时费力。因此,必须借助现代技术手段,建立活性成分群特别是微量活性成分的快速识别方法,才能突破传统研究模式的制约。因此,建立可快速高效从中药粗提取物中分离目标成分的方法有着重要意义。

(一) 经典分离纯化方法

1. 柱色谱法　是目前技术最为成熟、完备的分离技术之一,利用样品组分在固定相和流动相两相间的作用,如吸附、分配、亲和等的不同而进行分离的方法。根据分离原理的不同,可分为吸附柱色谱法(硅胶柱色谱法和氧化铝柱色谱法等)、离子交换柱色谱法、大孔树脂柱色谱法和凝胶柱色谱法等。该方法兼具分离、分析的功能,其灵敏度高、分离能力强、分析速度快,但定性能力弱。

2. 制备型 HPLC　是在经典的常规柱色谱的基础上发展起来的一种新型快速分离技术,其分离原理与常规柱色谱相同,但具有高效、高速和自动化的特点,能实现微量成分的良好分离和制备。制备型 HPLC 分离填料多使用反相硅胶,一般采用甲醇、乙醇、甲醇 - 水、乙腈 - 水等作为流动相,可采用等度或梯度洗脱条件。

3. 重结晶　利用溶剂对杂质和被提纯物溶解度不同,在过饱和溶液中,被提纯物以晶体的形式析出,而杂质仍留在溶液中,从而达到纯化的目的。该法在固体化合物的分离精制中最为常用,适用于组分与杂质性质差别较大,且杂质含量小于 5% 的体系。

4. 沉淀法　是指向中药或天然药物提取液中加入某种溶剂或试剂,沉淀有效成分或杂质,再过滤,从而实现分离纯化目标物的方法。主要包括以下 4 种:

(1) 水提醇沉法:是指以水为溶剂提取药材中有效成分,再加不同浓度乙醇沉淀提取液中多糖、蛋白等成分的方法。常采用此方法进行中药粗多糖的制备或除去多糖等杂质。

(2) 醇提水沉法:是指对于在醇中溶解性较好的中药成分,先用一定浓度的乙醇提取中药成分,将提取液浓缩后加入水除去杂质的方法。

(3) 酸碱沉淀法:是指利用酸碱成盐反应,调节溶液 pH,使中药或天然药物中某些呈酸性、碱性或两性的化合物的分子状态发生变化,溶解度降低而形成沉淀的方法。适用于酸性或碱性成分,以及内酯类成分的分离。

(4) 专属试剂沉淀法:是指根据有效成分或杂质的性质,加入某些试剂,使其能选择性地使某类成分沉淀下来的方法。有效成分形成的沉淀必须是可逆的,如雷氏铵盐能沉淀季铵碱,用于分离水溶性生物碱。

(二) 定向分离纯化新技术

1. 高速逆流制备色谱技术　高速逆流制备色谱技术(high-speed countercurrent chromatography,HSCCC)是一种液 - 液分配色谱方法,利用螺旋柱的方向性和在特定的高速行星式旋转产生的离心力,使无载体支持的固定相稳定地保留在分离柱中,并使样品和流动相单向、低速通过固定相,使互不相溶的两相不断充分地混合,随流动相进入螺旋分离柱的溶质在两相之间反复分配,按分配系数的次序被依次洗脱。在流动相中分配系数大的先被洗脱,反之,在固定相中分配系数大的后被洗脱。该法具有操作简单、溶剂消耗少、制备量大、工艺易放大、产物纯度高等优势。

在 HSCCC 中,溶剂体系的选择至关重要,合适的溶剂体系是其分离的关键。HSCCC 两相溶剂体系的选择需要满足以下几个要求:①分层时间要小于 30 秒,保证固定相有较高的保留值;②不会造成样品的分解与变性;③足够高的样品溶解度;④有合适的分配系数(K,一般在 0.5~2 最佳),随着 HSCCC 技术和方法上的改进,K 已经扩展到 0.25~16。

实例 4:高速逆流色谱分离制备益母草碱

益母草干燥药材粉末 100g,加入 1.5L 的 70% 乙醇常温超声提取 30 分钟,提取 2 次,滤过后合并滤液。将滤液减压浓缩、干燥,得到 70% 乙醇粗提物 10.3g。取 5g 益母草 70% 乙醇粗提物悬浮于 100ml 纯水中,先用等体积乙酸乙酯萃取,然后用正丁醇萃取,各萃取物与剩余水层减压浓缩、干燥,4℃下保存备用。粗提物及各萃取物通过分析,确定益母草碱主要分布在正丁醇萃取物中。因此,选用正丁醇萃取物作为 HSCCC 分离制备益母草碱的原料。

该实验对六种不同溶剂体系进行了筛选,根据测定不同溶剂体系中目标化合物的 K 值,选择 K 值为 1.14 的乙酸乙酯 - 正丁醇 - 水(3:2:5)溶剂体系进行 HSCCC 分离。取 80mg 益母草正丁醇萃取物,得到 25mg 益母草碱样品。为简化益母草碱的制备工艺,采用相同的 HSCCC 分离条件,益母草粗提物 2.48g 经 1 次 HSCCC 分离制备即可得到 68mg 益母草碱。

pH 区带精制逆流色谱是在普通逆流色谱基础上发展而来的,其原理是根据被分析物酸碱性强弱以及溶质在固定相与流动相中分配差异来实现分离,主要应用于天然产物或合成产物中离子型化合物的分离,如有机酸碱衍生物、多肽、生物碱、儿茶酚胺和游离肽等。pH 区带精制逆流色谱的固定相为溶剂,避免了不可逆吸附,具有制备量大、效率高、纯度高、成本低等优势。当在溶剂体系中的保留酸(碱)或洗脱碱(酸)加入一种手性试剂,就可采用 pH 区带精制逆流色谱分离手性化合物。

2. 分子烙印技术 分子烙印技术(molecular imprinting technique,MIT)又称分子印迹技术,是指利用具有分子识别能力的分子烙印聚合物来分离、筛选、纯化化合物的一种仿生技术。以目标分子为模板,选用能与目标烙印分子产生特定相互作用(氢键、离子键或范德华力等)的功能性单体,在烙印分子周围与交联剂进行聚合,形成三维交联的聚合物网络,即分子烙印聚合物(mlecular imprinted polymer,MIP)。MIP 的空腔和模板分子形状、大小完全一样,从而实现对模板分子的特异性识别。

分子烙印聚合物的制备是该技术的核心,制备步骤:①模板分子和功能单体在一定条件下通过共价键或非共价键作用形成可逆的模板分子 - 功能单体复合物;②加入交联剂使之与前面的模板分子 - 功能单体复合物通过聚合反应形成多孔性的高聚物;③将模板分子从高聚物中抽提出来,这样在聚合物的骨架上便留下了一个对模板分子有"预定"选择性的分子识别位。

以一种已知的活性化合物为模板合成相应的分子烙印聚合物,可直接将中药(包括复方)中空间结构相同、功能团相似类似的化合物提取出来,实现有效成分定向分离或敲出。该技术已应用在黄酮、生物碱、香豆素、蒽醌、萜、儿茶素等类型成分的分离中。如徐筱杰等人制备了以槲皮素为模板的 MIP,从沙棘粗提物中富集了槲皮素和异鼠李素两种黄酮类物质。采用溶胶 - 凝胶法合成以芍药苷为模板分子的分子印迹聚合物,将印迹层接到二氧化硅微珠的表面,可以直接填充至玻璃层析柱中,实现了芍药苷活性组分的大规模制备分离。

但由于聚合物制备方法复杂,条件苛刻,且功能单体价格昂贵,导致聚合物制备量无法提高,难以实现中药化学成分的规模制备,因此分子烙印技术在中药活性成分群的定向分离制备中的应用还不能普及。

三、中药活性成分的结构鉴定

(一)已知化合物的结构鉴定

定向分离获得的有效成分,若结构和名称已知,可与文献报道的物理常数和化学性质进行比对,比较文献相同或近似条件下测得的红外光谱、紫外光谱、质谱和核磁共振谱,具有手性的化合物还需要测试旋光度。已有对照样品的,则可与对照样品通过测定两者混合样品熔点、共薄层和液相分析,或比较两者红外光谱、核磁共振谱等确定其结构是否与已知样品一致。

(二)未知化合物的结构鉴定

系统分离纯化获得的化合物,即使是已知化合物,往往开始并不知道其结构,因此鉴定结构时只能作为未知化合物来进行。

结构鉴定常用的技术有紫外光谱、红外光谱、质谱、一维核磁共振谱、二维核磁共振谱、圆二色谱、X射线衍射法。

1. **紫外光谱**　紫外光谱(ultraviolet absorption spectrum,UV)是指有机化合物吸收紫外光(200~400nm)后,发生电子跃迁而形成的吸收光谱。常用于判断分子内的共轭系统情况。对于共轭链较长的有机分子如苯丙素、醌类和黄酮类化合物等具有一定的价值。尤其是在黄酮类化合物结构解析时,与加入诊断剂后的紫外光谱进行对照来鉴定其结构,必要时结合化学显色反应来判断。

2. **红外光谱**　红外光谱(infrared spectrum,IR)是以连续波长(波数 $4\,000\sim400cm^{-1}$)的红外线为光源照射样品后测得的吸收光谱。主要用于羟基、羰基、苯环、双键等官能团的确认。在中药化学结构解析中,对于蒽醌类化学成分的羟基数目及位置的确认、甲型和乙型强心苷元的区别等,红外光谱可提供有价值的信息。

3. **质谱**　质谱(mass spectrometry,MS)是利用分子被离子化后在电场与磁场的共同作用下进入收集器被记录到的分子离子及碎片的质量和强度信息。在结构解析中主要是通过分子离子峰和碎片离子峰推测结构,运用高分辨质谱还可获得化合物分子量及分子式。按照离子源划分常见的质谱仪有电子轰击质谱(electron impact mass spectrometer,EI-MS)、快原子轰击质谱(fast atom bombardment mass spectrometer,FAB-MS)、电喷雾电离质谱(electrospray ionization mass spectrometer,ESI-MS)和基质辅助激光解析电离质谱(matrix-assisted laser desorption ionization mass spectrometer,MALDI-MS)等;按质量分析器划分常见的有磁质谱(magnetic sector mass spectrometer)、四极杆质谱(quadrupole mass spectrometer)、离子肼质谱(ion trap mass spectrometer)、飞行时间质谱(time of flight mass spectrometer,TOF-MS)、傅里叶变换离子回旋共振质谱(fourier transform ion cyclotron resonance mass spectrometer)和离子淌度质谱(ion mobility mass spectrometer)等。

4. **一维核磁共振谱**　一维核磁共振谱(one-dimensional nuclear magnetic resonance spectrum,1D NMR spectrum)主要包括核磁共振氢谱(^{1}H-NMR)、核磁共振碳谱(^{13}C-NMR)及核欧沃豪斯效应(nuclear

Overhauser effect,NOE)等。

(1) 核磁共振氢谱:核磁共振氢谱(^{1}H-NMR)测定比较容易,应用广泛。^{1}H-NMR 技术能提供的结构信息参数主要是 ^{1}H 的化学位移(δ)、峰的裂分、偶合常数(J)及峰面积,为化合物结构鉴定提供氢的类型、相对数量和化学环境等信息。

(2) 核磁共振碳谱:核磁共振碳谱(^{13}C-NMR)应用也非常多,^{13}C 的化学位移范围(0~250ppm)比 ^{1}H 的化学位移要宽的多。^{13}C-NMR 能提供分子中各种不同类型及化学环境的碳核化学位移、异核偶合常数(J_{CH})及弛豫时间(T_1),其中利用度最高的是化学位移(δ_C)。

(3) 核欧沃豪斯效应:在核磁共振中,两个(组)不同类型的质子若空间距离较接近,照射其中一个(组)质子会使另一个(组)质子的信号强度增强。这种现象称为核欧沃豪斯效应,常用于确定化合物的立体构型。

5. 二维核磁共振谱　二维核磁共振谱(2D NMR spectrum)是利用傅里叶变换对信号进行处理,根据需要测定不同的二维图谱,可以更清楚更准确地反映出复杂分子结构中碳 - 氢、氢 - 氢原子之间的连接、偶合及空间信息。主要有氢 - 氢相关谱(^{1}H-^{1}H correlation spectroscopy,^{1}H-^{1}H COSY)、异核单量子相关谱(heteronuclear single quantum coherence spectroscopy,HSQC)、异核多键相关谱(heteronuclear multiple bond correlation spectroscopy,HMBC)和核欧沃豪斯效应谱(nuclear Overhauser effect spectroscopy,NOESY)等。

6. 圆二色谱　圆二色谱(circular dichroism spectrum,CD spectrum)是指具有旋光性的化合物对左旋和右旋圆偏振光的摩尔吸收系数不同,即具有圆二色性,以波长与摩尔吸光系数之差分别作为横纵坐标,获得的图谱。通过测定圆二色谱,可以得到正性或负性谱线,用于判断化合物的构型与构象,适用于对化合物空间结构的解析。

7. X 射线衍射　X 射线衍射(X-ray diffraction,XRD)是指利用 X 射线的衍射方向和强度与晶体的结构的内在联系,确定化合物立体结构的方法,适用于微量成分、新骨架化合物、大分子物质的确定。

四、中药活性成分的 ADMET 研究

ADME 是药物体内的过程,包括吸收、分布、代谢和排泄,每个环节都可能对药物的有效性和安全性产生影响。中药是一个复杂成分的集合体,其疗效、活性 / 毒性不是由单一成分通过单一机制产生的,而是由一系列活性成分产生的整合效应,因此,体内过程(吸收、分布、代谢、排泄)更复杂。中药药代动力学特点与功效的表现密切相关,阐明中药所含主要有效组分在生物体内外的吸收、分布、代谢、排泄和毒性(ADMET)特性与机制,是中药药代动力学所面临的关键科学问题之一。

为阐明中药活性分子在体内的动力学过程,需要借助药代动力学的基本理论和原理。药代动力学(pharmacokinetics)简称药动学,系应用动力学的原理与数学处理方法,定量描述药物通过各种给药途径进入机体后的吸收、分布、代谢和排泄等过程的动态变化规律,即研究给药后药物在体内的位置、数量、疗效与时间之间的关系,并提出解释这些关系所需要的数学关系式的科学。对于有效成分类中药新药,其药动学研究与化学药基本一致。而多成分的复方或有效部位新药,可通过对活性成分或活性代谢产物的体内过程研究,了解方剂中各成分药动学变化规律及相互影响,有助于合理解释和科学认识中药发挥治疗作用的物质基础和机制,为阐明药效、明确不良反应及进一步的临床前研究提供参考信息。

下面将从中药活性分子体内 ADMET 的研究方法、生物利用度,以及在肠道的代谢等方面阐述中药活性分子的体内动力学过程。

(一) 研究方法

中药活性成分的药代动力学研究方法可归纳为两大类:一类为化学测定法,另一类为生物测定法。

1. 化学测定法　该法适用于化学结构明确且能用定量分析方法测定体内浓度的中药活性成分,包括有效成分及活性成分明确的有效部位及复方。

中药有效成分的药代动力学研究方法与通常的化学药研究完全相同,可直接将有效成分单体给予动物或人体,然后测定血药浓度,拟合房室模型,计算药动学参数,或用统计矩原理及生理药动学模型求取药动学参数,从而阐明这些活性分子的体内动态变化规律。

对于有效部位或复方的药动学研究,可将有效部位或复方给予动物或人体,测定血中效应成分的浓度,计算这些成分的药代动力学参数,用于说明中药的吸收、分布、代谢和排泄等特征。这种方法考虑了多种成分在体内药代动力学上的相互作用,与单体直接给药后的体内过程大不相同,结果更接近于临床实际情况。但中药有效部位及复方常常含有多个效应成分,仅以其中 1~2 种效应成分的药代动力学代替整个有效部位或复方的药代动力学是不全面的,有必要研究其他成分的体内代谢过程,考虑成分间在体内的相互作用,才能真正了解中药的药代动力学特征。

2. 生物效应法　中药含有多种成分,药效成分可能是原型或代谢产物,这些成分在体内还将产生复杂的相互作用,因此以生物效应法研究中药的药代动力学更符合中医药的整体观。尤其适用于效应成分复杂或尚不明确的有效部位、复方,以及化学结构明确但缺乏足够灵敏的体液药物浓度化学测定方法的有效部位、复方的药代动力学研究。根据生物效应类型又可分为药理效应法和毒理效应法。

(1) 药理效应法:是指以药物效应强度为指标,通过剂量 - 时间 - 效应,测定药代动力学参数,包括量效关系、时效关系等。具体方法有 Smolen 法、效量半衰期法、效应半衰期法。

药理效应法已越来越广泛地用于单味中药及其复方,特别是有效成分不明确的中药药代动力学研究中。其优点是观察药效经时变化,能反映中药整体药效的动力学过程,获得的药代动力学参数可为药物相互作用及临床合理用药提供依据。但需要注意的是,药效与药物浓度之间常存在滞后现象,且药理效应可能存在反馈抑制,导致结果与实际药物药代动力学参数产生偏差。

(2) 毒理效应法:是指以药物的毒性,通常以动物死亡率为指标,测定药代动力学参数。具体方法有急性累计死亡率法、LD_{50} 补量法。

(二) 中药活性分子的生物利用度研究

生物利用度是指药物吸收进入体循环的程度和速度。对于化学结构明确的单体成分,其生物利用度的测定和化学药相同,即采用 HPLC、GC 等化学分析技术测定血药或尿药浓度,计算有关参数,如 AUC、T_{max}、C_{max} 等,计算绝对生物利用度和相对生物利用度。有效部位及复方新药,大多成分复杂,有的效应成分尚不清楚,因此生物利用度的研究难度大。中药生物利用度的测定方法主要有药代动力学方法和药理效应法。

(1) 药代动力学方法:包括单剂量给药和多剂量给药。

1) 单剂量给药:是指测定有效部位和复方中效应成分原型药的血药浓度或尿中排泄总量,计算相对生物利用度和绝对生物利用度。

2）多剂量给药：是指以相等剂量、相同间隔期多次给药后，在稳态期的剂量间隔期内，测定有效部位和复方中效应成分原型药的血药浓度或尿中总排泄量，计算生物利用度。

（2）**药理效应法**：对于效应成分不清楚的中药，可以药理效应强度计算生物利用度。给予受试者不同剂量，测定给药后某一特定时间的作用强度，对剂量作图获得量效关系曲线；给予受试者某一适当剂量，观察不同时间的药理作用强度，获得时效关系曲线。计算获得单位剂量下的相对生物相的浓度－时间曲线，进而计算生物利用度。

五、中药活性成分的结构优化

除极少数中药活性成分能够直接开发成新药外，绝大多数的中药活性成分由于自身生物活性不强、溶解度差、毒副作用大、生物利用度低等缺点都难以直接开发成药。因此，能否成功解决上述问题是从中药活性成分中寻找和开发新药的关键所在。为了改善中药有效成分的理化性质、提高生物活性或降低毒性，得到生物活性强、生物利用度高、不良反应低的新的活性成分，对从中药中提取分离得到的活性成分进行结构修饰是药物研究与开发重要内容之一。

1. **基于提高中药活性成分生物活性强度的优化**　中药活性成分虽然具有一定的生物活性，但其活性强度往往较弱，难于满足药物对活性的要求，需要对这些中药活性成分进行合理的结构优化，从中开发有价值的新药。中药活性成分结构优化的经典方法包括烷基链或环的结构改造、生物电子等排、拼合原理等多种手段。其中，在烷基链或环的结构改造中，可应用同系化原理、插烯原理、环系变换以及官能团改变等方法进行中药活性成分的结构优化。生物电子等排的设计方法则包括经典生物电子等排体、环等价物、功能性等价物、官能团反转等方法。通过生物电子等排变换不仅有可能获得活性更强的新的中药活性成分类似物，还有可能降低原有母体化合物的毒副作用，改善其药代动力学性质。拼合原理也是中药活性成分优化的常用策略，通过与具有相同或相似药理作用的活性分子进行拼合，可提高中药活性成分的活性强度。通过拼合原理得到的化合物除了能够增强活性，其同样也可以改善原有化合物药代动力学性质，降低毒副作用。此外，计算机辅助药物设计技术也广泛应用于中药活性成分的优化中，这使得优化过程更加理性，减少了盲目性，提高了化合物的优化效率。

2. **基于改善中药活性成分水溶性的优化**　中药活性成分常常存在水溶性差的问题，使得其难以成为临床用药。为改善水溶性，可将其制备成水溶性的盐，或者引入一些亲水片段。例如，可以在一些中药活性成分中引入氨基酸，并在此基础上进一步制备成盐，可以很大程度上改善原有化合物的水溶性。此外，在原有分子中引入具有良好水溶性的磷酸或者糖基也可以很好地改善化合物的水溶性。除了上述几类水溶性载体外，基于聚乙二醇修饰技术的聚乙二醇—中药活性成分缀合物也是改善中药活性成分水溶性，提高其生物利用度的有效手段。

3. **基于改善吸收及提高中药活性成分生物利用度的优化**　一些水溶性中药活性成分由于其透膜性差，口服吸收率不高，导致生物利用度低，影响其成药性。为改善这类中药活性成分的成药性，可采用前药策略对其进行修饰，通过调整脂水分配系数，以提高其在小肠的被动吸收。例如，含有多羧基或者羟基的中药活性成分具有极性大、脂溶性差的特点，其不易透过生物膜，从而造成吸收差，生物利用度低。通过将其制备成酯或者酰胺衍生物，可有效提高其脂溶性，改善吸收，提高生物利用度。

4. 基于提高中药活性成分稳定性的优化　一些中药活性成分含有易氧化、水解、异构化等不稳定基团,造成其稳定性差,代谢快,从而丧失生物活性。针对这些化合物,可通过生物电子等排方法将不稳定基团替换成稳定性更好的基团,或者通过在不稳定位点引入大体积基团,减缓体内代谢速度,以增加中药活性成分的稳定性。此外,对于一些含有顺式双键并易发生异构化的中药活性成分可采用杂环替换策略,将双键"固定"在杂环中,以保持两端取代基拥有原有的顺式构型,增加中药活性成分的化学稳定性。

5. 基于降低中药活性成分毒副作用的优化　对于一些毒副作用较大的中药活性成分,可通过将其制备成无活性的前药,以减少其毒副作用。如氨基是中药活性成分中常见的基团,也是活性成分与受体产生相互作用的基团,但伯胺类化合物毒性较大,通过将其转化成相应的酰胺类衍生物,可有效降低其毒性,同时还能增加其化学稳定性。此外,在进行前药设计时,还可以利用体内不同组织器官酶系统的差异,设计出针对其作用靶标的靶向性前药,提高化合物的选择性,降低毒副作用。

六、中药成分群相互作用

中医药学一直很重视药物的相互作用。在长期的临床和实践中,把单味药的应用及药物之间的配伍关系概括为"七情配伍"。其中相须、相使是指有协同作用的配伍,能提高疗效,如黄柏与知母相须,可以增强清相火,退虚热的功效;吴茱萸与生姜相使,生姜可增强吴茱萸温胃散寒止呕作用。相畏与相杀均指药物之间可以减轻或消除毒副作用,如半夏畏生姜,或生姜杀半夏,指半夏的毒性可被生姜抑制或减轻。而相恶、相反是指两种药物合用时,能降低或丧失药效,或能产生毒性作用,属于配伍禁忌。

中药通过君臣佐使的配伍原则,其本质就是利用众多的化学成分之间可能存在着药效互补及毒性互消等复杂的相互作用,发挥多靶标协同作用,产生整体疗效。经过现代分离纯化获得的有效部位或有效成分,成分群之间的相互作用改变则会引起药效学和药代动力学改变,从而影响治疗效果,甚至引发毒性反应。因此,候选药物发现过程中有必要关注成分之间的相互作用。

中药成分之间的相互作用类型可分为提取过程中的相互作用、药效学上的相互作用及药代动力学上的相互作用等三大类。

(一) 提取过程中的相互作用

中药中各种类型成分共存,提取过程中成分之间可能存在助溶、水解、沉淀、络合等复杂的相互作用。首先体现在有效成分溶出率的升高或降低。这种现象比较常见,如附子与干姜合煎时,乌头碱的溶出率升高,而与甘草合煎时乌头碱的溶出率降低,表明干姜和甘草中的成分可以影响乌头碱的溶出;川芎与赤芍合煎时阿魏酸的量比川芎单煎时低很多,说明赤芍中某些成分对阿魏酸的溶出率影响较大。

因此,中药提取、分离纯化时应考虑成分之间的相互作用,确保有效成分的最大溶出,减少无效或毒性成分。尤其在对于复方药物的制备工艺优化时,需要考察单煎及共煎活性成分及毒性成分的溶出差异,合理地利用成分之间的相互作用。

(二) 药效学上的相互作用

药效学上的相互作用主要表现为协同作用(synergism)或拮抗作用(antagonism)。两种药物合用时引起的效应大于它们各自单独使用时效应的代数和,称为协同作用。若等于它们各自单独使用时效应的代数和,称为相加作用,不属于真正的相互作用。两种药物合用时,引起的效应小于它们各自单独使用时效应的代数和,称为拮抗作用。

中药多成分多靶标作用在药效上显示的就是协同作用,即具有不同结构类型的成分作用于不同靶标产生综合的疗效,同时,多种相似结构的成分共存可能作用于同一靶标增强作用,但这种作用究竟是协同增加还是效应叠加比较复杂。

药效学相互作用评价方法有金氏 Q 值法、改良的等高线法以及中效法,如金氏 Q 值法,以 Q>1 为协同作用,Q<1 为拮抗作用,Q=1 为相加作用。蔡少青等人提出了中药"显效理论"中的"多成分单靶标叠加作用""多靶标协同作用"及"毒性分散效应"假说,指出结构相似的多种成分共同作用于同一靶标,原本浓度很低的众多单一成分通过药效叠加,可达到必要的血药浓度或靶标浓度,从而发挥药效作用,为研究中药成分间的相互作用方式提供了新思路。

药效学相互作用的分析方法有等辐射分析法、分数分析法、平行线分析法、响应曲面分析法等。

(三) 药代动力学上的相互作用

中药的药代动力学研究可以解释各味药之间的相互作用,说明配伍可以影响复方中所含化学成分的各种生物行为。中药有效单体成分药代动力学特征受到中药中其他成分的影响,这种相互作用可发生在吸收、分布、代谢、排泄任意一个环节,通过抑制或诱导与单体活性成分相关的转运体和代谢酶,进而改变中药有效单体的药代动力学特征,提高或降低生物利用度,改变治疗效果,或产生毒副作用。

1. **影响吸收的相互作用**　胃肠道是吸收药物的主要部位,中药口服后,通过肠上皮细胞中转运蛋白的运输而发挥疗效。中药中的化学成分可以通过影响胃肠 pH、胃肠运动、胃肠吸收等来改变其他成分的吸收。研究中药在吸收过程中相互作用的细胞模型有:Caco-2 细胞、MDR1-MDCK 细胞系等。

转运蛋白近年来备受关注,对特定药物具有底物专属性和多选择性,且抑制剂、诱导剂的专属性也较广泛。如 P 糖蛋白(P-gp)、有机阴离子转运体(OAT)、有机阴离子转运多肽(OATP)、有机阳离子转运体(OCT)、多药耐药相关蛋白(MRP)和乳腺癌耐药蛋白(BCRP)。由于中药及复方化学成分复杂,会出现与转运蛋白有关的竞争性或非竞争性中药多成分相互作用,使中药有效单体成分表现出的药动学行为产生较大差异。

在各种转运体中,P-gp 是研究最充分的转运体。由于 P-gp 底物结构类型变化范围大,诱导和抑制是 P-gp 引起药物 - 药物相互作用的主要因素。胃肠道 P-gp 诱导可能导致其底物的口服生物利用度下降、系统清除率上升。中枢神经系统(CNS)中血 - 脑脊液屏障有大量 P-gp 表达,疾病和药物诱导 P-gp 表达和功能的升高,可能限制 CNS 药物穿透血 - 脑脊液屏障,降低治疗效果。另外,P-gp 参与肠腔的主动分泌,可影响静脉注射 P-gp 底物的系统清除率。中药中许多成分能诱导或抑制 P-gp 活性,相互之间将产生转运蛋白水平上的相互作用。如葛根素是 P-gp 底物,当灌胃给葛根素及葛根提取物时,发现两者药代动力学行为存在较大差异,提取物组的 AUC 和 C_{max} 均比单体组大,推测提取物中其他复杂成分通过和葛根素竞争 P-gp 而使葛根素在提取物中吸收增加,从而提高了葛根素在提取物中的生物利用度。

2. **影响分布的相互作用**　药物进入血液后能不同程度与血浆蛋白可逆性结合,使血浆中与血浆蛋白结合的药物和游离的药物之间形成动态平衡,只有游离型药物才能到达作用部位呈现药理活性。

不同成分对血浆蛋白的亲和力不一样,亲和力大的成分,就可将亲和力小的成分从结合状态置换出来,使其游离状态的相对浓度升高,增加达到作用部位的游离药物浓度。中药本身的成分之间或中西药之间都可能与血浆蛋白产生竞争性结合,影响体内分布,导致疗效改变或产生不良反应。药物在给药后需经多个生物膜才能到达目标组织和作用位点。在药物分布过程中,机体内的屏障组织如血脑屏障、胎盘屏障、血睾屏障等分布的转运蛋白 P-gp 可将药物外排至细胞外,从而改变药物在局部组织的分布,进而引起药动学特征的改变。常用来评价影响分布的体外模型有:体外透析平衡法、体外血脑屏障模型、体外胎盘屏障模型等。

3. 影响代谢的相互作用　药物进入体内后主要通过代谢和排泄两种方式消除。药物间的相互作用对药物在体内的消除过程也起着至关重要的作用。如果药物主要以代谢的形式消除,那么代谢途径的改变将会显著影响药物的有效性和安全性。细胞色素 P450(CYP450)是药物代谢过程中的关键酶,主要存在于肝脏内质网,主要有 CYP1、CYP2、CYP3 三个家族,涉及 100 多种亚型,其中最主要的亚型有 CYP3A4、CYP2C9 和 CYP1A2,是药物代谢和毒理学研究的重要指标。能抑制或诱导 CYP450 等药物代谢酶的成分将显著改变其他成分在体内的代谢过程,导致原型及代谢产物在血和组织中的浓度显著改变,甚至导致毒性物质的蓄积,从而引起药效减弱、失效或过量中毒等严重不良反应。中药中许多成分为 CYP450 酶的底物,若同时存在的其他成分能够抑制或诱导其活性改变,就有可能在代谢环节发生相互作用。如连翘酯苷 A 是双黄连中的药效物质基础之一,也是 CYP3A 的底物,而复方中的其他成分如绿原酸和黄芩素均可抑制 CYP3A 的活性,因此,最终抑制了连翘酯苷 A 在复方中的代谢而使其生物利用度增加。

除 CYP450 酶外,Ⅱ相代谢酶也介导了大量药物和毒物的代谢清除。如尿苷二磷酸葡萄糖醛酸转移酶 1A1(UGT1A1)是哺乳动物体内分布的一种重要的Ⅱ相代谢酶,是机体负责代谢内源性毒物胆红素(血红素降解产物)的唯一代谢酶,还参与众多外源物的代谢清除。中药中富含酚类化合物,这些化合物多为Ⅱ相代谢酶(如 UGT 酶)的底物,可通过竞争 UGT 酶干扰胆红素及其他成分的解毒过程,进而引发相互作用。采用分子对接手段预测芹菜素可进入 UGT1A1 酶蛋白 F 活性区,与内源性物质胆红素对接活性区重合。其黄酮母核主要与氨基酸残基 ILE343 和 VAL345 形成疏水结合 Pi-Alkyl 作用,而母核上羟基与氨基酸残基 LYS346 形成了额外的氢键作用,增加了分子与蛋白质的结合;经体外人肝微粒体温孵体系证实芹菜素确为 UGT1A1 酶底物,可竞争型抑制酶活性,与其他 UGT1A1 酶底物具有相互作用的风险。

4. 影响排泄的相互作用　药物在体内以原型或代谢产物的形式经胆汁、尿液或粪便排出体外。肾是药物的重要排泄器官,肾脏的排泄过程包括肾小球的滤过、肾小管的分泌和重吸收。在肾小管分泌和重吸收过程中均有转运体的参与,如 P-gp、OAT、OCT 等。转运体在体内排泄器官中分布广泛,因此,转运体活性的改变对药物的排泄有重大影响。尿液的 pH 能改变药物在尿中的解离度,影响药物的排泄速度。中药中的化学成分可以通过影响转运体的活性、尿液的 pH 等影响共存活性成分的排泄,导致蓄积产生毒副作用。

(尚　海　邹忠梅)

第五节 中 药 复 方

中药复方创新药是在中医理论指导下组方,是最能体现和反映传统中医药特色的用药形式。复方类创新药候选物是以中药传统饮片为基本原料,根据中药传统处方或中药治疗疾病的理念和疾病特点形成的新组方,或者是根据现代研究获得的有效部位或有效成分,通过配伍优化获得的组分复方,功能主治和应用目的明确,利用现代技术方法制备的固定处方、剂量和用途的药物新制剂。本节重点介绍复方候选药物的处方筛选、候选物的制备工艺研究及药效物质的鉴定。

一、处方筛选

复方类候选药物的处方包括组成及其配伍比例,其组成可以是药材或饮片,也可以是有效部位或有效成分。以下将从处方来源和处方筛选方法分别介绍。

(一)处方来源

中药创新药研制的处方来源主要有三个方面:在中医理论指导下的传统经方古方、临床经验方(包括医院制剂)和基于药理筛选获得的科研方。

1. 传统经方古方 中医药几千年的临床实践,积累了大量的经方古方,仅《普济方》就收载了六万余首方剂,具有丰富的人种药理学依据,成为中医药的重要宝库,也为中药创新药物的研发提供了丰富的资源。从经方古方中筛选出有效方剂进行开发,一直是中药创新药研发的重要方向。

选择古方时,要注意在浩如烟海的经方古方中,存在着良莠不齐的现象。而且由于时代的变迁,人类基本体质、生存环境和饮食结构的变化,以及疾病本身的变化,古代的方剂不一定完全适合于现代疾病的治疗。因此,利用经方古方进行新药研发,必须对处方进行筛选,选择针对中医药优势病种、目前临床仍大量使用的处方,必要时根据病证状况,对原方进行加减化裁,获得最佳组方,开发为新药。选择利用古方时,应详细了解具体出处、处方演变情况以及现在的认识,为组方的合理性提供依据。同时,应关注古代的具体用法,为选择合适的制备工艺提供参考。

2. 临床经验方 中药是长期临床实践中通过汤剂直接应用发现其疗效的,积累了重要的人体有效性和安全性信息,形成了大量处方固定的医院制剂或临床经验方。医院制剂多是在古方的基础上,根据中医药配伍理论和组方原则,又结合现代人的体质和病理特点,进行加减化裁,形成的固定制剂,临床定位和目标人群相对明确。因此,从临床有效的医院制剂发现新复方,是中药创新药候选物的重要来源之一。

基于临床有效方剂的创新药物研发,可通过新药规范化研究,包括先进的提取和制剂制备工艺、质量控制标准、系统的药效学评价、规范的安全性和临床评价,直接开发为新药服务于临床。如清开灵注射液、复方丹参系列、茋癖系列、脑心通胶囊、通心络胶囊等一大批名优中成药都来源于临床方剂。但来自医院制剂的这些处方,常常药物组成上含饮片品种较多,适应病证比较宽泛。基于中药创新药成药性的考虑,常常需要优化处方,改变药味和剂量,同时还会根据生产和临床需求优化提取制备工艺,这样很可能会削弱原有的有效性和安全性,甚至导致无效或出现安全性问题。有必要重视成药性评价及临床前研究中的有效性和安全性的综合评估。

3. 基于药理筛选获得的科研方　近年来,对单味药的化学成分及药理作用进行了大量研究,积累了丰富的药物研发资源。根据临床适应证的需求,结合传统应用和现代研究成果,选择合适的单味药,在药理筛选基础上,确定药味及其配方比例,获得候选药物处方。这类处方中单味药化学成分及药理作用研究基础好,组方药味少,实验资料翔实,药效物质基础及药理作用清楚,主要药效及适应证明确,但临床实际疗效需要验证。

(二) 处方筛选

中药复方是根据中医药的君臣佐使理论配伍而成,其药效是各单味药综合作用的结果。但方中各味药对药效的贡献并不是简单的相加,药味的加减是中药新药候选药物研究的基础,不论处方来源于经典古方、验方,还是医院协定方,临床上都会依据辨证施治,对症加减,很少直接应用原方。而且原方通常药味比较多、毒副作用较大、不宜长期服用,或者药味珍贵、资源受限等,则有必要对其组方进行筛选优化。

处方筛选包括药味筛选和剂量配比优化,通过考察复方药味及其剂量的变化对药效的影响,揭示复方药效与组方各药味间的依赖关系,获得最优处方。优化时还需要考虑成药性及新药生产需求,组方应尽量小,药味尽量少。因此,处方筛选时应在中医药理论指导下,结合现代医学理论,以临床需求和新药研发为导向,在经典古方、验方、临床名方、医院制剂等不同来源处方基础上,发现并优化中药复方。通过处方筛选,确定方剂中针对适应证发挥药效的主要药物或活性物质,比较不同配比和剂量对药效的影响,精简方剂,筛选出药效明确的主要药味或组分,并确定最佳剂量配比关系。中药复方处方筛选主要有以下三种方法。

1. 传统配伍理论　中医学在用药上强调君臣佐使的不同,不同药物之间有拮抗或协同等作用。配伍药味不同,药物疗效会改变;药物剂量不同,也会有不同的药效变化。中药药性理论、四气五味、升降沉浮等都可作为中药处方优化的依据。

2. 植物化学研究　把方剂作为一个整体,应用天然药物化学研究模式,研究方剂的有效部位、有效成分。但化学分离应该与活性筛选紧密结合,根据临床疗效建立与某一病证相对应的药理模型,以药效为指标,追踪分离复方中的有效成分,研究主要成分、次要成分、无效成分间的增效减毒作用,确定复方产生某种药理作用的有效部位或有效成分,并注重对其不同化学成分组合与药效的关系,确定组方最佳配比。

3. 拆方研究　拆方研究就是将处方拆成多个"子方",包括单味药组、撤药组,或拆成不同组方的复方组,以药效学为指标,筛选出针对某一药效的主要药味或组分,达到精简组方的目的,同时还能筛选出各组分的剂量配比,获得药效更确切的新处方。拆方研究常用于从传统方剂创制新药,具体方法有以下四种:

(1) 单味研究法:采用整体动物模型,将中药复方中各单味药分别与全方的作用进行比较,从中找出起主导作用的药物,或各单味药在复方中的贡献和地位,或各味药之间的最佳配伍比例。

(2) 药对研究法:药对是复方最小的组方单位,由临床常用的、相对固定的两味中药配伍而成,具备复方的基本主治功能,是发挥药效的主要组成。对药对的研究可以找出复方尤其是同类型方剂中的主要药物,并明确药效是由药对药效相加、相乘,或拮抗所产生,为处方筛选提供依据。

（3）撤药研究法：从复方中撤出一味或一组药物后进行实验，判断撤出的药味对原方功效的影响。如赵雪莹等人对桃核承气汤及其拆方（全方去大黄、全方去桂枝、全方去桃仁）作用于大鼠肾间质纤维化模型开展功效研究，结果全方及其拆方均可发挥较好的抗肾间质纤维化作用。桃仁与大黄作用较桂枝明显，但全方作用最强，说明桂枝在方中可能有协同作用。如果考察的药效指标比较全面，可分析出各味药在全方中的功能及作用机制，但该方法工作量大，不适合药味多的大处方筛选。

（4）数学设计研究法：下面主要介绍正交设计、均匀设计、基线等比增减设计等三种方法。

1）正交设计：利用正交设计表所具有的"均匀分布，整齐可比"的特点，使每次试验的因素及水平得到合理安排，从而通过试验结果的分析获得较全面的信息，找出各因素的主次地位及交互作用，寻找诸因素的最佳组合。正交设计法是一种常用的研究多因素多水平的试验设计方法，可以实现以最少的试验次数达到与大量全面试验等效的结果。毛晓键等人按君臣佐使把中药复方制剂红袍胃安用正交设计法分成不同组方进行动物实验，发现拆方后最有效的精简组方（大红袍、厚朴、马蹄香、白术）药效与全方最接近。正交设计要求试验次数至少要安排至水平数的平方次，且受到正交表的限制，试验分组数较多；所得的复方配比关系是大、中、小剂量，是非连续数据，因此得不出精确的剂量比例。

实例 5：正交试验优化银屑灵片处方

银屑灵片由当归、赤芍、金粟兰、莪术、乌梅、生地黄、川芎、紫草、土茯苓、甘草等 10 味药材组成。闫玉红等人以低分子右旋糖酐 40 制备的小鼠瘙痒模型，采用正交设计的方法，选择 $L_{12}(2^{11})$ 正交实验表设计实验，分别以小鼠尾鳞片表皮颗粒层形成的影响及 30 分钟内搔抓次数作为药效指标考察银屑灵片拆方后 12 组药物的药效作用。结果表明，乌梅、甘草、紫草、金粟兰、土茯苓对止痒贡献大；赤芍、土茯苓、莪术对促进小鼠鼠尾鳞片表皮颗粒层形成贡献大。综合两组实验结果，确立银屑灵片优化后的处方为：赤芍、莪术、乌梅、紫草、金粟兰、土茯苓、甘草。

2）均匀设计：是指基于试验点在整个试验范围内均匀散布，从均匀性角度出发提出的一种试验设计方法，可很好地解决复方药品的组方优化、精确的配方比例等。但均匀设计对指标影响较小因素的作用不甚清楚，而且也依赖于均匀设计表，虽然所需实验次数较少，但越来越多的资料证实，其优良性并不理想。

3）基线等比增减设计：该方法（图 5-9）是在 A、B 两种药物（君药、臣药）总量恒定的前提下，以药典记载的配比为基线，其中 A 药含量以 10%~30% 递减，B 药含量以 10%~30% 递增；或者 B 药含量以 10%~30% 递减，A 药含量以 10%~30% 递增，向两侧扩展，最后扩大到极点，两侧极点分别为单纯 A 药和单纯 B 药；再以 A、B 两种药物若干种配比分组，根据研究目的以两药主要效应和次要效应为评价指标，通过综合信息分析，进行各配比的优化筛选。优点是信息处理的空间大，可以使用传统的方差分析或 t 检验等假设检验，也可使用模糊综合评判、聚类分析或交互分析等生物信息分析方法来加以处理。基线等比增减设计主要适用药效物质基础相对明确、药味相对较少的小复方（或君药、臣药）的优化。另外，这一方法各药物剂量采用等比例设计，即剂量间隔相同，显然与复方实际需要不符合。

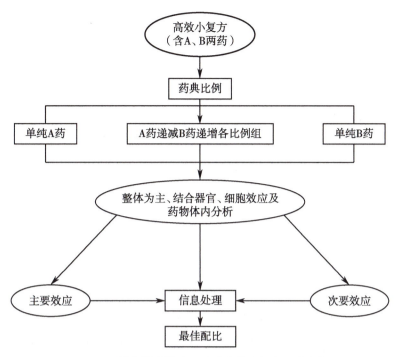

图 5-9　基线等比增减设计法中药小复方设计路线

二、工艺研究

中药复方通过不同的提取工艺得到的提取物含有不同的化学组成,理论上属于不同的物质。因此,对于复方候选药物,处方筛选仅仅确定了研究对象,制备工艺直接影响其物质组成、药效与安全,在药效学实验指导下,通过对提取纯化工艺系统研究后才能获得进一步研究的候选物。

中药复方创新药的工艺研究,应当在认真分析和研究处方中每味药物性质及药物主要成分相互作用的基础上,针对适应证,结合传统临床用药工艺等进行设计。首先,应根据适应证建立与药效相关的快速、简单的生物活性筛选方法,跟踪筛选工艺全过程。根据所含药物的化学性质,采用传统的植物化学研究思路,利用现代的提取、分离技术,如溶剂萃取、柱层析、超滤、超临界萃取等开展提取制备工艺的研究,注意传统工艺与现代提取纯化工艺的比较。工艺研究时首先考虑处方的传统工艺,不同成分之间可能存在助溶、水解、沉淀、络合等复杂的相互作用,充分考虑共煎和分煎的合理性,通过对复方整体或各单味药提取获得的提取物进行活性评价,确定共同提取或单味药分别提取的依据及意义。活性跟踪确定活性部位(群),制备获得成分固定、质量一致的候选药物。如果有多个活性部位,有必要建立各部位与药效间的相互作用关系,探讨有效部位的主次,建立复方量效关系。具体的优化方法参见本书第七章第三节。

三、化学成分鉴定

在发现中药新药过程中,中药药效物质基础是核心问题。复方候选药物的化学组成是药效评价、工艺优化及质量标准制定的基础,是发现新药的重要研究内容。复杂体系中的化学成分种类繁多,含量差异大,对其药效物质基础的研究非常困难。基于处方中单味药的化学研究基础的不同,对复方候选物中的化学成分鉴定策略不同。

1. **系统化学成分研究** 采用传统的植物化学研究思路,对复方整体或单味药进行分离、纯化和结构鉴定。系统的化学研究不仅能明确其主要成分或活性成分的结构类型,同时还能了解无效成分及杂质的性质,评价工艺的合理性,为质量控制指标的选择提供依据,尤其是复方中单味药化学成分研究少或活性成分不清楚时,非常必要。

2. **基于色谱 - 光谱在线鉴定复方的化学成分** 随着各类分析仪器技术及平台的快速发展,尤其是液质联用(LC-MS)技术仪器的不断更新,在中药化学成分的分析检测上取得了广泛应用,复方中单味药尤其是常用中药的化学成分研究比较深入,研究这类方剂时可应用现代的色谱 - 光谱技术,在不经过系统分离纯化,直接对复杂体系中的成分进行识别,借助数据库或对照品比较进行确认。

目前使用最多的是 LC-MS 技术。该技术将具有高效能的分离色谱技术与高灵敏性的质谱技术结合起来,能够快速、高效地促进复杂基质中化合物的分离和鉴定,大大缩短了分析检测时间,为中药复方中复杂成分的快速鉴定分析提供新的研究手段。苏志恒等人应用高效液相色谱串联电喷雾 - 线性离子阱 - 回旋轨道阱质谱仪(LC-LTQ-Orbitrap),在线定性分析了经典方剂柴胡疏肝散的化学成分谱。通过精确质量数测定,MS/MS 分析,与对照品保留行为及质谱数据进行比对,或与文献报道相比较,共鉴定了33 个化合物的化学结构。其中,9 个化合物通过与对照品比对确定,其他化合物是通过将质谱多级碎片信息与文献报道比较确定的。鉴定的化合物主要为黄酮类、二氢黄酮类、异黄酮类、三萜皂苷类、生物碱类及酚酸类化合物,涵盖了复方中各单味药的主要成分。

(于 猛 邹忠梅)

第六节 成药性评价

成药性评价是决定新药研发成败的关键环节,对源于单一成分为治疗主体的化学药成药性已经有成熟的方法和程序。而中药多成分整体作为药物的综合属性,其成药性研究不能简单套用化学药成药性的内容,但作为药物本身离不开物质和作用两种属性,因此,开展中药创新药成药性评价必然要涵盖药物的物质属性和治疗疾病的作用属性。中药创新药的成药性评价是一个复杂的问题,包括评价指标选择、适应证定位、物质基础分析、作用机制探讨、药代动力学研究、安全性评价等关键技术。对于已在临床应用的经典名方、验方等传统方剂,其有效性已经过临床验证,开发成创新药时重点应关注其物质成药性和药效验证,而对于以理论或研究结果为指导的新型方剂,应重点关注其针对疾病的有效性和使用的安全性。有效成分和有效部位在完成工艺研究、复方完成处方筛选和工艺研究后,应采用小试样品进行药效验证和初步安全性评价,以便进一步优化处方、工艺,并评价候选药物的成药性,减少直接进入规范化的临床前研究的研发风险。与中药创新药临床前研究的主要药效学评价和安全性评价相比较,其不同之处是成药性评价采用小试样品即可,规范的临床前研究必须采用中试规模样品。

一、药效确证

药效确证是中药创新药成药性评价的重要内容。要根据中药创新药研究的特殊性,采取相应的技术方法。针对复方,可能需要多个实验模型或方法,从多方面评价其有效性和安全性。下面将从药效确证的策略、动物模型、观察指标及阳性对照药的选择等方面进行介绍。

(一)药效确证的策略

针对不同类型的中药创新药,可以采取直接确证、间接确证和整合确证的技术策略进行评价。

(1)直接确证:是指若中药传统的功能主治与现代药理学评价方法和指标密切相关,可应用已经成熟的现代药理学动物模型对其疗效进行比较准确的评价。

(2)间接确证:是指中药复方的功能主治不能直接对应于现代药理学评价方法时,不可能以一种模型评价其药效作用,但可以根据其功能主治,选择多种间接技术方法。例如对中药经典复方"消栓通络方"的研究,就是观察对凝血系统的影响、对血栓形成的影响、对血栓溶解的作用、对血管功能的影响等多方面的观察,综合研究该复方的药理作用,确证其对相关疾病的有效性。

(3)整合确证:是指针对功能主治指向不明,现代方法不易于解释的复方,可能需要多个实验模型或方法,综合评价该复方的药效作用。

(二)动物模型的选择

前面提到常用于中药候选药物发现的药理模型可分为整体动物水平模型、组织器官水平模型、细胞分子水平模型等三类,但在成药性评价中多采用整体动物水平模型进行药效确证。

1. 疾病动物模型 疾病动物模型是对疾病某一阶段或某一病理环节、特征的模仿。可选取一种或两种动物模型进行药效确证。动物模型可从不同方面来模拟疾病,一般只是模拟疾病某些方面的特征,很少能模拟疾病全面的变化。药效确证可根据疾病不同的病因、病理环节,采用合适的动物模型。

实例6:阿尔茨海默病(AD)动物模型

包括胆碱能损伤致痴呆模型、老化致痴呆模型、Aβ致痴呆模型、慢性脑缺血致痴呆模型。以上模型各有其优缺点和针对性,如胆碱能功能缺损在 AD 病因中是目前较为公认的,因此在药效确证时可采用胆碱能损伤致痴呆模型。Aβ 沉积及毒性作用在 AD 发病中非常重要,因此在药效确证时可考虑 Aβ 致痴呆模型。老化是 AD 最大的危险因素,故老化致痴呆模型在药效确证中亦很重要。

实例7:糖尿病动物模型

糖尿病动物模型主要分为实验性糖尿病动物模型、自发性糖尿病动物模型、转基因糖尿病动物模型三类。实验性糖尿病模型包括胰腺切除性糖尿病模型、化学性糖尿病模型(常用四氧嘧啶、链佐星等),该模型一般为 1 型糖尿病模型。自发性糖尿病动物模型,因其临床表现与人类糖尿病相似,是较理想的糖尿病模型,如中国地鼠、BB 大鼠、NOD 小鼠等,有自身免疫病因参与、胰岛 β 细胞受损,因而胰岛素缺乏、血糖升高,主要用于 1 型糖尿病的研究;胰岛素抵抗型自发性糖尿病动物则多数肥胖,有高胰岛素血症,类似人类 2 型糖尿病(type 2 diabetes)的特点,如 *db/db*、*ob/ob*、T-KK、KK-Ay、NZO 小鼠,Zuker、Goto-Kakizaki(GK)、SHR/N-cp、OLETF 大鼠等。转基因糖尿病模型目前有单基因敲除和多基因敲除两种方法,目前此种造模方法主要产生 2 型糖尿病症状,属 2 型糖尿病模型,如 GK/IRS-1 双基因剔除小鼠、IR$^{+/-}$/IRS-1$^{+/-}$ 双基因剔除杂合体小鼠等(参见第十一章)。

2. 病证结合动物模型 病证结合动物模型结合了疾病动物模型和中医证候,是评价中药复方功能主治的合适选择,近年来已取得显著进展。如冠心病气虚血瘀证病证结合动物模型,采用球囊拉伤冠脉血管内皮,引发白细胞黏附、血小板聚集、动脉粥样硬化、血栓形成、组织缺血,制备了与临床接近的慢性小型猪冠心病气虚血瘀证模型。通过体劳、神劳以及复合因素的刺激,建立了冠心病及脑梗死气虚血瘀证大鼠模型。将中医临床辨证即主症、兼症、舌象、脉象在内的四诊信息用于动物模型证候的研究,并进行客观化分级评分,如大鼠心功能代表主症,空场实验相关指标、力竭运动时间代表兼症,舌面色彩饱和度代表舌象,脉搏搏动幅度代表脉象;并采用系统生物学、分子生物学等技术和方法,对气虚血瘀证模型动物的分子变化进行评价,建立了气虚血瘀证的系统评价技术指标体系。

(三)观察指标的选择

在药效实验中,应根据受试药的功能主治、临床适应证选择合理、有针对性的观察指标,各种观察指标均有一定的参考意义,也有一定的局限性。观察指标宜尽量全面、系统,结果分析则要综合对比和分析。

如糖尿病模型,不仅要进行血糖值的测定,而且要做到动态或多指标综合观察,增加血糖检测次数,如测定空腹血糖、餐后血糖,给药后多点血糖,观察给药后血糖变化情况并计算给药后药一时曲线下面积(AUC)。因此,还应增加与血糖相关的指标如糖化血红蛋白和糖化血白蛋白两项指标,测定血液中不同糖化蛋白含量,是目前较为公认的一种中长期监控糖尿病的"黄金指标"。除血糖相关指标外,针对 2 型糖尿病的临床表现,还应设计糖耐量、胰岛素抵抗、胰岛素水平、胰岛组织病理学、摄食量、饮水量、体重等相关指标检测。此外,还可根据药物作用特点设计相应的观察指标,如血脂、胆固醇、糖原合成、糖异生、血糖钳夹试验等。

(四)阳性对照药的选择

在药效验证中可设计阳性药对照组,因目前大部分中药作用环节或机制不清楚,或作用不强或不肯定,阳性对照药作为已上市药可比较受试物的作用强度。阳性对照药应根据相应的模型、观察指标以及药物可能的机制合理选择。

如在糖尿病动物实验中,若候选药物拟针对刺激胰岛素分泌,阳性对照药可选择磺酰脲类;若拟针对胰岛素增敏剂,阳性对照药则可考虑选择改善胰岛素抵抗药物如罗格列酮、比格列酮;若拟针对抑制糖吸收类如 α- 糖苷酶抑制剂类,阳性对照药应选择相应药物如阿卡波糖等。

二、适应证的选择

适应证的确定是新药研发的关键和核心问题,对于中药创新药尤其重要。合适的适应证不仅能够反映中药疗效特点,体现出复杂药物治疗的精准选择,而且还具有可评价的指标,这样才能在临床研究时进行准确评价,展示中药的优势疗效,指导中药准确使用。中药创新药的适应证确定既是对传统中药作用的新认识,也是传统药学与现代医学在疾病认识中的融合。

中药适应证的选择具有极大的难度和挑战,需要在对药物作用的机制、疾病发生发展的过程、评价的技术方法等进行多方面的研究基础上,通过综合分析来确定,适应证的选择有以下原则:

(1)定位范围合适。一般应根据临床实际确定疾病的范围,而且疾病的范围不能太大,同时还需要明确疾病的分型、分类、分期、病情等。

(2)符合中医药理论和现代中医药临床经验。

(3)符合中医药临床实际。中药新药的研发应针对中医临床优势病种,选择来源于临床有效的中药复方制剂,而不是与现在的临床治疗手段比较中医药疗效处于劣势的病种,如多数的细菌感染性疾病、胃溃疡、糖尿病降糖作用等。

(4)与药效学结果一致。中药创新药临床适应证应该有药效学的支持,确定的适应证和研究目的应与药效学提示的药物作用特点相一致。

(5)与毒性试验结果一致。临床适应证的选择需要考虑临床前药物的动物毒理试验结果。

三、物质基础及作用机制的探索

来源于有效成分和有效部位的候选药物的物质基础一般比较明确或者相对明确,应对其作用机制进行探索,明确其作用特点,为临床应用提供精准选择。来源于中药复方的候选药物,其物质基础和作用机制的研究难度很大,中药现代化的关键环节和难点也在于此。随着多种色谱 - 质谱联用、网络药理学、系统生物学、基因组学、蛋白质组学、代谢组学等理论和技术的引入,对中药复方物质基础和作用机制的研究提供了更多的手段和方法。

中药复方物质基础的研究,即根据中药复方的特点和用药要求,寻找其治疗疾病的相关成分。物质基础的研究关系到药效和安全性评价结果,也决定了所建立的质量标准对药物质量的可控程度。表面上物质基础研究是药学问题,实则与药理学密不可分,但中药复方的物质基础研究尚处于起步阶段。针对中药复方功效物质基础的复杂性,有学者提出中药复方"功效指征物质基础"研究思路,应用多种质谱联用技术建立了基于中药化学、药代动力学和药效学数据的稳健变换、基线漂移处理、Bootstrap 抽样、数学建模、有效性判断和差值分析的多成分 / 多药效指标相关性的中药功效物质基础分析方法,发现了双参通冠方的 12 个功效指征成分、通脉颗粒的 6 个功效指征成分和塞络通胶囊的 14 个入脑功效指征成分。研究结果显示,中药复方中的不同成分在不同时段以及不同部位发挥作用,体现多成分协同作用的功效特点。

深入研究中药的作用机制对阐明受试药物的作用特点具有重要意义。对于中药创新药这一复杂体系,单靶标的药物研发模式是不适合的,多靶标多层次发挥作用的药物是未来新药研发的趋势。为了验证中药复方或提取物作用在多靶标和多途径,有学者应用多种 AD 动物模型进行复方作用机制研究,包括淀粉样前体蛋白 / 早老蛋白 -1 双转基因小鼠、P301L 突变 *Tau* 转基因小鼠、淀粉样前体蛋白 / 早老蛋白 -1/*Tau* 三转基因小鼠、胆碱能损伤致痴呆大鼠、线粒体缺陷致痴呆大鼠、SAMP8 快速老化小鼠和慢性脑低灌注致痴呆大鼠等病理模型。应用这些动物模型,研究了参乌健脑胶囊、二苯乙烯苷(泰思胶囊)和山茱萸环烯醚萜苷(思吉胶囊)抗 AD 的药效学作用及其机制,发现它们能够作用在 AD 复杂发病机制的多靶标和多途径,尤其具有神经保护和神经营养作用,可阻止及延缓神经元死亡。

四、初步安全性评价

药物的安全性都是相对的,中药也是如此。长期以来,对中药安全性的认识存在一定程度的误解,如认为中药为天然产物,无任何毒性,或者因一种药物产生毒性就认为中药有毒,影响了中药创新药安全性的正确认识和新药的研发。

中药创新药研发中应针对中药的特殊性和复杂性,采用合理的评价指标和方法来评价中药新药的安全性,候选药物的初步安全性评价可为中药的成药性提供关键信息,一般是进行急性毒性研究。急性毒性研究可参照国家药品监督管理局2014年颁布的《药物单次给药毒性研究技术指导原则》(也可参见本书第十四章)。

1. **急性毒性** 急性毒性(acute toxicity)是指药物在单次或24小时内多次给药后一定时间内所产生的毒性反应。

2. **试验方法** 单次给药毒性试验的试验方法较多,常用的试验方法有近似致死量法、最大给药量法、最大耐受量法、半数致死量法、固定剂量法、上下法(序贯法)、累积剂量法(金字塔法)等。应根据受试物的特点选择合适的方法,这里主要介绍中药急性毒性评价常用的三种方法。

(1)最大给药量测定:最大给药量(maximum feasible dose,MFD)是指动物单次或24小时内多次(2~3次)给药所采用的最大给药剂量。

(2)最大耐受量测定:最大耐受量(maximum tolerated dose,MTD)是指动物能够耐受的而不引起动物死亡的最高剂量。

(3)半数致死量测定:半数致死量(median lethal dose,LD_{50})是指预期引起50%动物死亡的剂量,该值是经统计学处理所推算出的结果。

由于大多数中药的急性毒性可能相对较低,常采用最大给药量(或最大耐受量法)对中药进行急性毒性研究。

3. **实验动物选择**

(1)有效成分、有效部位的物质基础较传统中药发生了明显改变,或应用经验较少,一般采用啮齿类和非啮齿类两种动物,全面考察受试物的急性毒性反应情况。

(2)中药复方制剂处方组成符合中医药理论,有一定的临床应用经验,一般情况下,可采用一种动物、按临床拟用途径进行急性毒性反应的观察。

4. **观察指标** 单次给药毒性试验的重点在于观察动物出现的毒性反应。观察指标包括临床症状(如动物外观、行为、饮食、对刺激的反应、分泌物、排泄物等)、死亡情况(死亡时间、濒死前反应等)、体重变化(给药前、观察期结束时各称重一次,观察期间可多次称重,动物死亡或濒死时应称重)等。记录所有的死亡情况,出现的症状以及症状的起始时间、严重程度、持续时间、体重变化等。

所有的试验动物应进行大体解剖。试验过程中应及时对因濒死而安乐死的动物、死亡动物进行大体解剖,其他动物在观察期结束后安乐死并进行大体解剖。当组织器官出现体积、颜色、质地等改变时,应进行组织病理学检查。

5. **结果分析与评价**

(1)根据所观察到的各种反应出现的时间、持续时间及严重程度等,分析各种反应在不同剂量时的发生率、严重程度。对观察结果进行归纳分析,判断每种反应的"剂量-反应"及"时间-反应"关系。

(2)判断出现的各种反应可能涉及的组织、器官或系统等。

(3)根据大体解剖中肉眼可见的病变和组织病理学检查的结果,初步判断可能的毒性靶器官。

(4)判断受试物引起的毒性反应性质、严重程度、可恢复性以及安全范围。

(李洪梅 邹忠梅)

本 章 小 结

随着人们的医疗保健意识不断的提高,天然药物和中药越来越受到重视。但中药和天然药物多成分、多靶标及多层次的特点,其创新药物的研究方法和思路与化学药不同。首先候选药物的原料——药材和饮片来自天然,因此在中药新药研发时,首先应明确品种基源,了解资源分布状况并掌握可能影响药材及饮片质量的因素,才能从源头上为中药和天然药物的研发提供保障;临床疗效确切的经典名方、临床经验方以及民族药民间验方都是创新药发现的资源,因而,可从古今医药文献记载的有效中药中筛选,也可通过建立中药样品库开展系统筛选获得研发对象;中药创新药候选物包括有效部位、有效成分和复方等三种形式,研究思路和方式不同,同时候选药物制备、物质基础的研究及药效的评价等有必要引入适合中药复杂体系的新技术;中药创新药的成药性评价是一个复杂的问题,包括药效确证、适应证选择、物质基础分析、作用机制探讨、初步安全性评价等关键技术。

思考题

1. 采收季节是影响药材质量的主要因素之一,如何确定最佳采收时间?

2. 中药和天然药物中常含有叶绿素、油脂和蜡、树脂和树胶、黏液质等杂质,如何用最简单的方式去除杂质以防干扰活性筛选和分离精制?

3. 由于细胞分子水平模型(体外筛选)影响因素多,出现假阴性假阳性结果很普遍,如何有效减少中药提取物体外筛选的假阴性假阳性结果?

4. 中药提取、分离纯化时应考虑成分之间的相互作用,复方药物的制备工艺优化时如何确保有效成分的最大溶出,减少无效或毒性成分?

5. 复方候选物的药效物质基础的研究非常艰难,如何快速鉴定其化学成分?

6. 在中药成药性评价中多采用整体动物水平模型进行药效验证,如何选择动物模型对有效成分、有效部位及复方进行评价?

参考文献

[1] 贺翠,范巧佳,宋民宪,等.多基原中药材对中成药的影响.华西药学杂志,2017,32(5):559-562.

[2] 刑艳霞.四倍体金银花新品种九丰一号选育研究.农业工程技术(农业产业化),2006,(1):44-46.

[3] 索风梅,陈士林,任德权.道地药材的产地适宜性研究.中国中药杂志,2005,30(19):1485-1488.

[4] 陈光勇,赵德林,陈靖,等.不同生长年限三七中人参皂苷 Rg1、Rb1 的含量比较.科学技术与工程,2014,14(2):14-16.

[5] 孟庆举,易红,杨华,等.闪式提取法用于紫草的工艺条件研究.中国中药杂志,2013,38(14):2302-2305.

[6] 苏红,兰燕宇,马琳,等.采用聚酰胺除辛芍冻干粉针中赤芍提取物鞣质的工艺研究.中国中药杂志,2008,33(6):632-635.

[7] 邱红鑫,黄庆德,陈丹,等.生物色谱法在中药研究中的应用进展.中华中医药,2010,28(1):144-147.

［8］胡衍保，彭静波，顾硕，等．复方心可舒治疗冠心病多靶标作用的分子对接．物理化学学报，2012，28（5）：1257-1264.

［9］王喜军．中药及中药复方的血清药物化学研究．世界科学技术 - 中药现代化，2002，4（2）：1-4.

［10］梁乐，李琳琳，古扎丽努尔·艾尔肯，等．薄层生物自显影技术筛选两色金鸡菊中的活性成分．药物分析杂志，2015，35（3）：425-429.

［11］DOLEŽAL R，KARÁSKOVÁ N，MUSIL K，et al. Characterization of the penetration of the blood-brain barrier by high-performance liquid chromatography（HPLC）using a stationary phase with an immobilized artificial membrane. Anal Lett，2018，51（15）：2401-2414.

［12］JIA H，SU Z，LONG W，et al. Metabonomics combined with UPLC-MS chemical profile for discovery of antidepressant ingredients of a traditional chinese medicines formula，Chaihu-Shu-Gan-San. Evid Based Complement Alternat Med，2013，2013：487158.

［13］周慧，宋凤瑞，刘志强，等．超滤质谱技术在药物小分子与生物靶分子相互作用研究中的应用进展．化学进展，2010，22（11）：2207-2214.

［14］冀旭，吴智宇，陈千良，等．知母皂苷 B Ⅱ对照品的快速制备研究．中草药，2010，41（11）：1803-1806.

［15］王传金，魏运洋，朱广军，等．聚酰胺色谱法分离制备高纯度表没食子儿茶素没食子酸酯．应用化学，2007，24（4）：443-447.

［16］张凌燕，郭晋隆，叶冰莹，等．凝胶柱层析分离虎杖中白藜芦醇的研究．天然产物研究与开发，2009，21（1）：104-107，139.

［17］高英，李卫民，冯毅凡，等．分子蒸馏技术在富集香附油有效成分中的应用．中国民族医药杂志，2005，11（6）：41-42.

［18］江敏红，黄松涛，胡玥，等．高速逆流色谱法分离制备益母草中益母草碱．中草药，2017，48（9）：1778-1783.

［19］周力，谢建春，戈育芳，等．分子烙印技术在沙棘功效成分提取中的应用．物理化学学报，2002，18（9）：808-811.

［20］顾睿，李石平，倪付勇，等．分子印迹技术分离桂枝茯苓胶囊中芍药苷类活性组分成分．世界科学技术 - 中医药现代化，2015（5）：1051-1055.

［21］黄熙，任平，王骊丽，等．不同煎煮方法和配伍因素对汤剂中阿魏酸含量的影响．中草药，2001，32（5）：411-412.

［22］赵洁，苏畅，温德广，等．葛根素及葛根提取物在大鼠体内的药动学研究．中国药房，2016，27（10）：1311-1314.

［23］汪祺，王亚丹，杨建波，等．基于分子对接及体外抑制实验预测芹菜素潜在药物相互作用．中国中药杂志，2019，44（18）：213-217.

［24］赵艳，于昕，时丽丽，等．消栓通络方有效成分组对大鼠急性血瘀模型的影响．药学学报，2012，47（5）：604-608.

［25］王勇，李春，啜文静，等．基于小型猪冠心病慢性心肌缺血模型气虚血瘀证的证候评价．中国中西医结合杂志，2011，31（2）：233-237.

［26］SU Z H，ZOU G A，PREISS A，et al. Online identification of the antioxidant constituents of traditional Chinese medicine formula Chaihu-Shu-Gan-San by LC-LTQ-Orbitrap mass spectrometry and microplate spectrophotometer. J Pharm Biomed Anal，2010，53（3）：454-461.

［27］刘建勋，孙明谦，任钧国，等．中药复方功效物质基础的研究思路与方法．世界科学技术 - 中医药现代化，2018，20（4）：473-478.

［28］黄芳华．抗糖尿病中药新药临床前有效性评价与思考．中国中药杂志，2008，33（1）：95-97.

［29］黄芳华．治疗老年性痴呆中药的药效学研究评价探讨．中国中医基础医学杂志，2006，12（9）：701-703，712.

［30］刘炳林．从临床角度看中药新药适应症的定位．中药新药与临床药理，2011，22（2）：226-227.

［31］杜冠华，张莉．中药新药成药性评价关键药理学问题探讨．世界科学技术 - 中医药现代化，2017，19（3）：432-438.

［32］蒋宁，张永祥，杜冠华．新思路·新方法 - 中药药理学研究与中药新药研发．中国药理学与毒理学杂志，2016，30（9）：893-909.

［33］国家食品药品监督管理总局．药物单次给药毒性研究技术指导原则．（2014-05-13）［2021-10-25］．https://www.cde.org.cn/main/fullsearch/fullsearchpage.

第六章　生　物　药

学习目标

1. **掌握**　基因工程的原理和操作步骤;胰岛素类似物实现速效和长效的原理;聚乙二醇修饰技术的原理和优缺点;Fc 融合、白蛋白融合、运铁蛋白融合的原理和应用;人 - 鼠嵌合抗体、人源化抗体、全人源抗体、小分子抗体、双特异性抗体、抗体 - 药物偶联物的结构特点和构建方法;噬菌体展示技术和转基因小鼠技术的原理和优缺点;亲和力成熟的含义和操作方法;酶的定向进化技术原理;生物药成药性评价方法。

2. **熟悉**　基因工程常用表达载体的类型和特点;聚乙二醇定点修饰的方法;XTEN 修饰技术、ELP 修饰技术、PAS 修饰技术、CTP 技术的原理和应用;杂交瘤技术的原理和操作方法;单克隆抗体优化的评价指标和测定方法;酶的定向进化所用诱变方法和筛选方法;糖基化、游离巯基、糖化位点对蛋白质成药性的影响。

3. **了解**　生物药的特点和开发中的困难;聚乙二醇修饰技术的代表性药物;噬菌体展示技术和转基因小鼠技术生产全人源抗体的代表性品种;酶的定向进化技术在生物药开发中的应用。

广义的生物药包括以动物、植物、微生物为原料制取的各种天然生物活性物质及其人工合成或半合成的天然物质类似物,也包括应用生物工程技术生产的生物技术药物。本章主要围绕生物技术药物进行介绍。与化学合成的小分子药物相比,生物药的设计与开发采用不同的思路和技术方法。首先,研究者需要根据疾病症状鉴定并确认药物的靶标或受体;接着,需要生物学家、药理学家、制药学家共同合作采用适当的方法来获得生物活性分子。基于内源性蛋白的生物药候选分子通常包含 200 个以上氨基酸,最常用的合成方法是利用重组宿主细胞进行表达,例如应用大肠埃希菌或酵母细胞表达重组细胞因子或激素等蛋白质药物或者利用中国仓鼠卵巢(CHO)细胞表达单克隆抗体药物。而对于 20~30 个氨基酸或者更小的肽类药物,主要采用化学合成法进行生产,这更类似于化学药的合成,不在本章中讨论。通过适当的策略合成生物分子后,进行药代动力学、药理学、安全性、毒理学和制剂的研究,筛选获得具有治疗潜力的候选分子。

近年来,高通量测序的出现使得数千种新基因得以快速鉴定,其中大多数基因的功能都是未知的。因此,制药学家面临的挑战是将未知功能基因转化为有吸引力的治疗靶标。许多蛋白质药物分子是人体内天然存在的,当人们鉴定了某种涉及疾病的蛋白质分子的功能,该基因才会被克隆。在使用重组宿主细胞表达相应的基因后,确认目的蛋白具有所需活性,然后将结构确证的重组蛋白用于筛选或优化设计。这个过程可能很耗时,但它已经提供了其功能的既定目标。现在,这些过程大都可以通过先进的技术实现自动化,具有精确、高效和可重复的优点,这加速了药物靶标和候选药物发现以及之后的分子优化过程。

重组 DNA 技术是诞生于 20 世纪 70 年代初期的一种在分子水平上对基因进行操作的技术。它通过对遗传密码的分析,将不同来源的基因按照目标在体外构建重组 DNA 分子,并将外源基因导入受体细胞内,使该基因能在受体细胞内复制、转录、翻译表达目的蛋白。该过程大致可分为五个部分:①确定编码靶蛋白的基因来源;②克隆基因;③构建目的蛋白的表达系统;④优化 DNA 序列;⑤验证重组蛋白的结构和功能。

表达系统对于目的蛋白的制备是非常重要的,因为表达系统决定了细胞培养过程中产物的性质以及可能产生的杂蛋白。重组蛋白质的表达系统主要有原核和真核表达系统。对于单一结构和无修饰的蛋白质,原核系统具有稳定高效等优势。然而,许多真核蛋白的表达过程需要翻译后修饰,如糖基化、酰基化等,此时需用真核表达系统进行制备。不同表达系统在表达量、表达产物的分离纯化及活性、成本等方面各有优缺点(表 6-1)。

表 6-1　常用表达系统的特点和代表药物

表达系统	优点	缺点	代表药物
大肠埃希菌	操作简单,易于优化,复制效率高,产量高,生产成本低	蛋白质折叠差,无法进行翻译后修饰,易形成包涵体,易产生内毒素,与真核生物有不同的密码子偏好	人生长激素、粒细胞集落刺激因子、干扰素、溶血栓药、胰高血糖素、白介素、人甲状旁腺激素
酵母	表达水平高,安全性高,操作简单,成本低,产物可分泌表达,易于纯化,有翻译后修饰能力,其中毕赤酵母部分克服了过度糖基化的缺点,分泌性好,产量较高	色素难以去除,传代不稳定,产物与天然分子仍有差异,甲醇作为诱导剂有一定危害性,其中酿酒酵母可能出现过度糖基化,N-糖链结构具有致敏性,啤酒酵母表达量偏低	人胰岛素、亚单位疫苗(如乙肝疫苗、口蹄疫疫苗)、胰岛素样生长因子、牛胰蛋白酶原、肿瘤坏死因子、破伤风毒素 C 片段、蔗糖酶、人血清白蛋白、蛋白酶抑制因子、重组人表皮生长因子、人白介素 -2
哺乳动物细胞	表达水平较高,遗传稳定,有翻译后修饰,产物与天然分子几乎一致,可分泌表达,提纯工艺简单	培养基昂贵,细胞生长条件复杂,生产周期长,成本高,需注意有致癌因素	人组织型纤溶酶原激活因子、凝血因子Ⅷ、干扰素、乙肝表面抗原、促红细胞生成素、人生长激素、集落刺激因子、抗体药物
杆状病毒侵染的昆虫细胞	可表达分子量很大的外源基因,表达水平较高,细胞生长较快,有翻译后修饰,产物与天然分子相似,安全性高	培养基昂贵,需要大量病毒,可能导致细胞裂解和蛋白质降解,糖基化程度较低、形式单一,缺少唾液酸化	人类乳头瘤病毒疫苗、前列腺癌疫苗、流感疫苗、促生长因子
植物细胞	成本低,稳定性强,易获得多价疫苗,安全性高	制作复杂,表达量不高,分离纯化不便,缺少唾液酸化	人类乳头瘤病毒疫苗、乙肝疫苗、重组肿瘤相关抗原、他利苷酶 α、葡糖脑苷脂酶

优化 DNA 序列是新的候选药物分子确定的关键步骤,序列不仅影响重组蛋白的表达和产量还影响蛋白质的稳定性,理想的蛋白质药物应具有高效力和低毒性,并且具有合适的药学性质,包括靶组织中的分布和停留时间以及给药频率,它们可能对药物的功效和安全性也有影响。蛋白质分子的生物功能与它本身的结构有着密不可分的关系,本章将重点讨论分子优化策略。

第一节　基于构效关系的分子设计——胰岛素

1921 年,加拿大医生班廷和贝斯特首次在狗的胰腺中发现了胰岛素。1922 年开始,胰岛素被应用于临床治疗,使得糖尿病得到控制。然而,最早用于临床的胰岛素大多是直接从猪、牛的胰脏中提取的动物胰岛素,它们虽与人胰岛素结构相似,功能相近,但存在具有免疫原性、杂质过多等问题,患者使用后易产生胰岛素抵抗、过敏反应等症状。

随着重组 DNA 技术的发展,1982 年重组人胰岛素成为第一种获准上市的重组蛋白质药物,其结构与人体自身分泌的胰岛素一样,因此大大降低了发生胰岛素抵抗或过敏反应的概率。此外,人胰岛素的稳定性也比动物胰岛素高,其降糖作用更加显著,用药量平均减少了 30%。但是,由于无法完全模拟生理性人胰岛素的分泌,临床使用人胰岛素容易导致患者体内血糖水平发生波动,且其要求患者必须在用餐前 30 分钟注射,与餐后血糖高峰保持同步才能发挥良好的疗效,这给患者用药带来了不便。于是,人们开始思考如何进行合理的分子改构以获得药效更好的胰岛素药物。

合理的药物设计就是要利用药物分子与其受体相互作用的特性,来设计具有优异药代动力学特征和结合亲和力的治疗性蛋白质或多肽。蛋白质的结构构象对于其活性的发挥非常重要,要实现合理设计,首先要充分了解该分子的结构。20 世纪 90 年代末期,人们对胰岛素的结构与功能关系有了更深入的研究。人胰岛素由 51 个氨基酸组成,分为 A、B 两条链,A 链有 21 个氨基酸,B 链有 30 个氨基酸。其中,在 A 链 7 位与 B 链 7 位、A 链 20 位与 B 链 19 位之间形成了两个链间二硫键,在 A 链 6 位与 A 链 11 位之间形成了一个链内二硫键。在人体内,胰岛素以六聚体的形式合成和储存,这种 6 分子胰岛素组成的复合物比单体稳定性强。然而,胰岛素的活性形式是单体,因为它的扩散速度更快,因此六聚体保持着无活性的状态,作为具有快速可用性的储存形式存在于体内。

在认识胰岛素分子结构的基础上,人们利用基因工程技术对人胰岛素肽链上的氨基酸序列及结构进行局部修饰,改变其理化和生物学特征,得到了一系列结构上与人胰岛素相似、却更适合人体生理特点的胰岛素类似物(insulin analogue)。根据其作用时间的长短,大致可分为速效胰岛素类似物和长效胰岛素类似物两类。速效胰岛素类似物对降低餐后血糖的效果很好,皮下注射后 10 分钟即可起效,约 40 分钟后达到峰值,可持续 3~5 小时。目前已上市的速效胰岛素类似物包括赖脯胰岛素(insulin lispro)、门冬胰岛素(insulin aspart)和赖谷胰岛素(insulin glulisine)。除了对餐后血糖的控制,糖尿病患者的另一个需要是维持基础胰岛素的水平以维持适当的餐前血糖。因此,市场上出现了长效胰岛素类似物,主要是甘精胰岛素(insulin glargine)和地特胰岛素(insulin detemir),此外还有超长效的德谷胰岛素(insulin degludec),下面分别对其进行介绍。

一、胰岛素结构类似物

(一)赖脯胰岛素

赖脯胰岛素是第一种速效胰岛素类似物,自1996年以来成功应用于临床治疗。该分子通过将人胰岛素分子B链的28位脯氨酸和29位赖氨酸互换得到,这种氨基酸序列的变化通过B链C末端构象的改变阻止胰岛素聚集体形成,使其以单体形式快速发挥药效。

最初这种胰岛素的设计目的是模仿血液中人胰岛素的生理浓度,以响应餐后血糖的增加。这带来了药代动力学和药效学的变化,使它起效更迅速,令常规人胰岛素的使用模式得到了改变,某些临床效果也得到改善。例如,使用赖脯胰岛素时,可以在餐前立即给药,或在餐后立即给药,而常规人胰岛素则需要在进餐前30~60分钟使用。表6-2显示了赖脯胰岛素的药代动力学特征(5~15分钟快速起效,作用持续时间2~4小时)。尽管有这些药代动力学数据的支持,我们必须注意,就像常规人胰岛素一样,还有其他因素会影响赖脯胰岛素的皮下吸收。例如,当在腹部区域施用并且受体温影响时,胰岛素吸收速率增加。

表 6-2　不同类型胰岛素的药代动力学特征

胰岛素类型	起效时间 /min	峰值时间 /h	持续时间 /h
常规人胰岛素	30~60	2~4	5~7
赖脯胰岛素	5~15	1~2	2~4
门冬胰岛素	10~20	1~3	3~5
赖谷胰岛素	5~15	1~2	4~6
低精蛋白锌胰岛素	60~120	5~7	12~13
甘精胰岛素	60~120	*	24
地特胰岛素	60~120	*	16~24
德谷胰岛素	30~90	*	40

注:* 胰岛素没有明显的最大作用峰值。

该胰岛素的另一个特征是较低的低血糖发生率。在对1型糖尿病患者的研究中,将赖脯胰岛素与常规人胰岛素进行了比较。治疗3个月后,赖脯胰岛素治疗组出现较少的低血糖发作。

此外,常规人胰岛素浓度达到峰值的时间是剂量依赖性的,而赖脯胰岛素则不依赖于剂量,这也是起初医生们对它的担忧所在。理论上,抗胰岛素抗体可以延迟其发挥作用的时间,从而改变其作用的持续时间,但这也许会引起免疫应答的增加,加大过敏反应发生的概率。

(二)门冬胰岛素

门冬胰岛素是市场上出现的第二种速效胰岛素类似物,1999年在欧洲首先上市,2002年进入国内市场。它在结构上不同于常规人胰岛素,用天冬氨酸取代了胰岛素B链28位的脯氨酸。这种取代降低了胰岛素分子形成六聚体的趋势,改变了其药代动力学特征。它在注射后10~20分钟开始发挥作用,在1~3小时达到最大作用峰值,持续3~5小时(表6-2)。与常规人胰岛素相比,门冬胰岛素的血清浓度会达到其两倍,而持续时间只有一半。它可以在进餐前后立即使用,降低餐后血糖同时减少夜间低血糖的发生,这些都与赖脯胰岛素类似。在药代动力学方面,那些可能影响赖脯胰岛素的因素也同样能够影响门冬胰岛素。值得注意的是,门冬胰岛素对胰岛素受体和胰岛素样生长因子 1(IGF-1)受体的亲和力是常规人胰岛素的 80%,其免疫学特征与常规人胰岛素相似。

(三) 赖谷胰岛素

继赖脯胰岛素和门冬胰岛素之后,市场上又出现了一种新型速效胰岛素类似物——赖谷胰岛素。该类似物是将人胰岛素分子中 B 链第 3 位的天冬氨酸用赖氨酸替代,同时用谷氨酸替代 B 链 29 位的赖氨酸,改变了人胰岛素的药代动力学特征(表 6-2)。与其他速效胰岛素类似物一样,赖谷胰岛素比常规人胰岛素更能模仿内源性胰岛素的分泌。赖谷胰岛素对胰岛素受体底物 -2(IRS-2)的磷酸化具有独特的优先活性,使胰岛 β 细胞能够抵抗脂肪酸和某些细胞因子引起的细胞凋亡。然而,需要引起注意的是,胰岛素 B29 位谷氨酸上的羧基似乎与 IGF-1 受体的亲和力有关,亲和力高可能会增加促有丝分裂作用,应在长期研究中对其进行评估。

(四) 甘精胰岛素

除了以上的速效胰岛素类似物之外,基于构效关系研发了一种长效胰岛素类似物——甘精胰岛素,这是被批准用于临床的第一种长效胰岛素类似物。该分子在人胰岛素 B 链的 C 末端添加了 2 个精氨酸残基,并在 A 链的 21 位用甘氨酸替代了天冬氨酸。这些修饰使分子中产生了 2 个正电荷,将胰岛素的等电点从 5.4 变为 6.7,使该分子在生理 pH 下溶解性降低从而产生可以缓慢吸收的甘精胰岛素微沉淀物。此外,向该类似物中加入锌,使其在皮下组织中结晶,进一步延缓了其吸收速率达到缓释的效果。甘精胰岛素在皮下给药后,1~2 小时开始起效,药物的血浆浓度曲线没有明显的峰值。临床试验表明,甘精胰岛素可以有效降低空腹低血糖和夜间低血糖的发生。

这种胰岛素类似物的一个问题是其潜在的免疫原性。另外,它对 IGF-1 受体表现出更大的亲和力,因而存在引起糖尿病性视网膜病变进展的可能性,但是目前还没有数据能直接表明这种胰岛素的使用与患该疾病的风险增加有关。

二、胰岛素修饰产物

前文所述这些分子设计均是基于胰岛素结构与功能的关系,通过定点突变技术,改变胰岛素分子一级结构中的氨基酸序列,从而改变其理化性质和生物学特征。除了对胰岛素分子的氨基酸序列进行定点突变之外,还可以通过化学修饰的方法获得新的胰岛素类似物。例如,通过对胰岛素 B 链末端氨基酸残基的脂肪酸修饰,人们成功研发了两种长效胰岛素类似物。

(一) 地特胰岛素

地特胰岛素是通过去除 B 链 30 位的苏氨酸,在 B 链 29 位添加一个 *N*-16- 烷酸基的 14 碳脂肪酸获得的长效胰岛素类似物。这种改造使得分子能够可逆地结合白蛋白,因此,在人体内的地特胰岛素有超过 98% 都是以与白蛋白结合的形式存在的。由于仅其游离部分可以与靶细胞的胰岛素受体结合,发挥降糖作用,这大大延长了其作用持续时间。

地特胰岛素的最长持续时间为 24 小时,具有比人胰岛素更平坦的吸收特征和更低的吸收变异性,其药效学反应与剂量成正比。与甘精胰岛素一样,它没有最大作用峰,可以在早起或就寝时使用。地特胰岛素产生的体重增加的副作用较少,并且因为与IGF-1受体结合的能力较低(约占人胰岛素的16%),它促有丝分裂能力较低。临床效果显示,地特胰岛素有良好的血糖控制效果,发生低血糖风险较低,在用药时有着更大的灵活性。

(二)德谷胰岛素

如前所述,六聚体的形成可以减缓胰岛素的吸收,增加其功效的持续时间,因此将可溶性多六聚体配制成一种超长效的胰岛素类似物——德谷胰岛素,可作为甘精胰岛素的替代品。它的结构与地特胰岛素十分类似,去掉了人胰岛素B链30位苏氨酸,通过谷氨酸连接子将一个16碳脂肪二酸侧链连接在B链29位赖氨酸上。一方面,德谷胰岛素在皮下组织中形成多六聚体,从而形成了皮下贮库,使胰岛素可以缓慢释放到体循环中;另一方面,德谷胰岛素的脂肪酸侧链能够与白蛋白可逆结合,延长其药效。

与甘精胰岛素和地特胰岛素类似,德谷胰岛素30~90分钟起效,由于体内循环缓慢释放,没有活性高峰。它的效果可持续长达40小时,因此三次皮下注射足以控制糖尿病患者的血糖水平长达一周。此外,德谷胰岛素与甘精胰岛素相比,具有较低的药效学和受试者内变异性,降低了糖尿病患者发生低血糖的可能性,患者需要使用的基本胰岛素剂量也明显低于甘精胰岛素,且达到相似的血糖水平。德谷胰岛素可以与其他胰岛素混合,从而可以提供更好的血糖控制效果。除了上述脂肪酸链修饰外,生物大分子在开发过程中还可以采用聚乙二醇修饰、白蛋白融合、Fc片段融合等不同的技术手段延长体内循环时间来解决生物药通常存在的半衰期短、易被酶解等问题。

第二节 修 饰 技 术

临床上使用的大多数蛋白质药物都能对批准的适应证进行安全有效的治疗,然而,一种蛋白质可能影响多种药理学途径并引起不良反应。对介导生物反应的特定结构域的理解,使得研究者们设计出更具特异性且不太可能与靶标以外的受体相互作用的大分子。结构域修饰有两个方向,一个侧重于结构域减少,另一个侧重于结构域添加,进行修饰之后可以通过延长体内半衰期来改善药理学特性和总体药物暴露时间,或者在保留药物活性的前提下降低炎症反应的可能性。另外,可以使药物分子附着到具有更长血液循环时间的抗体片段(Fc结构域)上,使其不被快速清除。本节侧重介绍的是蛋白质长效化修饰技术。

一、聚乙二醇修饰技术

聚乙二醇(polyethylene glycol,PEG)修饰技术是目前较为成熟,也是应用非常广泛的一种分子变构化学(molecule altering structural chemistry,MASC)技术。通过将PEG这种无毒、无免疫原性的两亲性聚合物偶联到目标蛋白质或多肽分子上,能够极其显著地增加其修饰产物整体的水化半径,使其不易被体内肾小球滤过,从而获得更长、更有效的药物体内作用时间。此外,PEG由于其自身特殊的空间结构,能够通过遮蔽蛋白质及多肽表面的抗原识别位点或酶切位点,进一步降低原型分子的免疫原性或是避免体内的酶切作用从而提高其稳定性。目前已经有10余种PEG修饰药物获得美国FDA批准上市,这些产品包括 PEG 修饰的酶、抗体片段、细胞因子、核酸适配体等。

例如,Neupogen 是全球首个重组人粒细胞集落刺激因子(rhG-CSF)产品,属于短效化产品,一个化疗周期需要多次注射。Neupogen 自上市以来销售情况良好,但近年受到长效化替代药和生物类似药 Granix 和 Zarxio 上市的冲击。Neulasta 是通过 PEG 修饰得到的全球首个长效化 rhG-CSF 药物,一个化疗周期中只需给药 1 次即可维持药效,大大减少了注射频率,提高了患者的顺应性。Neulasta 自 2002 年上市后销售额涨势迅猛,第三年就已超过 Neupogen,而后每年仍持续增加,近年已进入平稳期。

近年来,PEG 修饰技术取得了飞速的发展,从一开始针对赖氨酸残基的 ε 氨基所进行的随机修饰逐渐向定点修饰的方向发展。为了实现生产工艺的稳定性以及产物的均一性,当前该领域的研究主要聚焦在开发高度选择性、特异性的 PEG 定点修饰方法,以获得高度均一、最大程度保留其生物学活性的产物。蛋白质 N 末端以及游离的半胱氨酸是最早被用来进行 PEG 定点修饰的位点,之后二硫键修饰、酶催化修饰等技术也随之发展起来。另外,借助基因工程手段可以实现在蛋白质序列的任何位置引入具有反应活性基团的天然或非天然氨基酸,从而实现该位点的 PEG 修饰。

二、融合蛋白技术

(一) 与天然长寿命蛋白质的融合

人血清中蛋白质和多肽的半衰期由多个因素决定,包括分子大小、电荷、蛋白水解敏感性、生物学性质、它们结合的蛋白质的转换率以及其他因素。如分子量小于 60kDa 的蛋白质和肽可以通过肾脏滤过消除,因此它们通常血清半衰期很短,而较大的蛋白质半衰期可能持续数天。

人们研究发现人 IgG、人血清白蛋白(human serum albumin,HSA)和运铁蛋白在人血清中持续的时间比仅根据它们的大小预测的结果要长得多。人 IgG 和 HSA 的天然长寿命是由于它们与新生儿 Fc 受体(FcRn)的结合。FcRn 是一种异二聚体受体,广泛表达于内皮细胞、肠上皮细胞、乳腺上皮细胞、巨噬细胞等部位。FcRn 分子大小为 45~53kDa,由 α 和 β 两条链组成,跨膜的 α 链具有一个短的细胞质尾,约 15kDa 的 β2 微球蛋白称为 β 链。虽然 FcRn 的功能是将 IgG 从母体转移到胎儿,但它在维持 IgG 和 HSA 的稳态中也有重要作用。当网状内皮系统的细胞对血清蛋白进行胞饮作用时,在酸化的内体中,人 IgG1、IgG2、IgG4 和 HSA 以 pH 依赖性方式结合 FcRn,这允许它们易位回到细胞表面以便于再次进入循环,而非 FcRn 结合的蛋白质被靶向转运至溶酶体降解;当暴露于细胞表面的中性 pH 时,IgG 和 HSA 被释放回循环(作用原理见图 6-1)。这种循环机制使得人 IgG1、IgG2 和 IgG4 有 14~21 天的半衰期,HSA 约有 19 天的半衰期。人 IgA、IgM、IgD 和 IgE 无法结合 FcRn,不能延长半衰期;人 IgG3 在 FcRn 结合结构域中残基有变化,这降低了其结合 FcRn 的能力,导致其半衰期仅为 5~7.5 天。此外,IgG 和 HSA 与 FcRn 的不同表位结合,分子间没有竞争关系。总之,FcRn 在人 IgG 和 HSA 的稳态中发挥重要作用,这些特性已广泛应用于改善其他短寿命蛋白质和肽的体内药代动力学。

1. **Fc 融合** 如上所述,人 IgG1、IgG2 和 IgG4 以 pH 依赖性方式与 FcRn 结合,并通过上皮细胞实现它们的再循环,这种结合通过抗体 Fc 片段中的特定残基来实现。因此,自 20 世纪 80 年代后期开始,就有人使用 IgG Fc 作为融合配体以显著延长治疗性蛋白质或肽的半衰期。依那西普是第一种上市的 Fc 融合蛋白,于 1998 年获得批准,是人肿瘤坏死因子受体 p75 和人 IgG1 的 Fc 融合蛋白,用于治疗

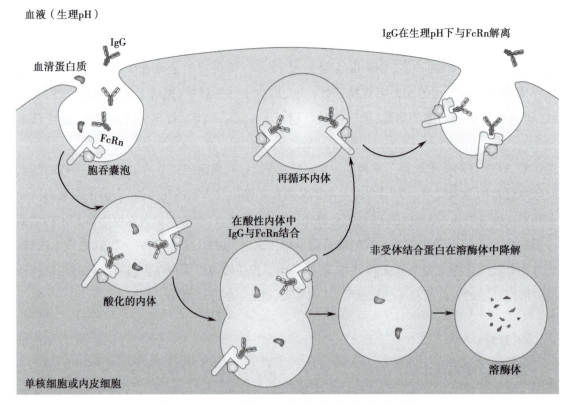

图 6-1 FcRn 介导 IgG 半衰期延长的作用示意图

类风湿性关节炎和强直性脊柱炎。自此之后又有许多 Fc 融合蛋白被开发出来，截至 2015 年 5 月，已有 11 种 Fc 融合蛋白被美国 FDA 批准上市。

下面以胰高血糖素样肽 -1（glucagon-like peptide-1，GLP-1）为例介绍 Fc 融合技术的应用。GLP-1 是回肠及结肠的神经内分泌 L 细胞分泌的一种多肽，它的主要活性包括血糖依赖性的降血糖作用，抑制胃排空，降低食欲及食物摄取等。天然 GLP-1 在血清中的半衰期仅为 2 分钟，因此其天然形式无法开发为药物。为了延长其半衰期人们尝试了多种技术方法，包括定点突变技术去除酶切位点、PEG 修饰技术、脂肪酸修饰技术、融合蛋白技术等。其中，应用 Fc 融合技术开发的度拉糖肽（GLP-1-Fc 融合蛋白）于 2014 年 9 月获得美国 FDA 批准上市。其血清半衰期为 4~5 天，支持每周一次用药。该 Fc 融合蛋白含有二肽基肽酶 4（DPP-4）抗性形式的 GLP-1（GLP-1 易被 DPP-4 降解），通过接头与人 IgG4（F234A/L235A）的 Fc 融合（V8-GLP-1）。研究发现在没有接头的情况下，GLP-1 激动剂活性很小，这提示我们对于融合蛋白而言，接头的长度和结构是设计的关键组成部分。

后续开发了一种制备单体 Fc 融合分子的技术。其中治疗性蛋白质仅与二聚体 Fc 的一个臂连接，所得蛋白质"头部"的药理学活性是单价的，但保留正常的二价 Fc 结构和功能。使用单体蛋白 -Fc 技术开发了一系列潜在的延长半衰期生物制剂，包括 IFN-β-Fc、IFN-α-Fc、EPO-Fc、B 结构域缺失的凝血因子Ⅷ-Fc 和凝血因子Ⅸ-Fc。其中 Alprolix（单体凝血因子Ⅸ-Fc，约 98kDa）和 Eloctate（单体 B 结构域缺失的凝血因子Ⅷ-Fc，约 220kDa）于 2014 年被美国 FDA 批准。在临床试验中，Alprolix 的终末半衰期为 57~83 小时，比使用其他凝血因子制剂获得的半衰期（约 18 小时）长约 3 倍；对于 Eloctate，Fc 融合体的半衰期从约 12 小时改善至约 19 小时。

2. **白蛋白融合** HSA 是人血浆中最丰富的蛋白质,具有多种功能,包括维持血浆 pH、代谢产物和脂肪酸转运以及维持血压的作用。HSA 的大小是肾小球滤过大小的上限,同时它是强阴离子的蛋白质,有助于延缓肾脏滤过。与 IgG 类似,HSA 也以 pH 依赖性方式结合 FcRn,使自身半衰期延长。另外,HSA 倾向于在肿瘤和炎症组织中积累,这表明与白蛋白融合或结合可能有助于将蛋白质或肽靶向这些位点。

从 20 世纪 90 年代早期开始,已有研究将半衰期短的蛋白质或肽与 HSA 融合以延长其血清半衰期。20 世纪 90 年代末期,开始研究 HSA 融合蛋白技术,随后,关于不同蛋白质和肽与 HSA 融合的研究大量发表出来。批准上市的第一种 HSA- 肽或蛋白质融合产物是阿必鲁肽,一种 DPP-4 抗性 GLP-1-HSA 融合蛋白。它分别于 2014 年 3 月和 4 月获得欧洲药品管理局(European Medicines Agency,EMA)和美国 FDA 的批准,可将天然 GLP-1 的半衰期由 2 分钟延长至 4~7 天,可以每周用药一次。

然而,并非所有 HSA 融合蛋白在临床试验中都表现良好。两种不同形式的 G-CSF-HSA 融合物 Egranli(也称为 balugrastim 和 Neugranin)和 albugranin 的开发已经停止,Egranli 进入后期临床开发阶段并提交给欧洲 EMA 和美国 FDA,但都撤回了申请。同样,一种称为 Albuferon(也称为 Joulferon 和 Zalbin)的 IFN-α2b-HSA 融合蛋白用于治疗丙型肝炎,其完成了Ⅲ期临床试验但未被 FDA 批准上市,最终停止了进一步开发。此外,其他 HSA 融合蛋白,包括 IL-2-HSA 融合蛋白和 β- 利尿钠肽 -HSA 融合蛋白,都已经停止使用。

丹麦的一家蛋白质工程公司一直在开发能够更好地结合 FcRn 的重组 HSA 修饰物,用于构建可能具有更长半衰期特性的"下一代"HSA 蛋白质融合体。研究发现 HSA 的 K573P 突变体对 FcRn 的亲和力是原型的 12 倍,在小鼠和食蟹猴中的半衰期比原型更长。期望使用 HSA 的这些较长半衰期的突变体作为融合蛋白,能进一步改善融合蛋白的半衰期。

3. **运铁蛋白融合** 运铁蛋白是一种丰度较高的血清糖蛋白,在血清中的浓度为 3~4mg/ml。运铁蛋白有 679 个氨基酸残基,分子量约为 80kDa,具有两个高亲和力的 Fe^{3+} 结合位点,一个位于 N 末端结构域,另一个位于 C 末端结构域,可以紧密但可逆地结合铁,并将铁运送到组织。据报道,人运铁蛋白的半衰期为 7~10 天,其非糖基化形式占运铁蛋白总量的 2%~8%,半衰期略长,为 14~17 天。运铁蛋白在人血清中的持续存在是由于网格蛋白依赖的运铁蛋白受体介导的机制,它帮助与运铁蛋白受体结合的运铁蛋白再回到循环中。

人们已经尝试将蛋白质和肽与运铁蛋白的不同位点进行融合,包括运铁蛋白的 N 末端、C 末端以及中心定位的铰链区。运铁蛋白的 N 末端是游离的,可以直接融合,C 末端埋藏在内并受到附近二硫键的约束,因此当蛋白质与 C 末端融合时通常使用柔性接头。通过制备针对特定靶标的肽文库,然后将来自这些文库的结合物融合到糖基运铁蛋白上(N 末端、C 末端、环或接头区域),可以开发半衰期延长的治疗性融合蛋白。

一种先导化合物 BRX-0585 是运铁蛋白 -GLP-1 融合蛋白,用于治疗 2 型糖尿病,它被证明能显著增强 GLP-1 的半衰期。Exendin-4 是从美洲毒蜥蜴唾液中发现的一种 GLP-1 类似物,可拮抗 DPP-4 的降解作用。研究人员将 GLP-1 和 exendin-4 与非糖基化形式的人运铁蛋白融合,获得了具有较长半衰期的融合蛋白,且两种分子都保留了天然肽的大部分活性。

(二)惰性蛋白融合技术

利用 PEG 修饰技术来增加蛋白质和多肽的流体动力学半径可以延长其半衰期,近年又出现了几种新的策略作为 PEG 或其他非生物聚合物化学修饰的替代方法,这些策略的共同点是将惰性重复多肽单元与目标重组蛋白融合,可以被视为 PEG 修饰和与天然长半衰期蛋白融合的结合技术,其优势在于:①消除了 PEG 部分的成本以及将其与蛋白质偶联的时间和过程成本;②只需要进行一轮纯化,无须 PEG 修饰蛋白质时所需的纯化 - 结合 - 再纯化的复杂步骤;③可降解性。肽在很大程度上对细胞外蛋白酶具有抗性,而在体内可以通过自然过程缓慢降解。与 Fc 融合和 HSA 融合相比,该技术的缺点是重复多肽单元和未知因子的潜在免疫原性。

1. XTEN 修饰技术 XTEN 技术用亲水的、化学稳定的、无结构的非重复聚多肽代替 PEG 修饰目的蛋白。XTEN 技术去除了疏水性氨基酸、带 $CONH_2$ 基团的氨基酸、带正电荷和易形成二硫键的氨基酸,人工设计了一系列由 Ala、Glu、Gly、Pro、Ser、Thr 六种氨基酸组成的不同长度的聚多肽链,由此提高蛋白质的溶解性、稳定性,降低免疫原性。同时,由于 XTEN 不具有二级结构,XTEN 融合蛋白具有较大的流体动力学体积,融合蛋白的半衰期也得以提高。目前,XTEN 修饰的重组人生长激素(rhGH)已经进入临床试验阶段。

2. ELP 修饰技术 通过多肽融合使肽和蛋白质半衰期延长的第二种方法是 ELP 修饰。ELP 含有 V-P-G-x-G 的重复序列,其中 x 是除脯氨酸外的任何氨基酸。这种序列通常在弹性蛋白中出现,可以通过人弹性蛋白酶随时间降解,这使得 ELP 聚合物也可被降解。ELP 化是将 ELP 重复序列与靶蛋白序列融合,以增强热响应相变的过程。因此,在高于所谓的相变温度时,ELP 聚集并从溶液中析出;当温度降低到相变温度以下时,它们再次完全溶解。该过程是可逆的,通过设计相变温度低于体温,可以使药物皮下注射后形成沉淀缓慢释放。"x"位置的改变,可使其极性或带电量改变,从而改变聚合物的过渡态,该特性已被用于蛋白质纯化和作为组织生长的支架平台。此外,ELP 序列与治疗性蛋白质的融合,可以赋予它们更大的流体动力学半径,来增强这些蛋白质的半衰期,使它们不会很快被肾脏清除。例如,将约 12kDa 的抗肿瘤坏死因子(TNF)αVHH(单结构域)抗体与 ELP 融合,可使得 VHH 蛋白在啮齿动物模型中的半衰期显著增加。

目前正在开发 ELP 标签在蛋白质纯化中的应用,并将 ELP 修饰技术作为延长创新生物药半衰期的方法。在临床试验中有三种 ELP 修饰的产品:①Glymera(PB1023),一种与 GLP-1 融合的 ELP 化蛋白,长度为 636 个氨基酸,用于 2 型糖尿病患者,每周一次给药,目前处于Ⅱ期临床试验中;②PE0139,一种 ELP 化的胰岛素,旨在成为长效胰岛素产品,目前正处于Ⅰ期临床试验阶段;③Vasomera(PB1046),一种 ELP 化的血管活性肠肽(VIP,一种天然存在的含有 28 个氨基酸的肽),它是一种选择性 VPAC2 受体激动剂,用于治疗肺动脉高压,目前处于Ⅱ期临床试验中。

3. PAS 修饰技术 PAS 是由 Pro、Ala、Ser 三种氨基酸组成的低免疫原性、不带电荷的多肽链。研究表明,除了 Gly 以外的氨基酸多聚化后都有形成某一种二级结构的倾向,如多聚 Pro 易形成多聚脯氨酸Ⅱ型结构、多聚 Ala 易形成 α 螺旋、多聚 Ser 易形成 β 折叠。PAS 修饰技术的理论基础是适当比例混合的 Pro、Ala 和 Ser 可以使它们的构象互相抵消,从而得到稳定的无结构多肽链。PAS 序列含有 200~600 个氨基酸,可以融合到目的蛋白的 N 末端或者 C 末端。由于 PAS 序列不带电荷,因此不会改变原有蛋白质的等电点。

目前,PAS 修饰技术已用于多种蛋白,XL-Protein GmbH 公司正在进行临床前试验的 PAS 融合产品包括 xl020(PAS-hGH)、xl080(PAS-IFN-α)、xl110(PAS-exendin-4)、xl130(PAS-IL-1Ra)、xl150(PAS-GM-CSF)

和 xl310（exendin-4-PAS-PYY）。

4. 其他多肽融合方法　利用多肽链延长肽或蛋白质半衰期的另一种方法是 HAP 化。HAP 是一段富含甘氨酸的序列，多年来，与 $(Gly_4Ser)_n$ 相似或相同的惰性重复序列一直被用作将亚基、单链和肽偶联在一起的连接子序列。Schlapschy 等人研究了使用 HAP 化来增加抗 HER2 Fab 4D5 的流体动力学半径，以延长 Fab 在动物模型中的半衰期。他们将重复序列 $(Gly_4Ser)_n$ 的 100 和 200 个残基融合到其轻链上，发现 200 个残基 HAP 化 Fab 的流体动力学体积超过单独 Fab 的两倍，使半衰期能够适度增加，但似乎这项技术还没有得到进一步发展。

另外，还可以将明胶样蛋白（gelatin-like protein，GLK）聚合物与 G-CSF 融合以产生半衰期延长的衍生物。GLK-G-CSF 融合蛋白保留与重组 G-CSF 相同的活性，在大鼠体内的半衰期从 1.76 小时增加到约 10 小时，与用 Neulasta（PEG 修饰）和 Albugranin（白蛋白融合）获得的结果类似。

（三）CTP 技术

促甲状腺激素（TSH）和三种促性腺激素——卵泡刺激素（FSH）、黄体生成素（LH）和绒毛膜促性腺激素（CG），是由常见的 α- 亚基和独特的 β- 亚基组成的异二聚体糖激素，它们有着不同的活性。但是，人 CG（HCG）的半衰期显著长于 FSH、LH 和 TSH，区别在于 HCG 的 β- 亚基（HCG-β）具有由序列 FQSSSS＊KAPPPS＊LPSPS＊RLPGPS＊DTPILPQ 组成的 31 氨基酸残基的羧基末端肽（CTP），其具有四个 O- 糖基化位点（用 S＊表示），以唾液酸残基终止。CTP 已经被证明可以自然地延长蛋白质在人血清中的半衰期，可能是因为负电荷的作用，高度唾液酸化的 CTP 会降低肾脏清除率。

在过去十年左右的时间里，CTP 已用于与多种激素、生长因子和细胞因子融合，试图延长它们的半衰期。CTP 与促红细胞生成素（EPO）的 C 末端基因融合产生重组 EPO-CTP，与正常 EPO 相比，半衰期显著延长并改善体内药效。FSH-CTP 是第一个进入临床试验的 CTP 融合蛋白，它是一种用于治疗女性不孕症的长效 FSH。无论是皮下注射还是静脉注射，FSH-CTP 的半衰期始终比重组 FSH 提高了两倍。Elonva（FSH-CTP 融合蛋白）于 2010 年 2 月被 EMA 批准为长效生育药物，但尚未获得美国 FDA 的批准。2014 年 12 月，开发了 Lagova（MOD-4023），它是 CTP 与 hGH 基因融合产生的长效 hGH-CTP 嵌合体。其在大鼠模型中具有显著延长的半衰期和比单独 hGH 更高的曲线下面积（AUC）。人类皮下注射重组 hGH 的半衰期为 3~4 小时，CTP 融合使其血清半衰期提高 12 倍。Lagova 可用于治疗成人及小儿生长激素缺乏症，目前正处于Ⅲ期临床试验中。

此外，已报道的用于治疗 B 型血友病的凝血因子Ⅸ-CTP 融合蛋白正处于Ⅱ期临床试验中，用于血友病止血的凝血因子Ⅶa-CTP 融合蛋白也在Ⅱ期临床试验中，它们都被作为研究用新药（investigational new drug，IND）向美国 FDA 提交了申请，其中凝血因子Ⅶa-CTP 融合蛋白已被 FDA 授予孤儿药物地位。另外，其他 CTP 融合蛋白，包括 IFN-β-CTP 融合蛋白（MOD-9023）、胃泌酸调节素 -CTP 融合蛋白，都正处于临床前研究的阶段。

总体而言，CTP 与蛋白质或肽的融合可能会使它们的体内半衰期延长，在需要适度半衰期延长的情况下，CTP 融合加上多次唾液酸化携带负电荷，可能是一种有效的方法。然而，该技术的一个重要限制是重组 CTP 融合蛋白必须在 CHO 细胞或其他哺乳动物细胞系统中产生，以使重组蛋白在 CTP 延伸时被 O- 糖基化。各种蛋白质长效化技术的优缺点总结于表 6-3 中。

表 6-3　不同长效化技术的优缺点

技术名称	优点	缺点
聚乙二醇修饰技术	技术成熟,应用广泛;可降低某些药物毒副作用,提高靶向性	蛋白质纯化后进行修饰,再进一步纯化,增加了纯化步骤;药物分子生物活性可能降低;可能存在肾脏毒性;长期高剂量皮下注射会导致皮下脂肪萎缩等副作用
Fc 融合	增加蛋白质表达量;纯化步骤简单	可能影响蛋白质结构和活性;患者产生抗药抗体的比例较高;Fc 的细胞毒作用和补体激活作用可能对机体造成伤害
白蛋白融合	可融合在药物分子任一端,避免封闭活性区域;可在酵母中大量表达,生产成本较低	可能影响蛋白质的折叠或糖基化位点暴露程度,导致药物分子活性下降;在发酵、纯化、储存过程中容易降解或聚合;可能存在安全问题
运铁蛋白融合	能穿越血脑屏障;对特定器官具有良好靶向性;可融合在药物分子任一端,避免封闭活性区域;可在酵母中大量表达,生产成本较低	会影响融合对象活性,可通过引入连接肽来缓解
惰性蛋白融合技术	纯化步骤简单;时间和过程成本低;可降解性	有潜在的免疫原性
CTP 技术	免疫原性低,绝大部分患者不会产生抗药抗体;设计简单灵活,构建突变体时不需要插入连接序列而直接在 C 端或 N 端融合	可能导致药物分子活性下降;必须在哺乳动物细胞系统中生产

第三节　单克隆抗体

单克隆抗体(monoclonal antibody,mAb)是由单一 B 细胞克隆产生的高度均一、仅针对某一特定抗原表位的抗体。1975 年,Kohler 和 Milstein 合作,将小鼠骨髓瘤细胞与绵羊红细胞免疫的小鼠脾细胞进行融合,制备出了第一代单克隆抗体,并在 1984 年获得了诺贝尔生理学或医学奖。由于鼠源性单抗有着免疫原性强、半衰期短、靶吸收差、生产工艺复杂等缺点,其临床应用受到限制。随着基因工程的发展,人们可以在基因水平对抗体分子进行切割、拼接或修饰,甚至人工全合成后导入受体细胞表达,产生新型抗体,包括人 - 鼠嵌合抗体、人源化抗体以及全人源抗体。目前,单克隆抗体已被广泛应用于生物医学研究以及临床诊断和治疗等领域。

本节将从杂交瘤技术、抗体的工程化改造、噬菌体展示技术、转基因小鼠技术和抗体的优化等方面介绍单克隆抗体开发的技术与方法。

一、杂交瘤技术

杂交瘤技术(hybridoma technique),即淋巴细胞杂交瘤技术,又称单克隆抗体技术,是骨髓瘤细胞与免疫的动物脾细胞融合,形成能分泌针对该抗原的均质、高特异性抗体——单克隆抗体的技术。它融合了两种细胞因而同时保持两者的主要特征,这两种细胞分别是小鼠骨髓瘤细胞和经抗原免疫的小鼠脾细胞。被特异性抗原免疫的小鼠脾细胞(B 细胞)有抗体分泌的功能,但不能在体外连续培养;小鼠骨髓瘤细胞则可在培养条件下无限分裂、增殖,即具有所谓永生性。在选择培养基的作用下,只有 B 细胞与骨髓瘤细胞融合的杂交细胞才能具有持续培养的能力,形成同时具备抗体分泌功能和保持细胞永生性两种特征的细胞克隆。

（一）动物免疫

1. 抗原制备 制备单克隆抗体的免疫抗原,从纯度上说虽不要求很高,但高纯度的抗原使得到所需单抗的机会增加,同时可以减轻筛选的工作量。因此,免疫抗原越纯越好,具体应根据所研究的抗原和实验室的条件来决定。

2. 选择免疫动物 所有供杂交瘤技术用的小鼠骨髓瘤细胞系均来源于 BALB/c 小鼠,所有的大鼠骨髓瘤细胞都来源于 LOU/c 大鼠,所以一般的杂交瘤生产都是用这两种纯系动物作为免疫动物。但有时为了特殊目的而需进行种间杂交,则可免疫其他动物。种间杂交瘤一般分泌抗体的能力不稳定,因为染色体容易丢失。就小鼠而言,初次免疫时以 8~12 周龄为宜,雌性鼠较便于操作。免疫途径常用体内免疫法包括皮下注射、腹腔或静脉注射,也可以采用足垫、皮内、滴鼻或点眼。最后一次加强免疫多采用腹腔或静脉注射,目前尤其推崇后者,因为可使抗原对脾细胞作用更迅速而充分。

（二）细胞融合

1. 仙台病毒法 将两种细胞放在一起培养,加入仙台病毒。其操作步骤为:在 4℃条件下,病毒附着在细胞膜上,并使两种细胞相互凝聚;在 37℃时,病毒与细胞膜发生反应,细胞膜受到破坏,此时需要 Ca^{2+} 和 Mg^{2+},最适 pH 为 8.0~8.2;然后细胞膜连接部穿通,周边连接部修复,此时需要 Ca^{2+} 和 ATP;最后融合成巨大细胞,仍需 ATP 的帮助。

此法的优点是对细胞毒性较小,融合细胞易于存活;缺点是使用前需要病毒的繁殖与灭活,操作烦琐,如灭活不完全则易对实验人员造成伤害,因此现在一般不使用此方法。

2. 聚乙二醇法 一般选用分子量为 1 000~4 000Da 的聚乙二醇（PEG）,分子量越大,融合率越高,同时毒性越大。PEG 诱导细胞融合的机制并不十分清楚,但目前认为,它能改变各类细胞的膜结构,使两细胞接触点处质膜的脂类分子发生疏散和重组,在双分子层质膜的相互亲和及彼此的表面张力作用下发生融合。

应注意的是,PEG 处理时间不能太长,否则会有多个细胞彼此融合成巨大的合胞体,合胞体不能存活;细胞融合对温度很敏感,过高过低的温度均不利于融合,最佳温度应控制在 37~39℃;pH 也是影响细胞融合成功与否的关键因素,所配的试剂溶液 pH 应控制在 7.0~7.2。

3. 电融合法 当细胞置于非常高的电场中,细胞膜就变得具有通透性,能让外界的分子扩散进细胞内,这一现象称为电融合,又叫电穿孔。首先,通过双向电泳使得细胞间的接触变得非常紧密,在活细胞的内部诱导去极化,引起细胞聚集,排列成串珠状,互相紧密接触;然后给予短暂的高压脉冲,引起细胞膜的穿透;随后细胞膜发生结合导致细胞融合,此时的融合细胞称为异核体;之后细胞核也会在细胞内部发生融合。

该方法使细胞融合过程容易控制,融合频率高,且无毒性,近年来得到迅速发展和应用。

（三）杂交瘤细胞的筛选

经融合后细胞将以多种形式出现,包括融合的脾细胞-脾细胞、融合的瘤细胞-瘤细胞、未融合的脾细胞、未融合的瘤细胞以及正确融合的杂交瘤细胞等。为了得到所需杂交瘤细胞,需要利用 HAT 培养基对融合后的细胞进行筛选。HAT 培养基是指含有次黄嘌呤(H)、氨基蝶呤(A)、胸腺嘧啶核苷(T)这三种物质的细胞培养基。其筛选原理是基于细胞内合成核苷酸的途径有两种:从头合成途径和补救合成途径。从头合成途径是由氨基酸及其他小分子化合物合成核苷酸,在此合成过程中,叶酸作为重要的辅酶参与这一过程。补救合成途径利用次黄嘌呤 - 鸟嘌呤磷酸核苷转移酶(HGPRT)的催化作用把次黄嘌呤转化成次黄嘌呤核苷 - 磷酸(IMP),通过胸腺嘧啶核苷激酶(TK)的催化把胸腺嘧啶核苷转化成脱氧胸腺嘧啶核苷 - 磷酸(dTMP),再进一步合成核酸。

融合所用的瘤细胞是经毒性培养基选出的补救合成途径缺失株(HGPRT 缺陷细胞株),即只有从头合成途径。由于氨基蝶呤是叶酸的拮抗剂,可阻碍从头合成途径,所以培养基中含有氨基蝶呤时,骨髓瘤细胞生物合成途径被阻断不能增殖而死亡。脾细胞缺乏体外增殖能力,一般只能存活 5~7 天,而融合的杂交瘤细胞具有亲代双方的性能,当从头合成途径被氨基蝶呤阻断时,可通过补救合成途径利用培养基中次黄嘌呤和胸腺嘧啶脱氧核苷为原料进行合成。因此,利用 HAT 培养基可以筛选出杂交瘤细胞。

(四)克隆化培养

杂交瘤细胞建株过程中,克隆化培养是非常必要的环节和手段,能够及时确定分泌单克隆抗体的阳性杂交瘤细胞株,同时淘汰由于发生染色体丢失或抗体的轻、重链基因分离而出现无抗体分泌的阴性细胞株,可以提高单克隆抗体的产量。一般杂交瘤细胞需经过 2~3 次反复克隆后,才能达到 100% 细胞阳性率。

1. **有限稀释法**　通过有限稀释,使细胞密度低至一定程度,再接种培养在适宜于单细胞生长的培养液中,形成单独的细胞克隆。有些细胞的克隆化培养效果不理想的原因与它们在低密度下没有能力生存有关,此时可以模拟高细胞密度的环境,让目标细胞在含饲养细胞的培养体系中培养。

2. **显微操作法**　用一次只能吸取单个细胞的针头将显微镜下的阳性细胞挑选出来再进行培养。

3. **软琼脂平板法**　在铺有底层琼脂的培养孔中进行,由于琼脂凝胶的稳定性,使得子代细胞不容易脱落细胞集落,而是形成分散的独立克隆,方便分离。根据生长速度、细胞形态、集落形态等特征选择所需的克隆,可以事先标注克隆的相对位置,挑选时使用长丝滴管或微量移液器吸嘴直接吸取,为避免受到周边其他克隆的干扰,建议先去除多数培养液后再吸取克隆。

(五)纯化与鉴定

与其他蛋白质一样,可以根据所生产抗体的等电点、溶解度、荷电性及疏水性等特性,用电泳、盐析沉淀或其他层析技术进行分离纯化,然后再对其进行鉴定,包括抗体类型和亚型的测定、纯度和相对分子量的测定、亲和力测定、效价测定等。

二、抗体的工程化改造

抗体工程是利用重组 DNA 和蛋白质工程技术,对抗体基因进行加工改造和重新装配,经转染适当的受体细胞后,表达抗体分子,或用细胞融合、化学修饰等方法改造抗体分子的工程。这些经过改造的抗体就称为基因工程抗体,也称为第三代抗体,主要包括嵌合抗体、人源化抗体、全人源抗体、小分子抗体、双特异性抗体以及抗体 - 药物偶联物(ADC)等。

(一)人 - 鼠嵌合抗体

人 - 鼠嵌合抗体(human-mouse chimeric antibody)是由鼠源性抗体的可变区(V 区)与人抗体的恒定

区（C 区）融合所制成的抗体，它不仅保留了鼠源性抗体的亲和力和特异性，又可以减少鼠源性抗体引发的一些不良反应。此外它能保留人抗体的生物学效应功能，如依赖抗体的细胞毒性（antibody-dependent cellular cytotoxicity，ADCC）、补体依赖的细胞毒性（complement dependent cytotoxicity，CDC）等。

1997 年 11 月获美国 FDA 批准上市的一款靶向 CD20 的嵌合抗体——利妥昔单抗（rituximab），它能有效抑制 B 细胞的增殖，诱导 CD20⁺ B 细胞的凋亡，杀死肿瘤细胞。英夫利昔单抗（infliximab）是一种特异性阻断 TNF-α 的嵌合抗体，1998 年被 FDA 批准上市，用于治疗克罗恩病、溃疡性结肠炎、类风湿性关节炎、强直性脊柱炎、银屑病关节炎及斑块型银屑病。

（二）人源化抗体

人源化抗体是将鼠源性单抗的抗原互补决定区（complementarity determining region，CDR）和人抗体骨架区（framework region，FR）融合，形成的既保留鼠源性单抗亲和力和特异性，又去除大部分免疫原性和毒副作用的抗体。与人 - 鼠嵌合抗体比较，它将其鼠源 FR 替换成了人源 FR，因此其产生的不良反应会更少；但抗原虽然主要和抗体的 CDR 接触，FR 也常参与作用，影响 CDR 的空间构型，因此换成人源 FR 后，这种鼠源 CDR 和人源 FR 相嵌的 V 区，可能改变了单抗原有的 CDR 构型，结合抗原的能力会有所下降。

曲妥珠单抗（trastuzumab），是 1998 年 11 月美国 FDA 批准上市的人源化抗 HER2 抗体。它能够与人表皮生长因子受体 2（HER2）结合，从而阻断表皮生长因子 -HER2 信号通路，抑制肿瘤生长。2012 年 6 月，又获批上市了一款人源化抗 HER2 新药，名为帕妥珠单抗（pertuzumab），用于治疗 HER2 阳性的转移性乳腺癌。2004 年 5 月获 FDA 批准上市的贝伐珠单抗（bevacizumab）它包含结合 VEGF 鼠源单抗的 CDR 以及人源抗体 FR，是一种靶向 VEGF 的单抗，广泛应用于转移性结肠癌、肺癌、肾癌、卵巢癌、宫颈癌、乳腺癌、胶质母细胞瘤及老年性黄斑变性等疾病的治疗。

（三）全人源抗体

全人源抗体（human antibody）是完全人源化的抗体分子或片段，主要由噬菌体抗体库技术或转基因小鼠技术制备，其抗体的 V 区和 C 区都是人源，因此去除了免疫原性和毒副作用。2002 年 12 月阿达木单抗（adalimumab）获得 FDA 批准上市，自此，该药物成为 FDA 批准的第一个全人源单克隆抗体药物。它能阻断 TNF-α 与其受体 p55 和 p75 的结合，从而治疗类风湿性关节炎和强直性脊柱炎。

纳武利尤单抗（nivolumab）最早在日本获批，是全球首个上市的靶向 PD-1 的全人源单克隆抗体。它凭借出色的临床数据，一直被称为"抗癌神药"，美国 FDA 先后批准了其用于黑色素瘤和非小细胞肺癌等至少 8 种恶性肿瘤的治疗。2018 年 6 月，其获得了我国国家药品监督管理局的正式批准，在国内上市，用于治疗表皮生长因子受体（EGFR）基因突变阴性和间变性淋巴瘤激酶（ALK）阴性、既往接受过含铂方案化疗后疾病进展或不可耐受的局部晚期或转移性非小细胞肺癌（NSCLC）成人患者，大大改善了患者对癌症的生存预期。由于这种免疫肿瘤治疗并不直接作用于肿瘤本身，而是通过激活患者自身的免疫系统来抗击肿瘤，因此具有毒副作用小、疗效持久等特点。

（四）小分子抗体

在抗体药物设计中有时会通过减小生物大分子的大小来增加组织和目标渗透，这类抗体称为小分子抗体（small molecular antibody）。IgG 是构成免疫球蛋白的主要部分，并且是血浆中发现的主要蛋白质之一，在引入重组 DNA 技术之前许多年，它的稳定性、分布和代谢等药物性质已经被研究。木瓜蛋白酶可以将 IgG 分子消化成三个片段——两个能够结合靶抗原的抗原结合片段(fragment of antigen binding, Fab)和一个稍大的可结晶片段(fragment crystallizable, Fc);而将 IgG 置于胃蛋白酶中,则会产生一个通过二硫键连接的 Fab 二聚体[F(ab′)$_2$]和一个类似但与木瓜蛋白酶产生的不完全相同的 Fc 片段(pFc′)。由于 Fab 和 F(ab′)$_2$ 有抗原结合域,大小是 IgG 分子的三分之一到三分之二且更紧凑,这些分子穿过血管内皮细胞并分布到组织中的能力大大增强。因此,Fab 和 F(ab′)$_2$ 抗体片段可以结合细胞和组织中发现的细菌或肿瘤抗原,发挥药效。虽然这种策略可以提供更强的组织穿透性,但 Fc 结构域提供的一些功能将会丢失,如增加的血浆停留时间或延长的半衰期,以及 Fc 介导的靶细胞裂解(通过补体或细胞介导的机制)。

1. **Fab 片段**　是对 Fab 段进行改造而获得的基因工程抗体,由 V_H、C_{H1} 结构域和一条完整的轻链组成,其大小只有完整抗体的三分之一。赛妥珠单抗(certolizumab pegol)是人源化抗体 Fab 片段经聚乙二醇修饰制成的 TNF-α 抑制剂。2008 年获得美国 FDA 的批准上市,用于克罗恩病、类风湿性关节炎、银屑病关节炎及强直性脊柱炎的治疗。

2. **单链可变区片段**　单链可变区片段(single-chain variable fragment, scFv)是在重链 V 区 cDNA 的 3′端(V_H 端)与轻链 V 区 cDNA 的 5′端(V_L 端)之间,用一寡聚核苷酸接头连接成单链可变区基因片段,再与相应的载体体外重组,转化至受体细胞,表达出具有抗原结合能力的单链抗体多肽,其大小只有完整抗体的六分之一。

3. **单域抗体**　单域抗体(single domain antibody, sdAb)只有 V_H 或 V_L 一个功能结构域,也能保持原单克隆抗体的特异性,其分子量仅为完整抗体分子的十二分之一,故也称之为小抗体。

4. **超变区多肽**　CDR 是抗体结合抗原的最小结构单位,只含有一个 CDR 多肽的抗体称为超变区多肽(hypervariable region polypeptide),其大小只有 16~30 个氨基酸。

(五)双特异性抗体

双特异性抗体(bispecific antibody, BsAb)是指含有 2 种抗原结合位点的人工抗体,能同时结合靶细胞上特异性抗原和效应物分子(淋巴细胞或吞噬细胞等),从而激发免疫反应,它在肿瘤的免疫治疗中具有广阔的应用前景。

倍林妥莫双抗(blinatumomab)是一种针对 CD19/CD3 双靶标的鼠源双特异性抗体,于 2014 年 12 月被美国 FDA 批准用于治疗费城染色体阴性复发性急性淋巴细胞白血病。它通过 B 细胞的 CD19 位点和 T 细胞的 CD3 位点,在 B 淋巴肿瘤细胞周围大量募集肿瘤患者自身的 T 细胞,从而激活 T 细胞发挥细胞毒作用。

(六)抗体 - 药物偶联物

抗体 - 药物偶联物(antibody-drug conjugate, ADC)是由单克隆抗体、偶联链以及细胞毒药物连接而成的具有靶向特性的药物。ADC 药物进入血液系统后,其中的抗体分子识别特异性抗原表位,发挥靶向运输作用,被细胞内吞后,偶联链在溶酶体中裂解,释放小分子细胞毒药物发挥药效。抗肿瘤特异性蛋白质的单克隆抗体联合细胞毒药物成为未来 ADC 的发展趋势,多项研究发现这些具有特异靶向肿瘤细胞的 ADC 具有令人期待的治疗效果。

2000 年美国 FDA 批准首个 ADC 的上市产品——吉妥单抗,但吉妥单抗在上市后验证性Ⅲ期研究中被发现存在安全隐患,于 2010 年将其撤市。在吉妥单抗之后又有 4 个 ADC 药物先后获得美国 FDA

的上市批准,分别是 2011 年的维布妥昔单抗(brentuximab vedotin,用于治疗霍奇金淋巴瘤和系统性间变性大细胞淋巴瘤);2013 年的恩美曲妥珠单抗(ado-trastuzumab emtansine,用于治疗 HER2 阳性乳腺癌);2017 年的伊珠单抗奥唑米星(inotuzumab ozogamicin,用于治疗成人复发或难治性前体 B 细胞急性淋巴细胞白血病);2018 年的帕西妥莫单抗(moxetumomab pasudotox-tdfk,用于治疗复发性或难治性毛细胞白血病)。2017 年 9 月,吉妥单抗被美国 FDA 批准重新上市,用于治疗 CD33 阳性的急性髓细胞白血病。

ADC 的发展主要取决于 ADC 各个参数的优化,一个理想的 ADC 应该具备以下条件:①稳定性,ADC 在血液循环中应保持结构和化学上的稳定性以防止细胞毒药物的过早释放,减少其在非靶组织的异位积累。这对 ADC 偶联链的稳定性有着严格要求。②特异性,ADC 必须保持很高的免疫亲和性,在将细胞毒药物偶联到单抗的反应过程中不能破坏单抗的特异结合能力。③药物释放,ADC 与抗原特异性结合后通过内吞作用进入癌细胞,经过内涵体或溶酶体作用释放细胞毒药物,当细胞毒药物达到有效浓度时才能发挥抗肿瘤作用。这就要求每个单抗上要有合适数量的细胞毒药物,既要保证剂量又不能因为偶联数量过多影响单抗的性质。因此,控制抗体和药物偶联的位置及比例是 ADC 优化的重要内容。④药物作用,释放出来的细胞毒药物应在很低浓度下(皮摩尔级)即可杀死癌细胞。

三、噬菌体展示技术

噬菌体展示技术是将外源蛋白质或多肽的编码 DNA 序列插入噬菌体外壳蛋白结构基因的适当位置,在阅读框正确且不影响其他外壳蛋白正常功能的情况下,使外源蛋白或多肽与外壳蛋白融合表达,融合蛋白随子代噬菌体的重新组装而展示在噬菌体表面。被展示的多肽或蛋白质可以保持相对独立的空间结构和生物活性,以利于靶分子的识别和结合。肽库与固相上的靶蛋白分子经过一定时间孵育后,洗去未结合的游离噬菌体,然后以竞争受体或酸洗脱下与靶分子结合吸附的噬菌体,洗脱的噬菌体感染宿主细胞后经繁殖扩增,进行下一轮洗脱,经过 3~5 轮的"吸附 - 洗脱 - 扩增"后,与靶分子特异结合的噬菌体得到高度富集。根据载体和宿主细胞不同可分为:丝状噬菌体展示系统(如 M13)、λ 噬菌体展示技术、T4 和 T7 噬菌体展示技术。

噬菌体展示技术在抗体药物的开发中有广泛的应用。从 B 细胞的 mRNA 反转录得到人免疫球蛋白重链可变区及轻链可变区基因并进行 PCR 扩增,从而建立噬菌体抗体库。将重链可变区和轻链可变区进行随机配对得到编码 scFv、单域抗体(V_H 或 V_L)或 Fab 片段的基因,将相应片段展示在噬菌体表面进行筛选,经历几轮"淘洗"可获得与抗原特异性结合的抗体片段。以肿瘤标志物或效应分子为抗原,筛选抗肿瘤药物已取得巨大进展,如以 PD-1、PD-L1 等为靶标制备的特异性抗体均有良好的抗肿瘤效果。此外,特异性中和抗体在应对各种传染病和解毒中有重大价值。截至目前,已有大量靶向流感病毒、艾滋病病毒、埃博拉病毒、沙眼衣原体及蝎子毒、蛇毒等的中和抗体通过噬菌体展示技术制备出来。噬菌体展示技术在治疗自身免疫性疾病的抗体制备中同样有着广泛的应用,阿达木单抗就是通过噬菌体展示技术制备的第一个通过美国 FDA 批准的全人源抗体。

噬菌体展示技术有着如下几种优势:

(1) 可制备全人源抗体:不论是嵌合抗体还是人源化抗体都会产生不同程度的人抗鼠反应,因此,全人源抗体的使用理论上是最佳选择。从人 B 淋巴细胞中扩增抗体基因,可用来构建人源噬菌体抗体库用于抗体药物筛选,这是最常用的人源抗体制备技术之一。

（2）应用广泛：噬菌体抗体库分为非免疫抗体库和免疫抗体库。免疫抗体库的基因来源于患者，不需要很大的库容即可筛选出高亲和力的抗体；而非免疫抗体基因来源于未经免疫的个体，理论上只要库容够大，可将淋巴细胞中全部抗体可变区基因进行展示，可以在体外筛选得到靶向任何抗原的抗体，因此可作为一个抗体筛选平台广泛使用。

（3）特异性高：将靶标分子固定在固相载体上，加入噬菌体展示库，其噬菌体的数量可达 10^{11} 噬斑形成单位（plaque forming unit，PFU）。利用抗原 - 抗体的特异性亲和力将与抗原结合的噬菌体吸附在固相载体上，不能结合的噬菌体仍在溶液中，可以通过洗涤去除，再将特异结合的噬菌体洗脱下来，如此反复数轮扩增、淘选，即可将有用的基因从多达百万以上的噬菌体克隆中分离出来。

（4）操作方便：重组噬菌体的纯化步骤简单、不要求昂贵的试剂与设备，在一般的实验室条件下就可以完成。用于鉴定表位和受体所用的噬菌体载体为 M13 单链噬菌体。M13 噬菌体是温和型噬菌体，不裂解宿主菌，成熟的噬菌体可分泌到培养基中，通过离心收集培养上清，再向其中加入沉淀剂即可将上清中大量噬菌体粒子沉淀下来，从而富集得到含外源基因产物的重组噬菌体。

同样，噬菌体展示技术也有一些缺点不容忽视。例如，所得抗体重链和轻链随机组合，从而无法保持抗体重链轻链的天然配对。另外，由于噬菌体展示系统依赖于细胞内基因的表达，所以，一些对细胞有毒性的分子如生物毒素分子很难得到有效表达和展示。

四、转基因小鼠技术

转基因小鼠技术是制备全人源抗体的另一经典平台技术。1994 年首次报道了表达人抗体基因的转基因小鼠可用于全人源单克隆抗体的制备。该技术使用的小鼠抗体生成基因被相应人基因所取代，它要求人的抗体基因片段在小鼠体内必须进行较为有效的重排与表达，并且这些片段能与小鼠细胞的免疫系统信号机制相互作用，使得小鼠在受抗原刺激后，这些人抗基因片段能被选择，表达并活化 B 细胞分泌人抗体。其基本方法是采用在鼠胚胎干细胞（embryonic stem cell，ESC）中的同源重组来使得小鼠原有基因缺失，再通过显微注射等技术将重建的人源抗体胚系基因转入小鼠体内，经杂交瘤分泌出全人序列的抗体，通过筛选后获得最终抗体序列。

随着转基因技术的发展，多个生物技术公司成功构建了转人抗体基因小鼠，如 XenoMouse，HuMAb Mouse，TC mouse，KM mouse，Kymouse 和 VelocImmune mouse 等，我们国内也有自己的 CM Mouse。尽管这些转人抗体基因小鼠在构建的细节上有些不同，但这些小鼠都具有一些共同特征，包括：①通过敲除 JH 和 / 或 CH 基因，小鼠内源性重链基因位点被灭活；②通过敲除 JK 和 / 或 CK 基因，小鼠内源性 κ 轻链基因位点被灭活，但 λ 轻链基因位点依然保留；③人抗体重链基因，包括主要的 VH 基因，所有的 D 基因和 JH 基因、Cμ 基因、Cδ 基因、至少一个 Cγ 基因以及相应的表达调控元件，被成功地转入小鼠基因组；④人抗体 κ 轻链基因，包括主要的 Vk 基因、所有的 Jk 基因和 CK 基因以及相应表达调控元件，被成功的转入小鼠基因组。

转基因小鼠制备全人源抗体的主要优点是由于抗体在体内产生，经历了正常装配和成熟过程，从而保证所得抗体具有较高的亲和力。另外，用转基因小鼠开发候选单克隆抗体药物周期较短。转基因小鼠技术目前存在的问题包括免疫耐受的问题，虽然可以通过免疫佐剂的使用和免疫方法的改进来提高免疫反应强度，但对于一些人类抗原仍然较难获得高亲和力抗体，另外存在对毒性抗原较难进行免疫等问题。

应用转基因小鼠技术制备的单抗药物有：

2005 年 7 月，帕尼单抗（panitumumab）获得美国 FDA 快速通道审批资格，用于治疗化疗失败后转移性结直肠癌。它是靶向作用于表皮生长因子受体（EGFR）的完全人源化 IgG2 单克隆抗体，运用 XenoMouse 技术研究而成。

地舒单抗（denosumab），是一种有独特作用机制的骨吸收抑制剂，其特异性靶向核因子 κB 受体活化因子配体（receptor activator of NF-κB ligand，RANKL），抑制破骨细胞活化和发展，减少骨吸收，增加骨密度。2010 年 5 月，欧盟委员会批准其用于绝经后妇女骨质疏松症和前列腺癌患者激素抑制相关骨丢失的治疗，还用于目前其他治疗方法无效或不能耐受的患者，以降低患者骨折的风险。同年 6 月，获得美国 FDA 批准上市。

依洛尤单抗（evolocumab）是一种可抑制前蛋白转化酶枯草溶菌素 /kexin9 型（PCSK9）的全人源化单克隆抗体，于 2015 年 8 月被美国 FDA 批准上市。PCSK9 能够降解低密度脂蛋白受体（LDLR），从而降低肝脏清除低密度脂蛋白胆固醇（LDL-C）的能力，抑制 PCSK9 能够有效降低血液中 LDL-C 的水平。

除此之外，纳武利尤单抗（nivolumab）、卡那津单抗（canakinumab）、奥法妥木单抗（ofatumumab）等也是运用转基因小鼠技术生产的单抗药物，还有许多来源于转基因小鼠的单抗药物正处于临床试验阶段，它们中的大部分是创新药物，针对不同靶标，这代表了这种方法具有广阔的发展前景。

五、抗体的优化

（一）亲和力成熟

在抗体药物研发过程中，经过常规筛选所得的抗体在亲和力、免疫原性、半衰期等方面依然需要更进一步的改进，抗体领域这些年来做了很多相关的研究和实践。其中，抗体亲和力成熟是研究的重要方向之一。理论上，抗体亲和力的提高有助于改善抗体的特异性和效力，有助于减少用药剂量。在体液免疫中，再次应答所产生抗体的平均亲和力高于初次免疫应答，这种现象称为抗体亲和力成熟。它是由于抗体形成细胞本身的基因突变和抗原对 B 细胞克隆的选择性激活。机体的这种功能状态是长期进化和对外界环境不断适应的结果，对机体防御和维持自身免疫监控有着十分重要的意义。人们根据抗体亲和力成熟的原理，模拟体内亲和力成熟过程，在体外对抗体基因进行相应突变，可使抗体分子得以优化。

1. 易错 PCR 易错 PCR 是目前最常用的抗体突变技术，可以在抗体基因的全长或部分区域随机引入突变。在聚合酶对目的基因扩增时，通过应用错配率高的聚合酶或调整反应条件等，以一定的频率向目的基因中随机引入突变，并通过多轮 PCR 反复进行随机诱变，累计突变效应，最终获得目的蛋白的随机突变体。

2. 链置换 链置换是保留某个特定抗体的重链或轻链，另一条链与一个随机化的互补链进行组合，从中筛选更高活性的突变株。例如，已知某一抗体具有某种抗原亲和活性，将其一条链不变，提供对特定抗原的特异性，构建次级抗体库，从中筛选理想的另一条链与其搭配，这样就增加了抗体的多样性和高亲和力抗体筛选的机会，重复进行链替换和亲和力筛选将产生高亲和力的新抗体。由于抗体重链在抗体的结合活性和结构方面比较重要，链置换策略常采用轻链替换，以避免抗体特异性发生变化。

3. 点突变 点突变包括随机诱导突变和定向诱导突变。天然抗体在亲和力成熟过程中，体细胞高频突变发生区域并非均匀分布,而是主要集中在与抗原直接接触的 CDR 区,因此在抗体的亲和力体外成熟过程中,CDR 区是最常选用的定点突变区域,这样既可以获得足够的序列多样性,又不会破坏蛋白质结构。对 CDR 进行定点突变时,可以对多个 CDR 进行平行突变或进行逐步优化。

4. **DNA 改组**　DNA 改组技术是 1994 年由 Stemmer 等提出的方法,用于快速实现功能蛋白质的体外进化,目前这项技术已经被大量用于抗体的体外亲和力成熟。它基于随机突变的原理,获得一组 DNA 序列突变体库,然后采用超声处理或 DNA 酶 I 将其切割成不超过 50bp 的片段,再随机组合后进行 PCR 扩增成全长基因。它包含了抗体片段随机化切割、重组和筛选的过程,一定程度上模拟了天然抗体的亲和力成熟过程,并加快了体外定向进化速度。

(二)亲和力测定方法

对于候选药物来说,结合是其药物发挥功能的必要条件。因此评价一个候选药物,其与靶标分子的结合能力是最基础也是最重要的一方面。不论小分子药物还是大分子药物的研发过程中均会使用亲和力来评价候选分子和靶标分子之间结合的强弱。亲和力是可逆反应过程中候选分子、靶标分子表位和候选分子 - 靶标分子结合物之间的相对状态的特征函数,其更加专业性和术语化的名称是解离平衡常数 K_D,单位 mol/L。一般来讲,候选分子和靶标分子的结合越强,即亲和力越大,其解离平衡常数越小。以下几个公式在计算解离平衡常数 K_D 时经常用到:

$$\Delta G = RT\ln(K_D) \tag{式(6-1)}$$

其中,ΔG 为吉布斯自由能,R 为气体常数,T 为温度,K_D 为解离平衡常数。

$$K_D = \frac{K_d}{K_a} \tag{式(6-2)}$$

其中,K_d 为解离速率常数,K_a 为结合速率常数。

$$K_D = \frac{[R]_f [L]_f}{[RL]} \tag{式(6-3)}$$

其中,$[R]_f$ 为达到动态平衡后溶液中游离的受体浓度,$[L]_f$ 为动态平衡后溶液中游离的配体浓度,$[RL]$ 为动态平衡后溶液中受体配体复合物浓度。

式(6-3)在使用时,如果我们需要测量 K_D,则需测量动态平衡以后溶液中游离的 R(受体)浓度,游离的 L(配体)浓度和 RL(受体配体复合物)浓度。这无疑是一个复杂的检测过程,在实际的应用过程中经过公式推导和假设以后转变成以下公式:

$$\frac{[RL]}{[R]} = \frac{1}{1 + \dfrac{K_D}{[L]}} \tag{式(6-4)}$$

其中,$[RL]$ 为受体配体复合物的浓度,$[R]$ 为受体浓度,$[L]$ 为配体浓度,K_D 为解离平衡常数。

接下来将介绍几种常用的亲和力测定方法。

1. **表面等离子共振技术**　表面等离子共振(SPR)的原理详见第三章第二节。应用 SPR 原理可检测生物传感芯片(biosensor chip)上配体与分析物之间的相互作用情况,测量配体与分析物的动力学参数 K_a 和 K_d。其检测结果以曲线图形表示:曲线先呈上升趋势,为结合曲线;然后呈下降趋势,为解离曲线。结合曲线的斜率反映了抗体和抗原的反应生成抗体 - 抗原复合物的速度,在相同的上样浓度下,斜率越大说明结合速率常数越大;解离曲线的斜率反映了抗体-抗原复合物解离形成抗体和抗原的速度,在相同的抗体-抗原复合物浓度下,斜率越小说明解离速率常数越小。根据公式,结合速率常数越大,解离速率常数越小,抗体相对于抗原的亲和力越强。

2. **生物膜层干涉** 生物膜层干涉(biolayer interferometry,BLI)是一种基于光干涉原理的非标记的检测技术,样品处理简单、损耗少、成本低廉、分析检测时间短,且可以避免化学标签对研究结果的影响。当生物分子结合到传感器表面时,会形成一层生物膜,生物膜对透过传感器的光波会造成干涉现象,若传感器表面分子的数量发生变化,干涉光谱就会出现相位移动,从而被检测到。运用该技术可以实时监控整个分子间的结合过程,并计算出分子之间的亲和力(K_D)、结合速率(K_a)、解离速率(K_d)等重要数据,提供实时的、非标记的分子相互作用及含量检测信息。

BLI 可用于检测蛋白质、核酸、多糖、脂类、小分子药物、抗体、病毒、细菌及细胞等各类样品,已经广泛应用于蛋白质结构靶标分析、药物研发与筛选、免疫学、基因调控、信号通路、遗传学、微生物组学、病毒学、纳米颗粒、脂质体、中药提取物及天然产物分析等生命科学研究领域,并且获得了广泛认可。

3. **微量热泳动** 微量热泳动(microscale thermophoresis,MST)是一种基于生物分子的热泳动分析生物分子相互作用的技术。使用微量热泳动仪发射红外激光进行局部加热,导致分子定向移动,继而通过荧光分析温度梯度场中的分子分布比。当生物分子之间相互结合,就会引起生物分子的大小、电荷和水化层等性质的变化,继而引起荧光分布的变化而被检测到。

MST 的适应性很强,适合不同的环境要求、不同的生物分子、不同的溶液环境,可以在复杂的生物溶液甚至细胞溶解液中完成而无须样品纯化。通过 MST 可以测量不同的结合模式,包括二聚化、协同作用和竞争作用。它使用便宜的毛细吸管作为耗材,样品用量少,避免了昂贵的样品消耗和烦琐的制备过程,相对于其他的已有的测量分子间相互作用的技术,大大降低了实验成本。

4. **等温滴定量热法** 等温滴定量热法(isothermal titration calorimetry,ITC),即用一种反应物滴定另一种反应物,随着加入的滴定剂量的变化,测量反应体系温度的变化。它通过高灵敏度、高自动化的微量量热仪,连续、准确地监测和记录一个变化过程的量热曲线,原位、在线和无损伤地同时提供热力学和动力学信息,可以获得生物分子相互作用的完整热力学参数,包括结合速率(K_a)、结合位点数(n)、摩尔结合焓(ΔH)、摩尔结合熵(ΔS)、摩尔恒压热容(ΔC_p),以及动力学参数,如酶促反应的 K_m 和 k_{cat}。

ITC 技术的独特之处在于:它对被研究体系的溶剂性质、光谱性质和电学性质等没有任何限制条件;样品用量小,方法灵敏度和精确度高;实验时间较短;操作简单;测量时不需要制成澄清透明的溶液,且实验完毕的样品未遭破坏,可用于进行后续生化分析。利用 ITC 技术可检测溶液中几乎所有天然状态的分子,包括蛋白质、核酸、多肽、药物分子、脂类、金属离子和小分子等,是生物分子相互作用、工艺过程开发和控制、酶动力学、药物研发等领域的一种重要研究方法。

5. **动态平衡测定法** 在少量 R 存在的情况下,将 L 进行梯度稀释,检测 RL 的浓度,当 RL 的浓度占总 R 浓度的一半时,L 对应的浓度值(EC_{50})即 L 相对于 R 的 K_D。利用此方法进行 K_D 测量的方式多样,往往会对 L 进行标记,等 RL 形成动态平衡后,利用物理手段去除未反应的 L 后测得的标记的 L 的信号值能够完全代表 RL。具体的实验方法有同位素标记测定、偏振荧光测定、流式细胞术测定等。这样的测量对于 R 的浓度和纯度没有要求,只要相对少量,如流式测量方法的 R 往往是细胞携带的,但是对于 L 是需要比较高纯度和精确浓度,因其浓度是直接和 K_D 对应的。

6. **平衡透析法** 该法是用于测定溶液中小分子或离子与大分子间结合的技术。将大分子溶液和小分子溶液分别置于半透膜两侧,只有小分子可以透过半透膜,而大分子无法透过。透析的动力是由横跨膜两边的浓度梯度形成的扩散压。透析的速度与膜的厚度、透析的小分子溶质在膜两边的浓度梯度及透析温度等因素有关。当透析达到平衡时,测定膜两侧溶液中小分子的浓度,即可分析得到大分子与小分子结合的数据,从而能求出结合位点数及结合常数。

7. **ELISA 测定** ELISA 法的灵敏度很高,可以测定 10^{-8} mol/L 数量级的亲和力常数,可以满足一般抗体亲和力的测定需要,且 ELISA 法无须对抗原或抗体进行标记,操作简便易行,是目前常用的亲和力测定方法。

(1) 间接 ELISA:其操作方法为将抗体与定量的抗原一同在溶液中温育,进行抗原 - 抗体反应。当反应达到平衡后,将溶液移至包被有相同固相抗原的聚苯乙烯微板中,用常规间接 ELISA 法测定溶液中剩余的游离抗体量。利用测出的 OD 值计算出亲和常数。当所用抗原≥所用抗体量 10 倍时,计算中可对抗体量忽略不计,这时可以用以下公式计算出抗体亲和力。

$$\frac{A_0}{A_0-A}=1+\frac{K_d}{a} \qquad\qquad 式(6\text{-}5)$$

其中,A_0 为无抗原存在时抗体的 OD 值,A 为加入了质量摩尔浓度为 a 的抗原后的 OD 值,K_d 为解离速率常数。

(2) 竞争 ELISA:抗原抗体的结合是一个可逆反应,当反应体系中抗原抗体的量刚好合适时,反应达到平衡后处于半饱和状态,此时 $[RL]=[R]$,则 $K_D=[R][L]/[RL]=[L]$。在半饱和状态下,如果抗体的浓度很低,反应消耗的抗原很少,则反应后游离的抗原浓度 $[L]$ 约等于总的抗原浓度 $[L]_总$,此时 $K_D=[L]\approx[L]_总$。因此,只要在抗体浓度较低的情况下,找到可以在反应平衡后达到半饱和状态的抗原浓度 $[L]_总$,便可以得到解离常数。

竞争 ELISA 法测 K_D 需注意:反应体系中抗原的量要远大于抗体的量,且将反应混合物加入包被抗原板后,包被抗原与游离抗体的结合不会破坏抗原抗体反应体系的平衡状态。如果抗原板中抗原浓度过高,结合的游离抗体超过了一定的量,抗原抗体反应体系的平衡会被破坏,此时测得的 OD 值偏大,最终导致结果偏大。通常允许抗原板结合的最大游离的抗体量为 10%。

8. **放射免疫分析法** 放射性标记的已知抗原(*Ag)和非标记的待检抗原(Ag)同时竞争结合限量的特异性抗体(Ab),反应达到平衡后,分离结合 *AgAb(B)与游离 *Ag(F),测定两者浓度。以 B 或 F 或 B/F 为纵坐标,Ag 标准品浓度为横坐标,绘制标准曲线,即可求出待检抗原浓度;以 B/F 对 B 作图,即 Scatchard 作图,可求出抗体亲和力常数。

该方法灵敏度高,分析过程中不使用酶,降低了样品本身干扰的风险,但缺点在于使用了放射性标记,会造成放射性污染和危害,且常用放射性核素半衰期短,无法自动化分析。

9. **荧光共振能量转移** 荧光共振能量转移(fluorescence resonance energy transfer,FRET)是距离很近的两个荧光分子间产生的一种能量转移现象。当供体荧光分子的发射光谱与受体荧光分子的吸收光谱重叠,并且两个分子的距离在 10nm 范围以内时,就会发生一种非放射性的能量转移,即 FRET 现象,使得供体的荧光强度比它单独存在时要低得多(荧光猝灭),而受体发射的荧光却大大增强(敏化荧光)。随着绿色荧光蛋白应用技术的发展,FRET 已经成为检测活体中生物大分子纳米级距离和纳米级距离变化的有力工具,在生物大分子相互作用分析、细胞生理研究、免疫分析等方面有着广泛的应用。

(三) 活性测定

抗体类药物的活性测定是其质量控制中非常重要的一环,需要依据不同抗体,其本身预期、潜在的作用机制和工作模式的不同,采用相应的生物学测定方法和数据分析模式。除了一些基础的基于细胞的分析方法之外,越来越多的简便易行的新型检测方法也被应用于抗体类药物的活性检测中,为抗体类药物的质量提供了保障。目前抗体药物的活性测定方法主要是体外检测,如细胞增殖抑制法、细胞毒性法、依赖抗体的细胞毒性(antibody-dependent cellular cytotoxicity,ADCC)法、补体依赖的细胞毒性(complement dependent cytotoxicity,CDC)法、转基因细胞法等。

下面以尼妥珠单抗注射液为例介绍单抗药物生物学活性测定方法[参见《中国药典》(2020 年版)第四部通则 3531]。该法依据人肺癌淋巴结转移细胞(H292)在不同浓度尼妥珠单抗注射液作用下生长情况不同进行检测。H292 细胞用完全培养液于 37℃、5% 二氧化碳条件下培养,控制细胞密度为每 1ml 含 $1.0 \times 10^5 \sim 5.0 \times 10^5$ 个细胞。弃去培养瓶中的培养液,胰酶消化并收集细胞,用完全培养液配成每 1ml 含有 $6 \times 10^4 \sim 8 \times 10^4$ 个细胞的细胞悬液,接种于 96 孔细胞培养板中,每孔 100μl,于 37℃、5% 二氧化碳条件下培养。18~20 小时后弃去细胞培养板中的完全培养液,再加入不同浓度标准品溶液或供试品溶液,每孔 200μl,于 37℃、5% 二氧化碳条件下培养约 72 小时。每孔加入显色液 30μl,混匀,于 37℃、5% 二氧化碳条件下培养 4 小时后,放入酶标仪,以 630nm 作为参比波长,在波长 450nm 处测定吸光度,记录实验结果。以细胞孔中加入 200μl 维持培养液作为细胞对照,无细胞孔内加入 200μl 维持培养液作为空白对照,同法测定,记录实验结果。采用四参数回归计算法进行处理,以标准品或待测样品浓度为横坐标,以平均吸光度值为纵坐标,计算样品和标准品的半效浓度(ED_{50}),按下式计算结果:

$$供试品生物学活性 = \frac{标准品\ ED_{50}}{样品\ ED_{50}} \times 100\%$$

第四节　酶的定向进化

人们对酶分子的研究可以分为认识和改造两个方面。对酶分子的认识是利用各种生物化学、晶体学、光谱学等方法对天然酶或其突变体进行研究,在获得酶分子特征、空间结构、结构和功能之间的关系以及氨基酸残基功能等方面信息的基础上,对酶分子进行改造,这称为酶分子的合理设计。与此相对应,不需要准确的酶分子结构信息而通过随机突变、基因重组、定向筛选等方法对其进行改造,则称为酶分子的非合理设计。非合理设计往往可以通过随机产生的突变,改进酶的特性。其中定向进化(directed evolution)是运用最广泛的非合理设计方法,其基本规则是"获取所筛选的突变体"。

定向进化技术是指在实验室模拟自然进化过程的分子生物学技术,它利用基因工程现有的各种技术手段,以较低的比率向目的基因中随机引入突变或将目的基因进行重组,从而获得突变体文库,再借助一定的筛选方法,选出所需特性得到优化的酶。酶分子定向进化的目的在于人为地对天然酶的某些性质加以改变,以便增强其在工业生产环境中的稳定性,创造天然酶所不具备的某些优良特性,甚至创造出新的活性,产生新的催化能力,从而扩大酶作为生物催化剂在工业生产中的应用范围。

2018 年加州理工学院的阿诺德(Frances H.Arnold)因为在"酶的定向进化"方面的贡献获得了诺贝尔化学奖。她的团队从一种存在于自然界的枯草杆菌蛋白酶开始研究,试图将枯草杆菌蛋白酶的催化条件从正常环境(水溶液)转换到工业环境(有机溶剂),同时酶活性还要提高。她首先对枯草杆菌蛋白酶基因进行了分离编码,令该基因进行随机突变,并将新的变异片段重新插入细菌中,从而产生多种存在些许差异的枯草杆菌蛋白酶;然后研究人员根据需要,分别检测它们在有机溶剂中的酶活性,从中筛选活性最高的酶,随后对上一轮得到的酶进行进一步重复筛选,直至找到符合预期的酶为止。阿诺德在第三轮就找到了一种比天然酶活性高 256 倍的突变酶。

定向进化方法成为酶改造的一种全新策略,研究人员得到了能够催化原本自然界中并不存在的反应的新型酶,更加拓展了酶的应用。这一方案如今已在药品制造、生物塑料制造、可再生能源生产、环保行业广泛应用,同时符合绿色化学的要求。

一、主要操作步骤

1. 选择编码目标蛋白的亲本 DNA 序列,通过随机引入点突变或进行序列重组这样一个诱变步骤形成序列多样性。

2. 突变的 DNA 序列连接到表达载体上,并转入宿主细胞进行蛋白质表达。

3. 通过筛选得到那些含有预期性质的酶或蛋白质编码序列的重组子。

4. 筛选到的目的序列可作进一步放大并重复诱变。如果需要,可进行多次重复诱变和筛选,直至获得理想的突变体。

二、诱变常用方法

诱变常用方法包括化学诱变法、易错 PCR、DNA 改组技术等。化学诱变已被广泛使用,并被称为"食品级"方法,因为它不涉及引入外源 DNA 或通过重组方法操纵现有的 DNA。丝裂霉素(MMC)、甲基亚硝基脲(MNU)及环氧丁烷(DEB)等化学药物已确认可作诱变剂。化学诱变的优势在于它的简便性以及低经济成本,其主要缺点是无法有效地控制突变率及受到氨基酸底物的限制。易错 PCR 和 DNA 改组技术在上一节中已有介绍,此处不再赘述。除此以外,还有其他的诱变方法。

1. **序列饱和突变**　序列饱和突变(sequence saturation mutagenesis,SeSaM)是 2004 年由 Wong 等人首次提出利用单链 DNA 进行突变的一种新技术,它能以 4 种脱氧核糖核苷酸(dNTP)使目标序列的每个核酸位点达到饱和。该技术主要包括 4 个步骤:①通过一定的方法获得长度随机的 DNA 片段库;②利用末端转移酶将通用碱基(次黄嘌呤)在 DNA 片段的 3′端加尾;③以加尾的 DNA 片段为正向引物,再加入反向引物,以制备好的单链互补 DNA 链为模板,扩增全长 DNA 片段;④通过最后的 PCR 用dNTP 替换通用碱基。此法可以克服 DNA 聚合酶的偏好性,且突变效率较高,但其操作烦琐,价格比较昂贵。

2. **随机引物体外重组**　随机引物体外重组(random-priming in vitro recombination)技术主要是以一套随机引物进行 PCR 扩增,从而获得大量互补于模板序列不同位点的短 DNA 片段,由于在扩增过程中碱基的错配及错误引发,这些短 DNA 片段就可能包含一些点突变。基于片段的同源性,这些短 DNA 片段可以互为引物进行后续的扩增,直到获得全长的突变目的基因。得到的序列可以通过普通的 PCR 进一步扩增,克隆到相应的载体中进行表达筛选。整个过程可以重复进行,以便得到具有预期特性或新特性的突变体。该技术可用单链 DNA 或 mRNA 为模板,对模板量要求少,减少了亲本组分的干扰;克服了 DNA 改组中 DNA 酶 I 所具有的序列偏爱性,保证了子代全长基因中突变和交叉的随机性;片段组装体系与片段合成体系缓冲系统可兼容,无须中间的纯化步骤。

3. **交错延伸程序** 交错延伸程序(staggered extension process,StEP)是指在不同位点采用多位点引物并控制 PCR 的延伸时间,从而合成出短的新生链,消除亲本链,新生短链再作为引物与不同来源的模板继续行延伸,再加上两端的引物扩增全长基因,结果产生间隔的含不同模板序列的新生 DNA 分子。此法无须 DNA 酶 I 的切割,简化了 DNA 改组的方法。

4. **随机插入/删除链的交换突变技术** 随机插入/删除链的交换突变(random insertional-deletional strand exchange mutagenesis,RAISE)技术的主要步骤包括:①用 DNA 酶 I 切割目的基因并回收 100~300bp 的小片段;②用末端脱氧核苷酸转移酶(terminal deoxynucleotidyl transferase,TdT)在小片段的 3′ 端随机添加/删除几个核苷酸;③自引物 PCR 重组小片段直至扩增出全长基因。该技术的特点是简便且可以通过控制插入或删除的核苷酸长度来调整突变程度。

5. **易错滚环扩增法** 易错滚环扩增法(error-prone rolling circle amplification,EP-RCA)是一种将 DNA 滚环扩增的原理应用于易错 PCR 的技术。滚环扩增是以环状 DNA 为模板,通过一个短的 DNA 引物,在酶的催化下将 dNTP 合成单链 DNA。其主要步骤为:①随机引物六聚体(NNNNNN,经硫代磷酸化修饰)杂交到环状 DNA 上,在 Φ29 DNA 聚合酶(并加入 Mn^{2+} 提高突变)的作用下多位点同时扩增延伸;②利用 Φ29 DNA 聚合酶具有高的链置换活性的特点,以环状 DNA 为模板不间断扩增释放产生具有多重模板序列的 DNA 分子;③以线性 DNA 为模板继续扩增形成长短不一的线性产物,可直接用于转化,利用首尾重复序列在宿主内同源重组重新环化。该法省去了酶切、连接等步骤,甚至不需要特定引物和 PCR 仪等设备(常温扩增),不仅简化了进化过程,也使得随机突变技术的应用变得更为普遍。

三、筛选方法

与基因的定点突变不同,在酶分子的定向进化中,突变是随机发生的,但通过筛选特定方向的突变,便可限定进化的趋势,再加上适当的控制实验条件,不仅可大大地减少工作量,还加快了酶某种特征的进化速度。从突变文库中鉴定出所需突变体是酶定向进化过程中最具挑战的步骤之一,筛选方法往往决定了定向进化的成功与否。通常采用的定向筛选方法必须灵敏,然而对于不同酶所进行的实验目的不一样,所以很难找到一种通用的筛选策略。目前常用的筛选方法包括利用底物显色反应、改变培养条件(如逐步提高培养温度或改变培养基的 pH 等)、利用某些蛋白质的固有性质如产生绿色荧光以及高通量筛选。高通量筛选技术主要分为体内筛选和体外筛选 2 种类型。体内筛选方法依赖完整的细胞结构,具有代表性的是表面展示技术,而体外筛选方法则于胞外完成,主要包括核糖体展示技术、差示荧光扫描等。

四、定向进化技术的应用

酶定向进化技术已广泛应用于各种酶分子的改造,使酶朝向人们期望的性质进化,对酶性质的改造主要包括提高酶的催化活力、提高酶的稳定性特别是热稳定性、提高酶分子的底物专一性和对映体选择性等。合成手性药物的生物转化反应可分为两类：一类是把外消旋体拆分为两个光活性的对映体；另一类是从外消旋或前手性的前体出发，通过催化反应得到不对称的光活性产物。用定向进化技术提高生物催化剂的对映体选择性是解决手性物质纯度低的一个很有潜力的方法。2000 年 May 等人采用定向进化改造乙内酰脲酶的对映体选择性，用于 L- 氨基酸的生产。

通过定向分子进化技术还可以改善治疗用蛋白质的各种所需特性。进化方法的优点之一在于，这些方法通常通过多个不相关的机制并且以意想不到的方式产生改进，而合理设计通常旨在改善单个物理特性或机制。Leong 等人使用来自七种哺乳动物基因的功能序列多样性改造白介素 -12（IL-12），以增强其表达和生物活性。这表明 DNA 改组可以解决与蛋白质折叠和表达相关的问题，同时保持所需的生物学活性，从而解决了在当前制造过程中面对的昂贵的重折叠和分离问题，并且可能增加由患者靶细胞产生的遗传递送细胞因子的效力。因此，通过 DNA 改组的分子进化方法可以优化分子结构，产生改良的药物分子，使其具有更低的治疗剂量，更好的功效和安全性，以及更低的开发成本。

第五节　基于成药性的分子设计

从成药性的角度来看，一个理想的生物药候选分子应该可以应用一个标准的生物工艺平台进行制备，并且得到的产物同时具有产量高和质量高的特点。候选分子应异质性低，工艺稳定可重复且产品稳定，尽量避免出现活力损失、化学降解、片段化和聚集化等性质。在体内，候选分子不应呈现非典型药代动力学行为，如由于脱靶或者 FcRn 介导的再循环受到干扰造成药代动力学特征不符合预期。另外，理想的候选分子在体内也应该具有一定的稳定性和低免疫原性。在药物开发过程中，很多治疗性蛋白质药物先导分子都无法满足上述要求。因此，候选药物的成药性评价应该是在药物开发的早期就进行的工作，如果一个候选分子成药性低，可以选择其他的候选分子或进行工程化改造甚至重新进行分子设计。如后期推进到生产工艺阶段或制剂阶段时遇到此类问题，则会浪费大量资源。近年来，人们对于蛋白质结构与功能关系的研究不断深入，开发出了基于计算机虚拟计算的蛋白质理化性质预测方法，再与实验结果结合，可以极大地帮助研究者加速早期候选分子的筛选进程。

一、成药性评价指标

1. 药效学

（1）体外药效：考察药物对酶、受体、细胞、组织、病原体等的直接作用，为体内实验方案的设计提供依据。如酶 / 细胞的抑制活性（IC_{50}）、受体结合（激动 / 拮抗）活性（K_i、EC_{50} 和 E_{max} 等）、细菌 / 真菌抑制活性（MIC、MIC_{99} 和 MIC_{90}）等。

（2）选择性：选择性通常和毒性密切相关，一般需要考虑对癌细胞 / 正常细胞选择性、激酶家族的选择性、受体亚型的选择性等因素。

（3）离体实验：通常用于评价作用于心血管、神经调节方面的药物，如离体心脏灌流试验用于心血管药物的评价。

（4）体内药效：模型一般分为自发性动物模型（难得）及诱发性或实验性动物模型（常见）两种，近年来转基因动物的应用越来越广泛。

2. 药物代谢动力学

药物代谢动力学评价分为体外实验和体内实验。其中体内实验一般应用小鼠、大鼠、比格犬或猴进行评价。

（1）小鼠、大鼠：和体内药效实验动物一致，重点考察 C_{max}、AUC、达峰时间（T_{max}）、半衰期（$t_{1/2}$）、清除率（Cl）、表观分布容积（V_d）等指标，此外，作用于组织的药物还需要考察在组织内的药物分布（K_p）。

（2）比格犬、猴：在成药性和候选药物确定阶段，通常进行比格犬的代谢即可，重点是关注 C_{max}、AUC、$t_{1/2}$ 等指标，为候选药物的正式临床前毒理研究提供依据。

体外实验的评价指标包括肝微粒稳定性、血浆稳定性、血浆蛋白结合率等，具体如下：

（1）肝微粒体（肝细胞）稳定性：通常考察小鼠、大鼠、犬、猴和人肝微粒体（肝细胞）稳定性，为体内代谢和毒性研究的动物选择提供依据。

（2）血浆稳定性：一般考察人的血浆稳定性即可，特别是含有酰胺和酯基等容易产生水解的化合物。

（3）血浆蛋白结合率：不是一票否决的指标，对于口服药物，即使大于 99% 也没有大的关系，但通常会选择血浆蛋白结合率更低的药物进行开发。

（4）渗透性/转运体：需要作用于细胞的药物通常用 Caco-2 考察其渗透性，作用于中枢神经的药物需要穿过血脑屏障（BBB），注意特别关注是否是 P 糖蛋白底物。

（5）药物相互作用：通常用 CYP450 酶实验来评价，包括对 CYP450 酶的抑制和诱导作用（通常要关注抑制作用），通常需要关注对 CYP1A2、2A6、2C9、2C19、2D6 和 3A4 等的抑制活性（IC_{50}）。

3. 毒理学

（1）致畸致突变试验：通常需要进行鼠伤寒沙门氏菌回复突变试验（Ames 试验）、中国仓鼠肺细胞（CHL）染色体畸变试验和小鼠骨髓嗜多染红细胞微核试验。细胞毒类抗癌药物不需要进行此试验，如果是抗菌类药物可以用小鼠淋巴瘤 L5178Y 细胞 *Tk* 基因突变试验（简称小鼠淋巴瘤细胞试验，mouse lymphoma assay，MLA）代替 Ames 试验，小鼠微核试验之前需要进行小鼠急性毒性试验，以确定合适的给药剂量。

（2）心脏毒性：通常首先测试化合物对 hERG 钾通道的电流抑制活性（抑制率、IC_{50}），进一步的评价包括 Langendorff 离体心脏灌流试验、豚鼠乳头肌试验、犬浦肯野纤维试验，考察对动作电位的影响，更进一步的是整体动物的心电图试验（QT/QTc 延长），通常选用犬。

（3）整体动物毒性：一般进行小鼠/大鼠的急性毒性试验，以及大鼠、比格犬（猴）的两周重复给药试验即可。最好同时进行 TK 试验，为后续的正式临床前毒理试验提供依据。

（4）特殊毒性：根据靶标和作用机制的不同，可能需要关注一些特别毒性，如中枢神经类药物需要关注药物的成瘾性、外用药物需要关注皮肤刺激性等。

4. 结构与理化性质分析

（1）结构分析：对候选分子的一级结构序列进行评价，例如在抗体药物开发过程中，早期会应用计算机模拟对其 CDR 区序列进行评估。经过人源化过程后，还应对整个抗体分子的序列进行分析，包括翻译后修饰、降解位点、电荷分布等性质。除此之外，对蛋白质的高级结构也可以进行评价。

（2）等电点（pI）：对于层析、超滤等下游工艺以及制剂配方有重要指示作用，可以应用等电聚集原理直接进行检测。

（3）疏水性分析：疏水性强的分子具有聚集倾向且具有黏性。

（4）自身相互作用分析：是直接测定 IgG 分子黏度的替代方法。

（5）稳定性：稳定性主要考虑热稳定性、胶体稳定性和初步稳定性。初步稳定性测试通常需要进行稳定性影响因素试验和加速稳定性试验，也可同时进行长期稳定性试验，为后续正式临床前研究提供参考。

5. 经济性　药品是特殊的商品，需要考虑 5~10 年后的市场情况，包括竞争对手的情况，从而预估自己的市场份额和投入 / 产出回报。

6. 可专利性　首先是候选药物不侵犯其他专利，具有专利性，其次需要考虑产品的生命周期管理（LCM），实现产品的效益最大化。

二、生物药成药性评价方法

（一）蛋白质一级结构评价

在候选蛋白质药物发现的初期，一般会采用计算机虚拟计算的方式对其氨基酸序列进行评估。如果发现候选药物分子上存在潜在的不稳定位点，可以使用少量纯化过的样品做进一步的验证，通过强制降解实验对序列进行比较，并鉴定降解的位点。结合虚拟计算和实际实验的结果，可以对不稳定序列中的氨基酸位点进行突变，然后再次验证；或者直接选择避开不稳定位点较多的序列，从而避免后期生产和使用过程中带来的不便。

1. 基本电荷性质评估　根据蛋白质一级结构的氨基酸序列，可以使用计算机对蛋白质药物的理论等电点进行计算。计算得到的理论值与实际值会有一定的差距，这可能因为结构上相近的氨基酸侧链之间形成了盐桥等原因，影响了它的 pK_a，但这个差距不大（pI 相差约 ±1），因此对其成药性评价并无影响。

由于蛋白药物只有在 pH 与 pI 相差较远的条件下，才能保证其合适的溶解度，并控制分子之间的聚集，因此候选药物分子的等电点应该远离生理条件的 pH。此外，抗体类分子的等电点一般要求在 7 以上，从而保证它在下游纯化工艺中使用阴、阳离子交换层析时的适应性。

2. 翻译后修饰位点评估

（1）糖基化：抗体可变区的糖基化可能会影响抗体的结合活性和药代动力学特性，同时这也是导致产品异质性的一个因素。例如，*N*- 糖基化固定发生在 Asn-X-Ser/Thr 位点（X 为除 Pro 之外的任意氨基酸），因此基于蛋白质药物分子一级结构的氨基酸序列，即可推测出潜在的 *N*- 糖基化位点。尽管在生产时并非所有这些位点均会被糖基化，但后期工艺的改变仍然可能会改变这些位点的暴露状态，继而改变糖基化的状态，从而带来产品特性改变的风险。

（2）游离巯基：候选药物分子序列中的 Cys 可以通过序列搜索发现，其中未配对的 Cys 残基可以与细胞培养基中的游离 Cys、谷胱甘肽及其他含有游离巯基的化合物结合，导致产品异质性。除此之外，游离巯基在一些条件下（如 pH>7），可能会形成错配的二硫键，并可能造成二硫键介导的二聚体甚至多聚体的产生。

（3）糖化位点：糖化作用也是产品异质性的另一个来源，它是指还原性糖分子（如葡萄糖、果糖、半乳糖等)可以与蛋白质结合,发生不可逆的、连锁进行的化学反应。其本质是氨基酸(尤其是碱性氨基酸)与还原性糖之间发生的美拉德反应,该反应在 20~25℃即可发生,30℃以上反应速度加快,水分含量在 10%~15% 时更易发生,当 pH 在 3 以上时,反应随 pH 增加而加快。糖化作用在细胞培养、储存等过程中,以及在稀释至葡萄糖注射液中用于临床静脉滴注时易发生,有时会影响抗体药物的活性,这与其发生的具体位点有关,如果在候选抗体分子 CDR 区发现有碱性氨基酸,则应慎重考虑可能的糖化作用及其影响。在实际对样品进行测试时,由于美拉德反应会形成褐色甚至是黑色的物质,因此可用来推测糖化作用的发生与否,采用硼酸亲和色谱或离子交换层析的方法可分离糖化和非糖化的蛋白质,用质谱法可确认具体的糖化位点。

3. **化学降解位点评估**　蛋白质药物在生产、储存过程中及在体内很容易发生降解,导致电荷异构体的生成和蛋白质活性的丧失,最常见的有 Asn 残基的脱酰胺(deamidation)、Asp 的异构化(isomerization),以及环状琥珀亚酰胺(succinimide)中间体的形成。Asn 残基的脱酰胺是风险最高的,其发生位点的基序为 Asn-Gly,另外在 Asn-Ser/Thr/His 等位置也常常发生,当环境中的 pH>7 时反应速率很快。Asp 异构化反应产生的基序则主要包括 Asp-Gly/Ser/Asp 等,该反应在 pH<6 和高温时更易发生。在离子交换色谱的检测中,脱酰胺蛋白会形成酸性峰,琥珀亚酰胺形成碱性峰,异构化则视具体情况不同而不同,这些具体位点的鉴定可通过肽图 - 质谱来确认。

Met 或 Trp 的氧化是蛋白质分子另外一个主要的化学降解反应。造成蛋白质氧化的活性氧可能来自光照、聚山梨酯和细胞培养基或设备中的金属离子,蛋白质氧化除了可能会造成其活性丧失,还可能进一步导致共价或非共价的聚集体形成,甚至产品变色。因此在成药性评价中,需要采用计算机虚拟预测的方法筛选大量候选分子,或对找到的位点进行突变以消除风险。但由于只有处在分子表面、暴露在溶剂环境中的 Met 或 Trp 才会有氧化的风险,这种仅基于蛋白质一级结构的氨基酸序列分析其氧化位点的结果可能与实验结果不能完全相符。

(二)蛋白质高级结构评价

蛋白质药物要发挥其生物学活性,仅保证一级结构的准确是不够的,蛋白质分子的高级结构也是维持活性和稳定性的重要条件。高级结构的稳定性包括两个方面:一是蛋白质分子本身维持正确折叠的构象稳定性,二是正确折叠的蛋白质分子与其自身在溶液中的相互作用形成的溶液整体稳定性,也称胶体稳定性。由于高级结构的复杂性,虚拟计算手段目前还无法完全模拟分子在三维状态下各方面的各种作用力,因此蛋白质高级结构稳定性的评价目前还更多的依赖于实际的实验结果。

1. **构象稳定性评估**　蛋白质在高温或遇到化学变性剂时会发生去折叠,失去其高级结构,从而失去活性。通常使用差示扫描量热法(DSC)或差示扫描荧光法(DSF)对蛋白质溶液进行梯度升温,来检测热变性温度(T_m),以反映其构象的热稳定性。其中前者通过测量蛋白质变性过程所吸收的热量来反映,后者测量的是变性过程中疏水残基的暴露。另外,采用一系列浓度梯度的尿素或盐酸胍等化学变性剂促使蛋白质变性,还可以通过其变性曲线计算,得到折叠蛋白和变性蛋白的能量差(ΔG)。

值得关注的是,多项研究发现 T_m 和 ΔG 与细胞培养表达量有高度的相关性。这两项数值越高,意味着蛋白质构象越稳定,往往表达量也越高。这可能是由于蛋白质在细胞内完成翻译之后,需正确折叠再分泌出胞外,构象稳定性较好的蛋白质容易迅速折叠,并作为成核点促使更多的蛋白质完成折叠;而易变性蛋白质在细胞内变性堆积,则会形成细胞毒性,继而造成细胞活力下降。因此,T_m 和 ΔG 也成为成药性评价中最为常用的指标。

2. **胶体稳定性评估** 完整折叠的蛋白质在溶液中会有自身相互作用,这种作用力主要由折叠后分子表面的疏水基团和电荷分布决定。当自身相互作用力表现为排斥力时,溶液就会表现出相对较好的胶体稳定性;当分子表面呈现有聚成片的负电荷区域或疏水区域时,就会增加其自身间的相互吸引力,这时蛋白质分子容易产生聚集甚至沉淀,或表现为溶液黏度的增加。

如果将预测出的分子表面负电荷片区进行一些突变,去除负电荷聚集的区域,蛋白质溶液的黏度就会下降。目前已研发出基于蛋白质表面疏水片区作用预测蛋白质聚集的 SAP 算法,又进一步整合入蛋白质的净电荷分析和全长抗体结构分析,开发出成药性指数(DI)这一指标,已成为业界进行成药性评价常用的虚拟评价方法。

然而,即使在虚拟和实验的评价方法中有结果指示出蛋白质性质不够理想,并不足以直接否定该分子成功商业化的可能,但一个分子所表现出的不及格指标越多,意味着后期失败的风险越大,因此需要对所有评价方法得到的结果进行综合评估。

(三) 高浓度蛋白质制剂的可行性评价

由于皮下注射在临床应用中的便捷性,很多治疗性单克隆抗体均希望开发成皮下注射制剂。但由于抗体药物剂量大,而皮下注射药液体积最多只能 1~2ml,这就使得很多抗体制剂需要很高的蛋白质浓度。一般来说,如果候选分子的预期制剂浓度高于 50mg/ml,则需要在成药性评价中考虑高浓度蛋白质制剂的可行性。

高浓度蛋白质制剂可行性评价中主要考虑的两个因素分别是溶解度和黏度,影响这两个因素的内在分子机制主要还是分子表面的疏水或电荷作用。溶解度的评估可简单采用超滤浓缩的方式,将蛋白质溶液持续浓缩,然后监测澄清溶液可达到的最大蛋白质浓度;在研发早期蛋白质量不够时,可采用 PEG 浓度梯度沉淀法对候选分子进行溶解度对比。最近研究出一种基于分子表面电荷和疏水作用进行虚拟计算的算法,可在早期利用序列预测与浓度相关的黏度;同时,胶体稳定性的评估方法也可同样用于预估高浓度蛋白质溶液的黏度。

(童 玥)

本 章 小 结

生物药近年来快速发展,在整个医药市场中占有举足轻重的地位。和小分子药物相比,生物药尤其是重组蛋白质类药物具有特异性好、毒副作用低等优势,但也存在体内半衰期短、免疫原性等缺点,人们开发了多种技术手段改善蛋白质类药物的药学性质以获得更适合临床应用的候选药物分子,包括定点突变技术、聚乙二醇修饰技术、融合蛋白技术等,这些方法能够显著提高药效并降低药物的有效剂量和使用频率,扩展了生物药的应用。本章对上述修饰策略进行了系统介绍,并对生物药的代表品种单克隆抗体药物的种类、开发过程、优化方法进行了梳理。随着人们对于蛋白质结构与功能关系的研究越来越深入,不仅可以进行合理设计开发出新结构的蛋白质候选药物,同时可以基于计算机虚拟计算的蛋白质理化性质预测方法,并与实验结果结合,帮助研究者对候选分子的成药性进行评价,加速早期候选分子的筛选进程,获得更好的生物药候选分子。

思考题

1. 如果发现一个天然来源的蛋白质药物分子,药效显著但体内半衰期太短无法应用于临床,可以采用哪些技术手段改善其成药性?

2. 聚乙二醇修饰技术和融合蛋白技术在实际应用时可能存在的问题包括哪些?

3. 全人源单克隆抗体药物的生产方法有哪些? 如何进行抗体的优化? 目前临床上开发的单抗药物哪种类型居多? 为什么?

4. 如何开展蛋白质药物成药性评价?

参考文献

[1] PAROLA C,NEUMEIER D,REDDY S T. Integrating high-throughput screening and sequencing for monoclonal antibody discovery and engineering. Immunology,2018,153(1):31-41.

[2] STROHL W R. Fusion proteins for half-life extension of biologics as a strategy to make biobetters. BioDrugs,2015,29(4): 215-239.

[3] JARASCH A,KOLL H,REGULA J T,et al. Developability assessment during the selection of novel therapeutic antibodies. J Pharm Sci,2015,104(6):1885-1898.

[4] LUIS D D,ROMERO E. Insulin analogues:Modifications in the structure,molecular and metabolic consequences. Semergen, 2013,39(1):34-40.

[5] BRÜGGEMANN M,OSBORN M J,MA B,et al. Human antibody production in transgenic animals. Arch Immunol Ther Exp, 2015,63(2):101-108.

[6] LAWRENCE P B,PRICE J L. How PEGylation influences protein conformational stability. Curr Opin Chem Biol,2016,34: 88-94.

[7] MORGENSTERN J,BAUMANN P,BRUNNER C,et al. Effect of PEG molecular weight and PEGylation degree on the physical stability of PEGylated lysozyme. Int J Pharm,2017,519(1-2):408-417.

[8] MAIER K E,RUSCONI C P,LEVY M. To PEGylate or not to PEGylate therapeutics? Cell Chem Biol,2019,26(5):615-616.

[9] TAN H,SU W,ZHANG W,et al. Recent advances in half-life extension strategies for therapeutic peptides and proteins. Curr Pharm Des,2018,24(41):4932-4946.

[10] ROGERS B,DONG D,LI Z,et al. Recombinant human serum albumin fusion proteins and novel applications in drug delivery and therapy. Curr Pharm Des,2015,21(14):1899-1907.

[11] TIZEI P A,CSIBRA E,TORRES L,et al. Selection platforms for directed evolution in synthetic biology. Biochem Soc Trans,2016,44(4):1165-1175.

[12] CHEN T,CHEN Y,STELLA C,et al. Antibody-drug conjugate characterization by chromatographic and electrophoretic techniques. J Chromatogr B Analyt Technol Biomed Life Sci,2016,1032:39-50.

[13] MA L,WANG C,HE Z,et al. Peptide-drug conjugate:A novel drug design approach. Curr Med Chem,2017,24(31):3373-3396.

[14] ZHANG D,FOURIE-O'DONOHUE A,DRAGOVICH P S,et al. Catalytic cleavage of disulfide bonds in small molecules and linkers of antibody- drug conjugates. Drug Metab Dispos,2019,47(10):1156-1163.

[15] AHMADPOUR S,HOSSEINIMEHR S J. PASylation as a powerful technology for improving the pharmacokinetic properties

of biopharmaceuticals. Curr Drug Deliv,2018,15(3):331-341.

[16] SCHLAPSCHY M,BINDER U,BÖRGER C,et al. PASylation:A biological alternative to PEGylation for extending the plasma half-life of pharmaceutically active proteins. Protein Eng Des Sel,2013,26(8):489-501.

[17] TANDON R,LUXAMI V,DOSANJH H S,et al. Insulin therapy for diabetes epidemic:A patent review. Curr Drug Deliv, 2018,15(6):777-794.

[18] WU Z,CHEUNG N V. T cell engaging bispecific antibody(T-BsAb):From technology to therapeutics. Pharmacol Ther, 2018,182:161-175.

[19] KOHLI N,JAIN N,GEDDIE M L,et al. A novel screening method to assess developability of antibody-like molecules. MAbs,2015,7(4):752-758.

[20] SEELIGER D,SCHULZ P,LITZENBURGER T,et al. Boosting antibody developability through rational sequence optimization. MAbs,2015,7(3):505-515.

第七章 工 艺 研 究

学习目标

1. **掌握** 药物合成工艺路线的设计方法,路线选择时考虑的主要因素,路线的标准;影响化学反应的主要因素(配料比、溶剂、催化剂、温度和压力、反应时间、后处理以及产品的纯化)及其实例;获得手性化合物的途径及其实例。生物药原液、半成品、成品的概念;提高发酵表达量的方法;流加发酵工艺、灌流发酵工艺的特点和操作方法;亲和色谱技术的原理和操作方法;病毒去除方法;病毒灭活方法;常用的冻干保护剂;生物药中试放大的工艺特点;QbD 的概念。中药制备工艺的特点及重要性;中药提取纯化常用的方法及选择的依据;中药浓缩干燥常用的方法及选择的依据;中药提取纯化工艺影响因素、评价指标及常见优化方法。

2. **熟悉** 小试、中试及工业化生产研究三个阶段研究内容的区别;中试放大需要考虑的主要因素。单抗药物生产的常用细胞株;细胞株工程化改造方法;混合模式层析技术;连续流层析技术;病毒去除/灭活的验证方法;处方的筛选和优化方法;冻干曲线的设计方法;生物药中试的放大方法;QbD 在生物制药工艺中的应用。影响中药浓缩效率及干燥方式的因素;中药、天然药物剂型选择依据、制剂处方研究及制剂成型工艺研究内容;中药和天然药物新药中试研究的目的和意义、规模与批次及研究内容。

3. **了解** 试验设计方法中单因素优选法、正交设计法和均匀设计法,生产工艺规程包含的内容。病毒去除/灭活验证的指示病毒;生物药代表性品种的常用剂型;常用的生物反应器。中药制剂常用的辅料;中试试验设备参数与生产工艺的衔接。

工艺研究是设计和研究经济、安全、高效的药物制备方法的一门科学,也是研究工艺原理和工业生产过程,制定生产工艺规程,实现药物生产过程最优化的一门科学。本章分为化学药、生物药、中药及天然药三部分,以药物制备过程中的核心技术和具有一定普适性的规律为基础,结合《药品生产质量管理规范》(GMP)要求,对不同类型的药物及其制剂的制备工艺特点、基本原理,以及不同工艺研究阶段的研究内容进行介绍。

第一节 化 学 药

化学制药工艺学是药物开发和生产过程中,设计和研究经济、安全、高效的化学合成工艺路线的一门科学,也是研究工艺原理和工业生产过程,制定生产工艺规程,实现化学制药生产过程最优化的一门科学。

按照制药工艺研究的规模,可分为小试、中试及工业化生产研究三个阶段(表 7-1)。

表 7-1 制药工艺研究的过程

工艺研究阶段	主要研究工作
小试研究	工艺路线设计与选择 合成工艺条件的优化 质量控制标准与分析方法学
中试研究	放大方法及其影响因素的研究 工艺参数的进一步优化 生产设备材质及形式的选择 物料衡算
工业化生产研究	制定或修订生产工艺规程 车间设计、工艺验证 产品的安全有效生产制造

(1) 小试研究:在实验室规模的条件下进行,筛选、研究化学合成反应步骤及其规律,各种反应对产率、收率、质量的影响,初步估算成本。研究建立成品、半成品、中间品、原辅料的检验分析与质量控制方法。最终选择合理的工艺路线,确定质量保证的工艺参数与操作条件,为中试放大研究提供技术资料。

(2) 中试研究:在中试车间的条件下进行工艺试验,研究放大方法及其影响因素,确定最佳工艺参数与控制。进行物料衡算、能量衡算,对工艺进行经济性评价。取得工业生产所需的资料和数据,为工程设计和工业化生产打下基础。

(3) 工业化生产研究:基于中试研究成果,初步制定出生产工艺规程,在生产车间进行试生产。研究车间的工艺参数及控制,并进行工艺优化,完善生产工艺规程,对工艺进行验证,在各项指标达到预期要求后,进行正式生产。在工业生产过程中,要监测风险因素,及时根据科学技术的进步,不断研究和改进工艺,修订生产工艺规程,降低风险,提高企业的经济效益和社会效益。

一、合成工艺路线的设计、选择与评价

药物合成工艺路线是化学制药工业的基础,对原料药生产的产品质量、经济效益和环境效益都有着至关重要的影响。因此,药物合成工艺路线的设计与选择是化学制药工艺学的核心内容之一。

(一)专利问题

在新药上市前,工艺化学家经过大量的研究和论证,设计出以质量可靠、经济有效、过程安全、环境友好为特征的具有工业化价值的药物合成路线,并申请工艺发明专利,为新药的商品化奠定技术基础。

由于开发工艺需要多年的时间和大量的资金投入,为了避免竞争对手的直接使用,专利拥有企业会在专利申请过程中做技术处理,适当扩大保护范围,覆盖却不暴露最优条件,既能拥有自主知识产权、防止他人侵权,又能保护核心技术机密、避免他人竞争。此外,同一种药物可以有不同合成路线,对于临床常用药物,特别是市场份额大的经典药物,通过设计更为优化的工艺路线并形成自主知识产权,可以提高生产效率、降低生产成本,使企业在市场竞争中占据有利地位。

工艺研究者在查阅药物生产工艺相关文献时,往往得到是专利形式的信息,在设计和选择工艺路线时一定要注意专利保护期限,规避专利保护内容。对于过期药物合成工艺专利,研究者需要对专利发表的路线,特别是反应条件及其相关操作细节运用专业知识加以分析、甄别,并通过后期实验才能摸索到适宜的条件。

同样,工艺研究者也要有专利保护意识,如果所采用工艺路线或工艺方法具备新颖性、创造性和实用性等特征,应该考虑申报新工艺发明专利而拥有自主知识产权,以便保护自身权益和利益。

(二) 药物合成工艺路线的设计

1. **概述**　在药物研发的最初阶段,药物化学家需要设计快捷、有效的权宜路线尽快完成化合物的制备,为生物活性测试提供样品,此时,快速得到合格适量的样品是主要目的。然而,对于有明确药效的候选药物、专利即将到期的药物以及市场需求量大的老药,则需要对其合成路线、合成条件及生产工艺进行系统考察,最终获得最佳生产工艺条件。

药物合成设计是一门富有挑战性与创新性的艺术,要求研究人员具有坚实的理论基础、广博的知识面、丰富的科研经验、敏捷的思维,还要具有一定的创新能力,包括化合物的创新、合成路线创新、化学反应创新、工艺条件创新等。

药物生产工艺路线是药物生产技术的基础和依据。工艺路线的技术先进性和经济合理性、是衡量生产技术水平高低的尺度。对于结构复杂,化学合成步骤较多的药物,其工艺路线设计与选择尤其重要。研究者需探索药物合成工艺路线的理论和策略,使它适合于工业生产,同时还必须考虑到经济效益问题、安全性和清洁化生产、三废治理等问题。

合成路线设计时首先要考虑经济有效性,其核心内容是最大限度地降低药物的生产成本。原料药生产成本的构成比较复杂,包括原辅料价格、能源消耗、人力成本、管理成本和设备投入等诸多方面,应以实际工业生产过程中的综合成本作为确定优化路线的评价指标。

合成路线设计时必须考虑到路线所涉及的制药工艺过程的安全性问题。如果合成工艺路线所涉及的化学品或工艺方法存在严重的安全隐患,必须严格避免使用。设计路线时,反应中涉及的化学试剂的选择必须考虑三种类型的危害,健康危害、物理化学性的危害、环境危害,健康危害包括对人体的毒性、腐蚀性、刺激性,或者致癌、致突变或致畸性(生殖毒性)等,具有这些性质的化合物尽量避免使用;物理化学性危害包括易燃、易爆、助燃、腐蚀性等,具有这些性质的化合物在运输和贮存中会受到很多的限制。工艺路线的设计会对环境造成直接影响。

2. **路线的设计方法**　工艺路线设计是工艺研究的关键步骤,如果存在严重的内在缺陷,在后续工艺条件研究中付出的巨大努力都将付之东流。药物合成工艺路线的设计并不是短期行为,它将贯穿于药物研发、生产的整个过程。

药物生产工艺路线的设计和选择之初,必须先对该药物或结构类似的化合物进行国内外文献资料的调查研究和论证,优选一条或若干条技术先进、操作条件切实可行、设备条件容易解决和原辅材料有可靠来源的技术路线,写出文献综述报告和研究方案,为进一步工艺研究打下基础。有些药物结构新颖,则可能需要从头设计。

药物合成工艺路线都是多种多样的,与之相应的合成路线设计思路也各有不同。本节将对药物合成工艺路线设计时最常用的两种方法——逆合成分析法和模拟类推法进行介绍。

(1)逆合成分析法:逆合成分析法(retrosynthesis analysis)是药物合成工艺路线设计的基本方法,是从药物分子的化学结构出发,将其化学合成过程一步一步逆向推导进行寻源的思考方法,又称为倒推法。逆向合成方法是当代有机合成化学大师、哈佛大学教授 E. J. Cory 正式提出的。逆合成分析法是一种逆向逻辑思维方法,从剖析药物分子的化学结构入手,根据分子中各原子间化学键的特征,综合运用有机化学反应方法和反应机制的知识,考虑经过什么反应能构建相应连接键,通过逆向切断(disconnection)、逆向连接、逆向重排、逆向官能团互换、逆向官能团添加、逆向官能团除去等方法,将目标分子(靶分子)拆分为合成子(synthon)并找到其合适的合成等价物(synthetic equivalent);再以这些合成等价物作为新的目标分子,如此反复追溯求源,直到找到可以市场易购的原料为止。这种合成路线的设计思路是从复杂的目标分子推导出简单的起始原料的思维过程,最后将各步反应进行合理排列并确立完整的合成路线。

常见的切割方法有不稳定结构先切割或先转化官能团,影响反应活性或选择性的基团先转化,药物分子中 C—N、C—S、C—O 等碳杂键的部位(如酰胺、酯、醚、硫醚)通常是该分子首先选择的切断部位,此外 C—X 键相邻的 C—C 键优先切割,切割点靠近中部可提高合成汇聚性,C—C 键优先切割多分叉点,多环分子公共原子间的键优先切割,C=C 优先切割,饱和碳链添加致活基团等。

例如,非甾体抗炎药 COX-2 选择性抑制剂塞来昔布(celecoxib)的逆合成路线中,首先选择位于分子中部的吡唑处 C—N 键分拆分子,形成二酮类化合物(7-1)与 4- 氨基磺酰基苯肼盐酸盐(7-2),化合物 7-1 可由 4- 甲基苯乙酮(7-3)和三氟乙酸甲酯(7-4)通过 Claisen 缩合反应制得(图 7-1)。通过逆合成分析法获得的合成路线见图 7-2。

茚地那韦(indinavir)是默克公司研制的抗艾滋病药物,是一种特异性蛋白酶抑制剂,能有效对抗 HIV-1,减缓艾滋病的发展进程。茚地那韦分子结构中包含 5 个手性中心,因而设计一条高效、高立体选择性的合成路线非常具有挑战性。

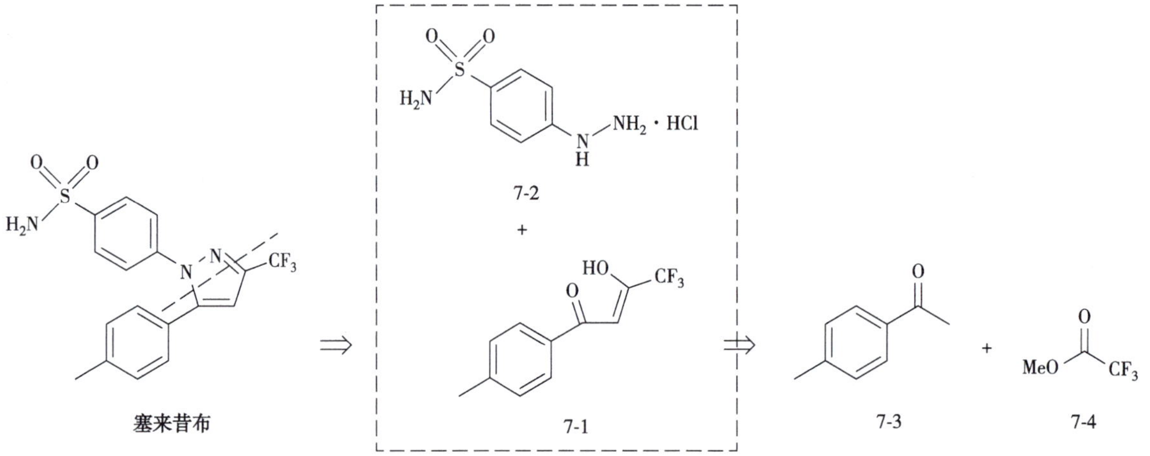

图 7-1 塞来昔布的逆合成分析

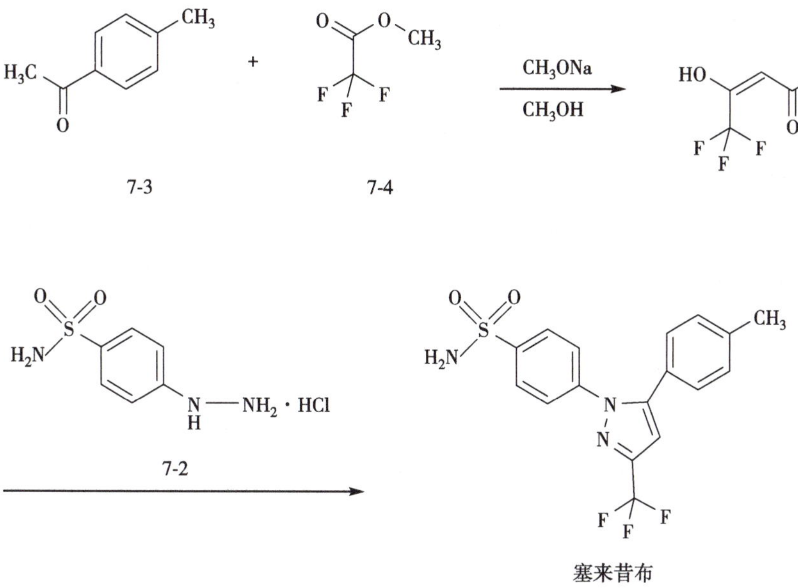

图 7-2　塞来昔布的合成路线

对茚地那韦分子结构进行逆向切断的方法可以得到两个手性片段,分别是含有哌嗪结构的化合物(7-5)和含有环氧结构的化合物(7-6)(图 7-3)。茚地那韦的合成就可以通过化合物(7-5)中哌嗪基团的氨基对化合物(7-6)的立体选择性环氧开环实现。对两个中间体进行进一步的逆向切断,可以得到最终的起始原料。

由于茚地那韦结构中的多手性中心的存在,所以在合成过程中必然要涉及不对称合成的方法的应用。

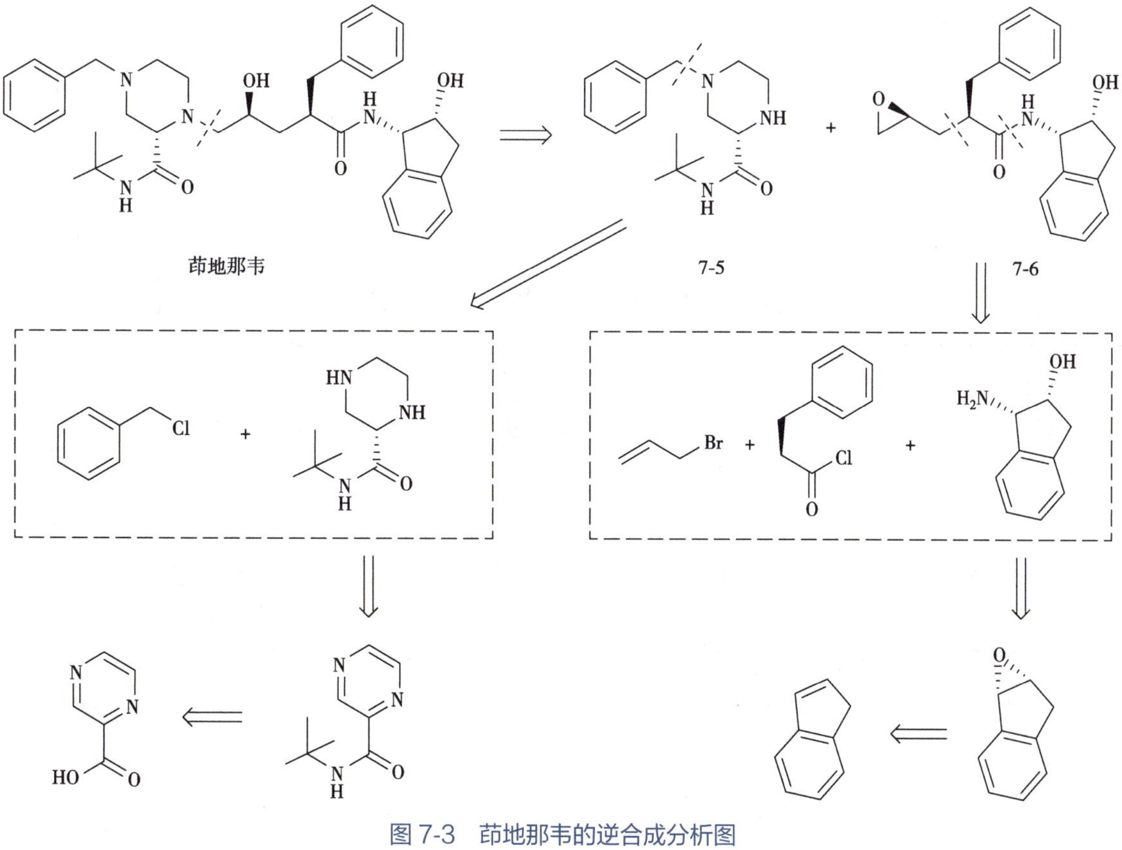

图 7-3　茚地那韦的逆合成分析图

通过逆合成分析和合成子的装配,最终确定的合成路线如下:

1)哌嗪部分的合成:由 2- 吡嗪甲酸为起始原料,先制成酰氯,再与叔丁基胺反应形成酰胺,经催化氢化得到哌嗪结构,经 L- 焦谷氨酸拆分得到 *S*- 构型的手性哌嗪(7-5),最后将哌嗪的氨基用 Boc 保护得到化合物(7-5a)以方便中间体的保存及后期的合成(图 7-4A)。

2)环氧片段可以更易合成和贮存的 7-6a 来替代,其合成路线如图 7-4B 所示。以茚为起始原料,通过 Jacobsen 不对称环氧化、Ritter 反应、水解反应得到高光学纯度顺式手性氨基醇(7-7),通过手性氨基醇片段的手性诱导作用,在碱性条件下,胺(7-8)和烯丙基溴反应高选择性地引入烯丙基,再经过碘加成以及脱碘化氢两步反应可得到手性环氧片段 7-6a。

3)将哌嗪片段 7-5a 和环氧片段 7-6a 在加热条件下进行组装,酸处理脱去 Boc 和丙酮叉基保护,再和 3- 氯甲基吡啶作用,硫酸成盐后得到硫酸茚地那韦(图 7-4C)。

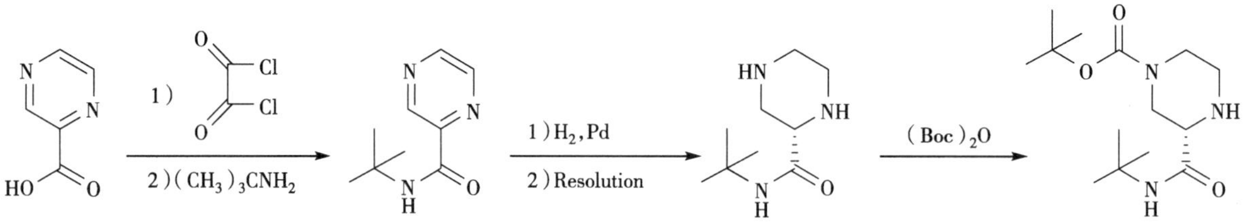

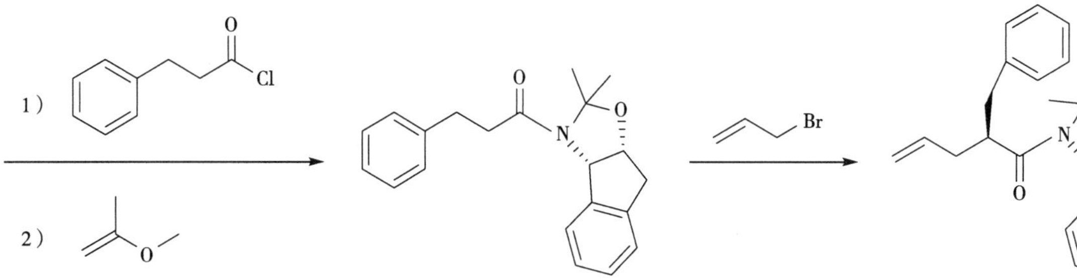

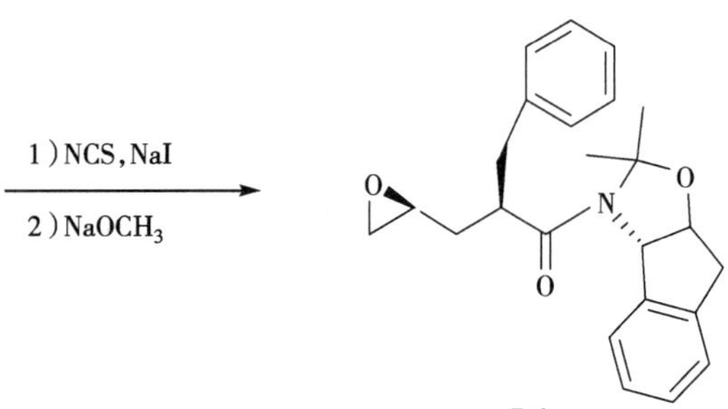

A

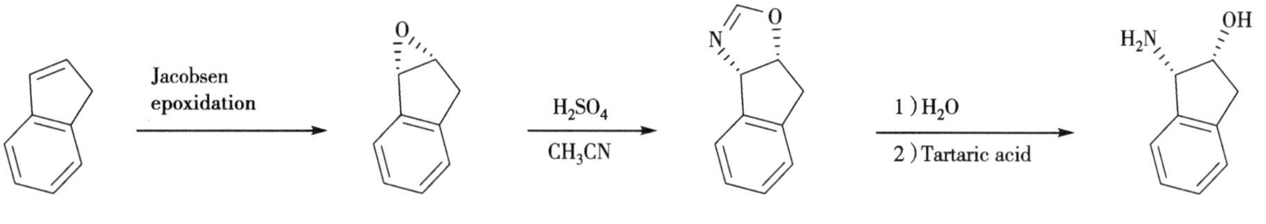

B

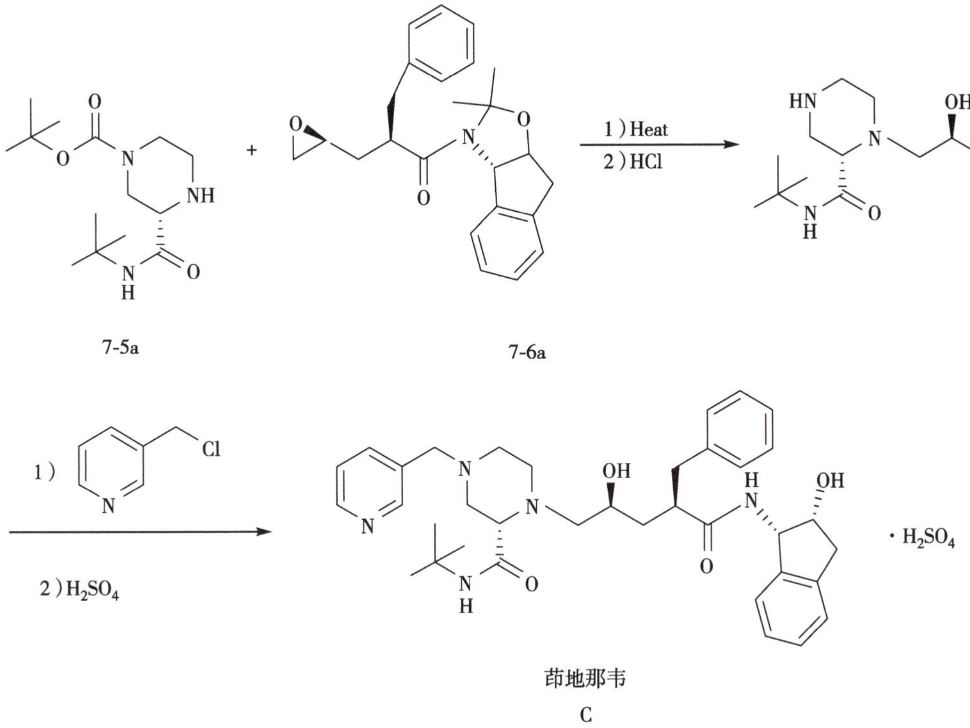

图 7-4 茚地那韦的合成路线

茚地那韦的合成中后两个手性中心的引入是依靠分子中自身顺式氨基醇骨架的手性诱导实现，设计巧妙。该路线对于有多个手性中心的药物分子的合成设计具有普遍的指导意义。

（2）模拟类推法：模拟类推法适用于合成化学结构复杂、合成路线设计相对比较困难的药物。首先剖析药物分子的结构，研究其结构特征，运用文献检索获得与目标化合物高度近似的多种类似物的相关合成信息；再对多条合成路线进行比对分析和归纳整理，从多条类似物合成路线中挑选出有望适用于目标化合物合成的工艺路线；在此之后进一步分析目标物与其各种类似物的结构特征，确认前者与后者结构之间的差别；最后以精选的类似物合成路线为参考，充分考虑药物分子自身的实际情况，设计出药物分子的合成路线。模拟类推法是药物合成工艺路线设计的简捷、高效的途径。

对于作用靶标完全相同、化学结构高度类似的系列药物，采用模拟类推法进行合成工艺路线设计可以少走弯路，且成功概率往往较高。

例如，中药黄连中的抗菌有效成分小檗碱（berberine，7-9）与镇痛药黄藤素（palmatine，7-10）的结构具有高度相似性，都含有稠合的异喹啉环结构（图 7-5）。

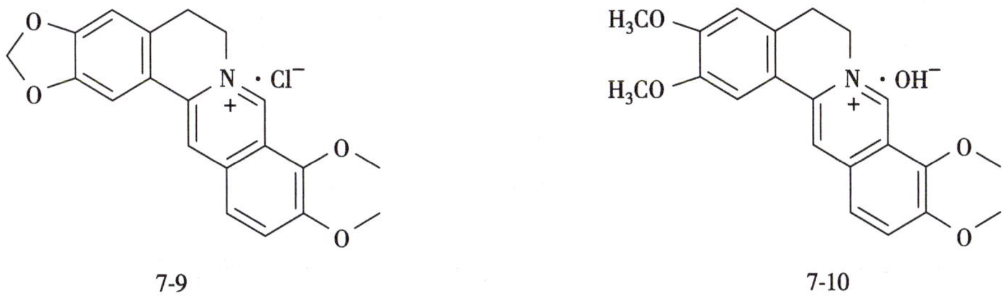

图 7-5 小檗碱和黄藤素的结构式

Muller 等人发表了黄藤素(7-10)的合成方法(图 7-6),3,4- 二甲氧基苯乙胺与 2,3- 二甲氧基苯甲醛进行脱水缩合生成 Schiff 碱 7-11,进一步将其双键还原得到化合物 7-12,再与乙二醛反应得到二氢黄藤素高氯酸盐(7-13)与黄藤素高氯酸盐(7-10)混合物。

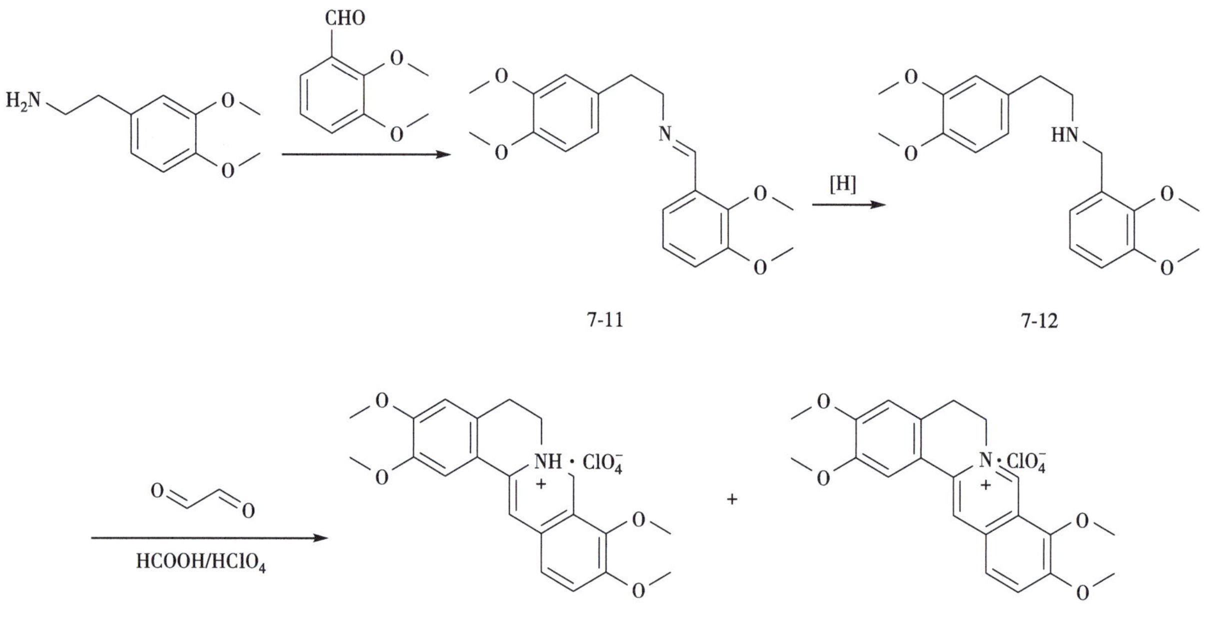

7-13　　7-10

图 7-6　黄藤素的合成路线

工艺研究人员仿照黄藤素的合成方法,设计了从胡椒乙胺与 2,3- 二甲氧基苯甲醛出发合成盐酸小檗碱(7-9)的方法(图 7-7),该方法路线简捷,收率高。

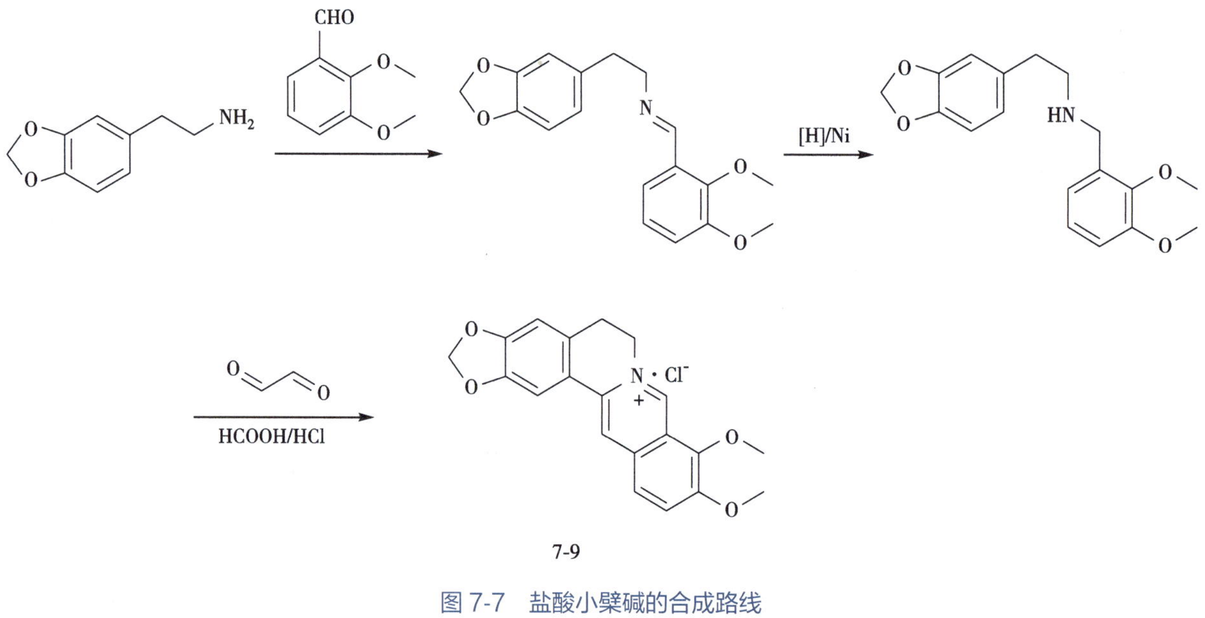

7-9

图 7-7　盐酸小檗碱的合成路线

应用模拟类推法的要点在于适当的类比和对有关化学反应的了解,使用时注意比较已有合成方法、类似化学结构及化学活性的差异。

（三）工艺路线的选择与评价

1. 药物合成工艺路线的选择 通过文献调查可能找到药物的多条合成路线，所以必须对各条路线进行深入细致的综合比较工作，才能选择出有希望的合成路线，并制订具体的实验研究计划。若找不到现成的合成路线或虽有但不理想时则需自行设计，这时可参照前一节介绍的方法和原则进行设计。

药物合成工艺的选择是一项复杂的工作，涉及的不仅仅是药物合成或有机化学的相关知识，还包括诸如设备、管理、经济和环境保护等一系列相关知识和内容，是科学决策的具体体现。下面就药物合成路线选择中的几个重点问题加以讨论。

（1）原辅材料的供应：首先应了解每一条合成路线所用的各种原辅材料的来源、规格和供应情况，了解其是否价格低廉且市场供应稳定，同时要考虑到原辅材料的质量规格、储存和运输等。

对于准备选用的合成路线，应根据已找到的操作方法，列出各种原辅材料的名称、规格、单价，算出单耗（生产 1kg 产品所需各种原料的数量），进而算出所需各种原辅材料的成本和原辅材料的总成本，以便比较。

（2）化学反应的选择：化学反应是药物合成工艺路线设计的基础。工业应用的合成反应通常是已知的反应，或在类似化合物的合成中运作良好的反应，当然，有些时候也会采用一些新设计的反应。

对已知的或类似的反应，选择的要求一般都比较明确：产率高、操作条件简单易行，所涉及的反应条件最好有较宽的适用范围，当生产条件在一定范围内发生变动时最好对反应产率影响不大，即使用所谓"平顶型"反应，这样在工业应用时不会由于条件的少许变化引起重大经济损失。

（3）单元反应的装配顺序：对于多步骤的合成路线，需要把各化学单元反应装配成制药工艺路线，装配的方法可以有多种形式，在此以直线式合成和汇聚式合成两种路线为例加以阐述，这两种的工艺路线装配方式在反应步骤顺序、中间质控、总收率等方面可能会有较大差异。

直线式合成法，即一步一步地进行反应，每一步增加目标分子的一个新单元，最后构建整个分子（图 7-8）。

汇聚式合成法则是分别合成目标分子的结构模块，再将分子结构模块拼接起来，最终得到目标分子（图 7-9）。

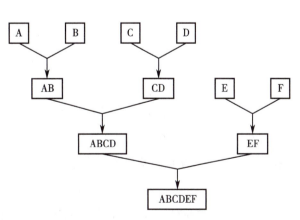

$$A \xrightarrow{B} AB \xrightarrow{C} ABC \xrightarrow{D} ABCD \xrightarrow{E} ABCDE \xrightarrow{F} ABCDEF$$

图 7-8　直线式合成法示意图　　　　　　图 7-9　汇聚式合成法示意图

图 7-8 的直线式和图 7-9 的汇聚式为两种极端形式。在合成步骤相同或接近的情况下，汇聚式合成法能显著降低中间体的合成成本，在生产过程中即使某一中间体合成出现差错，损失相对较小。当然，

在实际路线设计中需考虑的问题要复杂得多,但汇聚式装配路线要优先考虑。如前述的茚地那韦的合成就采用了汇聚式合成方法。

合成路线中的某些单元反应的先后次序有时可以有几种变化,最终都可以得到目标化合物,这时就需要研究单元反应的次序如何安排最为有利。一般来说,把收率低的单元反应放在前头,把收率高的放在后边,这样做符合经济原则,有利于降低成本。

2. 工艺路线的评价 经过药物合成的路线设计、反应的优化、路线方法的改进以及反应的放大等研究,一条合理的药物合成生产工艺才有可能形成。英国三家制药企业的化学家们总结出了药物合成生产工艺选择及评价的六个标准,他们以六个标准的英文第一个字母拼作"SELECT"来加以概括,这六个字母分别代表 safety(安全性)、environmental(环境友好)、legal(合法性)、economics(经济性)、control(可控性)和 throughput 或 productivity(生产能力)。这里对相关内容简单概括如下:

(1) 安全性:这是绿色化学要遵守的重要的原则,更是药物生产工艺需要遵循的最重要的原则,主要包括合成路线中反应的安全性和原料、试剂等的安全性两方面。

工艺路线中各步反应都应稳定可靠,发生意外事件的概率极低,产品的收率和质量均有良好的重现性。各步骤的反应条件比较温和、易于达到、易于控制,尽量避免高温、高压或超低温等极端条件。充分考虑难以控制的放热反应对规模化生产的影响,避免失控反应的应用,选择安全的路线。

为了降低生产中的暴露,工艺路线中尽可能避免毒性杂质(PGI)和基因毒性杂质(GTI)的产生,如果不能避免,尽量直接进入下一步反应。尽量避免易燃易爆、易挥发试剂的使用,一些试剂可能对操作人员有致癌、致畸等健康危害,或者容易造成环境污染,也要慎重使用,如三氯甲烷、四氯化碳、苯等等。

对反应的动力学性质认识不足会导致对反应缺乏控制,最后可能会导致反应的失控。例如,有研究者以丙烯腈和环己醇为原料进行的 Ritter 反应(图 7-10),当规模上升至 2mol 时,按照文献将丙烯腈、环己醇和硫酸混合在一起,反应 2 小时后突然剧烈反应,混合物从烧瓶中喷出,最后确定反应失控是由于瞬间的酸 - 醇比例变化,由于没有进行温度控制,致使反应温度升高,而反应在高温中反应加快,导致放热更加剧烈,造成难以控制的局面。

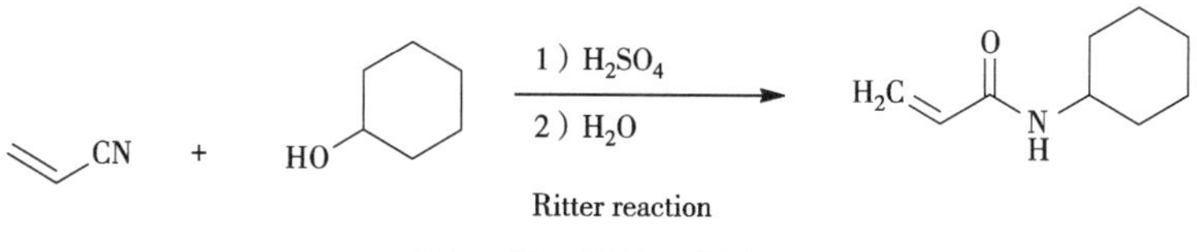

图 7-10 Ritter 反应

(2) 环境友好:随着人们对环境保护意识的增强以及相关政策、法规的出台,开发绿色环保的生产工艺,减少对天然资源的破坏,减少有毒有害废料的排放已经成为各大制药公司努力的方向。在工艺路线选择时,一定要遵从绿色化学的要求,药物的生产环节尽量减少污染的产生,其次才是污染后的治理。

(3) 合法性:主要是指生产工艺中的关键反应、方法等拥有自主知识产权,没有侵犯他人有效专利。另外,生产所需的原料、试剂等的使用必须遵守政府相关部门制定的化学品管理规则。

(4) 经济性:生产工艺的经济性是对药物生产成本、市场销售价格及潜在销售收益等的综合评价结果,成本尽可能低,经济效益尽可能最好。因此,工艺合成路线应尽量简短,除此之外,反应高效、操作简便、高收率、原材料用量少、价廉且来源稳定、后处理过程简单化等都是非常重要的考虑因素。

在其他因素相差不大的前提下,反应步骤较少的合成路线往往呈现总收率较高、周期较短、成本较低等优点,合成路线的简捷性是评价工艺路线的最为简单最为直观的指标。在一步反应中实现两种(甚至多种)化学转化是减少反应步骤的常见思路之一。

在工业化合成路线选择的过程中,必须考虑设备的因素,生产设备可靠性是评价合成工艺路线的重要指标。实用的工艺路线应尽量使用常规设备,最大限度地避免使用特殊种类、特殊材质、特殊型号的设备。大多数光化学、电化学、超声、微波、高温或低温、剧烈放热、快速淬灭、严格控温、高度无水、超强酸碱、超高压力等条件需要借助于特殊设备来实现,只有在反应路线中规避这些条件,才能有效地避免使用特殊设备。

(5)可控性:可控性通常是指生产过程中反应重复性好,中间体稳定,化合物的纯度、晶型及杂质含量等可控,要求最终药品的质量符合药政部门颁布的药用标准。

药品质量是指"反映药品符合法定质量标准和预期效用的特征之总和",包括有效性、安全性、稳定性和均一性等几个方面。在生产过程中必须严格控制药品质量,将引起质量不合格和不稳定的因素及时消除;通过严格控制药品生产过程中的每一个环节,达到保证药品质量的目的。原料药的质量是药品质量的基础,用于原料药工业化生产的优化路线首先必须保证成品的质量,在此前提下,尽可能采用经济有效的合成路线,生产出廉价的、大量的原料药产品才能在市场竞争中占据有利地位。

(6)生产能力:主要是指单元时间里生产相应药物的能力。影响生产能力的因素很多,包括反应收率、合成的步骤、生产周期、设备的容量数量以及原辅材料的供应量、易得性等。

此外,工艺路线的设计需遵循绿色化学的基本原则,现将绿色化学的基本内容介绍如下:

(1)绿色化学的核心内容之一是"原子经济性",即充分利用反应物中的各个原子,因而既能充分利用资源,又能防止污染。1991年美国著名有机化学家 Trost 提出的用原子利用率衡量反应的原子经济性,它的定量表述是:

$$原子利用率(\%) = 期望产物式量 \times 100 / (期望产物 + 废弃产物)式量$$

由于反应中生成的副产物不易确定,又采用"原子经济百分数":

$$原子经济(\%) = 被利用的原子总式量 \times 100 / 使用的所有反应物的总式量$$

绿色化学反应理想是参加反应的分子中的原子100%转化成产物,实现"零排放",充分利用了资源,又不产生污染。

绿色化学的核心内容之二,其内涵主要体现在五个"R"上,第一是 Reduction "减量",即减少"三废"排放;第二是 Reuse "重复使用",诸如化学工业过程中的催化剂、载体等,这是降低成本和减废的需要;第三是 Recycling "回收",可以有效实现"省资源、少污染、减成本"的要求;第四是 Regeneration "再生",即变废为宝,节省资源、能源,减少污染的有效途径;第五是 Rejection "拒用",指对一些无法替代,又无法回收,有毒副作用及污染作用明显的原料,拒绝在化学过程中使用,这是杜绝污染的根本方法。

(2)绿色化学的十二条原则:Anastas 和 Warner 两人于1998年提出了"绿色化学的12条原则"(表7-2),这些原则可作为开发和评估一条合成路线、一个生产过程、一个化合物是不是绿色的标准。涉及反应步骤最小化、提高收率,废物产生最小化、提高反应物浓度,降低溶剂用量,溶剂的回收,降低危险品的使用及特殊设备的使用以提高生产能力等。

表 7-2 绿色化学十二条原则

条款	解析
1. 防止污染优于污染治理	最好是防止废物的产生而不是产生后再来处理
2. 提高原子经济性	合成方法应设计成能将所有的起始物质嵌入最终产物中
3. 无害化学合成	反应中使用和生成的物质应对人类健康和环境无毒或毒性很小
4. 设计安全化学品	设计的化学产品应在保持原有功效同时,尽量使其无毒或毒性很小
5. 采用安全的溶剂和助剂	应尽量不使用辅助性物质(如溶剂、分离试剂等),如果一定要用,也应使用无毒物质
6. 提高能源经济性	能量消耗越小越好,应能为环境和经济方面的考虑所接受
7. 利用可再生资源合成化学品	只要技术上和经济上可行,使用的原材料应是能再生的
8. 减少衍生物	应尽量避免不必要的衍生过程(如基团的保护与去保护,物理与化学过程的临时性修改等)
9. 尽量使用选择性高的催化剂	应尽量使用选择性高的催化剂,而不是靠提高反应物的配料比
10. 设计可降解化学品	设计化学产品时,应考虑当该物质完成自己的功能后,不再滞留于环境中,而可降解为无毒的产物
11. 预防污染的现场实时分析	分析方法需要进一步研究开发,使能做到实时、现场监控,以防有害物质的形成
12. 防止生产事故的安全工艺	化学过程中使用的物质或物质的形态,应考虑尽量减小实验事故的潜在危险,如气体释放、爆炸和着火等

二、药物合成工艺研究

完成前期的合成工艺路线设计和选择工作之后,就需要进行合成工艺研究。合成路线通常可由多个合成单元反应组成,所以每个反应都首先要进行实验室合成工艺研究(小试),通过对合成条件的选择、考察,最终获得最佳的合成条件,为中试放大做准备。

(一)工艺研究主要内容

合成小试研究是合成工艺成功的关键之一,合成小试研究的主要作用在于获得对化学反应的控制参数范围,以达到生产符合质量标准的原料药(active pharmaceutical ingredient,API)的目的。常见的影响化学反应的因素有,配料比、溶剂、催化剂、温度和压力、反应时间、后处理以及产品的纯化等因素。

1. 反应物浓度与配料比的确定 配料比即参加反应的各物料之间物质量的比例,也称投料比。通常物质量以摩尔为单位,所以称为物料的摩尔比。有机反应很少是按理论值定量完成的,找到合适的配料比,对提高反应的收率至关重要。

研究最佳配料比要考虑反应的特点。对于可逆反应,可采取增加反应物之一的浓度(即增加其配料比),或从反应系统中不断除去生成物之一的办法,以提高反应速度和增加产物的收率。例如,利用醇和酸进行的酯化反应,可以通过增加醇量及蒸出酯的方法促进反应正向进行。当反应生成物的生成量取决于反应液中某一反应物的浓度时,则增加其配料比,使其浓度增加。

例如,在磺胺类药物的合成中(图7-11),对乙酰氨基苯磺酰氯(ASC)的收率取决于反应液中氯磺酸与硫酸两者的比例关系。氯磺酸的用量越多,则与硫酸的浓度比越大,对于 ASC 的生成越有利。

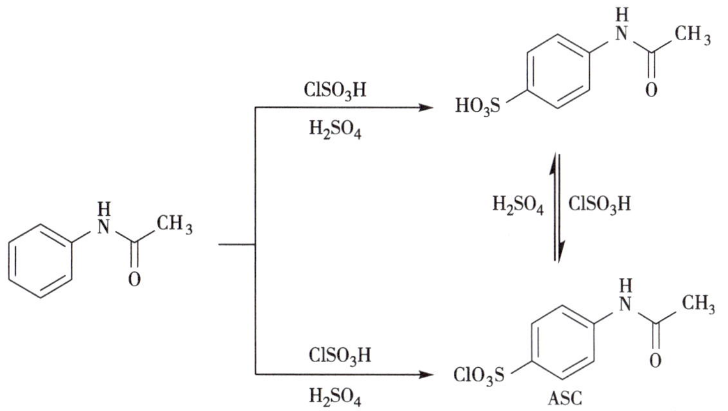

图 7-11　配料比对 ASC 收率的影响

有些反应中反应物不稳定,则在反应中可增加其用量,以保证反应的进行。有些反应,当反应物的配料比高时,容易发生连续反应(副反应)的发生,在这种情况下,控制反应的配料比小于理论量,可减少副产物的产生。例如,乙苯是在三氯化铝催化下,将乙烯通入苯中制得。形成乙苯后由于乙基的供电性能,苯环变得更为活泼,极易继续引入第二个甚至多个乙基,所以控制乙烯与苯的摩尔比,可以提高乙苯收率,过量苯可以回收并循环套用(图 7-12)。

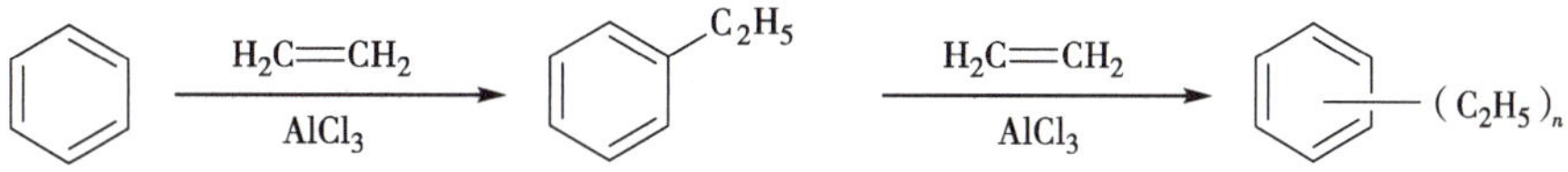

图 7-12　配料比对乙苯收率的影响

2. 反应温度　化学反应需要能量的传输和转换。在药物合成反应中,需要考察反应温度对反应速率及收率的影响,并根据温度和压力的要求选择中试阶段合适的反应器和搅拌形式。

温度对反应速度影响很大,对于大多数反应,提高温度可以缩短反应时间。Van't hoff 规则认为反应温度每升高 10℃,反应速度增加 1~2 倍。该规则对多数反应适用,但并不是所有的反应都符合。温度对速度的影响是复杂的,归纳起来有以下四种类型。

(1) 反应速度随温度的升高而逐渐加快,两者之间呈现指数关系,这类反应最常见。

(2) 有爆炸极限的化学反应,反应开始时温度影响小,当达到一定温度极限时,反应即以爆炸速度进行。对于这类反应要严格检测和控制温度的变化,避免危险的发生。

(3) 温度不高时反应速率随温度的增高而加速,但达到某一高温以后,再升高温度,反应速度反而下降。如酶催化反应就属于这种类型,这是由于高温对酶的性能有着不利的影响,过高温度可以导致酶变性。

(4) 温度升高,反应速度反而下降。如硝酸生产中一氧化氮的氧化反应,就属于这类反应。这种反应较为少见。

单元的反应温度控制范围,反应进程中的温度波动以及加料速度对温度的影响在小试阶段都要进行详细的考察。

3. 溶剂的选择　溶剂的选择必须遵循安全及易于操作的原则。溶剂可分为反应溶剂与后处理溶剂。反应溶剂主要作为化学反应的介质,其性质与用量直接影响反应物的浓度、溶剂化作用、加料次序、反应温度和反应压力等。后处理溶剂的选择则影响中间体或终产品的质量与纯度。

绝大部分化学反应都是在溶剂中进行的。在反应过程中,溶剂能够帮助反应分子均匀分布,增加分子间碰撞的机会;溶剂可能会影响反应的进行方向、速度、目标产物收率,产物的结构与构型等。

(1) 溶剂选择对产物的影响:对于某些反应中,溶剂不同,反应产物可能不同。例如,应用过氧化氢和甲磺酸铁对苄醇的氧化反应,氧化产物可以通过溶剂进行控制。当以三氯甲烷为溶剂时,主要产物是苯甲醛;以乙腈为溶剂时,主要产物则是苯甲酸(图 7-13)。

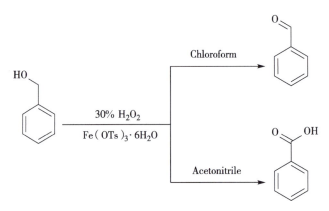

图 7-13　溶剂对反应产物的影响

非肽类 HIV 蛋白酶抑制剂奈非那韦(nelfinavir)可用于艾滋病与 HIV-1 感染患者的治疗。其合成路线如图 7-14 所示,噁唑啉化合物与苯硫酚反应可以得到奈非那韦游离碱以及副产物(7-14)。溶剂效应研究表明,当反应所用溶剂极性降低同时加上相应的碱时,目标产物的产量显著增加。研究者推测副产物的形成可能经历了一个两性离子过渡态(7-15)以及环氧化物(7-16)形成过程,而极性溶剂可以稳定该两性离子形态,因此促进反应向副产物的形成方向进行。

重结晶与萃取是中间体与产品纯化的有效手段,重结晶与萃取溶剂的选择,会影响产物的纯度、收率和晶型等多种问题。因此,选择适当的溶剂可以提高反应速率、保证反应的可重复性和操作的便利性,并确保产物的质量和产率。

(2) 溶剂选择对工艺成本、工艺安全性及环境的影响:溶剂的选择对工艺成本和环境具有巨大的影响。绿色化学的几个原则都与溶剂的应用相关,如降低溶剂的用量,降低多余溶剂产生的废料,降低回收套用溶剂产生的能耗,使用安全性高的溶剂避免事故的发生,降低溶剂的泄漏避免对环境造成污染等。

辉瑞制药经过工艺研究找到了一条制备抗抑郁药舍曲林的路线(图 7-15),与旧路线相比,该路线减少了四种溶剂的使用,消除了 TiO_2 废渣的产生,总收率从 20% 提高到 40%。溶剂应用总量从 230L/kg 降低到 23L/kg。该工艺产生废料消耗每年降低十万美元。

找到安全且对设备和操作人员无危害的溶剂对产业化非常重要。溶剂的理化性质,如极性、沸点、水溶性、黏度等特性都会对反应过程、反应速率、反应副产物的产生及后处理带来影响,所有这些因素包括溶剂的回收利用都会计入到产品的成本中。研究者经过大量工业生产研究后指出,溶剂在 API 生产工艺中占有 85%~90% 的物料量,大约 50% 的溶剂可以被回收套用。溶剂的回收套用需要消耗能源、占用大量的人工及设备,因此高沸点溶剂如 DMF 和 DMSO 的使用会提高产品成本,生产中最好可以找到替代溶剂。低沸点溶剂(如二氯甲烷等)又存在易挥发污染空气的问题,因此在药物合成中,对溶剂的选择与使用也是一项非常重要的课题。

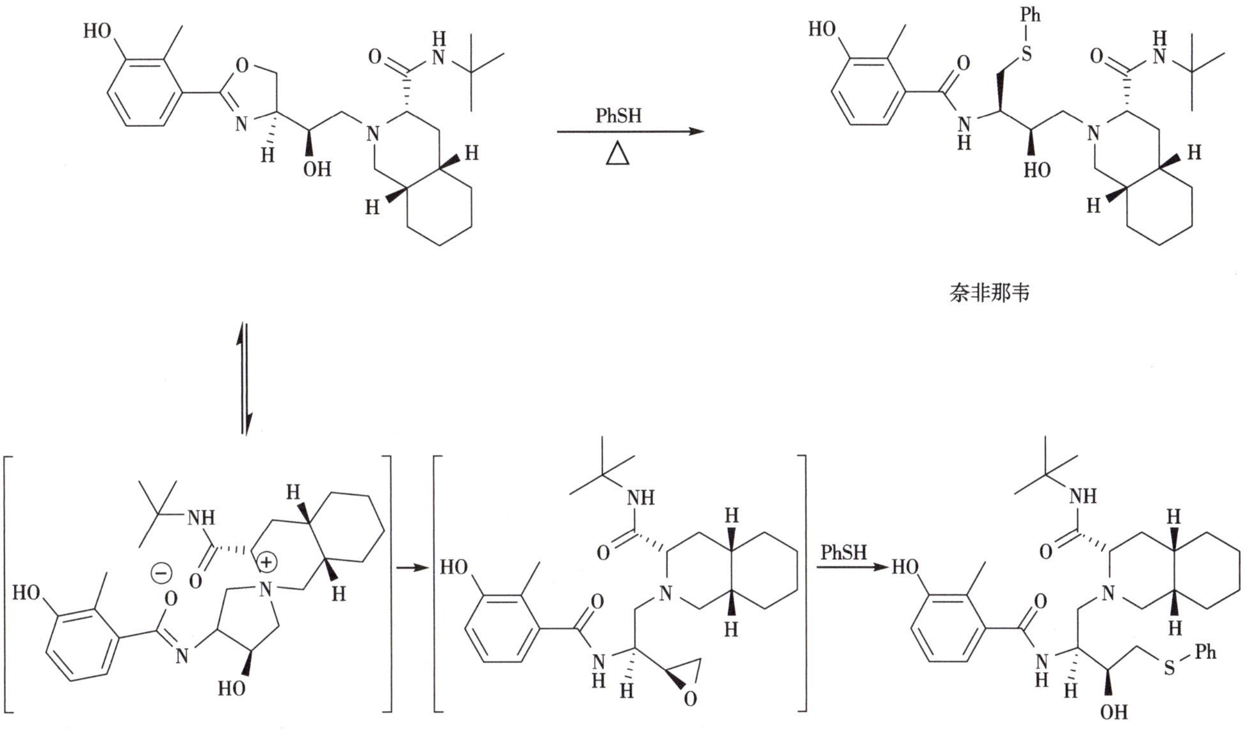

奈非那韦

7-15 7-16 7-14

溶剂	碱	产物：7-14
$HOCH_2CH_2OH$	None	18 : 82
DMF	None	71 : 29
DMF	Et_3N	84 : 16
MIBK	$KHCO_3$	92 : 8

图 7-14 奈非那韦的合成

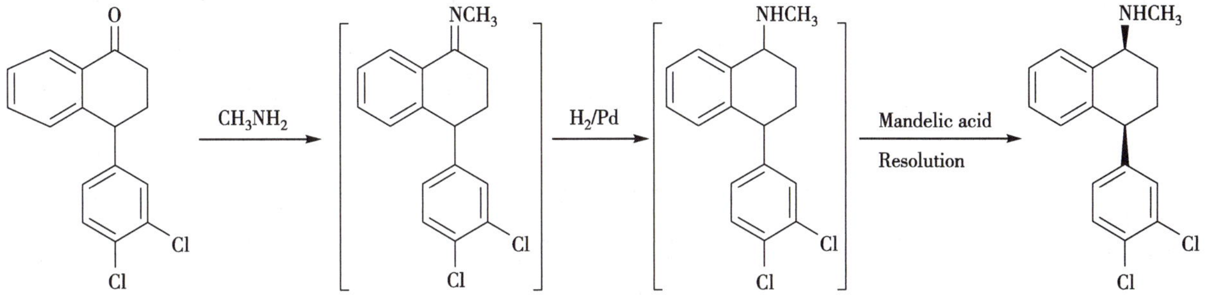

舍曲林

图 7-15 舍曲林合成路线

有些溶剂如乙醚易燃易爆，三氯甲烷、苯等容易致癌，因此不宜大规模使用，在生产工艺研究中通常需要考虑选用其他相应的溶剂来代替，如分别用 MTBE、二氯甲烷、甲苯和 *N*- 甲基吡咯烷酮等替代。

表 7-3 列出了国外大公司生产工艺中溶剂选择的偏好，供参考。

溶剂对反应影响的原因非常复杂，目前还不能从理论上完全准确地找出某反应的最适合的溶剂，常常需要根据实验结果确定。

下列为常用有机溶剂的分类情况，供参考。

第一类溶剂是指已知可以致癌并被强烈怀疑对人和环境有害的溶剂。在可能的情况下，应避免使

表 7-3 工艺开发过程溶剂的选择

选择	溶剂
推荐使用	水、丙酮、乙醇、异丙醇、乙酸乙酯、乙酸异丙酯、甲醇、甲乙酮、正丁醇、叔丁醇
可用	环己烷、庚烷、甲苯、甲基环己烷、甲基叔丁基醚、异辛烷、乙腈、四氢呋喃、2-甲基四氢呋喃、二甲苯、二甲基亚砜、乙酸、乙二醇
不建议使用	戊烷、己烷、二异丙基醚、乙醚、二氯甲烷、三氯甲烷、四氯化碳、二甲基甲酰胺、N-甲基吡咯烷酮、吡啶、二甲基乙酰胺、二氧六环、乙二醇二甲醚、苯

用这类溶剂。如果在生产治疗价值较大的药品时不可避免地使用了这类溶剂,除非能证明其合理性,残留量必须控制在规定的范围内。主要有苯、四氯化碳、1,2-二氯乙烷、1,1-二氯乙烷、1,1,1-三氯乙烷。

第二类溶剂是指无基因毒性但有动物致癌性的溶剂。按每日用药 10g 计算的每日允许接触量。主要包括 2-甲氧基乙醇、三氯甲烷、1,1,2-三氯乙烯、1,2-二甲氧基乙烷、1,2,3,4-四氢化萘、2-乙氧基乙醇、环丁砜、嘧啶、甲酰胺、正己烷、氯苯、二氧杂环己烷、乙腈、二氯甲烷、乙烯基乙二醇、N,N-二甲基甲酰胺、甲苯、N,N—二甲基乙酰胺、甲基环己烷、1,2-二氯乙烯、二甲苯、甲醇、环己烷、N-甲基吡咯烷酮。

第三类溶剂是指对人体低毒的溶剂。急性或短期研究显示,这些溶剂毒性较低,基因毒性研究结果呈阴性,但尚无这些溶剂的长期毒性或致癌性的数据。在无须论证的情况下,残留溶剂的量不高于0.5% 是可接受的,但高于此值则须证明其合理性。这类溶剂包括戊烷、甲酸、乙酸、乙醚、丙酮、苯甲醚、1-丙醇、2-丙醇、1-丁醇、2-丁醇、戊醇、乙酸丁酯、三丁甲基乙醚、乙酸异丙酯、甲乙酮、二甲亚砜、异丙基苯、乙酸乙酯、甲酸乙酯、乙酸异丁酯、乙酸甲酯、3-甲基-1-丁醇、甲基异丁酮、2-甲基-1-丙醇、乙酸丙酯。

除上述这三类溶剂外,在药物、辅料和药品生产过程中还常用其他溶剂,如 1,1-二乙氧基丙烷、1,1-二甲氧基甲烷、2,2-二甲氧基丙烷、异辛烷、异丙醚、甲基异丙酮、甲基四氢呋喃、石油醚、三氯乙酸、三氟乙酸。这些溶剂尚无基于每日允许剂量的毒理学资料,如需在生产中使用这些溶剂,必须证明其合理性。

4. 催化剂 催化剂是一类能改变化学反应速度而在反应中自身并不消耗的物质,其作用通常是加速反应。在药物合成中许多化学反应需要催化剂来加速化学反应、缩短生产周期、提高产品的纯度和收率。

(1) 催化剂的类别及作用:常见的催化剂包括酸碱催化剂、金属催化剂、相转移催化剂、生物酶催化剂等。催化剂可以是气态物质(如氧化氮)、液态物质(如酸、碱、盐溶液)或固态物质(如金属、金属氧化物),还有些以胶体状态存在(如生物酶)。

催化剂对反应具有选择性,不同类型的化学反应各有其适宜的催化剂。例如,加氢反应的催化剂有铂、钯、镍等;氧化反应的催化剂有五氧化二钒(V_2O_5)、二氧化锰(MnO_2)、三氧化钼(MoO_3)等;脱水反应的催化剂有氧化铝(A_2O_3)、硅胶等。此外,同样的反应物系统,应用不同的催化剂,可以获得不同的产物。生物酶则根据其所催化反应分为氧化还原酶、转移酶类、水解酶类、裂合酶类、异构酶类、合成酶类等。

(2) 影响催化剂活性的因素:影响活性的因素很多,现主要就温度、催化剂助剂(促进剂)、载体及催化剂中毒等因素进行简单的介绍。

1) 温度:温度对催化剂活性影响较大。对大部分化学反应来说,温度太低,催化剂的活性很小,反应速度很慢;随着温度升高,反应速度会逐渐增大,但在升高到某一温度后,再进一步升高温度,反应速度变化不大或者反而会降低。对于不对称合成反应,许多手性催化剂在低温下具有较好的立体选择性,提高温度则对产物的光学纯度产生不利影响。适宜的温度需通过实验确定。

2) 催化剂助剂:催化剂助剂,亦称促进剂,这是一类能改善活性组分的催化性能的物质,能提高催化剂的活性、稳定性和选择性。例如,手性芳香醇的合成,单独应用手性催化剂(S)-BINAP/Ru^{II}对潜手性芳基酮进行不对称催化氢化反应并没有得到产物,当在催化体系中加入催化剂助剂手性二胺时,可以高效、高收率地得到高 ee 值的手性芳基醇类化合物(图 7-16)。

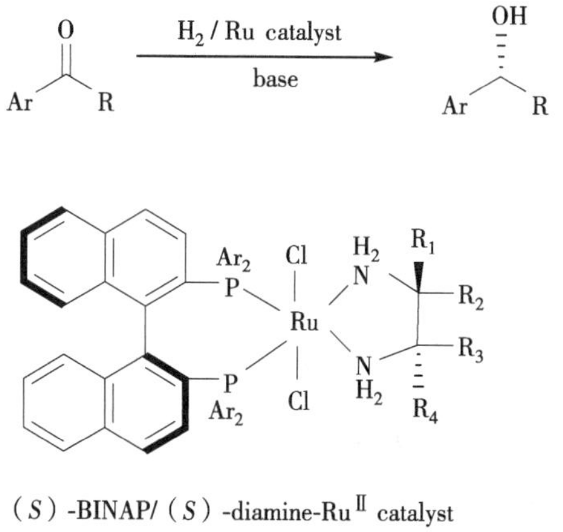

3) 载体:在多数情况下,常常把催化剂负载于某种惰性物质上,这些被负载的物质称载体。常用的载体有石棉、活性炭、硅藻土、氧化铝、硅胶、聚苯乙烯材料、无机盐等。载体可使催化剂分散,从而使有效面积增大,又可节约其用量,同时还可增加催化剂的机械强度。载体的应用还有利于催化剂的回收。

（S）-BINAP/（S）-diamine-Ru^{II} catalyst

图 7-16 催化剂助剂(促进剂)对反应的影响

4) 催化剂中毒:催化剂在使用过程中,因某些物理和化学作用破坏了催化剂原有的构造,使其降低或丧失活性,这种现象称为催化剂衰退或催化剂失活。

催化剂中毒来自诸多因素,某些金属及其盐类如汞、铅、铋、锌、镉等,第V主族中的氮、磷、砷、锑,第VI主族的氧、硫、硒、碲等能使催化剂中毒。磷化氢、一氧化碳、二氧化硫、硫化氢等会使催化剂产生永久性中毒。此外,在生产过程中也会引起催化剂中毒、失活情况发生,如反应温度过高、溶剂选择不当等。

化学催化剂在药物合成中被广泛应用,在此就不列举了。

(3) 生物酶催化剂:生物催化(biocatalysis)通常是指利用酶或者相应的生物有机体(全细胞)作为催化剂进行化学转化的过程。通常说来,生物催化的反应具有条件温和、高效、高选择性和环境友好等特点,在化学合成工业及药物生产中具有巨大的应用潜力。将酶负载在不同载体上进行固定化后可使酶重复使用,酶的使用效率得以提高、成本显著降低。如酶法制备头孢菌素类抗生素类药物合成中的关键原料 7- 氨基头孢烷酸(7-ACA)的制备,就可以以头孢菌素为原料经过二步酶法而得到(图 7-17)。

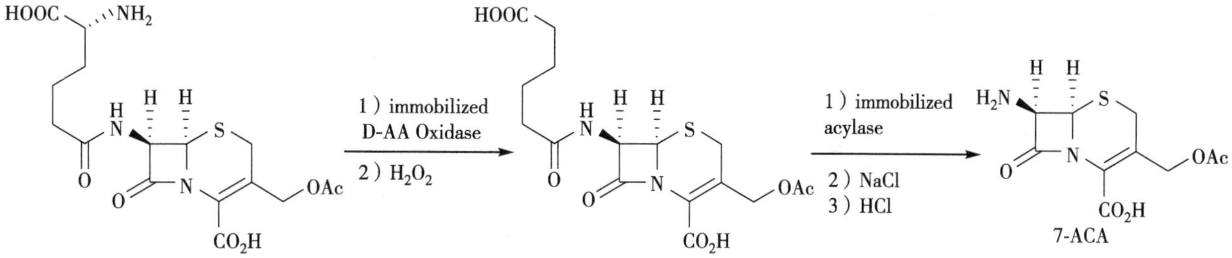

图 7-17 7- 氨基头孢烷酸(7-ACA)的制备

近年来,随着生物工程技术如基因工程、蛋白质工程等技术的发展,设计并获得高效的催化剂用于各类生物转化反应取得了很大的进展。特别值得关注的是,生物催化反应为药物合成中的一些关键手性中间体的对映选择性合成提供了新的方法,已经成功地应用于许多手性药物的合成中,有关内容将在后面手性药物部分中详细介绍。

与化学催化剂相比,生物酶催化具有一定的优势。首先,因一般是在常温、常压、中性 pH 范围等条件下进行的,故效率较高且节省能量、环境友好;第二,专一性强,副产物生成少;第三,酶的立体选择性高,即只与某一种异构体或某一种构象底物发生作用,这是一般化学催化剂无法比拟的。近年来一些耐高温、耐有机溶剂的酶的开发使得酶在多种化学反应中的应用变成可能,南极假丝酵母脂肪酶 B(CALB)作为其中的杰出代表已经被应用于多种药物的合成路线中(图 7-18)。

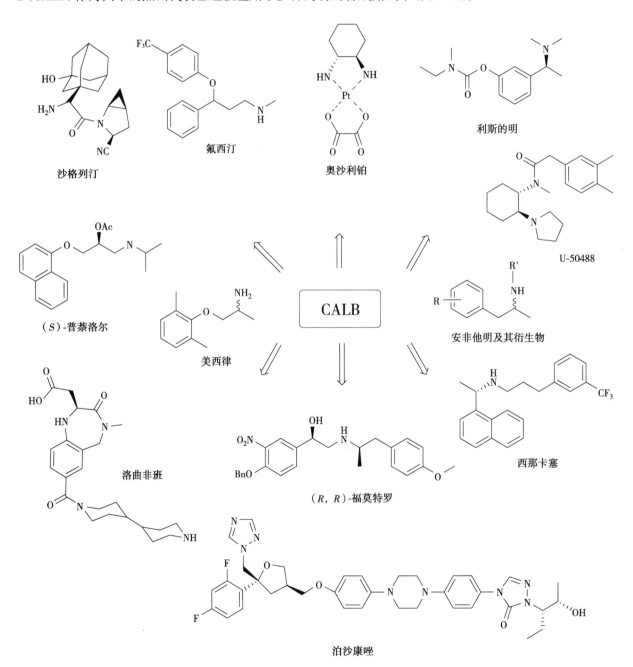

图 7-18 南极假丝酵母脂肪酶 B(CALB)在药物合成中的应用

除上述优点外,酶催化反应也有一些不足之处:酶是蛋白质,所以其催化作用条件有一定限制;易发生杂菌污染;酶的价格较高;作用底物范围窄,当然随着酶工程的不断发展,其适用的底物范围将不断扩大。

5. **后处理** 药物合成反应中多伴随着副反应,反应结束后要通过后处理将产品从复杂的反应体系中分离出来。工艺研究中的分离方法常用蒸馏、过滤、萃取、干燥、柱层析和膜分离等。

设计反应后处理,需根据反应特点和物料性质。在小试过程研究的初期,最好对每一个步骤进行后处理以得到纯品,降低对后期反应的干扰。

所得产品如果是固体且能够从溶液中析出,过滤,干燥,无疑是最佳的后处理路线;也可以在固体析出前,通过萃取或洗涤的方式进行纯化。如果所得产物是液体,往往通过萃取洗涤等进行初步除杂或者溶剂置换,再通过蒸馏去除溶剂。

后处理对化合物的稳定性问题是首先要关注的问题,对产物质量有影响的试剂或条件不能采用。通常可通过延长后处理操作时间,使其与大规模后处理时间相当来验证目标产物的稳定性。其次需要考虑的是化合物的溶解度,根据体系中物质的结构、极性、酸碱性等性质推测可能的良溶剂和不良溶剂。产物的吸湿性也是需要考虑的问题,容易吸湿的化合物或者溶剂会给体系中引入水分,水分的引入可能造成化合物熔点降低,对温度的稳定性下降等问题。

6. **反应时间及监控** 反应物是在一定条件下于一定的时间内转变成产物,因此有效地控制反应终点可提高反应收率与产品纯度,缩短生产周期,降低能耗。

反应时间的确定除了常规方法(如薄层色谱法等)外,还需要用到仪器分析方法。常用方式有光谱法(紫外光谱、红外光谱、拉曼光谱及核磁共振等)、色谱法(气相色谱、液相色谱等)和光谱色谱技术联用法(主要包括色谱-色谱、色谱-光谱等联用模式)。此外,近年来开发出的在线红外分析系统可以实时监测化学过程中的微观变量,实施动态监测,确定最佳反应时间;仪器采用傅立叶(FTIR)技术,通过测量物质在红外区域的特征"指纹",监测分析反应体系中有关物质的浓度随时间变化的实况,从而可得到有关机制、路径和反应动力学的完整信息,确定反应终点时间。

7. **产物的纯化** 终产品原料药往往需要有纯化步骤,以达到质量要求。如果中间体或者起始物料无法达到要求,也需要纯化步骤。固体化合物纯化方法一般包括重结晶、柱层析和打浆等,还可以利用产物的理化性质进行纯化,例如,碱性化合物可与有机酸形成盐而从有机溶剂中析出晶体,液体产物可以采用蒸馏和减压蒸馏的方法加以纯化。此外,还可以采用渗析法、分液法等方法对产物进行纯化。对于很多固体 API 纯化过程也包括物理形态的控制,如晶型控制等。

需要特别说明的是,工艺研究者必须掌握国家药品监督管理局颁布执行的《新药审批办法》和国家环保法规,《新药审批办法》要求新药审批材料中要有新药的合成路线、反应条件、精制方法;确证其化学结构的数据和图谱数据;生产过程中可能产生或残留的杂质、质量标准;稳定性试验数据;"三废"治理试验资料等。

(二) 试验设计方法简介

1. **概述** 药物工艺研究需要面对大量的试验工作,除了需要具有相关的专业知识和文献信息之外,还必须有一套科学的试验设计方法,才能花费尽量少的力气,获取最多的信息。

试验设计及优选方法是以概率论和数理统计为理论基础,安排试验的应用技术,其目的是通过合理地安排试验和正确地分析试验数据,以最少的试验次数,最少的人力、物力,最短的时间达到优化生产工艺方案。

试验设计及优选方法的过程包括试验设计、试验实施和对试验结果的分析三个阶段。

2. 优选法的基本步骤　选定优化判据(试验指标),确定影响因素,优选数据是用来判断优选程度的依据;优化判据与影响因素直接的关系称为目标函数;优化计算。

3. 代表方法简介

(1) 单因素优选法:安排试验时,只考虑一个对目标影响最大的因素(其他因素看作固定不变),进行合理安排,找到最优点或近似最优点,以期达到最好的试验结果的方法。其数学描述是:应用此法,迅速找到一元目标函数的最大(或最小)值及其相应的最大(或最小)点。

(2) 正交试验设计:正交试验设计是研究多因素多水平的一种试验设计方法。根据正交性从全面试验中挑选出部分有代表性的点进行试验,这些有代表性的点具备均匀分散,齐整可比的特点。正交试验设计是分式析因设计的主要方法。当试验涉及的因素在 3 个或 3 个以上,且因素间可能有交互作用时,试验工作量就会变得很大,甚至难以实施。针对这个困扰,正交试验设计无疑是一种更好的选择。

正交试验设计的主要工具是正交表,试验者可根据试验的因素数、因素的水平数以及是否具有交互作用等需求查找相应的正交表,再依托正交表的正交性从全面试验中挑选出部分有代表性的点进行试验,可以实现以最少的试验次数达到与大量全面试验等效的结果,因此应用正交表设计试验是一种高效、快速而经济的多因素试验设计方法。

(3) 均匀设计:均匀设计是只考虑试验点在试验范围内均匀散布的一种试验设计方法。均匀设计通过配套的均匀设计表和使用表来安排试验;当试验因素变化范围较大,需要取较多水平时,均匀设计可以极大减少试验次数。对均匀试验所得的数据结果进行分析,可以判定所考察的因素中哪些是主要的,哪些是次要的,从而确定出最好的试验条件,得到最优方案。

所有的试验设计方法本质上就是在试验的范围内给出挑选代表点的方法,使得选出的试验点能反映试验范围内各因素和试验指标的关系。正交设计是根据正交性来挑选有代表性的试验点,它在挑选代表点时有两个特点,均匀分散及整齐可比。"均匀分散"使试验点均衡地分布在试验范围内,让每个试验点有充分的代表性,"整齐可比"使试验结果的分析十分方便,易于估计各因素的主效应和部分交互效应,从而可分析各因素对指标的影响大小和变化规律。而均匀设计不再考虑正交设计中为"整齐可比",只考虑试验点在试验范围内均匀散布而选择的试验点,从而大大减少了试验次数。采用均匀设计,每个因素的每个水平可以仅做一次试验,当水平数增加时,试验次数随水平数增加而增加,若采用正交设计,试验次数则随水平数的平方数而增加。

均匀试验设计相对于全面试验和正交试验设计的最主要的优点是大幅度地减少试验次数,缩短试验周期,从而大量节约人工和费用。对于需要进行多因素及多水平考察的试验,均匀试验设计是非常有效的试验设计方法。

(三) 小结

合成工艺的研究者不仅仅是化学家,在放大过程中经常面对的是工程学、物理学、材料学甚至是数理统计学的问题。对现象(化学反应,物质形态转化,两相分配等)发生的原理的认识和对物料(包括合成工艺中所涉及的所有物质)物理化学性质的了解,无疑是对化学合成工艺开发的关键。在整个小试过程中,遵循资料查询、方案设计、实验实施、详细记录的原则,保持工艺开发的连续性和完整性,对成功实现工艺开发有极大的帮助。

三、手性药物的合成技术

(一) 手性药物及生物活性

药物进入机体后所作用的受体、酶、离子通道等生物大分子都是蛋白质,有一定的三维空间结构,在药物和受体相互作用时,两者之间原子或基团的空间互补程度对药效产生重要的影响。

当药物分子结构中引入手性中心后,得到一对互为实物与镜像的对映异构体。这些对映异构体的理化性质基本一致,仅仅是旋光性有所差别。值得注意的是,这些药物的对映异构体之间在生物活性上有时会存在很大的差别,有时还会带来代谢途径的不同和代谢产物毒副作用的不同。人们将含有手性中心的药物称为手性药物,以手性药物的合成、分离、药效、毒理及体内代谢内容为主的研究已成为药物研究的一个重要组成部分。

手性药物的对映体之间药物活性可能存在一定的差异(图 7-19),具体情况主要有:

(1) 对映异构体之间具有等同的药理活性和强度:如抗组胺药异丙嗪(promethazine)和抗心律失常药物美西律(mexiletine)。产生这样结果的原因是药物的手性中心不在与受体结合的部位,则手性中心对受体作用时的影响就很小。

(2) 对映异构体之间产生相同的药理活性,但强弱不同:如组胺类抗过敏药氯苯那敏(chlorphenamine),其右旋体的活性高于左旋体,产生的原因是由于分子中的手性碳原子离芳环近,对药物受体相互作用产生空间选择性。

(3) 对映异构体中一个有活性而另一个没有活性:这种情况比较多,如抗高血压药物 L- 甲基多巴(L-methyldopa),仅 L- 构型的化合物有效。产生这种严格的构型与活性差异的原因,部分是来自受体对药物的空间结构要求比较严格。

(4) 对映异构体之间产生相反的活性:如利尿药依托唑啉(etozolin)左旋体具有利尿作用,而其右旋体则有抗利尿作用。这种例子比较少见,但需注意的是这类药物的对映异构体需拆分得到纯对映异构体才能使用,否则一个对映体将会抵消另一个对映体的部分药效。

(5) 对映异构体之间产生不同类型的药理活性:这类例子比较多,最常见的例子是镇痛药,如丙氧酚(propoxyphene),其右旋体产生镇痛活性,而左旋体则产生镇咳作用。

手性药物究竟该以单一对映体形式还是外消旋体形式开发上市,取决于两对映体的药效学和药代动力学研究结果。两对映体在药效学和毒理学上的差异、药代动力学各个环节的不同以及体内代谢过程中是否有手性转化和相互作用等都是一个手性药物在选择以何种形式上市前需要综合考虑的重要因素。

(二) 有关手性药物的政策法规

由于含有手性结构的药物在应用时可能出现活性方面的差异,许多国家的药政部门先后发布了有关立体异构体药物开发的导向性指南或政策报告,以使制药企业的决策者对未来开发手性药物的形势有清楚的认识。1992 年美国 FDA 首先正式公布手性药物法规管理指南,随后欧盟于 1994 年也公布了"手性物质研究"的文件,FDA 的手性药物新规定对于新的外消旋药物申请,两个对映体都必须提供详细的研究报告,说明各对映体的药理作用、毒理数据和临床效果,这无疑加大了研究费用和工作量。我国《药品管理法》也已经明确规定,对手性药物必须研究对映纯异构体的药代、药效和毒理学性质,择优进行临床研究。

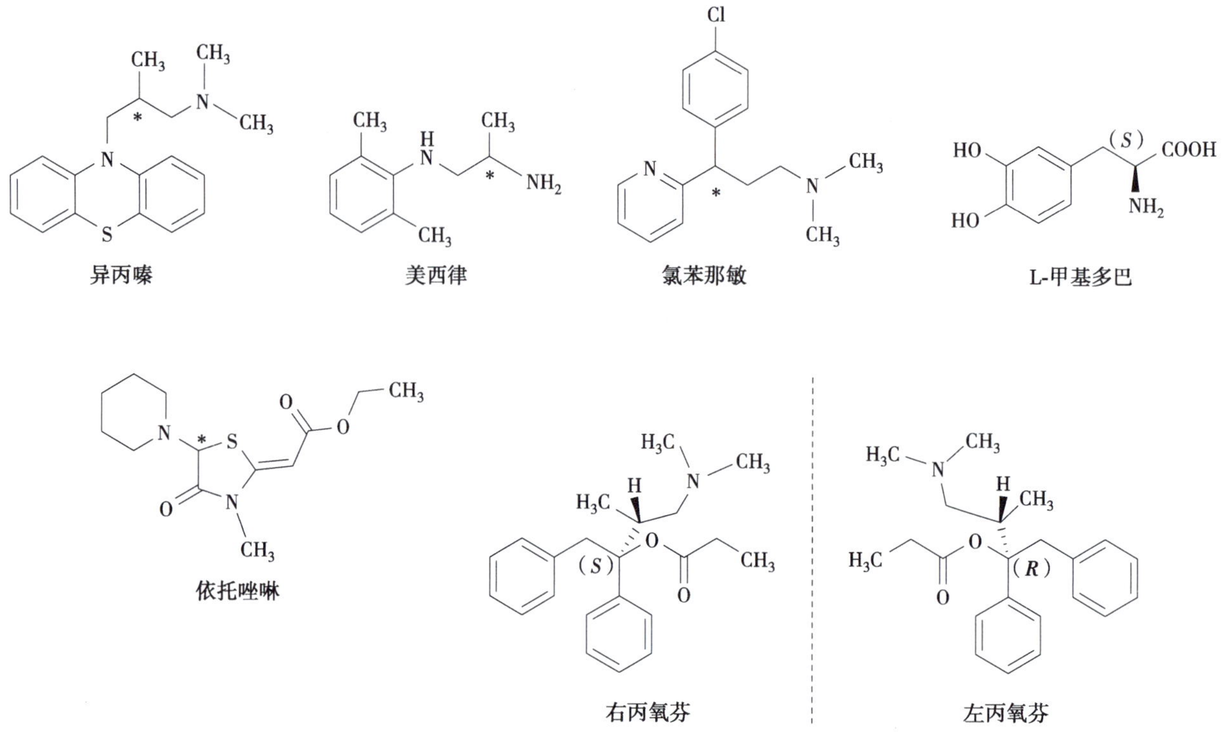

图 7-19 手性药物结构式

许多手性药物只有一个对映体具有药理活性,另一个对映体无活性或者产生副作用,相当于杂质。如果将无效或有害的对映体从外消旋体药物中除去,只服用单一有效对映体,则药效学上可减少用药剂量和代谢负担。单一对映体的药物还可减少药物的相互作用,提高药效和选择性,降低由另一对映体可能引起的毒副作用,提高治疗指数。因此手性药物的研发是临床合理用药的必然要求。

近年来,手性制备技术发展速度突飞猛进,许多立体特异性的催化剂的发现促进了手性合成的蓬勃发展;此外,现代分析技术的进步为手性制备技术的发展保驾护航。各国药政部门的有关手性药物的政策更为手性药物研发提供了强大的推动力,手性药物市场以前所未有的速度迅猛发展。

(三) 手性药物的制备方法

获得手性化合物的途径大致可以分为:消旋体拆分法,手性色谱拆分法,手性库技术,不对称合成。

1. 消旋体拆分法 消旋体拆分是把一个含有等量对映体的混合物(称为消旋体或外消旋混合物)分离成其组分的过程。可分为直接结晶法、逆向结晶法、通过形成非对映异构体的结晶法、动力学拆分法和动态动力学拆分法等。

(1) 直接结晶法:又分为自发结晶法和优先结晶法。

1) 自发结晶法:是指当外消旋体在结晶的过程中,自发的形成聚集体。自发结晶法用于药物合成中成功的例子较为少见。

2) 优先结晶法:是在饱和或过饱和的外消旋体溶液中加入一个对映异构体的晶种,使该对映异构体稍过量因而造成不对称环境,这样旋光性与该晶种相同的异构体就会从溶液中结晶出来。例如,抗生素氯霉素(chloramphenicol)药用(R,R)-异构体,其关键手性中间体就采用了优先结晶法(图 7-20)。优先结晶法是一种高效、简单而又快捷的拆分方法,晶种的加入造成两个对映异构体具有不同的结晶速率

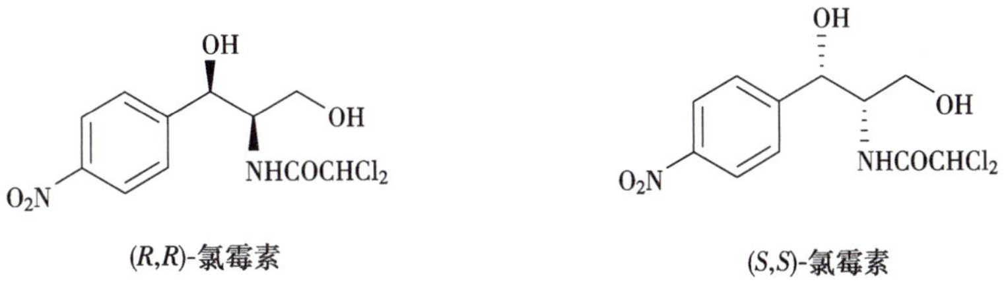

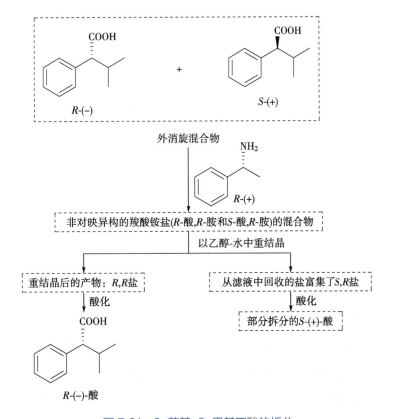

图 7-20 氯霉素的两个对映异构体

是该动态过程控制的关键。延长结晶时间可提高产品的产率,但产品的光学纯度有所下降。从优先结晶法中得到晶体后,如要进一步提高产物的光学纯度,可经过反复的重结晶实现。

(2)逆向结晶法:在外消旋体的饱和溶液中加入一种光学活性的外加物,其立体化学与其中的一种对映体是相似的(如 *R*- 异构体),这种手性外加物是可溶的,能立体选择性的吸附到外消旋体的同种构型异构体结晶体的表面,嵌入到此对映体生长晶体的晶格中,从而抑制了这种异构体结晶的继续生长,而外消旋体溶液中相反构型的 *S*- 异构体结晶速度就会加快,从而形成结晶析出。例如在外消旋的酒石酸钠铵盐的水溶液中溶入少量的(*S*)-(−)- 天冬酰胺时,可从溶液中结晶得到(*R*,*R*)-(+)- 酒石酸钠铵。

(3)通过形成非对映异构体的结晶法:用一个旋光性试剂(拆分剂)来处理对映异构体混合物,使其转变为非对映异构体混合物,然后利用非对映异构体的沸点、溶解度等性质的差异,通过蒸馏或重结晶而使其分离。

如图 7-21 所示,外消旋 2- 苯基 -3- 甲基丁酸的拆分中,使用 *R*-1- 苯乙胺为拆分试剂,形成一对非对映异构体的羧酸铵盐混合物(*R*- 酸 *R*- 胺和 *S*- 酸 *R*- 胺),将混合铵盐在乙醇 - 水重结晶,由于两种非

图 7-21 2- 苯基 -3- 甲基丁酸的拆分

对映异构体溶解度存在较大差异,R,R- 铵盐从溶液中析出,而 S,R- 铵盐依然留在溶液中。最终将高纯度的 R,R- 铵盐酸化,即可得到 R-2- 苯基 -3- 甲基丁酸。

使用拆分剂对外消旋体进行拆分时,常用碱类化合物如生物碱、萜类化合物、氨基酸及其碱性的衍生物等来拆分消旋的酸类化合物。用手性羧酸如酒石酸及其酰基衍生物、扁桃酸及其衍生物等来拆分外消旋的胺类化合物等。

Colberg 等人在抗抑郁药物舍曲林(sertraline)的合成工艺中就是以 S- 扁桃酸(mandelic acid)作为拆分剂拆分消旋的舍曲林,所得产物的 ee 值达 99%(图 7-22)。

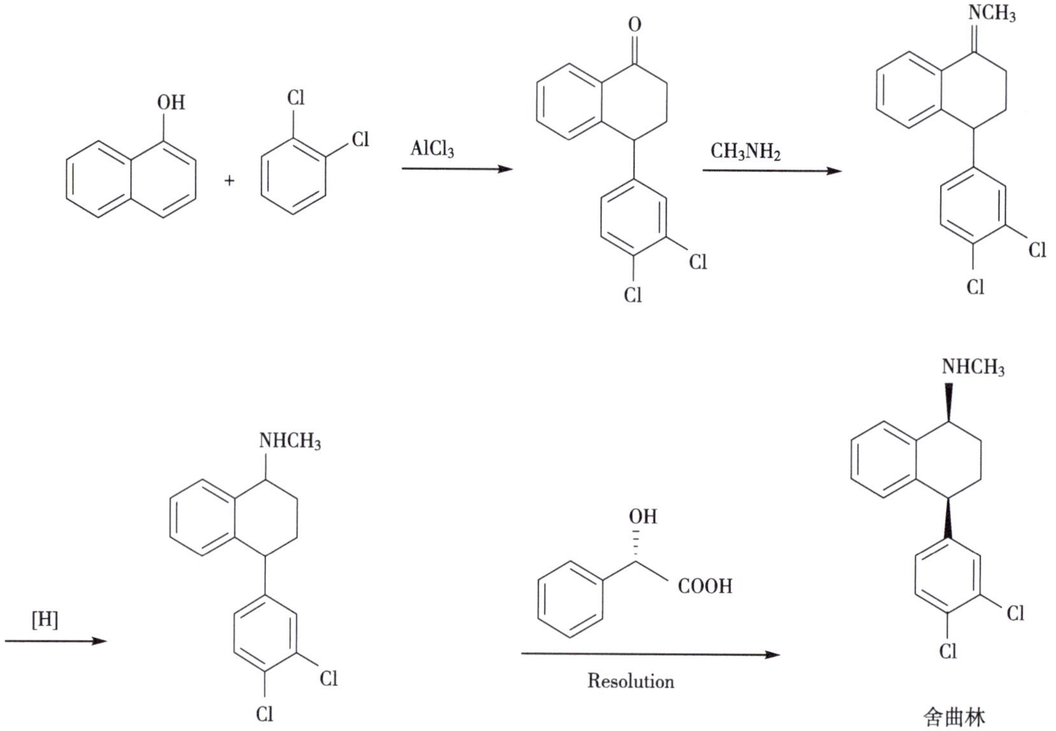

图 7-22 舍曲林的制备

肌肉松弛药盐酸兰吡立松的合成也用到了拆分的方法,采用 D- 马来酸进行拆分,可以得到高光学纯度的目标产物(图 7-23)。

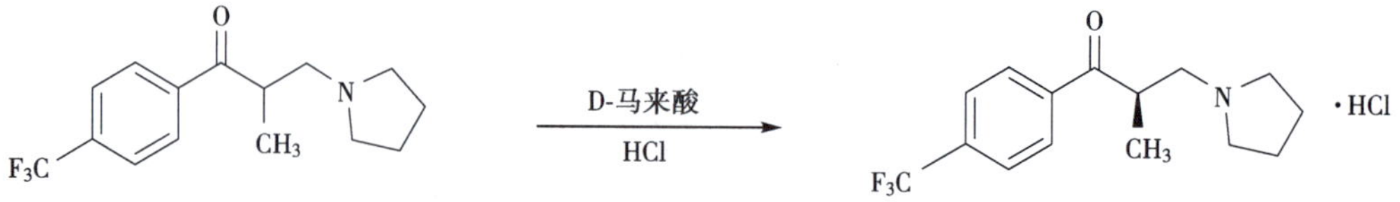

图 7-23 肌肉松弛药盐酸兰吡立松的制备

(4) 动力学拆分法和动态动力学拆分法

1) 动力学拆分(kinetic resolution,KR):是指在手性试剂的存在下,一对对映体和手性试剂作用,生成非对映异构体,由于生成此非对映异构体的活化能不同,反应速度就不同。利用不足量的手性试剂与外消旋体作用,反应速度快的对映体优先完成反应,而剩下反应速度慢的对映体,从而达到拆分的目的,产物的(非)对映选择性与反应时间有关(图 7-24)。

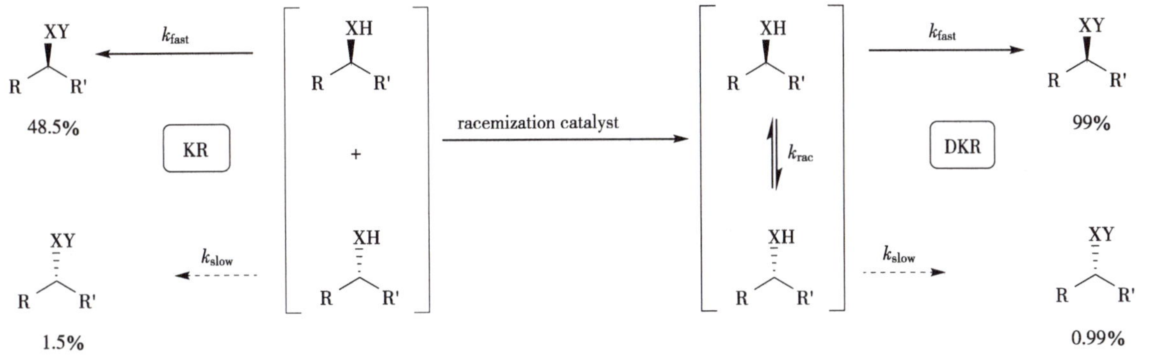

图 7-24 动力学拆分和动态动力学拆分

动力学拆分与传统的结晶拆分的主要区别在于,传统的结晶拆分是依靠与手性拆分剂生成的非对映异构体盐的物理性质(如溶解度等)的不同而进行的结晶拆分的过程,拆分产物的化学结构没有发生变化。而动力学拆分是通过控制底物与手性拆分剂发生化学反应的速度来达到拆分目的。理想的动力学拆分能够使一种对映体发生定量转化,而另一种对映体不发生变化。

动力学拆分法包括化学拆分法和酶拆分法。如图 7-25 所示为化学拆分法,消旋醇在催化剂量的右旋酒石酸酯和烷氧基钛存在下,被过氧化物氧化,在一定时间内,其中一个异构体很快被氧化成羰基产物,而另一个异构体由于反应很慢被留下来。

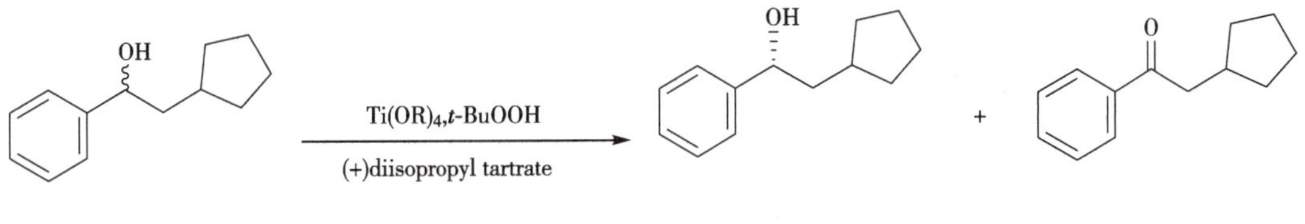

37% yield recovered,95% ee

图 7-25 化学拆分法

非甾体抗炎药 *S*- 萘普生(*S*-naproxen)的制备可以通过酶催化的动力学拆分法完成(图 7-26)。外消旋的萘普生酯在脂肪酶的催化下进行选择性水解反应,*S*- 构型水解速度要远远大于 *R*- 构型,因此寻找适合的脂肪酶、合适的反应条件、控制好反应时间是动力学拆分成功与否的关键。

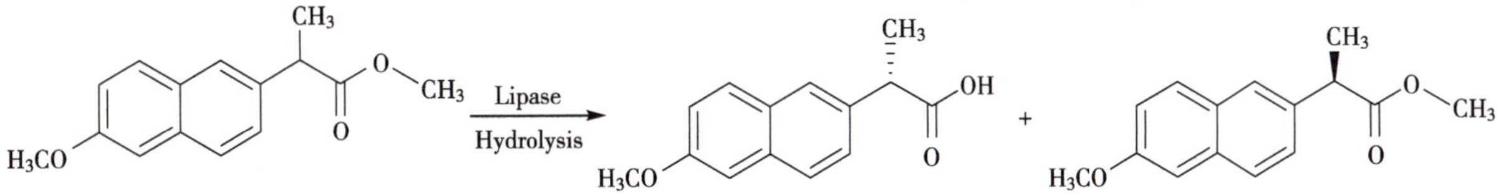

S-萘普生
40% yield,98% ee

图 7-26 酶拆分法

经典动力学拆分有其固有的缺点:①从起始的外消旋原料出发,得到的光学产物的最大产率只有50%;②回收底物和产物的对映体纯度受反应转化程度的影响,拆分反应的选择性与时间有关,底物转化为产物的量越多,对映体纯度越低;③在许多情况下,只有一个异构体是所需的,而另一个对映体几乎没用。

2)动态动力学拆分(dynamic kinetic resolution,DKR):是指在进行动力学拆分的同时加入消旋催化剂将无用的光学异构体进行原位立体转化,从而达到由消旋体直接转化成单一光学纯化合物的方法(图7-24)。该法克服了经典动力学拆分最高产率只有50%的缺陷,是目前手性拆分方法研究的一个新的热点,特别是配合使用酶催化拆分和过渡金属配合物原位消旋化的动态动力学拆分,作为制备手性化合物的一个有利工具,引起了人们的极大关注。

DKR在理论上可以获得100%产率的光学纯的单一对映异构体底物的消旋化反应可以是热力学消旋化、化学消旋化或生物催化消旋化等。为了保证有效的拆分效果,DKR过程必须至少满足以下条件:①动力学拆分过程应该是高效的,酶对底物的对映选择性要好,即$k_{fast} > 100k_{slow}$;②动力学拆分过程不可逆;③消旋过程应该是专一的,只能对底物起作用,而不影响产物;④消旋过程应该足够快,一般要求$k_{rac} \geq k_{fast}$,如果酶的E值非常大,$k_{rac} < k_{fast}$也可以,但必须要保证$k_{rac} > k_{slow}$;⑤动力学拆分过程和消旋过程能在同一体系中进行,互不冲突,这是保证DKR反应能顺利进行的必要条件。

动态动力学拆分也同样分为化学法和酶法两种。酶-过渡金属配合物结合的动态动力学拆分法近些年得到研究者的关注。酶催化的反应具有高度的化学、区域和对映选择性,且反应条件温和,因此用酶拆分外消旋体同时未反应的底物在金属催化下原位消旋化的动态动力学拆分更符合经济和环境的要求。2006年,Zulkali报道了在NaOH存在下,皱褶念珠菌脂肪酶(*C. rugosa* lipase)催化外消旋的羧酸酯水解,在脂肪酶的催化下,*S*-构型的酯水解速度要远远大于*R*-异构体,而当*S*-酯浓度发生变化时,*R*-酯会在碱性条件下发生消旋化转化成*S*-酯,因此最终原料以86%转化率生成99.4% ee的*S*-布洛芬(图7-27)。

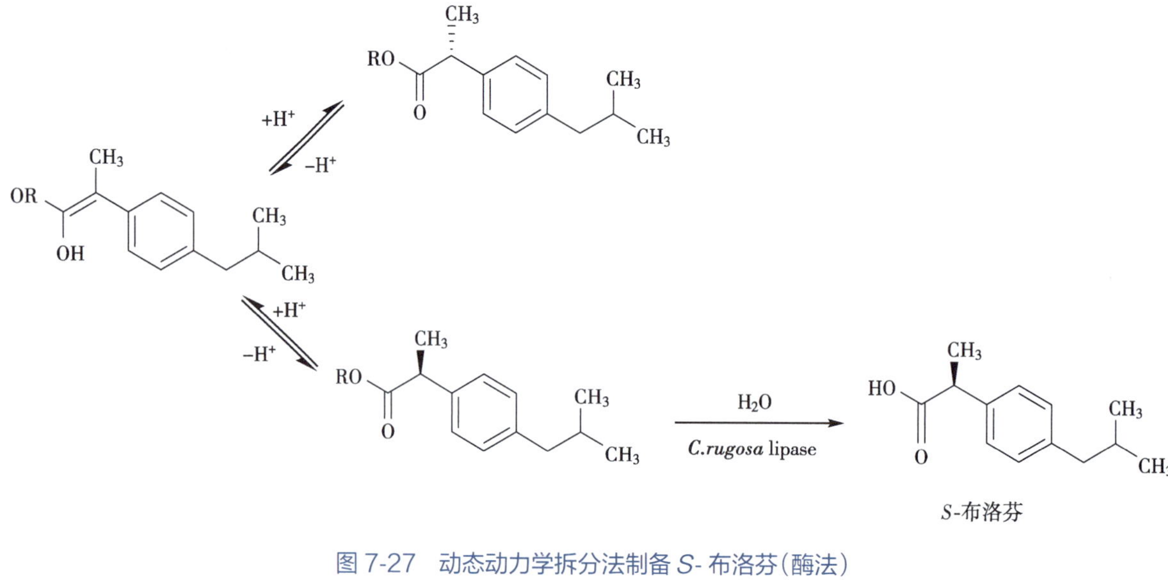

图 7-27　动态动力学拆分法制备 *S*- 布洛芬(酶法)

他拉纳班(taranabant)曾经作为减肥候选药,其结构中含有两个手性中心。该化合物的合成工艺之一就应用了动态动力学的方法解决了其关键手性中间体的合成问题。研究发现,潜手性酮化合物在KOBu的异丙醇溶液中发生快速异构化,引入手性催化剂[*S*-xyl-BINAP/DAIPEN]RuCl₂对其进行不对称氢化,可以得到手性醇类化合物,ee 可以达到 94%,非对映选择性 9∶1(图 7-28)。这个合成方法的改进,避免了原先传统拆分方法中一半对映异构体不能利用而造成的损失,不但降低了成本,而且提高了效率。

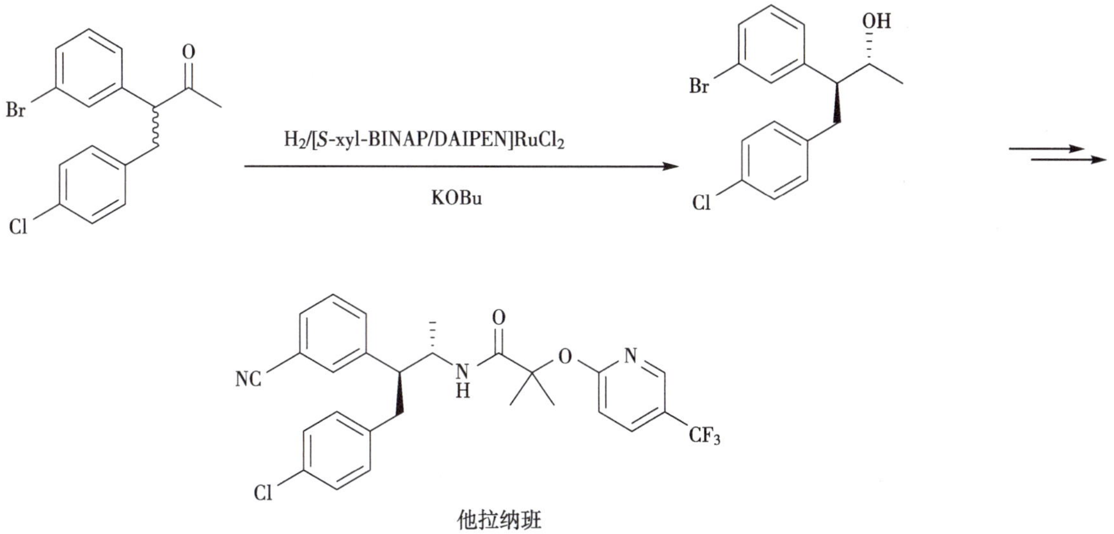

H₂/[S-xyl-BINAP/DAIPEN]RuCl₂

KOBu

他拉纳班

图 7-28 动态动力学拆分法制备他拉纳班(化学法)

2. 手性色谱拆分法 利用天然吸附剂(如淀粉、纤维素、糖等)、纤维素衍生物(如三醋酸纤维素)、手性聚合物、环糊精等作为柱层析的吸附剂(固定相),当外消旋的被拆分物质通过层析柱时,可产生非对映异构的两种吸附物,它们被吸附的程度不同,因此在用溶剂洗脱时,被洗脱速度不同,出料有先后从而达到分离目的。例如,手性聚酰胺是一种重要的色谱拆分剂,利尿降压药氯噻酮、镇静催眠药甲乙哌酮、奥沙西泮、镇静剂沙利度胺等都可以通过这种方法得到分离。

色谱法拆分早期多采用分批洗脱色谱法和闭环循环色谱法,随后又发展出模拟移动床色谱法和超(亚)临界流体色谱法等。其中以模拟移动床色谱法(simulated moving bed chromatography)发展较快,近年已发展出吨级生产工艺,在商业规模的外消旋体拆分中发挥了重要的作用。

常规的色谱是液体携带样品向前流经一个填料固定床,各组分根据其与填料的相对亲和力被分离。模拟移动床色谱的流程装置是由数根色谱柱串联,由一循环泵将最后一根柱子中的溶液泵回到第一根形成环路。在分离过程中,固定相是以一定速度往下移动的,因此待分离组分将不会像在单柱色谱中那样随流动相往同一方向移动。只要适当控制固定相的移动速度,弱吸附组分 A 将往上移动,而强吸附组分 B 将往下移动。当系统运行一段时间后,系统中组分的浓度分布将是稳定的(图 7-29)。Chen 等人用中等规模的模拟移动床成功地拆分了奥美拉唑(omeprazole),使用纤维素三苯基氨基甲酸酯涂敷型的手性固定相,以乙醇作为流动相,得到 S-奥美拉唑(艾司奥美拉唑,esomeprazole),光学纯度达 96.4%。

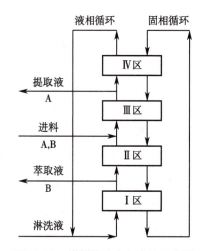

图 7-29 模拟流动床色谱法示意图

3. 手性库技术　手性库技术合成手性药物是以光学活性化合物为原料,反应过程中保留原料的手性中心,使反应在手性中心以外的其他部分发生。这样,反应产物的手性中心全部来自原料,这种方法并没有运用到不对称合成技术,因此也称为非不对称合成法。手性库技术是合成手性药物的一种重要方法,这种方法的优点在于:以价格适宜的手性起始物为原料,避免了使用复杂的不对称合成技术;产物是 100% 光学纯的物质,不需要进行拆分,为确定后续产物的绝对构型提供了方便;手性库分子的手性中心可以对后续反应步骤中引进的基团实施立体控制,如前面介绍的茚地那韦的合成(图 7-4)。

天然产生的手性化合物为手性化合物的合成提供了品种多样的手性原料。例如,左氧氟沙星(levofloxacin)的合成路线之一,就是利用天然氨基酸 L-丙氨酸(L-alanine)为起始原料,经过酯化,还原反应得到手性氨基醇 S-2-氨基丙醇,该手性中间体在后期多个合成步骤中保持构型,最终得到左氧氟沙星(图 7-30)。

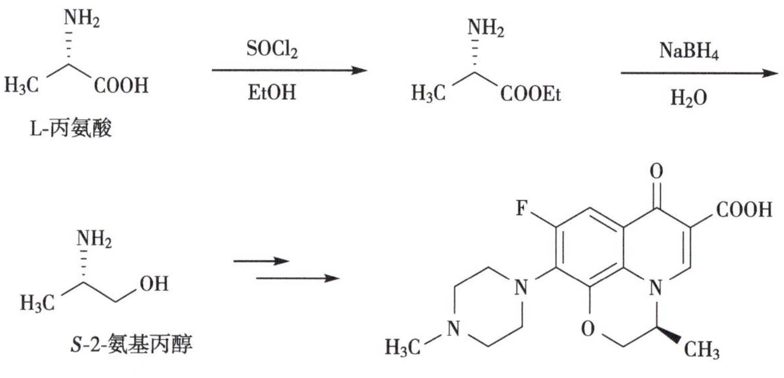

图 7-30　左氧氟沙星的合成路线

氨苄西林(ampicillin)是临床常用的 β-内酰胺类抗生素,其合成是通过手性 R-苯甘氨酸与 6-氨基青霉烷酸(6-APA)反应得到(图 7-31)。

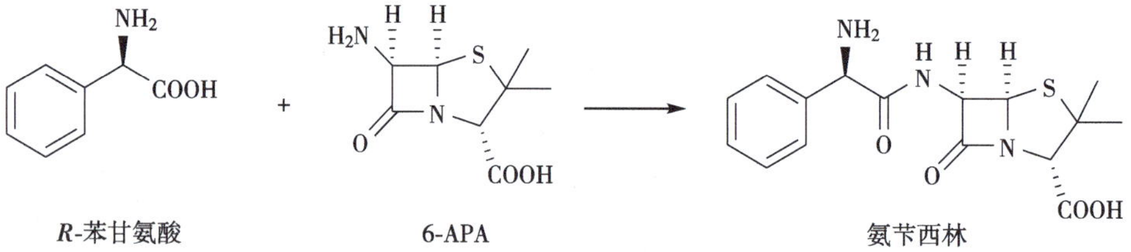

图 7-31　氨苄西林的合成

在不对称有机合成中,许多天然化合物都可用作手性原料,如氨基酸、酒石酸、乳酸、萜类、碳水化合物和生物碱等。

4. 不对称合成　不对称合成是将底物分子中潜手性单元转化为手性单元,使之产生不等量立体异构产物的过程。不对称合成是获取手性药物最直接、有效的方法。

(1) 手性诱导法:是利用底物分子中的不对称因素(手性中心)去诱导新的不对称碳原子(手性碳原子)的构型,使生成不等量的立体异构体。此外,利用手性溶剂、手性助剂、手性试剂、手性催化剂等发生的立体选择性反应,也属于手性诱导。

例如,Oppolzer 等人在非甾体抗炎药布洛芬的手性合成中用 S-2,10- 坎烷磺内酰胺(7-17)为手性辅助试剂,通过对其衍生物 7-18 的立体选择性甲基化得到 7-19,经水解除去手性辅助试剂得到 S- 布洛芬,ee 值 95%,手性辅助试剂 7-17 可回收利用(图 7-32)。

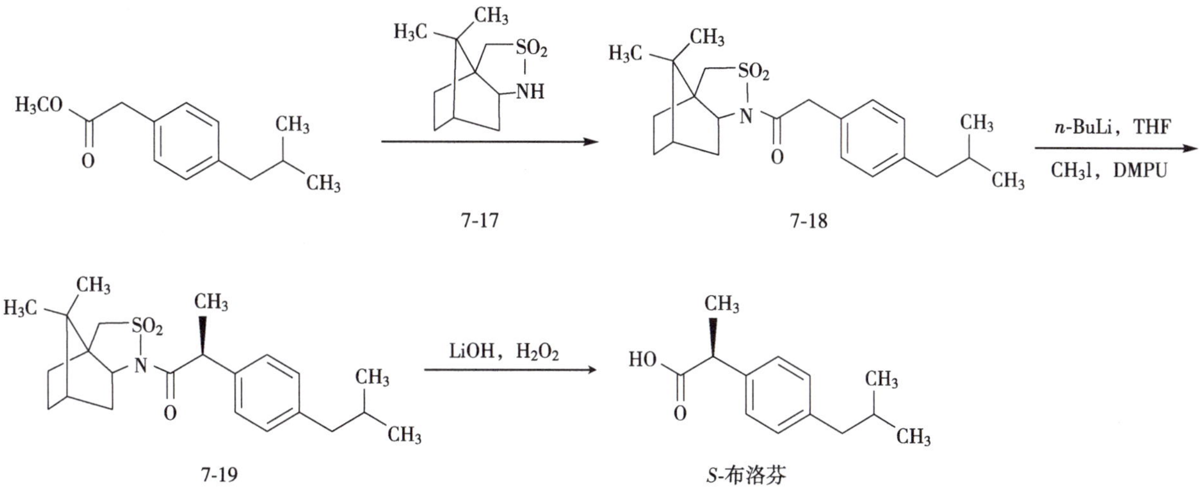

图 7-32　利用不对称诱导法制备 S- 布洛芬

(2) 不对称催化合成法:不对称催化合成(asymmetric catalytic synthesis)指利用合理设计的手性金属配合物、手性小分子催化剂或生物酶作为手性模板控制反应物的对映面,将大量前手性底物选择性地转化成特定构型的产物,实现手性放大和手性增殖。不对称催化反应是生产手性化合物最经济和最实用的技术,许多制药企业已将该技术应用于手性药物的生产工艺中。

不对称催化反应主要分为不对称化学催化反应和生物酶催化不对称合成反应。

1) 不对称化学催化反应:已经被应用于多种反应类型,在此重点介绍不对称催化氢化反应、氧化反应两种反应类型。

①不对称催化氢化反应:在过去几十年中得到了空前的发展,目前发展的种类多样的高效手性膦配体,大大拓展了不对称催化氢化反应的底物适用范围。其中均相不对称催化氢化反应具有高原子经济性、高反应活性、反应条件温和以及对环境绿色友好等优点,因而被广泛地应用于手性药物的合成中。

例如,碳青霉烯类(carbapenems)是一类新型的 β- 内酰胺类抗生素,相对于经典的 β- 内酰胺类抗生素,其具有抗菌谱广、抗菌活性强、对 β- 内酰胺酶稳定等特点。诺贝尔化学奖获得者 Noyori 教授与日本一公司合作,首次报道了通过不对称催化氢化反应和动态动力学拆分的方法制备关键手性中间体 4AA 的路线(图 7-33)。他们以 BINAP- 钌配合物为催化剂,不对称催化还原 α- 官能化的 β- 酮酸酯,获得了 98% 的对映选择性和 88% 的非对映选择性的顺式产物;顺式氢化产物可以高效地转化为 4AA。这一技术已应用到 4AA 的工业化生产路线中。

②不对称催化氧化反应:烯烃的不对称催化氧化在手性药物生产中具有重要地位,包括不对称环氧化和不对称双羟基化。Sharpless 通过使用四异丙基氧钛 - 酒石酸二乙酯(DET)为催化剂,以过氧化氢叔丁基(t-BuOOH)为氧供体对烯丙醇进行了不对称催化环氧化反应,得到的手性缩水甘油,后者可以作为治疗心脏病和高血压的 β 受体拮抗剂 S- 普萘洛尔(S-propranolol)的重要合成原料。合成路线见图 7-34。

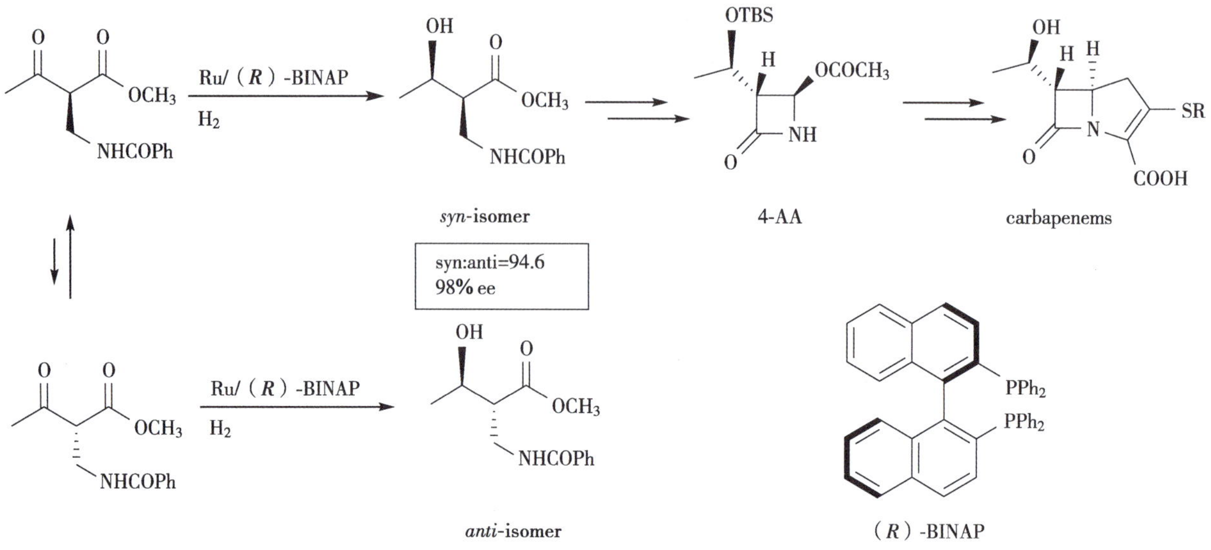

图 7-33　生产 4AA 的工艺

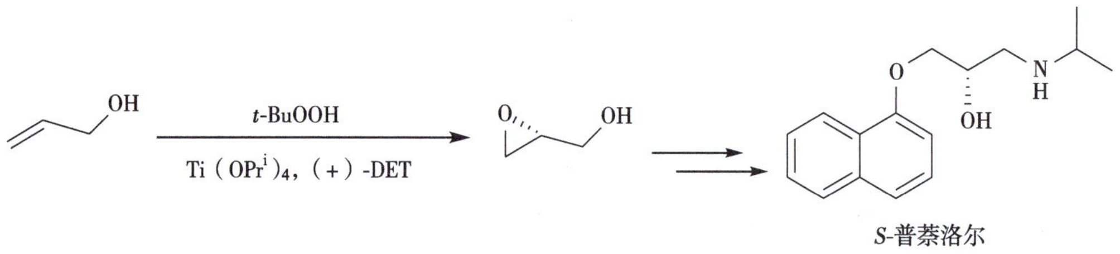

图 7-34　普萘洛尔手性中间体的合成

质子泵抑制剂奥美拉唑主要用于治疗胃及十二指肠溃疡,于 1988 年以消旋体上市,后来发现其左旋即 S- 构型奥美拉唑(艾司奥美拉唑)具有更好的临床治疗效果,并在 2000 年作为第一个光学纯异构体形式的质子泵抑制剂上市。在 Kagan 氧化体系的基础上,研发人员以过氧化氢异丙苯(CHP)作氧化剂,在反应体系中添加有机碱二异丙基乙胺,以 $Ti(OPr^i)_4$-(R,R)-DET-H_2O($3:6:1$)为催化剂,可实现催化剂量的不对称氧化,产物收率为 92%,ee 值为 94%。该工艺已应用于工业生产(图 7-35)。

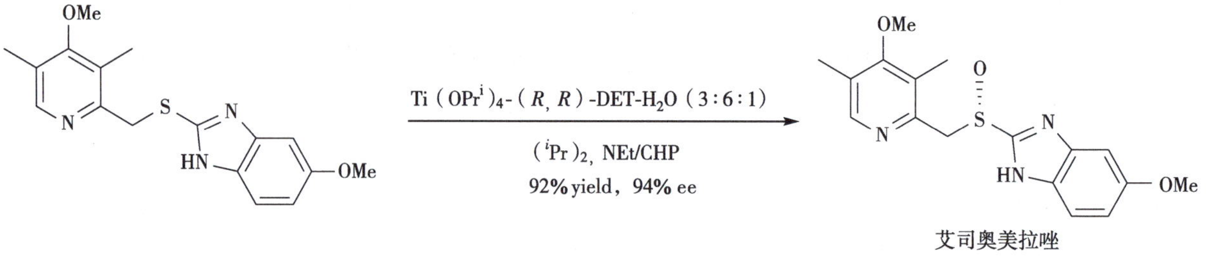

图 7-35　制备艾司奥美拉唑的工艺

2) 生物酶催化不对称合成反应:根据酶催化的反应类型,生物酶可以分为:①氧化还原酶类;②转移酶类;③水解酶类;④裂合酶类;⑤异构酶类;⑥合成酶类。

近年来,生物工程技术取得了很大的进展,其中,生物催化反应为药物合成中的一些关键手性中间体的对映选择性合成提供了新的方法,如降血脂药阿托伐他汀和抗凝药氯吡格雷的合成就用到了生物催化合成方法。

降血脂药 HMG-CoA 还原酶抑制剂类代表药物阿托伐他汀（atorvastatin）是全球销售额最大的药物之一，其中（*R*）-3- 羟基 -4- 氰基丁酸乙酯（7-20）是合成该药物的关键手性侧链 3*R*,5*S*- 二羟基己酸的重要中间体。传统合成方法以 2,3- 二羟基氯丙烷为原料，通过 6 步反应得到目标产物，Diversa 则仅仅通过 3 步反应，以氯甲基环氧乙烷为原料，用水解酶催化 3- 羟基丙二腈合成目标手性产物。也有公司则采用全酶催化路线，先用羰基还原酶和葡萄糖脱氢酶将 4- 氯乙酰乙酸乙酯转化成相应的氯代醇，再用卤代醇脱卤酶进一步将产物转化为所需的手性中间体 7-20，每步反应收率都在 90% 以上，且对映选择性高（图 7-36）。

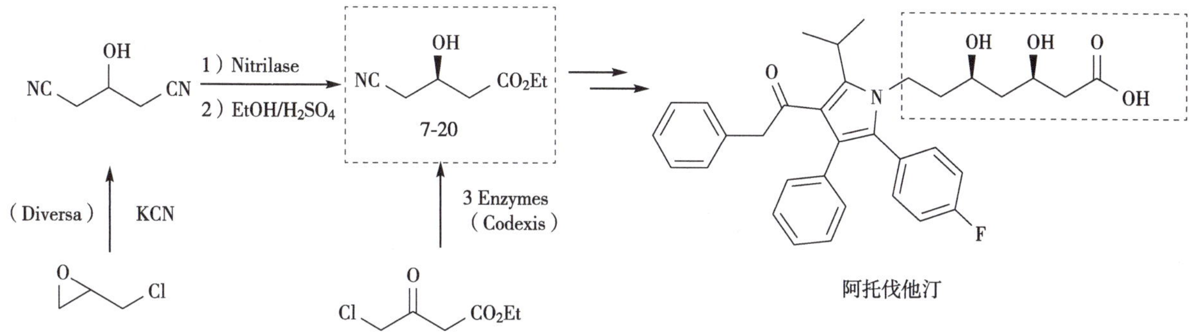

图 7-36　阿托伐他汀的酶法合成路线

糖尿病治疗药 DPP-Ⅳ 抑制剂西格列汀（sitagliptin）的合成路线分为化学法和生物酶法制备。有公司报道了化学 - 酶法合成路线，以突变型 ATA-117 转氨酶催化转化前手性中间体 7-21，通过一步反应即可得到西格列汀 7-22。西格列汀的不对称催化合成方法中需经过氨基化形成化合物 7-23，再使用催化剂 Josiphos-Ru 进行催化氢化反应等两步反应才可以完成，该路线应用的手性催化剂价格较为昂贵且催化氢化过程需要在高压条件下进行，存在成本高、反应条件苛刻、操作复杂、两步反应收率不高、产品的光学纯度不高等问题；此外由于过渡金属的应用，还存在药物金属残留问题（图 7-37 路线 A）。相比之下，采用转氨酶法反应步骤少、反应条件温和、对环境友好、操作简单，目标产物的收率（50.7%）与 ee 值（>99.97%）都很高，更适宜工业化生产（图 7-37 路线 B）。

（四）手性合成技术的展望

含手性中心药物异构体之间可能存在的临床药效、毒副作用及代谢方面的差异越来越受到研究者的关注。各国药政部门关于手性药物开发的政策法规的制定，极大地推动了全球范围内手性药物的研究与开发。

手性药物开发能得到快速发展无疑得益于手性合成技术的日益成熟，近 20 年手性合成技术最重要的突破之一是不对称催化反应的实际应用。许多手性配体分别在环氧化、环丙烷化、烯烃异构化、氢氰化、氢硅烷化、双烯加成和烯丙基烷基化等几十种反应中得到广泛应用。

手性合成取得突破的另一个动力是生物催化的快速发展。由于生物催化的反应可在温和的条件下进行，催化过程污染较少、能耗和水耗也相对较低，是一种环境友好的合成方法，因此更易受工业界青睐。生物催化技术是未来手性药物合成大力发展的重要领域。

手性药物合成技术迅速发展的同时也对对映体的药效学和药代动力学研究提出了更高的要求。随着化学合成和分析测试技术的不断发展，开发单一手性药物必将成为药物研发的主流。

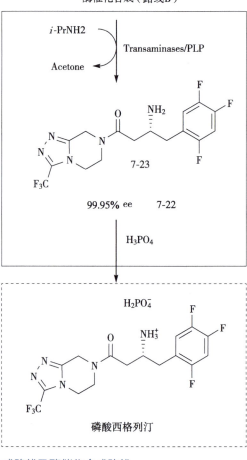

图 7-37　西格列汀的化学催化不对称合成路线及酶催化合成路线

四、化学药合成中试与放大技术

在药物合成的生产工艺研究中,反应的中试放大实验是最重要的一个环节,直接决定了之前经过优化的合成路线和反应是否适合大规模生产。

(一) 概述

当化学制药工艺研究的实验室工艺完成后,一般都需要经过一个比小试实验规模放大 50~100 倍的中试放大,以便进一步研究在一定规模装置中各步反应条件及操作的变化规律,并解决实验室阶段未能解决或尚未发现的问题。

从实验小试工艺研究到生产工艺的形成过程,是一个工艺放大(process scale-up)的过程。虽然化学反应的原理不会因实验规模(小试、中试和工业化)而改变,但各步反应的最佳工艺操作条件和控制则随着试验规模和设备等外部条件发生不同程度的改变。工艺放大就是采用该工艺在模拟工业化生产的条件下所进行的工艺研究,以验证放大生产后原工艺的可行性,研究选定的工业化生产设备结构、材质、安装和车间布置等,为正式生产提供数据,以及物质量和消耗等,制定单元操作的标准操作规程,形成生产工艺,并经过成功的工艺验证,才能获得许可进行药品上市的生产。

(二) 中试放大条件

药物合成从实验室小试到中试放大需要有一定的前提条件:①小试合成路线已确定,小试工艺已成熟,已取得小试工艺多批次稳定翔实的实验数据,成熟的小试工艺应具备的条件是合成路线确定,操作步骤明晰,反应条件确定,提纯方法可靠等。对成品的精制,结晶,分离和干燥的方法及要求已确定。②建立了质量标准和检测分析方法,包括最终产品,中间体和原材料的检测分析方法。③对中试放大可能涉及的某些设备、管道材质的耐腐蚀实验已经完成。④三废问题已有初步的处理方法。⑤已提出原材料的规格和单耗数量。⑥已提出安全生产的初步要求。

(三) 中试放大方法

常用的中试放大方法主要有经验放大法、相似放大法和数学模拟放大法三种方法。

1. **经验放大法** 基于经验通过逐级放大来摸索反应器的特征,实现从实验室装置到中间装置、中型装置和大型装置的过渡。同小试研究相比,利用经验放大法虽然反应规模不同,但单位时间、单位体积反应器所生产的产品量(或处理的原料量)是相同的。通过物料平衡,求出完成规定的生产任务所需处理的原料量后,得到空时得率的经验数据,即可求得放大反应所需反应器的容积。利用经验放大法能简便地估算出所需要的反应器容积,在化学药以及生物技术药物、中药制剂等的中试放大研究中主要采用经验放大法。

2. **相似放大法** 以模型设备的某些参数按比例放大。相似放大法主要是应用相似理论进行放大,一般只适用于物理过程的放大,而不宜用于化学反应过程的放大。相似放大法只有在某些特殊情况下才有可能应用,如反应器中的搅拌器与传热装置等的放大。

3. **数学模拟放大法** 在计算机控制下,利用数字模型来预测大设备的行为,实现工程放大的放大法。数学模拟放大法以过程参数间的定量关系为基础,不仅避免了相似放大法中的盲目性与矛盾,而且能够较有把握地进行高倍数放大,缩短放大周期。它是今后中试放大技术的发展方向。采用数学模拟放大法进行工程放大、能否精确地预测大设备的行为,主要取决于数学模型的可靠性。

此外,制药企业还应用微型中间装置替代大型中间装置,以便为工业化装置提供设计数据。其优点是费用低、建设快,在一般情况下不必将全部工艺过程都做中试放大,而只做流程中某一关键环节的中试放大。

(四) 中试放大的研究内容和任务

中试放大作为实验室研究过渡到工业生产的重要环节,不仅是小试工作的扩大,也是工业生产的缩影。

中试放大的主要目的是验证、复审和完善实验室工艺所研究确定的反应条件,及研究选定的工业化生产设备结构、材质、安装和车间布置等,为正式生产提供数据、物质量和消耗等。

反应的放大研究需要考虑更多复杂的因素,除了需要进一步考察反应试剂、溶剂、温度、浓度和配料比例等影响,同时还需要考虑很多的物理因素和参数如设备的大小、特殊要求、加料顺序和速率、传热速率、搅拌效率、反应内外的温度函数及反应动力学等影响,以减少副反应的发生,获得最优的反应收率。为了最大程度降低成本,提高可操作性和安全性等,要避免使用价格昂贵、不易获得或剧毒的试剂,还需要详细研究反应的后处理过程,尽可能减少后处理步骤,同时,产物的提纯、催化剂的分离和回收等也很重要。

中试放大的研究内容和任务讨论如下,实际工作中一般要根据项目的具体情况,选择主要环节实施中试放大研究。

1. 工艺路线和单元反应方法的最后确定 中试放大阶段需要从工艺条件、设备、原材料和环保等方面考察小试工艺是否适合工业生产。一般要求中试放大阶段中每一步反应所涉及的具体步骤和单元操作应取得基本稳定的数据。若小试工艺路线或某步反应在中试放大阶段出现难以克服的重大问题时,就需要重新考虑替代方案。

2. 设备材质与形式的选择 实验室小试一般都在玻璃仪器中进行,而中试规模或工业生产的反应装置同实验室所用仪器完全不同,因此在此阶段需要对反应设备进行深入研究。

(1) 反应设备材质的考察:中试规模应模拟工业生产的反应装置,采用铝、铸铁、不锈钢或搪玻璃等材质。因此,研究者必须了解这些材质的性质及对反应的影响。例如,铸铁和不锈钢反应设备耐酸能力差;铝质容器不耐酸碱;搪玻璃设备对于各种浓度的无机酸、有机酸、弱碱和有机溶剂均具有极强的抗腐蚀性,但对于强碱、氢氟酸及含氟离子的反应体系不适用,另外,搪玻璃反应器热量传导较慢且不耐骤冷骤热,因此加热和冷却时应当通过程序升温或程序降温,以避免反应设备的损坏,这些变化都会对工业生产中的反应时间、反应温度等质控参数产生影响。由此可以看出,掌握设备材质特性对选择适合相应反应条件的设备非常重要。

(2) 反应规模和反应工艺对设备的要求:常用的制药反应设备可分为釜式反应器、管式反应器和塔式反应器,其中釜式反应器最常用。选择具体装置的形式要考虑反应规模和反应的工艺条件。

以硝化反应为例,小规模生产可采用间歇釜式反应器,大规模生产应采用连续式反应器。制药工业中的硝化反应常用混酸法,其中浓硫酸在常温下能使铸铁钝化,因此,混酸硝化工艺可使用铸铁材质反应装置。

3. 反应的传质与传热问题的考察 中试放大时由于反应体积成百倍地增加,所用反应容器也要相应增大,因此使用简单搅拌会导致物料混合不均匀,从而导致反应器内部不同部位的反应温度存在差异,最终影响了反应的时间和产品质量,甚至可能引起局部反应放热剧烈发生危险。因此中试阶段很重要的研究内容就是重点考察搅拌速度和搅拌器类型对反应进程、产品纯度的影响,同时考察反应的传热问题,可以引入相关的辅助设备进行解决。

(1) 搅拌器形式与搅拌速度的考察:反应釜的搅拌类型一般包括锚式搅拌、框式搅拌和锚式搅拌等多种类型,在中试放大中,必须根据物料性质和反应特点来研究搅拌器的形式,考察搅拌速度对反应的影响规律,特别是在固 - 液非均相反应时尤其重要。

(2) 反应的热传导问题:实验室小试规模实验涉及的热量传导由于反应体积小,很容易通过水浴、油浴、冰浴、冷阱等手段控制。而中试放大时,由于反应容器增大,需要提供加热或制冷设备,并确保相关设备的功率和效率应满足反应的要求。常见的换热装置包括夹套、蛇管(盘管)和回流冷凝器等。在中试放大过程中,应结合反应的工艺条件,对反应热传导问题进行考察,以获得反应堆最佳参数。

4. **工艺的进一步优化** 试验室小试阶段获得的最佳反应条件不一定完全符合中试放大的要求，在中试阶段应就其中主要的影响因素，如加料速度，搅拌效果，反应器的传热面积与传热系数以及制冷剂等，进行深入研究，以便掌握其在中试装置中的变化规律，获得更适用的反应条件。

5. **工艺流程与操作方法的确定** 在此阶段要提出整个合成路线的工艺流程，各个单元操作的工艺规程，安全操作要求及制度。在中试放大阶段，由于物料增加，因而必须考虑如何使反应及后处理的操作方法适应工业生产的要求，不仅从加料方法，物料输送和分离等方面系统考虑，而且要特别注意短工序、简化操作和减轻劳动强度。

6. **原辅材料、中间体的物理性质和化工参数的测定** 为解决生产工艺和安全措施中可能出现的问题，需测定某些物料的物理性质和化工参数，如比热、黏度、闪点和爆炸极限等。

7. **原辅材料和中间体的质量监控** 规模化生产时一般采用工业级的原材料，原材料级别、纯度的降低可能会对中间体及终产品的纯度和收率产生很大影响，有时甚至会影响反应的进行，因而一定要在中试时进行不同级别原材料的替代研究。

制定原辅材料、中间体质量标准十分重要。在放大生产中应特别注意原辅材料中杂质、水分、金属离子的含量，并制定相应的原料质量标准，以便作为采购原料时的重要依据。

8. **产品的质量控制** 药品质量控制主要包括杂质、有机溶剂残留量及产品晶型的控制。

（1）杂质的生成与控制：中试放大产物中可能会产生小试工艺中没有的新杂质，对于含量较大的杂质需要进行定性研究以分析其产生的原因，并在工艺的进一步研究中减少其产生。必要时还需要在国家标准的基础上制定注册标准以控制新增杂质。

（2）有机溶剂残留量控制：药品中可能残留生产中使用或产生的、在工艺过程中未能完全去除的有机溶剂，残留的有机溶剂可能对人体的健康和环境产生危害。现在各国药典针对许多原料药不断新增有机溶剂残留标准，因此在新药研发中，有机溶剂残留已成为产品质量控制的重要内容。

（3）晶型控制：中试样品与小试样品精制时的容器材质、结晶速度、结晶时间等有所不同，因而产品的晶型可能也会有所改变。药物的不同晶型在外观、溶解度、熔点、溶出度、生物有效性等方面可能会有显著不同，从而影响了药物的稳定性、生物利用度及疗效，该现象在口服固体制剂方面表现得尤为明显。因此应对原料药晶型分析予以特别的关注。

9. **安全生产与三废防治措施的研究** 中试阶段由于处理物料的数量增大，安全生产问题就显现出来，在此阶段应就使用的易燃、易爆、有毒物质的安全性进行进一步深入系统地研究。

实验室规模的三废产生量较小，容易处理。中试以上规模生产时，三废的生成量成百倍、千倍地增加，需进一步研究三废的循环利用和无害处理，对各步物料进行规划，提出回收套用和三废处理的措施，以降低成本和减小对环境的污染。

10. **进行物料衡算** 当各步反应条件和操作方法确定后，就应该就一些收率低，副产物多和三废较多的反应进行物料衡算，以便摸清生成产物中物料的种类、组成和含量，为解决薄弱环节、挖潜节能、提高效率、回收副产物并综合利用以及防治三废提供数据。反应产品和其他产物的重量总和等于反应前各个物料投量的总和，是物料衡算必须达到的精确程度。

11. **消耗定额、原料成本、操作工时与生产周期等核算** 根据原材料、动力消耗和工时等，初步进行经济技术指标的核算，提出生产成本。

消耗定额,生产 1kg 成品消耗的各种原材料的质量(kg)。

原料成本,生产 1kg 成品所消耗各种物料价值的总和。

操作工时,每一操作工序从开始至终了所需的实际作业时间(小时)。

生产周期,从合成第一步反应开始到最后一步获得成品为止生产一个批号成品所需要时间的总和(以工作天数计算)。

在中试研究总结报告的基础上,即可进行基建设计,制定设备型号的选购计划,进行非定型设备的设计制造,按照施工图进行生产车间的厂房建筑和设备安装。在全部生产设备和辅助设备安装完毕后进行试生产,试生产合格后即可制定生产工艺规程,也就是把生产工艺过程的各项内容归纳形成文件,交付生产。

原料药中试生产的一切活动要符合《药品生产质量管理规范》(GMP),产品的质量和纯度要达到药用标准。

(五) 物料衡算简介

1. **物料衡算的定义及意义**　物料衡算(material balance)是物料的平衡计算,是制药工程计算中最基础最重要的内容的之一,是进行药物生产工艺设计、物料查定、过程经济评估以及过程控制、过程优化的基础。物料衡算是以物质守恒和转化定律为基础,对其化学反应过程进行物料平衡计算的方法。简单地讲,它是指"在一个特定物系中,进入物系的全部物料质量加上所有生成量之和必定等于离开该系统的全部产物质量加上消耗掉得和积累起来的物料质量之和",用式表示为:

$$\sum G\ 进料 + \sum G\ 生成 = \sum G\ 出料 + \sum G\ 累积 + \sum G\ 消耗$$

其中,$\sum G$ 进料,所有进入物系质量之和;$\sum G$ 生成,物系中所有生成质量之和;$\sum G$ 出料,所有离开物系质量之和;$\sum G$ 累积,物系中所有消耗质量之和(包括损伤);$\sum G$ 消耗,物系中所有积累质量之和。

利用这种关系可以算出获得一定数量产品所需要的原料量,说明原料的利用率和理论产率之间的差别,物料衡算是化工计算中最基本,也是最重要的内容之一。它也是能量衡算的基础。通过物料衡算,可深入分析生产过程,对生产全过程有定量了解,就可以知道原料消耗定额,揭示物料利用情况;了解产品收率是否达到最佳数值,设备生产能力还有多大潜力;各设备生产能力是否匹配等。有利于发现生产中的问题,决定改进工作的方向。

2. **确定物料衡算的计算基准及每年设备操作时间。**

(1) 物料衡算的基准:通常采用的基准有,以每批操作为基准,适用于间歇操作设备、标准或定型设备的物料衡算,化学制药产品的生产间歇操作居多;以单位时间为基准,适用于连续操作设备的物料衡算;以每公斤产品为基准,以确定原辅材料的消耗定额。

(2) 每年设备操作时间:车间每年设备正常开工生产的天数一般以 330 天计算,其中余下的 36 天作为车间检修时间。

3. **收集有关计算数据和物料衡算步骤。**

(1) 收集有关计算数据:包括反应物的配料比,原辅材料、半成品、成品及副产品等的浓度、纯度或组成,车间总产率,阶段产率,转化率。

1) 转化率:对某一组分来说,反应物所消耗的物料量与投入反应物料量之比,简称该组分的转化率,一般以百分率表示。

2）选择性：各种主、副产物中，主产物所占百分率。

3）车间总收率：车间总收率为各个工序收率的乘积。

（2）物料计算的步骤。

1）收集和计算所必需的基本数据。

2）列出化学反应方程式，包括主反应和副反应；根据给定条件画出流程简图。

3）选择物料计算的基准。

4）进行物料衡算。

5）列出物料平衡表：输入与输出的物料平衡表；三废排量表；计算原辅材料消耗定额（kg）。

中试放大研究是对药物的总合成路线进行试生产前的系统研究，需要综合考虑已有合成方法的可操作性、经济性、高效性、安全性以及对环境的友好等，该阶段研究包括了合成化学、分析化学以及化学工程等多个学科的交叉，是一个复杂的过程。因此，化学工程专家的共同参与也是保证反应的放大研究成功的关键。

（六）生产工艺规程简介

生产工艺规程是指导生产的重要文件，也是组织管理生产的基本依据，更是工厂企业的核心机密。先进的生产工艺规程是工程技术人员、岗位工人和企业管理人员的集体创造，属于知识产权的范畴，要积极组织申报专利，以保护发明者和企业的合法利益。

原料药工艺规程主要包括以下内容：

（1）产品概述（包括名称、结构式、作用及用途、包装与储存）。

（2）原辅料、包装材料规格及质量标准。

（3）化学反应过程及生产流程图：包括副反应、工艺及设备流程以及工艺操作所需的净化级别。

（4）工艺过程：包括原料的规格、分子配比、用量、操作过程、反应条件、后处理方法及收率等。

（5）设备一览表及生产设备流程图：设备一览表包括全部设备名称、数量、材质、容积、性能、所用电动机功率等。

（6）质量控制：包括中间体检查、中间体及成品质量标准。

（7）综合利用与"三废"处理：副产品的回收、回收品的处理、"三废"排放标准。

（8）操作工时与生产周期。

（9）技术安全与防火措施：包括劳动保护和环境卫生。

（10）劳动组织与岗位定员。

（11）原材料、动力消耗定额及技术经济指标：技术经济指标包括生产能力、各分步收率及总收率计算方法、劳动生产率、原料及中间体的消耗定额、成本等。

（12）物料平衡：包括原料利用率的计算。

（13）附录：包括有关常数及计算公式。

中式放大及生产过程要遵循《工艺验证管理操作规程》《药品研发中试管理规程》《中试放大与生产工艺规程》《药品注册管理方法》《药品生产质量管理规范》《化学药仿制药研究技术指导原则》等规章制度的要求。

（贾　娴）

第二节   生 物 药

一、原液生产工艺研究

原液(bulk)指用于制造最终配制物(final formulation)或半成品(final bulk)的均一物质。生物药原液生产工艺一般分为以细胞发酵为主的上游工艺,和以多步纯化工序为主的下游工艺。对于生物技术产品,细胞基质以及部分生产原材料(胰酶、血清)等均存在病毒污染的风险。而且,由于宿主细胞 CHO、SP2/0 等细胞基因组中含有逆转录病毒颗粒,因此,生物药的生产工艺需关注对于病毒的去除和/或灭活能力。下面分别从高表达抗体发酵技术、新型层析技术和病毒去除和/或灭活与验证几个方面具体介绍。

(一)高表达抗体发酵技术

抗体药物是近年来复合增长率最快的一类生物药,临床上需求量较高,但是目前受工艺制约,多数抗体药物的产量不高,抗体的生产并不能满足需求。提高发酵时抗体的表达量是增加抗体产量的一种有效方式,而其中细胞株和发酵工艺是研究的重点。

1. 细胞株

(1)细胞株种类:单克隆抗体生产工业中最常用的哺乳动物细胞系有 CHO、NS0、SP2/0、HEK293 及 PER.C6 细胞。截至目前,已批准上市用于人体疾病治疗的单克隆抗体均使用 CHO、NS0、SP2/0 生产。理想的抗体表达细胞株应当具有以下特点:在相对较长的发酵时间内维持较高的细胞活力、细胞密度和基因稳定性,易于放大,具有良好的翻译后修饰能力,表达产品对于人体有良好的安全性。正是因为在以上特点中具有更加优异的表现,CHO 细胞被认为是最适合于工业化生产单克隆抗体的细胞系。

(2)细胞株工程化改造:为了提高抗体发酵水平,需要对细胞系进行工程化改造,以提高细胞表达效率。这些改造包括调节细胞生长行为,延长细胞生存时间,提高翻译后修饰等。细胞工程化改造一般有以下方法:

1)调节细胞凋亡:细胞凋亡也称为细胞程序性死亡,是指由基因调控的细胞自主死亡行为。降低细胞凋亡率能够提高细胞活力、抑制细胞死亡、延长细胞培养时间,从而提高抗体的表达水平。延迟凋亡起始信号可以减轻细胞凋亡,具体方法包括流加营养、使用半乳糖替代葡萄糖作为碳源以及添加腺苷等。减轻细胞凋亡的方法还有过表达抗凋亡基因 *Mcl-1*、*30Kc6*、*Bcl-2*、*Bcl-w*、*Bcl-xL*、*Aven*、*E1B-19K* 等及下调促凋亡基因 *Bax*、*Bok*、*Bak* 等。

2)调节细胞周期:抑制细胞周期可以提高细胞活力和细胞密度从而提高细胞系表达抗体的水平。抑制细胞周期的方法包括诱导表达细胞周期调节因子(p27)、使用雷帕霉素、抑制周期蛋白依赖性激酶(cyclin-dependent kinase,CDK)表达或过表达 CDK 抑制因子等。

3)分子伴侣工程:伴侣分子和折叠酶在抗体折叠中起到关键作用,因此对于伴侣分子的工程化改造可以影响抗体的表达量。研究表明过表达蛋白二硫键异构酶、结合蛋白等可以增加抗体产量。

2. 发酵工艺   悬浮培养(suspension culture)是细胞自由悬浮于培养液内生长增殖的一种发酵方法,是高表达抗体发酵最常用的工艺,具有操作简单、产率高、容易放大等优点。目前国际上该项技术发展较快,并已逐渐趋向成熟。细胞悬浮发酵工艺又可细分为补料分批培养工艺和灌流培养工艺。其中,有几家公司开发的补料分批培养工艺生产规模可达 10 000L 以上,抗体表达水平 1~10g/L。而小规模的实验室研究抗体表达水平可高达 10~30g/L。下面从补料分批培养工艺和灌流培养工艺两方面进行介绍。

(1) 补料分批培养工艺:补料分批培养(fed-batch culture)工艺是从早期采用的分批培养(batch culture)工艺发展而来。早期分批培养工艺采用机械搅拌式生物反应器,将细胞扩大培养后一次性转入生物反应器内进行培养。在培养过程中其体积不变,不添加其他成分,待细胞增长和产物积累到适当的时间,一次性收获细胞、产物和培养基。该方式的特点是培养周期短,染菌和细胞突变的风险小;操作简单,可直接放大;可直观反映细胞生长代谢的过程,是动物细胞工艺基础条件或"小试"研究中常用的手段。

补料分批培养工艺同样采用细胞搅拌式发酵系统,进行连续悬浮培养。细胞初始接种的培养液体积一般为终体积的 1/3~1/2,在发酵过程中根据细胞对营养物质的不断消耗和需求,流加浓缩的营养物或培养液,从而使细胞持续生长至较高密度,目标产品达到较高水平。在细胞进入衰亡期后终止发酵,分离、纯化目标产品。自 19 世纪 80 年代以来,仅通过补料分批培养工艺,重组蛋白表达水平提高了 100 倍。补料分批培养工艺在当前动物细胞培养中占有主流优势,也是近年来动物细胞大规模培养研究的热点。

通过对细胞营养需求和代谢情况的研究,可以设计补料培养基以避免营养耗竭或毒性代谢产物蓄积,如乳酸和氨。早期的补料分批培养工艺仅限于简单的补充营养,后来随着对细胞生长和表达有了更加深入的理解,发展出更加复杂精细的流加策略。这种策略基于细胞对培养基各组分消耗速率、毒性代谢产物生成速率,精细调节流加培养基的组成和添加方法。通过使用补料分批培养方法,单抗产量可比分批培养提高 50 倍。

补料分批培养工艺中的营养成分主要包括葡萄糖、谷氨酰胺和氨基酸、维生素等其他营养物质。葡萄糖是细胞的供能物质和主要的碳源物质,然而当其浓度较高时会产生大量的代谢产物乳酸,因而需要对其浓度进行控制,以足够维持细胞生长而不至于产生大量副产物的浓度为佳。谷氨酰胺是细胞的供能物质和主要的氮源物质,然而当其浓度较高时会产生大量的代谢产物氨,因而也需要控制其浓度,同样以足够维持细胞生长而不至于产生大量副产物的浓度为佳。大规模培养中细胞凋亡主要由营养物质的耗竭或代谢产物的堆积引起,如谷氨酰胺的耗竭是最常见的凋亡原因,而且凋亡一旦发生,补加谷氨酰胺也不能逆转凋亡,而且动物细胞在无血清、无蛋白培养基中进行培养时,细胞变得更为脆弱,更容易发生凋亡。因此,对谷氨酰胺的浓度控制十分必要。氨基酸、维生素等其他营养物质主要包括营养必需氨基酸、营养非必需氨基酸、一些特殊的氨基酸如羟脯氨酸、羧基谷氨酸和磷酸丝氨酸,还包括胆碱、生长刺激因子等。添加的氨基酸形式多为左旋氨基酸,因而多以盐或前体的形式替代单分子氨基酸,或者添加四肽或短肽的形式。在进行添加时,不溶性氨基酸如胱氨酸、酪氨酸和色氨酸只在中性 pH 时部分溶解,可采用混悬液的形式进行脉冲式添加,其他的可溶性氨基酸以溶液的形式用蠕动泵进行缓慢连续流加。

补料分批培养分为两种类型,单一补料分批培养和反复补料分批培养。单一补料分批培养是在培养开始时投入一定量的基础培养液,培养到一定时期,开始连续补加浓缩营养物质,直到培养液体积达到生物反应器的最大操作容积停止补加,最后将细胞培养液一次性全部放出。该操作方式受到反应器操作容积的限制,培养周期只能控制在较短的时间内。反复补料分批培养是在单一补料分批操作的基础上,每隔一定时间按一定比例放出一部分培养液,并进行补料,使培养液体积始终不超过反应器的最大操作容积,从而在理论上可以延长培养周期,直至培养效率下降才将培养液全部放出。

（2）灌流培养工艺：灌流培养（perfusion culture）工艺在发酵过程中不断地将部分条件培养基取出，同时又连续不断地灌注新的培养基。灌流培养工艺与反复补料分批培养的不同之处在于取出部分条件培养基时，绝大部分细胞均保留在反应器内，而反复补料分批培养在取出培养物的同时也取出了部分细胞。灌流培养常用的生物反应器主要有两种形式，第一种是用搅拌式生物反应器悬浮培养细胞，这种反应器必须具有细胞截留装置，细胞截留系统开始多采用微孔膜过滤或旋转膜系统。中空纤维生物反应器是目前连续灌流操作常用的一种形式。它采用中空纤维半透膜，透过小分子量的产物和底物，截流细胞和分子量较大的产物，在连续灌流过程中将绝大部分细胞截留在反应器内。近年来中空纤维生物反应器被广泛应用于产物分泌型动物细胞的生产，主要用于培养杂交瘤细胞，生产单克隆抗体。另外一种形式是固定床或流化床生物反应器，固定床是在反应器中装配固定的篮筐，中间装填聚脂纤维载体。细胞可附着在载体上生长，也可固定在载体纤维之间，靠搅拌中产生的负压，迫使培养基不断流经填料，有利于营养成分和氧的传递。这种形式的灌流速度较大，细胞在载体中高密度生长。流化床生物反应器是通过流体的上升运动使固体颗粒维持在悬浮状态进行反应，适合于固定化细胞的培养。

由于灌流系统多采用细胞截留与回收系统，因而可实现细胞的高密度发酵，一般可达 $10^7 \sim 10^9$ 个细胞 /ml，从而大幅度提高了产品的产量。灌流培养工艺的优点是可在发酵过程中不断去除细胞碎片和副产物，使细胞稳定地处在较好的营养环境中，有害代谢废物浓度积累较低；反应速率容易控制，培养周期较长，可提高生产率，目标产品回收率高；产品在罐内停留时间短，可及时回收到低温下保存，有利于保持产品的活性。灌流培养工艺是近年用于动物细胞培养生产分泌型重组治疗性药物和嵌合抗体及人源化抗体等基因工程抗体较为推崇的一种方式。连续灌流培养工艺的最大困难是污染概率较高，还有长期培养中细胞分泌产品的稳定性以及规模放大过程中的工程性问题。

（二）新型层析技术

生物材料如发酵产物组成复杂，分离纯化是生物药制备的核心环节。层析技术是利用不同物质理化性质的差异对混合物进行分离的一项技术，在生物药生产工艺中发挥重要作用。层析系统由固定相和流动相组成，当待分离的混合物随流动相通过固定相时，由于各组分的理化性质存在差异，与两相发生相互作用的能力不同，在两相中的分配不同，且随流动相向前移动，分步收集流出液，可得到样品中所含的各单一组分，从而达到将各组分分离的目的。目前常用的层析技术有离子交换层析、凝胶过滤层析、亲和层析、反相层析等。本部分以 Protein A 亲和层析为例介绍生物药生产中经典的层析技术以及近年来出现的新型层析技术。

1. 亲和层析　亲和层析是抗体纯化工艺中非常关键的起始步骤，由于 Protein A 亲和填料价格昂贵，填料成本占到抗体下游工艺总成本的 50% 以上，因此提高亲和填料对于抗体的载量、提升填料使用寿命便成为研究的热点。

（1）Protein A 配基的改造：Protein A 是一种分子量为 42kD 的蛋白质分子，由 5 个 IgG 结构域组成，包括 E、D、A、B、C。所有的结构域都可以和抗体的 Fc 区结合，某些结构域也可以和抗体的 Fab 区结合，如结构域 D。生产工艺中为了降低污染，经常在工艺中使用在线清洗（clean in place，CIP）步骤，最常见也是最有效的 CIP 步骤就是使用 NaOH 溶液进行清洗，因为 Protein A 对 pH 敏感，处于过酸或过碱条件下会导致结合能力的下降。

许多供应商会对 Protein A 特定结构域进行修饰和突变，以提高亲和力、特异性和稳定性。然后将这些修饰后的结构域重复串联,以进一步提高结合能力。最常见的就是结构域 Z。结构域 Z 是由 Protein A 蛋白质中结构域 B 改造而来,将 1 位 A 变为 V(A1V),29 位 G 变为 A(G29A)。G29A 是稳定性提高的主要原因,因为其消除了原序列中 28~29 位碱不稳定区(Asn-Gly),使其碱稳定性显著提高。另外,由于天冬酰胺残基在高碱性条件下容易脱酰胺,并且容易发生肽键骨架断裂,将天冬酰胺替换为其他氨基酸是另一个提升稳定性的方法。最新的数据显示,改进后的 Protein A 填料载量可达到 80g/L,CIP 耐受 1mol/L NaOH 碱处理。

(2) 填料骨架的改造:经典的 Protein A 填料骨架基于琼脂糖,因为琼脂糖骨架对碱稳定,能够耐受多次清洗而不影响填料骨架的使用寿命。然而,相对较高的原料成本,以及相对较低结合载量限制,对填料骨架的进一步改造显得很有必要。

填料骨架的自身性质包括孔径和孔密度等,影响纯化的载量及使用流速。一般而言,孔密度越大、孔径越小则载量越高,但反压也会越大,使得使用流速越小。因此如何平衡载量和使用流速需要综合考虑。另外,增加孔密度,降低孔径大小要求基质具有足够的刚性,因此可对传统琼脂糖骨架进行改进,开发出机械强度更高的骨架结构,如改良交联琼脂糖、聚乙烯醇亲水性聚合物等。

2. 混合模式层析 混合模式层析是近年发展起来的一种新型生化分离技术。混合模式层析介质一般同时含有疏水、离子交换或氢键等不同的功能配基,在低盐和高盐条件下,均可实现对目标物的有效吸附,具有明显的耐盐吸附特性,可减少对料液的预处理,缩短下游的分离流程,从而提高分离纯化效率和产品活性。在生物药特别是单克隆抗体的精细纯化中正受到越来越广泛的关注。

(1) 疏水性电荷诱导层析(hydrophobic charge induction chromatography,HCIC):通过改变配基的带电性而实现静电排斥洗脱,在吸附和分离过程中可以不用跨越单抗的等电点。在温和的中性条件下,由疏水作用主导,抗体被吸附在吸附剂上。通过改变 pH 进行洗脱,此时配基和抗体均带正电,由静电排斥作用达到洗脱的目的。温和的洗脱条件有利于维持抗体的稳定性,不易发生聚合现象,同时不会因为过高的盐浓度发生盐析等现象。疏水性电荷诱导层析可用于 Protein A 亲和层析和阳离子交换等层析后连接后续层析的桥梁,可减少样品预处理步骤,同时还可有效降低杂质含量。

(2) 多模式阴离子交换层析:多模式阴离子交换层析(multi-modal anion exchange chromatography)介质综合了阴离子交换、氢键和疏水等多种复杂的作用方式。Capto™ adhere 是专为中间纯化和精制单抗而设计的一种多模式阴离子交换介质。与传统的离子交换介质不同,新型的介质拥有不同的选择性,除了可去除残留的亲和配基、内毒素及潜在的病毒,对于抗体的各种聚集体也具有非常独特的高效去除能力。一般用于 Protein A 亲和层析后,其层析后样品可直接应用于后续步骤,避免了样品浓缩、稀释等预处理过程。

(3) 羟基磷灰石层析:羟基磷灰石(hydroxyapatite,HA)层析的层析介质为两性弱离子交换介质,分子式为 $Ca_{10}(PO_4)_6OH_2$,主要作用机制为钙离子的亲合作用和磷酰基的阳离子交换作用。其表面存在 2 种不同的吸附位点,C 位点因存在阳离子而带正电荷,易与抗体中的酸性基团相互作用;P 位点带负电荷,易与抗体中的碱性基团作用。HA 通过多位点的协同作用实现抗体的纯化,具有突出的去除各种单抗聚体的能力,可使聚体含量从 40%~60% 降至低于 0.1%,还可去除宿主 DNA、宿主残留蛋白、残留的亲和配基、内毒素、病毒、单抗片段等其他相关杂质。

3. 连续流层析 连续流层析技术在生物制药行业的应用较晚,相比于在生物制药上游工艺中的应用,其在下游工艺中的应用尚处于起步阶段。但连续流层析技术在蛋白质纯化中应用的潜力巨大。连续流层析技术能够以体积较小的装置实现很高的产能和很好的工艺性能,节约了场地成本。并且连续流层析技术是以连续式操作代替传统的批处理间歇式操作,使流水线生产成为可能,节约设备消耗量的同时降低了人力成本。而且体积较小的装置在填料和试剂用量上相应减少,消耗品用量的减少大大降低了生产费用。

传统的层析生产工艺中,每次使用一根层析柱,依次进行上样、平衡、预洗、洗脱、再生等步骤。而连续流层析将一根大层析柱分成数根独立的层析柱,串联进行(图 7-38)。当某一根层析柱结合完全后单独进行洗脱步骤,而其他层析柱继续上样,如此依次进行。由于层析柱间进行连续操作,相较于传统的单根柱层析方法效率更高,节省时间和填料。由于使用串联层析柱上样,因此无须考虑层析柱过载问题,因为流穿样品会继续结合在第二根层析柱中,可以大大提升实际生产过程中的载量。

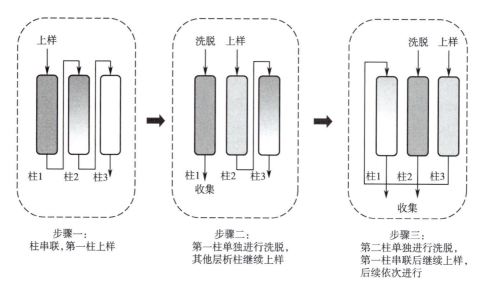

图 7-38 连续流层析原理

由于连续流层析的上样持续进行,因此非常适合将层析步骤直接与上游灌流工艺相连接。目前已有多种技术可供使用,如模拟移动床(simulated moving bed,SMB)色谱和周期性逆流色谱(periodic counter-current chromatography,PCC)等,这些技术的目标一致,都是通过连续上样提高层析效率。

(三)病毒去除和/或灭活与验证

所有生物制品都有发生病毒污染的潜在风险,由于生物制品通常是注射用药,产品若有病毒污染,会对患者健康造成损害。疫苗、血液血浆制品来源于人或动物,病毒感染的风险很高。从细胞培养制得的产品发生病毒污染的风险相对低很多。这种污染可能来自表达用细胞系本身,也可能来自生产过程中偶然带入的外源病毒,为确保制品的安全性,在生产工艺中增加有效的病毒去除和/或灭活措施是非常必要的,而对病毒去除和/或灭活工艺的效果也需要进行验证研究。理想的病毒去除和/或灭活方法应能够部分破坏病毒结构和活性或者部分去除病毒,同时还能维持生物药的理化性质及生物学活性。

1. 病毒去除方法

(1)膜过滤法:纳米膜过滤是根据分子筛原理,按膜孔径的大小截留病毒,使目的蛋白通过滤器,其病毒去除率和蛋白质透过率主要依赖于膜的结构。例如,静注人免疫球蛋白的生产过程中一般会应用 35nm 孔径滤芯进行膜过滤,也有公司已开始使用 20nm 孔径滤芯进行纳米过滤。纳米膜过滤能有效地除去大于膜平均孔径的病毒,对于小于或接近平均膜孔径的病毒、病毒聚合体、潜在病毒与抗体复合物则去除效果不理想,蛋白质浓度和因电荷效应产生的膜表面吸附等因素都有可能影响病毒清除的程度。

(2) 柱层析法:柱层析法根据蛋白质理化性质的不同进行蛋白质分离纯化,利用树脂对产品和病毒间的吸附能力的差异,使得产品与病毒分开,从而达到去除病毒的目的。

2. 病毒灭活方法

(1) 有机溶剂 / 去污剂法:有机溶剂 / 去污剂(S/D)法通过分解包膜病毒的类脂膜使病毒失去黏附和感染细胞的能力,从而失去传染性。常用的有机溶剂为磷酸三丁酯(TNBP),常用的去污剂有聚山梨酯 80、曲拉通 X-100 等。S/D 法对脂包膜病毒的灭活非常有效,但是对非脂包膜病毒的灭活效果较差,如牛痘病毒就不能被其完全灭活。S/D 法处理后绝大部分蛋白质仍保留生物学活性,且该法易于插入到现有或新开发的纯化工艺中,但是需要增加 S/D 的去除步骤,因此可能影响最终产品的收率。

(2) 低 pH 孵放法:该法通常在 pH 4,温度 30~37℃条件下持续保温超过 20 小时,使得某些病毒的成分发生改变,从而影响病毒的复制,最终使病毒失去传染性,一般通过加入盐酸来降低 pH。低 pH 孵放法易实现程序化及单元化控制,操作也相对简便,但是灭活病毒的效果可能受制品的 pH、蛋白质含量、孵放温度和时间影响,并且灭活周期较长。

3. 病毒去除和 / 或灭活的验证 采取规模缩小模型以模拟实际工艺条件,模拟的工艺在实验参数及控制条件方面应与实际工艺严格保持一致。通常的验证方法是将已知量的指示用活病毒,加入到模拟的原液或者不同生产工艺阶段的中间产品中,然后定量测定经特定工艺步骤或者技术方法处理后病毒滴度下降的幅度,由此评价工艺的去除和 / 或灭活病毒效果。指示病毒的选择根据 ICH Q5A 的原则,即在上市申请时选择 3 个以上在大小、基因组(DNA 或 RNA)、有无囊膜、物理化学处理抵抗力等特性方面差异较大的模型病毒,而且重点关注小病毒和对物理化学处理抵抗力强的病毒,因为这样的病毒比较难去除和 / 或灭活。病毒去除和 / 或灭活一般用对数减少值(log reduction values,LRV)来表示,《血液制品去除和 / 或灭活病毒技术方法及验证指导原则》(国药监注[2002]160 号)指出病毒降低量(log10)≥4logs,表示该步骤去除和 / 或灭活病毒有效。病毒定量检测的常用方法是检测病毒的感染性。也可采用定量 PCR 检测法,这个方法适用于去除病毒的操作步骤如膜过滤法和柱层析法。

病毒去除和 / 或灭活的验证方法和要点可以参考《生物组织提取制品和真核细胞表达制品的病毒安全性评价技术审评一般原则》。值得注意的是,对于病毒灭活的工艺验证,不仅要考察指示病毒的灭活效率,也要关注病毒灭活对产品质量的影响,包括抗体的纯度和生物学活性或疫苗的抗原含量和效价等。

二、处方研究及制剂工艺

经过前文的介绍,我们已经了解到了如何制备生物药的原液。由一批原液经稀释、配制成均一的用于分装至终容器的中间产物称为半成品(final bulk),半成品分装(或经冻干)、以适宜方式封闭于最终容器中,再经目检、贴签、包装后的制品称为成品(final products)。目前生物药的剂型主要是注射液或者注射用无菌粉末,本部分将从这两方面入手介绍生物药的处方研究和制剂工艺。

（一）注射液的处方研究及制剂工艺

1. 处方研究　生物药处方研究应包括处方前研究、初始处方设计、处方筛选及优化、处方确定等内容。生物药处方工艺研究一般流程见图 7-39。

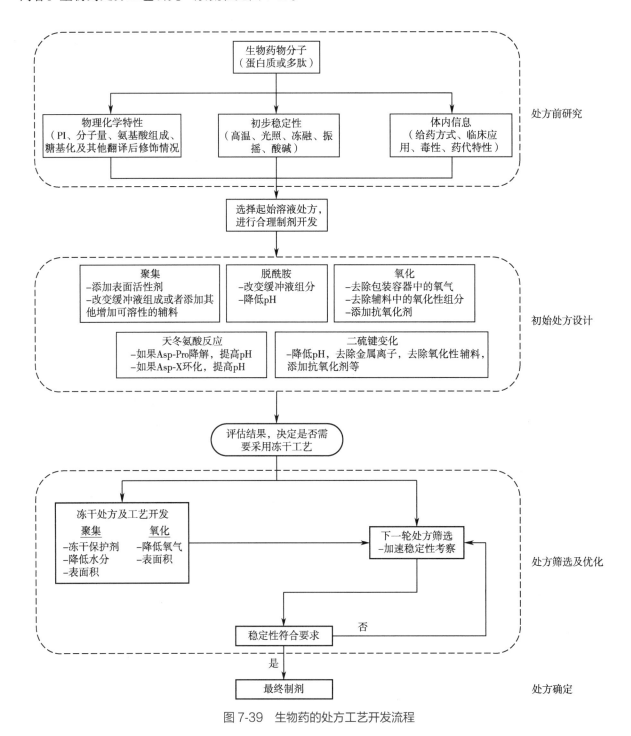

图 7-39　生物药的处方工艺开发流程

（1）处方前研究

1）药物本身：在制剂处方研究开始之前，应对生物药的性质进行全面的表征，并在不同条件下进行初步稳定性研究。通常首先考察并分析生物药的理化性质，如等电点、分子量、糖基化及其他翻译后修饰情况、氨基酸组成等。理化性质结合初步稳定性数据，将指导制剂处方工艺辅料起始研究的选择。

2）辅料：应调研分析拟用辅料的理化性质与合理用量范围，调研分析药物与拟用辅料之间、不同辅料之间的相容性，了解已经明确存在的辅料与辅料间、辅料与药物间相互作用情况，以避免处方设计时选择存在不良相互作用的辅料。对于缺乏相关研究资料的，应进行相容性研究，对辅料用量超出常规用量且无文献支持的，需进行必要的药理毒理试验，以验证在所选用量下的安全性。

（2）初始处方设计：处方设计应在上述对药物和辅料有关研究的基础上，结合相关文献及具体工作实践，先设计几种基本合理的处方。例如，应结合初步稳定性中药物主要降解途径，设计不同 pH 范围以评估 pH 依赖的降解速率。本阶段通常使用高温加速稳定性试验考察药物在不同处方中的稳定性（如40℃）。应注意到，加速稳定性不能代表实际储藏温度下的长期稳定性试验，但能作为研究工具，在处方工艺开发阶段考察药物在储存运输过程中可能的变化规律。

在初始处方设计阶段，主要关注药物的降解途径，如聚集、脱酰胺、异构化 / 环化、断裂、氧化、二硫键变化等。对不同处方进行考察，以确定初始处方，并明确影响药物质量的关键因素。

（3）处方筛选及优化：通过初始处方研究，已经获得生物药主要降解途径，并通过深入研究评估降解与生物学活性、体内药代、药效学的相关性。在此基础上针对降解途径调整处方设计，对处方进行筛选和优化。值得注意的是，很多情况下需要综合评估处方条件对药物的影响，如 pH。降低 pH 能够改善药物脱酰胺程度，然而降低 pH 也可能导致 Asp-X（X 为侧链较小的氨基酸，如甘氨酸或丝氨酸）键断裂或环化。升高 pH 还会催化氧化、二硫键置换等。如果此类情况发生，则可以考虑加入辅料改善稳定性，如加入抗氧化剂或甲硫氨酸。

在某些情况下，保护一种降解途径的辅料可能会加速其他降解。例如，加入表面活性剂能够改善药物聚集，但是表面活性剂可能会促进药物氧化。因此在处方筛选阶段应综合评估所有的降解途径，在不同降解途径中达到平衡。

处方筛选和优化可以采用各种实验设计（如比较法、正交设计、均匀设计等），对关键辅料的种类和用量进行最佳选择。考察项目除了药物降解途径、外观、色泽、澄明度、pH、含量、有关物质、细菌内毒素或热原、不溶性微粒、生物学活性外，还应包括稳定性评价。处方研究阶段的稳定性评价主要通过影响因素实验进行，对于给药时需使用附带专用溶剂的，或使用前需要用其他溶剂稀释、配液（如静脉滴注用粉针和小水针）的，还需要进行配伍稳定性研究。

（4）处方确定：通过处方筛选、质量研究及相关稳定性研究可基本确定处方。对于需要进行临床试验的注射剂，处方的最终确定尚需结合临床试验结果以及临床期间中试以上规模样品的数据积累结果，必要时需要对处方做进一步修订完善。

2. 制剂工艺研究

（1）制剂工艺的选择：注射剂制备工艺应根据剂型（大容量注射剂、小容量注射剂）特点，在对具体剂型的常用制备工艺进行研究分析的基础上，结合具体药物及辅料的理化性质（如容易氧化的药物工艺中应采用充氮、除氧等措施），选择适当的制备工艺。

（2）工艺参数的确定：选择基本的制备工艺后，应结合药物的理化性质、制剂设备等因素，通过实验研究确定具体的工艺参数。研究过程中需注意考察工艺各环节对产品质量的影响，并确定制备工艺的关键环节。对于关键环节，应考察制备条件和工艺参数在一定范围改变对产品质量（外观、色泽、澄明度、pH、含量、细菌内毒素或热原、不溶性微粒等）的影响，根据研究结果建立相应的质控参数和指标。

（3）工艺的验证：所选择的制剂制备工艺应当经过验证。验证包括工艺研究阶段的验证及放大生产阶段对工艺的验证。工艺研究阶段的验证是通过对多批样品制备过程的分析，以及对制剂中间产品及终产品质量的分析，对工艺过程本身是否稳定，是否易于控制进行验证和评价。放大生产阶段对工艺的验证主要是考察所采用的制备工艺在规模化生产时的可行性，对工艺是否适合工业化生产进行验证和评价。应至少在确定的工艺条件下制备三批中试规模以上的产品，对其制备过程的工艺控制进行评价，并对产品的质量及质量均一性进行评价。中试生产的设备应与大生产一致。实际生产中若采用的工艺设备与中试规模不同，应重新进行工艺验证。

3. 应用实例——重组人粒细胞集落刺激因子的制剂处方研究　重组人粒细胞集落刺激因子（rhG-CSF）由 175 个氨基酸组成，分子量为 18 799.94Da。在大肠埃希菌中以包涵体形式表达，通过包涵体的变复性以及离子交换色谱分离。rhG-CSF 在溶液中以单体形式存在，具有两个分子内二硫键（Cys^{37}-Cys^{43} 和 Cys^{65}-Cys^{75}）维持其活性构象。

粒细胞集落刺激因子（G-CSF）含有高百分比的疏水性氨基酸残基。由于天然存在的 G-CSF 糖基化修饰，掩盖一部分疏水性，因此必须特别考虑大肠埃希菌产品的长期稳定性。研究表明虽然 rhG-CSF 在生理条件下非常稳定，但在 pH 高于 5 时，在高温下测试时发现有聚集。无论是否使用 5% 甘露醇或 150mmol/L 氯化钠作为渗透压调节剂，均能观察到这种情况。然而，rhG-CSF 在 pH 4 时，用 5% 甘露醇可最大程度降低聚集的产生。另外，在该 pH 下，化学变化如脱酰胺、氧化和蛋白质水解最小化。较低的 pH 导致脱酰胺和蛋白质水解切割的增加。最后，将 0.004% 聚山梨醇酯 80 加入到配方中以消除偶尔在高温下观察到的颗粒形成。目前，rhG-CSF 商业处方为 10mmol/L 醋酸钠 pH 4.0，5% 甘露醇和 0.004% 聚山梨醇酯 80 配制成液体。使用此配方，rhG-CSF 在 2~8℃ 下可稳定超过 24 个月。

（二）冻干粉的工艺处方及制剂工艺

在进行溶液处方工艺研究过程中，通过对稳定性的综合评估，研究人员可能会做出开发冻干工艺的决定。冻干技术即真空冷冻干燥，是指将药物溶液在体系共熔点以下预冻成固体，然后在低温低压条件下，从冻结状态不经过液态而直接升华除去水分的一种干燥方式，其基本原理是基于水的三态变化。水有固态、液态和气态，三种相态之间可以相互转换和共存，当水在三相点（温度为 0.01℃，水蒸气压为 610.5Pa）时，水、冰、水蒸气三者达到共存且相互平衡。在高真空状态下，利用升华原理使预先冻结的物料中的水不经过冰的融化，直接以固态升华为水蒸气除去，从而达到冷冻干燥的目的。通过从制剂中去除水分，可以最大程度降低药物发生降解的速度。

1. 冻干工艺的组成　一个完整的冻干工艺一般包括预冻、一次干燥、二次干燥、后处理几个步骤。

（1）预冻：由于冷冻干燥是从固态到气态的一种状态变化，所以冷冻干燥的样品必须首先进行充分的预冷冻。预冷冻方法和冷冻产品的最终温度会影响材料成功冷冻干燥的程度。不同的冷冻速率会影响冻结冰晶的尺寸。小的冰晶提供更大的表面积，使得后续冻干更加彻底。然而小的冰晶升华通道小，影响升华速率，产品冷冻干燥难度更大。而较大的晶体形成大的升华通道，冻干速度快，但结合水相对更难彻底去除。

（2）一次干燥：也称主干燥，是在对产品进行预冷冻后，通过升华的方法将冰从冷冻产品中除去，从而形成干燥、结构完整的产品的过程。一次干燥中两个重要的参数是温度和压力。冷冻产品中冰的升华速率取决于产品的蒸汽压与冷阱（集冰器）的蒸汽压之差。蒸汽水分子从高压区向低压区迁移。由于蒸汽压与温度有关,因此产品温度必须高于冷阱温度。一次干燥中产品的温度必须在保持产品完整冷冻状态和使产品蒸气压力最大化之间保持平衡,这一点非常重要,是一个成功冻干工艺的关键因素。

需要特别关注的是,一些产品如含蔗糖的溶液,在干燥过程中容易发生结构变化,导致一种被称为"坍塌"的现象。在这种情况下,虽然产品温度低于共晶点温度,但在冷冻干燥过程中的升温会影响干燥前沿边界处的冰冻结构。这会导致升华通道的崩溃,继而水分无法升华而冰冻固体结构坍塌,甚至导致样品融解。由于崩溃的升华通道无法恢复,因此一旦坍塌发生将无法挽回,会造成冷冻干燥的失败。为了防止坍塌现象的发生,产品温度必须在一次干燥过程中保持在坍塌临界温度以下。

无论使用哪种类型的冷冻干燥系统,都必须创造条件来促进水分子从产品中自由流动出来。因此,真空泵是冷冻干燥系统的重要组成部分,用于降低产品周围环境的压力。另一个重要的组成部分是一个收集系统,它是一个用来收集离开冷冻产品的水分的冷阱。收集器冷凝出所有可冷凝气体,即水分子,真空泵去除所有不可冷凝气体。

冷冻干燥系统中的第三个要素是能量,能量以热的形式提供。将一克水从冻结状态升华为气态所需的能量几乎是冻结一克水所需能量的十倍。因此,在所有其他条件足够的情况下,必须对产品进行加热,促进水分以水蒸气形式从冷冻产品中去除。提供给样品的热量必须非常小心地进行控制,因为一旦热量过高可以导致产品坍塌,甚至融解。

(3)二次干燥:也称解析干燥。在一次干燥完成后,所有的冰都已升华,但产品中仍然存在结合的水分。该产品看似干燥,但残余水分含量可能高达7%~8%。因此需要在较热的温度下继续干燥,以将残余含水量降低到最佳值,这个过程称为等温解析。二次干燥通常在高于环境温度的产品温度下进行,但不应超过产品的耐受温度。二次干燥真空度应尽可能低,冷阱温度应尽可能低。二次干燥的时间通常约为一次干燥所需时间的 1/3~1/2。

(4)后处理:冻干结束后需将产品从冻干机中取出并合理储存。对于西林瓶来说,通常需要在真空或一定气体下进行加塞。对于散装或安瓿中的产品,可通过远程操作在密闭气室或隔离室中进行提取,以免环境水分重新进入样品中。

2. 冻干损伤 冷冻干燥对蛋白质产生一定的破坏作用,使蛋白质变性。这包括低温损伤、冰冻损伤、干燥损伤。

(1)低温损伤:最早研究发现,牛肝过氧化氢酶在冻融过程中在一个特殊的温度范围内会发生变性。低温变性的机制尚未得到令人满意的解释。一种可能的解释是,非极性基团在水中的溶解度随着温度的降低而增加,因此蛋白质中的疏水作用随着温度的降低而减弱。蛋白质中疏水作用的减少达到破坏蛋白稳定性的时候,将会导致冷变性。

(2)冰冻损伤:包括浓缩效应、冰水界面损伤和 pH 改变等。

1)浓缩效应:由于冰的形成,冷冻蛋白质溶液的溶质浓度会迅速增加。例如,将 0.9% NaCl 溶液冷冻至 −21℃ 的共晶温度,可使其浓度增加 24 倍。这些变化可能会破坏蛋白质的稳定性。通常,降低温度会降低化学反应的速度,然而,由于溶质浓度增加,化学反应实际上可能在部分冷冻的水溶液中加速。

2)冰水界面损伤:冷冻蛋白质溶液会产生冰水界面。蛋白质可以吸附到界面,导致天然折叠的蛋白质结构变得松散,并发生界面诱导的变性。

3)pH 改变:蛋白质溶液一般保存于一定的缓冲体系中。冰冻蛋白质溶液可以选择性地结晶一种缓冲物质,导致 pH 变化。例如,Na_2HPO_4 比 NaH_2PO_4 更容易结晶,因为二钠形式的溶解度显著低于单钠形式的溶解度。因此,pH 为 7 的磷酸钠缓冲液在冷冻过程 pH 显著下降,会造成 pH 敏感的蛋白质变性。

(3) 干燥损伤:完全水合的蛋白质表面覆盖单层水,被称为水化层。水溶液中的蛋白质为完全水合状态,完全水合的水量为 0.3~0.35g/g 蛋白质。通常,冻干蛋白质产品的水含量小于 10%。因此,冻干会除去部分水化层,从而破坏蛋白质的天然状态并导致变性。水分子也可能是蛋白质中活性位点的组成部分,在脱水过程中去除这些功能性水分子容易使蛋白质失活。最后,冻干期间的脱水可能导致产品不同位置的水分分布的显著差异,不均匀的水分分布可能导致局部过度干燥,加剧脱水诱导的蛋白质变性。

3. 冻干保护　如前所述,冷冻和干燥均可诱导蛋白质变性。为了保护蛋白质免于冷冻和 / 或干燥变性,改善冻干产品的溶解性和稳定性,需要在冻干体系中加入一些附加物质,这类物质统称为冻干保护剂。好的保护剂需具备如下特性:玻璃化转变温度高;吸水性差;结晶率低;本身无味,与蛋白质不发生化学反应;价格便宜,易于得到;对于应用于人体的药品,所用保护剂必须对人体无害,是国家药品监督管理局允许使用的。

(1) 冻干保护剂的种类:以下介绍生物药常用的冻干保护剂。

1) 糖或多元醇:糖或多元醇是蛋白质冷冻干燥中最常使用的保护剂,它们既可用作有效的冷冻保护剂,也可用作卓越的干燥保护剂。糖或多元醇提供的稳定化程度通常取决于它们的浓度,因此冷冻干燥中通常需要高浓度的糖或多元醇来进行保护。研究表明糖类通过与蛋白质的直接相互作用保护蛋白质,并且浓度至少应达到能在蛋白质表面上形成单分子层。

2) 白蛋白:白蛋白在蛋白质药物开发史上是早期经常使用的冻干保护剂,市场上的许多蛋白质产品,如 Betaseron®、Epogen®、Kogenate® 和 Recombinate™ 都含有白蛋白。然而,对血清白蛋白与血源性病原体潜在污染的日益关注限制了其在蛋白质产品中的应用。因此,最近推荐人血清白蛋白取代牛血清白蛋白作为蛋白质稳定剂。然而,最终的解决方案是开发用于蛋白质药物的无白蛋白配方。

3) 生物药本身:冷冻和 / 或冻干过程中蛋白质自我稳定的机制尚未明确,但研究发现较高浓度的蛋白质通常对冷冻和冻干诱导的蛋白质变性 / 聚集更具抵抗力。冻融后许多不稳定蛋白质的活性恢复与初始蛋白质浓度直接相关,研究表明将 rhFXIII 的初始浓度从 1mg/ml 增加至 10mg/ml,可增加天然 rhFXIII 在反复冻融过程中的回收率。

4) 表面活性剂:在冷冻过程中形成冰水界面可能会导致蛋白质表面变性,表面活性剂可降低蛋白质溶液的表面张力并降低蛋白质在这些界面处吸附和 / 或聚集的驱动力。低浓度的非离子表面活性剂通常足以满足这一目的。聚山梨酯 80 是冷冻过程中蛋白质稳定的常用表面活性剂之一,一般使用浓度为 0.005%~0.01%。

5) 氨基酸:某些氨基酸可用作冻干保护剂,如有研究显示低浓度的甘氨酸在冷冻期间能够抑制磷酸钠缓冲液中的 pH 变化。氨基酸至少部分地通过降低缓冲盐结晶的速率和程度来保护蛋白质免于冷冻变性。

(2) 保护剂的筛选

1) 保护剂成分的筛选:同类保护剂可以应用单因素比较实验在相同浓度下对比冻干保护作用,该方法不需要专门的统计学分析,常用于保护剂成分的初步筛选。Plackett-Burman 设计可以通过较少的实验次数从许多的影响因素中筛选出主要的影响因素,是一种二水平多因子实验设计方法。最速上升法(steepest ascent design,SAD)即最陡爬坡法,先由实验值变化的梯度确定爬坡方向,再依据各因素效应值的大小确定变化步长,若系数为正,则该因素水平递增,反之递减。它通常用于寻找各因素变化的最优区域,为建立有效的响应面(response surface methodology,RSM)拟合方程做准备。

2)保护剂最佳配比的筛选:正交实验设计(orthogonal experimental design,OED)是一种利用"正交表"科学地安排和分析多因素的实验方法。它是从全面实验中挑选出部分代表性强的点进行实验,再通过对这部分实验结果进行分析,得出每个因素在全面实验中影响的大小以及各因素最优水平的组合。在保护剂复合配方筛选的实验中,正交实验可以在确定的保护剂成分和浓度水平条件下,以较少的实验次数确定各成分的最佳配比;响应面设计利用合理的实验设计并通过实验采集一部分数据,采用多元二次回归方程来拟合因素与响应面之间的函数关系,通过回归方程调整各因素的水平,使响应值达到最佳,是解决多变量问题的一种统计方法。常用的响应面实验设计方法包括 Box-behnken 实验设计、中心组合实验设计和均匀外壳设计,其中前两种应用最为广泛。均匀设计(uniform design)也是一种从全面实验中挑选出部分代表性实验点的设计方法,它只考虑实验点在实验范围内的均匀散布,使有限的实验点在高维空间内均匀分散,因而数据的代表性更加广泛,实验次数大大减少。

4. 冻干曲线的设计参数

(1)预冻速率:多数情况下制品的预冻速率能通过设备有效地控制,但是冻干设备的最大制冷能力是不变的,因此只能以预冻干燥箱体的方式来决定预冻速率。若要预冻速率快,干燥箱体应预先降至较低的温度再让制品进箱。反之,可在制品进箱后再对箱体降温。

(2)预冻最低温度:理论上预冻的最低温度必须低于制品的共熔点温度。如果预冻的最低温度高于制品的共熔点温度,制品不能完全固化,在真空干燥时液体会沸腾,造成冻干失败。因每种制品的共熔点是不一样的,预冻最低温度必须根据制品的种类、溶液的浓度等因素,通过实验确定。

(3)预冻时间:制品的装量较多且所用容器底厚又不平整,或没有把制品直接放在干燥箱板层上冻干时,要求预冻的时间长一些。为使箱内每一瓶制品完全冻实,一般要求在制品的温度达到预定最低温度后保持 1~2 小时。

(4)冷凝器降温时间:冷凝器在预冻的阶段,尽管预冻尚未结束,只要设备的冷冻能力有富裕,抽真空开始之前就可以开始降温。究竟在系统抽真空开始前何时开始对冷凝器降温取决于冻干机设备的降温性能。一般要求在预冻结束,开始抽真空时,冷凝器的温度应达到 −40℃ 左右。

(5)抽真空时间:预冻结束时即为开始抽真空的时间,通常要求半小时左右时间内,箱体内的真空就能达到 10Pa。在抽真空的同时,打开干燥箱体冷凝器之间的真空阀,真空泵和真空阀门打开的时间应一直持续到冻干结束。

(6)预冻结束时间:预冻结束,就停止干燥箱体搁板层的降温,通常在抽真空的同时或真空度抽到规定要求时,即停止导热板层的降温。

(7)干燥过程加热的时间:一般认为开始加热的时间就是升华干燥开始的时间(实际上抽真空开始时升华即已开始),干燥过程中当真空度达到 10Pa 时开始加热。

(8)对干燥箱体内真空进行控制的时间:箱体内进行真空控制的目的是改进干燥箱体内热量的传递,通常在一次干燥时使用,待制品升华干燥结束后即可停止控制。在二次干燥时,系统应恢复到能达到的最高真空度,恢复高真空状态所需时间的长短由制品的品种、装量和调定的真空度数值来决定。

(9) 不同冻干阶段制品加热的最高许可温度:导热搁板加热的最高许可温度应根据制品理化性质而定。在制品一次干燥时,导热搁板的加热温度可超过制品的最高许可温度,因为这时制品仍停留在低温阶段,提高搁板温度可提高一次干燥的速度。冻干后期导热搁板温度需下降到与制品的最高许可温度一致。此时,由于传热产生的温差,板层的实际温度可比制品的最高许可温度略高。

5. 应用实例——注射用门冬酰胺酶冻干工艺研究　门冬酰胺酶能将血液中的门冬酰胺水解生成门冬氨酸和氨,使依赖门冬酰胺存活的肿瘤细胞呈缺乏营养状态而饿死,从而发挥抗癌作用,临床上用于治疗急性淋巴白血病。由于门冬酰胺酶具有不稳定性,特别是其水溶液极不稳定,给临床应用带来不便,因此将它制成冻干粉制剂是行之有效的方法。

通过对注射用门冬酰胺酶的冻干工艺中各种条件的实验分析,确定其最适宜的冻干工艺为:①预冷,样品放入干燥箱后,以每分钟1.5℃的速度预冷至-40℃,再保温8小时,确保所有样品均达到-40℃;②一次干燥,抽真空使压力达到8~15Pa时,缓慢升温至-28℃,样品温度曲线重合,干燥层和冻结层的交界面到达瓶底并消失以后再保温2小时;③二次干燥,将层板温度设置为25℃,当样品温度到达25℃后保温6小时;④出柜,冷冻干燥完成后,压紧密封胶塞,出柜。

三、生物药中试放大工艺

生物药工艺放大要求对细胞株生理行为、生物药理化特性及生物特性有充分的认知。全面理解工艺操作和工艺限制因素是工艺由实验室向生产成功转化的必须要求。因为生物药复杂的理化特性,并且工艺中常常涉及生物反应系统,因此生物药生产工艺的设计和放大非常具有挑战性。由于生物药发酵规模可高达100 000L以上,虽然目前操作已越来越简化、智能,但由于生物药的高附加值,一旦发生问题即会造成巨大的损失。因此,生物药中试放大工艺尤为关键。

对于制药企业来说,中试放大的效率和速度同样值得关注。为了获得稳定的结果,提高效率,实验室经常使用更新的技术,如一次性系统等。然而,当这些新的实验室工艺技术向生产转化时经常会遇到困难,因为越先进的工艺技术在没有大规模应用前,常常越不稳定。而且新工艺和传统工艺开发时间、验证难度差异较大。因此,当实验室研究工作进行到一定的阶段后,就应该考虑中试放大以验证放大生产后原工艺的可行性并解决实验室阶段未能解决或尚未发现的问题。

1. 上游工艺的放大

(1) 培养基:在开发过程或小规模生产运行中,使用完全液体培养基可能是最方便的,但是基于成本考虑,工业生产时一般使用粉末或液体浓缩介质,而且在1 000L以上的规模中,运输和储存大量的液体培养基是不太现实的,因此工业生产首选粉末培养基。粉末培养基易于运输和储存,与液体培养基相比,其保质期更长。然而粉末混合物的均匀性始终是一个令人关注的问题。由于每个成分的粒径分布不同,很难确定每个培养基包装中的成分完全相同。另外一个尚未得到充分解决的问题是,粉末介质成分在运输和储存过程中是否会发生沉淀和分离。最近液体浓缩介质已逐渐成为粉末介质的替代品。液体浓缩物制备时可根据溶解度标准不同对介质组分进行分组。实际使用时通过加入适当质量的水自动稀释浓缩液来在线制备培养介质,这在需要持续制备培养基的连续或灌注培养过程中尤为有用。

(2) 生物反应器:实验室规模使用到的生物反应器种类较多,而生产中最常用到的是搅拌罐式生物反应器,因为其操作简便,性能稳定。细胞在反应罐中生长,从培养基中获取营养物质、分泌产物,同时释放副产物及代谢产物。供应营养物质和去除废物代谢产物的效率很大程度上受到混合和通气率的影响。

在生物反应器规模放大的过程中,大部分操作参数可保持与实验规模相同,如温度、溶解氧和酸碱度等参数的最佳范围,这些与放大规模无关。与放大规模相关的参数主要包括气液传质速率、混合效率。动物细胞培养中使用的搅拌罐式生物反应器在规模放大中遇到的基本问题是,在更大的规模下,混合效率、气液传质速率和对细胞的流体力学不能完全保持与实验室条件相同。因此,必须选择叶轮速率和喷雾速率,以提供足够的混合和气液传质,同时需将剪切应力造成的损坏降至最低。

(3) 收获:由活细胞合成的生物药存在于细胞内或者由细胞分泌到培养基中。纯化工序开始前,需要采用澄清步骤去除细胞和碎片,常用的工艺包括切向流过滤、一般过滤和离心分离。①切向流过滤是最传统的方法,因为它可以最大限度地减少细胞损伤、最大限度地提高膜表面的有效利用率、增加通量并延长膜寿命。该方法易于扩展,可以提供高处理率和良好的效率,而不会对细胞活力产生不利影响。②一般过滤设计用于相对清洁的液体的无菌过滤,细胞培养液中存在大量细胞和碎片,使得应用死端过滤法在设备尺寸和过滤成本方面显得不切实际。一个可行的替代方案是使用深层过滤器,这种过滤器通常具有分级的多孔性,具备更高的处理能力。③离心分离实验室规模经常使用的是分批离心法,但在实际生产中首选连续离心法。当使用离心技术时,最好使用高通量低剪切力的离心机,以最大程度地降低剪切力对细胞和产品的破坏。该法的缺点是设备和维护成本较高,且离心的澄清效率低于过滤操作的澄清效率,这是因为与尺寸差异相比,颗粒密度的分辨率较低。另外,过滤与连续离心机相比,清洁验证相对简单。

2. 下游工艺的放大

(1) 纯化工艺设计:在设计纯化工艺时,应当最大限度地降低纯化工艺的复杂程度,提高产品纯度和总产量。需要采用不同原理的纯化方法去除不同类型的杂质,并且应当考虑纯化工序间的兼容性,以减少单元工艺数量及工艺间的衔接处理。这些设计在工艺开发过程的早期就应该考虑,因为这可能会对大规模工艺放大产生巨大的影响。了解每一级纯化工序的关键参数,是纯化工艺放大成功的必要因素。需要注意的是,对于纯化,即使在早期实验室研究中,也应避免使用难以放大的生产工艺。

(2) 柱层析:目前大多采用色谱柱层析作为生物药回收和纯化的有效手段。如果将离子交换色谱用作初始捕获色谱,可能需要调节条件培养基的 pH 或电导率,在大规模的生产条件下,可以通过在线稀释来调整电导率,而不需要增加容器的数量或体积。在捕获色谱步骤之前进行浓缩和/或渗滤可以降低上样时间,但必须权衡浓缩和/或渗滤带来的额外时间和操作步骤。离子交换工序通常可以与疏水相互作用色谱串联进行。疏水层析产物通常在低盐浓度下进行洗脱,这与所结合的离子交换层析需要的低电导率可以相互兼容。相反,离子交换产物通常在高盐条件下洗脱,这可以提供与疏水层析兼容的条件。色谱放大的关键参数是凝胶容量、线性速度、缓冲体积、床层高度、温度、清洁度和凝胶寿命。

(3) 膜分离:膜分离技术广泛应用于整个生物药产业。膜和过滤器可用于细胞生长、细胞收获、产品浓缩和配制过程中的缓冲液置换,或用于去除病毒和控制生物负荷。例如,采用亚微米孔径的超滤膜进行产品浓缩或进行缓冲液置换;使用严格控制孔径的纳滤用于去除病毒;使用 $0.22\mu m$ 的微滤膜用于去除微生物。使用灭菌过滤器时需针对产品特定的起泡点、产品兼容性和微生物滞留进行验证。过滤放大的关键工艺参数是压力、体积、操作时间、温度、流量、蛋白质浓度和溶液黏度。

（4）病毒灭活和／或去除：对于源自哺乳动物细胞培养系统的生物药制备工艺来说，病毒灭活和／或去除步骤是工艺设计的关键部分。为确保足够的病毒清除率，最佳方法是采用多个正交的病毒去除步骤和至少一个病毒灭活步骤。病毒清除验证采用缩小版的纯化工艺进行，该工艺应能准确地代表生产规模所用的工艺。此外，研究应包括每个步骤使用的典型关键操作参数，以及代表病毒清除最坏情况的条件。例如，对于色谱步骤的工艺验证，应测试线性速度、蛋白质浓度、降低柱床高或接触时间以及总蛋白质容量的极端值。使用化学或物理条件（如低 pH、热、辐射和化学试剂）的病毒灭活步骤应通过动力学灭活研究来表征，评估典型和最坏情况。

四、QbD 在生物制药工艺中的应用

质量源于设计（quality by design，QbD）的相关理念最早源于 20 世纪 70 年代。进入 21 世纪，美国 FDA 开始在药品管理中引入 QbD 理念，QbD 也逐渐在制药领域发挥着越来越重要的作用。根据 QbD 的概念，在设计和开发产品时，研究人员需要定义产品性能并识别关键质量属性（critical quality attribute，CQA）。根据这些信息，公司设计产品工艺、制剂以满足这些产品属性。QbD 概念有助于了解原材料属性和工艺参数对 CQA 的影响，以及对可变性来源的识别和控制。因此，可以持续监控和更新其制造过程，以确保产品质量的一致性。而传统的工艺开发和生产常常基于经验性，这是 QbD 与传统工艺开发最大的不同。QbD 概念促进了行业对产品和制造过程的理解，从产品开发开始构建质量体系和标准，而不是仅仅是检测，它指引着生物制药行业朝着更科学、基于风险分析基础上的全面主动的药物开发方向迈进。下面我们介绍将 QbD 原则应用于生物制药工艺开发中的一般方案。

1. **确定目标产品特性**　目标产品特性（target product profile，TPP）是指"具有前瞻性和动态性的药物质量特性的总结，确保药物能够达到预期质量，从而实现药物的安全性和有效性"。这包括剂型和给药途径、剂型作用强度、药物活性成分释放、药代动力学特征（如溶出度）以及药品质量标准（如无菌性和纯度）。

2. **确定关键质量属性**　一旦 TPP 确定后，下一步就是确定相关的 CQA。CQA 指物质（药品或活性成分）具备的直接或间接影响其安全、鉴别、强度、纯度的物理、化学、微生物方面的特性。根据 ICH 指南 Q9，应当通过风险评估来识别 CQA。进行风险评估的关键是先前的产品知识，如积累的具有特定产品质量属性的非临床和临床经验。这些知识也可能包括来自类似分子的相关数据和来自文献的数据。风险评估为将 CQA 与产品安全性和有效性联系在一起提供理论依据。将识别出来的 CQA 按重要程度进行排序，就得到风险评估的结果。

3. **确定产品设计空间**　在产品的 CQA 被识别之后，下一步是定义产品设计空间。设计空间是指一个可以生产出符合质量要求的参数空间。在工艺开发的过程中，需充分理解关键工艺参数的形成及其与产品关键质量属性的关系，即关键工艺参数如何影响产品关键质量属性。

4. **确定工艺设计空间**　确定工艺设计空间的总体方法涉及三个关键步骤。首先，进行风险分析，确定影响工艺过程的参数。第二，利用实验设计（design of experiment，DOE）研究，使数据易于用于理解和定义设计空间。第三，进行研究并对结果进行分析，以确定重要工艺参数以及它们在建立设计空间中的作用。

失效模式和影响分析（failure mode and effect analysis，FMEA）通常用于以系统的方式评估每个操作参数的潜在风险程度，并对操作参数进行优先级排序。由工艺开发、生产和其他相关专业人员组成的团队进行评估，以确定严重性、发生概率和检测概率。严重性评分用于衡量特定故障的严重性，基于预估发生故障后对工艺、产品质量及最终产品使用造成的风险。发生概率评分基于偏差发生的概率，而检测概率是指发生偏差后是否能够正确及时地进行识别。将所有三个分数相乘得到风险优先数（risk priority number，RPN），然后对 RPN 进行排名，识别高风险的工艺参数。

虽然 FMEA 和 DOE 不是生物技术工艺发展的新概念，但将设计空间的建立与相关 CQA 联系起来是一种新颖的方法。例如，对于多个 CQA 有直接影响并直接关系到最终药物产品是否符合规范的色谱步骤，将进行更彻底的工艺表征和更大工艺设计空间的检查。而对于超滤和 / 或渗滤这种工艺，步骤稳健且对任何 CQA 没有直接影响，可能需要相对有限的工艺表征。

5. **确定控制策略**　ICH Q8 对控制策略的定义为"源于对现有产品与工艺的理解，用于保证工艺性能和产品质量。这些控制包括药用物质、制剂产品与成分、设施与设备操作条件、过程中间控制、成品标准以及与之相关的方法、监测频率等相关的参数与属性"。所有产品的质量属性和工艺参数均属于控制策略范畴。QbD 中的控制策略是通过考虑 CQA 和过程能力的关键性风险评估建立的。

6. **工艺验证**　在工艺验证期间，增强对制造工艺的理解和扩大的工艺设计空间会提供更大的制造灵活性。由于工艺设计空间"确保药品质量"，这些限制也应提供验证验收标准的依据。确定产品质量和工艺性能属性可接受可变性的限值也将作为工艺验证验收标准。一旦创建了工艺设计空间，工艺验证就成为一种实践，以证明如果在设计空间内操作，工艺交付的产品是质量可控的，同时用于建立设计空间的小型和 / 或中试系统可准确地模拟制造规模的生产过程。因此，在 QbD 范式中，留在流程设计空间内的未知制造偏差不应对验证工作造成影响。

7. **应用实例——QbD 理念在 PEG- 干扰素交联和纯化工艺优化中的应用**　本研究目的是使用甲氧基聚乙二醇与重组人干扰素 α-2b 原液进行交联反应并纯化获取 PEG 修饰产物。基于 QbD 理念，应为每一步工艺确定 CQA，确定参数的关键性及参数的具体操作范围，在此基础上为关键工艺参数确定操作空间。在 PEG 交联反应中，研究人员预先设定实验的 CQA 为单修饰产物的比例，定义 pH、投料比、反应时间为实验参数并规定了各自的水平范围，然后使用 DOE 法进行实验设计。使用方差分析确认各因素对结果影响的程度。将具有统计学意义（$P<0.05$）的因素定义为关键因素，使用回归分析关键因素和结果之间的关系并进行验证。在纯化工艺中，CQA 是单修饰产物的纯度，pH、洗脱液的电导率和载量是实验设计的工艺参数。经过对实验结果的统计分析预测出在选定的工艺参数范围内最优的色谱条件为 pH 5.0、载量 1g/L、洗脱电导率为 15ms/cm。选用最优条件进行工艺验证实验，结果表明与预测相符。

（**童　玥**）

第三节　中药及天然药物

科学合理的工艺是确保新药有效、安全及质量可控的关键。制备工艺研究是中药和天然药物新药研究过程的一个重要环节。在制备工艺研究过程中，应以中医药理论为指导，充分考虑候选药物的特性,在保障目标提取物和制剂质量的前提下,结合工业生产设备和条件,应用现代科学技术和方法进行提取纯化、剂型选择、工艺路线设计、工艺技术条件筛选和中试等系统研究,建立一套工艺过程相对简单、生产成本相对较低、能够实现工业化生产的稳定的工艺,使研制的新药达到安全、有效、可控和稳定。

新药的制备工艺分为实验室工艺优化、中试放大验证、工业化生产工艺完善等三个阶段。工业化生产工艺完善是在申报临床的过程中,或在批准临床试验后进行。根据企业工业化生产设备和生产条件,进行多批次生产实验,以主要成分含量结合指纹图谱,明确工业化生产过程中主要成分和质量传递情况以及主要影响因素,最终确定工业化生产工艺参数、质量控制关键环节和控制指标,并连续生产三批样品,供临床研究用。前两个阶段在临床前研究中完成,也是本节重点介绍内容。中药及天然药物制剂的制备工艺包括提取纯化和制剂成型两大部分,提取纯化包括原材料的前处理、提取、纯化、浓缩、干燥等,是中药制备工艺的特色,也是获取药效和安全稳定可控的制剂原料的关键步骤;而制剂成型工艺包括剂型选择、制剂处方研究、制剂成型工艺研究,是中药现代化的重要内容。通过制剂新技术和剂型的引入改善传统中药制剂的缺点,提高中药制剂的安全性、有效性和稳定性,创制出具有传统特色,而同时又与现代制药技术相匹配的中药新制剂。

一、提取纯化工艺

中药和天然药物的新药一般以中药材(饮片)为起始原料,除少数情况(如贵重、稀有药材)可直接使用药材粉末外,一般都需要经过提取纯化处理,获得提取物或组分作为制剂的原料。提取纯化就是根据临床用药和制剂要求,选择适宜的溶剂和方法富集有效物质,除去杂质的过程。科学合理的提取纯化工艺路线,首先能最大效率地将有效物质从药材(饮片)中提取出来,或者根据某一成分或某类成分的性质提取目标物,同时还需尽可能除去无效成分或影响制剂质量和安全的杂质。

经过提取纯化获得提取物,是中药和天然药物开展新药临床前研究的第一步,同时,提取物还是保健食品、化妆品及药品等健康产品的原料。我国提取物产业发展非常快,是国际上重要的植物提取物生产国,提取物也是我国出口份额最大的中草药产品。早期中药制剂中的提取物大多由药品生产企业根据生产需要自行制备,很少在市场流通,一般称为"浸膏"或"流浸膏"。1984 年《中华人民共和国药品管理法》颁布后,参照化学药品原料药的监管模式,加强了对药材提取物的监管,从植物、动物、矿物等材料中提取的有效成分或有效部位,需作为中药制剂的原料药与制剂分别按新药审批,并单独颁布提取物标准,实施批准文号管理。《中国药典》(2020 年版)收录的提取物有人参茎叶总皂苷、人参总皂苷、三七三醇皂苷、三七总皂苷、丹参总酚酸提取物、丹参酮提取物、茵陈提取物、山楂叶提取物、银杏叶提取物、黄芩提取物等。

在新药研究中,提取物的制备工艺已在前期候选药物发现和确认时进行了初步研究,因此对候选药物中有效成分的性质也有了基本了解和认识。在进行工艺研究时,需要结合工业化生产设备和条件,通过系统对前期的制备工艺进行优化获得最佳提取纯化方法和条件。提取纯化工艺包括对原料的前处理、提取、纯化、浓缩、干燥等,通过考察不同工艺条件下主要成分的提取率、转移率和指纹图谱的变化状况,选择合适的提取纯化方法,优化工艺参数,明确工艺过程中主要成分的转移和质量传递情况,掌握主要影响因素和关键的质量控制点,为进一步开展中试试验及生产工艺奠定基础。

(一) 药材的鉴定与前处理

根据前期对药材资源的评估和考察,选择合适产地的药材品种作为新药研究的原料。在投料前,药材首先必须经过植物学专家鉴定,明确品种是否正确、有没有法定标准、品种混乱与否等。同时,还需考察药材质量是否满足需要,尽量选用道地药材或公认产地的药材,质量标准应符合《中国药典》标准及新药研究建立的标准。

药材投料前的前处理,是指对药材进行净制、切制、炮炙、粉碎。药材的前处理要求,应根据新药对药性、药材质地、特性和不同提取方法的需要来决定。需炮制的药材应明确炮制目的、炮制方法及其依据。炮制方法与《中国药典》、省级中药材炮制规范不同的,应提供炮制方法的实验研究资料。

粉碎是中药提取前重要的前处理环节。通过粉碎,提高饮片的表面积,可促进药物的溶解与吸收,加速药材中有效成分的浸出,但是粉碎过细,使大量细胞破裂,水提取时易导致多糖类成分糊化。

(二) 提取纯化工艺的选择

1. **提取工艺的选择** 工业上中药提取方法主要包括浸渍法、渗漉法、煎煮法、回流提取法、水蒸气蒸馏法、超临界流体萃取法等。应根据所含成分的性质和前期候选药物研究情况,通过系统研究选择合适的提取工艺。

(1) 浸渍法:是指采用适当的溶剂浸渍药材以溶出其中有效成分的方法。本法适用于提取遇热不稳定的成分。

(2) 渗漉法:是指不断向药材中添加新的提取溶剂,使溶剂自上而下渗透过药材溶出其中有效成分的方法。本法适用于提取对热不稳定、易挥发或剧毒性的药材成分,也适用于提取有效成分含量较低或希望获得高浸出液浓度的药材原料。

(3) 煎煮法:是指向药材中加水后加热煎煮,将药材中的有效成分提取出来的方法。本法不适用于提取对热不稳定和易挥发性成分。

(4) 回流提取法:是指用乙醇等易挥发有机溶剂提取,提取液被加热,挥发性溶剂馏出后被冷凝,变为液体重新回流到浸出器中浸提中药,直至有效成分完全提取的方法。回流提取法不适用于对热不稳定的中药成分的提取。王敏杰等人以菝葜总皂苷转移率为评价指标,比较了加热回流、酶解、渗漉和超临界 CO_2 流体萃取法对菝葜药材提取效果,认为乙醇加热回流提取法所得转移率最高(86.48%),可作为菝葜总皂苷的提取方法。

(5) 水蒸气蒸馏法:是指将加热水产生的水蒸气通入已粉碎的药材中,其中的挥发性成分随水蒸气一并馏出,通过冷凝使该类成分和水分离的方法。本法适用于具有挥发性、难溶或不溶于水、能随水蒸气蒸馏而不被破坏的成分的提取。如果有效部位为挥发油或小分子生物碱类,以及某些小分子酚性物质,常采用水蒸气蒸馏法。例如,麻黄碱、槟榔碱、牡丹酚等,都可应用该方法提取。

(6) 超临界流体萃取法:是指利用超临界状态下的流体为萃取剂,从液体或固体中萃取药材中有效成分并进行分离的方法。适合于从混合物中提取出弱极性的组分,尤其适合对热极不稳定的化合物提取。该方法提取速度快、无须使用大量的有机溶剂,常用的超临界流体二氧化碳环保且安全性高。但对于极性强、分子量大的天然药物分子,必须选用适宜夹带剂或在更高的压力下萃取。苏子仁等人采用超临界流体萃取法,以乙醇为夹带剂,40℃、20MPa 条件下从丹参中提取得到有效成分丹参酮ⅡA 的含量很高的提取物,克服了乙醇回流提取工艺中丹参酮ⅡA 降解多的难题。

（7）罐组式动态逆流提取法：利用串联的多个动态提取罐机组，将提取溶剂按各罐内药料溶质的浓度逆向输入各罐，与药料作用一定时间并多次重复，使得罐内的溶质和溶剂在单位时间产生高浓度差，促进及加速提取。本方法不但提取效率高、成本低、溶剂浪费少，且应用范围较广，操作简便易行。

2. 纯化工艺的选择　中药粗提物中常含有多糖、蛋白质、鞣质、纤维素、淀粉等杂质，影响制剂成型和服药剂量等，常通过精制或纯化，除去杂质。纯化方法的选择应根据新药类别、剂型、给药途径、处方量及提取液的性质来决定。中药提取物常用的纯化方法有溶剂萃取法、水提醇沉法、醇提水沉法。其他的纯化方法有酸碱沉淀法、专属试剂沉淀法、吸附色谱法、离子交换色谱法、大孔树脂色谱法、结晶法、分馏法、盐析法、透析法等。

（1）溶剂萃取法：又称萃取法，是提取、浓缩、分离和纯化液相体系中低浓度物质的有效方法，由于其速度快、选择性好、分离效果好、回收率高、操作易于实现自动化和连续化等优点而广泛用于中药工业生产中。

（2）水提醇沉法：是指先以水为溶剂提取药材中有效成分，浓缩后再加不同浓度乙醇沉淀提取液中杂质的方法。在中药制剂生产中的应用较普遍，如甘草流浸膏、益母草流浸膏等就是采用该方法提取纯化的。

（3）醇提水沉法：是指先以适宜浓度乙醇提取药材中有效成分，浓缩后再用水去除提取液中杂质的方法。该法可沉淀亲脂性成分，如树脂、叶绿素等，适合于含黏液质、蛋白质、糖类等水溶性杂质较多的药材的提取。如高良姜中有效成分庚烷类和黄酮类物质易溶于乙醇、不溶于水，采用醇提水沉法，可使其有效成分含量达 50% 以上。

（4）酸碱沉淀法：是指利用酸碱成盐反应，调节溶液 pH，使中药或天然药物中某些呈酸性、碱性或两性的化合物的分子状态发生变化，溶解度降低而形成沉淀的方法。适用于酸性或碱性成分，以及内酯类成分的分离。如北豆根提取物就是采用酸提碱沉法纯化的。

（5）专属试剂沉淀法：根据有效成分或杂质的性质，加入某些试剂，使其能选择性地沉淀某类成分的方法。有效成分形成的沉淀必须是可逆的，例如，雷氏铵盐能沉淀季铵碱，用于分离水溶性生物碱；胆甾醇能沉淀甾体皂苷，用于分离甾体皂苷；明胶能沉淀鞣质，用于分离或去除鞣质。

（6）结晶法：利用溶剂对杂质和被提纯物溶解度不同，在过饱和溶液中，被提纯物会以晶体的形式析出，而杂质仍留在溶液中，从而达到纯化的目的。陈凌通利用结晶法纯化姜黄素粗品（78.6% 姜黄素，17.7% 去甲氧基姜黄素和 3.6% 双去甲氧基姜黄素），姜黄素一次结晶的收率可达 83.1%，纯度达到 93.5%。经过三次结晶纯度可达 99.8%。该方法较吸附色谱法操作简单、损耗较小、纯度更高，适合工业化生产。

（7）吸附色谱法：是指利用各成分在固定相和流动相之间的吸附 - 解吸附平衡不同，从而在两相间迁移速度不同而分离的方法。吸附剂的吸附作用主要通过氢键、络合作用、静电引力、范德华力而产生。依吸附剂种类的不同而适用于分离不同种类的化合物。如聚酰胺色谱对成分的吸附属于氢键吸附，吸附的强弱则取决于各种成分与之形成氢键缔合的能力，常用于纯化黄酮类、蒽醌类、鞣质类等成分。

（8）离子交换色谱法：是指离子交换树脂上可离解的离子与流动相携带的组分离子进行可逆交换，利用中药组分解离程度的差异及组分离子对树脂亲和力差异而达到分离的一种方法。主要适合离子性化合物的分离,如生物碱、有机酸、氨基酸、肽类、酚类和黄酮类成分。

(9) 大孔树脂吸附法:是指利用大孔树脂多孔结构和选择性吸附作用,从中药提取液中分离出有效成分的方法。常用于除去提取物中多糖和水溶性色素等杂质,富集有效成分。一般仅适用于单味药的提取与精制,不适用于复方制剂。目前已成功用于各类成分的分离,包括黄酮类、皂苷类、多酚类等。如陈幸苗等人以葛根总黄酮和葛根素为指标,考察了萃取法、盐析法、活性炭吸附法以及大孔树脂吸附法等四种方法对葛根总黄酮和葛根素的纯化工艺,发现大孔树脂吸附法效果最好,非极性大孔树脂更加有利于葛根总黄酮及葛根素的纯化,葛根总黄酮可达 90% 以上,葛根素纯度可达 50% 以上,能满足工业生产的要求。

(10) 分馏法:是指利用液体混合物中各组分沸点的差别,通过反复蒸馏来分离液体成分的方法。通常分为常压蒸馏、减压蒸馏、分子蒸馏。适合于提纯沸点相差不大(<30℃)的液体混合物。主要用于挥发油和一些液体生物碱的分离,如樟科植物樟木的枝、干、根、叶用水蒸气蒸馏得到挥发油后,再用分馏法可提取得到天然樟脑。

(11) 盐析法:是指一定浓度无机盐可使中药水提液中有效成分如生物碱、苷类或挥发油等在水中溶解度降低而析出沉淀,如从三颗针中分离小檗碱粗品等。还可用于蛋白质的分离纯化,高浓度盐能破坏蛋白质表面的水化膜,纯化蛋白质且不使其变性,因而可利用盐析法来沉淀分离各种蛋白质。

(12) 透析法:是指将待透析样品装入透析袋(半透膜)内,利用半透膜只允许小于其截留分子量的小分子通过,大分子物质不能透过半透膜的性质,不断更换透析液,使不同大小的分子得以分开的方法,多用于大分子物质(如蛋白质、多肽、多糖等)的纯化和中药注射剂中大分子杂质的去除。

3. 浓缩与干燥工艺的选择　中药提取液的浓缩过程是影响药物成型的一个重要环节,直接影响到药物制剂的质量和后续工艺的正常进行。因此,必须根据中药提取液的性质,优化浓缩工艺、选择合适的浓缩设备,达到增产、节能和降耗的目标。干燥技术在中药生产中的应用非常广泛,几乎所有的中药固体制剂都需要经过干燥,制成一定的剂型。现将目前常用的浓缩及干燥工艺简单介绍如下。

(1) 常压浓缩:是指在一个大气压下进行蒸发浓缩的方法,适用于有效成分耐热的水提液的浓缩。通常采用敞口倾斜式夹层锅进行常压蒸发浓缩,操作简便,但是存在蒸发效率低、温度高、时间长,浓缩物易受污染,环境潮湿等问题。

(2) 减压浓缩:是指在减压条件下进行蒸发浓缩的方法,适用于对热不稳定成分的浓缩。该方法通常采用密闭蒸发器,在减压下操作,可使溶剂在低于沸点温度下蒸发。减压蒸发的温度一般控制在40~60℃,具有避免热敏成分的破坏,蒸发速度快,可对有机溶剂进行蒸发回收等优点。

(3) 减压干燥:是指在密闭的容器中抽去空气减压而进行干燥的方法,又称为真空干燥。减压干燥温度低,干燥速度快,减少了物料与空气的接触机会,避免污染或氧化变质。因此,减压干燥适用于热敏性物料,或高温下易氧化成分,在中药固体制剂的原料制备中广泛应用。

(4) 喷雾干燥:是指将液态物料浓缩至适宜的密度后,使雾化成细小雾滴,与一定流速的热气流进行热交换,使水分迅速蒸发,物料干燥成粉末状或颗粒状的方法。喷雾干燥的热交换面积大,传热传质迅速,能够达到瞬间干燥,同时在干燥过程中雾滴温度一般在 50℃左右,因此特别适用于热敏性物料,获得的产品能保持原来的色香味品质,微生物污染少。此外,干燥后的成品多为松脆的颗粒或粉粒,溶解性能好,对改善某些制剂的溶出速度具有良好的作用。

(5) 冷冻干燥:是指将被干燥液体物料冷冻成固体,利用冰在低温下的升华性质,使物料低温脱水达到干燥目的的操作。适用于血浆、血清、抗生素等极不耐热的药物的干燥,近年在中药提取物尤其是粉针剂的干燥取得很好效果。常将无菌药液分装于无菌瓶中,冷冻成冰,然后在减压下使冰升华,制成无菌冻干粉制剂。

(三) 工艺路线及参数优化

前处理、提取及纯化过程中,药材(饮片)粉碎度、提取温度、提取时间、溶剂及用量等,每一环节都可能影响中药有效成分的溶出率。因此,中药的提取纯化工艺必须经过系统的研究,针对每一关键步骤进行优化,确定最佳参数。鉴于中药复方物质基础多样性的特点,工艺设计应根据处方的功用和主治,针对每味中药在方剂中君、臣、佐、使的配伍特点,分析药物有效成分和药理作用及其临床适应证,采用科学、客观、可量化比较的实验方法与评价指标,筛选和确定提取纯化工艺及条件,明确工艺流程中的关键步骤和参数。

1. 前处理工艺优化 饮片的粉碎加工粒度大小应根据提取方法及生产需求通过实验优化确定。对质地坚硬、不易切制的药材,一般应粉碎后提取;一些贵重药材常粉碎成细粉直接入药,以避免损失;另有一些药材粉碎成细粉后参与制剂成型,兼具赋形剂的作用。经粉碎的药材应明确粉碎粒度及依据,并关注出粉率。含挥发性成分的药材应注意粉碎温度;含糖或胶质较多且质地柔软的药材应注意粉碎方法;毒性药材应单独粉碎。制法中如有药材是粉碎后直接入药的,应明确粉碎部分药材的用量。

中药提取前常需要浸泡,因此工艺应该明确浸泡溶媒(包括溶媒浓度)、浸泡时间和温度等。

2. 提取与纯化工艺优化 中药所含成分包括有效成分、辅助成分和无效成分,在拟定合理的提取纯化工艺路线时,应根据临床疗效的需要,候选药物中有效物质的理化性质、拟制备的剂型,结合生产设备条件、经济技术的合理性等进行选定,最大程度保留有效成分和辅助成分,同时尽量减少无效成分甚至有害物质,并减少药物服用量,增加制剂的稳定性,提高临床疗效。下面将从影响因素、评价指标和试验设计方法等方面阐述提取纯化工艺的优化过程。

(1) 影响因素:不同的提取纯化方法影响提取效率的因素不同,在研究过程中应首先分析所选方法可能影响提取纯化效率的因素,再对这些影响因素进行系统考察,优化获得合适的工艺条件和参数,以确保工艺的可重复性和药物质量的稳定性。如煎煮或回流提取法,影响因素包括提取溶媒(包括溶媒浓度)、溶媒用量、提取次数、提取时间等;渗漉提取法影响因素有渗漉溶媒(包括溶媒浓度)、溶媒用量、渗漉速度及渗漉液收集量等;水提醇沉工艺中原液浓度、加醇量及最终含醇浓度、静置时间及温度等;柱分离纯化工艺中分离介质种类和用量、柱径高比、上样量、洗脱溶媒、溶媒用量、洗脱速度等均可能影响纯化效率。

(2) 评价指标:考察提取效率常用指标有出膏率、指标成分含量、多指标综合评价、指纹图谱、药效学指标和化学成分综合指标等,其中出膏率和指标成分含量最为常用。出膏率常用于复方制剂的纯化工艺研究中,如对剂型的选择、服用量、包装规格的确定等。但需要注意的是,出膏率的高低往往不代表提取效果的优劣,因此,提取工艺优化时,不宜单用出膏率作为评价指标。如熟地黄、山药等含多糖、淀粉、黏液质较多的药材,随着加水量和煎煮时间增加,出膏率增加,而其有效成分含量并未增加太多。指标成分含量作为评价指标,具有评价效果明确、方法成熟、成分转移率清楚等优点,能对提取纯化工艺进行很好的监控。通常,工艺研究选择的指标成分应与质量标准中含量测定成分保持一致,同时指标成分的选择应具有代表性。如有效成分明确的新药,应以有效成分含量作为工艺的评价指标。实际工作中常采用出膏率和指标成分含量共同作为指标对工艺进行评价。

在中药复方制剂的提取工艺优化时,多指标综合评价更具优势。如朱会等人采用正交设计,以出膏率、总生物碱及吴茱萸碱、吴茱萸次碱、阿魏酸的含量等多指标综合评价,优选出吴茱萸、当归等最稳定可行的提取工艺。除此之外,近年来指纹图谱也被广泛用于中药提取工艺优化,如王春梅等人以指纹图谱相似度与茵陈的提取效率为评价指标,确定了茵陈的最佳提取工艺条件。对于药效较明确的中药,药效学指标或者药效学和化学成分综合指标也不失为较好的中药复方评价指标,如冯果等人采用正交设计法和药效学实验相结合,以 6- 姜酚和止呕效果作为评价指标,对复方止呕颗粒最佳提取工艺条件进行了优选。

(3) 试验设计方法:包括单因素平行试验优选法和多因素设计优选法。多因素设计优选法常用的有正交设计法、均匀设计法、星点设计 - 效应面法等。以下就中药提取工艺常用的试验设计方法进行简要介绍。

1) 单因素平行试验优选法:又称全面试验法,该方法只设有一个变量因素,其余条件不变,分别逐一考察各影响因素对实验结果的影响。如采用水蒸气蒸馏法提取香附挥发油,影响出油量的因素包括药材的粉碎程度、提取时间和加水量等因素,可采取先固定提取时间和加水量,考察粉碎度,在粉碎度确定的前提下,再分别考察提取时间和加水量。这种方法验证的次数比较多,实验次数 $n = rq^s$ 次(s 为因素个数,q 为水平数,r 为实验重复次数)。如有 3 个因素,每个因素有 4 个水平,其试验次数最少为 $4^3 = 64$,如此多的试验次数,需要消耗大量的人力、物力、财力及时间。当然,这种实验方法设计全面,数据可靠,结果可比性强,能分析出实验的内在规律,当因素水平较少时常采用此法。

在进行中药新药工艺研究时,鉴于所涉及的影响因素较多,且每个因素多个水平,实际工作中常首先采用单因素平行试验优选法,在其他条件不变的情况下考察某一因素对出膏率、指标成分含量和产品纯度的影响,通过设立不同的考察因素平行进行多个试验优化条件,为进一步开展多因素水平考察提供因素和水平选择的依据。

2) 正交试验设计法:在中药提取纯化工艺研究中,正交试验设计方法应用最多。常常在单因素考察基础上,找到各因素的主次地位和交互作用,以及各因素对试验观察指标的影响,确定诸因素各水平的最佳组合设计方法,选用合适的正交表,进行正交试验。对试验结果进行统计学处理,包括极差分析和方差分析等,最后找到最佳的工艺条件和参数,使中药中有效组分能够充分地提取出来。如张星海等人以正交试验设计法优选菊花提取工艺,以菊花指纹图谱中绿原酸等 8 个主要共有峰的峰面积和浸出物含量作为指标进行综合评价,考察乙醇浓度、乙醇倍数、提取时间、提取次数 4 个因素,每个因素考察 3 个水平,采用 $L_9(3^4)$ 安排试验,最终优选出菊花的最佳提取工艺,工艺结果可靠,评价指标可控。

整齐可比是正交试验最突出的特点,通过分析结果,可以明确试验中各因素影响程度的大小和优选各因素的最佳水平。但值得注意的是,进行正交试验设计和分析得到优化条件后,必须要针对优化得到的条件进行验证,通过验证来证明优化条件的真实可靠性,以真实数据证明结论的正确性。

3) 均匀设计法:均匀设计试验次数等于最大水平数,而不是试验因子数平方的关系,试验的次数仅与需要考察的 X 个数有关,因此特别适用于多因素多水平的试验。在药味数量越多的中药复方研究中优势显得越明显,可大大降低试验次数,缩短试验研究周期,减少试验成本。如汪露露等人以复方虎杖方为模型药物,以 4 个主成分的综合得分为评价指标,采用 $U_9(9^3 \times 3^1)$ 均匀设计法考察提取次数、乙醇用量、乙醇体积分数和提取时间对提取效果的影响,建立回归模型,确定了最佳工艺参数。

4) 星点设计 - 效应面法:效应面法是集数学和统计学方法于一体,通过描绘效应对考察因素的效应面,选择最佳效应区,从而回推出自变量取值范围即最佳实验条件的优化。采用的试验设计是星点设计。星点设计 - 效应面法可以解决均匀设计和正交试验设计精度的不足,操作简单,能更好地保证试验准确度,并分析各因素之间的相互作用,同时试验次数也较少,在中药复方提取工艺研究领域具有较好的推广应用价值。林小玲等人以乙醇体积分数、乙醇用量和渗漉速度为考察因素,以姜黄素提取率和干膏得率为考察指标,采用星点设计 - 效应面法,建立最佳数学模型,较准确地优选出参芪消岩颗粒的乙醇渗漉提取工艺条件。

上述所有的试验设计方法本质上都是在试验的范围内挑选具有代表性的方法。因此,中药提取纯化工艺优化时应选择恰当的试验方法,在影响因素较少时,可采用单因素、多水平的对比研究。但在绝大多数情况下,影响因素不是单一的,对多因素、多水平同时进行考察,常采用正交试验方法、均匀设计法、星点设计 - 效应面法等方法,简化试验,以最少的人力物力优选出最佳工艺条件,但不可过分追求少的试验次数。

3. 浓缩与干燥工艺优化　浓缩与干燥应根据物料的性质、制剂成型工艺及影响浓缩、干燥效果的因素,优选方法与条件,使达到一定的相对密度或含水量,并应以浓缩、干燥物的收率及指标成分含量,评价浓缩和干燥工艺的合理性与可行性。

中药成分复杂,所含药物性质不同,所选浓缩方法亦不同。浓缩时的药液温度和受热时间的长短对药效均有影响,因此浓缩方法和设备的选择十分重要,选用时应结合生产过程的浓缩目的、技术要求和物料的理化性质综合考虑。在中药提取液的浓缩过程中,药液要经受较长时间加热,提取液的浓度、密度、黏性、发泡性、热敏性将直接影响到浓缩过程。如何避免或减少浓缩过程中的成分损失,是中药浓缩的关键问题。

浓缩的效率常以蒸发器的生产强度来表示,即单位时间、单位传热面积上所蒸发的溶剂或水量。首先应分析可能影响浓缩效率的因素,然后通过针对性的试验对相关因素进行考察。影响浓缩效率的因素有加热蒸汽的饱和温度与溶液沸点之差、蒸发器传热系数、二次蒸汽的汽化热、蒸发器的传热面积等。如可通过提高加热蒸汽压、减压蒸发降低浓缩液的沸点及控制适宜的液层深度等方法解决加热蒸汽的饱和温度与溶液沸点之差的影响;通过清除加热管的污垢层、提高管内传热膜系数及改进蒸发器结构促进加快液体流动等方法,解决蒸发器传热系数的影响;通过低温低压浓缩等方法解决二次蒸汽的汽化热的影响;通过增大表面积及加强搅拌等方法可解决蒸发器传热面积的影响。

中药浸膏的干燥工艺是制剂生产中不可缺少的一道重要工序,干燥工艺的优劣将直接影响产品的性能、质量、外观和成本。由于被干燥物料的形状各异、性质不同,对于干燥产品的要求也各有差异。不同的干燥工艺具有不同的特点,可影响药物的药剂学性质、制剂质量、制剂稳定性及临床用药量的准确性等,进而影响用药安全性。干燥工艺研究时,需要针对不同干燥方法,确定影响因素后,逐步试验,筛选出最优方案。下面将对中药干燥工艺中常用的真空干燥、喷雾干燥及冷冻干燥影响因素分别介绍。

影响真空干燥的主要因素有:浸膏初始含水量、干燥温度、真空度等。在实际生产中,常用真空带式干燥方法对样品进行干燥,其影响因素包括了加热系统温度(分3个加热区)、传送带速度、进料速度、浸膏初始含水率、真空度、浸膏进料温度和冷却段温度等。如刘雪松等人以三七浸膏干燥产品含水率及指标成分收率为考察指标,通过正交试验发现影响三七浸膏真空带式干燥效果最大的因素为履带速度。

影响喷雾干燥的主要因素有:清膏相对密度、进风温度、出风温度、热风量、进料流量、助干剂等。如李奉勤等人通过正交试验设计,以喷雾粉的水分和芍药苷的含量为考察指标,考察了喷雾干燥的主要因素,确定了冠心胶囊喷雾干燥对浸膏比重、进风温度、出口温度的最佳工艺参数。

影响冷冻干燥的主要因素有:清膏密度、预冻速率、预冻最低温度、预冻时间、降温方式、真空度、解析干燥最高温度等。如程建明等人以产品的外观、溶化时间、含水量为指标,考察了冷冻干燥的主要因素,确定了苦芩粉针剂预冻方法、冻干添加剂及其用量、升华温度、解析干燥时间的最佳工艺参数。

二、制剂成型工艺

中药和天然药物制剂研究是指将原料通过制剂技术制成适宜剂型的过程。中药制剂的成型是确保制剂"高效、速效、长效""剂量小、毒性小、副作用小"和"生产、运输、贮藏、携带、使用方便"的重要步骤。制剂研究中应根据临床用药需求、处方组成及剂型特点,结合提取、纯化等工艺以及生产实际,进行成型工艺研究,以明确具体工艺参数,做到工艺合理、可行、稳定、可控,以保证药品的安全、有效和质量稳定。由于中药和天然药物成分种类繁多、性质差异大、作用多样,剂型种类、成型工艺方法与技术繁多。随着现代制剂技术迅速发展,新方法与技术不断涌现,为中药和天然药物制剂提供了新技术、新工艺、新辅料。

下面将从剂型选择、制剂处方研究、制剂成型工艺研究等介绍中药和天然药物制剂研究过程。

(一) 剂型选择

剂型是药物使用的必备形式。药物只有制成适宜的剂型,采用一定的给药途径接触或导入机体才能发挥疗效。剂型的不同,可能导致药物作用效果不同,从而关系到药物的临床疗效及不良反应。除传统的膏、丹、丸、散外,片剂、胶囊剂、口服液、注射剂、滴丸、巴布剂、气雾剂等剂型在中药和天然药物制剂中应用很广泛。近年新型制剂如缓释和控释制剂、靶向制剂等也不断应用到中药和天然药物制剂中。制剂研究时应充分考虑各种剂型的特点,尊重传统组方,以临床需要、用药对象、药物性质、处方剂量、药物安全性等为依据,通过文献研究和预试验,科学客观地选择合适的剂型。尽可能选择新剂型,达到疗效高、剂量小、毒副作用小,贮存、运输、携带和使用方便的等目的,但若中药复方药效物质基础尚不明确,或提取的有效成分纯度不高,不要盲目选择新剂型。

1. **临床需要及用药对象**　充分考虑临床病症需要、用药对象的顺应性和生理情况等,根据不同剂型的特点选择合适的剂型。不同的给药剂型,起效时间快慢不同,起效时间通常是静脉注射 > 吸入给药 > 肌内注射 > 皮下注射 > 直肠或舌下给药 > 口服液体制剂 > 口服固体制剂 > 皮肤给药,应根据病情轻重缓急选择。而对儿童用药来说,尽量做到色美、味香、量宜、效高,并实现多途径给药,可考虑口服液、微型颗粒剂、滴鼻剂、注射剂等剂型。

2. **药物性质及处方剂量**　中药各成分溶解性、稳定性,以及在体内的吸收、分布、代谢、排泄过程各不相同,应根据药物的性质选择适宜的剂型。选择剂型时应考虑处方量、半成品量及性质、临床用药剂量,以及不同剂型的载药量。如三七、丹参主要用于预防和治疗冠心病和心绞痛,其临床用药适于制成速效剂型,陈中文等人将三七丹参颗粒制成田丹滴丸,不仅可以速效高效,提高疗效,而且减少了服用量。

3. 药物的安全性   在选择剂型时需充分考虑药物安全性。应在比较剂型因素产生疗效增益的同时,关注可能产生的安全隐患(包括毒性和副作用),并考虑以往用药经验和研究结果。宋洪涛等人制备的雷公藤胃漂浮缓释片可延长在胃内的滞留时间,减少服用次数,提高其在胃及小肠上段的吸收和生物利用度,从而达到减毒增效的目的。

在选择剂型和设计制剂处方前,应充分认识药物的基本性质、剂型特点以及制剂要求,注意借鉴新理论、新方法和新技术,进行新剂型的开发。在选择注射剂剂型时,应特别关注其安全性、有效性、质量可控性以及临床需要,并提供充分的选择依据。而对已有国家药品标准品种的剂型改变,应在原剂型全面、综合评价的基础上有针对性地进行,并充分考虑改变剂型的必要性。

(二)制剂处方研究

制剂处方研究是指根据原料性质、剂型特点、临床用药要求等,筛选适宜的辅料,确定制剂处方的过程。制剂处方研究是制剂研究的重要内容,包括制剂处方前研究、辅料的选择及处方筛选。

1. 制剂处方前研究   制剂处方前研究是制剂成型研究的基础,其目的是保证药物的稳定、有效,并使制剂处方和制剂工艺满足工业化生产的要求。一般在制剂处方确定之前,应针对不同药物剂型的特点及其制剂要求,进行制剂处方前研究。

制剂原料的性质对制剂工艺、辅料、设备的选择有较大的影响,在很大程度上决定了制剂成型的难易。在中药和天然药物制剂处方前研究中,应了解制剂原料的性质。例如,用于制备固体制剂的原料,应主要了解其溶解性、吸湿性、流动性、稳定性、可压性、堆密度等内容;用于制备口服液体制剂的原料,应主要了解其溶解性、酸碱性、稳定性以及嗅、味等内容,并提供文献或实验研究资料。以有效成分或有效部位为制剂原料的,应加强其与辅料的相互作用的研究,必要时还应了解其生物学性质。

2. 辅料的选择   辅料除具有赋予制剂成型的作用外,还可能改变药物的理化性质,调控药物在体内的释放过程,影响甚至改变药物的临床疗效、安全性和稳定性等。新辅料的应用,为改进和提高制剂质量,以及研究和开发新剂型、新制剂提供了基础。在制剂成型工艺的研究中,应重视辅料的选择和新辅料的应用。

辅料选择一般应考虑以下原则:所用辅料应符合药用要求;满足制剂成型、稳定、作用特点的要求;不与药物发生不良相互作用,避免影响药品的检测。考虑到中药、天然药物的特点,减少服用量,提高用药对象的顺应性,应注意辅料的用量,制剂处方应能在尽可能少的辅料用量下获得良好的制剂成型性。

3. 制剂处方筛选   制剂处方一般是指原料加辅料做成一定的制剂规格的处方比例,要求明确制成总量为 1 000 个制剂单位的原料、辅料及其用量。制剂处方筛选研究,可根据药物、辅料的性质,结合剂型特点,采用科学、合理的试验方法和合理的评价指标进行。制剂处方筛选研究应考虑以下因素:临床用药的要求、制剂原辅料性质、剂型特点等。通过处方筛选研究,初步确定制剂处方组成,明确所用辅料的种类、型号、规格、用量等。

在制剂处方筛选研究过程中,为减少研究中的盲目性,提高工作效率,获得预期的效果,可在预实验的基础上,应用各种数理方法安排试验。如采用单因素比较法,正交设计、均匀设计或其他适宜的方法。

(三) 制剂成型工艺研究

制剂成型工艺研究是指按照制剂处方的研究内容,将制剂原料与辅料进行加工处理,制成一定的剂型并形成最终产品的过程。一般应根据制剂原料特性,通过实验选用先进的成型工艺路线。处理好与制剂处方设计间的关系,采用客观、合理的评价指标进行筛选,确定适宜的辅料、工艺和设备,筛选各工序合理的物料加工方法与方式,应用相应的先进成型设备,选用适宜的成品内包装材料等。通过制剂成型研究可进一步改进和完善处方设计,最终确定制剂处方、生产工艺和设备。下面将对中药和天然药物制剂研究中的研究内容、评价指标及制剂新技术分别进行介绍。

1. 研究内容

(1) 中间体的特殊处理:一些制剂中间体由于性质特殊,需采取适当工艺技术处理,才能配制成合格稳定的制剂。如挥发油配入口服液时,须考虑采用表面活性剂使其均匀稳定地分散在水中。

(2) 配制程序和方法:制剂处方已明确规定各中间体及辅料的品种、规格及用量。但将它们制成剂型时,若配制程序和方法不当也可能导致有效物质流失。

(3) 成型工艺条件筛选:根据所选剂型和中间体性质,对相关工艺条件进行优化。如片剂压片时需考察环境温度与湿度、压片机压力、颗粒流动性及含水量等成型工艺条件。

2. 评价指标 制剂处方设计、辅料筛选、成型技术、制剂设备等的优选应根据不同药物及其剂型的具体情况,选择合适的评价指标,以进行制剂性能与稳定性评价。

评价指标必须客观、可量化。量化的评价指标对处方设计、筛选、制剂生产具有重要意义。例如,颗粒的流动性、与辅料混合后的物性变化、物料的可压性、吸湿性等可作为片剂成型工艺的考察指标的主要内容。对于口服固体制剂,有时还需进行溶出度的考察。

3. 制剂成型新技术 制剂成型均需在一定的制剂技术和设备条件下才能实现。在制剂研究过程中,特定的制剂技术和设备往往可能对成型工艺,以及所使用辅料的种类、用量产生很大影响,应正确选用。固定所用设备及其工艺参数,以减少批间质量差异,保证药品的安全、有效,及其质量的稳定。先进的制剂成型技术,可使药物向着高效、长效和剂量小、毒性低、副作用少的方向发展,是提高中药和天然药物制剂水平和产品质量的重要保证。应用到中药和天然药物制剂中的新技术包括固体分散技术、包合技术、微型包囊技术、纳米囊性胶囊、乳化技术、缓释及控释技术、脂质体制备技术、纳米技术等。

总之,制剂成型工艺研究时一般需考虑成型工艺路线以及合适的制备技术,制剂成型工艺包括制备流程及各工序技术条件等。应注意实验室条件与中试和生产的衔接,考虑大生产制剂设备的可行性、适应性。对单元操作或关键工艺,应进行考察,以保证质量的稳定。对于含有有毒药物以及用量小而活性强的药物,应特别注意其均匀性。

三、中试研究

中试研究,也称中试放大试验,是一种小型生产模拟和放大实验,使用与生产基本相符的设备和工艺路线在中试工厂(或车间)开展的多批次小批量生产试验。中药和天然药物新药研究时,在实验室初步建立提取纯化及制剂生产工艺参数后,需要在符合条件的中试车间采用与生产基本相符的条件进行工艺放大,开展多批中试生产,验证和调整工艺参数。由于中试生产所用的设备和生产条件与实验室完全不同,其工艺参数必然会发生明显的变化,应根据中试生产的设备和条件,以前期建立的工艺评价指标,对工艺参数进行调整,进一步明确生产过程中主要成分和质量传递规律以及主要影响因素,建立生产工艺。

(一) 中试研究的目的和意义

中试研究是实验室研究和工业生产之间的桥梁,是小试到工业化生产必不可少的环节。中药新药研发过程中试研究直接关系到药品的安全、有效和质量可控。通过中试研究,可发现工艺可行性、劳动保护、环保、生产成本等方面存在的问题,以减少药品研发的风险。

通过中试研究,首先可验证和完善实验室工艺路线和条件,并解决实验室阶段所不能解决或反映出来的实际问题,制定出制剂初步的生产工艺操作流程;同时,中试采用的生产设备与大生产基本一致,得到与大生产有关的数据,可为工业化生产提供设计和选择依据,保证工艺达到生产稳定性和可操作性;根据中试的样品对实验室初步制定的质量标准进行修订,所制订的质量标准才能满足工业生产的要求;为保证稳定性考察、药理毒理和临床研究结果的可靠,所用样品都应经中试研究确定的工艺制备而成,并连续生产三批样品,供药效学、毒理学和质量标准研究。

(二) 中试研究规模与批次

中试就是小型生产模拟试验,在一定规模装置设备下验证各步骤条件。一般情况下,中药中试研究的投料量为制剂处方量(以制成 1 000 个制剂单位计算)的 10 倍以上。装量大于或等于 100ml 的液体制剂应适当扩大中试规模;以有效成分、有效部位为原料或以全生药粉入药的制剂,可适当降低中试研究的投料量,但均要达到中试研究的目的。

中试研究一般需经过多批次试验,以达到工艺稳定的目的。1990 年卫生部药政局发布的《中药新药研究指南》要求:"对确定工艺后,应有三批以上的中试结果,从其各项质量指标上来反映其工艺的稳定性和成熟程度"。2004 年国家食品药品监督管理局发布的《中药、天然药物中试研究的技术指导原则》明确指出:"对申报临床研究时,应提供至少 1 批稳定的中试研究数据,包括批号、投料量、半成品量、辅料量、成品量、成品率等。半成品率、成品率应相对稳定"。

(三) 中试研究的内容

由于药品剂型不同,所用生产工艺、设备、生产车间条件、辅料、包装等有很大差异,因此在中试研究中要结合剂型,特别要考虑如何适应生产的特点来开展研究。

1. **修订完善工艺及参数**　中试研究应以小试结果为基础,对实验室研究阶段制定的工艺路线进行验证。首先应根据生产设备特点,针对不同剂型、不同工艺,选择合适的评价指标,有针对性地对各关键工艺参数进行考察,判断工艺参数的改变可能对质量的影响,修订和完善工艺流程及参数,满足工业化生产需求。

2. **修订质量标准**　在质量标准研究中,通常用实验室制备样品进行初步研究,确定检测指标及研究方法,最终需要根据中试样品的检测结果对质量标准进行修订。中试研究过程中对原料、辅料、中间体和成品均需要进行质量控制。考察各关键工序的工艺参数及相关的检测数据,尤其应重视建立中间体的内控质量标准。投料量、半成品率、成品率是衡量中试研究可行性、稳定性的重要指标。有含量测定指标的药材,可根据所用药材量及中试样品含量测定数据,计算转移率,研究质量传递规律及影响因素,为制定生产工艺路线和参数提供依据。中试生产的样品必须符合质量标准的要求,提供质量检测数据,包括按制剂通则要求检查项目、微生物限度检查及含量测定结果等。

3. **场地**　根据《药品注册管理办法》,中试生产的场地应符合以下要求:临床研究用药物,应当在符合《药品生产质量管理规范》条件的车间制备,制备过程应当严格执行《药品生产质量管理规范》的要求;申报生产时,应当在取得《药品生产质量管理规范》认证证书的车间生产;新开办的药品生产企业,药品生产企业新建药品生产车间或者新增生产剂型的,其样品生产过程应当符合《药品生产质量管理规范》的要求。

4. **设备**　实验室用设备和中试生产设备的原理可能不同,但中试生产和大生产设备的原理应一致,通过中试研究,为大生产的设备选型提供依据。如挥发油的提取和包合设备实验室和中试不同,在中试研究中,一定要结合工艺特点,根据实际生产条件,考虑设备材质和型号,选择与生产设备的技术参数基本相符的设备。

5. **成本核算**　实验室工艺研究时一般未考虑原材料、设备、工艺等涉及的生产成本,但中试研究中需要根据原材料、动力消耗和工时等进行技术经济指标的初步核算,以判断该产品可被市场接受的程度,预测其市场前景。

6. **安全生产与"三废"防治措施的研究**　中试研究时要对放大程序进行风险评估,为进行合理的放大程序提供保障,并对放大过程中可能出现的安全问题提出合理的预防措施和解决手段。对于"三废"问题的处理及防治措施,要本着"减量化、资源化和无害化"的原则,最大限度地从源头上减少废渣产生和排放,对可利用物料和资源尽可能回收综合利用,对无法综合利用的废渣进行无害化处理。

实例:李兆翌等人对复方楂金颗粒的中试试验研究

1. **中试研究投料量优化**　复方楂金颗粒中试规模为制剂处方量的10倍以上。根据小试颗粒得率结果,制备处方量1kg颗粒,需要药材4kg以上,考虑中试工艺过程中的损失,以小试工艺药材量的15倍确定中试工艺的药材投料量,即60kg,其中生山楂14.4kg,郁金7.2kg,泽泻7.2kg,海藻9.6kg,浙贝母7.2kg,桃仁4.8kg,水飞蓟9.6kg。

2. **中试试验研究修订制剂成型工艺条件**　成型工艺中试研究时,对制剂成型工艺关键参数(辅料比例、乙醇浓度及用量)进行了修订和完善,确定中试工艺的辅料比例不变,但调整了乙醇浓度及用量,调整后以85%乙醇为润湿剂制软材,乙醇的用量为处方总量的60%~75%。

3. **成本核算修订中试工艺条件**　根据成本核算,对复方楂金颗粒的中试工艺中药材提取加水量及提取时间进行适当调整,最终确定提取工艺中一煎(7.5倍量水450L、煎煮40分钟),二煎(5倍量水300L、煎煮40分钟)的条件。

(张　涛　邹忠梅)

本 章 小 结

工艺研究是设计和研究安全、高效、经济的药物制备方法的一门科学,也是研究工艺原理和工业生产过程,制订生产工艺规程,实现药物生产过程最优化的一门科学。

化学制药工艺的研究涉及药物合成工艺路线的设计、选择以及路线的评价标准,合成小试研究主要针对影响化学反应的主要因素进行了细致研究,化学药的中试放大研究需要考虑更多复杂的因素,除了需要进一步优化反应条件外,还需要考虑很多的物理因素和参数的影响,以减少副反应的发生,获得最优的反应收率。手性药物的合成则需要用到独特的不对称合成技术。

生物药的工艺研究首先涉及原液生产工艺(如发酵、纯化以及病毒去除和/或灭活等);其次是处方研究和制剂工艺、生物药中试放大工艺研究。质量源于设计的理念在生物制药工艺中的应用非常广泛。

中药及天然药物制剂的制备工艺包括提取纯化和制剂成型两大部分,提取纯化(包括原材料的前处理、提取、纯化、浓缩、干燥等)是中药的特色,是获取有效、安全、稳定和可控的制剂原料的关键步骤;相应新药的制备工艺也分为实验室工艺优化、中试放大验证、工业化生产工艺完善等三个阶段。

不同类型的药物及其制剂的制备工艺特点、基本原理,以及不同工艺研究阶段的研究内容都各有其特点。本章仅仅总结了以药物制备过程中的核心技术和具有一定普适性的规律。

思考题

1. 评价合成工艺路线的标准有哪些?
2. 制药工艺研究的三个阶段是什么? 各有什么特点?
3. 影响化学反应的主要因素主要有哪些?
4. 溶剂选择对工艺成本、安全性及环境的影响是什么?
5. 化学催化法和生物催化法各有什么优缺点?
6. 获得手性药物的途径有哪些? 动力学拆分和动态动力学拆分方法有什么区别?
7. 中试放大的研究内容和任务有哪些?
8. 如何增加发酵表达量?
9. 理想的纯化工艺应该符合哪些要求? 在进行工艺放大时应关注哪些参数?
10. 如何防止冻干损伤?
11. QbD 原则如何指导生物制药工艺的开发?
12. 举例说明中药提取纯化常用的方法。
13. 举例说明中药提取纯化常见优化方法。
14. 试述超临界流体萃取法在中药和天然药物新药研究中的主要应用。

参考文献

[1] 赵临襄. 化学制药工艺学. 5 版. 北京:中国医药科技出版社,2019.
[2] 元英进. 制药工艺学. 2 版. 北京:化学工业出版社,2017.
[3] 霍清. 制药工艺学. 2 版. 北京:化学工业出版社,2016.
[4] 白东鲁,陈凯先. 高等药物化学. 北京:化学工业出版社,2011.
[5] 林国强,李月明,陈耀全,等. 手性合成——不对称反应及其应用. 4 版. 北京:科学出版社,2010.
[6] ANDERSON N G. Practical process research and development:A guide for organic chemists. 2nd ed. Utah:Academic Press,2012.
[7] 国家药品监督管理局药品审评中心. 法规与规章查询. [2021-10-13]. http://www.cde.org.cn/policy.do?method=policy_index.
[8] POLLOCK J,HO S V,FARID S S. Fed-batch and perfusion culture processes:Economic,environmental,and operational

feasibility under uncertainty. Biotechnol Bioeng,2013,110(1):206-19.

[9] SANTARELLI X,CABANNE C. Mixed mode chromatography:A novel way toward new selectivity. Curr Protein Pept Sci,2019,20(1):14-21.

[10] POLITIS S N,COLOMBO P,COLOMBO G,et al. Design of experiments(DoE)in pharmaceutical development. Drug Dev Ind Pharm,2017,43(6):889-901.

[11] DANGI A K,SINHA R,DWIVEDI S,et al. Cell line techniques and gene editing tools for antibody production:A review. Front Pharmacol,2018,9:630.

[12] SHIRE S J. Formulation and manufacturability of biologics. Curr Opin Biotechnol,2009,20(6):708-714.

[13] NOMPARI L,ORLANDINI S,PASQUINI B. Quality by design approach in the development of an ultra-high-performance liquid chromatography method for Bexsero meningococcal group B vaccine. Talanta.2018,178:552-562.

[14] RATHORE A S,WINKLE H. Quality by design for biopharmaceuticals. Nat Biotechnol,2009,27(1):26-34.

[15] LIU B,ZHOU X. Freeze-drying of proteins. Methods Mol Biol,2015,1257:459-476.

[16] 谢鹏,梁淑娃,明飞平,等.注射用门冬酰胺酶冻干工艺研究.今日药学,2010,20(11):10-12.

[17] 王晓山,苏鸿声.质量源于设计在 PEG- 干扰素交联和纯化中的应用.沈阳药科大学学报,2018,35(2):148-154.

[18] 王敏杰,王丽莉,杜晓曦,等.不同提取方法对菝葜中总皂苷提取效果的影响.中草药,2012,43(11):2194-2196.

[19] 张星海,李娠,秦昆明,等.多指标正交试验优化菊花提取工艺.中国中药杂志,2013,38(6):821-824.

[20] 汪露露,何丹丹,王满,等.基于指纹图谱与主成分分析相结合的复方虎杖方提取工艺研究.中草药,2017,48(2):278-282.

[21] 林小玲,田成旺,张铁军.星点设计 - 效应面法优选参芪消岩颗粒渗漉提取工艺.中草药,2013,44(4):430-433.

[22] 刘雪松,邱志芳,王龙虎,等.三七浸膏真空带式干燥工艺研究.中国中药杂志,2008,33(4):385-388.

[23] 李奉勤,史冬霞,田志国,等.正交试验法优选冠心胶囊喷雾干燥的最佳工艺.中国中药杂志,2007,32(2):157-158.

[24] 程建明,郭萌.苦芩粉针剂的冷冻干燥工艺研究.中草药,2005,36(2):210-212.

[25] 张伟,宋洪涛,林方清.雷公藤胃漂浮缓释片的制备和质量评价.中草药,2009,40(2):210-214.

[26] 国家食品药品监督管理局.中药、天然药物提取纯化研究技术指导原则.(2005-07-01)[2021-10-13]. https://www.cde.org.cn/main/fullsearch//fullsearchpage.

[27] 国家食品药品监督管理局.中药、天然药物原料的前处理技术指导原则.(2005-07-01)[2021-10-13]. https://www.cde.org.cn/main/fullsearch//fullsearchpage.

[28] 国家食品药品监督管理局.中药、天然药物中试研究的技术指导原则.(2005-07-01)[2021-10-13]. https://www.cde.org.cn/main/fullsearch//fullsearchpage.

第八章　药物剂型研究

1. 掌握　掌握口服缓控释、注射、植入、经皮给药制剂的特点、制备技术;靶向制剂的概念、特点、分类、作用机制及制备方法;药物稳定性的基本概念、影响药物稳定性的因素、药物稳定性的相关试验方法;提高药物稳定性的方法及药物稳定性的评价方法。

2. 熟悉　口服缓控释、注射、植入、经皮给药制剂的制备方法、材料及质量检查等;靶向制剂所用材料的选择、研究意义、靶向制剂的结构及质量评价;药物制剂研究新方法与新技术的应用;药物稳定性、研究设计所考虑的因素。

3. 了解　口服缓控释、注射、植入、经皮给药、靶向制剂等新型递药系统的发展现状及前景;药物制剂研究新方法与新技术的方向;新药申报的流程及注意事项;药物从最初的合成到储存的稳定性研究过程。

随着高通量筛选和组合化学技术在药物发现领域的广泛应用,越来越多的药物活性成分被发现。全球上市药物约 30% 为难溶性药物,在研药物难溶比例达 70%,药物溶解度问题是药物制剂优化的关注点。溶解性和渗透性是影响药物药动学和药效学的重要因素,是决定先导化合物能否开发成药物的关键因素之一。药物制剂新方法及新技术的应用可有效提高药物研发的制剂水平,增强新药产业的市场竞争力,对医学的发展与完善具有重要的推动作用。随着生命科学、材料学、信息学、药剂学尤其是分子药剂学及分子生物学、细胞生物学、纳米科学及系统工程学等快速发展,我国在新辅料、新材料和新技术等方面的快速应用,使药物新剂型发展迅速,进入了药物递送系统发展的新时代。如比较常见的药物制剂新方法与新技术有口服缓释、控释制剂,注射、植入药物制剂,经皮给药制剂及靶向药物制剂新技术等,与传统普通剂型相比,新型递药系统具有缓控释、提高生物利用度等作用,开发新型递药系统已经成为国内外制药行业研究的热点。本部分将对以上内容进行介绍,以期为药物研发的新剂型、新方法及新技术提供一些指导。

第一节　口服缓释、控释药物制剂方法与技术

口服缓控释制剂是目前被医药领域广泛研究和应用的一种新型制剂。缓控释制剂与普通制剂相比能够缓慢释放药物,从而使血药浓度更加平稳,避免"峰谷"现象,减少服药次数,降低毒副作用及耐药性,按要求定时、定位释放,使药物达到最佳治疗效果。由于缓控释制剂开发周期短、需要投入少、经济风险低、技术含量高和附加值显著提高等优点,口服缓释、控释与迟释制剂越来越受到制药工业重视,成为国内外工业发展的重要方向。《中国药典》(2020 年版)对缓释、控释和迟释制剂制定了指导原则,我国缓控释制剂研究品种和数量不断增长,截至 2007 年年末,国内批准的缓控释制剂有 500 余个,且逐年增长。

缓释制剂(sustained-release preparation)系指药物在规定的释放介质中按要求缓慢地非恒速释放(主要是一级速度过程),用药频率与相应普通制剂比较至少减少一半或有所减少。控释制剂(controlled-release preparation)系指药物在规定的释放介质中,按要求缓慢地恒速释放,给药频率与相应普通制剂相比减少一半或有所减少,血药浓度比缓释制剂更加平稳。迟释制剂(delayed-release preparation)是指给药后不立即释放药物的制剂,包括肠溶制剂(enteric coated preparation)、结肠定位制剂(colon-located preparation)与脉冲制剂(pulsatile-release preparation)。根据制备技术的不同,口服缓控释制剂的类型可分为骨架型、膜控型、渗透泵型、离子交换型、定时与定位释药制剂等。

设计缓释、控释制剂应考虑的因素有药物的理化性质,如油水分配系数、稳定性、体内吸收特性、昼夜节律、药物的运行状态、安全性及治疗指数等,还需要根据临床用药选择合适的技术和体外评价方法进行处方筛选及工艺优化,如慢性疾病可考虑缓控释给药,而中枢镇痛药因其成瘾性则不建议。采用合适的技术和体外评价方法,进行处方筛选及工艺优化。缓控释制剂设计要求根据生物利用度、峰谷浓度比值及药物剂量进行设计,常用的有膜包衣技术、骨架技术、渗透泵技术,本文主要围绕口服缓释制剂常用的制备技术介绍,为研发更加智能的缓控释制剂提供参考。

一、骨架片型缓释、控释制剂技术

骨架型缓释制剂是指以一种或多种惰性骨架材料与其他辅料混合制成的骨架上混合药物,再通过技术手段制成不同形式的固体制剂。骨架片(matrix tablet)是缓控释制剂的重要组成,也是最早开发成功的缓控释制剂。骨架片型缓控释制剂包括片剂、颗粒剂、微丸及微球等,主要通过改变骨架材料的种类和用量、添加制孔剂以增加药物释放孔道等方法改变释药速率。骨架片型缓控释制剂因生产工艺简单、易于规模化生产、释药变异小、安全性高、辅料成本低廉、服用方便、开发周期短等优点受到制药行业重视。骨架片按制备骨架材料的不同可分为亲水性凝胶骨架片、溶蚀性(蜡质)骨架片、不溶性骨架片及混合材料骨架片四种。

1. **亲水性凝胶骨架片**　亲水性聚合物为骨架材料的制剂,遇水后形成凝胶,水溶性药物的释放速度取决于药物通过凝胶层的扩散速度,而水中溶解度小的药物,释放速度由凝胶层的逐步溶蚀速度决定,不管哪种释放机制,凝胶骨架最后完全溶解,药物全部释放,因而生物利用度高。

亲水性凝胶骨架片可作为可溶性药物和难溶性药物的载体,是目前口服缓释、控释制剂的主要类型之一,占上市骨架片品种的 60%~70%。药物以分子或晶体的状态均匀散布在骨架内,起到药物储库的作用,在水或体液中可以保持或转变为其骨架结构。水溶性药物的释放速率取决于药物通过凝胶层的扩散速度,难溶性药物则取决于凝胶层的逐步溶蚀速度。药物的释放过程多符合一级释放或 Higuchi 方程,少数也达到零级释放。

亲水性凝胶骨架材料主要是一些亲水性聚合物,包括天然胶(海藻酸盐、黄原胶、西黄蓍胶等)、纤维素衍生物、非纤维素糖类和高分子聚合物,常用的有甲基纤维素(MC)、羧甲基纤维素钠(CMC-Na)、羟丙甲纤维素(HPMC)、聚维酮(PVP)、卡波姆、海藻酸盐、壳聚糖等。骨架材料是该类缓释制剂的控制核心,研究较多的为天然高分子材料类如羟丙甲纤维素。

2. 溶蚀性骨架片　溶蚀性骨架片又称蜡质骨架片,是由水不溶但可溶蚀的蜡质材料制成的骨架型缓释片剂,通过孔道扩散和骨架溶蚀来控制药物的释放,释药受药物理化性质的影响较小,避开了复方药物各组分化学结构对其释药行为的影响,保证了复方缓释制剂释药的同步性。部分药物被疏水的蜡质包裹,可加入表面活性剂以促进其释放。

常用的溶蚀性骨架材料有天然蜡质如蜂蜡、巴西棕榈蜡及鲸蜡,脂肪醇如硬脂醇,脂肪酸与脂肪酸酯如氢化植物油、单硬脂酸甘油酯等。骨架材料的疏水性使消化液难以立刻浸润并溶解药物,但可被胃肠液溶蚀,并逐渐分散为小颗粒而释放药物。骨架的溶蚀可分为表面溶蚀和整体溶蚀。表面溶蚀是指水分进入骨架的速率小于骨架溶蚀的速率,溶蚀仅发生在骨架表面,药物的释放速率也仅受到骨架溶蚀的影响;整体溶蚀是指水分进入骨架的速率大于骨架溶蚀的速率,水分可以快速地浸润骨架,使其整体发生溶蚀,同时还需考虑药物扩散对整个释放行为的影响。

制备工艺有三种:①溶剂蒸发技术,将药物与辅料的溶液或分散体加入熔融的蜡质相中,然后将溶剂蒸发除去,干燥、混合制成团块再颗粒化,进一步压片。②熔融技术,将药物与辅料直接加入熔融的蜡质中,温度控制在略高于蜡质熔点,熔融的物料铺开冷凝、固化、粉碎,或者倒入一旋转的盘中使成薄片,再磨碎过筛形成颗粒,如加入 PVP 或聚乙烯月桂醇醚,可呈表观零级释放。③热混合法,将药物与辅料、蜡质材料混合,可用热熔挤出仪制备,此法制得的片剂释放性能稳定。目前上市的有硫酸吗啡缓释片、盐酸羟考酮控释片。

3. 不溶性骨架片　指以不溶于水或水溶性极小的高分子聚合物为骨架材料制成的骨架片,所用材料为水不溶性材料,常用的有乙基纤维素(EC)、聚甲基丙烯酸甲酯(PMMA)、无毒聚氯乙烯、聚乙烯、乙烯 - 乙酸乙烯酯(EVA)、硅橡胶等。药物多为水溶性药物,难溶性药物释放缓慢或不完全,不宜制成此类缓释片。药物释放后骨架形状几乎不变,整体从粪便排出。制备方法有湿法制粒压片、干法制粒压片及将缓释材料粉末与药物混匀直接压片。含 EC 时,常用乙醇为润湿剂,按湿法制粒压片工艺制备。目前有非甾体抗炎药双氯芬酸钠的缓释胶囊及其缓释片、布洛芬缓释胶囊等药物为此类骨架制剂。

4. 混合材料骨架片　系将药物与两种以上不溶性蜡质、亲水性凝胶骨架材料等相互混合后制成。

二、膜控型缓释、控释制剂技术

膜控型缓释制剂指将包衣材料对制剂进行包衣,通过具有良好成膜性和机械性特点的高分子聚合物薄膜包被在片剂、小片及微丸的表面,膜两侧的浓度差作为释药的扩散推动力,而药物释放速率与释放行为的控制和调节则通过包衣膜来实现的一类制剂。膜控型缓释、控释制剂主要适用于水溶性药物,采用一定的工艺制成均一的包衣膜,达到定速、定时或定位的缓释、控释递药系统,其释药机制包括扩散释放机制和溶出扩散机制。包衣膜阻滞材料有:不溶性高分子材料,如用作不溶性骨架材料的 EC 等;肠溶性高分子,如纤维醋法酯(CAP)、丙烯酸树脂 L 或 S 型、羟丙甲纤维素酞酸酯(HPMCP)和醋酸羟丙甲纤维素琥珀酸酯(HPMCAS)等。膜控型缓释制剂主要分为以下几类:

1. **微孔膜包衣片**　将胃肠道中不溶解的聚合物作为衣膜材料,在包衣液中加入少量水溶性致孔剂如聚乙二醇(polyethylene glycol,PEG)、聚乙烯醇(polyvinyl acohol,PVA)、PVP 等,包衣片遇水部分溶解或脱落,在包衣膜上形成无数微孔或弯曲小道,使衣膜具有通透性,其致孔作用取决于致孔剂的水溶性大小。胃肠道中的液体通过这些微孔渗入膜内,溶解片芯内的药物到一定程度,药物溶液便产生一定渗透压,由于膜内外存在渗透压,药物分子便通过这些微孔向膜外扩散释放。药物向膜外扩散的结果使片内的渗透压下降,水分得以进入膜内溶解药物,如此反复,只要膜内药物维持饱和浓度且膜内外存在漏槽状态,则可获得零级或接近零级速率释放。亦可将药物直接加在包衣膜内,将制剂表面的药物作为速释部分,同时还可发挥其致孔剂的效果。

2. **膜控释小片**　将药物与辅料按常规方法制粒,压制成直径约 3mm 小片,用膜材料包衣后将几片甚至十几片这样的小片装入硬胶囊中使用。包衣的释药速率可控,体内体外均可获得恒定有效的释药速率,释药速度可由使用不同的缓释膜材料或控制膜的厚度调节,既有包衣颗粒剂的优点,又有零级释放的释药特征,生产工艺相对简便,易于大生产。

3. **肠溶膜控释片**　根据一些药物易被胃酸破坏或在胃内降解(如红霉素)、对胃刺激性较大(如阿司匹林)、药物特异作用于小肠部位及适合开发为延时释放剂型的药物,常选择将其制成肠溶缓释制剂。肠溶缓释制剂对胃酸有较好的耐受性,而在碱性肠液环境下会逐渐崩解而缓慢释放药物。此类控释片是药物片芯外包肠溶衣,再包上含药的糖衣层而得,制备的关键是肠溶包衣材料的选择。含药糖衣层在胃液中释药,当肠溶衣片芯进入肠道后,衣膜溶解,片芯中的药物释出,因而延长了释药时间。

4. **膜控释小丸**　由载药丸与控释薄膜衣两部分制得的制剂。丸芯含药物、稀释剂及黏合剂等辅料,所用辅料与片剂的辅料大致相同。包衣膜有亲水薄膜衣、不溶性薄膜衣、微孔膜衣和肠溶衣。目前膜控释小丸应用很广,可装入空胶囊或压制成片剂使用,主要类型有缓控释微丸、定位释放微丸及速释微丸等,尼莫地平、异烟肼缓释胶囊均属于此类型。

三、渗透泵型控释制剂技术

渗透泵控释技术是利用渗透压差为驱动力并结合半透膜控制药物释放的技术。渗透泵片是由药物、半透膜材料、渗透压活性物质和推动剂等组成。渗透压为该类控释制剂药物释放的动力,控制药物释放,可以均匀恒速地释放药物,药物释放几乎不受化学性质、胃肠道蠕动、pH、摄食及胃排空时间等生理因素影响,具有零级释放动力学特征。口服渗透泵片是目前应用最广泛的渗透型制剂,渗透泵制剂除了传统的单室渗透泵片(多为水溶性药物)和双室渗透泵片(多为难溶性药物)外,还涌现出多种新技术如渗透泵胶囊、渗透泵口含片以及植入型渗透泵等,可满足不同的临床需要。硝苯地平三层渗透泵片、挤压型渗透泵片可以控制释放该药达 24 小时;传统中药复方制备成泡腾渗透泵片。常用的半透膜材料有醋酸纤维索、乙基纤维素等。渗透压活性物质(即渗透压促进剂)起调节药室内渗透压的作用,其用量多少关系到零级释药时间的长短,常用乳糖、果糖、葡萄糖、甘露糖的不同混合物;推动剂亦称为促渗透聚合物或助渗剂,能吸水膨胀,产生推动力,将药物层的药物推出释药小孔,常用聚羟甲基丙烯酸烷基酯(分子量为 3 万 ~500 万 Da)、PVP(分子量为 1 万 ~36 万 Da)等。目前国内外上市的渗透泵片有一日服用一次的高血压药硝苯地平控释片、用于非胰岛素依赖型糖尿病的格列吡嗪控释片、维拉帕米控释片及硫酸沙丁胺醇控释片等。

四、双重缓释型制剂技术

双重缓释制剂是多种释放体系结合,弥补互相之间的不足,来达到提高制剂有效性和安全性的目的。如药物的单一骨架型缓释制剂或膜控型缓释制剂存在产品批次之间的药物释放波动性大,操作可控性相对较差等缺点,而骨架 - 膜控双重缓释制剂可以有效解决以上问题。

骨架 - 膜控双重缓释制剂是多颗粒制剂在骨架型多颗粒制剂的基础上外包缓释衣膜(图 8-1)。一般由骨架型含药缓释微丸、膜控性缓释衣膜和含药速释层组成,其优点为可以分别通过骨架和衣膜材料控释药物释放。其中含药速释层实现药物的快速释放和起效,骨架型含药缓释微丸和膜控型缓释衣膜则可以使药物平稳长效释放。

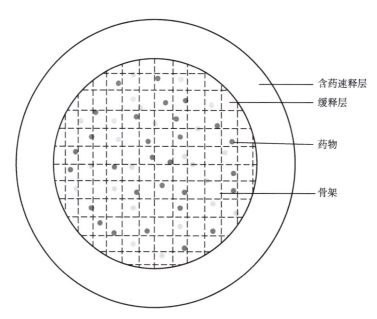

图 8-1　骨架 - 膜控双重缓释制剂结构示意图

五、胃内滞留技术

定位释药制剂是指药物口服后能将药物选择性地直接输送到胃肠道的某一特定部位、控制药物释放部位的制剂。胃内滞留制剂是一类口服后能保持自身密度小于胃内容物密度,从而在胃液中呈漂浮状态的制剂,该制剂可使胃排空速率低,滞留时间延长,接触面积和时间增加。是一种不崩解的亲水性凝胶骨架片,能滞留于胃液中,延长药物在消化道内的释放时间,改善药物吸收的骨架片剂。根据释药机制不同,可分为胃内漂浮型(intragastric floating drug delivery system)、生物黏附型(intragastric bioadhesive drug delivery system)和膨胀型(intragastric swelling and expanding drug delivery system)等。

（一）胃内漂浮型

该型制剂所需要的浮力可由多种方法产生,比如,由制剂内在的气体或低密度材料提供。目前广泛应用的是根据流体动力学平衡系统(hydrodynamically balanced system,HBS)原理,可使胃内滞留时间达5~6小时。适合做成胃内漂浮片的药物主要是那些在肠道 pH 环境中溶解度很差、肠道内不稳定或者酸性条件下易溶解吸收的药物,以及在胃与小肠上部可特定吸收的药物。胃内漂浮片分为泡腾型和非泡腾型。

1. **泡腾型** 多用碳酸钠(Na_2CO_3)、碳酸氢钠($NaHCO_3$)或碳酸钙($CaCO_3$)作为泡腾剂,遇胃酸产生气体。一般用于治疗胃溃疡,由三层漂浮制剂组成。

1) 气体生成层:遇胃酸生成 CO_2。

2) 速释层:迅速释放铋剂,抑制胃酸分泌。

3) 缓释层:缓慢释放抗生素、抑菌,达 6~8 小时。以碳酸氢钠为泡腾剂制备的盐酸二甲双胍亲水性基质泡腾片,可减缓药物释放速率,改善药片的漂浮性,实现了控释。

2. **非泡腾型** 具有膨胀性能的亲水性辅料,通过增大制剂的体积来降低密度而达到漂浮的效果,自身密度小于胃内容物,常用的亲水性聚合物有 HPMC、MC、海藻酸钠、羟乙基纤维素(HEC)、CMC、PVP、卡波姆等。其中应用最广泛的是 HPMC,用量在 50% 左右,黏度范围广,能缓慢溶解于冷水中,在热水中发生溶胀,低黏度的 HPMC 有助于提高产生漂浮能力;高黏度的 HPMC 适当调节可控制水化作用的快慢以及保持凝胶时间的长短,同时加入卡波姆,调节适当比例可以产生好的漂浮和释放能力。

对于在释放介质中溶解性较好的主药,采用单层片的制备工艺;对于溶解性不好的主药,可制成双层胃内漂浮片,即上层为漂浮层,下层为释药层,以此来解决漂浮和释放一致性的问题,也可采用漂浮室的方法来解决。

1) 加入亲水性聚合物,利用其与胃液接触后产生的水化作用而使制剂水化膨胀、密度减小。药物的释放速率也可通过选择不同的聚合物凝胶骨架材料或调整不同配比加以调节和控制。

2) 添加适量相对密度小的疏水性辅料,如高级醇、蜡质、油类等,可使胃内漂浮片在水化之前即开始漂浮,并且由于低密度物质本身的疏水性能含有空气的逃逸,起到维持漂浮、持续缓慢释药的作用。

3) 加入发泡剂,遇胃酸产生气泡,包裹制剂表面的凝胶层,从而减轻制剂的密度,增加浮力,同时又能增加药物的初始释放量,使其不受胃排空的影响,同时因为膨胀后的片剂体积增大,难以通过幽门。故而可长时间滞留于胃中的药物储库,药物缓慢从凝胶骨架中释放出来,逐渐到达吸收部位而被吸收,直至负载药物释放完全或凝胶层溶蚀后体积变小才最终被排空。常用的起泡剂为碳酸氢钠、碳酸钙或碳酸镁,可单用亦可按照一定比例与柠檬酸、酒石酸合用。

4) 药物的分子量、润滑剂的选择、片剂的粒径、片剂的制备工艺等因素都对胃内漂浮片的漂浮性能产生不同程度的影响。

5）制备特殊结构从而降低制剂密度,利用多孔性的特点制成含天然孔隙的制剂,如中空微球型、中空球壳型等漂浮给药系统,空心结构中有一定的空隙,这样就可因为含有空气而产生漂浮作用。

6）在处方中加入适量的乳糖、甘露醇、丙烯酸树脂等可以调节药物的释放速率;可选用不同的凝胶材料及适当添加一些填充剂达到适宜的释放速率。大分子量的亲水性凝胶比小分子量亲水凝胶更易水化,能减小起浮速度,有利于维持制剂的漂浮性,延长滞留时间。

(二) 生物黏附型

生物黏附型是由天然或合成的生物黏附聚合物对胃黏膜产生特殊黏合力而黏附于黏膜上皮部位,从而延长药物在胃内的停留时间,促进药物吸收,提高生物利用度,是具有较好应用前景的药物递药系统。此类聚合物材料如壳聚糖、卡波姆、羟丙基纤维素和羧甲基纤维素钠等,已被作为生物聚合物材料用于开发口服生物黏附药物递送系统,可通过氢键或共价键与胃黏膜细胞可逆性结合或静电作用产生黏附,目前有静电、润湿性、扩散相互渗透、吸附和断裂理论来解释黏附机制。然而,生物黏附型胃滞留给药系统的一些缺点,如不能有效地克服胃壁收缩运动所产生的表面张力和胃内黏液以及食物的影响,会限制其与胃壁接触;黏附材料在胃内的生物相容性问题,也会一定程度上使其开发应用受到限制。

(三) 膨胀型

膨胀型胃滞留给药系统到达胃内通过增加其体积或改变形状以避免被排入十二指肠来延长胃内滞留时间,也称为塞子型系统(plug type system)。该系统需要满足三个条件:药品的大小应该易于患者吞咽,到达胃内后体积立即增大;到达胃部之后的大小需要大于幽门括约肌,避免被排入十二指肠;药物释放后的剩余部分应易于排出体外,防止胃内蓄积,引起毒副作用。该剂型适合那些不易溶于水、可在胃肠道下半部吸收或未来得及完全释放吸收便通过幽门进入肠道的药物。膨胀型给药系统包括展开型和溶胀型两种,前者是将含药的几何形状(螺旋或 Y 型)折叠后装入胶囊,口服后接触胃液胶囊壳溶解,几何形状吸水后展开,由于直径大于幽门而产生滞留作用,目前有盐酸二甲双胍缓释片(Galanix)、加巴喷丁缓释片(Depomed)。溶胀型能在服用后在人体的胃部立即发生膨胀,如冷冻干燥的胶原具有海绵样多孔结构,药物体积瞬间增大至原来的几倍甚至几十倍,膨胀之后,其大小足以使药物无法直接从胃部排出,增加药物在胃部的滞留时间。当药物完全释放后,体积会减小,便可通过幽门进入肠道。若在睡前给药,入睡后会因体位的改变使药物转移至胃肠道上半部分,从而延长药物在胃肠道的释放时间,增加药物的吸收。

胃滞留给药系统制剂种类繁杂,对几种机制结合的胃滞留给药系统的体内外评价方式尚无统一的可行标准,市场上的胃滞留给药剂型亦较少。但是,随着纳米技术、3D 打印技术等制剂新技术及新型高分子材料的应用,将会有更多的胃滞留型制剂问世。

实例 1:呋喃唑酮胃内漂浮片

【处方】

呋喃唑酮	100g
十六醇	70g

HPMC	43g
丙烯酸树脂	40g
十二烷基硫酸钠	适量
硬脂酸镁	适量

【制法】

精密称取药物和辅料,充分混合后用2% HPMC水溶液制软材,过18目筛制粒,于40℃干燥,整粒,加硬脂酸镁混合均匀后压片。每片含主药100mg。呋喃唑酮是通过抑制胃黏膜上的幽门螺杆菌而发挥治疗胃肠炎作用,制成胃内漂浮片后,在人胃内滞留时间为4~6小时,明显长于普通片(1~2小时),不但提高了生物利用度,而且可以增加其在胃中的局部治疗作用,从而更好地发挥药效。

六、口服结肠定位释药系统

口服结肠定位释药系统(oral colon specific drug delivery system,OCDDS)是指用适当制剂手段和药物传递技术,使药物口服后避免在胃、十二指肠、空肠和回肠前端释放药物,运送到回盲肠部后释放药物,并以速释(脉冲)、缓释或控释方式释药而发挥局部和全身治疗作用的一种给药系统,是一种定位在结肠释药的制剂。结肠定位系统的研发主要依据结肠的生理特定来设计,主要包括时滞型、pH敏感型、生物降解型、黏附释药型等。

口服结肠定位释药系统的类型如下:

(1) 时滞型:利用口服药物到达结肠的时滞效应(5~12小时)设计,一般采用包衣的方法,延缓片芯药物的释放时间。常用包括外包肠溶衣的结肠渗透泵以及外层先后包羟丙甲纤维素和肠溶材料的固体制剂。

(2) pH敏感型:利用结肠液pH比胃、小肠高的特点设计,如明胶胶囊壳包裹后120μm的丙烯酸树脂(Eudragit S)衣层可制成具有结肠靶向性的胶囊。

(3) 生物降解型:利用结肠中细菌产生的酶对某些包裹材料具有专一的降解性能制成。目前已开发出十几种靶向定位材料,偶氮聚合物如羟乙基甲基丙烯酸酯(HEMA)、甲基丙烯酸甲酯(MMA)、丙烯酸甲酯(MA)等;多糖类大分子如壳聚糖、直链淀粉、葡聚糖、果胶、瓜果豆胶、硫酸软骨素等。

(4) 黏附释药型:通过适宜的释药技术,使药物口服后,避免在上消化道释放,将药物运送到人体回肠、盲肠后开始崩解后释放出含药颗粒,并使该颗粒在一定时间内黏附于结肠黏膜表面,以一定的速度释放出包裹在其内的药物,从而达到提高药物局部浓度和生物有效性的目的。结肠靶向黏附系统可用的载体有:①非特异性载体,有海藻酸盐、纤维素衍生物、葡聚糖、明胶、果胶、壳聚糖、卡波姆等,而其中卡波姆类研究最为广泛;②特异性载体,抗原抗体反应、N-(2-羟丙基)甲基丙烯酰胺共聚物、外源凝集素(植物凝集素)、微粒(如脂质体、微囊等)。

口服结肠定位释药系统近年来取得了一定进展,研究多肽、蛋白质类大分子药物的口服结肠定位释药系统等口服制剂成为目前研究的热点,目前美沙拉嗪、布地奈德等结肠定位系统已经应用于临床。

实例2：酶依赖结肠靶向地塞米松 - 葡萄糖酯（DSD）片

【处方】

地塞米松 - 葡萄糖酯（DSD）	6.65g
淀粉（内加）	35g
乳糖	90g
微粉硅胶	3g
硬脂酸镁	15g
10% PVP 乙醇溶液	适量
滑石粉	适量

【制法】

取混匀的淀粉和乳糖，用等量递加混合法与 DSD 混匀。加入适量 10% PVP 乙醇溶液制软材，16 目筛制粒，25℃干燥 10 分钟，14 目筛整粒，加入滑石粉、硬脂酸镁、微粉硅胶，混匀、压片。

（张维芬）

第二节　注射、植入、经皮药物制剂新技术

一、注射药物制剂新技术

注射剂（injection）指原料药物或与适宜的辅料制成的供注入体内的无菌制剂，可有注射液（包括乳浊液和混悬液）及供临用前配成溶液或混悬液的无菌粉末或浓溶液等。注射剂作用迅速可靠，无首过效应，可发挥全身或局部定位作用，临床应用广泛。随着现代制剂新技术、新工艺的发展和应用注射剂辅料品种的增多，注射剂的新剂型也不断丰富，随着首个长效注射微球制剂在 1985 年的问世，采用脂质体、微球、纳米粒、纳米乳、凝胶等新技术生产与研发缓释、控释注射新剂型不断增多。同时由于注射装置与包装的发展，传统的使用针头注射现已发展到无针技术，出现了粉末注射器、皮下植入用注射器等。脂质体、微球、纳米粒及注射混悬剂等属于特殊注射剂，是一类复杂的缓释、控释载药系统，可在静脉、肌内、皮下、鞘内及靶部位给药，多数应用于口服生物利用度低的难溶性药物或者需要达到缓释的目的。缓释、控释注射剂具有可减少注射次数、延长药物作用时间、改善患者顺应性等优点，目前上市产品不多，但经济价值巨大，从而成为当前药剂研究及国内外制药公司争相开发的热点。

（一）微球

注射微球直径一般在 20μm 左右，是目前国内外研究的热点，多以生物可降解材料如明胶、聚乳酸（polylactic acid，PLA）、聚乳酸 - 羟乙酸共聚物（poly lactic-glycotic acid，PLGA）等为载体，将药物包裹在微球内制备成基质骨架型微粒，进入生物体内后可使药物释放的部位、速度、方式等具有靶向性和可控性。缓释微球产品多数为灭菌冻干的流动性粉末，其主要优缺点见表 8-1。

表 8-1　长效微球注射剂的优缺点

优点	缺点
由传递系统,而非波动的生物因素控制吸收	对不同的应用,需采用个体化的处方或生产过程
产品特性(药物释放速率、释放持续时间、药物类型)范围较宽	生产过程中药物的损失可能高达 25%~50%
药物局部传递,可降低副作用	难以达到允许接受的残留溶剂浓度
可防止药物在体内环境中被破坏,提高药物稳定性	生产过程中药物的稳定性和长期贮存过程中聚合物的稳定性可能存在问题
一旦制剂经注射后,患者不会存在顺应性问题	聚合物种类有限; 需全程采用无菌操作

1. **分类**　注射微球可分为普通注射用微球(被动靶向)、栓塞性微球、磁性微球(物理化学靶向)、生物靶向性微球,可以肌内注射、皮下植入、关节腔内注射,主要发挥缓释长效、靶向作用。普通注射用微球,能够发挥被动靶向作用,微静脉或腹腔注射后直径 1~13μm 的微球可被网状内皮系统巨噬细胞所吞噬。栓塞性微球,直接经癌变部位的动脉血管注射,阻塞在肿瘤血管,切断肿瘤给养,同时所载药物在局部缓慢释放,提高局部药物浓度,可抑杀肿瘤细胞,起到双重抗肿瘤作用。磁性微球,利用体外磁场的效应引导药物在体内定向移动和定位集中,主要用作抗癌药物载体。生物靶向性微球,微球经过表面修饰使其具有生物靶向性。关于微球的载体材料及制备技术等参见本章第三节。

2. **热点微球**

(1) 多肽微球注射剂:多肽药物大多生物半衰期较短,而且只能注射给药,顺应性差,而注射微球是最主要的解决手段之一。采用生物可降解聚合物,特别是 PLGA 为骨架材料,包裹多肽、蛋白质药物制成可注射微球制剂,可使其在体内达到缓释目的。微球注射剂注射入体内后,药物可以通过扩散发挥药效,延长药物在体内的作用时间(可达 1~3 个月),大大减少了给药次数,明显提高了患者用药的顺应性。以 PLA 和 PLGA 为囊材通过微囊化技术制备的微球粒径为几微米到几百微米,可用于各种部位的注射。正在研发中的一些缓释微球注射剂有促红细胞生成素、干扰素、白介素、人粒细胞巨噬细胞集落刺激因子、人生长激素等,所采用的材料均为 PLGA,其单体比例不同,体外释放均能达到一周以上。

(2) 丙氨瑞林生物可降解注射缓释微球:丙氨瑞林是与生殖功能密切相关的由 10 个氨基酸组成的多肽,是促黄体素释放激素(luteinizing hormone-releasing hormone,LHRH)的类似物,以生物可降解 PLGA 为载体制备的丙氨瑞林长效微球注射剂,是国外上市最早、开发最成功的缓释多肽微球,注射一次可持续释药一个月,能够很好地取代连续 30 天每天注射给药的常规制剂。微球骨架在体内可自行逐步降解排出,对机体无影响。促黄体素释放激素在体内易被酶降解,半衰期短,仅 3.5~5 分钟,其常规制剂为注射溶液剂和粉针剂,当用于抑制垂体 - 性腺系统的功能时,又需每天给药,一个疗程 3~6 个月。目前已有公司开发了每月仅需注射一次的国家一类新药丙氨瑞林长效微球,疗效为 LHRH 的 15 倍。

(3) 疫苗微球注射剂:疫苗微球注射剂是蛋白质药物微球制剂的一个特例。传统的免疫手段系疫苗初次注射后,在一定时间内,需再进行多次加强注射,使人体获得尽可能高的抗体水平。采用微囊化技术将疫苗或佐剂包裹在可生物降解的聚合物中,一次注射后,抗原在体内连续释放数周甚至数月,由此产生持续的高抗体水平;或者一次注射不同微球的混合物,使其在不同时间内分别以脉冲模式释放,产生类似传统接种的效果。这类一次性注射疫苗对临床免疫是一种具有实用意义的新剂型。

(4) 抗肿瘤治疗微球:微球制剂具有良好的靶向性,在体内特异性分布,能使抗肿瘤药物在所需部位释药,提高药物有效浓度,延长药效同时减少全身毒副作用。微球可利用现代技术,如介入疗法,将药物微球栓塞在肿瘤动脉末梢血管处,一方面切断癌细胞的血液供应,另一方面可使药物缓慢释放,提高局部药物浓度,从而杀死癌细胞,以达到治疗目的。包封抗肿瘤药物的微球种类很多,已上市的促性腺激素释放激素激动剂,均用于激素依赖性肿瘤的治疗。

总之,目前微球有较多微球产品已经上市,如奥曲肽、亮丙瑞林、曲普瑞林、利培酮和纳曲酮等,主要是多肽和精神类药物。我国上市的第一个微球产品是注射用亮丙瑞林,为 1 个月长效缓释微球。作为一种新型释药系统,微球工艺复杂,设备需要定制及在长期的生产中不断改良;质量控制困难,粒度分布、载药量、释药速率、突释问题、无菌度及溶剂残留都是微球质量的主要因素;载体材料的安全性,还需解决产能、质量一致性及给药设备的问题。相信这些问题均将得到解决,微球制剂在临床上也将会得到越来越广泛的应用,我国会有更多的微球制剂上市,国产微球制剂将成为我国医药市场的主导。

(二) 脂质体

脂质体是以磷脂和其他两亲性物质为材料,将药物包封于类脂质双分子层内而形成微型囊泡(vesicle),英国 Rymen 等人于 1971 年始将脂质体用于药物载体,因其具有增溶能力、靶向性、稳定性及独特的释药机制受到人们的广泛关注。1990 年应用于注射剂,两性霉素 B 脂质体为首个脂质体注射剂,能够降低两性霉素 B 的急性肾毒性,后相继有阿霉素脂质体、盐酸多柔比星脂质体等脂质体产品问世,目前全球已有十多个产品获批上市,多为细胞毒类抗癌药如伊立替康、阿糖胞苷、柔红霉素、长春新碱和紫杉醇等,脂质体产品还有镇痛药吗啡、麻醉药布比卡因等。脂质体注射给药具有诸多优点:①靶向性,对脂质体表面的化学修饰,使药物靶向病灶,作为抗癌治疗药物载体,脂质体具有淋巴靶向性和被动靶向性,也可用抗体、配体、叶酸等修饰脂质双层使其具有主动靶向作用;②缓释性,提高包封药物的溶解度,体内缓释作用,减少药物肾排泄和代谢而延长滞留时间;③细胞亲和性与组织相容性,材料是可生物降解和无毒的,具有生物相容性结构类似生物膜,长时间吸附于靶细胞,可融合入细胞内,溶酶体消化释放;④防止药物在储存或给药后的化学和生物降解,降低药物毒性,提高稳定性。同时,脂质体也存在包封率低、药物易发生泄漏、稳定性差、生产工艺及技术要求高且复杂、质量控制困难等缺点,也是目前脂质体开发应用要解决的难题。

1. 载体材料 脂质体的膜材主要由磷脂与胆固醇构成,这两种成分不仅是形成脂质体双分子层的基础物质,而且本身也具有极为重要的生理功能,由它们所形成的"人工生物膜"易被机体消化分解。

(1) 磷脂类:磷脂类包括卵磷脂、脑磷脂、大豆磷脂以及其他合成磷脂等都可以作为脂质体的双分子层基础物质。酸性脂质如磷脂酸(phosphatidic acid,PA)、磷脂酰甘油(phosphatidyl glycerol,PG)和磷脂酰丝氨酸(phosphatidyl serine,PS)等的脂质体荷负电;含碱基(胺基)脂质如十八胺等多脂质体荷正电;

不含离子的脂质体显电中性。电性与其包封率、稳定性、靶器官分布、靶细胞作用有关。我国研究脂质体，以采用大豆磷脂最为适宜，因其成本比卵磷脂低廉，乳化能力强，原料易得，是今后工业生产脂质体的重要原料，而卵磷脂的成本要比大豆磷脂高得多，不宜大量生产。磷脂为天然生理化合物，其生理功能：①可使巨噬细胞应激性增强，即巨噬细胞数增加，吞噬功能增强；②使血红蛋白明显增高；③增加红细胞抵抗力，使红细胞在低渗液中避免溶血；④磷脂与胆固醇在血液中应维持一定比例，磷脂在血浆中起着乳化剂的作用，影响胆固醇化脂肪的运输沉着，静脉给予磷脂，可促进粥样硬化斑的消散，防止胆固醇引起的血管内膜损伤；⑤能增强纤毛运动，肌肉收缩，加速表皮愈合，增强胰岛素功能、骨细胞功能及神经细胞功能。

（2）胆固醇：胆固醇与磷脂是共同构成膜和脂质体的基础物质。一定量的胆固醇的加入，可稳定磷脂双分子层结构，但过多胆固醇的加入可增大脂质体的粒径。因此，制备较理想的脂质体，胆固醇的用量极其重要。胆固醇具有一定的抗癌功能，在人体血液中的白细胞中有一种称为"噬异变细胞白血球"分泌出一种抗异变素来杀伤和吞噬异变癌细胞，从而使癌细胞失去活力。血液中的胆固醇是维持这种噬异变细胞白血球生存必不可少的物质。

脂质体注射剂研究主要集中于长循环脂质体、纳米结构类脂质体、阳离子类脂质体等。长循环脂质体主要是采用神经苷脂（GM1）、PVP、PEG以及衍生物修饰脂质体表面，以增加脂质体的柔顺性和亲水性，其最突出的优点是可以延长药物在体内的滞留时间，从而提高药效，解决大多数普通脂质体易被肝或脾的巨噬细胞迅速清除等缺点；纳米结构脂质体是直径在50~1 000nm的特殊结构脂质体，由于其粒径尺寸的结构效应，大大提高了脂质体的靶向性、生物亲和性、结构稳定性；阳离子脂质体由于自身正电荷与体内负电荷发生静电作用，能有效解决因阴离子聚集而导致基因药物不能与病变部位接触的问题，使生物亲和性大大增强，主要应用于基因药物载体，修饰的材料有甘露糖、壳聚糖、苯丙氨酸等。

2. 脂质体制备技术　脂质体传统的制备技术有薄膜分散法、逆相蒸发法、溶剂注入法、冷冻干燥法等，这些方法存在包封率较低、粒径分布不均一、残留有机溶剂等缺点。而新型制备方法如冷冻干燥法、微流控流体聚焦法、超临界反相蒸发法等则具有包封率较高、粒径分布均一、无残留有机溶剂等优点。

（1）薄膜分散：薄膜分散法（film dispersion method）又称干膜（分散）法，系将磷脂等膜材溶于适量的三氯甲烷或其他有机溶剂中，脂溶性药物可加在有机溶剂中，然后在减压旋转下除去溶剂，使脂质在器壁形成薄膜后，加入含有水溶性药物的缓冲溶液，进行振摇，则可形成多室脂质体，其粒径范围为1~5μm。制备的脂质体粒度通常分布不均匀，可通过超声、加压挤出等手段，降低脂质体的粒度和层数。通过探头超声可能损坏磷脂成分，具有包封率较低和含有金属杂质等缺点，故水浴超声是较不错的替代选择。薄膜分散法是最基本和应用最广泛的方法，操作较为简单，适用于包载脂溶性较好的药物，缺点是制备过程中需要用到大量的有机溶剂，若要完全去除较困难且耗时；很难大规模生产；药物包封率较低等。

（2）冷冻干燥法：将类脂质高度分散在水溶液中，冷冻干燥，然后再分散到含药的水性介质中形成脂质体。无菌条件下，脂类和脂溶性药物等分散在PBS溶液中，加入冷冻保护剂（海藻糖、甘露醇、葡萄糖等），-80℃冷冻干燥，用水溶液或者缓冲溶液溶解冻干的粉末，再用微孔滤膜过滤，即得脂质体。

(3) 微流控流体聚焦法：在芯片内光刻蚀一条中央微通道和两条侧通道，用注射器将脂溶液导入中央通道，水相导入侧通道，通过调节水溶液和脂溶液的流速而控制脂质体粒径、多分散系数、包封率等。调节水相 - 油相流速比、微孔道尺寸，或油相中磷脂浓度，可获得不同的粒径和包封率。微流控流体聚焦法可快速地、大规模地制备脂质体。微流控技术可以通过对流体进行精细控制并快速得到结构、粒径均一性良好的脂质纳米粒(lipid nanoparticle, LNP)，但普通微流控设备的尺寸较小、生产规模小和产率低是困扰微流控技术制备脂质体产业化发展的难题。

(三) 纳米粒

纳米粒是一种粒径在 1~1 000nm 的固态胶体颗粒，通过吸附、包埋、共价连接等方式携带药物分子，是一种新型的药物传递载体，可分为骨架实体型纳米球和膜壳药库型纳米粒两类。纳米粒具备一定的靶向性，到达目标组织可以通过解吸、扩散等方式释放药物；注射纳米粒不易阻塞血管，可靶向肝、脾和骨髓，静注后可被体内网状内皮系统的巨噬细胞吞噬，从血液循环中迅速清除，而通过纳米粒的表面修饰可以延长载药纳米粒在血液循环中停留的时间并发挥缓释、控释作用。纳米粒的制备方法、载体材料跟微球相似，常用载体有嵌段共聚物、聚酯类、聚氰基丙烯酸烷酯类、磷脂、长链脂肪酸、三酰甘油酯、蜂蜡和胆固醇等，但纳米粒也存在载体材料的选择、规模化生产及稳定性、安全性等问题。目前有紫杉醇白蛋白纳米粒、氧化铁纳米静脉注射剂等以纳米结晶、载体纳米粒及磁性纳米粒等形式的纳米制剂进入临床应用。

(四) 纳米乳

纳米乳(nanoemulsion)是由油相、水相、乳化剂、助乳化剂形成的一种热力学稳定和动力学稳定的胶体分散体系，粒径一般为 10~100nm，呈透明或接近透明状，从结构上可分为水包油型(O/W)、油包水型(W/O)以及连续型纳米乳。纳米乳用于注射给药可提高药物浓度，具有宜制备、靶向和缓控释等优点，此外，纳米乳的液滴为纳米级，热力学和动力学稳定，可以微孔滤膜灭菌，也可热压灭菌。目前临床应用主要有丙泊酚微乳注射剂及丁酸氯维地平注射乳剂两个品种，处于研究阶段的有紫杉醇、他克莫司、两性霉素纳米乳等。

(五) 凝胶

凝胶注射剂作为一种新型的给药系统，在药物制备、生物利用度和患者用药顺应性方面显示了巨大优势，是缓控注射剂的研究热点。凝胶注射剂根据特点可分为凝胶态注射剂和原位凝胶注射剂两种。凝胶态注射剂是利用化学合成的聚合物为骨架，制成流动性好的凝胶，再将药物溶解或混悬于凝胶中，通过注射剂注入体内，在体内聚合物凝结、固化、沉淀，形成含药的聚合物凝胶骨架，具有稳定、易操作、高顺应性、高药效等优点。原位凝胶通过局部注射给药，可在注射部位形成固态或半固态的药物储库，缓慢释放药物，从而较长时间维持血药浓度。

凝胶注射剂的上市产品醋酸亮丙瑞林注射用混悬剂(leuprolide acetate, Eligard)是促黄体素释放激素(LHRH)激动剂类贮库型控释注射剂，用于晚期前列腺癌的姑息治疗。利培酮(Perseris)是一种临床上常用的治疗精神分裂症的药物，通过皮下注射并采用缓释递送系统递送该药，可在 1 个月内持续达到有效浓度。患者注射后利培酮初始血浆峰值水平在给药后的 4~6 小时。凝胶注射剂制备简单，给药方便，药物释放完后无须取出，患者顺应性好，多用于整形美容。但作为一种新型缓控释递药系统尚处于研究的起步阶段,也存在注射后因为物理或化学转变形成凝胶状,其转变动力学尚待深入了解,同时,也有药物释放的均匀性、载体材料的安全性等方面的问题,相信随着新型生物可降解高分子材料、制剂技术等多学科的发展,会有越来越多理想的注射用凝胶产品上市。目前,由于材料昂贵、载体制造工艺复杂、有机溶剂残留等问题,上市制剂产品较少,表 8-2 列举了部分上市及在研的注射用凝胶注射剂。

表 8-2 部分注射用凝胶注射剂

药物	给药途径	适应证
利培酮	皮下注射	精神分裂症
丁丙诺啡	皮下注射	阿片成瘾
亮丙瑞林	皮下注射	前列腺癌
盐酸多西环素凝胶	牙周囊内注射	牙周炎
兰瑞肽	皮下注射	不宜手术和放疗的肢端肥大症(已上市)

二、植入药物制剂新技术

植入式给药系统(implantable drug delivery system,IDDS)是一种新型的给药方式,一类经手术植入或注入皮下或体内的缓控释制剂,一般供腔道、组织或皮下植入使用,可直接作用于病灶部位。植入式给药系统的范围包括放置在体内的各种无菌治疗工具,以在较长时间内发挥一定的治疗作用。植入剂常为无菌固体控制释放制剂,在临床使用的药物中多数是长期(几个月甚至数年)稳定地给药,而这些药物常规剂型往往存在频繁给药如避孕药和激素,以维持治疗窗内的血浆浓度或者一日多次注射给药、中断即出现症状、肝脏首过效应、胃肠道副作用、生物利用度低、个体差异大等缺点,目前植入缓释制剂已经从最初的避孕拓展到用于肿瘤、心血管、眼科、麻醉药拮抗剂等领域。植入剂能够克服药物在胃肠道中稳定性差、肝脏中易清除和大分子药物难以透过胃肠道或皮肤角质层、无长效缓释作用等缺点。植入式药物最典型的例子为美国人口理事会研制的 Norplant 皮下埋植剂避孕药,由 2-甲基硅氧烷和甲基乙烯硅氧烷共聚物制成的直径为 2.4mm、长度为 34mm 两头封端的微型硅胶管,植入皮下,效果可维持五年,被认为是最有效的,避孕药效维持时间比其他任何制剂都长,故我国从 1984 年引进并在国内临床试用。国产首个玻璃体内植入剂,地塞米松玻璃体内植入剂于 2017 年 10 月 21 日获批,用于治疗成年患者中由视网膜分支静脉阻塞或中央静脉阻塞引起的黄斑水肿,是目前国内唯一获批此适应证的药物。植入式给药系统生产工艺复杂,技术要求高,因此目前全球植入式给药系统上市产品较少,且主要集中在医药水平较高的发达国家,未来逐渐向智能化、多功能化、高效化、安全化方向升级,市场发展潜力大。

1. **特点** 植入式给药克服了传统给药方式的缺点,具有定位给药,减少给药次数,用药剂量小,直接作用于局部,生物利用度高,可随时终止给药等优点,无表皮吸收障碍、无胃肠道及肝脏首过效应,适用于半衰期短、代谢快、其他途径给药效果差的药物;具有长效作用,释药期限长达数月至数年,减少了连续用药的麻烦;具有恒释作用,增强药物的生物活性,故可维持稳定的血药浓度,减少药物的毒副作用。植入制剂作为一种长效制剂也存在一些缺点,如患者不能自主给药,需手术植入给药,可能引起疼痛及不适感,影响患者的顺应性;安全性方面也存在如生物聚合物的降解性、所使用有机溶剂的毒性等问题。表 8-3 列举了目前部分国内外上市的植入制剂。

表 8-3 部分国内外上市的植入制剂

药物	适应证	给药途径	载体	缓释时间
更昔洛韦	巨细胞病毒性视网膜炎	眼内植入	PVA 和 EVA	5~8 个月
醋酸氟轻松	糖尿病性黄斑水肿	眼内植入	PVA 和二甲硅油	3 年
地塞米松	黄斑水肿葡萄膜炎	眼内植入	PLGA	3 个月
醋酸戈舍瑞林	前列腺癌、乳腺癌、子宫内膜异位症	皮下植入	PLGA	28 天 /3 个月
依托孕烯	避孕	皮下植入	硅橡胶	3 年
醋酸组氨瑞林	前列腺癌、乳腺癌、子宫内膜异位症	皮下植入	EVA	1 年
卡莫司汀	脑肿瘤	皮下植入	对羧基苯氧丙烷 - 癸二酸共聚物（PCPP-SA）	1 个月
雌二醇	更年期综合征	阴道内	硅橡胶	6 个月
丁丙诺啡	阿片类药物滥用	皮下	PEVA	6 个月
氟尿嘧啶	癌症	皮下植入	EVA	15 天

2. 类型 按其存在方式和使用方式的差异可分为固体载药植入剂、原位凝胶型植入剂和植入泵制剂。

(1) 固体载药植入剂:指药物分散于载体材料中,以柱、棒、丸、片等形式经手术植入给药。根据载药材料不同,又可分为生物不降解型和生物降解型。生物不降解型植入剂通常难以得到恒定的释药速率,载体材料不能够生物降解,常用的有硅橡胶、聚乙烯酸乙烯酯共聚物、聚乙烯、聚氨酯等。药物在体内的长期给药,药物释放完全后通过手术取出如左炔诺孕酮植入剂。生物降解型植入剂的载体材料能够生物降解,能使药物达到近似一级或零级释放且无须二次手术。常用载体材料有聚乙醇酸(PGA)、PLA、PLGA、壳聚糖、聚己内酯等。固体植入剂主要用于肿瘤化疗和止痛的治疗。常用的制备方法有溶剂浇铸法、熔融挤出法、压膜成型法等。可根据需要,在考虑聚合物和药物性质的前提下,利用不同的制备方法制成片状、棒状和薄膜等形式。

(2) 原位凝胶型植入剂:将药物和聚合物溶于适宜的溶剂中,以溶液状态注射入体内,注射后在用药部位发生相转变,形成半固体或固体药物贮库,达到缓释作用。原位凝胶植入剂的优势在于使用前是低黏度液体,通过无创或微创方式介入到目标部位,无须二次取出,组织定位强,患者顺应性好。其制备过程是将赋形剂和药物共溶于(药物也可分散于)有机溶剂中,在贮存条件下形成黏稠溶液或溶胶的混合体系,注射进入体内在生理条件下(温度、体液组成与 pH)产生相变,溶剂扩散进入生理液体,聚合物失去溶解介质后沉积,在注射部位包埋药物形成半固态植入物,最后被机体降解、吸收。根据半固体药库的形成机制不同,可以分为温敏型系统、原位沉淀系统、原位交联系统和原位有机凝胶固化系统等。原位凝胶型植入剂的载体材料多为一种或几种材料的混合如 PLA 与 PEG 形成的 BAB 型(PEG-PLA-PEG)、壳聚糖与磷酸甘油等。代表药物醋酸亮丙瑞林悬浮液已被 FDA 批准上市用于缓解晚期前列腺癌。

(3) 植入泵制剂:是携载药物的微型泵植入体内发挥疗效的制剂,按设计好的速率自动缓慢输注药物,可控制药物释放速率。根据释放的动力不同又可分为输注泵、蠕动泵、渗透泵等。输注泵以氟碳化合物为推动力,最早用于糖尿病的胰岛素给药。蠕动泵是由螺旋型电导制成,通过外部电场的力量来运行,优点是可通过改变外部电场的强度来调节药物释放。渗透泵由高分子材料形成一外壳,内部被一可自由移动的隔膜分为两室,分别装药物制剂和渗透剂。渗透剂一侧为半透膜,组织中的水分子可通过此膜进入渗透剂室,溶解渗透剂,使渗透压升高,推动中间的隔膜将另一室的药液从导药孔中压出。理想的植入泵能长期输注药物,调节释放速率;动力源适合长期使用和埋植;可通过简单的皮下注射等方式向泵中补充药液;药液贮库室大小适宜;组织相容好。

3. 应用

(1) 肿瘤:化疗药物控释剂可提高肿瘤部位有效药物浓度,延长肿瘤接触药物的时间,可使药物达到常规给药方式无法达到的部位,减少由于系统给药导致的毒副作用,同时满足短时间大剂量和长时间的维持量。目前有卡莫司汀脑植入剂、氟尿嘧啶植入剂及醋酸戈舍瑞林植入剂等,其中醋酸戈舍瑞林植入剂是醋酸戈舍瑞林与 PLGA 通过热熔挤压方法制成的植入剂,皮下注射于患者肚脐,可用于治疗如前列腺癌、乳腺癌等激素依赖性癌症。

(2) 避孕方面:有依托孕烯植入剂,主要是通过抑制垂体 - 性腺轴的排卵作用,同时能增加宫颈黏液的黏稠度,阻止精子的穿入。由不可生物降解的、白色至类白色(微黄色或微褐色)的 EVA 软杆包裹依托孕烯组成,每支含依托孕烯 68mg,直径为 4mm,长度为 4cm。三年避孕有效率超过 99.5%,取出后的第 1 周即有可能怀孕。第一个用于避孕的皮下植入剂 Norplant,陆续应用于临床的有 Norplant、Jadelle、Implanon、Uniplant 和 Surlant 等。

(3) 眼部植入剂:对于眼后段疾病的治疗,常规制剂难以有效地穿透角膜进入病变部位而达到治疗效果,而缓释给药系统能有效定位释放药物,主要治疗手段是进行玻璃体内或结膜下注射缓控释制剂(微球、脂质体等)以及手术植入剂。更昔洛韦植入剂每支含更昔洛韦 4.5mg,由 PVA 和 EVA 包裹更昔洛韦和 0.25% 的辅料硬脂酸镁组成,释药周期为 5~8 个月,用于治疗艾滋病患者的巨细胞病毒性视网膜炎。其他还有醋酸氟轻松植入剂、地塞米松植入剂等。

(4) 胰岛素给药:胰岛素在胃肠道中易失活,口服给药效果差,血浆半衰期只有 10~20 分钟。胰岛素泵可分为体外式和植入式两种,闭环式胰岛素泵是一种新产品,主要由内含泵、电池、芯片、输注器、血糖生化感应器和无线电远程控制器组成。经手术植入钛制泵于患者腹部皮下脂肪较多处,电池寿命 7~10 年,每 6~8 周需经皮穿刺补充胰岛素。

三、经皮药物制剂新技术

经皮给药制剂又称透皮给药系统(transdermal drug delivery system, TDDS),是指药物以一定的速率透过皮肤经毛细血管吸收进入体循环以达到全身或局部治疗目的的一类制剂。经皮给药理念源于中国,药物经由皮肤吸收后进入全身血液循环并达到有效血药浓度,从而实现疾病治疗或预防的一种给药方式。

1979 年美国上市第一个镇晕剂东莨菪碱贴剂,之后,从 1981 年抗心绞痛药硝酸甘油经皮吸收制剂在美国上市起,经皮给药系统得到迅速发展,全球已有 20 余种药物的透皮贴剂开发成功,国内也相继开发成功东莨菪碱、硝酸甘油、可乐定、雌二醇、芬太尼、尼群地平等经皮给药制剂,国内外透皮制剂的适应证主要集中在疼痛、呕吐、哮喘、高血压、阿尔茨海默病、成瘾戒断、避孕及激素替代治疗等方面。与常规的给药制剂相比,经皮给药制剂有明显的优点:直接作用靶部位发挥药效,可避免肝脏的首过效应和胃肠道的干扰及降解而影响药物吸收量,同时避免药物对胃肠道的副作用;长时间维持恒定的血药浓度而发挥疗效,避免峰谷现象,降低毒副反应;减少用药次数,患者自主用药,操作简单,提高患者顺应性;发现副作用时,可随时中断用药或恢复治疗,提高了安全性等优点。经皮给药市场伴随着制药行业的发展、全球人口的增加、慢性病患者数量的增加等因素也在逐步增长,已经应用于心血管、中枢神经系统、疼痛管理及皮肤病等。

　　TDDS 是药物制剂学上的里程碑及国际市场成熟的新剂型,按结构可分为贮库型和骨架型。贮库型经皮给药系统是将药物和吸收促进剂被控释膜或其他控释材料包裹成储库,由控释膜或控释材料的性质控制药物的释放速率。骨架型经皮给药系统是药物溶解或均匀分散在聚合物骨架中,由骨架的组成成分控制药物的释放,如:将辅于背衬材料的药物均匀分散在胶黏剂中,并加防黏层制成骨架;将药物分散在聚合物基质中,压成具有一定面积和厚度的含药层,在其周围涂上胶黏剂或将胶黏剂直接黏附在含药层上,贴在背衬材料上,加防黏层制成骨架等。市售贴剂产品如 Testoderm(睾酮)、Nicotrol(尼古丁)等均属于骨架型贴剂。

　　传统的经皮给药以皮肤贴剂为主要手段,这有利于长期给药。可用于经皮给药的药物应具有以下特点:分子量低,一般不超过 1 000Da,分子量大于 500Da 的物质较难通过皮肤的角质层,因而理想的分子量为 400Da 或更小;适宜的溶解度(C_0),最好在水相与油相中都有较大的溶解度,水分配系数适中,最好在 1~3;熔点低的药物较易通过皮肤,低于 200℃最为理想;药物剂量小,作用强,每天用量不超过 50mg,小于 10mg 最佳;对皮肤无刺激性,但经皮给药不适合剂量大或对皮肤产生刺激的药物;起效慢,不适合要求起效快的药物;药物吸收的个体差异和给药部位的差异较大等。经皮给药系统所面临的主要问题在于皮肤角质层的屏障作用,导致药物对皮肤的渗透性较差,使得大多数药物不易透过皮肤,难以达到治疗疾病的有效药物浓度,因此也需要选择各种方法如化学方法(透皮促进剂、离子对)、物理方法(离子导入、电致孔、声导入、微针)与药剂学方法(脂质体、微乳、传递体、醇质体、囊泡、纳米药物载体等)以改善药物透皮吸收的通透性。表 8-4 列出了常用的改善药物经皮通透性的药剂学方法及特点。

表 8-4　常用的改善药物经皮通透性的药剂学方法及特点

药剂学方法	概念	特点
脂质体	将药物包封于类脂质双分子层内而形成的微型囊泡体,直径 25~1 000nm 不等	增溶,缓释,增强药物进入角质层或表皮的类脂内的作用,减少药物全身吸收,避免毒副作用。新型外用脂质体高效、安全、靶向皮肤,可生物降解,易制备
纳米乳	水、油、表面活性剂和助表面活性剂按适当的比例混合,自发形成的各向同性、透明、热力学稳定的分散体系	可增大难溶性药物的溶解度、提高易溶性药物的稳定性;适于口服、注射或经皮给药。用作经皮给药系统载体时,由于粒径小、组织亲和力强,可使活性物质的透皮扩散速率增加,吸收明显加快

续表

药剂学方法	概念	特点
传递体	是在脂质体基础上经处方改进的一种自聚集囊泡,在脂质体的磷脂成分中加入表面活性物质如胆酸钠等,使其类脂膜具有高度变形能力,也称为柔性纳米脂质体	以渗透压差为透皮吸收驱动力,传递体膜具有高度变形性且透皮后组成不变,可多次变形通过哺乳动物角质层,透皮效率高,全皮渗透性没有种属间及不同部位差异
醇质体	含有磷脂、低分子量醇及药物,是一种粒径一般在100~300nm,其双分子层流动性较高,易于变形的多层囊泡结构	能促进药物穿透皮肤,增加药物在皮肤中的蓄积;采用相同制备方法,醇质体的包封率是普通脂质体2倍多;具有高度稳定性;有很好的皮肤耐受性
囊泡	某些两亲性分子,如许多天然的合成的表面活性剂及不能简单缔合成胶团的磷脂,分散于水中时会自发形成一类具有封闭双层结构的分子有序组合体	分为脂质囊泡和类脂囊泡,类脂囊泡化学稳定性高,成本低,作为载体负载药物分子穿透角质层,有效促进药物经皮渗透的作用机制可能比渗透促进作用更主要,包封率高则具有较强经皮渗透性能
纳米药物载体	是一种属于纳米级微观范畴的亚微粒药物载体输送系统。将药物包封于亚微粒中,可以调节释药的速度,增加生物膜的透过性、改变在体内的分布、提高生物利用度等	包括脂质纳米粒、聚合物纳米粒、磁性纳米粒和量子点纳米粒等。固体脂质纳米粒可调控药物释放速度,水化皮肤;磁性纳米粒在角质层和表皮最外层有蓄积作用

1. **微针技术**　微针即具有微米级尺寸(通常的长度在25~2 000μm)的针状突出物,其通常以阵列形式组装到支撑衬底或者贴片上。微针能够刺穿皮肤角质层或活性表皮但不足以触及神经引起疼痛,可应用于经皮给药、细胞给药或者生物传感器领域。

(1) 微针经皮给药特点:与传统的经皮给药系统相比,微针经皮给药系统有显著的优点。

1) 微针直径细(10~50μm),能够刺穿角质层,不刺激较深组织内的神经,无疼痛,患者顺应性好。

2) 微针属于物理促渗技术,可使大分子药物通过角质层,提高胰岛素、干扰素、核苷类、多肽类及蛋白疫苗、载药纳米粒等经皮吸收量。

3) 可将药物靶向释放至皮肤特定深度。

4) 能提高药物的经皮渗透速率,减少药物的皮肤滞留量,延长药物有效作用时间,生物利用度高。

5) 微针给药准确、可控、快速、携带方便。微针经皮给药也存在局限性,如一些对皮下注射和肌内注射产生刺激性的处方,不能用于微针给药;微针只能用于短期给药,对于大剂量溶液给药,微针法不适宜;微针将药物制剂输送到活性皮肤和真皮的连接处,正是免疫反应细胞之所在,因此,微针给药仅限于没有免疫活性的化合物和处方。微针需具有良好的力学性能及生物相容性,微针的材料、结构设计与制备技术等都还有许多问题需要解决。

(2) 微针种类:根据有无中心孔腔,微针可分为实心微针和空心微针。图8-2为可溶性实心微针的光学显微镜照片。实心微针的针体中部没有孔洞,针体主要是依赖药物在皮肤中的扩散作用输送药物。实心微针一般是利用微针在皮肤上刺出孔洞,然后在人体的皮肤上敷药,或者是直接把微针蘸药,然后再刺入人体皮肤。先刺出孔洞后再敷药的方式可以结合其他工艺方法增强药物的渗透,如超声导入等方法。而先蘸药然后再刺入的方式则受到针体上蘸药量多少的限制。

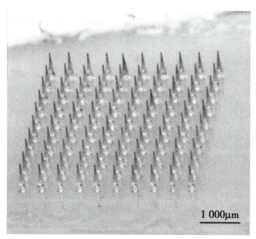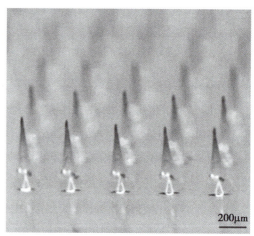

图 8-2　可溶性实心微针的光学显微镜照片

注：左图为可溶性实心微针阵列图，右图其放大图。锥形结构是负载磺酰罗丹明 B 的 BSP/HA 尖端，其下面是 PVA 底座。

空心微针针体中间具有空的腔体，贯穿于微针尖部和基板下表面，允许液体分子药物通过空腔流入皮肤，可实现药物直接输送，同时，空心微针可通过集成注射器或者微泵等药液驱动装置，实现定量、精确控制药物输送速率。虽然空心给药装置由于加工的问题难以加工，但其对经皮给药有着实心微针无法比拟的优势，其有着广阔的发展空间。

（3）经皮给药方式：主要可分为四种（图 8-3）。

1）固体微针：把微针阵列刺入施药表皮从而形成刺穿孔，然后将需要施加的药物涂抹或是敷在需要进行治疗的部位，这种情况使用实心微针或空心微针都可以。微针的经皮给药方式最早利用的就是

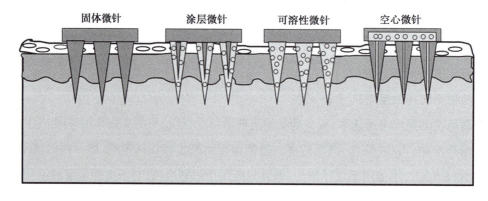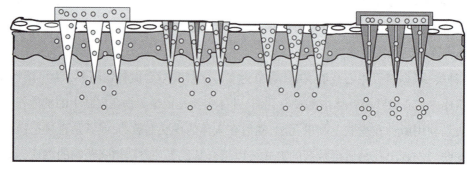

图 8-3　四种微针经皮给药及药物进入皮肤示意图

微针致孔。经过微针致孔,打开角质层的阻隔作用,药物的吸收增加明显。该法给药需要保证用药阶段,皮肤上微针刺穿的微孔始终张开。操作较为简单,不需要组装外部驱动装置,但药物剂量难以准确控制,且皮肤微孔长时间张开,会增加机体感染的可能性。

2)涂层微针:在实心微针的表面涂抹药物,然后将微针刺入人体皮肤从而实现给药。通过浸渍或喷涂的方法将药物包裹在微针体表面,微针起到穿刺皮肤和载药的双重功能,由于药物只包被在表面,释药更快、药物利用率更高,同时也比固体微针给药法更易控制剂量。微针表面包裹药物的浓度对药物的透过率影响很大,也会降低微针的锋利度,从而影响微针的刺入能力。由于受微针大小的限制,载药量一般小于1mg,多用于剂量较小的大分子、基因和 DNA 的递送。

3)可溶性微针:在可生物降解的聚合物微针中包裹药物,将微针刺入皮肤进行药物的释放。采用水溶性高分子材料制备,药物分散于针体,随着针体的溶解,药物释放到皮内,与包衣微针相比,可溶性微针载药量较大,针尖刺入皮肤后吸收体液溶解,不产生针尖废弃物,更加稳定安全,制备过程简单,大规模生产成本更低。缺点是生物可降解材料包裹药物时需要对材料进行熔融,大分子蛋白质会产生不同程度的失效。

4)空心微针:将微针针体制成空心,采用"刺穿 - 流入"的方式进行给药。通常借助外界注射器、微泵、压缩气体等使药物溶液通过空心微针的孔道,到达皮肤的指定位置达到给药的目的,适用于液态和治疗剂量要求较大的药物,尤其适合蛋白质、核酸等生物技术类药物,优点是给药速率可以控制,药物输送量较精确,缺点是中空微针多采用脆度较大的材料,易造成断针滞留问题。

(4)制备材料:微针材质主要包括无机材料(如硅、金属、玻璃或者陶瓷等)和聚合物材料(如 PLGA、PLA、透明质酸)等。

采用硅材料制备微针可用于皮肤预处理的固体微针、药物涂覆型微针的基底或者用于制备微针模板的模具。硅片微针制备需要微加工设备及严格干净的制备环境,另外,微针脆度较大,易折断,且生物相容性低。金属材质对人体安全无害,成本相对低,可采用刻蚀、铸模电镀等方法加工针体结构。金属微针十分尖锐,力学性能较好,足以刺穿皮肤形成微通道进行给药,不容易发生断裂,工艺简单,缺点为加工成本较高,易产生氧化问题造成污染,不利于大规模批量化生产,限制了金属微针的推广和产业化。可溶性微针具有较好的韧性,材料种类丰富、价格低廉,适合于产业化生产。聚合物材料大多具有良好的加工性能、生物相容性、生物可降解等特性,通过改性材料也可提高聚合物微针的强度,避免发生屈曲破坏。常用的高分子材料有:CMC、硫酸软骨素、PLGA、透明质酸、多糖等。与金属微针和硅微针相比,聚合物微针的强度较差,在材料的选择及加工工艺方面均有待提高,微针力学性能、使用的安全性及载药能力等都有待提高。

(5)制备加工方法:微针的制备方法主要包括原位光聚合法、拉延法、微滴吹制法和微模具浇铸法等。原位光聚合法将液态聚合物单体、光引发剂和药物混合后填充于模具中,紫外线照射下原位形成微针;模具浇铸法是最常用的制备方法,将药物与基质材料混合液借助抽真空或离心力填充于孔洞,干燥后微针从模具脱离即得。微针制备中用到的电化学刻蚀技术主要针对硅材料微针成型。采用反应离子刻蚀技术(reactive ion etching technique)制备的硅实心微针,可用于经皮给药系统。LIGA 技术(光刻、电铸和注塑)可应用于金属、陶瓷、聚合物等多种材料,其最大特点是能加工高深宽比的微结构,精确度高。LIGA 技术的不足之处是需要昂贵的同步辐射光源和特制的掩膜板,无法进行微针大规模生产。而低成本的 UV-LIGA 技术可以代替,也可基于 LIGA 加工出微针模具,采用微复制方法如微注塑成型和微压印成型工艺批量化制备微针阵列。

微注塑成型工艺和微热压印工艺都是基于模具的成型工艺,其必须先用 LIGA 或电火花等技术加工出微针凹形结构,然后再利用注塑机或压印机对聚合物材料进行加热加压,使聚合物充入凹形结构,脱模即可获得聚合物微针阵列结构。微热压成型法具有加工温度低、模具设计简单等特点,可以依据模具精确成型。当加工具有高精度尺寸的微型制品时,微热压成型比微注塑成型更具优势。

(6) 微针在经皮给药系统中的应用:微针作为一种经皮给药技术,具有给药准确、快速、高效、操作简便、无痛等优点,随着研究的深入,其应用范围逐渐扩大,可用于小分子、生物制剂、疫苗、细胞内 DNA/RNA 等经皮递送,糖尿病及皮肤病是微针应用研究的主要方向。

微针作为一种新型皮肤病治疗给药方式同时兼具治疗和美容功能,具有增强局部吸收、操作相对简单、患者耐受性高等优点。目前微针在病理性瘢痕、脱发、皮肤疣、黑色素瘤、光化性角化病、黑斑病、白癜风等皮肤病的治疗领域均有研究。微针给药目前仍然面对许多挑战,在现有的微针安全性、药代动力学和药效学研究基础上,金属微针或玻璃微针的安全性、生物相容性及重复利用潜力,以及溶解型微针在体内的代谢途径,长期使用微针是否会对皮肤造成长久性或永久性的损伤等还需要进一步的研究。

2. 静电纺丝技术　该技术是利用高压静电场对高分子溶液的击穿作用来制备纳微米纤维材料的方法,是在喷射装置和接收装置间施加上万伏的静电场,从纺丝液的锥体端部形成射流,并在电场中被拉伸,最终在接收装置上形成无纺状态的纳米纤维。该技术是目前制备纳米纤维最简便的一种方法,基本原理是使带电荷的高分子溶液或熔体在静电场中流动与变形,再经溶剂挥发或熔体冷却进而固化得到纤维状物质,这一过程称之为静电纺丝。

影响静电纺丝效果的主要因素包括五方面:纺丝液性质、纺丝电压、纺丝液流速、接收距离和环境因素。纺丝液性质主要包括浓度、表面张力、电导率等方面。聚合物溶液浓度的变化对静电纺丝过程及纤维形态有着至关重要的影响。聚合物溶液的电导率会直接影响电纺纤维的形貌。电导率越高,纤维直径越细,直径分布也越宽。环境因素对静电纺丝过程也有很大的影响,最主要是湿度和温度。温度升高,会加快射流中分子链的运动,提高溶液电导率,降低溶液的黏度和表面张力,在室温下无法静电纺的聚合物溶液在升高温度后可顺利纺丝,升高温度还会加快射流中溶剂的挥发速度,射流迅速固化,使得电场力对射流的拉伸作用减弱,导致纤维直径增大。湿度最好控制在 40% 以下,湿度增加会使纤维表面形成一些圆形小孔,进一步增加湿度会导致小孔相互黏合。

静电纺丝技术制备的纳微米纤维材料直径小、孔径小、孔隙率高、纤维均一性好,使其在气体过滤、液体过滤及个体防护等领域表现出巨大的应用潜力;电纺丝用于生产护理创口的被覆材料时,因为电纺纤维毡质轻、柔软、孔隙率高且空隙尺寸较小,能与创面充分弥合,保持人体舒适感,同时还可既保持气体的交换,又阻止外来颗粒和微生物的侵入,使创口更好更快地愈合;静电纺纳米纤维具有较高的比表面积和孔隙率,可增大传感材料与被检测物的作用区域,有望大幅度提高传感器性能;作为药物载体,将药物和承载材料共混后进行静电纺丝,或是将药物封装在纺成管状形式的电纺丝内,超微米以至纳米级颗粒的药物可以均匀分散于纤维中,这会大大增加药物的表面积,使药物在人体中分解和被吸收的速度加快,此性能使它可用于一些难以被人体吸收的药物,同时可以通过调节药物和载体比表面积来控制药物的释放速度。

（1）静电纺丝技术的原理：图 8-4 为简化的静电纺丝原理图。装置主要由注射器、高压电场发射器以及收集装置组成。聚合物溶液、溶胶凝胶、悬浮液或者熔融液体等纺丝液被注入注射器，通过推进器的推力使得与注射器连接的针头中的液体以一定的速度流出。高压电场发射器在针头和收集装置之间施加超高电压，形成电场。在纺丝过程中，电场作用下纺丝液所带电荷之间的排斥力抵消液体的表面张力，使得液滴拉长，液滴表面内凹从液珠变成液锥。当电压超过一个阈值后液体会破射出液锥。这个流出的点

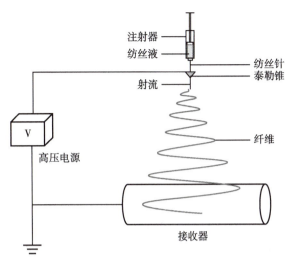

图 8-4　静电纺丝装置图

被称为泰勒锥。静电排斥力与液体分子间的黏合力共同决定射出的液体是否分裂开来。喷射出来的液流，其溶剂在空中蒸发，电荷从液体中转移到纤维表面，纤维弯曲处的静电排斥导致其不断抖动，直至纤维落到收集器上。过程中的来回抖动与接地收集板上的电荷吸引力共同使得纤维伸长变细，直径稳定在微米或纳米尺寸。纺丝过程中影响纤维形貌的工艺参数较多，如溶液浓度、推进速度、针头大小、纺丝电压、温度、相对湿度、接收距离等。

（2）静电纺丝材料：用于电纺的材料有聚酰胺、聚丙烯酰胺、聚丙烯腈、聚苯并咪唑、聚碳酸酯、聚己内酯、聚醚酰亚胺、聚氧化乙烯、聚对苯二甲酸乙二醇酯、聚酰亚胺、PLA、PLGA、PVP、聚甲基丙烯酸甲酯、聚苯乙烯、聚氨酯、聚氯乙烯、聚偏氟乙烯、聚乙烯基咔唑、胶原蛋白、醋酸纤维素、丝素蛋白、海藻酸钠等。

（3）静电纺丝在经皮给药中的应用：TDDS 可以作为口服药物递送的更安全和优选的替代物，载药贴片、背膜、微针等成为 TDDS 研究热点，载药贴片很简单，最符合患者要求。通过静电纺丝技术制成纳米纤维透皮贴剂具有高表面积和高孔隙率，基于纳米纤维的 TDDS 可更加无痛、高效、无毒、患者顺应性好，还可加入药物靶向各种皮肤病。静电纺丝可构建生物药剂学分类系统Ⅱ（BCS Ⅱ）药物的透皮贴剂，增强药物的溶解度。有报道 BCS Ⅱ类的厄贝沙坦和 PVP 制成透皮贴剂，使用 Franz 扩散池对大鼠皮肤进行体外药物扩散和离体皮肤渗透研究，发现与负载厄贝沙坦的流延薄膜相比，纳米纤维膜有更高的包封率和更快的释放速度，其中，纳米纤维膜的包封率是 $97.13\% \pm 1.38\%$，流延膜的包封率是 $78.8\% \pm 2.13\%$；纳米纤维膜释放速率是 4 小时就能够释放 $89.91\% \pm 1.87\%$，而流延膜 8 小时才能释放 $71\% \pm 1.6\%$，纳米纤维垫的通量比流延薄膜快 17 倍，表明体内皮肤渗透性很强。

经皮给药具有区别于常规给药方式的潜能和优势，在皮肤免疫、淋巴系统给药和肿瘤治疗上具有广阔的应用前景，基于纳米载体的经皮给药系统，在不破坏皮肤自身结构的前提下，可以增强药物透皮吸收效率，并且减轻药物的副作用，进而提高药物利用效率。理想的经皮给药纳米制剂应当具备：保护药物不受破坏；良好的皮肤相容性，不破坏表皮结构；促进经皮渗透，并实现深层扩散；有效地被循环系统吸收等功效。目前，经皮纳米给药系统多限于低剂量或小分子药物，对于高剂量或大分子药物的经皮给药，现有纳米载体需借助高剂量表面活性剂，或结合促进药物吸收的物理手段，如微针、离子导入技术等来实现。采用高剂量表面活性剂，无疑会影响纳米剂型的皮肤相容性。纳米载体与微创物理手段相结合的复合技术，将成为改进经皮给药技术，提升给药效率的有效途径。

国内经皮给药研究力量相对比较弱,从开发到生产还有很多具体的技术问题有待解决。调查显示,经皮给药系统药物在国内的价格一般要高于同类药物,开发经皮给药类药品,如何细分消费人群进行营销,是企业研发该类药物时必须考虑的问题。另外,经皮给药药物具有极高的患者顺应性。

(张维芬)

第三节　靶向药物制剂新技术

靶向药物制剂亦称靶向给药系统(targeting drug delivery system,TDDS),系指载体将药物通过血液循环或局部给药而选择性地浓集定位于靶组织、靶器官、靶细胞或细胞内结构的给药系统。由于新载体、新辅料、新工艺和现代化设备的发展,使得靶向制剂发展得越来越快,目前靶向药物制剂有几种不同分类:①按照载体的类型和形态可分为脂质体、纳米粒、微球、包合物、单克隆抗体偶联物等;②按照给药途径不同可分为口服靶向制剂、注射靶向制剂、经皮给药靶向制剂等;③按照靶向部位的不同可分为肺靶向制剂、脑靶向制剂等;④按照靶向源动力可分为主动靶向系统、被动靶向系统、前体靶向系统;⑤按照靶向机制可分为生物物理靶向制剂、生物化学靶向制剂、生物免疫靶向制剂和多重靶向制剂等;⑥按照靶向药物的传递方式一般可分为利用药物本身的性质进行靶向、药物以前药形式进入体内在特定靶区进行化学或酶活化后发挥药效、利用惰性生物大分子载体递送系统实现药物靶向性等几种分类方法。以下将从靶向微粒系统、微球制剂、纳米囊制剂、单抗生物导弹和受体靶向药物制剂五个方面介绍靶向药物制剂新技术。

一、靶向微粒系统

靶向微粒系统是指药物分子渗入或包裹于微粒(脂质体、微球、微囊、纳米粒等)载体基质的靶向制剂。该系统的优势在于:①携带药物的量比较大;②活性药物被包裹于载体基质中,增加药物稳定性;③一个载体能连接多个靶分子,具有较强的结合能力;④具有较强的靶向选择性。微粒给药系统的靶向性可通过控制颗粒的大小、控制表面电荷、选择不同表面化学性能的载体材料等来实现。

靶向微粒系统实现被动靶向的机制在于体内的网状内皮系统,包括肝、脾、肺和骨髓等组织,具有丰富的吞噬细胞,可将一定大小的微粒作为异物而摄取,较大的微粒由于不能滤过毛细血管床,而被机械截留于某些部位。有人观察到:小于 $0.05\mu m$ 的微粒系统能透过肝脏内皮细胞,或者通过淋巴传递到达脾和骨髓,$0.05\sim0.1\mu m$ 的微粒系统可以进入肝实质细胞中,$0.1\sim0.2\mu m$ 的微粒系统能被网状内皮系统中的巨噬细胞从血液中清除,最终到达肝库普弗细胞(Kupffer cell)溶酶体中,静脉注射 $7\sim12\mu m$ 的微粒可被肺机械截留而摄取,大于 $12\mu m$ 的微粒可滞留于毛细血管内,难以到达肝肾以及肿瘤细胞中。但是由于微粒进入人体内后主要富集在肝脏、肾脏等富含网状内皮细胞的器官,组织选择性差,因此,为了增加微粒对靶细胞的主动靶向性,将抗体或受体的配基结合到微粒上,可以实现主动靶向给药的目的。将磁粉加入于纳米粒或微粒中制成具有超顺磁性的磁性纳米粒或磁性微粒在外加磁场的作用下可将药物带到靶区,从而实现物理靶向。

1. 纳米粒　纳米粒(nanoparticle)亦属微粒制剂,粒径为 10~1 000nm 的形似胶态分子缔合物,分散于水中带有乳光。纳米粒的优势在于：①所使用的材料易于修饰，便于达到主动靶向的目的；②成品稳定性好便于加工灭菌，可制成各种剂型如胶囊剂、贴剂、皮肤用制剂等；③不同给药途径都可到达体内，对所载药物有更好的保护作用。纳米粒的包封材料有很多，主要有明胶、白蛋白、聚乳酸、聚氰基丙烯酸烷烃酯等。纳米粒制剂如聚合物纳米粒，用肽进行修饰，使其能够与运铁蛋白受体结合，从而对脑血管内皮细胞的作用比未修饰的高 4 倍左右，这样药物能很好地透过血脑屏障并在脑部达到所需的治疗浓度，且该纳米粒没有明显的细胞毒性。再如纳米粒制剂的靶向给药，用聚氰基丙烯酸正丁酯制成的纳米粒制剂，表面偶联抗表皮生长因子受体单抗，负载吉西他滨治疗胰腺癌效果明显。另外肺癌细胞中，运铁蛋白受体表达高于正常肺泡细胞，运铁蛋白受体靶向的聚乳酸 - 羟乙酸共聚物（PLGA）搭载的紫杉醇，在体内外研究中均显示出较好的抗肺癌效果，增加了荷瘤小鼠的存活时间。

2. 脂质体　脂质体（liposome）作为药物载体具有很强的靶向性、良好的细胞亲和性和缓释性，以及毒性小等特点，最具成药性。被脂质体包封的药物能够增加对肺部的靶向作用，脂质体的肺靶向作用主要是通过两条途径实现，第一条途径是采取局部给药方式，该法通过气管给药，如羟喜树碱（抗肿瘤，肺部雾化，平均粒径约 167.6nm）、两性霉素 B（抗感染药，肺部给药）、色甘酸钠（抗哮喘药，肺部给药）、谷胱甘肽（抗氧化剂，气管滴注）等，这些制剂一般需特殊包材，成本较高；第二条途径是采取静脉注射给药方式，主要利用微粒为 7~30μm 的脂质体经过肺毛细血管床被机械性截留的原理而实现肺部靶向，如盐酸川芎嗪脂质体（肺源性心脏病，平均粒径 6.5μm）、钆喷酸葡胺（GD-DTPA）脂质体（造影剂，平均粒径约 18μm），但是，这些制剂因粒径太大有可能会产生血栓。

人体的循环系统中存在的多种血清蛋白（如高密度脂蛋白）以及补体系统中存在的多种调理素（如抗体）可与脂质体结合，造成磷脂膜破裂并导致药物过早释放，单核巨噬细胞系统也可识别并清除脂质体，使药物不能到达靶部位。目前，关于脂质体体循环过早释药，研究最多的为 PEG 修饰的长循环脂质体。PEG 化的脂质体可降低单核巨噬细胞系统的识别和吞噬，延长药物在体内循环的时间。此外，还可通过肿瘤血管的高通透性和滞留效应，将直径小于 200nm 的脂质体被动蓄积于肿瘤组织。

主动靶向脂质体是利用配体与受体的特异性结合使脂质体具有主动靶向性。虽然目前有关主动靶向脂质体的研究很多，但是真正应用于临床的却极少，因为特异性受体具有饱和效应，导致配体修饰型主动靶向脂质体的靶向能力受到一定限制。另外，主动靶向脂质体药物在接触肿瘤细胞特异性受体之前，往往很难克服肿瘤微环境的屏障阻碍。目前主要有三种方法能显著改善主动靶向脂质体的靶向效果：①构建双靶向分子修饰的脂质体以弥补单靶向受体密度的不足。运铁蛋白和叶酸双配基共同修饰的阿霉素脂质体，运铁蛋白不仅具有肿瘤靶向效应，而且可协助脂质体透过血脑屏障，进入脑组织之后，叶酸又可以靶向于胶质瘤细胞，使包封的阿霉素药物发挥药效。②构建主动 - 物理靶向脂质体。利用近红外成像试剂新吲哚菁绿（IR820）与叶酸导向分子，构建同时具有诊断治疗能力的光敏感性与主动靶向叶酸的光热介导的阿霉素脂质体。③构建主动靶向与细胞穿膜肽技术结合的脂质体。将细胞穿膜肽 R8 与 pH 敏感型 PEG 共同修饰于脂质体，用于乳腺癌的靶向治疗。

阳离子脂质体可与肿瘤细胞表面或者肿瘤微血管组织中糖蛋白、蛋白聚糖等阴离子分子通过静电引力结合，也可以抵御溶酶体的降解作用从而保护其包载的核酸、蛋白质和肽类等生物类药物，是抗肿瘤药物的优良靶向载体。

3. **乳剂** 乳剂（emulsion）包括普通乳、复乳、微乳、亚微乳等。应用乳化技术制成乳剂作为药物载体，有以下优点：能增加易水解物质的稳定性；可改善药物对皮肤、黏膜的渗透性并减少对组织的刺激性；可增加药物吸收，提高生物利用度，减低毒副作用；可使药物缓释、控释，延长药效；使药物具有靶向性，提高靶部位浓度，并具有淋巴亲和性，尤其复乳中的小油滴与癌细胞有较强的亲和力，可成为良好的靶向给药系统，如抗肿瘤药物依托泊苷制成复乳可避免口服引起的胃肠道内失活。

二、微球制剂

微球（microsphere）是指将药物溶解或分散在高分子聚合物基质中，形成基质型微小球状实体的固体骨架物，其粒径一般为 1~250μm，粒径在 0.1~1μm 的称为亚微球，粒径在 0.001~1μm 的称为纳米球。微球制剂系指先将药物与适宜的药用辅料通过一定的微囊化技术制得微球，然后按临床使用时不同的给药途径与用途制成各种口服、注射等制剂。微球制剂有以下优点：①靶向性，药物微球在体内通过被动分布，主动靶向性结合或磁性吸引，使药物在特定靶区发挥作用，减少不良反应和毒副作用；②缓释与长效性；③栓塞性，可直接经动脉导管注入，阻塞肿瘤血管，可阻断肿瘤给养，同时载药微球释放的药物可抑杀肿瘤细胞，起双重抗肿瘤作用；④掩盖药物的不良气味；⑤提高药物的稳定性并降低胃刺激性；⑥液态药物固态化，将油类、香料、液晶、脂溶性维生素包裹成微球，便于贮存和运输。以下从微球载体材料、微球的制备和微球的质量控制三方面介绍。

1. **微球载体材料** 载体材料的选择对微球的制备方法以及临床应用至关重要，按制备微球所采用的材料不同，可分为天然高分子材料、合成高分子材料和无机材料。

1) 天然高分子材料：天然高分子材料是指没有经过人工合成的，天然存在于动物、植物和微生物体内的大分子有机化合物。常用天然高分子材料根据其化学结构的不同可以分为多糖、聚酰胺、类聚异戊二烯、聚酯和聚酚五类。

2) 合成高分子材料：主要包括聚乳酸（PLA）、聚乳酸 - 羟乙酸共聚物（PLGA）。聚乳酸是以玉米为主要原料，经发酵制得乳酸，再经乳酸缩合得到的直链脂肪族聚酯，是第一批通过美国 FDA 认证，被正式作为药用辅料收录进美国药典的可生物降解材料。PLGA 是由一定比例的乳酸和羟基乙酸聚合而成的高分子材料，也已被 FDA 收录为药用辅料，在所有已上市的微球产品中是最常用的载体材料。

3) 无机材料：是由硅酸盐、铝酸盐、硼酸盐、磷酸盐、锗酸盐等原料或氧化物、氯化物、碳化物、硼化物、硫化物、硅化物、卤化物等原料经一定的工艺制备而成的材料，是除金属材料、高分子材料以外所有材料的总称。一般将其分为传统和新型无机材料两大类。传统无机材料是指以 SiO_2 及其硅酸盐化合物为主要成分制成的材料，因此又称硅酸盐材料，主要有陶瓷、玻璃等。新型无机材料是用氧化物、氯化物、碳化物、硼化物、硫化物、硅化物以及各种无机非金属化合物经特殊的先进工艺制成的材料，主要包括新型陶瓷、特种玻璃、多孔材料等。

2. **微球的制备**

1) 乳化法：溶剂挥发制备缓释微球的方法多种多样，其中乳化 - 溶剂挥发法操作最简便，制备过程可控，基本包括四个步骤：药物的加入（将药物溶解或分散于含有制备微球材料的溶剂中）、乳滴的形成

（将上述混合体系加入与其不相容的第二相中乳化）、溶剂的去除、微球的干燥和回收。根据乳剂类型不同通常又可将其分为单乳法（O/W、W/O）和复乳法（W/O/W、O/W/O）两大类。以 PLGA 为药物载体通过乳化 - 溶剂挥发法制备的新型注射用利培酮微球（novel risperidone microspheres for injection，NRMI），药效维持时间和药效强度更优。

2）凝聚法：又称相分离法，是指在药物与载体材料的混合液中，通过外界物理化学因素的影响，如用反离子、脱水、溶剂置换等措施，使载体材料溶解度发生改变，载体材料包裹药物而自溶液中凝聚析出。凝聚法制备微球常用载体材料有 PLGA、明胶、阿拉伯胶等。用牛血清白蛋白（bovine serum albumin，BSA）为模型药物，PLGA 为载体，通过凝聚法制备 BSA/PLGA 缓释微球。此法可通过改变搅拌速度和系统温度控制微球的粒径大小，但易受加入的凝聚剂和溶剂残留等因素的影响。

3）喷雾干燥法：是指将药物与载体聚合物用有机溶剂溶解，然后在惰性气体形成的热气流中喷雾，使有机溶剂迅速蒸发，液滴迅速收缩成微球的方法。用这种技术制备的微球不但可被制成口服、注射等剂型，还有开发成靶向、缓控释给药系统的潜力。采用喷雾干燥技术将盐酸维拉帕米包被于壳聚糖中制成的微球制剂的口服生物利用度明显高于其溶液剂。

3. 微球的质量控制 通常评价微球制备工艺和质量优劣的指标有微球形态、粒径及其分布、载药量、包封率及释放度，有时还包括有关物质和溶剂残留等项目。关于微球制剂的质量控制方法，可参照《中国药典》（2020 年版）附录中的"微粒制剂指导原则"。

三、纳米囊制剂

纳米囊（nanocapsule）为主要由天然或合成高分子物质构成的固态胶体颗粒，具有聚合材料构成的外壳及液状核，粒径在 1~1 000nm，药物及活性物质通常溶解在内核中，也可以吸附于其表面。其具有一定的靶向性，当进入人体后，容易被网状内皮系统吞噬，从而治疗该组织的病变；亦可以控制药物在特定的靶器官、靶细胞释放，故在癌症治疗时可被特定的癌细胞吞噬而达到有效的抗肿瘤作用。此外，纳米囊制剂还具有一定的缓释作用，可以延长药物的作用时间、减少给药次数，进而提高药效。

纳米囊可以提高活性物质的稳定性，当由生物相容性或可生物降解的材料构建时，与组织和细胞具有良好的生物相容性，当其作为活性物质载体的纳米包裹系统时，其优点还包括：可优化药物在囊心的溶解度，提高药物包封效率，且与纳米球相比，聚合物含量较低。

纳米囊可以被比喻为囊泡系统，其中药物被包裹于一个由聚合物膜或涂层包围的腔内，药物可以是液体、固体，或其他分子态活性物质。其结构如图 8-5 所示。

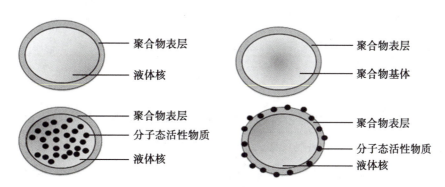

图 8-5 不同的纳米囊结构

1. **纳米囊的制备方法和材料**   纳米囊使用的囊材大多选用对人体毒性较低、有良好的生物降解性、在正常组织中分布少的物质，以提高其对器官或相应细胞的靶向性。囊材材料主要有明胶、白蛋白、玉米朊、人血清蛋白、聚原酸酯和 α- 氰基丙烯酸正丁酯等。

纳米囊的制备方法主要有：纳米沉淀法、乳液扩散法、双乳化法、乳液凝聚法、聚合物包覆法、逐层法。

1）纳米沉淀法：也称为溶剂置换法或界面沉积法。纳米囊的合成需要溶剂相和非溶剂相，溶剂相主要由含成膜物质如聚合物（合成的、半合成的或自然存在的聚合物）的溶剂或混合溶剂（乙醇、丙酮、正己烷、亚甲基氯化物或二恶烷）、亲脂剂、含活性物质的溶剂或油溶剂组成。非溶剂相由成膜物质的非溶剂或非溶剂的混合物组成，辅之以一种或多种天然或合成表面活性剂。

2）乳液扩散法：该法制备纳米囊时，可包载亲脂和亲水活性物质。

3）双乳化法：双乳化液是一种称为"乳化液"的复杂异分散体系，可分为两大类，水 - 油 - 水乳剂（W/O/W）和油 - 水 - 油乳剂（O/W/O）。双乳化液通常采用两种表面活性剂进行两步乳化，一种疏水乳液用于稳定 W/O 乳液的内界面，另一种用于稳定 W/O/W 乳液的油球外界面。

4）乳液凝聚法：该方法通过机械搅拌或超声将水相（水、聚合物和稳定剂）与有机相（油、活性物质和活性物质溶剂）进行 O/W 乳化，然后使用电解质进行简单的凝聚。

5）聚合物包覆法：可使用不同的方法在纳米颗粒表面上沉积聚合物薄层，设定合适的搅拌速度和时间，将纳米颗粒在聚合物分散体中孵育，从而使聚合物吸附到预制的纳米颗粒上。

6）逐层法：该法制备纳米囊的机制是基于不可逆的静电吸引，将胶体模板在聚合物溶液中孵育、洗涤，然后与第二种聚合物重复这一过程，从而形成了多个聚合物层。

2. **纳米囊制剂的体外释放**   其体外释放行为取决于多种因素，如活性物质的浓度和理化特性（特别是溶解度和油水分配系数）、聚合物的性质、降解性、分子量和浓度等，微观结构、油的性质、纳米胶囊的尺寸、体外释放条件（介质 pH、温度、接触时间等）以及制备方法和工艺。

3. **纳米囊制剂的靶向释药**   该制剂的被动靶向性与其粒径大小有关，直径在 0.1~2μm 的纳米囊制剂会很快被肝内的单核巨噬细胞吞噬，到达肝窦内壁的库普弗细胞溶酶体中达到三级靶向；当纳米囊制剂直径小于 50nm 时，它能穿过肝脏内皮或通过淋巴传递到达脾和骨髓，最终到达肿瘤组织。纳米囊制剂还具有在特定肿瘤中聚集的倾向，因此可用于递送抗肿瘤药物。

4. **纳米囊的种类**   近年国内外在载药纳米囊这一领域进行了较多的研究并取得了一定的成果，许多具有缓释及靶向作用的抗癌纳米囊制剂已研制成功，而且开发了纳米囊口服制剂以提高口服药物的稳定性，应用于临床产生了较好的效果。研究主要集中在抗肿瘤药、抗炎药、免疫抑制剂、激素、抗病毒药、抗菌药、抗真菌药、利尿药及维生素等的递送。

四、单抗生物导弹

"生物导弹"是免疫导向药物的形象称呼，其通常具有两个功能区：一是载体（如单克隆抗体），作用是实现细胞识别，将药物靶向至细胞表面；二是具有细胞杀伤能力并能通过内化作用进入细胞后将其杀死的配体。研究者基于肿瘤相关特异分子通路开发了靶向肿瘤的新疗法，如临床上已经发现了一些导致肿瘤细胞过度表达的抗原，以这些抗原为靶标的治疗性单克隆抗体已被广泛应用并证实有效,如利妥昔单抗、曲妥珠单抗、西妥昔单抗等。以单抗作为载体,通过交联技术偶联从而携带有效药物作为弹头,制成"生物导弹",将其定向"携运"到抗原位点,由单抗像导弹那样将药物送达病灶部位,从而发挥有效药物的杀伤作用,在实现靶向性的同时,也减轻了其对正常细胞和宿主的"误炸"式损害。

1. 单抗生物导弹中的载体 单克隆抗体是由单一 B 细胞克隆产生的高度均一、仅针对某一特定位点(抗原决定簇)的特异性抗体,是通过杂交瘤细胞技术制备的。用作载体的单克隆抗体大多是免疫球蛋白(IgG),IgG 结构如图 8-6 所示,分子量在 150 000Da 左右,它们来源丰富、易得。

单克隆抗体对相应抗原有高度特异性,因此,利用单抗作为治疗剂或作为特异性载体制成导向药物,在肿瘤研究领域广泛使用。单克隆抗体为靶向前体药物的载体,通常用其水解片段 Fab 或 Fab'。与抗体比较,Fab(Fab')无种属特异性抗原决定簇、免疫原性低,故较少引起过敏反应;半衰期($t_{1/2}$)为 4~12 小时,清除较迅速;聚集倾向小,静脉给药安全性大;分子量较小,分布较迅速,分布体积较大;没有 Fc 段,可避免非特异性结合而引起的毒性。

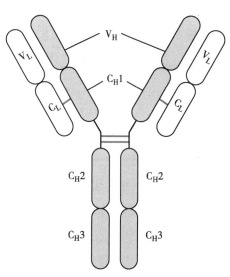

图 8-6 免疫球蛋白(IgG)分子结构
注:V_L、C_L 代表轻链可变区和恒定区;V_H、C_H 代表重链可变区和恒定区。

2. 药物与单克隆抗体偶联 抗体 - 药物偶联物(antibody-drug conjugate,ADC)是一种有效的肿瘤靶向治疗药物,是利用偶联剂(物)将具有特异性靶向作用的单克隆抗体与细胞杀伤力强的小分子细胞毒素相连接。以用靶向性抗体为载体,可将抗肿瘤药物有效递送至肿瘤内部以提高抗体的活性,扩大小分子毒素的治疗窗。

ADC 的作用机制是偶联物首先通过免疫应答吸附结合到有相应抗原的肿瘤细胞表面。在导向药物的制备过程中,接合方法至关重要,它决定了载药量,对药代动力学、活性、效能和稳定性、均匀性也起着重要的作用。药物与抗体偶联反应有许多类型:按偶联反应的化学性质可分为非共价偶联和共价偶联;按结合方式的不同分为直接偶联和间接偶联;按偶联剂的类型可分为同型双功能偶联剂和异型双功能偶联剂。理想的 ADC 应该具备以下条件:①稳定性,ADC 在血液循环中必须稳定,防止细胞毒药物的过早释放;②非特异性免疫反应,将细胞毒药物结合到单抗的过程中不能破坏单抗本身的特异性;③药物释放,ADC 与抗原特异结合,通过内化作用进入肿瘤细胞,经过其中内涵体或溶酶体作用释放细胞毒药物,每个单抗上要有合适数量的细胞毒药物,既要保证药物剂量,同时也要防止因药物太多而引起单抗性质发生变化;④药物作用,释放出来的药物在很低的浓度下也可以杀死肿瘤细胞。

3. 抗体的选择 ADC 采用的抗体目前有 IgG1、IgG2 和 IgG4 三种亚型已经进入临床阶段,其中 IgG1 型应用最为广泛。根据靶标的不同,常见单克隆抗体(简称单抗)药物可分为三类:①以白细胞分化抗原 CD 分子为靶标的单抗,如 ADC 药物吉妥珠单抗(gemtuzumab ozogamicin,Mylotarg)以 CD33 为靶标,常用于白血病和淋巴瘤的治疗;②以血管内皮生长因子(VEGF)为靶标的单抗,如贝伐珠单抗(bevacizumab)等,多用于治疗结肠癌和胃癌;③以表皮生长因子受体(EGFR)为靶标的单抗,如 ADC 药物曲妥珠单抗 - 美坦新偶联物以表皮生长因子受体 -2 为靶标,常用于实体瘤的治疗。

4. 偶联药物的选择　尽管单独使用单抗,可通过识别肿瘤细胞表面特异表达的抗原来治疗肿瘤有成功的案例,但是单抗自身很少具有疗效,在肿瘤的治疗中,多数是将单抗治疗与化疗相结合。现已有很多配体作为"弹头"与单抗结合,包括传统的化疗药物、毒素、抗生素、光敏剂等。

5. 治疗药物的释放方法　将治疗药物从导向药物中释放出来的方法有几种,主要机制是所采用的连接在特定环境下应能够断裂并释放出活性药物,例如,利用肿瘤组织中过量表达蛋白质水解酶的特性,使能够被蛋白水解酶特异选择的导向药物水解而释放;利用肿瘤、内涵体和溶酶体中存在的酸性环境,在酸性水解酶的作用下,偶联物缓慢地释放出活性物质从而发挥疗效;利用肿瘤的缺氧环境,通过还原反应使高效无毒的前药代谢为活性药物。此外,自分解导向药物也被开发出来,它包括药物、连接物和触发器。触发器和连接物相连的地方会特异性地在肿瘤组织中分解,产生药物 - 连接物产物,随后降解并自发释放出游离药物,因此这种自分解导向药物与正常组织的接触是有限的,更有应用潜能和价值。

6. 影响 ADC 杀伤癌细胞的因素

(1) 药物:不同的 ADC 对不同癌细胞的杀伤能力不同,可通过实验对其杀伤能力进行比较。

(2) 抗体:通过体外实验可证明差异。

(3) 结合比:结合比(McAb/ 药物)是保证 ADC 杀伤作用的重要条件。

(4) 肿瘤细胞抗原的不均一性:多数 ADC 对靶细胞的杀伤能力都未达到 100%,主要由于靶细胞表面不表达 ADC 中单抗所识别的抗原,即其不能产生免疫应答。因此采用多种单抗的结合物组合剂治疗有望提高其对肿瘤细胞的杀伤力。

(5) 偶联剂和偶联方法:偶联剂和偶联方法不当,抗体结合药物分子少或结合不均匀都会影响 ADC的细胞毒性。分离方法不当而混有抗体或游离药物也会影响 ADC 的抑癌效果。

五、受体靶向药物制剂

药物的靶向治疗是指将药物选择性递送至靶部位,如特定的器官、组织或细胞,并在靶部位发挥药效。靶向制剂可以达到控释和提高药物稳定性的效果;可以改变药物的半衰期,促进药物在靶标发挥作用而达到降低毒副作用的效果;可使药物发挥专一的药理活性,减少用给药量和用药次数,提高药物的生物利用度和有效性。因此,寻找合适的药物载体是当代靶向制剂研究的重点。

治疗的靶标可以是一个器官(一级靶标),或某一器官的特定组织(二级靶标),也可以是特定的病变细胞、癌细胞或细胞器如线粒体等(三级靶标)。三级靶标在细胞水平发挥作用,药物因此可选择性地作用于异常病变组织细胞而对正常组织细胞无影响。

主动靶向制剂,是指表面经修饰后的药物载体,能够与靶细胞的受体结合。肿瘤细胞表面具有一系列特异性表达的受体,能与特异性配体或抗体结合并促进肿瘤细胞内化。使药物或药物载体与特异性配体或抗体结合,以过度表达的受体为相应靶标,可将药物主动靶向肿瘤细胞。常见的肿瘤主动靶向受体主要有叶酸受体、运铁蛋白受体、甘草次酸受体、CD44 受体、整合素受体、酪氨酸激酶受体、激素受体、脂蛋白受体等。

1. 叶酸受体介导的靶向药物制剂　叶酸受体是一种细胞表面蛋白,而叶酸是一种有效的靶向癌症治疗的配体,它选择性地结合到肿瘤相关的叶酸受体。通过连接叶酸到药物载体表面,叶酸受体靶向治疗能递送治疗药物到特定的叶酸受体过表达的肿瘤细胞。叶酸受体介导的主动靶向递药系统不但可以使药物浓集于靶部位,而且能够减少药物对正常组织的毒副作用。将叶酸和 CD44 靶向配体透明质酸连接,制备了 pH 响应的纳米胶束,该胶束不仅能够提高难溶性药物的溶解度而且能使药物浓集于叶酸受体高表达的乳腺癌 MDA-MB-231 细胞中,进而达到杀伤肿瘤的效果。

2. **运铁蛋白介导的靶向药物制剂** 运铁蛋白(transferrin,TRF)是一种小分子的糖蛋白,在细胞液及人体体液中分布广泛。此类靶向制剂的作用机制是可与体液中的游离 Fe^{3+} 结合,再与 TRF 受体结合,进而内吞至细胞。肿瘤细胞较正常细胞增殖快,其表面 TRF 受体过表达高,与 TRF 的亲和力强,在脑胶质瘤、肝癌肿瘤细胞等中高表达。

3. **甘草次酸受体介导的靶向药物制剂** 甘草次酸广泛存在于甘草的根茎,肝脏含有大量的甘草次酸结合位点,高表达于肝实质细胞膜的表面。将甘草次酸和寡聚透明质酸结合,设计制备了一种海胆状胶束,该胶束具有良好的肝靶向性和较低的免疫原性和良好的肝肿瘤杀伤效果。

4. **CD44 受体介导的靶向药物制剂** CD44 是一种在许多肿瘤细胞中高表达的跨膜单链糖蛋白,以 CD44 为靶标,将其特异性配体与药物以不同方式相结合,可以将药物主动靶向到肿瘤细胞。CD44 是透明质酸(HA)在肿瘤表面最主要的受体,在溶酶体酸性环境下,包裹药物的 HA 降解进而释放药物。基于 HA 与 CD44 特异性结合的靶向给药系统也成为目前肿瘤靶向递药系统的研究热点。将透明质酸与骨靶向的阿仑磷酸钠连接形成胶束,能与肿瘤细胞过度表达的 CD44 受体特异结合而发挥主动靶向肿瘤的效果,且具有良好的骨靶向能力。

5. **整合素受体介导的靶向药物制剂** RGD 肽是含有精氨酸 - 甘氨酸 - 天冬氨酸(Arg-Gly-Asp)序列的短肽,在生物体内广泛存在,是整合素和配体蛋白相互作用的识别位点,RGD 肽可靶向于肿瘤新生血管,抑制肿瘤生长、抑制新生血管的形成。RGD 修饰的白蛋白 - 多柔比星纳米粒子可抑制 MCF-7 细胞增殖并诱导细胞凋亡,该纳米粒子对肿瘤组织的靶向能力优于多柔比星。

(陈大全)

第四节　其他药物制剂研究新方法与新技术

近些年,科学技术发展迅速,单一学科的知识已经不能满足本学科的发展进步需求,各学科之间互相交叉、渗透已经成为促进学科发展的重要方式。随着生命科学、材料科学及信息科学等诸多领域与制剂领域的不断交叉、渗透,大大推动了药物制剂研究新方法与新技术的发展与进步。此外,药物制剂新辅料、新材料、新设备的不断涌现,药物制剂工艺基础研究也得以不断深入,制剂处方不断完善,生产工艺与技术不断进步。目前,新产品与新技术的创新是企业占据未来医药市场的核心竞争力,是保证企业在未来得以生存、发展和进步的重要保障。药剂学工作者必须敢于直面挑战,联系诸多相关技术领域,选择有战略意义的重大课题,不断推进药物制剂研究新方法与新技术的发展。

一、促吸收技术

药物吸收是指药物从给药部位吸收入血进入循环系统的过程。除血管内给药外,其他给药途径都会存在药物吸收过程。药物吸收受很多因素影响，包括机体自身生理因素、药物理化性质以及诸如食物、制剂添加剂等其他因素。大多数药物，在吸收过程中，都存在吸收率低的问题，增加药物吸收率是提高药物利用度最有效的方法之一。为了使更多的药物特别是分子量较大的药物，能够更好地经皮或胃肠道吸收，许多新的促吸收技术相继问世。

促进药物吸收的方法大体可分为物理方法、化学方法、制剂方法等。物理方法包括离子导入、电穿孔、超声导入、微针以及无针技术等。化学方法主要包括前体药物、渗透促进剂等。制剂方法主要是指设计成脂质体、胶束、纳米乳等纳米制剂，提高药物吸收率。

最近几年，微针技术发展迅猛，并已经成功应用于化妆品行业。微针（microneedle）是指长度在几十微米到几毫米，尖端直径小于几十微米的微型针头。微针可以有效地刺穿皮肤角质层，形成微型给药孔道，足够分子透过但却不会引起痛觉或者其他重大损伤，进而使药物可以很好地透过皮肤表面，到达皮肤深处毛细血管，快速地被皮下毛细管网吸收，进入全身血液循环，到达作用部位发挥药效。微针技术具有独特的优势，与传统透皮贴剂相比，它克服了传统透皮贴剂透皮率低、药物浪费严重的问题；与传统注射剂相比，它克服了无法持续给药的缺点；而且微针技术的无痛、微创的特点，大大提高了患者的用药顺应性。此外，微针技术还具有能够维持血药浓度稳定、避免肝首过效应等诸多优势，尤其是在递送大分子物质（蛋白质、多肽、DNA、RNA 等）方面，发挥着重要作用。

生物可降解微针技术近些年发展十分迅速，但是单一材料制备的微针存在硬度大、易脆的缺点，容易发生断针，所以，在制备可降解微针时一般会选用两种及两种以上的可降解材料。生物可降解微针借助其安全性高、载药量大等优点，在微针技术中占重要地位。此外，最近从可降解微针的研究发现，生物可降解微针的制作工艺以及材料选择越来越复杂多样，可以很好地改善药物的生物利用度，而且部分微针释药系统可以自动调节释药，从而大大增加患者的用药顺应性。综合来说，在未来制剂发展领域，生物可降解微针存在很大的发展空间，具有广阔的临床应用前景。

二、蛋白质转导技术

生物膜一般是由蛋白质、多糖及磷脂等成份所构成，对于那些想要透过的物质具有天然的阻隔作用。所以那些需要穿透多层细胞膜才能发挥药效的药物，其生物利用率很低。多年来，众多生物学家一直以能够将活性药物透过生物膜为研究目标，目前普遍采用侵入性和非侵入性的方法。

生物膜上会存在一些具有天然转运功能的载体蛋白，它们具有自主跨越细胞膜的功能，即蛋白质自身及某些与外源蛋白质组成的融合蛋白能在无任何辅助条件的介导下（如脂质体、胶束、病毒载体等）快速、高效、无障碍（甚至可突破血脑屏障）地直接透过生物膜，而且这些可跨膜蛋白均保留着其原有的生物学活性与功能，此为蛋白质转导技术。

细胞穿膜肽（cell penetrating peptide，CPP）是指一类能携带大分子物质进入细胞而无须特异性受体协助的短肽，其穿膜能力不依赖于经典的胞吞作用。研究发现，这类短肽一般都富含精氨酸、赖氨酸等碱性氨基酸残基，带有正电荷，而且其二级结构具有 α- 螺旋空间构象。CPP 通常可以通过共价键与其他大分子物质结合形成偶联物，并辅助后者进行跨膜转运，提高后者的跨膜效率，而且该过程效率高，最大可携带分子量为 116 000Da 的大分子。现如今 CPP 已经成功应用于药物递送系统，通过化学结合等方式将它们连接在其他递送系统（如脂质体、胶束等）上，进而辅助递送系统穿过生物膜到达病灶部位，释放药物。

蛋白质转导技术在递送大分子和小颗粒方面显示出了巨大潜力,国内外诸多研究人员都致力于 CPP 的研究,希望能够发现更多更有效的 CPP,用于递送大分子药物和纳米药物载体。此外,蛋白质转导技术也可用于疫苗和造影剂等的递送。该技术具有独特优势,在药物制剂领域中的应用越来越多,具有广阔的研究及临床应用前景。

三、3D 打印技术

21 世纪,人们越来越注重个人健康,医学的发展也从"疾病医学"向"健康医学"倾斜,"个体化"治疗的理念进入医学领域。随着家庭医生的逐步常态化,"私人"药物也走入了我们的视野。

3D 打印技术是一种通过计算机辅助设计及控制,制备具有特殊外形和复杂内部结构物体的快速成形技术。与传统制剂制备工艺相比,3D 打印不仅可以更加精确地控制药物用量,而且可以根据个人的身体状况调节每片制剂中药物的含量,真正做到制备"个体化药物",3D 打印还可以根据病情随时更改药量以及用药搭配。此外,3D 打印还可以制备一些传统制剂工艺难以制备的具有复杂空间结构的药物剂型。

随着 3D 技术的逐渐发展,越来越多的 3D 产品问世。2015 年美国 FDA 批准了采用 3D 打印技术制备的处方药左乙拉西坦速溶片上市。自此,世界首款 3D 打印药物问世,该制剂与其他抗癫痫药物联合用于治疗成人或儿童患者的部分性发作、肌阵挛发作及原发性全身癫痫发作。此款药品能够获批上市,是 3D 打印行业的一个风向标。

国内也有许多研究者正在进行 3D 制剂方面的研究,例如,以阿司匹林为模型药物,运用 3D 打印技术,制备了可控释放的阿司匹林速释缓释双层片,打印出了各种不同形状的阿司匹林双层片,并通过改变打印处方组成和程序化设计打印片结构,制备了不同的打印片,不同打印片存在不同的药物释放行为。与传统阿司匹林双层片相比,两者的释放曲线相似,打印片的释放量高于普通压片双层片。

3D 打印技术存在着诸多优点:①节省材料,3D 打印技术可以提高药物以及相关辅料的利用率,避免不必要的浪费;②能做到更高的精度、更好的重现性;③不需要传统的机床或任何模具,能直接把计算机的任何形状的三维 CAD 图形生成实物产品;④无须集中的、固定的制造车间,具有分布式生产的特点;⑤能在数小时内成型,它让设计人员和开发人员实现了从平面图到实体的飞跃。与其他技术一样,3D 打印技术也存在着其不可避免的缺点:①成本高、工时长,3D 打印仍是比较昂贵的技术。目前,我国 3D 打印技术制造成本高,制造效率低,制造精度尚不能令人满意;②在规模化生产方面尚不具备优势;③打印材料受到限制;④精度和质量问题,3D 打印采用"分层制造,层层叠加"的增材制造工艺,层与层之间的结合再紧密,也无法和传统模具整体制备而成的产品相媲美。

虽然现阶段 3D 打印在制药领域的应用还受很多因素制约,但是随着新型打印材料的不断开发以及 3D 打印制药机械的不断升级改良,该技术的个性化制剂设计以及工业化应用必将上一个新的台阶。未来 3D 打印制药技术必将成为我们提升制药技术水平的有力支撑。

四、新制剂研究案例分析及药物申报

1. **注射微球** 属于特殊注射剂,是一类高精尖的药物制剂,全球只有极少数几家公司在研发生产

该类制剂,其他都在做仿制药。

(1)奥曲肽微球:奥曲肽微球上市后将给药周期提升为4周,优势极为明显。奥曲肽是一种生长抑素类似物,是治疗肢端肥大症、类癌、胃肠胰腺肿瘤的特效药物。奥曲肽微球之后,帕瑞肽被美国FDA以治疗肢端肥大症批准上市。

(2)利培酮微球:2003年美国FDA批准该药上市,用于治疗精神分裂症和双向情感障碍。其给药周期两周左右,很大程度上解决了患者顺应性差的问题。

(3)艾塞那肽微球:是获批上市的胰高血糖素样肽-1(GLP-1)类似物,用于治疗糖尿病。艾塞那肽微球在2012年获得美国FDA批准,给药周期1周一次。

2. 抗体-药物偶联物 除微球制剂以外,抗体-药物偶联物(ADC)也研究火热。

(1)吉妥珠单抗:该药是2000年美国FDA批准的首个ADC上市产品,是一种靶向于CD33的人源化抗体与卡奇霉素(calicheamicin)的偶联物,主要用于复发性急性髓性白血病的治疗。但由于该药有增加患者死亡的风险,2010年从美国市场撤市。2017年9月,该药被FDA批准重新上市,用于治疗新确诊的成人CD33阳性急性髓性白血病,以及对初始治疗无应答的2岁以上儿童的难治性CD33阳性急性髓性白血病。

(2)本妥昔单抗:于2011年获得美国FDA批准,是一种靶向CD30的ACD,可特异性结合CD30并释放小分子毒素,该毒素可与微管蛋白结合并破坏细胞的微管网络,最终导致细胞凋亡。该药用于治疗霍奇金淋巴瘤和系统性间变性大细胞淋巴瘤。

(3)曲妥珠单抗:于2013年获批,用于治疗人表皮生长因子受体2(HER2)阳性乳腺癌。

(4)依托珠单抗:于2017年获批,用于单药治疗复发或难治性的CD22⁺成人急性淋巴细胞白血病。

目前,针对先前研发的化合物存在的一些不足(如副作用大、生物利用度低、剂型单一等),并随着其专利时间的到期,发起改良型新药的浪潮已经兴起,而且改良型新药在临床试验过程中具有较高的成功率,目前已经成为全球新药研发的趋势。1984年美国国会通过了《药品价格竞争和专利期修订正案》(Hatch-Waxman Amendment),修订后的《联邦食品、药品和化妆品法案》505部分为新药申请提供了三条路径,即505(b)(1)、505(b)(2)和505(j)。在中国,类似于505(b)(2)的是改良型新药。

调查研究发现,2002—2015年,美国FDA批准的新药类别及数量发生了很大的变化。2010年之前,505(b)(1)占主导,2010年之后,505(b)(2)逐渐呈上升趋势,并逐渐赶超505(b)(1),2015年505(b)(2)以46∶37的比例超过505(b)(1)。

以利培酮改良之路为例:利培酮常规制剂(片剂)→利培酮速释制剂(口崩片、口服液)→长效注射剂→代谢产物的缓释制剂→代谢产物前药的长效注射剂→代谢产物前药的超长效制剂。在此过程中,利培酮制剂共经历了六次升级。在经历利培酮常规制剂的专利悬崖后,其改良型利培酮系列产品迎来了新的效益。

除此之外,还有许多这样的经典案例。例如,紫杉醇作为抗肿瘤治疗的一线药物,已应用多年。一开始以普通注射剂的形式上市,引起很大的轰动,但它存在着一个致命的缺陷就是该制剂所使用的溶媒中的聚氧乙烯蓖麻油会导致严重的不良反应,并且发生率较高,这一缺陷大大地限制了该制剂的应用。随后,各制药公司相继研发了紫杉醇的改良型新药。目前,国内上市的有紫杉醇脂质体注射剂。

随着改良型新药的兴起,一大批以改良型新药研发为主的药企也如雨后春笋般诞生。它们围绕着某一现有药物进行研究,研发其新的给药途径,并将研究成果高价转让给具有生产条件的大公司,以此创造利润。

在新药申请方面,505(b)(2)也占据着强大的优势。

非临床申请阶段,与505(b)(1)相比,505(b)(2)可以允许公共数据代替一部分试验数据,这样就可以避免重复进行许多非临床研究以及安全性和有效性测试,节约了很多的时间,大大缩短了审批流程,进而可以更快地进行后面的研究并上市,更早更快地获得利润。

在申报过程中,505(b)(2)可以允许非临床和临床研究并行完成,从而进一步缩短审批时间。

505(b)(2)所规定的Ⅰ期临床试验被称为Ⅰ期临床试验的桥接研究,用于比较自制药物和参考产品(一般指原研产品)的人体药动学特征(临床生物等效性研究);某些505(b)(2)研发方案不需要Ⅱ期临床研究(如新剂型仅有Ⅰ期的药代动力学研究即可);505(b)(2)可以部分依赖现有数据,没必要进行Ⅲ期临床研究。如果505(b)(2)需要进行Ⅲ期临床研究,例如,要求批准已核准的活性成分的前体药物,则通常只需要进行一项研究,而不是505(b)(1)项所需的两项一般研究。综上,505(b)(2)与505(b)(1)相比,在整个申请过程中505(b)(1)可能需要十多年时间,505(b)(2)途径则可能在30个月内即可得到FDA的批准。巨大的时间差异背后隐藏的是巨大的利润。

仿制药申请(abbreviated new drug application,ANDA),即申请与某一上市药品具有相同活性成分、剂型、规格、服用方式及适应证的药品。仿制药申请一般不需要提供临床前(动物)和临床(人体)数据来证明其安全性和有效性,取而代之的是,需进行生物等效性试验证明该药与原研药的生物等效性。

研究发现,美国仿制药利润空间小、市场竞争大。据统计,FDA 在 2018 年批准的 ANDA 批文数达1 003 个,尽管如此,还是出现了一部分产品(市场潜力有限、技术门槛高)没有人愿意去仿制的问题。这部分产品并没有出现想象中的专利悬崖,价格居高不下。为了应对这一系列问题,FDA 采取很多措施,如提供更多的技术指导等。此外,FDA 正在采取一种新措施,就是开辟一条全新的通道——仿制药竞争疗法(competitive generic therapie,CGT),以此来鼓励仿制药的准入。在此通道下,申请公司可以在ANDA 资料提交之时或之前向 FDA 申请 CGT 资格认定,如认定成功,FDA 就会加快该仿制药的研发和审评。如果获得 CGT 资格,则仿制药申请有望获得 180 天的市场独占期,但前提是通过 CGT 通道第一个获批的 ANDA,而且要符合其他一些条件。仅在 2018 年 8—12 月,就有五个被 FDA 认定为通过 CGT通道获批的首仿药物上市,并授予了相应的 180 天市场独占期。

（陈大全）

第五节　药物稳定性研究

药物稳定性是指原料药物及其制剂在一定期限内保持稳定的性质,是药物有效、安全的保证。一个制剂产品从原料药的合成、剂型设计到生产、运输、储存、销售,直到临床使用,稳定性研究都至关重要。药物若发生分解变质,不仅药效降低,甚至变质产生新的物质,可能引起毒性或刺激性,导致药物安全性下降,故稳定性研究对保证药物安全有效非常重要。《中国药典》(2020年版)规定了药物稳定性试验指导原则,我国《药品管理办法》也规定,新药申报必须提供药物稳定性资料。即使药物申报审评通过,企业也应该对变更后的药品质量在市售阶段进行一段时间的跟踪考察,确保药品质量稳定和安全。

制备任何一种剂型,首先要进行处方设计,而影响处方稳定性的因素有很多,如化学因素(水解、氧化、光解、溶剂、辅料等)、物理因素(黏度、硬度、溶出、晶型、乳剂破裂等)和生物因素(微生物引起药物的腐变、霉变,蜜丸的霉变,中药汤剂的变质等)。

一、药物稳定性的影响因素

1. 化学稳定性

(1) 水解:许多酯类、酰胺类药物常受 H^+ 或 OH^- 催化水解,这种催化作用也叫专属酸碱催化(spesific acid-base catalysis)或特殊酸碱催化。此类药物的水解速度主要由 pH 决定,不同剂型受 pH 的影响程度的大小依次为:溶液型制剂 > 半固体制剂 > 固体制剂。对溶液型制剂来说 pH 尤为重要,因此,确定稳定的 $pH(pH_m)$ 是溶液型制剂处方设计首要考虑的问题,寻找药物最可靠 pH_m 的方法是作 pH- 速度图(pH-rate profile)。

不同药物的 pH- 速度图有不同的形状。青霉素、头孢曲松等药物的 pH- 速度图在一定的 pH 范围内接近 V 型,还有一些药物如丹酚酸 B 的 pH- 速度图呈 S 型。在实际工作中,为了降低药物的降解速度,常常选用的 pH 调节剂有盐酸和氢氧化钠,为了保持 pH 的稳定,也可加入磷酸、枸橼酸及其盐类缓冲液。

(2) 氧化:主要指空气中的氧气所引起的氧化作用。常用的一些抗氧化的方法有:

1) 通入惰性气体(N_2 或 CO_2)来置换其中的氧气。

2) 通过加热除去溶液中的氧气,需特别注意溶液的耐高温情况。

3) 加入抗氧剂,如焦亚磷酸钠、维生素 C 等。另外,还要注意一些特别的辅料,如甘露醇、酚类、醛类等一些物质会干扰抗氧化剂的活性,降低抗氧化性。但也有一些药物能显著增强抗氧化剂的效果,通常称为协同剂(synergist),如磷酸、枸橼酸、酒石酸等。

(3) 光线:光是一种辐射能,辐射能量的单位是光子,光子的能量与波长成反比,光线波长越短,能量越大,故紫外线更容易激发化学反应,加速药物的分解。有一些药物会受到光线的作用而发生分解,这种反应叫光化降解。对光敏感的药物包括不饱和键较多的油脂、吩噻嗪类,以及具有酚基、共轭双键、含卤素的药物,在对这些药物进行剂型设计中,为保证稳定性,应特别注意避光操作,避光包装。

2. 物理稳定性

药物的物理稳定性主要包括药物的物理状态如多晶型、无定型、水合物和溶剂化物等。常见的一些物理稳定性变化有外观、气味、黏度、崩解、溶出、硬度、脆碎度等。

(1) 药物的稳定性:同一种物质具有两种或两种以上的空间排列和晶胞参数,形成多种晶型的现象称为多晶型。多晶型药物经过研磨、高温、高压等特殊处理,可引起晶型错位、边界破坏并变得完全无序的现象称为无定型。具有稳定晶型的药物,化学稳定性最好,但是溶出速度和溶解度小,生物利用度也差;亚稳定型介于稳定型和无定型之间,有较好的溶解性和溶出速度,稳定性也较好,所以药用晶型多为亚稳定型。因此在剂型设计中应采取有效措施阻止晶型变化,使药物保持亚稳定型,提高生物利用度。

(2) 药物制剂的稳定性:不同剂型,物理稳定性不同,溶液剂和糖浆剂可能发生浑浊或沉淀;片剂会发生裂片、硬片等;乳剂主要表现为分层、絮凝、转相、合并与破裂和酸败;混悬剂主要有结块、晶型转变、粒度分布等。多囊脂质体作为药物的缓释载体存在一些不足,稳定性较差,文献大多采用一种负电荷磷脂(如棕榈酰磷脂酰甘油)为膜稳定剂,制备多囊脂质体,旨在增加磷脂双分子层之间的静电斥力,这类膜稳定剂能显著提高复乳及多囊脂质体的稳定性,但成本较高,也有学者采用十八胺为膜稳定剂成功制备了多囊脂质体,降低了成本。通过改变膜稳定剂来增加多囊脂质体稳定性已经成为新的研究方向。

3. 生物稳定性　药物制剂的生物稳定性是指由于药物制剂中的营养成分如糖、蛋白质等被污染滋生微生物而引起药物制剂性状的变化、生成致敏物质、化学成分被微生物分解等,从而引起药效变化或出现毒性。因此,含营养液的液体制剂应加入抑菌剂、固体制剂选择合适的包装材料以及选择适宜的存储环境等。变更直接接触药品的包装材料(以下简称包材)是一类较为常见的药品补充申请事项。由于包材新材料、新技术的发展,申报已上市药品变更包材的企业逐渐增多,有些包材由于其本身的特性和申报剂型的原因,按照指导原则,在稳定性研究的基础上,需要做药物相容性试验,即考察药包材与药物之间是否发生迁移或吸附的现象,进而影响药物质量的试验。

二、稳定性研究设计的考虑因素

稳定性研究设计的目的是考察原料药物或制剂在温度、湿度、光线的影响下随时间变化的规律,为药品的生产、包装、贮存、运输条件提供科学依据,同时通过试验建立药品的有效期。稳定性研究的设计应根据研究目的,结合原料药物的理化性质、处方工艺、剂型特点来进行。稳定性试验包括影响因素试验、加速试验与长期试验。影响因素试验用一批原料药物和一批制剂进行,加速试验与长期试验要求用三批供试品进行。原料药物供试品应是一定规模生产的,合成工艺路线、方法、步骤应与大生产一致。药物制剂供试品应是放大试验的产品,其处方与工艺应与大生产一致。每批放大试验的规模,片剂至少应为一万片,胶囊剂至少应为一万粒。大体积包装的制剂如静脉输液等,每批放大规模的数量至少应为各项试验所需总量的 10 倍。特殊品种、特殊剂型所需数量,根据情况另定。供试品的质量标准应与临床前研究及临床试验和规模生产所使用的供试品一致。加速试验与长期试验所用供试品的包装应与上市产品一致。研究药物的稳定性要采用专属性强、准确、精密、灵敏的药物分析方法与有关物质(含降解产物及其他变化所生成的产物)的检查方法,并对方法进行验证,以保证药物稳定性试验结果的可靠性。在稳定性试验中,应重视降解产物的检查。由于放大试验比规模生产的数量要小,故申报者应承诺在获得批准后,从放大试验转入规模生产时,对最初通过生产验证的三批规模生产的产品仍需进行加速试验与长期稳定性试验。

三、稳定性的相关试验

稳定性是指原料药或制剂保持物理、化学、生物学和微生物学特有性的能力。稳定性试验则是对原料药或制剂及其生产工艺的系统研究和理解,考察原料药或药物制剂在温度、湿度、光线照射的影响下随时间变化的规律并据此为药品的剂型处方、生产工艺、包装、贮藏条件和有效期的确定提供信息支持。

药物从最初的合成到储存的稳定性研究过程通常可分为六个阶段。第一阶段,制剂前研究,原料药的初级稳定性试验。第二阶段,药物制剂处方与工艺研究中的稳定性试验,制剂处方研究包括制剂类型稳定性研究、临床制剂稳定性研究等。第三阶段,包装材料稳定性与选择。第四阶段,加速试验和长期试验研究。第五阶段,药物申请期。第六阶段,稳定性追随期。

药品稳定性研究试验所应用的方法应按 GMP 标准进行,对试验过程中遇到的问题进行详细记录,包括样品来源、原料采购与使用、生产记录以及批检验记录等,保证这些均具有可追溯性。另外,在进行研究试验前,需要对所应用的试验设备进行性能检测,筛选专属性强、准确、精密、灵敏的药物分析方法与有关物质的检查方法,确保满足相关验证标准,排除客观条件对试验结果产生的影响。

1. 影响因素试验　影响因素试验(强化试验)是在剧烈条件下进行的,其目的是了解影响药物稳定性的因素及可能的降解途径和降解产物,为制剂工艺的筛选、包装材料和容器的选择、贮存条件的确定等提供依据。同时为加速试验和长期试验应采用的温度和湿度等条件提供依据,还可为分析方法的选择提供依据。影响因素试验除了通常进行的高温、高湿和光照三个试验外,必要时基于药物性质、剂型特点、临床用途等,还要进行冻融试验、配伍试验、低湿试验,还要考察 pH、氧、低温等对药物质量的影响。影响因素各种试验均是从不同的角度、不同的层面考察和探讨药物的稳定性,保证上市药品的质量稳定。

对原料药而言,首先应进行在极端条件下的影响因素试验,以探讨药物固有稳定性。供试品可以用一批原料进行,将供试品置适宜的容器中(如量瓶或培养皿),摊成约 5mm 的薄层,疏松原料药摊成约 10mm 的薄层进行高温、高湿度和强光照射试验。当试验结果表明降解产物有明显变化时应考虑其潜在的危害性,必要时应对降解产物进行定性或定量分析。此外,根据药物的性质,必要时还应进行 pH、氧及其他条件对稳定性的影响。

高温试验即供试品置适宜的开口洁净容器中,60℃温度下放置 10 天,于第 5 和第 10 天取样,按稳定性重点考察项目进行检测,同时准确称量试验前后供试品的重量,以考察供试品风化失重的情况。若供试品有明显变化,供试品含量低于规定限度,则在 40℃条件下同法进行试验。若 60℃无明显变化,不再进行 40℃试验。若申报生产已有国家标准的药品,已知药物若需在冰箱中 4~8℃冷藏,表明它对温度敏感,那么可不考察高温对药物稳定性的影响。

高湿度试验即供试品开口置恒湿密闭容器中,在 25℃分别于相对湿度(90%±5%)条件下放置 10 天,于第 5 和第 10 天取样,按稳定性重点考察项目要求检测,同时准确称量试验前后供试品的重量以考察供试品的吸湿潮解性能。若吸湿增重 5% 以上,则在相对湿度 75%±5% 条件下,同法进行试验;若吸湿增重 5% 以下且其他条件符合要求,则不再进行此项试验。恒湿条件可在密闭容器如干燥器下部放置饱和盐溶液,根据不同相对湿度的要求,可以选择饱和 NaCl 溶液(相对湿度 75%±5%,25℃),饱和 KNO_3 溶液(相对湿度 90%±5%,25℃)。

强光照射试验即供试品开口放置在光橱或其他适宜的光照仪器内,于光照度为 4 500lx±500lx,

25℃的条件下放置 10 天,第 5 和第 10 天取样,按稳定性重点考察项目进行检测,特别要注意供试品的外观变化。

低温试验、冻融试验考察药物在较低温度条件下的稳定性。进行低温试验或冻融试验主要是根据药品在运输、贮存或使用过程中可能会遇到的温度而确定。如果药品在运输、贮存或使用过程中温度的变化范围在冰点以上,一般进行低温试验;如果药品在运输、贮存或使用过程中温度的变化范围在冰点以下,一般进行冻融试验。

2. 加速试验 是在超常的条件下进行,目的是通过加速药物的化学或物理变化来考察药物稳定性,初步预测样品在规定的贮藏条件下的长期稳定性,为药品审评、包装、运输及贮存提供必要的资料。原料药物与药物制剂均需进行此项试验,供试品要求三批,按市售包装,在温度 40℃ ±2℃,相对湿度 75%±5% 的条件下放置 6 个月。此外,所用设备应能控制温度 ±2℃,相对湿度 ±5%,并能对真实温度与湿度进行监测。在试验期间每一个月取样一次,按稳定性重点考察项目检测,3 个月资料可用于新药申报临床试验,6 个月资料可用于申报生产。在上述条件下,如 6 个月内供试品经检测不符合质量标准,则应在中间条件下即在温度 30℃ ±2℃,相对湿度 65%±5% 的情况下进行加速试验,时间仍为 6 个月。对温度特别敏感的药物制剂,预计只能在冰箱(4~8℃)内保存使用,此类药物制剂的加速试验,可在温度 25℃ ±2℃,相对湿度 60%±10% 的条件下进行,时间为 6 个月。乳剂、混悬剂、软膏剂、眼膏剂、栓剂、气雾剂、泡腾片及泡腾颗粒宜直接采用温度 30℃ ±2℃、相对湿度 65%±5% 的条件进行试验,其他要求与上述相同。对于包装在半透性容器的药物制剂,如塑料袋装溶液、塑料瓶装滴眼剂、滴鼻剂等,则应在相对湿度 20%±2% 的条件(可用 $CH_3COOK \cdot 1.5H_2O$ 饱和溶液、25℃、相对湿度 22.5%)进行试验。光加速试验的目的是为药物制剂包装贮存条件提供依据。

3. 长期试验 是在接近药品的实际贮存条件下进行,目的是为药物的有效期提供依据。原料药与药物制剂均需进行长期试验,供试品三批,市售包装,在温度 25℃ ±2℃,相对湿度 60%±10% 的条件下放置 12 个月。每 3 个月取样一次,分别于 0、3、6、9、12 个月,按稳定性重点考察项目进行检测。6 个月的数据可用于新药审批临床研究,12 个月的数据用于申报生产。12 个月以后,仍需继续考察,分别于 18、24、36 个月取样进行检测。将结果与 0 个月比较,以确定药品的有效期。对温度特别敏感的药品,长期试验可在温度 6℃ ±2℃ 的条件下放置 12 个月,按上述时间要求进行检测,12 个月以后,仍需按规定继续考察,确定在低温贮存条件下的有效期。此种方式确定的药品有效期,在药品标签及说明书中均应指明在什么温度下保存,不得使用"室温"之类的名词。

四、提高药物稳定性的方法

从物理、化学及生物方面分析,影响药物稳定的因素较多,此外,药物中的活性成分及药用辅料等也会影响药物的稳定。对于一些成分复杂的药物,处方组成对药物稳定性的影响尤为突出,如药物本身的 pH,会影响需要酸性催化的药物水解速度,并且一些氧化及水解反应都与 pH 有关,药物的 pH 越小,H^+ 的数量也就越多,此时药物容易发生水解反应;pH 越大,OH^- 的数量越多,也就越容易发生氧化反应。另外,药物的溶剂、表面活性剂及离子强度等都会对药物的稳定性产生一定的影响。

药物从制备、存储到患者使用的过程中避免不了与环境接触,因此环境也是影响药物稳定性的重要因素,主要包括空气、温度、水分及光照等,这些都会对药物的状态及性质产生一定的影响。①空气中含

有 O_2、CO_2、N_2 等,可与药物中的活性成分发生化学反应。如空气中的氧气与维生素 C 接触后,后者被氧化,使颜色及治疗效果发生改变。②药物中的一些活性成分在发生化学反应时,随着温度的升高药物降解加快,药物的稳定性变差。③一些固体制剂稳定性较差,容易吸收空气中的水分发生分解反应,从而影响药效。在潮湿的环境中,水分中溶解了少量氧气,使药物被氧化,进而促进了药物的降解。④药物中的一些化学成分对光线比较敏感,在光照的作用下药物中的活性物质会与空气中的某些成分发生化学反应,从而造成药品的质量及稳定性会显著降低。因此,容易受到光照影响的药物在生产、储藏及使用的过程中,要注意加强对药品的避光保护。充分认识影响药物稳定性的因素,找出控制药物制剂稳定性的措施至关重要。

1. 对药物剂型及生产工艺进行优化

(1)将在水溶液中易发生水解的药物,制成固体制剂,可提高药物的稳定性,如制成片剂、胶囊剂、散剂、颗粒剂及膜剂等。将易于水解的药物与吸水性较高的物质混合,可有效改善药物制剂的稳定性,例如,将 SiO_2 作为阿司匹林片剂的干燥剂,可以提高该片剂的稳定性。

(2)对药物进行薄膜包衣,一般是将包衣材料(如纤维素衍生物、丙烯酸以及其他成膜材料)、增塑剂、着色剂以及其他药物辅料溶于易挥发的溶剂中制成薄膜包衣溶液,然后将其包裹在片剂、颗粒剂等固体制剂表面,其膜厚度一般为 0.02~0.1mm。对药物进行薄膜包衣效果较好,包衣操作用时较短仅需要 2 小时左右,外观好看,色泽亮丽,生产企业的商标等标志印在药片上可防辨真伪,关键是在薄膜包衣的操作过程中没有粉尘,避免了车间内环境污染,并且包衣膜对制剂起到很好的保护作用,防止制剂潮解、氧化等引起药物失效,从而提高药物的稳定性。有机溶剂包衣成本较高,污染严重,并有一定的危险性。所以一般用湿法包衣可摆脱有机溶剂带来的弊端,但是其成本更高,对于易潮解的药物极大地影响了制剂的稳定性。干法包衣是目前最有前景的包衣技术,其成本低,而且包衣效率显著提高,减少了湿法包衣的不足之处。静电干粉包衣是一种高效、节约时间、节约资源的新型包衣技术,它是使用静电枪将粉末化的包衣材料喷涂在固体制剂的表面,然后用红外线加热器进行加热将其固化成包衣膜,属于干法包衣技术。

(3)将药物微囊化或制成包合物。微囊是用高分子材料(明胶、壳聚糖等天然高分子材料以及聚酯类等合成高分子材料)作为囊材,把固体或液体药物包裹而成的微小粒子,其粒径为 1~250μm。将药物制成微囊后,可以杜绝空气中的氧气、光照以及水分对于药物的影响,显著提高了药物的稳定性;可改善药物的口感,屏蔽药物的不良气味;增加药物的靶向性,提高治疗效果,减少毒副反应。包合物由主分子与客分子组成,主分子即为具有环状中空结构的包合材料(如环糊精是 6~12 个葡萄糖分子由 α-1,4 糖苷键连接而成的外部亲水内部疏水的中空结构的环状分子,是一种天然包合材料),客分子是可以包裹于主分子中的药物。药物与包合材料形成包合物后,可以增加药物的溶解度,避免挥发性药物的挥发,并且显著提高了药物的稳定性,还可以增加药物疗效减少毒副作用。

(4)选择合适的温度及 pH。对于一些热敏感及易发生氧化水解的药物,其发生化学反应的速度与温度的升高成正比,环境温度的变化对药物的稳定性会产生明显的影响,温度越高药物越不稳定,因此需要选择适宜的贮藏温度。为保持药物的稳定,可以对药物进行真空包装,并储存在温度较低的环境中,或者在适宜的温度下对药物进行灭菌干燥处理,降低药物变质的概率。当 pH 较低即处于酸性时,药物比较稳定,基本不会出现氧化及水解等现象;但当 pH 较高时,药物不稳定极易发生氧化反应,因此要选择适合药物稳定的 pH。在药物生产的操作过程中,可以添加一定量的缓冲溶液(磷酸盐缓冲溶液),但其对药物会产生催化作用,所以在制药时要选择最佳质量分数的缓冲液以此来调节药物的 pH。

2. 制备药物衍生物 一些水溶性高的药物稳定性差,容易发生水解。对于这类药物,需要将它们进行衍生化形成较为稳定的衍生物,如将其制成难溶性的盐或酯类等。例如,将易与空气中的氧气发生反应的维生素 C 制成苯甲酸酯;将阿托品与硫酸作用形成硫酸盐。

3. 改善药物包装 温度、光线、空气中的氧气以及水分等是影响药物稳定性的主要因素,根据这些因素及各类药物所具有的不同的理化性质,可选择合适的包装材料来提高药物的稳定性。例如,选用防水干燥的包装避免容易吸潮的药物受潮变质;有些药物接触空气中的氧气便会被氧化,因此一般可在存储容器中充入二氧化碳或氮气等惰性气体或者加入抗氧剂等;对于光线敏感的药物,选择不同颜色和材质的包装材料,检测药物的稳定性,以此来选择合适的包装材料;在药品的储存过程中要注意环境对其的影响,选用适合药物的最佳包装材料。

五、稳定性的评价及问题分析

1. 稳定性的评价 稳定性评价是稳定性研究的关键部分。在经过细致的实验设计和按要求执行之后得到的实验数据极具价值。科学系统地分析所得数据,不仅能够发现药物的降解规律,还能够证明处方和工艺路线的合理性。

有效期的确定是药物稳定性研究的主要内容之一。一般以实际进行的长期留样试验的时间来确定药品的有效期。例如,将长期试验时间设定为 12 个月时,紫草软膏各项指标稳定,但第 18 个月含量测定项下有明显变化,因此有效期暂定为 12 个月。

新药在上市前所进行的临床前、临床试验如果时间跨度比较长,则能够完成长期试验。但如果时间过短则可以考虑外推法测定药物的有效期,如仿制药品的申请以及一些可以豁免临床试验的申请。但是这种外推是有条件的,必须充分掌握上市产品的稳定性研究数据。除了全面分析药品降解机制,还需要对稳定性研究的长期试验数据以及加速试验结果进行统计分析,选择拟合度良好的数学模型以及稳定性数据。如果被仿制产品的信息不全面,则以实际进行的长期试验为准。

在注册申报阶段,一般根据长期试验条件下获得的实测数据作为有效期,在特殊情况下,如超出实际观察时间范围,则可以采用外推法计算有效期。首先,对长期实验数据进行分析评估。如果稳定性数据显示试验原料药或制剂不具有降解趋势并且产品批次间的差异变动很小,即申请的有效期是合理的,此时不需进行统计分析。如果稳定性数据显示试验原料药或制剂降解与批次间差异变动大,则需要对稳定性实验数据进行统计分析。然后,根据试验样品的降解及批次间的差异程度,分层次阐述是否需要进行统计分析。如果 $P>0.25$,批次间的变异较小,可将数据合并进行整体分析评估。如果 $P \leqslant 0.25$,则批次间的变异较大,不能合并整体分析评估,有效期应按长期试验最小数据。

环境因素影响药品包装的选择。影响因素试验的目的就是指导药品包装和贮存条件的选择。温度和湿度的变化会影响药品的有效期,有试验显示温度升高 $1\sim2$℃,产品的有效期将会缩短近 20%。此外,应注意阐明所选包装材料和器具的申报信息,不得擅自修改其稳定性试验数据。

对稳定性研究报告的格式也有要求,格式规范不仅提高数据分析的效率,评价报告的质量也会得到很大的提升。稳定性报告图谱的真实性是值得关注的,稳定性研究由于图谱较多,试验周期较长,应该避免伪造图谱出现。

2. 稳定性研究中的问题分析

(1) 药品与包装材料:在进行药品稳定性研究时,首先应注明药品批量,使研究结果具有代表性。还需注意样品规模,如果样品批次不足或规模过小,则稳定性试验结果不具说服力,没有代表性,无法准确反映上市产品的稳定性。此外,样品的整体质量能够代表生产规模下的产品质量,使稳定性试验结果最大程度上反映将来上市产品的稳定性情况。对于原料药,工艺参数与工业化生产条件一致的前提下,一次性生产量满足制剂规模的要求,产量可以达到公斤级。仿制药品一般选择直接申报生产,在申报的初期应格外关注样品规模,生产过程应与上市的实际生产情况相符。

稳定性研究中加速试验和长期试验要求采用模拟上市的包装材料所包装的样品进行,例如,有的冻干粉针同时采用琥珀色玻璃小瓶和无色玻璃小瓶两种包材,但稳定性研究中只作了前者包装的样品的稳定性研究,而未进行后者包装的样品的研究,也就无法评价使用无色玻璃小瓶包材的合理性。

药品与包装容器的相容性包括包装对药品的影响和药品对包装的影响,通常主要针对包装对药品的影响进行。相容性试验包括提取试验、迁移试验和吸附试验。提取试验是指采用适宜的溶剂,在较剧烈的条件下,对包装组件材料进行的提取研究,目的是通过提取试验发现并量化潜在的浸出物。提取溶剂通常应具有与制剂相同或相似的理化性质,重点考虑 pH、极性及离子强度等。提取条件一般参考制剂的工艺条件,注射剂需特别考虑灭菌工艺条件。迁移试验是从材料中溶出并迁移至药品中的潜在的浸出物指标检验。对于多层包装材料,如 3 层、5 层共挤膜袋,需要评估内层、中层及外层成分迁移至药品中的可能性,同时还必须要设计实验来证明外层的油墨不会迁移入药品中。吸附试验是对活性成分或辅料是否会被吸附或浸入包装材料,进而导致制剂质量改变所进行的研究,可通过制剂的稳定性试验监测相应的质量指标进行,如将注射剂灌装至玻璃包装容器中,根据注射剂实际使用时间,设定数个具有统计学意义的取样点,考察各取样点注射剂含量变化情况,直至注射剂含量变化趋于平衡,根据含量变化趋势,考察玻璃包装容器对注射剂的吸附情况。迁移试验和吸附试验通常是与加速和 / 或长期稳定性试验一起设计。

(2) 稳定性项目和考察条件的设置:稳定性研究中设置的考察项目应能全面反映产品的稳定性,包括物理、化学和微生物学、生物学测试等几个方面。例如,对自微乳递药系统来说,影响其稳定性的因素主要包括活性成分与辅料的相容性、温度、水分等;稳定性试验的考察条件主要包括温度、湿度、光照,这些考察条件的设置应充分考虑到上市后产品的贮藏、运输及使用过程中可能遇到的环境因素,同时还要考虑剂型、包材等多种因素。

(3) 稳定性研究分析方法和实验数据:如果在稳定性研究过程中分析方法发生了变更,则用变更前后的两种方法对相同的试验样品进行检测,方法变更前后的测定结果一致,则可用变更后的方法进行后续的稳定性试验;如果方法变更前后测定结果差异较大,则应采用两种方法平行测定后续的时间点,比较分析两组试验数据从而得出相应的结论。稳定性研究所采用的分析方法应经过充分验证,应具有良好的专属性、准确性、精密度、灵敏度等。针对温度、湿度、光照等相关因素的常见统计学处理方法多采用单因素变量分析和多元回归连续变量分析。单因素对照法是将试验中的观察值与标准值进行对比,采用 SPSS 系列软件对数据进行统计学分析,计数数据选择$(n, \%)$表示,计量资料选择$(x \pm s)$表示,当$P<0.05$时则表明观察值与标准值之间存在明显的统计学差异,即该因素能够对药物稳定性造成显著影响,反之则表明观察因素对药物稳定性产生的影响较小,可忽略不计。

(陈大全)

本 章 小 结

药物缓控释递药系统的研究是近年来医药发展的重要方向,而国家中长期科学和技术发展规划纲要(2006—2020 年)把释药系统创制关键技术、纳米生物药释放系统上升到国家发展生物医药的国家战略层面,缓控释高端制剂研发也是我国需要解决的"卡脖子"问题。相较于一般制剂,口服缓释、控释制剂解决了给药次数多、使用不便、血药浓度起伏大等缺点,大大提高了药效、用药安全性及顺应性。缓释、控释制剂目前主要将研究目光集中在恒速、定时、定位释放相结合,而靶向药物制剂则可以高度选择性地将药物定位分布在病变部位,减少对正常组织的损害,提高药物的生物利用度。经皮药物制剂在我国的应用历史悠久,因其独特的释药方式,直接透过皮肤进入全身血液循环,避免肝首过效应和胃肠失活,被认为是 21 世纪最具有活力的高速增长的发展剂型,本章也主要是针对口服缓释、控释及迟释药物制剂,注射、植入及经皮给药制剂,以及靶向药物制剂等新剂型的材料、制备方法、新设计案例及药物的稳定性等方面进行了介绍。目前药剂学面临着前所未有的发展机遇,但也有众多挑战,因此,需要不断吸收最新的科学技术成果,加强不同学科的交叉学习与相互渗透,促进各学科间科研人员的沟通交流,只有多学科综合发展,才能加速药物递送系统的研究更快发展。已经有不少科学技术被运用到药物新剂型的开发中,如比较前沿的促吸收技术、蛋白质转导技术、无定型技术及 3D 打印等新技术,本章针对这些技术及药物稳定性的相关内容做了简要介绍,由于每一种新方法与新技术在药物新剂型研发中内容都非常丰富,同时随着材料学、生命科学等学科的快速发展,无法详尽新药研发的新剂型与新技术,希望本章能抛砖引玉,给研究者带来新的思路与启发。

思考题

1. 常用的口服缓释、控释技术有哪些?

2. 注射、植入缓控释技术有何特点?

3. 简述微针技术在经皮给药中的应用进展。

4. 简述静电纺丝技术的原理及在递药系统中的应用。

5. 哪些材料可以用于靶向制剂的制备?

6. 靶向制剂可以按哪些方面进行分类? 分为哪几类?

7. 哪些制剂在体内具有靶向作用?

8. 脂质体的制备方法有哪些?

9. 药物制剂研究新方法与新技术有哪些? 举例说明。

10. 制剂中药物的化学降解途径有哪些?

11. 药物稳定性的试验有哪些?

12. 提高药物稳定性的方法有哪些？

13. 影响因素试验包括哪几个方面？

14. 影响药物稳定性的因素有哪些？

参考文献

［1］陆彬.药物新剂型与新技术.2版.北京:人民卫生出版社,2005.

［2］梁秉文,黄胜炎,叶祖光.新型药物制剂处方与工艺.北京:化学工业出版社,2008.

［3］陈学思,陈红.生物医用高分子.北京:科学出版社,2018.

［4］何广宏,万丹丹,董然.长效微球注射剂的研究进展.中国医院药学杂志,2015,35(10):963-966.

［5］张雪,齐宜广,武玉杰,等.新型注射剂的国内外研发进展.药学进展,2018,42(12):897-904.

［6］陆新月,吕慧侠.微球给药系统载体材料的研究进展.中国药科大学学报,2018,49(5)528-536.

［7］姚清艳,王燕清,朱建华,等.微球制剂的研究进展.食品与药品,2018,20(5):382-386.

［8］KAUSHIK S,HORD A H,DENSON D D,et al. Lack of pain associated with microfabricated microneedles. Anesth Analg, 2001,92(2):502-504.

［9］LI C G,LEE C Y,LEE K,et al. An optimized hollow microneedle for minimally invasive blood extraction. Biomed Microdevices,2013,15(1):17-25.

［10］LEE I C,LIN W M,SHU J C,et al. Formulation of two-layer dissolving polymeric microneedle patches for insulin transdermal delivery in diabetic mice. J Biomed Mater Res A,2017,105(1):84-93.

［11］SHARMA C S,KHANDELWAL M. A novel transdermal drug-delivery patch for treating local muscular pain. Ther Deliv, 2018,9(6):405-407.

［12］LIU M,ZHANG Y,SUN S,et al. Recent advances in electrospun for drug delivery purpose. J Drug Target,2019,27(3): 270-282.

［13］林晓鸣,郭宁子,杨化新,等.植入制剂质量控制研究进展.中国新药杂志,2019,28(5):528-535.

［14］张奇志,蒋新国.新型药物递释系统的工程化策略及实践.北京:人民卫生出版社,2019.

［15］俞雄,张红,李其祥.新药研发及其产业化技术.北京:化学工业出版社,2012.

［16］李春梅,张林,侯艳红,等.抗EGFR单抗偶联吉西他滨聚氰基丙烯酸正丁酯纳米粒对胰腺癌的靶向治疗.世界华人消化杂志,2015(12):1890-1896.

［17］GUO F,YU M,WANG J,et al. Smart IR780 theranostic nanocarrier for tumor-specific therapy:Hyperthermia-mediated bubble-generating and folate-targeted liposomes. ACS App Mater Interfaces,2015,7(37):20556-20567.

［18］MOUEZ M A,ZAKI N M,MANSOUR S,et al. Bioavailability enhancement of verapamil HCl via intranasal chitosan microspheres. Eur J Pharm Sci,2014,51:59-66.

［19］CHEN D,SONG X,WANG K,et al. Design and evaluation of dual CD44 receptor and folate receptor-targeting double-smart pH-response multifunctional nanocarrier. J Nano Res,2017,19(12):400.

［20］WANG K,GUO C,ZOU S,et al. Synthesis,characterization and *in vitro/in vivo* evaluation of novel reduction-sensitive hybrid nano-echinus-like nanomedicine. Artif Cell Nanomed Biotechnol,2018,46(sup2):659-667.

［21］DONG X,ZOU S,GUO C,et al. Multifunctional redox-responsive and CD44 receptor targeting polymer-drug nanomedicine based curcumin and alendronate:synthesis,characterization and in vitro evaluation. Artif Cells Nanomed Biotechnol,2018, 46(sup1):168-177.

［22］WANG C,YE Y,HOCHU G M,et al. Enhanced cancer immune-therapy by microneedle patch-assisted delivery of anti-PD1 anti-body. Nano Lett,2016,16(4):2334-2340.

[23] SADIA M,ARAFAT B,AHMED W. Channelled tablets an innovative approach to accelerating drug release from 3D printed tablets. J Control Release,2018,269:355-363.

[24] 张惠橄,游剑. 3D 打印阿司匹林速释缓释双层片. 中国药学杂志,2017,52(4):298-302.

[25] 成海平,高建青,霍秀敏. 影响因素试验在药物研发中的作用及其关注点. 中国药学杂志,2008,43(2):158-160.

[26] 马玉楠,马磊,蒋煜. 药品与包装材料相容性研究相关指导原则解读——试验结果的评估. 中国新药杂志,2014,23 (8):940-943.

[27] 宁黎丽,李雪梅. 化学药物稳定性研究的试验方法和设计. 中国新药杂志,2010,19(12):1013-1016.

第九章 质量标准研究

第一节 质量标准概况

一、制定药品质量标准的目的和意义

药品质量标准的制定是药物研究开发的主要内容之一。药品质量标准是否科学、合理、可行,直接影响药品的安全性、有效性及质量可控性。因此,新药研究过程中,需要对其质量进行系统、深入的研究,制定出合理可行的质量标准,并不断地修订和完善,以控制药品的质量、保证药品的安全有效。药品是特殊商品,不同企业的原辅料、处方、生产工艺、设施设备与包装材料的差异等都会影响药品的质量,所以国家必须控制药品质量、制定有法律效力的质量标准。现行的药品质量标准有法定标准和非法定标准两种,其中法定标准是国家对药品质量、规格及检验方法所作的技术规定,也是药品生产、供应、使用、检验和药政管理部门共同遵循的法定依据。因此,制定并贯彻统一的药品标准,是保证人民用药安全有效、促进药品行业整体发展的一项重要举措,将对我国医药科学技术、生产管理、医学教育、经济效益和社会效益等均产生良好的影响。

二、质量标准制定的原则

药品质量标准的研究与药品研发是同步推进的,一个完整的、有科学性的药品质量标准是药品安全、有效、质量可控的体现。随着分析技术的长足发展及研究者对质量标准认识与理解的不断深入,质量标准也得到不断完善,从"质量控制源于检验"到"质量源自过程控制",再到"质量源于设计"的质量

控制观念的更迭,向着更加科学的方向发展。药品标准的制定必须坚持"科学性、先进性、规范性和权威性"的原则,其制定与修改在总体上应遵循的原则包括:①坚持科学合理的原则,检验项目的设立应充分考虑有效性和安全性;②坚持低毒环保的原则,检验所用的试剂选用应充分考虑低毒环保;③坚持经济高效的原则,检验仪器设备的选用应充分考虑可及性;④坚持切合实际的原则,检验项目限度的制定应密切结合实际。

具体内容如下:

1. **安全有效**　药品的质量主要表现为安全、有效。制定药品质量标准时,首先要树立质量第一的观念,对药物作全面统一的考虑,使它能确保药品安全性与有效性。另外,制定时还应考虑药品的生理效用和使用方法,一般对内服药严格些,注射用药和麻醉用药更严,外用药品要求可以稍宽。

2. **经济合理**　要从生产、流通、使用的各个环节去考察影响药品质量的因素,有针对性地规定检测项目与限度,切实加强对药品内在质量的控制。

3. **技术先进**　检验方法的选择,应根据"准确、灵敏、简便、快速"的原则,要强调方法的适用性,并注意吸收国内科研成果和国外先进经验;既要考虑当前国内实际条件,又要反映新技术的应用及发展,进一步完善和提高检测水平,使标准能起到推动提高质量、保证择优发展和促进对外贸易的作用。如对于某些抗生素、生化药品和必须采用生物测定的品种,在不断改进生物测定法的同时,也可采用化学和仪器分析的方法控制其纯度。

三、药品质量标准体系

药品质量标准通常由药品申报企业提出草案,经药品监督管理部门审批,在批准药品生产的同时,颁布法定质量标准。凡经过国家药品监督管理部门批准生产的药品都有法定的质量标准,不符合标准的药品则不准生产、销售和使用。药品质量标准是与时俱进的,随着科学技术的发展和生产工艺的改进,药品质量标准也随之不断提高。

药品标准体系包括国家药品标准、部颁标准(局颁标准)、药品注册标准、行业标准、各省级药品监督管理部门制定的地方中药材标准、企业内控标准、中药饮片标准或炮制规范、医疗机构制剂标准等标准与规范等,其中企业标准为企业内控标准,须高于法定标准,为非法定执行标准。

1. **国家药品标准**　国家药典委员会颁布的《中华人民共和国药典》(以下简称《中国药典》,Pharmacopoeia of the People's Republic of China,ChP)和国家药品监督管理部门颁布的《中华人民共和国药品监督管理局标准》(简称《局(部)颁标准》)为国家药品质量标准体系,具有法律效力。《中华人民共和国药品管理法》明确规定"药品必须符合国家药品标准"。药典本身就是药品标准,但只有非常成熟的药品检验方法才可以收载到药典中。而《局(部)颁标准》主要收载疗效较好、在国内广泛应用,虽不在药典收载范围,但国内又有多家药厂生产的药品,其由省级药品检验机构复核,国家药品监督管理部门发布,也具有法定约束力。

2. **药品注册标准**　药品注册标准,是由药品注册申请人制定,经国家药品监督管理部门核准的药品质量标准,生产该药品的生产企业必须执行该注册标准。药品注册标准应符合《中国药典》的通用技术要求,并不得低于国家药品标准的规定。

3. **行业标准**　行业标准是对没有国家标准而又需要在全国某个行业范围内统一的技术要求所制定

的标准。行业标准不得与有关国家标准相抵触。行业标准由行业标准归口部门统一管理。行业标准的归口部门及其所管理的行业标准范围,由国务院有关行政主管部门提出申请报告,国务院标准化行政主管部门审查确定,并公布行业标准代号。其中医药行业标准由国家药品监督管理局组织制定并批准发布。

4. **地方标准** 地方标准是指各省、自治区、直辖市药品监督管理部门批准的,一些未列入国家药品标准的品种,但在当地生产和习用的中药材、中药饮片的质量标准或炮制规范,根据其质量情况、使用情况、地区性生产情况的不同,收入地方标准,作为各有关部门对这些药品的生产与质量管理的依据。随着标准的不断修订与完善,可升级至国家标准。

5. **企业标准** 药品企业标准是药品生产企业所制定的产品标准,在企业内需要协调、统一的技术要求及管理、工作要求所制定的标准。企业标准体系包括技术标准、管理标准和工作标准,属于非法定标准,仅在企业内部有约束力。对已有国家标准、行业标准和地方标准的,国家鼓励企业制定严于国家标准、行业标准或地方标准的企业标准,在企业内部适用。企业标准在保护优质产品及防伪等方面起到了重要作用。

除了以上标准体系外,研究者还在进行着多方面的尝试。譬如由于现有的研究尚不能明确中药材的有效成分及有效成分含量与疗效间的相关性,近年来很多研究集中于中药材等级标准的制定,用于商业用途,以期判断中药材商品规格等级及其与药材疗效优劣的相关性,真正做到优质优价有法可依。

四、药品质量标准的研究内容

药品有化学药品、中药、生物药品等不同类别,其质量标准研究也因其生产过程、化学性质、稳定性等特点不同而各有侧重。但药品的质量标准一般应包括名称、性状、鉴别、检查、含量(效价)测定、贮藏等内容。

1. **名称** 药品质量标准中药品的名称多包括中文名、汉语拼音名和英文名三种。化学药品名称包括通用名、化学名、英文名、汉语拼音、化学结构式、分子式、分子量;中药材名称包括中文名、汉语拼音、拉丁名,须明确动植物来源及采收加工方法;中药制剂的名称包括中文名、汉语拼音、英文名;生物制品名称包括通用名、汉语拼音、英文名。

通用名称是按照"中国药品通用名称"(Chinese approved drug names,CADN)推荐的名称以及命名原则命名的,是药品的法定名称。英文名称应尽量采用世界卫生组织制定的"国际非专利药品名"(international nonproprietary name for pharmaceutical substances,INN),INN 没有的可采用其他合适的英文名称。药物的中文名称应尽量与英文名称对应,可采用音译、意译或音意合译,一般以音译为主。

2. **性状** 药品的性状是药品质量标准的重要表征之一,主要包括药品的外观、臭味、溶解度、物理常数等。

(1)外观与臭味:外观是对药品的色泽和外表的感观规定,具有一定的鉴别意义,可以在一定程度上反映药物的内在质量,臭味是药物本身所固有的气味,与药品成分密切相关,可以辅助鉴别药品的真伪优劣。气味在中药材的性状特征鉴别时尤为重要,依据气味和味道辨识中药材真伪和判定质量优劣是性状鉴别的重要组成部分,臭味鉴别具有特殊的作用和意义。

(2)溶解度:溶解度是药品的一种物理性质,原料药性状项下列出水等部分溶剂及其在该溶剂中的溶解性能,可供精制或配制溶液时筛选溶剂参考。《中国药典》(2020 年版)中药物的溶解性用术语来表示,如"极易溶解""易溶""溶解""略溶""微溶""极微溶解""几乎不溶或不溶"等,凡例中对以上术语有明确的规定。

(3)物理常数:物理常数是药物的物质常数,具有鉴别意义,也能反映药物的纯净程度,是评价药品质量的重要指标之一。《中国药典》(2020年版)四部通则中收载的物理常数有相对密度、馏程、熔点、凝点、旋光度、折光率、黏度、吸收系数、碘值、皂化值和酸值等。

3. 鉴别 是指用专属可靠的方法对药物的真伪进行判断,是控制药品质量的重要环节,是依据该药品中所含化学成分的结构和理化性质,用物理、化学及生物学的方法辨别药物的真伪,但需注意结构相似化合物的干扰和鉴别区分。常用的鉴别方法有化学法、色谱法和光谱法,显微鉴别法则常用于中药材的鉴别。选用的方法应专属性强、灵敏度高、重复性好、操作简便快速。化学药品通常需要采用2种以上不同类型的方法进行研究,从不同角度验证目标化合物;中药制剂根据处方情况,尽量对其中君、臣药味(主药)中指标成分进行鉴别。用于区分药物类别的试验称为"一般鉴别试验",能够证实具体药物的试验称为"专属鉴别试验"。

4. 检查 《中国药典》(2020年版)"凡例"中规定检查项目包括安全性、有效性、均一性和纯度要求四个方面的内容。药品标准中的检查项目是按照标准的来源、处方、生产工艺、贮藏运输条件等所制定的质量控制标准。因此药品的检查项目应结合生产工艺和供应过程中可能的变化、使用中安全性和有效性的要求,有的放矢,全面研究,将能够反映药品质量稳定均一、有利于药品质量控制的项目和指标纳入药品标准,以保障药品的安全和有效。

(1)安全性检查:目的是在正常用药的情况下,保证用药的安全,如"热原检查""急性毒性检查""过敏试验"等。

(2)有效性检查:以实验为基础,最终以临床疗效来评价的,一般是针对某些药品的特殊药效需要进行的特定项目的检查,主要控制除真伪、纯度和有效成分含量等因素以外其他可能影响疗效的因素。如酶类药物"效价测定"等。

(3)均一性检查:是指制剂的均一程度如固体制剂的"重量差异"及"含量均匀度"检查等。

(4)纯度检查:系指对药品中所含的杂质进行检查和控制,以使药品达到一定的纯净程度而满足用药的要求。任何影响药品纯度的物质均称为杂质。药品中的杂质无治疗作用,或影响药物的稳定性和疗效,甚至影响药物的安全性。药品的纯度检查也就是杂质检查,就是为了保证药品的质量,保障临床用药的安全和有效。

(5)药物制剂质量一致性评价:药物的吸收取决于药物从制剂中的溶出或释放、药物在生理条件下的溶解以及在胃肠道的渗透。除口服水难溶性药物固体制剂外,各种药物的缓控释制剂也受其原料药的特性、制剂处方工艺等因素的作用,对它们的临床药效行为具有显著影响。所以,针对同品种药物制剂的质量一致性评价具有重要意义。

5. 含量测定 含量(效价)测定主要是针对药品中有效成分含量进行测定,是保证药品安全有效的重要手段。常用的含量测定方法有理化方法和生物学方法。使用理化方法测定药物的含量,称为"含量测定",测定结果一般用含量百分率来表示;生物学方法包括生物检定法和微生物检定法,是依据药物对生物或微生物作用的强度来测量含量的方法,常称为"效价测定",测定结果通常用"效价"来表示。效价测定有时因分类依据标准不同也认为属于有效性检查项目。

含量测定必须在鉴别无误、杂质检查合格的基础上进行,对于测定方法的选择,除应要求方法的准确性与简便性,还应强调测定结果的重现性。常用的含量测定方法有容量分析法、紫外 - 可见分光光度法(ultraviolet-visible spectrophotometry,UV-Vis)、高效液相色谱法(high performance liquid chromatography,HPLC)、气相色谱法(gas chromatography,GC)等。原料药的含量测定一般首选容量分析法,而制剂则考虑到辅料、共存物和降解产物的干扰,首选分离效果较好的色谱法。

6. 贮藏　贮藏项下规定的贮藏条件,是依据药物的稳定性对药品包装和贮藏的基本要求,以避免或减缓药品在正常储存期内的变质。

稳定性试验的目的是考察原料药或药物制剂在温度、湿度、光线的影响下随时间变化的规律,为药品的生产、包装、贮存、运输条件提供科学依据,同时通过稳定性试验建立药品的有效期。稳定性试验包括影响因素试验、加速试验与长期试验。

五、新药质量标准的研究与制定

1. 新药质量研究的基本要求　新药是指在中国境内未上市销售的药品。新药研究的主要内容中,质量控制方法研究和质量标准的建立与修订是临床前药学研究中重要的质量研究内容。在新药质量研究中需要满足以下基本要求。

(1)过程控制与终点控制的统一:过程中科学可行的制备工艺 GMP(《药品生产质量管理规范》)、SOP(标准操作流程),中间体质量控制方法,与最终制定出的药品质量标准之间的统一。

(2)质量研究的科学规范性:不同注册分类的药物,由于认知程度的不同,研究工作有所侧重,但均需将质量研究作为药学研究的核心。质量研究的科学规范性是药物安全有效的基础,将为制定可行的生产工艺提供依据,为制定科学可行的质量标准提供依据。

(3)质量研究用样品:至少 3 批,代表相对稳定的制备工艺和质量,小试、中试、工业化生产的系列样品。

2. 新药质量标准的研究过程　根据新药研究的不同阶段制定相应的新药质量标准。按照《新药审批办法》的规定,要经过以下三个阶段。

(1)临床研究用药质量标准草案:申请新药临床试验的质量标准,仅适用于临床试验阶段。

(2)生产用药质量标准草案:申请新药审批的质量标准,是前一标准的补充,工厂试生产的药品就符合该标准,仅限于在一定范围内使用。

(3)正式的药品质量标准:在新药试产、试用期中,除继续考察新药的质量和稳定性外,要广泛收集临床试用期间有关药品安全性和有效性的问题,不断加深对新药性质和作用的了解,逐步修订,使原有的药品质量标准日臻完善。转为正式生产时,应制定药品的正式质量标准,作为药品出厂的依据。

3. 新药质量标准草案与起草说明　一个比较科学、完整的新药质量标准,应能全面地反映新药评价的各个方面,除药学评价的结果外,药理学、毒理学、药代动力学以及临床试验的资料均是制定新药质量标准草案的重要依据,是多种学科研究工作的综合。具体内容包括:新药的质量标准、检测方法和临床应用三个方面。

制定新药质量标准的同时,应编写起草说明。起草说明包括理论性解释和实践工作中的经验总结,是对制定新药质量标准的详细注释,充分反映制定新药质量标准的过程、制定各个项目的理由及规定各项指标和检测方法的依据,有助于判断所制定的质量标准的合理性及各种检测方法的可靠性。如在新药质量标准的项目选定、增添及修订的理由、限度的依据、测定方法等方面说明,并应附详细的方法、实验数据等相关质量研究资料。而在中药质量标准起草说明中还包括对该药品历史考证、药材的原植(动、矿)物品种、生药形态鉴别、成方制剂的处方、制法等其他需要说明的有关问题。

4. 新药质量标准研究依据　《中国药典》(2020 年版)第四部收载附录,并总结出了分别适用于化学药、中药和生物药的药典一部、二部、三部通则导引图,非常直观地呈现新药研究涉及内容,便于指导药品质量研究。其中,质量研究中常用到的有《9001 原料药物与制剂稳定性试验指导原则》《9015 药品晶型研究及晶型质量控制指导原则》《9101 药品质量标准分析方法验证指导原则》《9102 药品杂质分析指导原则》等。另外,中药材研究还可参照《0211 药材和饮片取样法》《0212 药材和饮片鉴定通则》《0213 炮制通则》等通则要求进行。生物学测定方法存在更多的影响因素,因此涉及生物学测定方法可参照《1100 生物检查法》《1200 生物活性测定法》等。药品质量标准分析方法验证的目的是建立的方法适合于相应检测要求。在建立药品质量标准变更药品生产工艺、修订原分析方法时,均需对分析方法进行验证。需要验证的分析项目有:鉴别试验、杂质测定(限量或定量分析)、含量测定(包括特性参数和含量/效价测定,其中特性参数如:药物溶出度、释放度等)等。验证的指标有:专属性、准确度、精密度(包括重复性、中间精密度和重现性)、检测限、定量限、线性、范围和耐用性。由于分析方法具有各自的特点,并随分析对象而变化,因此需要视具体方法拟定验证的指标。

随着研究的深入,《中国药典》附录在药典版本更新时也会随之更新。如 2015 年版《9101 药品质量标准分析方法验证指导原则》中,首次根据被测成分的含量水平不同,给出了不同的回收率和精密度的 RSD(%)可接受范围,在基质复杂、组分量低于 0.01% 及多成分等分析中,回收率限度与精密度接受范围可适当放宽,这更有利于实际操作过程中应用。2020 年版《9101 分析方法验证指导原则》又进行了进一步完善。

第二节　化学药质量标准研究

药品中的化学药是指从天然矿物、动植物中提取的有效成分,以及经过化学合成或生物合成而制得的原料药及制剂。它是结构明确的具有预防、治疗、诊断疾病,或为了调节人体功能、提高生活质量、保持身体健康的特殊化学品。化学药的质量不仅取决于药物的纯度与含量等内在质量,药品生产企业的生产工艺、技术水平、设备条件和贮藏运输状态的差异都会影响其质量。

化学药质量标准一般应包括药品名称(通用名、汉语拼音、英文名)、化学结构式、分子式、分子量、化学名(原料药)、含量限度、性状、鉴别、检查(原料药的纯度检查项目、与剂型相关的质量检查项目等)、含量(效价)测定、类别、规格(制剂)、贮藏、制剂(原料药)等内容。化学药质量标准收载于《中国药典》(2020 年版)二部中。

一、原料药质量标准研究

质量标准研究一般采用试制的多批(最少三批)样品进行,其工艺及质量应稳定。原料药和制剂质量研究的侧重点有些许不同。原料药的质量研究在确证化学结构或组分的基础上进行,更注重于自身的理化与生物学特性、稳定性、杂质与纯度控制,研发者可在参考原料药一般研究项目的基础上,根据研究药物的特性,确定最终的研究内容。具体可参照现行《国家药品标准工作手册》和《中国药典》附录制定质量标准。

(一)鉴别

鉴别指根据化学药的分子结构、理化性质,采用化学、物理化学或生物学方法来判断药物的真伪。《中国药典》所收载的药品项下的鉴别方法,均为用来证实药物是否为其标识的物质,而不能对未知物进行定性分析。

1. **鉴别的项目** 鉴别试验大致可分为性状鉴别、一般鉴别与特殊鉴别三类。

性状鉴别反映了化学药特有的物理性质,一般包括药品的外观、臭、味、溶解度以及其他各项物理常数等。物理常数包括密度、馏程、熔点、凝点、比旋度、折光度、黏度、吸收系数、碘值、皂化值和酸值等,其结果不仅对药品具有鉴别意义,也反映了药品的纯度,是评价药品质量的主要指标之一。

一般鉴别试验是依据某一类药物的化学结构、理化性质的特征,通过化学反应来鉴别药物的真伪。对于无机药物,可根据其组成的阴离子和阳离子的特征反应进行,有机药物则采用药物的官能团反应进行鉴别。一般鉴别试验包括的范围广泛、内容丰富。《中国药典》(2020 年版)通则《0301 一般鉴别试验》项下包含的项目:无机金属盐类(亚锡盐、汞 / 亚汞盐、钙盐等)、无机酸盐(亚硫酸盐或亚硫酸氢盐等)、有机酸盐类(乳酸盐、苯甲酸盐等)、有机氟化物、丙二酰脲类、托烷生物碱类、芳香第一胺类。

特殊鉴别试验是根据药物间化学结构的差异及其引起的理化性质的不同,选用某种药物特有的定性反应来鉴别药物的真伪。如当固体药品存在多晶型现象,且不同晶型状态对药品的有效性、安全性或质量可产生影响时,应对原料药物、固体制剂、半固体制剂、混悬剂等中的药用晶型物质状态进行定性或定量控制。药品的药用晶型应选择优势晶型,并保持制剂中晶型状态为优势晶型,以保证药品的有效性、安全性与质量可控。

2. **方法** 药物鉴别方法要求专属性强、重现性好、灵敏度高、操作简便快速等。化学药常用的鉴别方法有化学法、光谱法、色谱法和生物学法。

化学法是根据药物和化学试剂在一定条件下发生的化学反应所产生的颜色、沉淀、气体、荧光等现象鉴别药物真伪的方法,包括呈色法、沉淀法、呈现荧光法、生成气体法及特殊焰色法,具有操作简便快速、试验成本低、应用广等优点。

光谱法包括紫外 - 可见分光光度法(UV-Vis)与红外分光光度法(infrared spectrophotometry,IR)。UV-Vis 是依据多数有机药物分子中含有能吸收紫外 - 可见光(200~400nm、400~760nm)的基团而显示特征吸收光谱,产生的吸收光谱的形状、最大吸收波长、吸收峰数目、各吸收峰的位置、强度和相应的吸收系数等均可以作为鉴别的依据;IR 是通过测定药物在红外光区(2.5~25μm)的吸收光谱对药物进行鉴别的方法,能够反映出药物分子的结构特点,具有专属性强、准确度高、应用广泛等特点,主要用于组分单一的原料药。

色谱鉴别法是利用药物在一定色谱条件下产生的特征色谱行为(比移值 R_f 或保留时间 t_R)进行鉴别,比较供试品和对照品在相同条件下的色谱分离结果,通过比较色谱行为和检测结果是否一致来验证药物真伪的方法。常用薄层色谱法(TLC)、纸色谱法(PC)、气相色谱法(GC)、高效液相色谱法(HPLC)等。

用于固体药物晶型的定性鉴别方法主要是针对不同的晶型具有不同的理化特性及光谱学特征来进行的,包含绝对方法和相对方法。《中国药典》(2020 年版)四部通则 9015 介绍了晶型药物的鉴别方法,主要有粉末 X 射线衍射法(PXRD)、红外光谱法(IR)、拉曼光谱法(RM)、差示扫描量热法(DSC)、热重法(TG)、毛细管熔点法(MP)、光学显微法(LM)、偏光显微法(PM)、固体核磁共振波谱法(ssNMR),其中 X 射线衍射法(单晶 X 射线衍射法 SXRD、PXRD)、IR 和 DSC 是晶型分析中最常用、最经典的方法,也常被用于晶型含量分析。

X 射线衍射法是一种利用单色 X 射线光束照射到被测样品上,检测样品的三维立体结构(含手性、晶型、结晶水或结晶溶剂)或成分(主成分及杂质成分、晶型种类及含量)的分析方法。晶态物质粉末 X 射线图谱呈锐峰,无定型态物质粉末 X 射线图谱呈弥散峰。

红外光谱法利用供试品不同晶型物质分子振动时特有的偶极矩变化,引起指定波长范围的红外光谱吸收峰的位置、强度、峰形几何拓扑等参量变化实现对晶型物质状态的鉴别。方法适用于分子作用力变化的晶型物质的鉴别,对晶型物质鉴别推荐采用衰减全反射进样法,制样时应注意避免研磨、压片可能造成的转晶现象。《中国药典》(2020 年版)二部中用糊法测定棕榈氯霉素晶型(A 型或 B 型),其红外光吸收图谱应与同晶型对照的图谱一致。

(二) 杂质检查

药物的纯度是指药物的纯净程度,而药物中的杂质是影响药物纯度的主要因素,如果药物中所含杂质超过质量标准规定的纯度要求,就有可能使药物的外观性状、物理常数发生变化,甚至影响药物的稳定性,使活性降低、毒副作用增加。药物的杂质检查是化学药质量控制研究中非常重要的组成部分。新原料药和新制剂中的杂质,应按国家有关新药申报要求进行研究,也可参考 ICH(人用药品注册技术要求国际协调会议)的文件 Q3A(新原料药中的杂质)和 Q3B(新制剂中的杂质)进行研究,并对杂质和降解产物进行安全性评价。

1. 杂质的概念　任何影响药品纯度的物质均称为杂质。化学药中的杂质是指规定工艺和规定原辅料生产的药品中,由生产工艺或原辅料带入的药物自身之外的其他物质,或在贮存过程中产生的其他物质。可分为一般杂质和特殊杂质。一般杂质是指在自然界中分布较广,在多数药物的生产和贮藏过程中容易引入的杂质,如酸、碱、水分、氯化物、重金属等;特殊杂质主要是某种药物在生产和贮藏过程中引入的原料、中间体、降解物、异构体、聚合体、副反应产物等特有杂质。

药物质量标准中规定的必须进行检查的杂质,不包括变更工艺或变更原辅料进行生产而产生的新的杂质,也不包括掺入或污染的外来物质。药品生产企业变更生产工艺或原辅料,因此而引入新的杂质以及对原质量标准的修订,均应依法向有关药品监督管理部门申报批准。

2. 杂质的来源　药物中的杂质检查项目是根据可能存在的杂质来确定的。研究并了解药物中杂质的来源与特性,可以针对性地制定出药物中杂质的检查项目和检查方法,从而实现药物质量的有效控制。

(1) 生产过程引入:原料药在合成或半合成过程中未完全反应的起始原料、反应的中间体、反应副产物和分降解产物,以及参与反应的试剂、溶剂和催化剂等,如果经过精制仍未能从目标原料药产品中除去,则它们均为生产过程中引入的杂质;此外,生产中使用的金属器皿、装置及其他不耐酸碱的金属工具,可能使产品中引入砷盐,及铅、铁、铜锌等金属杂质。

（2）储存过程引入：药物在贮藏过程中，受环境相关因素的影响，在温度、湿度、日光、空气等外界条件影响下，或因微生物的作用，引起药物发生水解、氧化、分解、异构化、晶型转变、聚合、潮解和霉变等变化，使药物的外观性状发生改变，更重要的是降低了药物的稳定性和质量，甚至失去疗效或对人体产生毒害，均为贮藏过程中引入的杂质。

3. 杂质的发现与控制　新药研制部门对在合成、纯化和贮存中实际存在的杂质和潜在的杂质，应采用有效的分离分析方法进行检测。新药质量标准中的杂质检查项目应包括经研究和稳定性考察检出的，并在批量生产中出现的杂质和降解产物，且包括相应的限度。

对药品的纯度要求，应基于安全性和 GMP 两方面的考虑，因此，允许含限定量无害或毒性极低的共存物，但对有毒杂质应严格控制。毒性杂质的确认主要根据安全性试验的资料或文献资料。当某杂质与已知毒性杂质结构相似，但又无法分离时，亦被认为是毒性杂质。对于表观含量在 0.1% 及其以上的杂质以及表观含量在 0.1% 以下的具强烈生物作用的杂质或毒性杂质，予以定性或确证其结构。除降解产物和毒性杂质外，在原料中已控制的杂质，在制剂中一般不再控制。原料药和制剂中的无机杂质，应根据其生产工艺、起始原料情况确定检查项目，但对于毒性无机杂质，应在质量标准中规定其检查项。

在仿制药品的研制和生产中，如发现杂质与其原始开发药品不同或与已有法定质量标准规定不同，需增加新的杂质检查项目，应按上述方法进行研究，申报新的质量标准或对原质量标准进行修订，并报有关药品监督管理部门审批。

4. 杂质的限量检查　化学药的纯度是相对的，绝对纯净的药物不可能存在。在不影响药物的疗效和不影响药物使用安全的前提下，也没有必要完全除去，药物中的杂质通常也不可能完全去除，所以，在保证药物的质量可控和使用安全的前提下，综合考虑药物生产的可行性与产品的稳定性，通常均允许药物中含有一定量的杂质。如果在进一步的研究中发现了杂质的毒性，则需考虑是否需要控制并明确其限量。

化学药中所含杂质的最大允许量，叫作杂质限量，其计算见式(9-1)。通常用百分之几或百万分之几来表示。

$$杂质限量 = \frac{杂质最大允许量}{供试品量} \times 100\% \qquad 式(9\text{-}1)$$

药物中杂质限量的控制方法一般分两种：一种为限量检查法，另一种是定量测定法。限量检查法通常不要求测定其准确含量，只需检查杂质是否超过限量。进行限量检查时，多数采用对照法，此外还可采用灵敏度法和比较法。

对照法系指取一定量的被检杂质标准溶液和一定量供试品溶液，在相同条件下处理，比较反应结果，以确定杂质含量是否超过限量。

灵敏度法系指在供试品溶液中加入一定量的试剂，在一定反应条件下，不得有正反应出现，从而判断供试品中所含杂质是否符合限量规定。该法不需用杂质对照品溶液对比。如乳酸中枸橼酸、草酸、磷酸或酒石酸的检查：取本品 0.5g，加水适量 5ml，混匀，用氨试液调至微碱性，加氯化钙试液 1ml，置水浴中加热 5 分钟，不得产生浑浊。

比较法系指取供试品一定量依法检查，测定特定待检杂质的参数（如吸光度等）与规定的限量比较，不得更大。

5. 杂质的检查方法　杂质的检测方法包括化学法、光谱法、色谱法等,因药物结构及杂质的不同采用不同的检测方法。有机杂质的检测方法多采用色谱法,特别是 HPLC 法。用于杂质检查的分析方法要求专属、灵敏。

(1) 一般杂质检查:在原料药及其制剂的生产过程中,常用到酸、碱、反应试剂、催化剂等,从而引入无机杂质。这些杂质的产生主要与生产工艺有关,可反映生产工艺水平,并直接影响药品的稳定性。检查无机杂质对评价药品生产工艺的状况有重要意义。一般杂质指在自然界中分布较广泛,在多种药物的生产和贮藏过程中容易引入的杂质或导致药物氧化和降解的加速,如氯化物、硫酸盐、铁盐、重金属、砷盐、炽灼残渣等。对一般杂质,试制产品在检验时应根据各项试验的反应灵敏度配制不同浓度系列的对照液,考察多批数据,确定所含杂质的范围。

1) 氯化物、硫酸盐、铁盐等无机杂质的检查:对于这些无机杂质的检查,多采用化学反应生成沉淀,通过与一定量标准溶液在相同条件下生成的浑浊液比较,以判断供试品中的被检杂质是否超过了限量。

2) 重金属与砷盐的检查:重金属影响药物的稳定性及安全性,因为在药品生产中遇到的铅的机会较多,且铅易积蓄中毒,故各国药典中重金属检查时,均以铅为重金属的代表,以铅的限量表示重金属限度。砷盐为毒性杂质,多由药物生产过程所使用的无机试剂引入,多种药物中要求检查砷盐,严格控制其限量。

3) 水分的检查:药物中若含有较多的水分,不仅使药物的含量降低,还会引起药物的水解和霉变,使药物变质失效。因此,需进行药物干燥失重的测定。干燥失重系指药品在规定的条件下,经干燥后所减失的量,以所占取样量的百分率表示,用于检测药物中的水分及其他挥发性物质。而对于水分的测定法,ChP、《美国药典》(United States Pharmacopoeia,USP)和《英国药典》(British Pharmacopoeia,BP)等均收载了费休氏法。药物中水分的测定,除费休氏法之外,还可以根据供试品的特点,选用烘干法、减压干燥法、甲苯法或热重法进行测定。

4) 有机药物中非挥发性无机杂质的检查:对于有机药物中非挥发性无机杂质的检查与控制多采用炽灼残渣检查法,指有机药物或挥发性无机药物,在硫酸存在下进行炭化和炽灼后,所残留的非挥发无机杂质的硫酸盐灰分。而对于易炭化物,即药物中存在的遇硫酸易炭化或易氧化而呈色的微量有机杂质,多为未知结构的化合物,采用硫酸呈色的易炭化物检查法控制含量。采用残留溶剂检查法检测药品中的残留溶剂是指在原料药、辅料或制剂生产的过程中使用的,但在工艺中未能完全除去的有机溶剂。

5) 药物溶液颜色的检查:药物溶液的颜色是否正常也反映药物的纯度。药物"溶液颜色检查法"系将药物用水或适宜的其他溶剂制成一定浓度的溶液,并将该溶液的颜色与规定的标准比色液比较,或在规定的波长处测定其吸光度。澄清度检查法则是检查药品溶液的浑浊程度(浊度),澄清度可以反映药物溶液中微量不溶性杂质的存在情况,在一定程度上可以反映药品的质量和生产工艺水平,是控制注射用原料药纯度的重要指标。

(2) 特殊杂质检查:特殊杂质是指特定的药物在生产和贮存过程中,因其特定生产工艺和性质而产生的杂质,如阿司匹林在生产和贮存过程中会引入水杨酸,一般具有专属性的测定方法。常用的方法包括:化学法、色谱法、光谱法。

1) 化学法:当药物中杂质与药物的化学性质相差较大时,可选择合适的试剂,使之与杂质发生化学反应,产生颜色、沉淀或气体,从而检查杂质的限量。采用化学检查法除了对杂质进行半定量检查外,还可采用滴定法和重量法对杂质进行定量测定。

2）光谱法：分光光度法是光谱法的重要组成部分，是通过测定被测物质在特定波长处或一定波长范围内的吸光度或发光强度，对该物质进行定性和定量分析的方法，可用于杂质检查。《中国药典》(2020年版)二部甲苯咪唑检查项下用红外分光光度法(通则0402)对甲苯咪唑中A晶型进行限量检查，不得大于含A晶型为10%的甲苯咪唑对照品在检测波数处的吸光度之比。

3）色谱法：由于色谱法可以利用药物与杂质的色谱性质的差异，能有效地将杂质与药物进行分离和检测，因而色谱法广泛应用于药物中杂质的检查。

薄层色谱法被许多国家药典用于药物中杂质的检查，具有设备简单、操作简便、分离速度快等优点。常用的方法有：杂质对照品法、供试品溶液自身稀释对照法，或两法并用法以及对照药物法。质量标准中应规定杂质的个数和限度。

高效液相色谱法分离效能高、专属性强、检测灵敏性好，可以准确地测定各组分的峰面积，在杂质检查中的应用日益增多。对于使用高效液相色谱法测定含量的药物，可采用同一色谱条件进行杂质检查。采用高效液相色谱法检查杂质，《中国药典》(2020年版)通则0512规定应按各品种项下要求，进行色谱系统适用性试验，以保证仪器系统达到杂质检查要求。检测杂质有四种方法：外标法(杂质对照品法)、加校正因子的主成分自身对照测定法、不加校正因子的主成分自身对照法、面积归一化法。

气相色谱法用来测定药物中挥发性特殊杂质，特别是药物中的残留溶剂的检查，各国药典均规定采用气相色谱法。如《中国药典》(2020年版)中樟脑及有关物质的检查利用气相色谱法测定。除了与以上采用高效液相色谱法进行杂质检查的四种方法相同外，还有"标准溶液加入法"，将一定量的杂质对照品溶液精密加入供试品溶液中，根据外标法或内标法测定杂质的含量，扣除加入的对照品溶液含量，即得供试品溶液中杂质的含量。

(三) 含量测定

含量测定方法主要包括容量法、光谱法和色谱法。

1. **容量法**　容量法是将已知浓度的滴定液由滴定管滴加到被测药物的溶液中，直至滴定液与被测药物按化学计量关系反应为止，然后根据滴定液的浓度和体积计算被测药物的含量。

2. **光谱法**　UV-Vis是根据物质分子对200~760nm波长范围电磁辐射的吸收特性建立起来的定性定量和结构分析方法，应用非常广泛。

荧光分析法(fluorimetry)指某些物质受紫外或可见光照射激发后能发射出比激发光波长较长的荧光，当激发光强度、波长、所用溶剂及温度等条件固定时，物质在一定浓度范围内，其荧光发射光强度与溶液中该物质的浓度成正比关系，可以用作定量分析。荧光法的灵敏度一般较紫外可见法高，但浓度太高的溶液会发生"自熄灭"现象，而且在液面附近溶液会吸收激发光，使发射光强度下降，导致发射光强度下降，导致发射光强度与浓度不成正比，故荧光法应在低浓度溶液中进行，且具有多需要衍生化试剂以提高分析方法的灵敏度和选择性、干扰因素多、测定时需要做空白实验等特点。

3. **色谱法**　高效液相色谱法与气相色谱法最为常用。

高效液相色谱法系采用高压输液泵将规定的流动相泵入装有填充剂的色谱柱，对供试品进行分离测定的色谱方法。具有高效、高速、高灵敏度、自动化程度高、应用范围广等特点，常用于药品鉴定、检查与含量分析等。

气相色谱法系采用气体为流动相(载气)流经装有填充剂的色谱柱进行分离测定的色谱方法。具有高选择性、高效能、高灵敏度、分析速度快、应用范围广的特点,不足之处在于色谱柱温度高,不能直接分析难挥发和受热易分解的药物。

含量测定方法应用之前,需要对含量测定方法进行方法学验证,包括准确度、精密度、检测限、专属性、定量限、线性范围与回归曲线、耐用性等,符合评价条件才能用于药物含量测定方法。

二、化学药制剂分析

药物制剂是原料药或与适宜的辅料制成的供临床使用的剂型,是活性药物成分的临床使用形式。然而,药物按照既定的工艺生产和正常贮藏过程中可能产生需要控制的杂质,包括工艺杂质、降解产物、异构体和残留溶剂等,均需要进行针对性研究。因此,与原料药相似,制剂的研究项目也包括性状、鉴定、检查和含量测定等几个方面。但原料药质量标准研究主侧重于有关物质、干燥失重、炽灼残渣、重金属等研究,而制剂则应根据不同剂型的质量要求,结合其处方工艺研究进行,根据所研究药品的特性和剂型的特点确定最终的研究内容。《中国药典》(2020 年版)二部共收载的 2 712 个品种中,制剂类型以片剂、胶囊剂与注射剂为主,普通片剂与胶囊剂等最主要的检查参数是含量均匀度、溶出度与有关物质等;注射剂最主要的检查参数是 pH、有关物质、热原、细菌内毒素、无菌等。

(一)药物制剂类型及其分析特点

药物制剂可以分为多种类型,药物制剂分析具有与原料药物分析不同的特点,而且剂型不同分析特点也不尽相同。

药物制剂分析通常比原料药物分析困难,主要原因包括:药物制剂的组成复杂,不但有活性药物成分,常常还有多种辅料,一般需要进行样品预处理以排除辅料对分析的干扰;药物制剂中活性药物成分的含量(按重量计算)一般较低,原料药含量测定常用的滴定法不能满足药物制剂含量测定对灵敏度的要求,需要采用更灵敏的方法;药物制剂需要进行剂型检查,且剂型不同时,药物制剂的辅料、制备工艺及质量要求不同,因此其剂型检查等质量控制项与质量指标不同,排除辅料干扰的方法等也多有不同。

(二)工艺过程相关的有关物质检查

药品质量标准中的杂质系指在按照经国家药品监督管理部门依法审查批准的工艺和原辅料生产的药品中,由其生产工艺或原料带入的杂质,或在贮存过程中产生的杂质,不包括变更生产工艺或变更原辅料而产生的新杂质,也不包括掺入或污染的外来物质。新制剂中的杂质应按我国新药申报有关要求和 ICH 新制剂中的杂质(Q3B)指导原则进行研究,必要时对杂质和降解产物进行安全性评价。基于制剂过程产生的杂质特点,制剂多数进行特殊杂质检查。

如肾上腺素在配制注射液时,常加入抗氧剂焦亚硫酸钠和稳定剂 EDTA-2Na,在亚硫酸根的存在下,肾上腺素会生成无生理活性、无光学活性的肾上腺素磺酸。肾上腺素磺酸和 d- 异构体的含量,均随贮存期的延长而增高,其生理活性成分肾上腺素则相应降低。

(三)剂型相关检查项目

1. 固体剂型检查　固体制剂中片剂和胶囊剂数量最多,两种制剂的质量标准项目类似,以片剂为例进行介绍。

片剂系指原料药或与适宜的辅料混匀压制而成的圆形或异形的片状固体制剂。片剂以口服普通片为主。片剂辅料作为药物片剂的一部分,其质量直接影响药物片剂的质量。口服普通片应进行两项常规的剂型检查:重量差异和崩解时限。当原料药与片剂辅料难以混合均匀时,应以含量均匀度替代重量差异;当片剂中的活性药物成分难溶于水时,应以溶出度替代崩解时限。

(1) 重量差异与含量均匀度:药物片剂每片中活性药物成分的含量可能因制剂生产中的多种原因(如颗粒的流动性及均匀性较差、生产设备的性能未达到要求等)而产生差异,从而影响药物片剂的疗效。因此,需要控制药物制剂的剂量单位均匀度,即多个剂量单位中所含活性药物成分的均匀程度,主要以重量差异或含量均匀度表示。

药物片剂中的原料药与辅料难以混合均匀(按重量计算)时(如小剂量片剂),重量差异便不能准确反映药物片剂的剂量单位均匀度,此时应以含量均匀度替代重量差异。凡检查含量均匀度的制剂,一般不再检查重量差异。含量均匀度系指小剂量或单剂量的固体制剂、半固体制剂和非均相液体制剂的每片(个)含量符合标示量的程度。《中国药典》(2020年版)四部通则规定,除另有规定外,片剂、硬胶囊剂、颗粒剂或散剂等,每一个单剂标示量小于 25mg 或主药含量小于每一个单剂重量 25% 者;药物间或药物与辅料间采用混粉工艺制成的注射用无菌粉末;内充非均相溶液的软胶囊;单剂量包装的口服混悬液、透皮贴剂和栓剂等品种项下规定含量均匀度应符合要求的制剂,均应检查含量均匀度。

(2) 崩解时限、溶出度与释放度:口服药物片剂在胃肠道中的崩解是药物溶解、被机体吸收及发挥药理作用的前提。而且由于胃肠道的蠕动和排空,口服药物片剂须在一定时间内在胃肠道中崩解。所以,崩解时限也是口服药物片剂的常规剂型检查项。崩解时限系指口服固体制剂在规定时间内,于规定条件下全部崩解溶散或呈碎粒,除不溶性包衣材料(或破碎的胶囊壳)外,全部通过筛网。如有少量不能通过筛网,应已软化或轻质上漂且无硬心。分散片按照崩解时限方法测定分散均匀性。

但是,对于难溶性药物的片剂,片剂崩解后,药物并不能立即完全溶解。此时,与片剂的崩解相比,药物的溶出与其吸收及产生疗效具有更高的相关性。因此,难溶性药物片剂的崩解时限检查应以溶出度检查替代。凡规定检查溶出度、释放度或分散均匀性的制剂,不再进行崩解时限检查。

溶出度是指药物从片剂、胶囊剂或颗粒剂等普通制剂在规定条件下溶出的速率和程度,在缓释制剂、控释制剂、肠溶制剂及透皮贴剂等制剂中也称释放度。2015 年,国家食品药品监督管理总局颁布了《普通口服固体制剂溶出度试验技术指导原则》,它是口服固体制剂质量控制的一个重要指标,对难溶性或对溶出速度或程度需要控制的药物一般都应作溶出度的检查。缓释片与控释片进行释放度(通则 0931)检查。

研究认为,药物在体内吸收速度常由溶出速率决定,固体制剂中的药物在被吸收前,必须经过崩解和溶解然后转为溶液的过程,如果药物不易从制剂中释放出来或药物的溶解速度极为缓慢,则认为该制剂中药物的吸收速度或程度可能存在问题。因此,研究者甚至试图通过增加溶剂对药物的溶解性而单纯地获得药物的高溶出度。但在近些年的深入研究中发现,溶出度并不是越高越好。若药物本身的药理作用剧烈,提高溶出度会使安全指数降低,吸收迅速的药物溶出速度也加快,可能产生明显的不良反应,且维持药效的时间也将缩短。如日本药局方中关于溶出度的测定多采用两点控制法,15 分钟和 45 分钟分别进行测定,对于不同药物根据其需要分别控制溶出度的快慢,从而规范药物的溶出过程。在这种情况下,制剂中药物的溶出度应予以普遍的控制,在优化转速、溶媒等关键因素均接近机体状态情况下,考察药物在 4 个不同 pH 条件(1.0~1.2、4.0~4.5、6.8、水)下的溶出曲线,考察药物在溶出介质中的稳定性,考察体外-体内相关性等,进而提高溶出度与药物吸收代谢及疗效的相关性,更好地控制药物质量。

质量标准研究中切忌用一把尺子来量所有的药,由于药物理化性质不同、辅料不同、吸收部位不同、发挥活性不同、机体状态不同等复杂情况,建议在药物溶出度研究中针对不同的药物进行不同条件、不同需求区分控制,力求对影响药物疗效的关键因素进行控制。体外溶出测定项在化学药中的应用相对成熟,中药也有一些研究主要针对活性成分含量较大、药效相对明确的成分,但由于其复杂组成,目前尚未具备推广的条件。

2. 注射剂剂型检查　注射剂系指原料药或与适宜辅料制成的供注入体内的无菌制剂。注射剂可分为注射液、注射用无菌粉末及注射用浓溶液等。

《中国药典》(2020 年版)四部"制剂通则"注射剂项下规定,除另有规定外,注射液应进行以下常规的剂型检查及安全性检查:渗透压摩尔浓度、可见异物、不溶性微粒、无菌、细菌内毒素或热原。

(1) 渗透压摩尔浓度:生物膜(如人体的细胞膜或毛细血管壁)多具半透膜性质。溶剂通过半透膜由低浓度溶液向高浓度溶液扩散的现象称为渗透。阻止渗透需施加的压力称为渗透压。渗透压是溶液的依数性之一。

(2) 可见异物:可见异物系指存在于注射剂、眼用液体制剂和无菌原料药中,在规定条件下目视可以观测到的不溶性物质,其粒径或长度通常大于 $50\mu m$。可用灯检法和光散射法检测。注射剂等液体制剂中如有可见异物,使用后可引起静脉炎、过敏反应、堵塞毛细血管等。所以出厂前应逐一检查,剔除不合格品;临用前在自然光下(避免阳光直射),不得有可见异物。

(3) 不溶性微粒:系用以检查静脉用注射剂(溶液型注射液、注射用无菌粉末、注射用浓溶液)及供静脉注射用无菌原料药中不溶性微粒的大小及数量。不溶性微粒检查法包括光阻法和显微计数法。当光阻法的测定结果不符合规定或供试品不适用于光阻法(黏度过高、易析出结晶、进入传感器时易产生气泡)时,应采用显微计数法。采用两种检查方法都无法直接测定的高黏度注射液,可用适宜溶剂稀释后测定。

(4) 无菌:无菌检查法系用于检查药典要求无菌的药品、生物制品、医疗器械、原料、辅料及其他品种是否无菌的一种方法,应在无菌条件下进行。注射剂照无菌检查法检查,应符合规定。无菌检查法包括薄膜过滤法和直接接种法。供试品的检查方法(供试品的性质允许时首选薄膜过滤法)及条件须经方法适用性试验确认。

(5) 热原或细菌内毒素:热原系指由微生物产生的能引起恒温动物体温异常升高的致热物质。它包括细菌性热原、内源性高分子热原、内源性低分子热原及化学热原等。所以热原有外生致热原和内生致热原之分。热原检查法系将一定剂量的供试品,静脉注入家兔体内,在规定时间内,观察家兔体温升高的情况,以判定供试品中所含热原的限度是否符合规定的一种方法。

细菌内毒素是革兰氏阴性菌细胞壁上的一种脂多糖和微量蛋白的复合物,它的特殊性不是细菌或细菌的代谢产物,而是细菌死亡或解体后才释放出来的一种具有内毒素生物活性的物质。细菌内毒素检查法系利用鲎试剂来检测或量化由革兰氏阴性菌产生的细菌内毒素,以判断供试品中细菌内毒素的限量是否符合规定的一种方法。

一般来说内毒素是热原,但热原不全是内毒素。现已在《中国药典》(2020 年版)二部、三部中广泛应用于化学药、生物制品,而中药注射剂一般还是采用传统的家兔热原检查法。

除通过处方筛选、工艺优化等以确保含量均匀度满足要求外,还需要考虑有关物质的研究以及根据剂型本身而制定的关键质量指标,进而全面把控药品质量,保障用药安全。

第三节　中药与中药制剂质量标准研究

中药就是指以中医药理论为基础,用于防治疾病的植物、动物、矿物及其加工品,形成可用于预防、治疗、诊断疾病并具有康复与保健作用的药物。中药质量标准研究涉及性状、鉴别、检查、含量测定项目。《中国药典》(2020 年版)一部正文部分按药材和饮片、植物油脂和提取物、成方制剂和单味制剂分别收载。

一、中药及制剂的特点

1. **中药及其制剂化学成分复杂**　中药的化学成分复杂,单味药材本身就是一个复杂的混合物,由多味药材组成的复方制剂所含化学成分则更加复杂。中药通常含有一类结构和性质极其相似的化学成分,且在制备过程中相互影响或相互转化,如有机酸类成分与生物碱类成分发生复合物共沉淀析出等现象;另外,中药发挥药效的有效成分目前尚不清楚,采用指标性成分控制质量的方式有待考究;所含成分的种类多、含量低,对相关成分进行分析时,分离难、干扰大,这也给中药及其制剂分析带来一定的困难。

2. **质量标准需从源头开始进行过程控制**　原料药材质量差异大,其品种、产地、生长环境、生长年限、药用部位、采收季节、加工方法等均会影响药材中有效成分的含量,中药材经加工炮制、提取工艺,其化学成分、性味、药理作用等方面都会发生一定的变化,直接影响药物组成。在中药制剂研究中建立可对其药材(饮片)、提取物与成方制剂进行过程控制的质量标准尤为重要。

3. **以中医药理论为指导原则评价中药制剂质量**　中药及其制剂的组方严格遵循中医理论和用药原则,各药味在处方中分君臣佐使药味,因此在制剂质量分析时,需要选择君药和臣药中与复方功能主治相对应的活性成分或指标性成分优先进行定性定量分析,评价中药制剂的质量。另一方面,由于中药复方配伍可以组成不同的复方,功能主治发生变化,相同的药材在不同的复方中发挥不同的药理活性,其活性成分也不尽相同,这一现象也给中药复方制剂的质量控制指标的选择增加了困难。

4. **剂型的多样性与辅料的复杂性**　中药制剂种类繁多,制备方法各异,工艺较为复杂,化学成分或存在形式容易发生变化,且由于基质组成复杂,使中药及其制剂质量分析前样品预处理难度增加。另外,药材炮制与制剂过程中使用到的辅料种类丰富,如蜂蜜、醋、酒、糯米粉、植物油等,这些辅料的存在会对质量分析有一定的影响,需要选择合适的方法排除干扰。

5. **综合多种先进的分析方法表征中药的整体性**　由于中药制剂组成十分复杂,所以要求分析方法的专属性强、灵敏度高。且中药协同作用的特点,中药质量控制中仅对其中一个或几个进行测定都是不全面的。因此,对中药制剂的质量控制分析方法应注重其整体性。

二、药材及其饮片的质量标准研究

中药饮片是中药材经过按中医药理论、中药炮制方法,经过加工炮制后的,可直接用于中医临床的中药。中药材、中药饮片并没有绝对的界限,中药饮片包括了部分经产地加工的中药切片,原形药材饮片以及经过切制、炮炙的饮片。中药材质量标准的主要内容包括名称、来源、性状、鉴别、检查、含量测定、性味归经与炮制等项目。饮片的质量标准研究基本上同中药材标准相同,但来源简化为"本品为××的炮制加工品",增加炮制项并收载相应的炮制工艺,饮片的性味归经、功能主治如有改变,还应收载炮制品的性能。列在药材炮制项下的饮片,不同于药材的项目应逐项列出,如制法、性状、含量测定、性味与归经等,并须明确规定饮片相应项目的限度。基于中药材的特点,本部分对中药材的鉴别、检查、含量测定进行详细介绍。

(一) 鉴别

根据中药材的性状、组织学特征以及所含化学成分的理化性质,采用一定的分析方法建立鉴别方法,用于判断药材(饮片)的真伪。药材鉴别的方法主要包括性状鉴别、显微鉴别和理化鉴别,各鉴别项目之间相互补充。

1. **性状鉴别**　性状鉴别是中药材(饮片)质量标准特有的鉴别方法,主要是利用人的感觉器官,通过看、摸、嗅、尝等方法,考察完整的药材(饮片)的形状、颜色、表面特征、质地、断面特征以及气味去鉴别药材的真伪,是评价药材质量的一项重要指标。如《中国药典》(2020年版)一部中黄芪性状项下,皮部黄白色,木部淡黄色,气微,味微甜,嚼之微有豆腥味,与传统鉴别"金井玉栏、豆腥气浓者为佳"等感官特征一致。

2. **显微鉴别**　显微鉴别指用显微镜对中药药材(饮片)切片、粉末、解离组织或表面制片及含饮片粉末的制剂中饮片的组织、细胞或内含物等特征进行鉴别的一种方法,具有快速、简便的特点。该法是《中国药典》常用的鉴别中药材的方法之一。鉴别时选择具有代表性的供试品,根据各品种鉴别项的规定制片。制剂根据不同剂型适当处理后制片。

3. **理化鉴别**　理化鉴别是根据药材的有效成分、特定成分的理化性质,采用物理、化学、光谱、色谱等方法进行鉴别,进而判断其真伪。

中药材因成分复杂,干扰物质多,一般理化鉴别、光谱鉴别方法很难符合专属性的要求,而薄层色谱法可将中药内含成分通过分离达到直观、可视化,具有分离和鉴定双重功能、承载信息大、专属性强、快速、经济、操作简便的优点,是目前药材鉴别的首选方法。

薄层鉴别法需要有有效成分对照品或者药材作为对照。鉴别时取供试品、对照药材或有效成分对照品,用相同的方法制备供试品溶液,分别取供试品溶液和对照品/对照药材溶液适量,点于同一薄层板上,采用展开剂展开,检视,要求供试品溶液中应有与对照品主斑点相对应的斑点。

《中国药典》(2020年版)一部薄层鉴别项下,多数药材将对照品和对照药材同时作为对照,以便更准确地对药材的真伪及优劣进行鉴别,对于不容易得到多个对照品或对照药材的,也可只采用其中一个作为对照品。如白术以白术对照药材作为对照品,白芍以芍药苷作为对照品,而黄连鉴别项下同时以小檗碱与黄连对照药材为对照。黄连中含小檗碱,若仅以小檗碱做对照品进行定性鉴别,如果用一些特殊手段在伪劣的黄连药材中加入小檗碱,薄层鉴别黄连是合格的,但是同时增加对照药材作为对照,就可以清晰准确地辨别出黄连的伪劣。

4. **分子生物学鉴定**　分子生物学鉴定是应用DNA分子标记技术鉴定中药原植物及其药材和饮片的方法。常用的植物DNA分子标记技术包括限制性片段长度多态性(restriction fragment length

polymorphism，RFLP）、随机扩增多态性 DNA（random amplified polymorphic DNA）、简单重复序列（SSR，simple sequence repeat）或称微卫星序列（microsatellite sequence，MS）/短串联重复（short tandem repeat，STR）及 ISSR（Inter-simple sequence repeat）分子标记技术、扩增片段长度多态性（amplified fragment length polymorphism，AFLP）与 DNA 条形码（DNA barcode）。聚合酶链反应 - 限制性片段长度多态性方法（PCR-RFLP）是采用聚合酶链反应扩增模板的 DNA 片段，然后将待检测的 DNA 片段用限制性内切酶酶切，限制性内切酶识别并切割特异的序列，然后将酶切后的产物进行电泳，由片段的多样性来对比不同来源基因序列的差异性。《中国药典》（2020 年版）对川贝母药材采用 PCR-RFLP 法进行鉴别，以川贝母对照药材为参照，同法提取模板 DNA；另取无菌超纯水作为对照，鉴别引物：5'CGTAACAAGGTTTCCGTAGGTGAA3' 和 5'GCTACGTTCTTCATCGAT3'，照琼脂糖凝胶电泳法（通则 0541）进行电泳检测，通过查看 100~250bp 的两条带鉴别川贝母的真伪。《中国药典》（2020 年版）应用 PCR 方法鉴别的动物药品种有乌梢蛇、金钱白花蛇和蕲蛇。

ITS 区域（nuclear ribosomal DNA internal transcribed spacer region）为内部转录间隔区，是核糖体 RNA（rRNA）的基因非转录区的一部分，ITS（包括 ITS1 和 ITS2）进化速率较快，一般用于研究属间、种间甚至居群间等较低分类等级的系统关系。DNA 条形码分子鉴定法是利用基因组中一段公认的、相对较短的 DNA 序列来进行物种鉴定的一种分子生物学技术，是传统形态鉴别方法的有效补充。DNA 条形码分子鉴定法是利用基因组中一段公认的、相对较短的 DNA 序列来进行物种鉴定的一种分子生物学技术，是传统形态鉴别方法的有效补充。中药材 DNA 条形码分子鉴定通常是以核糖体 DNA 第二内部转录间隔区（ITS2）为主体条形码序列鉴定中药材的方法体系，其中植物类药材选用 ITS2/ITS 为主体序列，以叶绿体 psbA-trnH 为辅助序列，动物类中药材采用细胞色素 C 氧化酶亚基 I（COI）为主体序列，ITS2 为辅助序列。由于不同物种的 DNA 序列四种碱基以不同排列顺序组成，对某一特定 DNA 片段序列进行分析即能够区分不同物种，因此，该法用于鉴定药材的基原物种，不能确定药用部位，暂不适用于混合物与炮制品的鉴定及硫磺熏蒸等造成不适用的情况。国家药典委员会已经将中药材 DNA 条形码分子鉴定法指导原则纳入《中国药典》（2020 年版）四部指导原则 9107。

（二）检查

药材的检查系指药品或在加工、生产和贮藏过程中可能引入水分、灰分、重金属与农药残留等杂质，影响其安全性、有效性、均一性等。针对这些杂质，建立相应的检查项目，包括水分、灰分、酸不溶性灰分、重金属、农药残留及其他有关杂质检查项目。

近年来中药的安全性问题备受重视。《中国药典》（2020 年版）在安全性方面，进一步加强了对药材饮片重金属及有害元素、禁用农药残留、真菌毒素以及内源性有毒成分的控制。收载了山药、天麻等 10 种中药材及饮片中二氧化硫残留量限度标准，建立了珍珠、桃仁等 28 味药材、7 种提取物等标准中有害元素限度标准，制定了人参药材与提取物、西洋参、黄芪等 7 种药材或提取物标准中其他有机氯类农药残留的检查，对柏子仁、全蝎等 21 味易受黄曲霉毒素感染的药材及饮片增加了"黄曲霉毒素"检查项目和限度标准。

1. 水分　水分是药材的常规检查项目，影响药材的品质和硬度，水分含量过高时可能会引起药材霉变或有效成分的分解变质，水分含量过低时药材容易破碎，不利于调度，也会增加空气中粉末，有些还会直接影响其质量，如蜜制类饮片与花叶类饮片，因此药材的水分应根据不同药材的需求确定合适的水分含量。《中国药典》(2020 年版)第四部(通则 0832)水分测定法包括费休法、烘干法、减压干燥法、甲苯法和气相色谱法五种方法。

费休法(第一法)为国际上通用的微量水分测定法;烘干法(第二法)适用于不含或少含挥发性成分的药品;减压干燥法(第三法)适用于含有挥发性成分的贵重药品;甲苯法(第四法)适用于含挥发性成分的药品;气相色谱法(第五法)适用于各种类型中药制剂微量水分的精密测定。

2. **总灰分和酸不溶性灰分**　　总灰分系指药材经高温炽灼,破坏分解后,剩下的非挥发性灰烬。药材或制剂,其总灰分主要为生理灰分,即药品本身所含的各种盐类以及少量允许存在的外来无机杂质(泥沙等)。因此,灰分检查主要是控制药材中泥土、沙土等杂质的量,对于保证药品品质和洁净度有着重要意义。

酸不溶性灰分系指总灰分加盐酸处理后,得到的不溶于盐酸的灰分。药材本身含有的无机盐类(草酸钙),可溶于稀盐酸,而外来泥沙等无机杂质(主要为硅酸盐),难溶于稀盐酸。因此,酸不溶性灰分能更准确反映其中泥沙等杂质的掺杂程度。

如《中国药典》(2020 年版)收载,川芎总灰分不得超过 6.0%,酸不溶性灰分不得超过 2.0%;广藿香总灰分不得超过 11.0%,酸不溶性灰分不得超过 5.0%;天山雪莲总灰分不得超过 12.0%,酸不溶性灰分不得超过 3.0%。

3. **重金属**　　重金属毒性较大,易积蓄,会对人体产生较大危害。近年来,废水废气无处理的排放造成的环境污染、含重金属农药及化肥不合理使用等原因,造成了空气、水、土壤污染严重,不仅影响中药材的入药安全性和其本身的治疗效果,且已成为制约中药材走向国际市场的重要问题。因此,重金属元素检测是评价中药材及饮片安全性的重要指标,为保证药材的安全性,《中国药典》(2020 年版)对重金属铅、汞、砷、镉、铜有明确的限度规定以及测定方法,其测定方法包括原子吸收分光光度法和电感耦合等离子体质谱法。

《中国药典》(2020 年版)一部规定重金属检测的药材有山楂、丹参、甘草、白芍、黄芪、西洋参、桃仁、阿胶、地龙、牡蛎、珍珠、海藻等 28 种。以黄芪为例,由于黄芪的入药部位是根,可能由于土壤的污染会对其生长过程有影响,或者生产加工过程不慎加入重金属也会对其药材安全产生影响,必须对其进行限量测定。规定黄芪的重金属限量铅不得超过 5mg/kg;镉不得超过 1mg/kg;砷不得超过 2mg/kg;汞不得超过 0.2mg/kg;铜不得超过 20mg/kg。

4. **农药残留量**　　随着中药材的大量使用,中药材已逐步走向规模化栽培,因此不可避免需要使用农药,不合适的使用就可能导致农药的残留。我国非常重视药材中农药残留等外源性污染物的检测,《中国药典》(2020 年版)一部制定了人参药材与提取物、西洋参等 7 种标准中含其他有机氯等 16 种农药残留的检查。《中国药典》(2020 年版)通则规定了有机氯类、有机磷类、除虫菊酯类的测定方法,除另有规定外,均采用液质联用法(HPLC-MS)、气质联用法(GC-MS)测定有关农药残留量。

如《中国药典》(2020 年版)收载,黄芪、甘草中有机氯农药残留量的检查,规定含五氯硝基苯均不得超过 0.1mg/kg;人参、西洋参则还规定六氯苯不得超过 0.1mg/kg,七氯(七氯、环氧七氯之和不得超过 0.05mg/kg,氯丹(顺式氯丹、反式氯丹、氧化氯丹之和)不得超过 0.1mg/kg。

5. **黄曲霉毒素**　　一些含有脂肪、蛋白质和糖类等霉菌繁殖和生长的营养物质的药材,在适宜环境下,均有可能引起霉变,从而影响药材的质量以及安全用药。《中国药典》(2020 年版)一部在酸枣仁、柏子仁等 21 味药材及其饮片品种项下设"黄曲霉毒素"检查项目,限度为黄曲霉毒素 B_1 不得超过 5μg/kg;黄曲霉毒素 G_2、黄曲霉毒素 G_1、黄曲霉毒素 B_2 总量不得超过 10μg/kg。

(三) 含量测定

含量测定是指用适当的化学分析方法或仪器分析方法对药材中某种(些)有效成分或某类成分进行定量分析,并以其测定结果是否符合药品标准的规定来判断药品的品质,是控制和评价药品质量的重要方法。

1. 指标成分的选择　一般应根据中药的功能主治或活性试验结果来选择相应的专属性成分、活性成分作为含量测定的指标;当单一成分不能反映该药的整体活性时,应采用多成分或多组分的检测方法;尚无法建立有效成分含量测定,或虽已建立含量测定,但所测定成分与功效相关性差或含量低的药材和饮片,而其有效成分类别又清楚的,可进行有效类别成分的测定,如总黄酮、总生物碱、总皂苷、总鞣质等测定;避免选择无专属性的指标成分或低活性的微量成分,同时应首选样品中原形成分,避免选用水解成分作为测定指标。

2. 常用分析方法　药材含量测定的方法包括化学分析法和仪器分析法,由于化学分析法人为误差比较大,而仪器分析法分析速度快、灵敏度高,因此仪器分析法更为常用。应用最多的是光谱法和色谱法,其中紫外分光光度法(UV)、高效液相色谱法(HPLC)、气相色谱法(GC)应用最为广泛。

(1) 紫外分光光度法:UV 操作简便、分析速度快、灵敏度高,但其容易受到共存组分的干扰,只适应于部分药材中大类成分的含量测定。如《中国药典》(2020 年版)一部槐花(槐米)总黄酮的含量测定中,样品经前处理后采用 UV 法测定,同时以不同浓度芦丁为对照溶液,与样品平行操作绘制标准曲线,用于计算样品中总黄酮的含量。本品按干燥品计算,含总黄酮以芦丁($C_{27}H_{30}O_{16}$)计,槐花不得少于 8.0%;槐米不得少于 20.0%。

(2) 高效液相色谱法:HPLC 分析速度快、分离效能高、应用范围广以及样品量少,是药材含量测定的首选方法。《中国药典》(2020 年版)已收载的药材,多采用 HPLC 法进行含量测定。其中,以十八烷基硅烷键合硅胶(ODS)作为固定相,以甲醇 - 水或乙腈 - 水的混合溶剂作为流动相居多。

HPLC 常用的定量方法有内标法和外标法。由于中药成分复杂,同一 HPLC 色谱条件下往往出现多个色谱峰,内标物的选择难度较大,加之内标法要测校正因子,过程烦琐,所以使得内标法在 HPLC 含量测定中应用较少(体内药物分析多用),而外标法不需用校正因子,不论样品中其他组分是否出峰,均可对待测组分定量,因此,外标法的使用更为广泛。

外标法是指以待测组分的标准品作对照物质,与对照物质对比求算试样含量的方法。外标法又分为外标一点法和外标两点法,在紫外光度检测器中,被测组分浓度与吸光度的关系遵守比尔定律,通常使用外标一点法,而在差示折光检测器(refractive index detector,RID)、蒸发光检测器(evaporative light scattering detector,ELSD)中则使用外标两点法。

外标一点法:

$$C_{样} = \frac{A_{样}}{A_{标}} \times C_{标}$$
式(9-2)

外标两点法:进两个不同浓度的对照品,将进样量和对应的峰面积取对数 ln 后,由两点确定直线方程:

$$Y = kX + b \qquad\qquad 式(9\text{-}3)$$

求出式中的 k 和 b。再将其带入公式：

$$\ln A = k\ln C + b \qquad\qquad 式(9\text{-}4)$$

即可求出样品的含量。

如《中国药典》(2020 年版)一部中银杏叶中银杏内酯、知母中知母皂苷 BⅡ、黄芪中黄芪甲苷的含量测定方法采用的是 ELSD,由于该检测器散射光的信号为非线性,即进样质量和 ELSD 检测响应值(峰面积)一般不呈现良好的线性,如果对进样质量和峰面积分别取常用对数后,两者呈现良好的线性关系,但又是不经过原点的直线,故采用外标两点法,而银杏叶中总黄酮醇苷、知母中芒果苷、黄芪中毛蕊异黄酮葡萄糖苷等使用紫外检测器,则采用外标一点法。

三、提取物质量标准研究

中药提取物是以植物、动物等中药材为原料,在中医药理论的指导下,按照对提取的最终产品的用途的需要,经过物理化学提取分离过程,按照规范化生产工艺制备,定向获取和浓集植、动物等中药材中的某一种或多种有效成分,但不改变其有效成分结构而形成的化合物产品。

中药提取物的标准除了制定和执行产品质量标准外,还包括生产过程的标准化,因此,与原药材质量标准相比,提取物应给出制法项,包括药材名称、用量、前处理方法、使用溶剂、提取方法、提取次数、浓缩方式等信息。性状和检查方面应对其形、色、气、味、密度、溶解性等物理性质进行控制,定性方面由于提取过程使其药材的显微、外观等鉴别方法不再适用,需要建立特征图谱、指纹图谱等鉴别方法,或根据所测成分的理化性质选择相应的测定方法,并对主要有效部位或成分进行含量测定。因此,中药提取物、提取部位质量标准的主要内容包括名称、来源、制法、性状、鉴别、检查、指纹图谱、特征图谱、含量测定等项目。以下则主要对指纹图谱与特征图谱进行详细介绍。

(一)指纹图谱

中药指纹图谱是指药材、饮片、提取物或制剂经适当处理后,借助于波谱或色谱技术获得的中药(主要是植物药)次生代谢化学成分的图谱,能够标示该药材特征的共有峰的图谱。

一方面,中药作为多组分复杂体系,其化学成分众多,常常是多种成分共同发挥作用,测定少数几种有效成分或指标成分不足以确保药材或制剂的质量,随着指纹图谱技术的出现,为全面控制药材的产品质量,促进药材走向世界提供了重要的技术支撑。虽然它不能代替含量测定,但它比测定任何单一成分所提供的信息都丰富,能全面反映所含成分,能够更加有效地体现中药成分的整体性,从而更好地评价中药的质量。

另一方面,我国传统的中药是直接用原料药材复方配伍后加水煎服,但中药汤剂服用不方便、不易保存、疗效不稳定且质量更是难以控制。随着科技的进步,将中药材中的有效成分按标准规程提取出来制成提取物或现代剂型,既保证了药效,又能尽量减少使用过程的麻烦,但也失去了显微鉴别、外观性味等直观特征,给提取物的质量控制带来不便。指纹图谱技术能全面反映提取物所含成分,为质量评价提供了科学依据。

中药指纹图谱的建立,应对其化学成分进行系统的研究,并且以药理作用为依据,体现中药的系统性、特征性和稳定性。系统性是指指纹图谱所反映出来的化学成分应包含该中药的主要活性成分或者绝大部分的活性成分,如银杏叶提取物的有效化学成分含黄酮类,那么在做指纹图谱分析时就要针对这类主要成分进行全面的分析。特征性是指指纹图谱中主要化学成分的保留时间都是特有的,可以以此作为鉴定药材真假的指标,如人参的 HPLC 和 TLC 图谱不仅包含主要成分人参皂苷,还包含其他多种成分,测定条件固定时这些成分的峰高、峰面积在一定范围内是固定的,会根据产地的不同而产生差异,也可用该方法用来鉴别产地,判断药材的真假。稳定性是指建立的指纹图谱方法,要进行方法学研究,研究该方法的耐用性,不同操作者在不同的实验室操作,同一操作者在不同时间段操作都要体现良好的精密度,方法要具有通用性。

指纹图谱研究的基本程序包括:方案设计、样品收集与制备、方法建立与验证、数据分析等。

1. 研究材料的准备

(1) 样品的收集:首先必须调研相关的文献,尽可能地了解药材、中间体及成品中所含成分的种类及其理化性质,经综合分析后找出成品中的药效成分或有效成分(如提取物或提取部位),作为指纹图谱的研究对象。样品的收集要强调真实性和代表性。研究指纹图谱的原药材、饮片、提取物及各类制剂和相关产品的收集量均不应少于 10 个批次,每批供试品取样量应不少于 3 次检验量,并留有足够的观察样品。

(2) 样品的制备:在化学指纹图谱分析中,样品制备的基本原则是整体性和专属性。样品的制备必须保证能够充分反映出样本的特征性,同时也必须保证待测样品所含特性的完整性。方法的选择必须针对成分特性,特异地制备出物质体系中所含组分,在特异性制备的同时应保证不丢失其成分,不改变成分含量和成分间的统计比例,这样制备的样品才能完整地显示出物质系统全面的特征,从而使得分析结果完备并可信地反映出待测物质系统整体的化学物质信息。

(3) 参照物的选择与制备:建立指纹图谱应设立参照物,应根据样品中所含化学成分的性质,选择适宜的对照品作为参照物;如果没有适宜的对照品,可选择适宜的内标物作为参照物。参照物的制备应根据检测方法的需要,选择适宜的溶剂配制而成。

2. 研究方法的优化

(1) 研究方法的选择:目前中药指纹图谱的建立方法主要以色谱法和光谱法为主,色谱法主要包括 GC、HPLC、毛细管电泳(capillary electrophoresis,CE)、TLC 等,光谱法主要包括 UV、IR 等。此外,还有 NMR 和 XRD 等。其中,色谱法为主流的指纹图谱的构建方法,是目前研究中药化学指纹图谱常用的方法,也是中药质量控制的主要方法。

HPLC 是目前应用较广泛的一种分析方法,具有分离速度快、分离效率高、检测灵敏度高等诸多优点;GC 是一种以气体为流动相的分离技术,特别适用于含挥发性成分药材、提取物及其制剂的指纹图谱研究,具有简单易行、可比性强、灵敏度高、分析速度快、分离度好等优点;CE 适合水溶性或醇溶性成分的分离分析,其具有分离效能高、分析速度快、分析成本低、对环境影响小、样品前处理简单、有时甚至无须处理等优点。其中 GC 和 HPLC 又是中药指纹图谱研究时的重要选择,同时多种仪器联用如 GC-MS、HPLC-MS 等以获得多维信息也是目前的主流。

(2) 研究方法的建立:方法的建立主要包括测定方法、仪器与试剂、测定条件等。根据所含化学成分的理化性质,选择适宜的测定方法,建议优先考虑色谱方法。

指纹图谱的色谱条件选择是整个研究检测方法过程中最重要、关键性的内容。以 HPLC 为例,色谱柱、流动相、检测器、柱温和进样量等均是影响指纹谱建立的重要因素。因此以色谱法建立指纹图谱，所采用的色谱柱、薄层板、试剂、测定条件等必须固定。采用 HPLC 和 GC 建立指纹图谱，其指纹图谱的记录时间一般为 1 小时左右；采用薄层色谱扫描来建立指纹图谱，必须提供从原点至溶剂前沿的完整图谱。

(3) 方法学验证：中药色谱指纹图谱的测定方法应进行专属性、精密度试验、重复性试验、线性范围、灵敏度和样品稳定性试验等验证项目，以确保方法的专属性、重现性和可行性。

3. 指纹特征的确定与技术参数

(1) 共有指纹峰的标定：采用色谱法建立指纹图谱，必须根据参照物的保留时间，计算指纹峰的相对保留时间，根据 10 批次以上供试品的检测结果，标定共有指纹峰。

(2) 共有指纹峰面积的比值：以对照品作为参照物的指纹图谱，以参照物峰面积作为 1，计算各共有指纹峰面积与参照物峰面积的比值；以内标物作为参照物的指纹图谱，则以共有指纹峰中其中一个峰（要求峰面积相对较大、较稳定的共有峰）的峰面积作为 1，计算其他各共有指纹峰面积的比值。各共有指纹峰的峰面积比值必须相对固定。

(3) 相似度评价：相似度（similarity）是评价样品和对照品图谱一致性程度的参数。相似度的计算可借助软件完成，如国家药典委员会推荐的《中药色谱指纹图谱相似度评价系统》。

指纹图谱相似度计算首先应建立可用于比对的对照指纹图谱。比对的对照指纹图谱有两种获取方法，一种是选择代表性的一定批量（10 批以上）样品，对上述样品通过实验获取样本图谱，进行共有峰的提取，通过对该组样品共性特征进行提取所获得的图谱，建立该样品的对照指纹图谱；另一种是从实验样本中选择具有代表性的样品指纹图谱，如采用"道地药材"所对应的图谱。对照指纹图谱作为待测样品的比对标准，与待测样品既有相同处，又有不同点，被认为是特征模式。待测样品图谱与对照指纹图谱相似与否，可以根据其与对照指纹图谱之间的相似度值进行判定。

由于指纹图谱是通过实验方法获取，其过程因受各种因素影响而出现实验结果的偏差，因此在计算相似度值前，待测样品的指纹图谱与对照指纹图谱一般经过保留时间校正、色谱峰匹配后，最后计算相似度值，该值即为判定该待测样品相似度检查是否合格的依据。

《中国药典》(2020 年版) 一部收载了三七三醇皂苷、三七总皂苷、丹参总酚酸提取物、丹参酮提取物、莪术油、积雪草总苷和银杏叶提取物共 7 种提取物的 HPLC 指纹图谱，及薄荷素油的 GC 法指纹图谱，进一步完善了药品有效性控制。如三七三醇皂苷提取物 HPLC 指纹图谱以人参皂苷 Rg_1、人参皂苷 Re 和三七皂苷 R_1 为参照，梯度洗脱，记录色谱图，积分参数以人参皂苷 Rg_1 峰面积的千分之五设置为最小峰面积值。按中药色谱指纹图谱相似度评价系统，供试品指纹图谱与对照指纹图谱经相似度计算，相似度不得低于 0.90。

(二) 特征图谱

特征图谱是指对于一个中药品种或其提取物，共用的具有特征性的一类或几类成分的色谱或光谱图，改变了针对鉴别单一成分或主斑点的鉴别模式，更全面反映出中药提取物的整体特征，使其质量的可控性明显增强，可用于定性鉴别，丰富和拓展了中药提取物鉴别的内涵。

特征图谱不要求与指纹图谱一样对图谱的相似性进行全面评价，它的主要特点是要突出该品种与其他品种不同的特异性成分的表征，并将这些成分作为特征峰通过与 S 峰（参照物峰）的相对保留时间计算，进行色谱峰在特征图谱上的定位。这些峰可以是已知的，也可以是未知的。

特征图谱基本思路,首先采用对照药材或对照提取物建立对照特征图谱,并对特征成分、应检出的特征峰数、包含成分不明确的色谱峰等进行说明,尽量使评判标准简单明确。在标准中要求检测出与对照药材或对照提取物一样的色谱峰,用来说明中药中所含成分,并提示最好采用对照药材或对照提取物进行系统适用性实验调整分析参数,从而保证定性研究与定量研究的一致性。

《中国药典》(2020 年版)一部收载了人参茎叶总皂苷、人参总皂苷、山楂叶提取物、连翘提取物、刺五加浸膏、肿节风浸膏、茵陈提取物、颠茄流浸膏、颠茄浸膏 9 种提取物的 HPLC 特征图谱,及满山红油的 GC 特征图谱,进一步完善了药品有效性控制。如人参总皂苷的特征图谱以人参皂苷 Rg₁、人参皂苷 Re 和人参皂苷 Rd 为参照,与供试品溶液平行注入液相色谱仪,梯度洗脱,记录色谱图。供试品特征图谱中应呈现 7 个特征峰,其中 3 个峰应分别与相应的参照物峰保留时间相同;与人参皂苷 Rd 参照物峰相应的峰为 S 峰,计算特征峰 3~7 的相对保留时间,其相对保留时间应在规定值的 ±5% 之内,规定值为:0.84(峰 3)、0.91(峰 4)、0.93(峰 5)、0.95(峰 6)、1.00(峰 7)(图 9-1)。

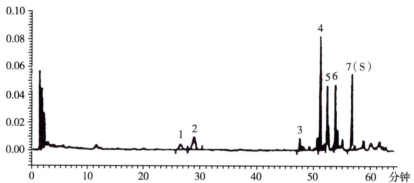

峰 1. 人参皂苷 Rg₁;峰 2. 人参皂苷 Re;峰 3. 人参皂苷 Rf;峰 4. 人参皂苷 Rb₁;峰 5. 人参皂苷 Rc;峰 6. 人参皂苷 Rb₂;峰 7(S). 人参皂苷 Rd。

图 9-1   人参总皂苷提取物的对照特征图谱

四、中药制剂质量标准研究

中药制剂质量标准正文也是按名称、处方、制法、性状、鉴别、检查、浸出物、含量测定、功能与主治、用法与用量、注意、规格、贮藏、有效期等顺序编写,与前文基本一致。其中,处方项下需要说明组成药材名称、炮制方法与用量,并根据中医药理论按君、臣、佐、使或主次顺序排列列出,而鉴别和含量测定两项是中药新药制剂质量标准制定方案的重点和难点,本节主要针对鉴别和含量测定指标成分的选定原则、鉴别、检查(毒性成分限量检查)与含量测定(一测多评法、酶活力测定)等进行详细介绍。

(一)指标的选定原则

由于中药成分的复杂性,目前的质量标准还不能完全做到反映药品疗效,多数以指标性成分作为质量标准的评价标准进行鉴别与含量测定研究,在分析技术与药理实验基础研究逐渐完善的过程中,研究工作者在探索制定质量标准时也在尽量将其评价指标与药效相关。目前在测定指标成分选择时遵循以下几个原则。

(1)应首选制剂处方中的君药、臣药、贵细药及毒性药中的有效成分进行测定;如其有效成分不明确或无专属性方法进行测定时,也可选择组方中佐、使药或其他能反映药品内在质量的成分进行测定。若处方中含有化学药成分应进行含量测定。

（2）尽量与药材测定成分相对应，以便更有效地控制质量，应注意避免测定分解产物、不稳定成分、无专属性成分或微量成分。

（3）鉴别项下也可用对照药材进行鉴别；含量测定项下为了更全面控制中药制剂质量，可以分别测定 2 个以上单一有效成分的含量，也可以测定单一有效成分后再测定其类别成分总量，如总黄酮、总生物碱、总皂苷、总鞣质等，也可以测定相应成分的总量再以某一主成分计算含量。

（二）鉴别

制剂中各药味的鉴别方法应尽量与其药材质量标准的鉴别方法相对应，同方不同剂型的制剂其鉴别方法应尽量保持一致，处方中含多来源植物药味的，其鉴别用对照药材必须明确来源，应考察不同来源对照药材的色谱图，如因其他成分干扰或制剂的提取方法不同，不能采用与药材相同的鉴别方法时可采用其他鉴别方法，应在起草说明中予以阐明。鉴别方法包括显微鉴别、理化鉴别、光谱鉴别、色谱鉴别等，要求专属性强、灵敏度高、重现性较好，叙述应准确，术语、计量单位应规范。

显微鉴别首选现行药典成方制剂中已有规定的该药味的显微特征，如果确有干扰，可选用其他显微特征或改用其他鉴别方法；理化鉴别应选择专属性强、反应明显的显色反应、沉淀反应等鉴别方法，必要时写明化学反应式。一般用于制剂中的矿物药或某一化学成分的鉴别，尽量避免用于中药复方制剂中共性成分的鉴别；光谱法中紫外吸收光谱法在鉴别试验中较为常用，应规定在指定溶剂中的最大吸收波长，必要时，规定最小吸收波长或规定几个最大吸收波长处的吸收度比值或特定波长处的吸收度，以提高鉴别的专属性。

色谱法鉴别包括 GC、HPLC 的保留时间及 TLC 的比移值及颜色等，多需要适宜的对照品或对照药材作对照。鉴别应尽可能采取一个供试液多项鉴别使用的方法，尽可能在同一色谱条件下进行鉴别，相关组分应达到良好分离，保证结果的重现性；成方制剂特征或指纹图谱技术要求除应符合总则和上述中药材、提取物相关的特征或指纹图谱研究的主要内容外，还应同时建立药材、中间体和成方制剂的相应图谱，并须对成方制剂与原药材、与中间体之间的相关性进行分析。即原药材、中间体、成方制剂特征或指纹图谱应具相关性，药材图谱中的特征或指纹峰在中间体和制剂的色谱图上应能指认，且应采用对照品或对照提取物作对照物。

（三）检查

参照《中国药典》（2020 年版）第四部附录各有关制剂通则项下规定的检查项目和必要的其他检查项目进行检查，并制定相应的限量范围。《中国药典》（2020 年版）附录收载的检查方法根据药品的不同情况有的会按序排列多个方法，制定各品种质量标准时，应考察每种方法对所测品种的适用性，一般应明确规定使用第几法并说明使用该方法的理由。对制剂中的重金属、砷盐等应予以考察，必要时应列入规定项目，并在起草说明中阐述检查项目及限度的理由。为了确保制剂的安全性，毒性成分限量检查已经被列入制剂质量标准的检查项中。目前，《中国药典》（2020 年版）收载的有乌头碱、双酯型生物碱、盐酸罂粟碱和吗啡、番木鳖碱（士的宁）、马兜铃酸 I 毒性成分的限量检查。

乌头类药材作为我国中药制剂的一项重要组成成分，其中的乌头、附子及相关同属类植物等多含有乌头碱类成分，在人体中应用时常造成患者神经系统、心血管系统等不良反应。其中乌头碱毒性最强（乌头大毒的主要成分，口服 0.2mg 即可引起中毒，致死量 2~5mg），故此类药材需炮制减毒后方可入药，且需对其进行限量检查。如《中国药典》(2020 年版)收载的二十五味珊瑚丸中采用高效液相色谱法检测乌头碱不得超过 0.15mg,三七伤药片、小儿肺喘颗粒、天和追风膏、天麻祛风补片、止血复脉合剂、右归丸、四逆汤、生白合剂、再造丸、附子理中丸等采用薄层色谱法要求供试品色谱中,在与对照品色谱相应的位置上,出现的斑点应小于对照品斑点,或不出现斑点。小金丸、小金片、小金胶囊中采用薄层色谱法,进行双酯型生物碱限量检查。士的宁在药典收载多数成方制剂中多为含量测定或鉴别项,但风寒双离拐片中采用了 TLC 法进行了士的宁限量检查。咳喘宁口服液中进行盐酸罂粟碱和吗啡的限量检查。如马兜铃酸 I 的限量检查,九味羌活丸检查项下采用液质联用法对细辛中马兜铃酸 I 限量进行检查,辛芩颗粒采用 HPLC 法进行限量检查。

(四) 含量测定

系指用化学、物理或生物学的方法,对中药制剂处方中的君药、臣药、贵细药及毒性药中的已知有效成分、活性成分、有毒成分、各类别成分或组分进行测定,以评价制剂工艺的稳定性与成品质量。由于中药成分的复杂性,目前的质量标准含量测定项多以单一指标成分或某一类成分的总含量作为指标进行控制,尚不能完全做到反映药品疗效,随着分析技术与药理实验基础研究的逐渐完善,研究工作者在探索制定质量标准时也在尽量将其评价指标与药效相关。下面重点对质量标准研究中的一测多评法、酶活力的测定进行详细介绍,当然这些方法不局限于中药制剂的测定,也适用于其他药物的研究。

1. **一测多评法**　中药制剂系多药味、多组分相互协同作用发挥药物疗效,其质量控制具有整体性、复杂性和多元化的属性特点,因此以中医理论的整体观为指导,以药效物质研究为基础的整体质量控制是中药制剂质量标准发展的必然趋势,一测多评的方法可实现对多个成分的同时测定,最终达到控制中药制剂整体质量的目的。该方法可解决部分单体对照品缺乏或性质不稳定、制备费用高、多成分测定操作复杂等问题,被广泛应用于制剂的含量测定。《中国药典》(2020 年版)将该方法应用至中药制剂的多指标质量控制,如咳特灵片、咳特灵胶囊、银杏叶片、银杏叶软胶囊、银杏叶胶囊及银杏叶滴丸中典型成分的含量测定。

一测多评(quantitative analysis of multi-components by single-marker,QAMS)是指以样品中某一典型组分为内标,在同一色谱条件下建立该组分与其他待测组分之间的相对校正因子(relative correction factor,RCF)和相对保留时间,通过相对校正因子利用色谱图中各成分峰面积计算各待测成分的含量。在一定的线性范围内,被测成分的量(质量或浓度)与检测器的响应成正比。在多指标质量评价时,以中药中某一典型组分(对照品易得、稳定)作为内参物 c,分别建立其他待测组分 d 与内参物之间的 RCF,按式(9-5)计算:

$$F_{cd} = \frac{f_c}{f_d} = \frac{A_c/C_c}{A_d/C_d} \qquad \text{式(9-5)}$$

式中,A_c 为内参物对照品 c 的峰面积,C_c 为内参物对照品 c 的浓度,A_d 为某待测组分 d 的峰面积,C_d 为某待测组分 d 的浓度,F_{cd} 为内参物 c 对待测组分 d 的相对校正因子。由此可导出待测成分浓度的计算公式:

$$C_d = F_{cd} \times C_c \times \frac{A_d}{A_c} \qquad \text{式(9-6)}$$

以《中国药典》(2020年版)银杏叶片(软胶囊、胶囊、滴丸)总黄酮醇苷含量测定为例,其中以槲皮素对照品为对照,根据所确定的校正因子计算槲皮素、山柰素和异鼠李素的含量。测定时分别精密吸取对照品溶液与供试品溶液各10μl,注入液相色谱仪,测定,以槲皮素对照品的峰面积为对照,分别按下表相对应的校正因子计算槲皮素、山柰素和异鼠李素的含量,用待测成分色谱峰与槲皮素色谱峰的相对保留时间确定槲皮素、山柰素、异鼠李素的峰位,其相对保留时间应在规定值的 ±5% 范围之内(若相对保留时间偏离超过5%,则应以相应的被替代对照品确证为准),即得。相对保留时间及校正因子(F)见表9-1。

$$总黄酮醇苷含量 =(槲皮素含量 + 山柰素含量 + 异鼠李素含量)× 2.51$$

本品每片含总黄酮醇苷〔规格(1)〕不得少于9.6mg,〔规格(2)〕不得少于19.2mg。软胶囊每粒含总黄酮醇苷〔规格(1)〕不得少于9.6mg,〔规格(2)〕不得少于19.2mg。胶囊每粒含总黄酮醇苷〔规格(1)〕不得少于9.6mg,〔规格(2)〕不得少于19.2mg,〔规格(3)〕不得少于40mg。滴丸每丸含总黄酮醇苷为3.84~5.84mg。

表9-1　银杏叶片(软胶囊、滴丸)总黄酮醇苷相对保留时间及校正因子表

待测成分(峰)	相对保留时间(比值)	校正因子(F)
槲皮素	1.00	1.000 0
山柰素	1.77	1.002 0
异鼠李素	2.00	1.089 0

2. 酶活力的测定　酶分析法在生物药分析中较多应用,以酶为分析对象,根据需要对生产过程使用的酶或药物中所含的酶进行含量或酶活力的测定。《中国药典》(2020年版)第一部增加了猴头健胃灵片(胶囊)酸性羧甲基纤维素酶活力测定项,其中以无水葡萄糖对照品为对照,通过3,5-二硝基水杨酸还原法测定还原糖的含量,制备标准曲线,根据供试品溶液读出的葡萄糖读数,进而间接测定计算猴头健胃灵片(胶囊)猴头菌丝体中纤维素酶的活力。每1g固体酶在50℃±1℃、pH 4.8条件下,1小时水解1%羧甲基纤维素钠底物,产生出相当于1mg葡萄糖的还原糖量为一个酸性羧甲基纤维素酶活力单位,以 U/g 表示。本品每片(粒)含酸性羧甲基纤维素酶活力不得低于6U。

第四节　生物药质量标准研究

生物药是指利用生物体、生物组织或组成生物体的各种成分,综合运用生物学、生物化学、微生物学、免疫学、物理化学和药学的原理与方法制得的一大类用于预防、诊断、治疗疾病的药品。生物药中,氨基酸、核苷酸、辅酶及甾体激素等化学结构相对明确,多为小分子化合物,属生化药,收载于《中国药典》(2020年版)二部;大部分为大分子的物质(如蛋白质、多肽、核酸、多糖类等)属生物制品,收载于《中国药典》(2020年版)三部。目前生物药发展飞速,分类界限不清晰,本书中为了介绍时方便,按《中国药典》(2020年版)二部收载品种的生化药和三部收载品种的生物制品标准体系分别进行介绍。

一、生物药的质量要求

生物药是指运用微生物学、生物学、医学、生物化学等的研究成果,从生物体、生物组织、细胞、体液等,综合利用微生物学、化学、生物化学、生物技术、药学等科学的原理和方法制造的一类用于人类疾病预防、治疗和诊断的制品。生物药原料以天然的生物材料为主,包括微生物、人体、动物、植物、海洋生物等,组成单元为氨基酸、核苷酸、单糖、脂肪酸等,对人体不仅无害而且还是重要的营养物质。生物药主要有蛋白质、核酸、糖类、脂类等,其特点是药理活性高、毒副作用小,营养价值高。随着生物技术的发展,有目的人工制得的生物原料成为当前生物制药原料的主要来源。因此,生物药的质量仅靠成品检定难以保证其安全性和有效性,需对生物制品生产用原材料和辅料、生产过程和最终产品进行全程质量控制。

如《中国药典》(2020 年版)三部凡例中明确规定了生物制品的生产和检定的基本要求。正文阐述了根据生物制品自身的理化与生物学特性,按照批准的原材料、生产工艺、贮藏、运输条件等所制定的,用以检测生物制品质量是否达到用药要求并衡量其质量是否稳定均一的技术规定。生物制品在整个制造生产及质量检定过程中,必须确保其安全、有效。生物制品的质量标准也更加强调其特殊性,即安全性、有效性和可接受性。

二、生物药检测的特点

1. **分子量的测定**   生物药除氨基酸、核苷酸、辅酶及甾体激素等化学结构明确的小分子化合物外,大部分为大分子的物质(如蛋白质、多肽、核酸、多糖类等),其分子量为几千至几十万道尔顿。对大分子的生物药而言,即使组分相同,往往由于分子量不同而产生不同的生理活性。所以,生物药常需进行分子量的测定。

2. **生物活性检测**   在制备多肽或蛋白质类药物时,有时因工艺条件的变化,导致活性多肽或蛋白质失活。因此,对这类生物药除了通常采用的理化法检验外,尚需用生物检定法进行检定,以证实其生物活性。

3. **安全性检查**   由于生物药的性质特殊、生产工艺复杂,易引入特殊杂质,故生物药常需做安全性检查,如无菌检查、过敏试验、热原检查、细菌内毒素检查和异常毒性试验等。

4. **含量 / 效价测定**   生化药多数可通过含量测定,以表明其主药的含量,但对某些药物需进行效价测定或酶活力测定,以表明其有效成分含量的高低。

5. **结构确证**   在大分子生物药中,由于分子较大,难以沿用元素分析、红外光谱、紫外光谱、核磁共振、质谱等方法加以证实,往往需要采用氨基酸序列分析、肽图分析、分子量测定等方法对其结构进行确证。

三、生化药的质量检定

生物药中其中一大类——生化药,指从生物体分离纯化或用化学合成、微生物合成的生化基本物质。其特点为生物体中的基本生化成分,来自生物体、来源复杂且有些化学结构不明确,分子量不是定值,有的属于高分子物质。如氨基酸及其衍生物、多肽和蛋白质类药物、酶类与辅酶类药物、脂质、核酸及其降解物和衍生物类药物等。质量标准收载于《中国药典》(2020年版)二部。

(一) 生化药的鉴别方法

生化药所涉及的鉴别方法比化学药多,除理化方法外,还常采用生化鉴别法、组成分析法、生物测定法等。其中,理化鉴别法包括化学鉴别法、光谱鉴别法和色谱鉴别法,与化学药的鉴别方法相似。

1. 生化鉴别法

(1) 酶法:酶法在生物药分析中主要有两方面,即以酶作为分析对象,根据需要对其含量或酶活力的测定;或利用酶作为分析工具,测定样品中待测物质含量的方法,其中待测定物质可以是酶的底物、抑制剂、激动剂或酶的辅助因子。

(2) 电泳法:电泳是溶解或悬浮于电解液中的带电荷的蛋白质、胶体、大分子或其他粒子,在电流作用下向其自身所带电荷相反的电极方向迁移。电泳法是利用溶液中带有不同量电荷的阳离子或阴离子,在外加电场中使供试品组分以不同的迁移速度向对应的电极移动,实现分离并通过适宜的检测方法记录或计算,达到测定目的的分析方法。常见的电泳法为聚丙烯酰胺凝胶电泳(polyacrylamide gel electrophoresis,PAGE)、等电聚焦电泳(isoelectric focusing electrophoresis,IEF)、双向凝胶电泳(two-dimensional gel electrophoresis,2-DE)、毛细管电泳(capillary electrophoresis,CE)。

《中国药典》(2020年版)采用琼脂糖凝胶电泳法鉴别肝素钠乳膏,肝素是由硫酸氨基葡萄糖和葡萄糖醛酸分子间组成的酸性黏多糖,其水溶液带强负电荷,于琼脂凝胶板上,在电场作用下,向正极方向移动,与肝素标准品进行对照,其移动位置应相应一致。照电泳法(0541 第三法)试验,供试品溶液与对照品溶液所显电泳条带的迁移距离比值应在 0.9~1.1。

(3) 高效液相色谱法:《中国药典》(2020年版)采用高效液相色谱法鉴别肝素钠。取本品适量,加水溶解并稀释制成每 1ml 约含 10mg 溶液,作为供试品溶液。照有关物质项下的方法测定,对照品溶液色谱图中,硫酸皮肤素峰高与肝素和硫酸皮肤峰之间谷高之比不得少于 1.3,供试品溶液色谱图中,供试品溶液主峰保留时间应与对照品溶液主峰保留时间一致,保留时间相对偏差不得过 5.0%。

2. 组成分析法

(1) 氨基酸结构分析:常用末端分析法,分为 N 末端分析法和 C 末端分析法。N 末端分析法包括二硝基氟苯(dinitrofluorobenzene,DNFB)法、丹磺酰氯(dansyl chloride)法、Edman 降解法、氨肽酶法等。C 末端分析法包括肼解法、羧肽酶水解法等。

(2) 肽图分析法:是通过蛋白酶或化学物质裂解蛋白质后,采用适宜的分析方法鉴定蛋白质一级结构的完整性和准确性。根据蛋白质分子量的大小以及氨基酸组成特点,使用专一性较强的蛋白水解酶,一般为肽链内切酶,作用于特殊的肽链位点,将蛋白质裂解成较小的片断,经分离检测形成特征性指纹图谱,肽图谱对每一种蛋白质来说都是特征和专一的;也可根据同种产品不同批次肽图的一致性,考察工艺的稳定性。常用的消化试剂有胰蛋白酶、胰凝乳蛋白酶、溴化氰等。用于肽图分析的最常用方法有高效液相色谱法。

3. 生物测定法 生物测定法是利用生物体进行试验来鉴别药物。鉴别通常需用标准品或对照品在同一条件下进行对照试验加以确证。

《中国药典》(2020年版)采用生物测定法鉴别注射用缩宫素。照缩宫素生物测定法(通则1210)测量各剂量所致子宫收缩的高度试验,应有子宫收缩反应,照生物检定统计法(通则1431)中量反应平行线测定,计算效价及实验误差。本法系比较合成缩宫素标准品与供试品引起离体大鼠子宫收缩的作用,以测定供试品的效价。本法的可信限率不得大于 10%。

(二) 生化药的检查

由于生化药的组成复杂,有效成分在生物材料中浓度都很低,杂质特别是生物大分子杂质的含量相对比较高,且原料复杂,生产工艺复杂,易引入特殊杂质和污染物。因此,生化药应保证符合无毒、无菌、无热原、无致敏原等一般安全性要求。杂质检查和安全性检查就显得非常重要。

1. 杂质检查　生化药的杂质检查也包括一般杂质检查和特殊杂质检查。一般杂质检查的原理与方法均同化学药中的一般杂质检查。特殊杂质检查则主要针对从原料中带入或生产工艺中引入的杂质、污染物或其他成分,如氨基酸类药物中其他氨基酸的检查、多肽类药物中特殊杂质(制备过程中可能引入的氨基酸和其他肽类等)、蛋白质类药物中杂蛋白的检查(制备过程引入有关蛋白质和大分子蛋白质、菌体蛋白残留量)、酶类药物中其他酶的检查以及多糖类药物中分子量与分子量分布的检查等。测定方法仍然是常见的 UV-Vis、HPLC、分子排阻色谱(size exclusion chromatography,SEC)等。如《中国药典》(2020 年版)二部收载的门冬酰胺酶检查项下,照分子排阻色谱法(通则 0514)测定进行纯度检查,按峰面积归一化法计算主峰相对百分含量,应不得低于 97.0%。

2. 安全性检查　由于生化药的来源特殊、性质特殊,生产工艺复杂,易引入特殊杂质,因此需要做安全性检查,如热原检查、异常毒性检查、过敏试验、降压物质检查、无菌检查、细菌内毒素检查等。

其中,过敏反应是由药物中夹杂的异性蛋白所引起的,严重者可出现窒息、发绀、血管神经性水肿、血压降低,甚至休克和死亡。因此,有可能存在异性蛋白的药物需要进行过敏反应检查。降压物质检查是针对药物中含有的导致血压降低的杂质,如组胺、类组胺等。临床注射含组胺的注射剂后,引起面部潮红、脉搏加快、血压降低等不良反应。

(三) 生化药的含量测定

生化药常用的含量(效价)测定方法包括理化分析法、生化测定法(酶法和电泳法)和生物检定法等。定量表征此类药物的方法通常有两种,一种用百分含量表示,适用于化学结构明确的小分子药物或水解后变成小分子药物的测定;另一种用生物效价或酶活力单位表示,适用于大多数酶类和蛋白质类等药物的测定。

四、生物制品的质量检定

生物药的另一部分内容——生物制品是指应用蛋白质工程、发酵工程等生物学技术获得的以微生物、细胞及各种动物和人源的组织和体液等为原材料制备的,用于人类疾病预防、治疗和诊断的制剂,如疫苗、血液制品、生物技术药物等。它是通过刺激机体免疫系统,产生免疫物质(如抗体)才发挥其功效,在人体内出现体液免疫、细胞免疫或细胞介导免疫。生物制品的质量控制称为检定,包括安全性、有效性、可控性,其质量标准收载于《中国药典》(2020 年版)三部,按照预防类、治疗类、体内诊断类和体外诊断类分列。不同于一般化学药,生物制品来源于生物体包括细菌和细胞,生产过程中使用的各种材料来源复杂,可能引入外源因子或毒性化学材料;其生产涉及生物材料和生物学过程,如发酵、细胞培养、目的产物的分离纯化等,生产工艺复杂且易受多种因素影响;制品组成成分复杂且一般不能进行终端灭菌。因此,生物制品的质量控制需要从原材料、生产过程到最终产品进行全过程质量控制,对原液、半成品和成品分别进行物理学、化学、生物学和安全性检定。

生物制品根据品种和剂型的不同,其正文分别列有:品名;定义、组成及用途;基本要求;制造;检定(原液、半成品、成品);保存、运输及有效期;使用说明(预防类制品)。

(一) 生物制品的质量检定对象

生物制品的质量检定对象贯穿生产全过程。

1. **生产用原材料及辅料的质量控制** 生产用原材料的质量控制包括生物原材料和化学原材料的质量控制。质量控制的要求主要有鉴别、微生物限度检查、细菌内毒素、异常毒性检查、外源性因子检查、进一步加工、纯化、来源证明等。辅料的质量控制包括理化、含量(活性)、安全性检查等项目。

2. **生产过程的质量控制** 生产过程的控制包括全过程的质量控制、批间一致性的控制、目标成分(有效成分)及非目标性成分[工艺相关杂质和制品的相关物质(杂质)]的质量控制、生产用种子批系统、培养基(培养液)、细胞基质的质量控制。

3. **药物的质量控制** 包括原液、半成品、成品的检定。原液检定项目主要有细菌(细胞)纯度检查、抗原活性、蛋白质含量、安全性检查、浓度和残留物测定等方面;半成品检定包括稳定性评价、无菌试验、细菌内毒素检查、防腐剂、残留有机溶剂、活性或病毒含量等方面,生物技术药物的半成品检定一般包括细菌内毒素检查和无菌检查;成品的质量控制要根据纯化工艺过程、产品理化性质、生物学性质、用途等来确定质量控制项目,一般要从鉴别、理化测定、生物学活性(比活性)、纯度、杂质检测、安全性试验、工艺杂质残留物检测、稳定性评价、包装及密闭容器系统等方面进行检定,生物技术药物的成品检定一般包括鉴别物化检定、安全性检查、生物学活性检查。

(二) 生物制品的质量检定内容

生物制品的质量检定一般分理化检定、安全性检定和生物学活性检定三个方面。

1. **理化检定** 生物制品的物理化学检定包括药品的定性与定量测定,如鉴别、物理性状检查、相对分子量测定、蛋白质含量测定、纯度检查等。

(1) 鉴别:有 HPLC、UV 等理化法和生物学方法,用于生物制品鉴别的免疫学方法包括免疫印迹法、免疫斑点、免疫电泳、免疫扩散等方法。

(2) 分子量的测定:通常采用 SDS-聚丙烯酰胺凝胶电泳法(SDS-PAGE)测定,也可用电喷雾电离质谱法(electrospray ionization mass spectrometry,ESI-MS)确定生物大分子精确分子质量。

(3) 蛋白质纯度分析:一般采用 SDS-PAGE 和 HPLC 法测定,条带单一或色谱峰单一,纯度一般要求大于95%。

(4) 等电点:一般采用等电聚焦电泳法(IEF),并与标准品或理论值比较。生产过程中批间电泳结果应一致,以反映其生产工艺的稳定性。

(5) 氨基酸序列分析:N 端氨基酸测序作为重组蛋白质和肽的重要鉴别指标,一般要求测定 15 个氨基酸以上。全自动测序仪可以进行 N 端氨基酸序列的测定,灵敏度可达到皮摩尔水平。

(6) 蛋白质的含量测定:是生物药质量控制的重要指标之一,准确的蛋白质含量测定结果不仅对相应产品规格、分装量具有指导意义,而且还为比活性计算、残留杂质的限量控制及其他理化特性提供依据。采用的方法有凯氏定氮法、福林酚法、双缩脲法、2,2'-联喹啉-4,4'-二羧酸法(2,2'-biquinoline-4,4'-dicarboxylic acid disodium salt,BCA 法)、考马斯亮蓝法和 UV-Vis 法。

(7) 核酸的含量测定：常用紫外分光光度法、定磷法、定糖法等进行测定。

2. 安全性检定　生物制品在生产全过程中需进行安全性方面的全面检查,排除可能存在的不安全因素,以保证制品用于人体时不会引起严重反应或意外事故。为此,必须抓好菌毒种和主要原材料的检查、半成品(包括中间品)检查和成品检查等三方面的安全性检查。

生物制品的安全检定有一般安全检查、杀菌、灭活和脱毒情况的检查与过敏性物质检查等,多采用微生物检查法与生物测定法。

(1) 一般安全检查：包括无菌检查、异常毒性检查、热原检查、细菌内毒素检查等,采用微生物检查法进行考察。

(2) 杀菌、灭活和脱毒情况的检查：灭活疫苗、类毒素制品,常用甲醛或苯酚作为杀菌剂或灭活剂。这类制品的菌毒种多为致病性强的微生物,如未被杀死或解毒不完善,就会在使用时发生严重事故,因此通常需要进行活毒检查、解毒试验和残余毒力试验等安全性检查。

(3) 过敏性物质检查：某些生物制品(如抗毒素)是采用异种蛋白为原料所制成,因此需要检查其中过敏原的去除是否达到允许限度,此外,有些制品在生产过程中可能污染一些能引起机体致敏的物质。这些情况都需要进行过敏性物质的检查,通常做过敏性试验、牛血清含量测定和血型物质的检测等。

(4) 外源性污染检查：主要有残余抗生素检查、宿主细胞(菌)蛋白质残留量的检查、外源性 DNA 残留量的检查、抗体检查等。

3. 生物学活性检定　生物制品是具有生物活性的制剂,它的效力一般采用生物学方法测定。生物活性测定是利用生物体来测定待检品的生物活性或效价的一种方法,它以生物体对待检品的生物活性的反应为基础,以生物统计为工具,运用特定的实验设计,通过比较待检品和相应标准品或对照品在一定条件下所产生特定生物反应的剂量间的差异,来测得待检品的效价。理想的效力试验应具备下列条件：①试验方法与人体使用应大体相似；②试验方法应简便易行,重现性好；③结果应明确；④试验结果要能与流行病学调查基本取得一致；⑤所用实验动物应标准化。

根据产品的性质、药效学特点,生物学活性测定可分为体外细胞培养法、离体动物器官测定法、体内测定法、酶促反应测定法和免疫学活性测定法等。活性测定必须采用国际上通用的惯例或方法,对测定结果进行校正,以国际单位或指定单位表示。常用的检测定量方法有酶法、电泳法、理化测定法和生物检定法。

(1) 体外细胞培养测定法：主要通过重组生物技术药物,特异地对细胞增殖、抑制或杀伤、间接保护作用等生物学功能进行分析的方法,包括利用大多数细胞因子能特异促进某种细胞生长的功能特点〔如粒细胞集落刺激因子(G-CSF)：NFS-60 细胞；粒细胞 - 巨噬细胞集落刺激因子(GM-CSF)：TF1 细胞等〕、利用制品对敏感细胞的毒性、促凋亡等不同功能特点〔如肿瘤坏死因子(TNF)：L929 细胞；肿瘤坏死因子相关凋亡诱导配体(TRAIL)：H460 细胞等〕以及制品对攻击敏感细胞的病毒、毒素、杀伤因子等具有的特异中和保护作用,通过梯度稀释获得量效关系进行活性测定的方法。

(2) 离体动物器官测定法：基于生理学功能的测定方法,如采用家兔主动脉条测定重组脑利钠肽生物学活性等。

(3) 体内测定法：利用动物体内某些指标的变化确定其生物学活性单位,如《中国药典》(2020 年版)

三部收载的注射用人促红素活性测定法（通则 3522），小鼠皮下注射对照品与供试品后，取抗凝血用全自动网织红细胞分析仪计数每只小鼠血液中的网织红细胞数对红细胞总数的比值（Ret%）。按注射剂量（IU）对 Ret% 的量反应平行线测定法（通则 1431）计算供试品体内生物学活性。

（4）生化酶促反应测定法：产品与底物或某种物质结合后，发生物理化学反应，再对结果进行分析。

（5）免疫学活性测定法：采取酶联免疫吸附试验（enzyme linked immunosorbent assay，ELISA）等方法测定产品活性。由于蛋白质的生物学活性与其免疫学活性不一定相平行，如果蛋白质肽键的抗原决定簇和生物活性中心相一致，ELISA 测定结果和生物学活性测定结果一致；如果不一致，两者的结果也不平行。由于两种测定法所代表的意义不同，所以免疫学活性测定法不能替代生物学活性的检测。

第五节　药物质量控制研究中的新技术

随着新药质量标准研究的深入，药品研发的进程、分析技术的发展，在制定药品质量标准的过程中，应尽可能采用较先进的方法与技术，不断地改进或优化方法，使项目设置更合理，方法更成熟、更稳定，操作更简便、快捷。以下对一些新技术新方法进行了介绍，有望用于后续的药品质量控制与研究。随着对药品质量的日益重视和自主创新药物研制的迫切需要，色谱分析和光谱分析已成为药物研究中最重要的分析方法，色谱分析和光谱分析技术相结合的联用技术更是必不可少，发展亦十分迅速。现代药物分析方法与技术为现代药学的发展提供了适时而有效的辅助和动力。本节将对超高效液相色谱法（ultra high performance liquid chromatography，UHPLC）、气相色谱-质谱法（GC-MS）、液相色谱-质谱法（LC-MS）、二维色谱法、红外光谱法（IR）、激光拉曼光谱法等技术及其在药品评价和药品质量控制中的应用进行了简要介绍。

一、超高效液相色谱法与应用

液相色谱是现代色谱技术中最活跃的分析方法之一。随着研究的不断深入，大批量、复杂样品的分析需要在短时间内完成，如代谢组学分析、生化样品及天然产物样品的分析，因此样品的复杂性对分离能力提出了更高的要求。此外，在与 MS 及 MS/MS 等检测技术联用时，对高效快速分析提出更高的要求。因此，诞生了一种基于小颗粒填料的液相色谱技术——超高效液相色谱法（UHPLC）。

UHPLC 是整合液相色谱颗粒技术和色谱使用 $1.7\mu m$ 杂化颗粒色谱串联流体学模块，在较高压下表现出优异性能，且系统体积实现最小，流路优化的新型液相色谱法。与 HPLC 相比，UHPLC 表现出高的分辨率、峰容量、灵敏度、高通量，且缩短分析时间、减少溶剂的需要。研究显示使用 UHPLC 测定，可在 8 分钟内分离测定 20 余种氨基酸（含人体必需的 8 种氨基酸分别是：缬氨酸 Val、蛋氨酸 Met、异亮氨酸 Ile、苯丙氨酸 Phe、亮氨酸 Leu、色氨酸 Trp、苏氨酸 Thr、赖氨酸 Lys；半必需氨基酸：精氨酸 Arg、组氨酸 His；非必需氨基酸：甘氨酸 Gly、丙氨酸 Ala，丝氨酸 Ser、天冬氨酸 Asp、谷氨酸 Glu、脯氨酸 Pro、半胱氨酸 Cys、络氨酸 Tyr 等）的含量，分离度、灵敏度、分离速度和色谱峰强度均为 HPLC 法无法企及的。

UHPLC 在药物分析领域具有分析速度快、灵敏度高、药品的分离效率高、适用范围更广等特点,其测试全自动化且处理方法简单的特点,使得它在市场中占有一定的主导地位。UHPLC 在高通量研究和微量复杂混合物分离的过程研究中提供了一个非常好的平台,特别是在药物制剂的分析、识别、检测,生物基质中药物的分析,以及中药质量控制等研究中发挥了重要作用。

二、气相色谱 - 质谱法与应用

气相色谱 - 质谱联用仪现已较成熟,以气相色谱为分离装置,以质谱为检测装置通过接口技术连接,既可通过总离子流谱图和综合气相保留值法对多组分混合物进行定性鉴定和分子结构的准确判断,也可通过峰匹配法、总离子流质量色谱法、选择离子检测法对待测物进行定量分析,集气相色谱法的高速、高分离效能、高灵敏度和质谱的高选择性于一体。气 - 质联用经过不断发展革新,从最初仅应用于小分子、热稳定、易挥发药物的定性定量分析,逐渐成为分析微量痕量物质的重要手段之一,广泛应用于中药挥发性物质及有效成分分析、农药残留检测、兴奋剂检测、药物质量控制等方向。有研究者建立了一种简便、直接、选择性的 GC-MS 测定抗组胺药茶苯海明(DMH,dimenhydrinate)中六种相关物质和潜在杂质二苯甲烷(diphenylmethane)、二苯甲醇(diphenylmethanol)、二苯甲酮(benzophenone)、邻甲苯海明(orphenadrine)、咖啡因(caffeine)和 8- 氯咖啡因(8-chlorocaffeine)含量的新方法,使用三氟丙基甲基聚硅氧烷(RTX-200)毛细管柱拆分低激发化合物,并在电子电离(electron ionization,EI)模式下进行质谱检测,可在 15 分钟内实现 DMH 和以上相关物质的基线良好分离,从线性、范围、精度、准确度、特异性、耐用性、检测限和定量限等方面进行方法学考察,DMH 的校准曲线在 50~500μg/ml 范围内呈线性,测定系数 $R^2 = 0.998\ 2$,回收率大于 96.80%,然后通过峰面积定量母体药物 DMH。表明该方法用于片剂剂型中 DMH 的测定的可靠性和高分析性能。

三、液相色谱 - 质谱法与应用

液相色谱 - 质谱法(LC-MS)又叫液质联用,它以液相色谱作为分离系统、质谱作为检测系统,样品经色谱部分得到分离,再经质谱部分被离子化,质谱的质量分析器将离子碎片按质量数分开,最终到达检测器得到质谱图。LC-MS 体现了色谱和质谱优势的互补,将色谱对复杂样品的高分离能力,与质谱具有高选择性、高灵敏度及能够提供分子量与结构信息的优点结合起来,LC-MS 除了可以分析 GC-MS 不能分析的强极性、难挥发、热不稳定的化合物,还具有分析范围广、分离能力强、定性分析结果可靠、检测限低、分析时间快等优点,应用广泛,已成为药品质量控制(包括药物中的微量杂质、降解产物、药物生物转化产物的分析鉴定)、生物大分子的鉴定及非法添加物的监测、体内药物浓度监测和药物代谢研究中其他方法所不能取代的有效工具。

(一) 液质联用仪的分类

根据液相色谱与质谱的接口装置不同可分为粒子束接口、移动带接口、大气压离子化接口。离子源分为电子轰击(EI)、化学离子化(CI)、快原子轰击(FAB)或快离子轰击离子化(LSIMS)、基质辅助激光解吸电离(MALDI)及大气压离子化(API)等,其中 API 在质量控制中应用最广泛,主要分为电喷雾电离(ESI)、大气压化学电离(APCI)和大气压光电离(APPI)三大类。质量分析器有扇形磁场分析器、四极杆分析器、离子阱分析器、飞行时间质谱仪(TOF)、离子回旋共振分析器与串联质谱等。质谱仪的接口、离子源与检测器类型不同,其主要功能就不同,这些技术具有各自特点,适用范围也各不相同。根据质谱检测器类型的不同,常用的联用仪有液相色谱串联四极杆质谱仪、液相色谱串联飞行时间质谱仪、液相色谱串联四极杆离子阱质谱仪和液相色谱串联傅里叶变换离子回旋共振仪等,其中检测器类型不同,其主要功能与技术特点就不同,适用范围也就各不相同。

1. **液相色谱串联四极杆质谱仪**　是利用交变电场的作用,使符合的 m/z 离子通过四极杆达到检测器。该技术定量分析结果的准确度和精密度最好,是目前应用最为广泛的技术,适于进行常规的和高通量定性定量的中药成分分析,对多组分中药的分析能力强。

2. **液相色谱串联飞行时间质谱仪**　应用不同 m/z 离子的飞行速度不同,不同 m/z 离子飞行通过相同的路径到达检测器,其时间不同而获得质量分离。具有相同动能、不同质量的离子,因飞行速度不同而实现分离。当飞行距离一定时,离子飞行需要的时间与质荷比的平方根成正比,质量小的离子在较短时间到达检测器。飞行时间质谱仪可检测的分析质量范围大,质量分析上限约 15 000Da,离子传输效率高(尤其是谱图获取速度快),扫描速度快、仪器结构简单。随着放射式能量聚焦技术的发展,延长离子飞行距离及离子延长延迟技术的发展,飞行时间质谱的分辨能力得到很大的提高,分辨率可达 70 000,可以帮助我们更准确地了解化合物裂解后离子碎片的质量数,能得到更丰富而全面的指纹图谱。但灵敏度随分辨力的提高而降低,其稳定度易受多因素影响,分析的准确性较差,适用于化合物的结构鉴定和定性分析。

3. **液相色谱串联四极杆离子阱质谱仪**　是把不同 m/z 离子聚集到阱内,通过改变阱内参数能够将离子阱内特定的 m/z 离子逐个释放到检测器中。该技术具有多级质谱的功能(1~5 级),对于解释化合物的结构更为有利,四极杆离子阱得到广泛的应用,再与线形加速碰撞池离子化源连接后,相对单纯的四极杆离子阱质谱仪,可大大提高灵敏度,避免相对小分子质量碎片的干扰,得到更整洁、美观的色谱峰。它将串联四极杆的扫描方式和线性离子阱的扫描方式结合在一起,在同一台质谱上能提供超高灵敏度的定量分析数据和多级质谱定性分析数据,在未知化合物的结构鉴定方面具有很大的优势。

4. **液相色谱串联傅里叶变换离子回旋共振仪**　是利用快速傅里叶变换方法将离子的频率信号转换为质谱信号,该技术分辨力超高,可达 1 000 000,且灵敏度随分辨力的提高而提高,因此能够同时满足高灵敏度、高分辨力的效果,是其他类型质谱分析器所不能达到的。但仪器昂贵、体积庞大,需维持超导磁体工作,运行费用较高,操作相对复杂,在药物质量控制应用中较少。

(二) 液质联用法的应用

液质联用法能够实现高效液相色谱和质谱的优势互补,具有高效的分离能力、高灵敏度及其专属性等方面的优点,应用广泛,已成为药品质量控制(如药物中微量杂质、降解产物、生物转化产物的分析鉴定)、生物大分子的鉴定及非法添加物的监测、体内药物浓度监测和药物代谢研究中其他方法所不能取代的有效工具。下面以其在中成药的非法添加物和生物药检测方面的应用为例进行简要介绍。

1. **液质联用法对中成药的非法添加物的检查**　目前在中药制剂或保健品中加入西药成分的现象

越来越普遍,检测中药制剂和中药保健品中非法添加化学品的方法包括 TLC、HPLC、LC-MS 等。其中, TLC 和 HPLC 由于受到专属性的制约,只能作为初筛方法。LC-MS 可同时联用色谱和质谱,可以对其中 的非法添加成分进行最终的确证,作为药品监管部门的处罚依据。目前,中成药的非法添加现象主要 有:补肾壮阳类中成药添加枸橼酸西地那非等,降糖类中成药添加格列类或双胍类降糖药物,降压类中 成药添加氢氯噻嗪,镇静安神类中成药添加苯二氮䓬类或苯巴比妥等,止咳平喘类中成药添加茶碱或糖 皮质激素,消肿止痛类中成药添加双氯芬酸、氨基比林等非甾体抗炎药或激素类药物,抗感冒类中成药 添加对乙酰氨基酚、伪麻黄碱及马来酸氯苯那敏等抗组胺药物,减肥类产品添加盐酸西布曲明等。相关 文献表明,使用 LC-MS 对于非法添加西药成分的检测最为可靠有效。研究者采用 LC-MS 技术建立一 种降糖类中成药中非法添加 14 种化学成分(伏格列波糖、阿卡波糖、维达列汀、氯磺丙脲、醋磺己脲、西 他列汀、妥拉磺脲、达格列净、那格列奈、莫格他唑、卡格列净、曲格列酮、GW501516、环格列酮)的检测 方法。采用高效液相色谱 - 质谱联用法建立了测定止咳平喘类中成药中非法添加的磺胺嘧啶、吡哌酸、 甲氧苄啶、氧氟沙星、诺氟沙星、磺胺二甲嘧啶、磺胺甲噁唑 7 种化学抗菌类物质,并采用建立的方法对 假药进行了检验,实验结果证明本方法专属性强,灵敏度高,可用于 7 种化学抗菌类非法添加物的验证 试验。

2. 液质联用法在生物药检测方面的应用 生物大分子药物主要包括蛋白质、多肽、单克隆抗体、 核酸、多糖、聚酯等,由于生物大分子具有种族特异性、免疫原性和非预期的多向活性等特点,使其定 性定量检测受到诸多因素的限制。因此,选择特异性强、灵敏度高和重复性好的检测方法至关重要。 LC-MS 法在生物小分子的研究应用中已经非常广泛,由于其方法学建立所需时间短、准确度和精度更 高、无交叉反应,显示出比免疫学方法更好的精密度和特异性,近年来也越来越多地应用于生物大分子 添加剂的检定与特异蛋白质结构的鉴定。

研究报道一种质谱免疫分析法(mass spectrometric immunoassay,MSIA)用于检测人生长激素(GH) 滥用。该方法先用一种特异性相对低的抗体从血浆中富集 GH,然后通过 LC-MS/MS 选择性反应监测 (selective reaction monitoring,SRM),对 22kDa 和 20kDa 的蛋白质进行定量,筛选血液样品中 22kDa 和 20kDa GH 蛋白质之间的异常比例,证明合成激素的施用。该方法优于基于蛋白质沉淀纯化 GH 的无抗 体策略,适用于抗兴奋剂和 GH 相关疾病分析。

有研究报道应用纳升级超高效液相色谱法结合四极杆飞行时间质谱法(nano acquity UPLC-Xevo QTOF-MS)对阿尔茨海默病、亨廷顿病和多发性硬化患者的中脑黑质进行了蛋白质组定量分析。此黑 质含有胰蛋白酶产生的肽,经收集用超高效液相色谱法结合四极杆飞行时间质谱系统进行纳升级规 模的分析鉴定。使用液质联用技术通过完整蛋白分子量测定,肽图分析测定氨基酸序列以及翻译后修 饰的定性和定量分析,结合游离 N 连接寡糖的分析表征,对单克隆抗体曲妥珠单抗进行全面的结构表 征研究,成功建立了一套针对单克隆抗体结构进行综合表征的完整方案,显示出了液质联用技术的优 越性。

四、二维色谱法与应用

二维色谱法是指将分离机制不同而又相互独立的两支色谱柱串联起来构成的分离系统,通过柱切换技术完成样品在二维色谱柱之间的流动。分析时,样品经过第一维色谱柱的分离,进入切换阀的接口中,经捕集或切割后,被切换进入第二维色谱柱及检测器。二维色谱根据切割组分是否直接进入二维柱中,分为离线与在线两种类型。

二维色谱法可以将现有的分离方法进行组合使用,如凝胶色谱、反相硅胶色谱、正相色谱、离子交换色谱、手性色谱等,实现了复杂样品中不同的分离目的,随着质谱技术的普及,质谱检测器可以作为三维有助于化合物结构的说明。因其优异的灵敏度、线性、精确度和准确度,广泛应用于复杂样品中杂质检查、中药质量控制,以及生物样品中兴奋剂检查、药物血药浓度测定等研究方面。

与传统的液相色谱和离线固相萃取色谱分析相比,在线二维色谱的优势在于峰容量明显提升、复杂样品的基质效应和残留现象显著降低,以及自动化样品前处理以提高分析的通量。目前用于分析的二维液相色谱(2D-LC)大多应用在线方式,即一维洗脱产物全部或部分直接进入到二维色谱柱中进行分离分析。在线 2D-LC 按切割组分进入二维柱方式分为中心切割(heart-cutting,LC-LC)和全二维(comprehensive,LC×LC)方式,两种方式的区别在于一维色谱柱出来的组分转移到二维色谱柱的量。对于中心切割方式而言,从一维洗脱出来的馏分,只有含有目标馏分或组分的部分被转移到二维色谱柱上继续进行分离。在线全二维进样方式中所有从一维色谱柱流出的组分都被转移进入二维色谱柱进行分离,二维色谱的峰容量是一维与二维色谱分离峰容量的乘积,分离效率大大提高,因此可以用于多组分、复杂基质样品的分离分析。

(一)杂质检查

许多研究利用了二维色谱可以组合不同色谱扩大高峰容量的特性,针对复杂样品中杂质检查等进行了广泛的研究。例如,通过 2D-LC 研究了抗体药物偶联物(ADC)的关键特征,包括药物分布、药物抗体比(drug-antibody ratio,DAR)、聚集、游离小分子药物含量和相关物种,以及抗体和细胞毒性小分子的稳定性。ADC 中的游离小分子药物可以来自制造过程中的不完全缀合,或者来自 ADC 在运输和储存期间的降解(去缀合)。现已实现了将中心切割的尺寸排阻色谱(SEC)-RP 2D-LC 方法用于 ADC 产物和稳定性样品中未缀合的小分子药物的定量。ADC 样品直接注射,没有沉淀蛋白质的典型样品制备过程;在第一维中使用的 SEC 不仅可以分离大分子和小分子,而且可以分离单体、二聚体、单克隆抗体(monoclonal antibody,mAb)、聚集体等的大小变体;在第二维中使用的反相柱可进一步分离游离的小分子药物、工艺相关的杂质和降解产物。此研究中 2D-LC 方法显示出了优异的灵敏度、线性、精确度和准确度。

有研究将 SEC 与亲水作用液相色谱(hydrophilic interaction liquid chromatography,HILIC)结合起来,研究蛋白质制剂样品中组氨酸降解。通过耦合 SEC 和 HILIC,使用在线 2D-LC,从样品基质中分离干扰组分后,实现了降解物的成功精确质量测量。鉴定出降解产物是一种组氨酸脱氨产物,反式尿刊酸(t-UA,β- 咪唑丙烯酸)。为了最大限度地降低高水性 SEC 流出物与 2D-HILIC 分离的不相容性,研究中选择较小的转移环,较陡的梯度和较短的梯度时间,以产生二维中 t-UA 的对称峰形。

聚山梨酯 20 是非离子表面活性剂,通常用于治疗性 mAb 的制剂中以防止蛋白质变性和聚集。聚山梨酯的分子异质性和蛋白质及辅料在配方基质中的干扰使得研究配方中的聚山梨酯成为一项挑战。有研究报道了 2D-LC 与带电荷气溶胶检测(charged aerosol detector,CAD)和质谱(MS)检测联用技术可用于在 mAb 制剂样品基质存在下聚山梨酯 20 的表征和稳定性研究。在第一维色谱中使用具有阴离子交换和反相特性的混合模式柱分离配方样品中的蛋白质和聚山梨醇酯,聚山梨酯 20 被在线捕获,然后使用反相超高效液相色谱(RP-UHPLC)柱在第二维中进一步分离酯类。MS 用作进一步解析以及鉴定聚山梨酯亚种的第三维。同时还开发了另一种在第一维中使用阳离子交换柱和在第二维中使用相同的 RP-UHPLC 的 2D-LC 方法来分析聚山梨酯 20 的降解产物。使用这两种 2D-LC-CAD 研究蛋白质药物产品的稳定性样品,MS 方法分离、鉴定和量化聚山梨酯 20 中的多种酯类,并监测其相应降解物的变化。多维 UHPLC-CAD-MS 方法实现了 mAb 制剂样品中聚山梨酯 20 亚种的异质稳定性研究。

(二)中药质量控制

中药质量标准化是我国中医药行业亟需解决的问题。为保证中药的安全性和有效性,各版《中国药典》也不断引入新的分析技术和方法来改善和提高中药分析质量标准。二维液相色谱具有的高分离效果和超高峰容量等特点,更加适用于复杂的中药体系,广泛用于复杂中药材和中药复方中微量成方的发现鉴定以及活性成分的筛查,成为中药质量控制的有力工具。

中心切割法可在线有效地去除干扰组分,适用于中药复杂体系目标组分的定量分析。使用在线固相萃取 - 高效液相色谱法(solid phase extraction-high performance liquid chromatography,SPE-HPLC)结合中心切割法 2D-LC,在一维与二维色谱柱之间使用了富集小柱,通过软件自动控制阀切换,实现了自动的样品净化、富集与分析的全过程,以高重现性实现目标组分的定量分析。与离线 SPE 过程相比,方法分析速度快,分离效果良好,操作简便,使用成本低。

银杏叶提取物来源于银杏叶,是世界上使用最广泛的中药之一。由于银杏叶提取物结构多样性高和化学成分丰度低,传统的反相液相色谱法不能满足其质量控制的需要。研究报道了一种离线亲水相互作用 × 反相二维液相色谱(HILIC × RP 2D-LC)与二极管阵列检测器(DAD)和四极杆飞行时间质谱(QTOF-MS)相结合的二维液相色谱系统,可实现银杏叶提取物化学成分的全面分析。优化了 2D-LC 色谱柱和流动相,选用乙腈 - 水 - 甲酸作为流动相的 Waters XBridge Amide 色谱柱作为分离银杏叶提取物的第一维,并以甲醇 - 水 - 甲酸为流动相在 Agilent Zorbax XDB-C18 色谱柱上进一步分离所得馏分。结果在银杏叶提取物中共检测到 125 种化合物。2D-LC 系统的正交性为 69.5%,实际峰容量分别为 3 864 和 2 994。通过 QTOF-MS 分析初步表征了 104 种化合物的结构,其中通过对照品比较确认了 21 种化合物。此研究建立的 HILIC × RP 2D-LC-QTOF/MS 系统可以极大地改善银杏叶提取物或其他复杂中药提取物中天然产物的分离和表征。

(三)其他

利用二维色谱法对生物样品中兴奋剂检查、药物血药浓度测定等方面的研究,可以有效排除生物基质中的干扰,提高信噪比从而提高检测灵敏度。

对于体内滥用药物和毒物中毒的分析监测,同样要求能够对样品进行快速检验,其中快速灵敏的在线固相萃取技术已得到广泛应用。在线的 2D-LC-MS 方法,可测定分析吸毒者尿样中的吗啡、O^6- 单乙酰吗啡、可待因和乙酰可待因,方法灵敏度高、有效避免了单抗试剂盒可能出现的假阳性,可满足实际案例快速检验的需要。研究显示基于骨架型分子印迹柱的在线二维液相色谱法可选择性测定中成药或功能性食品中的磺酰脲类添加剂。

五、红外光谱法与应用

红外光谱(IR)又称分子振动-转动光谱,是指以连续波长的红外线为光源照射样品所测得的吸收光谱,它是由于分子发生振动能级的跃迁而产生的,任何气态、液态、固态样品均可进行红外光谱测定。由于每种化合物均有红外吸收,尤其是有机化合物的红外光谱能提供丰富的结构信息,通过谱图解析可以获取分子结构的信息,具有高度的专属性和特征性。IR适用于几乎所有的有机化合物,只要分子结构中有微小差别,采用该法就可鉴别,是鉴别物质和分析物质化学结构的有效手段。由于此技术图谱专属性强、重现性好、操作方便、鉴定速度快、无损无污染和全过程检测便于在线分析的优点,近年来已成为药物研究领域中必不可少的工具。

红外光谱法在药物分析中的应用比较广泛,用于对药物原料药及制剂的鉴别和分类、活性成分的含量测定、水分的测定、原粉制剂的均匀度测定和药物生产过程分析及在线监控等。

(一)在产品质量控制中的应用

针对制剂工艺的产品中有效成分的含量范围、含量均匀度、硬度等指标,分别建模进行测定,可快速、有效地控制制剂质量。

微型近红外光谱仪可以作为鉴别和定量测定体外口腔速溶膜(fast dissolving oral film,FDOF)药物含量的质量控制工具,研究者成功开发了微型近红外光谱仪,用于鉴定含有五种不同药物的FDOF的定性模型,以及含有昂丹司琼(ondansetron)的FDOF的药物含量定量模型,其定性模型预测准确率为100%。由于微型近红外光谱具非破坏性、安全性,且可测试每个剂量单位,可用作小规模药房制剂的质量控制工具。

傅里叶变换近红外光谱法(Fourier transform near-infrared spectroscopy,FT-NIRS)可测定小型片剂和标准片剂样品的含量均匀性和硬度。用FT-NIRS仪器扫描片剂样品,在1 000~2 500nm波长处采集光谱,采用多元分析方法进行分析,所得结果与参考的高效液相色谱和机械硬度测试结果基本一致。研究表明FT-NIRS可用于检测药物样本的化学和物理性质,是一种可替代红外光谱的准确的无损的检测工具。

红外光谱法在中药领域也广泛应用于中药材的来源、真伪、优劣、有效成分测定、中药制剂质量鉴定、快速检测及在线质控等方面。如在三七粉末饮片的质量控制及三七总皂苷提取纯化工艺研究中,利用近红外光谱法实现了对三七粉末饮片的快速检测。研究者参照药典三七项下内容,测定了72批三七粉末饮片水分、浸出物及三种皂苷的总含量,根据测定结果制定了相应的含量限度标准,采用近红外光谱法,分别建立了三七粉末饮片水分、浸出物、三七皂苷定量分析模型。统计学检验表明NIRS预测值与药典高效液相色谱法之间差异无统计学意义,说明用近红外光谱法对三七粉进行定量分析是可行的,为快速准确地分析三七粉的质量提供了依据。

(二)在中药品种鉴别与真伪鉴别中的应用

利用不同品种药材中化学成分含量不同,建立用于中药品种鉴别的方法,针对贵重药材掺假现象,对掺入不同比例伪品的药材进行建模,分类后可以鉴别药材的真伪。

在瑶药石柑子的质量评价研究中,建立石柑子的红外光谱指纹图谱,并确定15个特征吸收峰,通过对图谱的整体形状及特征吸收峰的对比,达到了快速鉴别的目的。另有研究报道近红外光谱(near-infrared spectroscopy,NIRS)可同时快速分析6种产地、加工和假品的大黄124个样品中的五种主要活性成分(大黄酚、芦荟大黄素、大黄酸、大黄素和大黄素甲醚),利用HPLC确定的参考值,研究了两种校准策略:偏最小二乘法(partial least square,PLS)作为线性回归方法,人工神经网络(artificial neural network,ANN)作为非线性回归方法。结果表明PLS更适合大黄酚、芦荟大黄素、大黄素和大黄素甲醚的分析,而ANN更适用于分析大黄酸,并使用最佳NIR模型研究地理区域和处理方式对大黄的影响,可识别大黄真伪。可见NIRS可作为大黄和其他中药质量评估的一种方法。再如以高等级三七为原料,掺入低等级三七的0、1%、3%、5%、10%、20%、30%、40%、50%、60%、70%、80%、90%、100%共14种配比的样品,通过傅里叶变换中红外光谱(FT-MIRS)仪器扫描。其中1 485~405cm^{-1}范围光谱数据通过区间偏最小二乘法与支持向量机建模分析法的分类精度为100%,分类效果最好,表明FT-MIRS联合化学计量法是鉴别三七中掺假物的有效方法,可检测到5%(W/W)及以上的共混比。

(三)在制剂生产过程控制中的应用

在质量控制前期,质量被认为是检验出来的,药物的质量是需要检验的。但是随着质量标准研究的深入,药品是生产出来的思想逐渐被业内人士认可,于是过程控制成了研究的热点。生产过程中需要检验的指标检测方法要求其快速、耐用、可靠。近年来,NIRS作为过程监测工具已成为过程分析技术(process analytical technology,PAT)工业指南的重要组成部分,广泛应用于制药生产的许多环节中,如混合、流化床干燥、压片、涂层等。如今,NIRS被认为是一种优秀的实时监测工具,可以在线实时监测流化床过程,在流化床过程中量化关键质量属性,并结合传统方法在线确定相关参数(水分含量、粒径和片剂/颗粒厚度等)。

采用NIRS法可实现制片过程中活性成分含量的监测。首先,在透射和反射模式下建立了定量测定药物活性成分含量的方法,可成功用于片剂在制片过程中活性成分含量的在线监测。其次,有研究利用非侵入模式的NIRS法,建立了GLATT WSG300流化床系统制粒过程监测的定性和定量模型,可以在监测制粒过程中实时测定水分含量、粒度分布和堆积密度,体积密度校准模型的预测能力误差为0.03g/ml。再次,研究显示NIRS和纤维素含量之间的PLS校准模型可通过监测Wurster(底喷流化床)涂层过程中的重量积累百分比,实现对NIRS对流化床涂层工艺的实时监测,可以有效地确定涂层终点,确保产品质量。此外,有研究报道采用了NIRS与多元模型相结合的方法对奥比沙星片的含量均匀性、压缩力和抗碎强度进行了快速无损的预测。

六、拉曼光谱法与应用

拉曼光谱法的原理是拉曼散射效应。当用波长比试样粒径小得多的单色光照射气体、液体或透明试样时,大部分的光会按原来的方向透射,而一小部分则按不同的角度散射开来,产生散射光。在垂直方向观察时,除了与原入射光有相同频率的瑞利散射外,还有一系列对称分布着若干条很弱的与入射光频率发生位移的拉曼谱线,这种现象称为拉曼效应。由于拉曼谱线的数目、位移的大小、谱线的长度直接与试样分子振动或转动能级有关。因此,与红外吸收光谱类似,对拉曼光谱的研究,也可以得到有关分子振动或转动的信息,也具有高效、快速、无损伤检测的特点。

由于拉曼光谱法谱线信息丰富、特征性强、穿透力强等特点,适用于快速鉴别分析。在药物生产过程和药物质量控制中发挥着越来越重要的作用。目前拉曼光谱法可进行物质的鉴定、分子结构的研究与定量研究,已广泛应用于药物生产过程中(混合、造粒、干燥、涂布等)的在线监测、药物质量控制中的农药残留检测、对药品的快速筛查以及注射剂药物真伪鉴别等方面。

研究表明使用拉曼光谱法可以在线监测活性涂层的过程,当涂层中的药物成分含量符合要求时,拉曼光谱能够在线显示并检测涂层工艺的终点。另外由于水和冰在拉曼光谱中产生微弱信号,拉曼光谱可以在冷冻阶段、初级干燥阶段和二级干燥阶段提供近红外光谱所不能提供的信息,可见拉曼光谱是在完全冷冻干燥过程中结晶和多晶型转变监测的一种极好的工具。有研究展示了基于拉曼光谱在线连续监测药品热熔挤压工艺,显示拉曼光谱能够用于药物加工过程中聚合物和固态特性原料药的在线定量分析。

在药物定性、定量方面,拉曼光谱法可以实现对药品的快速筛查,快速鉴定分析原料、制剂和辅料等。如研究者通过建立硼砂的拉曼指纹特征图谱,确定了以 8 批硼砂正品的拉曼光谱,采用相似度评价和聚类分析可以对硼砂真伪进行直观比对鉴别。在此基础上,进一步应用拉曼光谱对硼砂药材的质量进行了定量分析,当硼砂中四硼酸钠含量为 49.81%~63.81% 时,建立的定量模型具有较好的预测能力,适用于实际分析。另有研究报道了一种非侵入性拉曼光谱法,可用于筛选液体注射药物虚假、错误标记、伪造、假冒医疗产品,选择水作为"内标",对光谱进行归一化处理,解决了拉曼绝对定量的问题。随着识别和定量模型数据库的开发,该方法可以快速、无创地测定液体注射药物,成为对抗 SFFC 的最有力武器之一。

在农药残留检测方面,有研究者采用柠檬酸钠还原法合成纳米金颗粒溶胶,利用表面增强拉曼光谱法(surface-enhanced Raman spectroscopy,SERS)结合化学计量学,对烯啶虫胺、噻虫嗪和吡虫啉 3 种农药进行研究,发现其在拉曼特征频率 400~1 500cm^{-1} 范围内较为丰富;特征峰组可用于识别 3 种农药的种类,并对特征峰 1 109、633、995cm^{-1} 进行线性拟合,R^2 均大于 0.93,可用于定量测定,烯啶虫胺、噻虫嗪和吡虫啉检测限分别为 0.05mg/L、0.025mg/L、0.025mg/L。对进一步实现利用表面增强拉曼光谱法检测中药材这类复杂样本中新烟碱类农药具有重要意义。

(高晓霞)

本 章 小 结

本章针对药物质量标准体系展开论述,分别介绍了化学药、中药、生物药的质量标准研究的特点与研究热点内容,介绍了质量标准研究的依据与起草说明,并对药物质量控制中分析新技术的发展及其应用进行了简要介绍。

新药研发是探索性的和前瞻性的工作,其情况复杂多样,研究者和审评者均应在科学的基础上遵循药品研发的自身规律,在质量研究和质量标准制定的过程中,既要兼顾普遍性,更要强调特殊性,根据所研制新药的特性,具体问题具体分析,共同促进我国新药研发水平的提高。

思考题

1. 什么是质量标准？我国现行的质量标准体系有哪些？
2. 制定质量标准的目的和意义是什么？制定质量标准的原则是什么？
3. 新药质量标准研究的依据有哪些，起草说明应包含哪些内容？
4. 试述新药研究中常用检测方法。

参考文献

[1] 国家药典委员会. 中华人民共和国药典. 北京：中国医药科技出版社，2020.

[2] BELAL T S, ABDEL-HAY K M, CLARK C R. Selective determination of dimenhydrate in presence of six of its related substances and potential impurities using a direct GC/MS method. J Adv Res, 2016, 7(1): 53-58.

[3] SHI F, GUO C, GONG L, et al. Application of a high resolution benchtop quadrupole-Orbitrap mass spectrometry for the rapid screening, confirmation and quantification of illegal adulterated phosphodiesterase-5 inhibitors in herbal medicines and dietary supplements. J Chromatogr A, 2014, 1344: 91-98.

[4] SUCH-SANMARTÍN G, BACHE N, BOSCH J, et al. Detection and differentiation of 22 kDa and 20 kDa Growth Hormone proteoforms in human plasma by LC-MS/MS. Biochim Biophys Acta, 2015, 1854(4): 284-290.

[5] BIRDSALL R E, MCCARTHY S M, JANIN-BUSSAT M C, et al. A sensitive multidimensional method for the detection, characterization, and quantification of trace free drug species in antibody-drug conjugate samples using mass spectral detection. MAbs, 2016, 8(2): 306-317.

[6] WANG C, CHEN S, BRAILSFORD J A, et al. Characterization and quantification of histidine degradation in therapeutic protein formulations by size exclusion-hydrophilic interaction two dimensional-liquid chromatography with stable-isotope labeling mass spectrometry. J Chromatogr A, 2015, 1426: 133-139.

[7] LI Y, HEWITT D, LENTZ Y K, et al. Characterization and stability study of polysorbate 20 in therapeutic monoclonalantibody formulation by multidimensional ultrahigh-performance liquidchromatography-charged aerosol detection-mass spectrometry. Anal Chem, 2014, 86(10): 5150-5157.

[8] JI S, HE D D, WANG T Y. Separation and characterization of chemical constituents in Ginkgo biloba extract by off-line hydrophilic interaction × reversed-phase two-dimensional liquid chromatography coupled with quadrupole-time of flight mass spectrometry. J Pharm Biomed Anal, 2017, 146: 68-78.

[9] GUO P, XU X, CHEN G, et al. On-Line two dimensional liquid chromatography based on skeleton type molecularlyimprinted column for selective determination of sulfonylurea additive in Chinese patent medicines or functional foods. J Pharm Biomed Anal, 2017, 146: 292-301.

[10] FOO W C, WIDJAJA E, KHONG Y M, et al. Application of miniaturized near-infrared spectroscopy for quality control of extemporaneous orodispersible films. J Pharm Biomed Anal, 2018, 150: 191-198.

[11] KANDPAL M L, TEWARI J, GOPINATHAN N, et al. Quality assessment of pharmaceutical tablet samples using Fourier transform near infrared spectroscopy and multivariate analysis. Infrared Phys Techn, 2017, 85: 300-306.

[12] XUE J, SHI Y, YE L, et al. Near-infrared spectroscopy for rapid and simultaneous determination of five main active components in rhubarb of different geographical origins and processing. Spectrochim Acta A: Mol Biomol Spectrosc, 2018, 205: 419-427.

[13] YANG X, LI G, SONG J, et al. Rapid discrimination of Notoginseng powder adulteration of different grades using FT-MIR spectroscopy combined with chemometrics. Spectrochim Acta A: Mol Biomol Spectrosc, 2018, 205: 457-464.

[14] CHAVEZ P F, SACRÉ P Y, DE BLEYE C, et al. Active content determination of pharmaceutical tablets using near infrared spectroscopy as Process Analytical Technology tool. Talanta, 2015, 144: 1352-1359.

[15] NAIDU V R,DESHPANDE R S,SYED M R,et al. PAT-based control of fluid bed coating process using NIR spectroscopy to monitor the cellulose coating on pharmaceutical pellets. AAPS PharmSciTech,2017,18(6):2045-2054.

[16] BEER T D,BURGGRAEVE A,FONTEYNEA M,et al. Near infrared and Raman spectroscopy for the in-process monitoring of pharmaceutical production processes. Int J Pharm,2011,417(1-2):32-47.

[17] ZHAO Y,JI N,YIN L,et al. A non-invasive method for the determination of liquid injectables by Raman spectros copy. AAPS PharmSciTech,2015,16(4):914-921.

第十章　主要药效学的研究方法与技术

学习目标

1. 掌握　新药药理学研究的主要方法的分类与原理;功能学方法的分层与应用;几种心血管系统、神经系统、抗肿瘤药物和抗糖尿病药物的动物模型的制备方法。

2. 熟悉　功能学方法、形态学方法、电生理方法、生物化学方法以及分子生物学方法在新药药理学研究中的应用。

3. 了解　新药药理学研究中常用形态学方法、电生理方法、生物化学方法以及分子生物学方法的原理与操作。

药物效应动力学(药效学)是药理学的重要分支之一,通过研究药物对机体或病原体的作用,阐明药物的作用和作用原理。新药药理学主要研究新药的药效学特征,即揭示新药的作用与作用机制。多个学科如生理学、生物化学、分子生物学、细胞生物学等涉及的研究方法均被应用到现代新药药理研究中,具体如功能学方法、形态学方法、电生理学方法、生物化学方法以及分子生物学方法等。

第一节　功能学方法

功能学方法是新药药理研究的最常用方法,直接评价药物对机体、组织器官以及细胞生理功能的影响,因此,常以整体动物、离体脏器和细胞作为研究对象进行实验。整体动物研究是应用在体动物研究药物对机体器官系统功能的作用,如降压药对整体动物血压的影响,抗癫痫药对癫痫发病的作用等;离体脏器法通过制备离体血管环、心脏、肠管等来研究药物对某一组织器官的作用,如正性肌力药物对心脏收缩的影响,降压药对血管环收缩的影响等;细胞水平研究通常应用体外培养或急性分离的细胞来评价药物的作用,如抗肿瘤药对细胞增殖、凋亡的影响,正性肌力药物对心肌细胞钙瞬变的影响,抗癫痫药对神经细胞离子通道功能的影响等。

一、整体动物实验

整体动物实验几乎是所有药物药效学评价的必须步骤,只有整体动物实验能够确切评价一个候选药物是否对某一具体疾病具有治疗作用。整体动物实验一般应用小鼠、大鼠、兔、猫、猴、狗等动物来制备各种疾病相关的模型,研究给予待测药物后整体动物相应器官系统功能的改变。整体实验的功能学检测技术与方法多样,需根据具体的实验要求来确定,如抗心律失常药通过记录心电图评价药物作用,抗抑郁药通过检测动物的精神状态来评价药物作用,降糖药通过检测用药后动物血糖的变化来明确其作用等。下面介绍研究作用于各器官系统药物常用的动物模型与评价方法。

（一）心血管系统药物研究方法

心血管系统疾病是临床上最常见的疾病之一,包括高血脂、动脉粥样硬化、高血压、心肌缺血、心律失常等。在药效学研究中,常根据上述疾病的病理生理特征来制备相应的心血管疾病模型,用以评价心血管系统疾病药物的作用与机制。

1. **心律失常动物模型** 心律失常是指心脏的节律性跳动异常,是心脏疾病最常见的症状之一。临床上心律失常可分为室性和房性心律失常。在药理研究中,常通过模拟引发心律失常的病变或人工手段来建立心律失常模型。

（1）室性心律失常模型:常采用手术、电刺激和药物诱导来建立,多种动物如小鼠、大鼠、兔、犬等均可采用。

手术方法一般通过结扎动物冠状动脉的左前降支,建立缺血性心律失常模型。以大鼠缺血性心律失常为例,将其应用 1% 戊巴比妥钠麻醉,沿第三、四肋间打开胸腔,暴露左心室,在左心耳下缘 2mm 处结扎冠状动脉左前降支,关胸,记录心电图。早搏、二联律、室颤等室性心律失常一般在结扎后 5 分钟左右出现,1 小时后出现较少。据此比较给药组与对照组大鼠缺血后心律失常的发生率,评价药物的抗心律失常作用。小鼠心肌缺血时较少发生心律失常,一般不选用。

电刺激诱导法是指将刺激电极直接接触刺激部位心肌或放到较近的部位如心腔内,应用程序性刺激来诱导心律失常。以小鼠室性心律失常诱导为例,将小鼠麻醉,仰卧位固定,剥离右侧颈外静脉,将 1.2F 的八电极导管插入颈外静脉,并继续插入至右心室腔,可根据心内电活动监测仪器是否出现大的心室波进行判断。成功插入至右心室腔后,记录一段正常心电图,然后对心室进行程序性刺激,诱导室性心律失常。此法可比较给药组与对照组动物心律失常的发生率,评价药物的抗心律失常作用。

药物诱导心律失常模型指通过注射乌头碱、洋地黄及肾上腺素等药物来诱发室性心律失常。一般先给予待测药物,然后注射致心律失常药,评价药物对心律失常发生的影响。

（2）心房颤动模型:心房颤动是临床上最常见的持续性心律失常,针对心房颤动药物的研发一直是人们关注的难点。心房颤动模型可通过急性和慢性诱导两种方式建立。急性是指直接给予高频电刺激诱导出房颤,常用来评价药物对房颤易感性的影响;慢性房颤指持续心脏高速起搏,一段时间后停止起搏时,心脏出现自发性的心房颤动,常用来评价药物对心房颤动的治疗作用。急性诱导一般选用小动物,如小鼠、大鼠;而慢性起搏诱导自发房颤则常应用兔、犬等大动物。

急性房颤诱导模型常用来观察动物对房颤的易感性,其具体操作为:将动物麻醉开胸,暴露心脏,将刺激电极固定于心房表面,给予程序性高频率电刺激,记录心房电活动。一般通过观察给药前后房性心律失常的诱发情况评价药物的作用。

持续电刺激诱导慢性自发房颤模型一般选用兔、犬等大动物,将动物麻醉、开胸,暴露左心耳,将起搏装置固定于左心耳,关胸。术后进行持续心脏快速起搏,400次/s,一般2~3周,停止起搏后可观察到自发性房性心律失常。这时可以给予待测药物,记录心电图,评价其对房颤发生的影响。

(3) 心律失常的检测方法:心律失常的检测方法比较简单,通常应用心电图来检测,包括麻醉状态下的心电图和清醒动物心电图两大类。遥测心电图通过将电极片植入动物体内,无线接收动物心电信号,能够做到对动物心电图的持续不间断监测,可实现长期如4周甚至更长时间的监测。

2. 高血压动物模型 高血压是最常见的疾病之一,表现为体循环动脉血压明显增高,其长期危害为心、脑、肾等器官的功能或器质性病变。高血压包括原发性高血压和继发性高血压两类。原发性高血压是指病因未明的血压升高,占所有高血压患者的90%以上;继发性高血压是指由某些原发疾病如肾病、肾上腺疾病等引起的血压升高。药效学研究中常通过模拟原发或继发性高血压的病因来建立高血压动物模型,如肾血管性高血压模型、醋酸脱氧皮质酮(DOCA)盐性高血压模型,另外一类是通过人工繁育获得的遗传性高血压大鼠模型,包括自发性高血压大鼠(SHR)模型、Dahl 盐敏感性高血压大鼠模型等。

(1) 肾血管性高血压模型:该模型利用肾动脉狭窄致肾脏血流减少,大量合成和分泌肾素而引起血压升高的原理建立。以大鼠为例,将其麻醉后仰卧位固定,体外触及肾脏,在向腹正中线方向距离该位置1cm处纵向切口,剥离一侧肾动脉,应用套管将肾动脉缩窄,套管内径为0.2~0.25mm。一般术后4~5周血压开始升高,约70%的大鼠可以成模。也可通过缩窄双侧肾动脉或缩窄一侧肾动脉的同时将另一侧肾脏切除来建立该类高血压模型。

(2) DOCA 盐性高血压模型:该模型通过给予大鼠 DOCA 和盐来建立高血压模型,DOCA 会引起水钠潴留,同时给予高盐,能够形成容量超负荷性高血压,与人类高血压中的原发性醛固酮增多症相似。其建立方法为向大鼠皮下注射 DOCA 油剂,同时饮水给予1%氯化钠溶液,4~6周后即可诱发高血压。DOCA 诱发的高血压是盐敏感的,如果没有同时给予1%氯化钠无法成模。

(3) 自发性高血压大鼠模型:自发性高血压大鼠(SHR)是通过人工繁育获得的一种遗传性高血压大鼠。其最初建立过程是将一只收缩压持续在150~175mmHg的雄性 Wistar 京都种大鼠与收缩压为130~140mmHg的雌性 Wistar 京都种大鼠交配,得到收缩压都大于150mmHg的子代,再选用血压较高的大鼠进行近亲交配,依次进行这种选择性近亲交配20代而获得稳定的高血压遗传性,从而建立了 SHR品种。SHR 大鼠在高血压发病机制、心血管并发症、外周血管阻力变化以及对盐的敏感性等方面都与人高血压患者相似,常用于高血压药物筛选。

(4) Dahl 盐敏感性高血压大鼠模型:该模型也是通过持续繁育获得一个特定遗传背景的高血压大鼠,但与 SHR 大鼠不同,该大鼠在出生后血压并不高,需要在生长过程中给予高盐饮食诱发血压升高。

(5) 高血压的检测方法:高血压评判通过测定动物的动脉血压来实现,常用的方法分为无创间接法和有创直接法两类。

大、小鼠无创间接血压测定常用尾压法(Tail-cuff 法)。该法将传感器套在老鼠尾根部,通过检测充气和放气时尾动脉压力的信号变化,测定动物血压。目前市场上的小动物无创血压测定仪器均是利用该法测的血压,其优点是简便、无创,缺点是不能连续测压,且舒张压测定不够精确。

直接测定法指开放动脉,直接将探头插入动脉血管测定血压。其优点是血压测定准确,能够记录到微小的变化。目前用到的直接测定法有麻醉动物动脉插管法、外置导管法和植入式遥测（telemetry）。麻醉动物动脉插管法是指将动物麻醉、仰卧位固定，剥离股动脉或颈动脉，插入动脉导管，应用生理记录仪监测血压。该法的缺点是需要麻醉，这将在一定程度上影响动物的心血管系统功能。外置导管法是指插入导管后将其固定到大鼠身体上，然后将其连出到生理记录仪，待动物清醒后记录血压。植入式遥测是指通过手术将导管插入到动脉内，同时把与导管相连的发射器固定到大鼠体内。术后将动物放置于遥测鼠笼内，发射器传出的血压信号将被信号接收装置捕获，从而持续获得清醒动物的血压。该法的优点是能够长时间监测动物的自然血压变化，缺点是设备相对昂贵。

3. **高血脂动物模型**　高血脂是指血脂水平高于正常范围，长期高血脂可引起动脉粥样硬化、冠心病甚至心肌梗死。调血脂药能够降低循环血液中胆固醇和甘油三酯的含量，减少动脉粥样硬化发生的概率。药效学研究中通过人工直接高脂喂养和基因工程方法来建立高血脂动物模型，用来筛选评价具有降脂作用的待测药物。

（1）人工喂养诱导高脂血症模型：该法指通过给予动物高胆固醇和高脂饲料长期喂养以形成高脂血症的方法。小鼠、大鼠、兔子、鹌鹑等均可用于造模，其中兔子和鹌鹑较易成模。首先制备高脂饲料，成分为玉米油和猪油 10%、胆固醇 4%、蛋黄粉 5%、甲基硫氧嘧啶 0.2%，其余为基础饲料。用该饲料连续喂养一个月，即可诱发大鼠高脂血症。在造模过程中同时给予待测药物，造模结束后取血和组织，测定血浆中总胆固醇、甘油三酯、高密度脂蛋白、低密度脂蛋白的含量以及肝脏的脂肪蓄积情况，评价待测药物对高脂血症的作用。

（2）高血脂基因工程动物模型：主要是通过转基因和基因敲除技术来改变对血脂代谢具有关键调控作用的基因，引起脂代谢紊乱，从而建立高血脂动物模型。目前药理学研究中常用的是 *ApoE* 基因敲除小鼠，该鼠的胆固醇较正常鼠升高 4 倍，甘油三酯升高 2 倍。当给与 *ApoE* 基因敲除小鼠高脂饮食时，较易引起动脉粥样硬化，可用于抗动脉粥样药的研发。

4. **心肌梗死模型**　心力衰竭是多种心脏疾病的终末阶段，主要表现为心脏的收缩能力下降，不能有效泵血以满足机体脏器的需要。正性肌力药物是一类能够作用于心肌，增强心脏泵血能力的药物。为研究药物的正性肌力作用，常构建心肌梗死导致的急慢性心功能损伤模型，来评价药物对心脏收缩能力的影响。多种动物如小鼠、大鼠、犬都可以用来构建心肌衰竭模型，以小鼠为例，将动物麻醉，仰卧位固定，暴露左冠状动脉左前降支，应用丝线在上三分之一的位置将其结扎，建立心肌梗死模型。由于心肌细胞大量坏死，小鼠的心脏功能减退。此时可以给予待测药物，同时经颈总动脉将心室内压力探头逆行插入左心室，监测给药前后左心压力容积的变化，评价药物对心脏功能的影响。

5. **急性心肌损伤模型**　冠状动脉粥样硬化导致血管狭窄，严重时可造成血管完全阻塞，出现心肌梗死，血管严重狭窄或完全阻塞均伴有心肌细胞损伤，影响心脏功能，严重时致死。心肌保护药物则是在血运供应不足时，能够直接作用于心肌细胞，提高其耐受力，减轻心脏损伤，改善心脏功能。一般常用冠状动脉结扎法建立急性心肌损伤模型来评价心肌保护作用的药物。小鼠、大鼠、猪和犬等均可用于建立急性心肌损伤模型。实验分为给药组和对照组，比较两组动物在建立心肌梗死模型后，梗死面积大小的差异，评价药物是否对损伤心肌具有保护作用。

（二）中枢神经系统药物研究方法

中枢神经系统疾病是临床上的一大类疾病，包括焦虑、失眠、精神分裂、抑郁、躁狂、疼痛、癫痫、惊厥以及帕金森病和阿尔茨海默病等,对患者造成严重的身心健康危害,也给社会增加了沉重负担。神经系统的病症复杂多样,人们也针对每一种疾病的特征制备了一系列的动物模型进行中枢神经系统药物作用的评价,包括疼痛模型、惊厥模型、抑郁模型、焦虑模型及阿尔茨海默病模型等。

1. 疼痛模型 疼痛是临床上最常见的症状之一,分为急性和慢性疼痛。药学研究中的疼痛模型常通过化学刺激法、物理刺激法、神经源性损伤以及内脏牵拉等方法来建立,其中化学和物理(热、电、机械)刺激诱导的疼痛常用来研究药物对急性疼痛的作用,慢性炎症疼痛模型、神经源性疼痛模型、癌性疼痛模型、内脏牵拉痛模型用来研究药物对慢性疼痛的作用。

(1)化学刺激模型:该模型是指应用急性致炎化学物质或药物刺激来诱导疼痛。如乙酸腹腔注射致腹痛,硝酸甘油注射致偏头疼模型。

小鼠扭体法是常用的化学刺激疼痛模型,本法通过将一定容积和浓度的化学刺激物质(如乙酸)注入小鼠腹腔内,引起炎症性疼痛,致使小鼠出现腹部内凹、躯干与后肢伸张、臀部高起等行为反应,即扭体反应。该反应一般在注射后14分钟内出现频率高。

(2)物理刺激模型:包括热刺激法、电刺激法和机械刺激法。热刺激法可通过用强光照射动物身体局部(辐射热刺激法)、将动物放至热板上(小鼠热板法)或将小鼠尾部置入热水中(热水缩尾法)来建立。机械刺激法可通过牙髓钻孔给予刺激(牙髓刺激法)或按压尾部(小鼠尾刺激法、小鼠尾根加压法)来建立。

(3)神经源性疼痛模型:神经源性疼痛是指由于外周或中枢神经受到损伤或伤害性刺激引起的疼痛。药效学研究中常采用直接损伤神经的方法来建立该模型,如背根神经节慢性压迫实验模型、神经瘤模型、慢性结扎损伤模型、慢性脊神经结扎损伤模型、外周神经冰冻损伤模型等。背根神经节慢性压迫实验模型的建立方法如下:

将大鼠麻醉,俯卧位固定,在背部正中L4—L6部位切开皮肤,暴露L5椎间孔,将4mm长的不锈钢针(直径0.5~0.8mm)插入L5椎间孔,使其作为异物持续刺激背根神经节,诱导神经根出现自发放电和痛觉过敏。该模型模拟临床上椎间孔狭窄和椎间盘突出所致的腰背疼痛,对研究治疗该类疾病伴发疼痛的药物具有重要价值。

临床上引起疼痛的原因众多,所诱发的疼痛也各具特点,在进行药物作用研究时,需根据其所针对临床疼痛的特征选择制备合适的疼痛模型。

2. 惊厥模型 惊厥可由多种原因引起,如癫痫、药物中毒、高热、缺血缺氧等。惊厥模型常模拟临床病因来制备,目前常用的有电惊厥、药物惊厥和热性惊厥等。

(1)电惊厥:指给动物(如大鼠、小鼠)以电刺激来诱发前肢、后肢强直痉挛的模型,常用于抗惊厥药的筛选,如离子通道阻滞剂苯妥英钠、卡马西平、丙戊酸钠等。

(2)药物惊厥:指给动物大剂量的中枢兴奋性化学物质如戊四唑、苦味毒、天冬氨酸等造成动物惊厥,可用于研究待测药物的抗惊厥作用。

(3)热性惊厥:指将动物置入气浴或热水浴中,来诱导动物惊厥。热惊厥临床上多发生在婴幼儿,因此常选用低龄大鼠(出生一个月内)来建立该模型。

3. 抑郁模型 抑郁症的主要临床特征为显著而持久的心境低落。在药学研究中,常用的抑郁模型包括环境应激模型、社会挫败应激模型、神经生化模型和转基因模型等。

（1）环境应激模型：包括习得性无助模型、慢性不可预知性温和应激模型等。

1）习得性无助模型：该模型是利用动物在遇到无法克服的挫折之后，会发生一种叫习得性无助效应来建立的，如将动物暴露在不可预期且不可控制的足底电击条件下，经过多次尝试仍不能逃离应激刺激，动物开始表现出快感缺失、绝望感的抑郁症状。以大鼠为例：将大鼠放置在穿梭实验箱中，足底可以给电击，中间有门可以让大鼠在实验箱的两室之间穿梭。先将穿梭门关闭，在 1 小时内给予大鼠 60 次不可预期的足底电击，平均电击持续 15 秒，平均间隔 15 秒。之后进行回避检测，将穿梭门打开，先给予光刺激，3 秒后给予电击，检测大鼠的逃避次数。当 60 次刺激中，有 20 次逃避失败视为习得性无助模型成功。

2）慢性不可预知性温和应激模型：该模型是将大鼠长期暴露于一系列不可预知的温和应激之下，包括电击、冰水强迫游泳、夜间光刺激、禁食禁水、摇晃鼠笼等，使其产生快感缺失（体验快乐的能力下降）的表现，模拟抑郁症，可通过体重检测、糖水偏好测验、旷场实验等来评价是否成模。成功的模型组与对照组相比，出现了体重减轻、糖水消耗降低、自主活动减少等特点，模拟了人类抑郁症患者的症状。本法诱导的大鼠糖水偏好降低和其他的一些抑郁症状可以持续数周，而且这些症状可以被慢性抗抑郁药如 5- 羟色胺再摄取抑制剂等逆转。

（2）社会挫败应激模型：该模型利用同种物种间不同个体的社交冲突来产生情绪上和心理上的刺激，从而造成社交障碍而出现抑郁样表型。首先筛选攻击能力强的 CD-1 小鼠作为攻击鼠，选择 C57BL/6J 小鼠作为实验鼠。将 C57BL/6J 小鼠作为入侵者放入 CD-1 小鼠的笼子中，CD-1 小鼠便会自发攻击入侵小鼠。每天让两种小鼠直接接触 10 分钟，其余时间用透明板隔开，实现感官接触，给 C57BL/6J 小鼠造成心理压力，十天之后进行社会交往测试。社会交往测试是用以评价社会挫败应激模型小鼠的社会交往能力的方法。将接受刺激后的 C57BL/6J 小鼠放入社会交往实验箱，记录邻近腔室有无 CD-1 小鼠时，C57BL/6J 小鼠的交往活性情况，据此分为社会挫败敏感小鼠和不敏感小鼠，用于后续的药物作用评价。

（3）神经生化模型：包括药物诱导抑郁模型、电诱导抑郁模型和嗅球切除模型。糖皮质激素常用来诱导抑郁，该模型构建简单，简单易行，小鼠腹腔注射 20mg/kg 的皮质酮，3 周后即可诱导出抑郁行为。

4. 阿尔茨海默病模型　阿尔茨海默病是一种严重的神经退行性病变，表现为进行性认知功能障碍，严重时患者生活不能自理，给家庭和社会均造成沉重的负担。在进行抗阿尔茨海默病药物研究时，需模拟疾病的病理生理机制来建立相应的动物模型。目前常用的动物模型包括快速老化模型、D- 半乳糖诱导的阿尔茨海默病模型、破坏胆碱能神经造成的痴呆模型、转基因痴呆小鼠模型，以及双侧颈总动脉结扎的血管性痴呆模型。开展药效学研究时，常根据药物潜在机制选择合适的模型进行功能学验证。

总之，中枢神经系统疾病发病机制与表现十分复杂，相应的模型制备也是千变万化，涉及具体的药物，需从药效、机制、给药途径等多个方面评估如何建立相应的模型。

（三）抗糖尿病药研究方法

糖尿病是以血糖升高为主要表现的代谢性疾病，其发生与胰岛素分泌减少或生物功能障碍有关。药学研究中常采取破坏胰腺细胞的方法来建立实验性糖尿病动物模型，或者选用自发性糖尿病动物模型（参见第十一章）。

1. 实验性糖尿病动物模型　指通过手术或应用药物等手段来破坏胰腺细胞，减少胰岛素的分泌，引发高血糖。常用的方法包括手术切除胰腺、高脂高糖喂养、药物诱导法（如链佐星、四氧嘧啶）以及联合诱导等。实验性糖尿病动物模型操作简便，重复性高，成本较低，应用广泛。

2. 自发性糖尿病动物模型　有些动物未经任何有意识的人工处理，先天伴发高血糖，也被用于糖尿病药物研究。与实验性糖尿病动物模型相比，自发性糖尿病模型与人类糖尿病的病理过程更为接近，但自发性糖尿病动物来源相对较少，且价格昂贵，限制了其应用和普及。常见的自发性糖尿病动物有 *ob/ob* 小鼠、*db/db* 小鼠、BB 大鼠等。

（四）抗肿瘤药研究方法

肿瘤是发病率高、危害大的一类严重疾病。抗肿瘤药开发是当前医药领域的研究热点。肿瘤动物模型常采用移植肿瘤细胞或应用致癌剂进行诱导来制备。

1. 移植性肿瘤模型

（1）人源肿瘤细胞系异种移植模型：人源肿瘤细胞系异种移植（cell line derived tumor xenograft, CDX）模型是指将体外培养的肿瘤细胞制成悬液，直接注射到免疫缺陷小鼠体内来建立的肿瘤动物模型。注射部位分为皮下或原位，常选用的免疫缺陷小鼠包括 BALB/c 裸鼠、严重联合免疫缺陷小鼠（SCID）和非肥胖糖尿病 - 严重联合免疫缺陷小鼠（NOD-SCID）等。

（2）人源肿瘤异种移植模型：人源肿瘤异种移植（patient derived tumor xenograft, PDX）模型是指将患者的小块肿瘤组织移植到免疫缺陷小鼠体内来建立的肿瘤动物模型。由于 PDX 小鼠来源于人类肿瘤，它们为癌症患者开发抗癌疗法和个性化药物提供了很好研究工具。

（3）人源化异种移植模型：通过将患者肿瘤组织块 / 细胞和外周血或骨髓细胞共同移植到免疫缺陷小鼠中，构建了人源化异种移植模型。该模型重建了小鼠免疫系统，用于研究肿瘤环境和异种肿瘤基质之间的相互作用对肿瘤的发展和转移的影响。此模型常用到的小鼠有非肥胖糖尿病 / 严重联合免疫缺陷小鼠（NOD-SCID）、重度免疫缺陷的 NSG 小鼠等。

2. 诱导性肿瘤模型

（1）二乙基亚硝胺诱发大鼠肝癌：取体重 250g 左右的封闭群大鼠，雌雄兼用，按性别分笼饲养。除给普通饲料外，饲以致癌物，即用 0.25% 二乙基亚硝胺（DEN）水溶液灌胃，剂量为 10mg/kg，每周 1 次，其余 5 天用 0.025% DEN 水溶液放入水瓶中，任其自由饮用，共约 4 个月可诱发成肝癌。也可以单用 0.005% 掺入饮水中 8 个月诱发肝癌。

（2）4-2 甲基氨基氮苯诱发大鼠肝癌：用含 0.06% 的 4-2 甲基氨基氮苯（DBA）的饲料喂养大鼠，饲料中维生素 B_2 不应超过 1.5~2mg/kg；4~6 个月就有大量的肝癌诱发成功。

总之，整体动物模型是药理学研究中最重要、最常用的模型，常依据药物作用的组织、器官、系统而建立相应的动物模型，因此种类非常繁杂。以上只介绍了心血管系统、神经系统、糖尿病、肿瘤的部分实验模型，其他还有血液系统、免疫系统、呼吸系统、泌尿系统等多种动物模型，可以通过查阅相关药理方法学资料获得。

二、离体器官实验

离体器官实验是药效学研究的重要手段之一，可以从器官或组织水平评价药物的作用，常用的组织或器官有心脏、血管、肠管、子宫及神经肌肉等。心血管系统药物、胃肠系统药物以及中枢神经系统药物等常采用离体器官实验来评价药物的作用。

(一) 离体心脏灌流实验

离体心脏经冠状动脉持续给予类模拟细胞外液体 37℃ 灌流时,能够保持其收缩性和兴奋性等心脏的基本特性,可用来观察药物对心脏活动(包括心率、输出量、收缩力等)的影响。小鼠、大鼠、豚鼠心脏常用于离体心脏灌流实验。以小鼠为例,将动物处死,快速取出心脏,然后将离体心脏以主动脉端固定到心脏灌流装置上,进行灌流。

(二) 离体心室乳头肌实验

心室乳头肌具有收缩方向一致的特点,在离体条件下其收缩不受心率的影响。离体心室乳头肌实验常被用来研究药物对心肌收缩性的影响,也可用于研究心肌的兴奋性与自律性。通常选用猫、大鼠和豚鼠等动物的心室乳头肌进行实验,其中以猫的收缩性最好。以豚鼠为例,将动物处死,取右心室乳头肌,将乳头肌的一端固定于张力测定装置,另一端连到张力换能器,放入 37℃ 浴槽中。加入待测药物,检测张力等功能学指标的变化。

(三) 离体血管环实验

该实验是评价药物对血管功能影响的常用方法。大鼠、小鼠的大血管和微血管均可用来进行离体血管环实验。具体方法:将动物处死,剥离出大血管或小血管,将其横断切成小血管环,将两个平钩穿过血管管腔,一个固定于浴槽,另一个连至张力换能器,当加入去氧肾上腺素或乙酰胆碱后,肌纤维的收缩或舒张通过张力的变化反映出来。通过向浴槽内加入待测药物,能够评价其对血管环的收缩和舒张的影响。

(四) 离体肠管实验

该实验常用来进行消化系统药理学检测。兔、豚鼠、大鼠、小鼠等均可用于离体肠管实验。禁食 24 小时后将动物处死,迅速取出实验所需肠管,去除黏着的系膜和脂肪。将肠管的一段固定至浴槽中,另一端连接至张力换能器上,记录肠管的运动情况。浴槽内常用的液体为 Kreb's 液。

三、细胞水平实验

细胞水平实验是药物研究中的常用方法。一般采用体外培养相应的细胞,加入待测药物,观察细胞增殖、迁移、凋亡和收缩等指标的变化,进而评价药物在细胞水平的作用。细胞水平实验常采用的细胞包括心肌细胞、肿瘤细胞、神经细胞等。

(一) 心肌细胞离体实验

乳鼠和成年鼠的心肌细胞均可用酶法分离出单个心肌细胞,纯化培养,待分离培养 48 小时后,取出换液,加入待测药物,继续培养一段时间后检测药物对细胞功能如细胞活力、钙瞬变等影响。

1. 乳鼠心肌细胞的原代培养　将出生后 1~10 日的乳鼠皮肤消毒,取出心脏,置入盛有 PBS 缓冲液或 Hank's 液中冲洗。剪去心房及结缔组织,留取心室肌。用 PBS 缓冲液反复冲洗 3 次,洗净心室肌上的残血。将心室肌剪成 1mm³ 的碎块进行下一步消化。

将心肌组织块放入锥形瓶中,加入 0.08% 胰蛋白酶溶液 10~15ml,放在 37℃ 磁力搅拌器上低速(30~60r/min)搅拌消化 15~30 分钟。混匀静止后,吸上层细胞悬液至新离心管中,并加入 2~3ml 冷培养液来终止消化。向剩余组织块中加入适量胰蛋白酶重复上述消化过程并收集细胞悬液,直至消化掉全部组织块。收集细胞悬液,1 000r/min 离心 5~10 分钟,弃上清液。细胞沉淀加入培养液 5~10ml,并用吸管吹打,使细胞分散,1 000r/min 离心 5~10 分钟,弃上清液,反复洗 2~3 次。将细胞沉淀加入含 10%~20% 小牛血清的培养液 10ml,混匀沉淀,制成细胞悬液。

将 10ml 细胞悬液置入培养瓶(或培养皿)中,在 37℃ 培养箱中孵育 1~1.5 小时,以使成纤维细胞贴壁(成纤维细胞贴壁快)。轻轻摇晃培养瓶,收集其中的细胞悬液,将获得未贴壁细胞(心肌细胞),进行细胞计数并调制成 5×10^5 个 /ml 的细胞悬液。按 5×10^5 个 /ml 的密度将心肌细胞接种到培养瓶中,37℃、5% CO_2 培养箱内培养 4~6 小时。随后用培养液轻轻洗 2 次后,再加入培养液继续培养过夜,以后每隔 2~3 天更换培养液 1 次。

2. 成年大鼠的搏动心肌细胞培养   将成年大鼠麻醉后仰面固定于动物解剖板上,乙醇消毒胸部皮肤,切开胸腔,迅速取出心脏。将心脏置入盛有培养液的培养皿内,剪去大血管及心房,将心室剪成约 $1mm^3$ 的小块,加入 2~3ml 消化液,37℃ 混匀消化 80 分钟。弃上清液,再用 2~3ml 消化液消化 30 分钟,自然沉淀后收集细胞悬液。将沉淀重复消化 1 次。将 2 次消化的细胞悬液以 1 000r/min 离心 10 分钟,弃上清液。将收集的细胞悬液进行细胞计数,调至 5×10^5 个 /ml,按每瓶 $(1~2) \times 10^6$ 个细胞进行接种,放入 37℃、5% CO_2 培养箱中培养。根据培养液 pH 的改变情况,每 2~3 天更换 1 次培养液。

3. 心肌细胞缺氧损伤模型   为评价药物对心肌损伤的保护作用,常利用离体培养的心肌细胞建立损伤模型,加入药物,检测细胞活力的变化与凋亡情况。通常采用过氧化氢(H_2O_2)或缺氧 / 复氧来建模。①贴壁生长的心肌细胞,更换含血清培养基(DMEM+10% FBS),根据需要加入 50~200μmol/L H_2O_2,培养 12 小时,以诱导原代心肌细胞损伤;②为建立心肌细胞缺氧复氧模型,首先使用 PBS 缓冲液冲洗心肌细胞 2 次,更换无血清低糖 DMEM 培养基,置于恒温乏氧培养箱中(通入 95% N_2,5% CO_2),37℃ 培养 12 小时,而后更换含血清培养基(DMEM+10% FBS)于常规 37℃ 细胞培养箱中培养 24 小时,即可成功建模。

4. 细胞内钙测定   将培养好的原代心肌细胞在含有 5μmol/L 钙离子荧光探针(Fluo-3)和 0.01% 泊洛沙姆 407 的台式液中 37℃ 恒温孵育 35 分钟。取出染好的心肌细胞,用台式液冲洗 3 次,每次 5 分钟。将心肌细胞置于带有电刺激的特殊小槽中,以 1Hz 频率刺激心肌细胞,待细胞稳定后,开始利用 Flash4.0 LT 相机捕捉心肌细胞钙离子荧光信号,可以发现随着刺激频率的发生,心肌细胞中钙离子荧光信号发生明显的亮暗交替。将每个细胞的荧光值与背景值做差得到其随时间变化细胞中钙离子变化的曲线(钙瞬变),并且利用非线性指数拟合方程计算曲线衰减时细胞内钙下降速率时间常数以 τ 表示。

5. 凋亡检测   细胞凋亡(apoptosis)是指为了维持机体内环境稳定,由一系列生理性特定基因编码和控制的细胞自主和有序的死亡。在病理因素刺激下,凋亡过程的紊乱会对组织器官造成损伤,例如,心肌缺血时心肌细胞过度凋亡,严重损害心脏功能。因此,凋亡检测是评价心肌保护药物作用效果的重要指标之一。常用的凋亡染色方法为 TUNEL(TdT-mediated dUTP nick end labeling)细胞凋亡检测染色,该方法的检测步骤为:①将细胞铺片,PBS 缓冲液冲洗 3 次,每次 5 分钟;②用多聚甲醛溶液将细胞固定,室温静置 1 小时;③用 PBS 缓冲液冲洗 3 次,每次 5 分钟;④用 1ml 3% H_2O_2 和 9ml 甲醇混合液滴到细胞表面,室温静置 10 分钟;⑤用 PBS 缓冲液冲洗 3 次,每次 5 分钟;⑥加 TRITON 穿透液,室温 4 分钟;⑦用 PBS 缓冲液冲洗 3 次,每次 5 分钟,加入新鲜配制的 TUNEL 反应混合液,37℃ 避光 1 小时;⑧用 PBS 缓冲液冲洗 3 次,每次 5 分钟,加入荧光染料 DAPI 进行染色,室温 5~10 分钟;⑨用 PBS 缓冲液冲洗 3 次,每次 5 分钟,封闭液封片,显微镜下观察。

（二）神经细胞离体实验

从常用胚胎动物或新生鼠的神经组织中分离神经细胞,进行培养,一般培养2~4周最宜,因为培养一个月后,有些神经细胞开始出现退化、变形、空泡等现象。在细胞状态良好时加入待测药物,培养一段时间后,检测电兴奋性、活力等细胞功能。

1. **新生大鼠神经细胞的培养** 取出生后1周内的新生大鼠,处死后取脑组织,置于无菌培养皿内。用预冷的HBSS缓冲液冲洗脑组织3次。在解剖显微镜下,剥离软脑膜和血管,取皮质。将皮质脑组织剪成1mm³左右的小块。将组织块放入0.05%胰蛋白酶中,在37℃水浴中振荡消化30分钟。用吸管轻轻吹打,滤出组织块,制成细胞悬液。移入15ml离心管中,室温静置10分钟,弃上清液,重复冲洗细胞3次。加入5ml培养液,用吸管反复吹打,1 000r/min离心10分钟。弃上清液,用培养液悬浮沉淀细胞,将细胞铺于六孔培养板中,在37℃条件下静置培养。每隔2~3天换液1次。培养24小时后,大部分神经元贴壁生长。3~5天后,细胞突起明显变长。

2. **少突胶质细胞的培养** 将大鼠处死,在无菌条件下取出大脑,置于PBS缓冲液中,在解剖显微镜下剔除脑膜及血管,分离出大脑皮层。剪碎大脑皮层,加入1%胰蛋白酶,于37℃水浴中振荡消化30分钟。加入2ml FBS终止消化,1 000r/min离心10分钟。弃上清液,用HBSS缓冲液冲洗细胞2次,用100目滤器过滤。在滤液中加入HBSS缓冲液至终体积为20ml,制成细胞悬液。在50ml离心管中加入分离液,将10ml细胞悬液铺在分离液的上面。4℃ 14 000r/min离心45分钟。收集少突胶质细胞所在层。用2倍体积的HBSS缓冲液稀释,2 000r/min离心10分钟。弃上清液,用HBSS缓冲液混悬细胞,1 000r/min离心10分钟。用培养液混悬沉淀细胞,以1×10⁶个/ml细胞的密度接种于预先涂有多聚赖氨酸的培养瓶中,置于37℃、5% CO_2培养箱中,3天换液1次。培养细胞中95%以上为少突胶质细胞。培养24小时后,大部分少突胶质细胞贴壁生长。

3. **星形胶质细胞的培养** 在无菌条件下,处死大鼠后分离大脑皮层。用预冷的HBSS缓冲液冲洗3次,剔除脑膜和表面血管。将皮质剪成1mm³的组织块。剪碎后加入0.05%胰蛋白酶,37℃水浴中振荡消化30分钟。加入培养液终止消化,用吸管轻轻吹打,1 000r/min离心10分钟。弃上清液,加入新鲜培养液,轻轻吹打至组织块消散。调整细胞密度至0.5×10⁶个/ml。将细胞悬液接种于培养瓶中,培养30分钟。翻转培养瓶,弃去瓶中含未贴壁细胞的培养液,用100目滤器过滤,1 000r/min离心滤液10分钟。弃上清液,用培养液悬浮沉淀细胞,将细胞接种于培养瓶中,37℃静置培养。3天后换培养液,每隔2~3天换液1次。培养9~10天。当细胞分层生长时,将培养瓶放入恒温水浴振荡器内,37℃振荡15~18小时。吸去悬液,剩余的贴壁细胞即为星形胶质细胞。

4. **神经细胞电生理功能检测** 培养的神经元细胞应用胰酶消化下来,进行膜片钳检测离子电流的大小,根据给药前后电流的变化评价药物的作用。膜片钳原理与操作见本章第三节。

（三）肿瘤细胞离体实验

培养的肿瘤细胞包括已建立的细胞系和原代肿瘤组织来源两类。肿瘤细胞培养常用RPMI 1640和DMEM等培养基。肿瘤细胞对血清的需求比正常细胞低。当培养的细胞铺满度达到50%~60%时,加入待测药物,选取适宜时间点检测细胞的活力、凋亡、迁移以及细胞周期等指标,评价药物的作用。

1. **肿瘤细胞的分离与培养** 无菌条件下采集肿瘤组织,置于无菌培养皿中。将肿瘤组织剪成约1mm³碎块,置于含0.01%Ⅴ型透明质酸酶(1 500U/g)、0.1%Ⅳ型胶原酶(150~200U/g)、0.002%Ⅰ型DNA

酶(100U/g)、100U/ml 青霉素、100μg/ml 链霉素、50μg/ml 庆大霉素的 RMPI 1640 培养液中,室温搅拌 2~4 小时。用 100 目尼龙网过滤消化后的悬液,将过滤液收集于离心管中,800~1 000r/min 离心 5~8 分钟,弃上清液,取细胞沉淀。用 Hank's 液冲洗细胞沉淀 2 次,800~1 000r/min 离心 5~8 分钟,弃上清液,加入一定量的培养液(含血清)。细胞计数,调整细胞密度为 $(0.5~2) \times 10^6$ 个 /ml,分装于培养瓶内培养。逐日观察细胞生长状态,一般 2~3 天后可长成单层细胞,应用反复贴壁法去除成纤维细胞。

2. **贴壁型肿瘤细胞的传代培养**　以 HeLa 细胞为例,选取一瓶 HeLa 细胞,轻摇培养瓶数次,倒出培养液,加入 PBS 缓冲液洗 1 次。加入胰蛋白酶 -EDTA 消化液 1~2ml,静置 1 分钟,翻转培养瓶,放置 5 分钟左右。使用预热 37℃的消化液或者用手掌贴着细胞面的瓶外侧,可以促进细胞消化,待肉眼观察细胞面出现布纹孔状时停止消化。倒出消化液,加入适量培养液,用吸管轻轻吹下细胞并使之分散,按 1∶2 或 1∶3 分配传代培养。37℃培养细胞 48 小时换培养液,3~4 天后可形成单层细胞。

3. **悬浮型细胞的传代培养**　以人类白血病 K562 细胞为例,选取一瓶生长状态良好的 K562 细胞,加入等量培养液。用吸管轻轻吹散细胞,然后吸出一半的细胞悬液,加入到另一培养瓶中。放入 37℃、5% CO_2 培养箱中培养 24~48 小时。

4. **肿瘤细胞增殖与活力检测**　四甲基噻唑蓝(methylthiazol tetrazolium,MTT)法被广泛应用于细胞增殖和细胞毒性的检测。MTT 为黄色化合物,可被活细胞线粒体内的琥珀酸脱氢酶还原生成不溶于水的蓝紫色结晶甲臜(formazan),后者沉积在细胞中,其形成量与活细胞数成正比,而死细胞则无此过程。活细胞内的甲臜可被二甲基亚砜(DMSO)溶解,此后利用酶标仪测定 490nm 处的光密度(OD 值),可以间接反映出活细胞数目。本法的操作步骤为:①使用 96 孔板培养细胞,每孔 200μl 培养基,1×10^4 个细胞;②将细胞与 MTT 共培养 4 小时后,每孔加入 200μl DMSO 溶解活细胞内甲臜;③应用酶联免疫检测仪测定 490nm 处的 OD 值,根据光密度评价存活细胞的比例。

5. **软琼脂集落形成试验**　琼脂是一种简单的生长基质,可帮助细胞贴附生长。本法适用于病毒转化细胞或恶性肿瘤细胞等易于悬浮培养的细胞,观察其单个细胞的增殖能力。其具体方法为:①准备细胞,取对数生长期细胞,用 0.25% 胰蛋白酶消化并轻轻吹打,使之成为单细胞,并进行细胞计数,将细胞密度调至 1×10^6 个 /ml。然后根据实验要求作梯度倍数稀释。②底层琼脂制备,制备 1.2% 的低熔点琼脂液,按 1∶1 的比例将其与 $2 \times$ DMEM 培养基(含有 $2 \times$ 抗生素和 20% 的胎牛血清)进行混合,取 3ml 混合液注入直径 6cm 培养皿中,冷却凝固,用作底层琼脂。③上层琼脂制备,制备 0.7% 低熔点琼脂液,按 1∶1 的比例将其与 $2 \times$ DMEM 培养基相混合,取 2.7ml 混合液并加入 0.3ml 细胞悬液(6cm 培养皿)进行充分混匀,注入铺有 1.2% 琼脂底层培养皿中,形成双琼脂层。待上层琼脂凝固后,置入 37℃、5% CO_2 培养箱中培养 10~14 天。④结果分析,在倒置显微镜下观察细胞克隆形成情况。计算集落形成数(集落形成率 = 形成集落数 / 接种细胞数 ×100%)。

6. **细胞凋亡测定**　肿瘤细胞的凋亡染色可以用 TUNEL 染色法,显微镜下计算凋亡细胞的百分比。肿瘤细胞也常用 Annexin V/PI 染色法与流式细胞术相结合分析细胞凋亡情况。在凋亡的早期,细胞膜内侧的磷脂酰丝氨酸(phosphatidylserine,PS)会翻转到细胞膜的表面,可被绿色荧光染料 FITC 标记的 Annexin-V(Ca^{2+} 依赖性磷脂结合蛋白)特异性识别和结合,发绿色荧光。而碘化丙啶(propidium iodide,PI)此时不能透过细胞膜,核不着色;在凋亡的中、晚期和死细胞,PI 能够透过细胞膜而将细胞核染成红色。因此,将 Annexin-V 与 PI 联合使用,可以将凋亡早晚期的细胞以及死细胞区分开来,利用流式细仪可检测到细胞凋亡的发生情况。染色方法：①将处理好的肿瘤细胞用 PBS 缓冲液冲洗 2 次，加入结合缓冲液和 FITC-Annexin-V，室温避光 30 分钟；②加入 PI，避光反应 5 分钟后，然后再加入结合缓冲液；③应用流式细胞仪进行凋亡细胞的定量测定。

7. **Transwell 细胞迁移能力检测**　本法的原理是将肿瘤细胞种植到特殊培养皿（含上、下两层小室）的上层，培养一段时间后，对下层进行染色，计算迁移到下层的细胞数量，根据细胞数目的多少评价其迁移能力。具体方法为：

（1）准备细胞：使用 PBS 缓冲液冲洗细胞 1 次，冲洗后使用 0.25% 胰酶消化液消化细胞并置于显微镜下观察，待细胞变圆、凸起后加入含血清培养基（DMEM+10% FBS）终止消化并吹打细胞，使细胞均匀分散，转移至 15ml 离心管中进行细胞计数，然后 1 500r/min 离心 5 分钟。弃上清液，用含血清培养基（DMEM+10% FBS）重悬细胞并计数，将细胞密度调至 1×10^6 个 /ml。

（2）准备 transwell 小室：首先向 24 孔板下室中加入 500μl 含血清培养基（DMEM+10% FBS），再向小室中加入 200μl 准备好的细胞混悬液，置于 37℃恒温细胞培养箱中培养 24 小时。

（3）染色：将 24 孔板从 37℃恒温细胞培养箱中取出，弃去上、下室培养基，使用 PBS 缓冲液冲洗细胞 2 次并吸干，分别向上、下室中加入 500μl、200μl 4% 多聚甲醛室温固定 30 分钟，PBS 缓冲液冲洗 2 次。将上室取出，倒扣于桌面晾干，在下室中加入 500μl 结晶紫染色液，并将小室放回 24 孔板中染色 20 分钟。PBS 缓冲液冲洗 2 次，轻轻擦拭小室上方细胞，将小室置于显微镜下观察并计算穿过小室下方的细胞数。

8. **细胞周期检测**　本法利用双链 DNA 荧光染料碘化丙啶（propidium iodide，PI）与细胞双链 DNA 结合后可以产生荧光，且荧光强度和双链 DNA 的含量成正比，而处于不同时期的细胞内双链 DNA 含量有差异（如果 G0/G1 期细胞的荧光强度为 1，那么含有双份基因组 DNA 的 G2/M 期细胞的荧光强度的理论值为 2，正在进行 DNA 复制的 S 期细胞的荧光强度为 1~2）的特点，应用流式细胞仪根据荧光强度检测出细胞双链 DNA 的含量，进而对细胞周期进行分析。具体操作步骤如下：

（1）准备细胞：取对数生长期细胞，使用 PBS 缓冲液冲洗细胞 1 次，冲洗后使用 0.25% 胰酶消化液消化细胞并置于显微镜下观察，待细胞变圆、凸起后加入含血清培养基（DMEM+10%FBS）终止消化并吹打细胞，使细胞均匀分散，转移至 15ml 离心管中进行细胞计数。计数后 1 500r/min 离心 5 分钟。弃上清液，用预冷 PBS 缓冲液重悬细胞，同时再次进行细胞计数，调整细胞密度至 1×10^6 个 /ml，取 1ml 细胞混悬液转移至 1.5ml 离心管中，1 500r/min 离心 5 分钟，小心弃上清液，轻弹离心管底部，避免细胞成团。

（2）细胞固定：向离心管中加入 1ml 预冷的 70% 乙醇，轻轻摇匀，4℃固定过夜。

（3）细胞染色：1 500r/min 离心 5 分钟收集细胞，加入 PBS 缓冲液冲洗 1 次，再次离心并收集细胞。加入预先配制的 500μl 碘化丙啶染色液（含 100μg/ml PI，100μg/ml RNase A），37℃避光孵育 30 分钟。

（4）流式检测和分析：用流式细胞仪对染色后的细胞样品进行检测分析，计算细胞周期分布情况。

第二节　形态学方法

形态学方法可以从整体、组织、器官、细胞、亚细胞以及分子水平描述样本的形态，从而评价形态与功能的关系。形态学检测是新药药理学研究的重要内容，如观察药物对器官正常形态的影响，药物对蛋白质在细胞内分布与表达量的影响,药物对线粒体形态的影响等。为实现不同水平的形态学观察,多种不同的实验技术如免疫组织化学、放射自显影术、小动物正电子发射体层成像、冷冻电镜术(又称冷冻电子显微术)等被应用到相应的研究中。

在药物作用研究中,常根据具体的研究目的来选择相应的研究方法。①免疫组织化学用来评价药物对某一功能相关蛋白质在组织内分布与表达量的变化;②放射自显影术可评价药物与组织内靶分子的结合情况;③小动物正电子发射体层成像能够评估药物对不同组织器官代谢水平的影响;④冷冻电镜术能够解析靶分子的结构以及药物与靶分子结合时的分子构象,评估药物作用特点。

一、免疫组织化学

免疫组织化学(immunohistochemistry,IHC)是利用抗原与抗体特异性结合的原理,通过化学反应使标记抗体的显色剂(荧光素、酶、金属离子、同位素)显色来确定组织细胞内抗原(多肽和蛋白质),对其进行定位、定性及半定量的分析。该方法被广泛应用于生物学、医学以及药学研究中。

1. **原理与方法**　免疫组织化学的基本步骤主要包括样本处理(组织或细胞固定等)、抗体孵育、显色和镜下观察四个主要步骤。根据抗体孵育策略不同,免疫组织化学染色分为直接法和间接法。直接法是指用标记的待测抗原的抗体(一抗)与之结合后即进行镜下观察。其特点是操作简便,特异性高,但敏感性较差,此法可用于检定未知抗原。间接法是指先用待测抗原的未标记特异性抗体(一抗)与之结合,然后再用标记的二抗(一抗的特异性抗体)识别并结合一抗,而后进行镜下观察(图 10-1)。间接法由于 2 次抗原抗体结合的放大效应,其较直接法敏感性更高,应用也更为广泛。

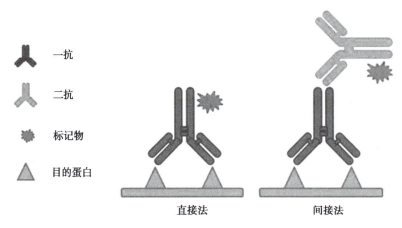

图 10-1　直接法与间接法免疫组织化学示意图

抗体标记常用酶法、荧光素标记、同位素标记以及生物素标记等方法。标记抗体显色后的样本可以在光学显微镜、荧光显微镜和共聚焦显微镜下进行观察。酶法标记常用辣根过氧化物酶(horseradish peroxidase,HRP)和碱性磷酸酶(alkaline phosphatase,ALP)标记,即将 HRP 或 ALP 经化学反应连接到抗体上。该免疫酶标的显色原理是先以酶标记的抗体与组织或细胞作用,然后加入酶的底物,生成有色的不溶性产物或具有一定电子密度的颗粒,可以在光学显微镜下观察细胞表面和细胞内的各种抗原成分。利用荧光标记抗体对抗原蛋白进行识别也称为免疫荧光染色,可在结合后直接应用荧光显微镜或共聚焦显微镜进行观察。

2. **发展历程及在药物研究中的应用**　1941 年 Coon 等人首先用荧光素标记抗体检测肺组织内的肺炎链球菌获得成功。1968 年,日本学者中根一穗(Nakane)创建了酶标记抗体技术——铁蛋白标记抗体技术。1970 年,Sternberger 建立辣根过氧化物酶——抗体过氧化物酶(PAP)技术。我国学者在这一领域也做出了重要贡献。从 1981 年的抗生物素蛋白 - 生物素 - 过氧化物酶复合物(ABC)法开始,免疫金 -银染色法、半抗原标记法、免疫电镜术等方法陆续出现。到了 90 年代,分子杂交技术、原位杂交技术、免疫细胞化学分类方法迅速发展。到 2000 年,各种免疫组织化学技术更加成熟,使免疫组织化学技术成为当今生物医学中形态、功能、代谢综合研究的一个有力工具,是目前生物医学工作者应该掌握的基本技术之一。

免疫组织化学染色在新药药理学研究中的应用十分广泛,主要用来检测用药后目标蛋白在组织、细胞内的分布与表达情况,从而明确药物的作用以及潜在作用机制。例如,*p53* 是一个重要的抑癌基因,在给予抗肿瘤药后,可以应用免疫组化技术检测癌细胞中 *p53* 表达的变化,评价药物的作用是否与 *p53*相关。胰岛素抵抗常伴有骨骼肌中葡糖转运蛋白 -1 表达减少,胰岛素增敏剂可通过上调其表达改善糖的摄取与转运,提高胰岛素敏感性。在进行胰岛素增敏药物的相关研究时,可应用免疫组织化学技术检测葡糖转运蛋白 -1 在骨骼肌中的表达量,探讨其作用与机制。中药及其有效成分对动脉粥样硬化、血管新生等心血管疾病均有治疗作用,在进行此类药物的药效学研究时,可应用免疫组织化学技术检测血管组织一氧化氮合酶、血管内皮钙黏着蛋白等表达来探讨其作用与相关机制。

二、放射自显影术

放射自显影术(autoradiography)是将放射性同位素标记物质所发射的光线作用于感光材料,利用获得的影像分析该物质在样本内的分布与数量。

将放射性同位素标记的药物注入生物体内,经过一定时间后,取相应的组织并制备成切片或涂片,与照相乳胶相接触,经一定时间的曝光使乳胶感光。经显影、定影处理,即可获知样本中标记物的准确位置和数量。放射自显影术的切片还可再用染料染色,在显微镜下对标记上的放射性化合物进行定位或相对定量测定。放射自显影术常用的同位素有 ^{3}H、^{14}C、^{32}P、^{35}S、^{131}I、^{125}I 等。放射自显影制备方法的基本实验操作过程包括放射性同位素标记药物的引入、标本制备、放射自显影标本制备、曝光、照相处理共五个步骤。常用自显影的基本方法包括接触法、湿贴法、接触 - 湿贴法、液体乳胶浸膜法和揭膜乳胶法五种。

放射自显影术已有一百多年的发展历史。1867 年,Nieple 发现铀盐能够使胶片感光。1946 年,Belanger 和 Leblong 首次建立了现代放射自显影方法。20 世纪 60 年代 Walker 等人开始将这种技术应用于土壤根际微区的研究。20 世纪 70 年代后,低能量的放射性同位素的应用以及精密定标器的制定,提高了放射自显影术的分辨率。20 世纪 80 年代初以后,根据 Passioura 提出的计算方程式,研究放射性分布曲线与扫描所得的密度曲线之间的关系,校正自显影图像,使该技术得以迅速发展。目前,放射自显影术主要包含宏观自显影、光镜自显影和电镜自显影三种类型。宏观自显影(macroscopic autoradiography)是指对大体标本如整体小动物、大动物整个器官或肢体的显像,用肉眼或放大镜即可观察。光镜自显影(light microscopic autoradiography)是指显影图像较小,需利用显微镜才能实现清晰观察,通常用于组织水平和细胞水平的检测。电镜自显影(electron microscopic autoradiography)是指在电子显微镜下才能观测到的显影结果,通常用于亚细胞水平如细胞器的观察。

由于放射自显影术能够从大体、组织细胞以及亚细胞水平对样本进行观察评价,其应用范围十分广泛,包括细胞与分子生物学、生物化学、药理学、基因工程学、药物代谢动力学、放射免疫及受体免疫等各领域的研究工作。它在药物代谢动力学、药物靶器官效应以及药物作用机制方面均具有重要的应用价值。例如,通过注入放射标记药物,应用组织放射自显影术准确评价药物在不同组织器官的分布情况,为判断药物的药效学与毒理学作用提供依据;同时,分子水平的放射自显影也可以判断药物与组织器官内靶分子的结合情况,对其作用机制进行分析。

三、正电子发射体层成像

正电子发射体层成像(positron emission tomography,PET)是核医学领域的一种在分子水平上对人体不同组织和器官进行功能显像的技术。它通过使用放射性分子对机体靶分子进行识别,并应用影像学技术进行三维成像,能够从解剖形态的层面对机体功能、代谢、转运、分布和受体进行分析,具有在体、动态、实时、无创以及定量的特点。PET已被广泛应用于肿瘤、心血管疾病、神经系统疾病以及新药研发中。

PET的基本原理是用具有超短半衰期的发射正电子核素如 ^{11}C、^{13}N、^{15}O、^{18}F 标记内源性化合物、生物标志物或外源性药物如葡萄糖、蛋白质、核酸、脂肪酸、药物,并将其注射到体内;放射性核素发射出的正电子在体内移动大约 1mm 后与组织中的负电子结合发生湮灭辐射,产生 2 个能量相等、方向相反的 γ 光子,PET能够通过捕捉这些光子对整体动物或者靶器官进行动态定量成像。PET影像反映了这些标记的分子参与体内蛋白质合成或代谢的情况,以及其在不同组织器官的分布状态,从而评价组织器官的代谢状态或药物在靶器官的分布。

为了满足科学研究的需要,人们设计了专门用于动物实验的PET。20世纪90年代,第一台专门用于啮齿类动物的PET设备制造出来。随后,出现了专用于啮齿动物和灵长动物的商业机型。目前已能对多个种属的动物如大鼠、小鼠、犬、猴等进行PET成像。

PET在药学研究中的应用十分广泛。它能够无创伤、定量、动态地观察机体的生理、生化变化,观察药物在体内的转运与分布,以及药物与靶标的结合。

1. PET与药动学评价   当将放射性标记的药物注射到体内后,它会随血液跨膜转运到靶器官,进而与靶分子结合,最终排出体外。PET能够实时描述药物在各个组织器官的分布,通过建立数学模型,能够计算出药物的药动学参数,为新药研发提供指导性信息,如药物在靶器官的分布含量、吸收和排泄的速率等。

2. PET与药物筛选   应用PET评价给药后机体某一受体占位情况,能够精确筛选出对该受体结合力高的候选药物。如大部分神经系统药物通过受体结合起效,能够利用PET的示踪定位技术,应用受体显像剂进行大量化合物筛选。通过应用 5- 羟色胺转运蛋白显像剂(^{11}C-DASB)与PET对 5- 羟色胺转运蛋白进行成像,能够分析抗抑郁药如帕罗西汀与受体的结合情况,进而评价其药理作用,同理可应用此法对候选药物与该受体的结合进行分析。

3. PET与药效学评价   该技术可进行活体无创药效学评价,对机体进行全面的定量功能学检测,如葡萄糖代谢、蛋白质合成、细胞分裂增殖、凋亡以及某些疾病的病理变化等。PET常用于抗肿瘤药的药效学评价,恶性肿瘤细胞由于代谢旺盛,对葡萄糖的需求增加,静脉注射PET成像示踪剂氟代脱氧葡萄糖([^{18}F]-FDG)后,大多数肿瘤病灶会表现为对其高摄取,可据此观察给药前后肿瘤病灶的变化,评价抗肿瘤药的作用。

四、冷冻电子显微术

冷冻电子显微术(cryo-electron microscopy,Cryo-EM)是在低温条件下使用透射电子显微镜对冷冻固定的生物分子进行高分辨率成像的技术。冷冻电子显微术不但能以近原子分辨率解析生物分子结构,而且能对构象不稳定及不能结晶的大复合物成像。冷冻电镜显微术与 X 射线衍射学和核磁共振都是结构生物学研究中获取生物大分子结构信息的重要技术方法。冷冻电子显微术的应用范围日益广泛,有逐步取代 X 射线衍射学成像或核磁共振成像的趋势。

1931 年,电子显微镜的发明使人们对物体的观察从光学显微镜的微米级别提高到纳米级别,分辨率提高了近千倍。由于真空环境下无法保持生物分子的天然形状等因素,人们无法用电子显微镜观察生物大分子的结构,只能观察无机样品如石墨、陶瓷。1981 年,快速冷冻的方法被应用于电子显微镜技术,通过将单个分子快速冷冻在单层的玻璃态的水中,从而可对生物大分子进行电子显微镜观察。同时,计算图像处理技术能够对电子显微镜二维图片进行解析与重构,获得了蛋白质的三维结构。

该技术的核心是透射电子显微镜成像,包括样品制备、图像采集、图像处理及三维重建等几个基本步骤。具体操作是:先将纯净的样品快速冷冻起来,使含水样品中的水处于玻璃态,减少冰晶的产生,但不影响样品本身结构,然后在低温状态下放进电子显微镜的冷台上,让高度相干的电子束透过样品和附近的冰层,造成散射,再利用探测器把散射信号图像采集下来,最后进行图像处理与三维重建,得到样品结构。

应用该技术对生物靶标分子结构进行解析促进了对疾病的认识与相应药物的研发。G 蛋白偶联受体(G-protein coupled receptor,GPCR)是最大的一类细胞跨膜信号转导受体家族和最重要的药物作用靶标。冷冻电镜术实现对多个 G 蛋白偶联受体的结构解析,如肾上腺素受体、脂连蛋白受体以及胰高血糖素样肽 -1 受体等。同时,该技术还能够解析 G 蛋白的不同构象以及 G 蛋白复合物的结构,这促进了基于这些靶标的药物筛选与新药设计,推动中枢神经系统药物、抗糖尿病药等发展。该技术通过对其他多种蛋白质如离子通道、代谢酶以及分子机器的解析,也将加深人们对药物分子机制的认识,并促进相关药物的研发。该技术已经解析出几十个离子通道蛋白的结构,如电压依赖性的钠通道、钙通道,以及参与传感和传导温度的瞬时受体电位阳离子通道亚家族 V 成员 1(TRPV1)和 TRPA1 通道,这对后续的离子通道药物的设计与研发具有重要意义。γ 分泌酶在阿尔茨海默病的发病中扮演着重要角色,通过对该酶的结构解析,将促进相应干预分子的设计与研发。

第三节 电生理学方法

电生理学是以生物体的电现象为主要研究内容,对电活动进行检测与记录。电生理学方法可区分为整体、组织与细胞三个层面。整体记录如脑电图、心电图,组织水平如离体心脏电活动记录,细胞水平如电压钳、膜片钳记录单个细胞的动作电位与离子电流。电生理学方法常用于直接或间接作用于离子通道靶标药物如抗心律失常药、抗癫痫药、局麻药等药效学研究中。

一、脑电图

脑电图（electroencephalogram，EEG）是指通过将电极放置于头皮表面，记录大脑自发的生物电现象而获得的图形。脑电图反映了大脑功能的变化。许多脑部疾病如癫痫、精神分裂症、抑郁等常伴有脑电图的异常。因此，脑电图也被用来评价抗癫痫药、抗精神分裂症药以及抗抑郁药的作用。大、小鼠的脑电图记录在药物研究中的应用非常普遍。

大鼠脑电图的记录方法如下：将大鼠麻醉后俯卧位固定于脑立体定位仪上，用脱毛剂除去头顶部毛发，消毒后沿中线剪开皮肤，分离肌肉、筋膜和骨膜，暴露前囟、人字缝和冠状缝。以前囟为零点，前囟前2.5mm，中线旁2mm两点为颞叶电极放置点。前囟后6mm，中线旁3mm为顶叶电极放置点。在四个电极放置点钻孔，安放直径0.5mm的不锈钢电极。将公共电极放置于枕骨中央部，接地电极连至颈部肌肉。将全部电极固定后缝合皮肤。将外露电极连接脑电图机，记录脑电图。

二、心电图

心电图（electrocardiogram，ECG）是指应用心电图仪器从体表描记心脏电活动的曲线图形，它反映了心脏从产生兴奋，到兴奋扩布和恢复的变化过程。动物实验的心电监测方法有多种，常用的有麻醉心电记录、清醒心电记录以及心电遥测记录等。

1. **麻醉心电记录** 以小鼠为例，取小鼠一只，称重，采用吸入式异氟烷使动物麻醉，将其仰卧位固定到鼠板上，按照右上肢红色，左上肢黄色，左下肢绿色，右下肢黑色的连接方式，将电极针插入动物四肢的皮下，连接好导联线，即可进行心电图记录。进行小鼠心电图采集、记录时要注意四肢电极的放置，不能将电极针插入肌肉，一定是在皮下，以避免肌电干扰，影响心电图的记录。另外，心电图机或者记录仪器都要连接地线，避免其他电信号的干扰。

2. **清醒心电记录** 麻醉心电图记录是最常用的心电记录方式，虽然简便易行，但其缺点也显而易见，由于各种麻醉剂对心脏都有或多或少的影响，再加上麻醉深度和麻醉剂量的波动，导致记录到的心电图不能完全真实反映动物的心脏功能状态。为避免这一缺陷，人们研制除了清醒动物心电记录装置。该装置可以实现无创测量清醒状态的啮齿类动物（新生鼠、小鼠、大鼠、仓鼠和豚鼠）的心电图。实验时只需将动物放置在记录平台上，通过动物的爪子与相应踏板电极的接触即可获得动物的Ⅱ导联心电图。此法可获得准确的未经人为干预的动物心电图，但由于动物在记录平台上非常紧张，测得的心电图干扰较大，常需要多次预实验，待动物适应后再进行正式心电记录。

3. **心电遥测记录** 动物心电遥测记录系统通过将电极植入到动物体内，通过接收器连续监测动物心电的一种实验装置，其特点是可以对动物心电进行长时间（2~4周，甚至更长时间）的监测，且可以保证动物在笼内自由活动，不需要麻醉或束缚，测量到的电生理信号更能反映自然状态下的动物生理状况，该系统可用来评价药物对自发心律失常的影响。以小鼠为例，将其麻醉后分层开腹，将植入子植入腹腔并固定，分别将植入子的红色电极从腹腔穿过埋置左肋弓下缘皮下，白色电极埋置右第二、三肋间皮下固定，然后逐层关腹。接收器与相应的心电植入子一一对应，采集植入子的电信号，经数据转换后分析心电的状况。

三、膜片钳

膜片钳(patch clamp)是一种用来记录细胞膜离子电流的实验技术。它不仅能用于单个细胞,也可用于组织切片或细胞膜片的离子电流记录。该技术常用于兴奋性细胞如心肌细胞、神经细胞、平滑肌细胞等研究。

1. **原理与操作步骤**　膜片钳是应用玻璃微电极尖端与细胞膜接触,给予负压使电极尖端边缘与细胞膜形成高阻封接,这时在电极尖端覆盖下的膜片与膜上的其他部分已从电学上隔离。此时固定电极内的电位,电极所覆盖膜片上的离子通道开放所产生的电流能够被记录下来。由于电极覆盖的膜片面积仅有几平方微米,其上只含1~3个离子通道,此时记录到的为单个通道电流,该模式即为细胞贴附记录模式。当用负压吸破电极钳制的膜片时,电极内液与细胞内液相通,此时能记录到的电流为整个细胞上某一通道的电流,即为全细胞记录模式。除了上述常用的细胞贴附模式和全细胞模式,还有内膜向外和外膜向外两种膜片钳记录模式。内膜向外是由细胞贴附模式演化而来的,在完成细胞贴附模式后,轻拉电极使贴附的膜片从细胞上脱落下来而不破坏高阻封接,即形成内膜向外模式。外膜向外是由全细胞模式演进来的,即在完成全细胞模式后,轻拉电极使贴附的破孔膜片脱落下来,此时外缘的细胞膜会逐渐融合在一起且仍保持高阻封接,从而形成外膜向外模式(图10-2)。

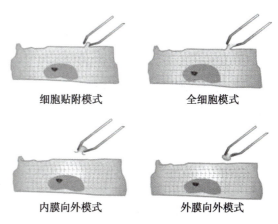

细胞贴附模式　　　　全细胞模式

内膜向外模式　　　　外膜向外模式

图 10-2　膜片钳记录模式

膜片钳装置由膜片钳放大器、数模/模数转换器、倒置显微镜、测量探头、微操纵器和计算机数据采集与分析系统等构成。①膜片钳放大器是膜片钳装置的核心,能够通过对微电极尖端膜片的电压或电流进行钳制,记录并放大经过细胞膜的电流或电压;②数模/模数转换器能够将计算机数据采集软件发出的数字指令转化为模拟信号,发送至膜片钳放大器,并将膜片钳放大器记录到的模拟信号转化为数字信号,传输至计算机;③倒置显微镜用于直接观测微电极与目标细胞的相对位置,辅助膜片钳放大器微电极探头尖端准确找到目标细胞膜;④微电极探头是膜片钳放大器电信号输出与输入的终端配件,它通过装配的微电极直接与细胞膜表面进行高阻封接,以实现离子通道电信号记录;⑤微操纵器与微电极相连,能够调节微电极空间位置,使之准确移动到细胞的膜片位置,与之封接;⑥膜片钳专用的计算机数据采集与分析软件能够向膜片钳放大器发出相应控制指令,并采集、储存和分析数据。

膜片钳的具体操作步骤:以急性分离心肌细胞为例。①拉制玻璃微电极:应用拉制仪拉制尖端直径1μm的玻璃微电极;②选定目的细胞:在显微镜下选定横纹清晰、对比度强的单个心肌细胞,置于视野中央;③高阻封接:在显微镜下应用微操纵器移动玻璃微电极尖端,使其接触到细胞表面较平整的位置,略下压使电极电阻轻度增加,给予少量负压进行封接,当封接电阻大于1GΩ形成细胞贴附记录模式;④破膜:在形成高阻封接后给予短促的负压或电刺激破坏电极内细胞膜,即形成全细胞记录模式;⑤电流记录与分析:在记录软件上运行根据目标通道的特性设置的刺激程序即能获得相应的目的电流,相关的电流数据可在分析软件上进行分析。

2. 发展历程及在药物研究中的应用　1976年Neher和Sakmann首次记录到ACh激活的单通道离子电流,开始有了膜片钳技术。Neher和Sakmann也因膜片钳技术的贡献荣获1991年诺贝尔生理学或医学奖。1980年Sigworth等人实现了单根电极既钳制膜片电位又记录单通道电流的突破。1981年Hamill和Neher等引进了膜片游离技术和全细胞记录技术,实现了1pA的电流灵敏度、1μm的空间分辨率和10微秒的时间分辨率。1983年*Single-channel recording*出版,奠定了膜片钳技术的里程碑。膜片钳技术在生物学领域里的广泛应用,已成为现代生物学的主要内容之一。它推动了离子通道的功能及细胞功能的调控研究,为离子通道相关疾病的发病机制与治疗新途径提供了有效的研究方法。

膜片钳对作用于离子通道的药物如抗心律失常药、抗高血压药、抗癫痫药等的作用机制,以及新药筛选中发挥着重要作用。抗心律失常药多作用于Na^+、K^+、Ca^{2+}等离子通道,膜片钳能够筛选出对某一离子通道有调节作用的候选化合物,并进一步研发。膜片钳也被用来评价钙离子通道阻滞剂如硝苯地平、维拉帕米、地尔硫草等对钙电流的作用特点。该类药物能与钙离子通道特异性结合,抑制细胞钙离子内流,降低心肌收缩力和舒张血管,临床上用于治疗高血压和冠心病。膜片钳也应用于中枢神经系统药物如镇静催眠药的研发,通过记录神经元离子电流来评价这些药物的作用与机制。

3. 脑片膜片钳　指应用膜片钳系统记录脑片组织中神经元细胞离子通道功能的一项技术操作。脑片膜片钳的操作大致包括脑片制备、玻璃电极制备和膜片钳记录三个步骤。

(1) 脑片制备:离体脑片为活组织切片的一种,是指用动物脑组织制备的厚度为几百微米(一般为100~500μm)的活组织切片。它能够在体外存活一定的时间,因而可以用来做电生理等功能性实验。离体脑片是目前广泛使用的一种研究中枢神经系统突触功能的良好标本。

小鼠脑片的制作过程如下:①将小鼠用1%戊巴比妥钠腹腔注射麻醉,剥离颅骨和硬脑膜,取出脑组织,并迅速放入0℃切片液中放置2~3分钟;②将大脑修剪成含有所需脑区的组织块;③将脑组织块粘到琼脂块上后,固定于振动切片机浴槽中;④加入0℃切片液,设定切片厚度,切得脑片;⑤将脑片转移至30℃的切片液中孵育5分钟,再移至33℃人工脑脊液中孵育1小时,备用。

(2) 玻璃电极制备:实验中常根据具体需求拉制相应的玻璃电极。场电位和全细胞记录对于玻璃电极的要求不同,用于场电位记录的玻璃电极要求尖端较细,拉制后无须抛光,充灌3mol/L NaCl溶液后,电极阻值2~3MΩ即可应用;而全细胞记录的电极在拉制后需抛光,充灌电极内液后阻值在3~4MΩ可应用。

(3) 脑片全细胞记录:将脑片用吸管轻轻吸入脑片浴槽,用盖网将其固定。在低倍镜下(5倍)找到要记录的目标细胞区域,将目标区域移动至视野中央,高倍镜(40倍浸水物镜)找到目标细胞,并将细胞移动至视野合适位置。然后上升物镜镜头,为玻璃电极的操作留出空间。向玻璃电极内施加正压(约0.3ml空气)入液,将玻璃电极尖端调到目标区域中央,然后将物镜镜头入液,镜下找到电极尖端,边降显微镜物镜头边降电极,直至电极尖端接近细胞为止,此时几乎可同时看到细胞和电极尖端。用微操纵器的微调使电极尖端接近细胞后,接触到细胞时(可见到电极尖端在细胞膜上压出小凹),撤除正压,迅速给予负压吸引进行封接,用短促负压和/或Zap电击打破细胞膜,形成全细胞记录模式。此时,不给予任何刺激,在gap-free模式下记录细胞自发的突触后电位。电压钳下,细胞膜电位钳制在–10mV,记录微抑制性突触后电流(mIPSC),细胞膜电位钳制在–70mV,记录微兴奋性突触后电流(mEPSC)。

(4) 脑片场电位记录:将孵育结束的脑片置于记录槽内,人工脑脊液持续灌流以维持脑片活性,记录电极充灌 3mol/L NaCl 溶液,入液电阻 2~3MΩ。以海马斜腹侧支为例,同心圆刺激电极置于斜腹侧支后。调整记录电极位置至 CA1 区放射层表面,打开刺激器,调节刺激强度为 10~30μA,刺激时程 0.1ms 并同时用膜片钳系统采集信号。缓慢下降刺激电极至可以记录到刺激尾迹后,缓慢下调刺激与记录电极至记录到峰值最大的脑片场电位(fEPSP)。

第四节 生物化学方法

生物化学是指用化学的方法和理论研究生命的化学分支学科。生物化学方法是指用来检测蛋白质、核酸以及其他化合物的含量、浓度以及化合物结构等一系列方法。常用的方法包括荧光分光光度法、放射配体结合法等,也是新药药理学研究的常用方法。

一、荧光分光光度法

荧光分光光度法是指利用某些物质的特异性荧光,从而根据荧光谱线位置及其强度进行物质定性和定量分析的方法。

荧光是指一种光致物质发光的现象。当光照射到某些物质时,光的能量使该物质原子核周围的一些电子由原来的轨道跃迁到了能量更高的轨道,当跃迁的电子回到稳定的基态时,能量会以光的形式释放,该物质产生荧光。利用物质发荧光的这一特性,人们研发出了荧光光度法对物质进行定性和定量分析。由于荧光的光谱与强度取决于物质的组成与结构,每一种荧光物质都具有特定的激发光谱和荧光光谱。通过将待测物的激发光谱和荧光光谱图与标准物质进行比较,即可明确物质成分;同时,由于荧光强度与物质的浓度相关,通过测量待测物的荧光强度即可分析其含量多少。对于本身不发射荧光或荧光很弱的物质,需要通过不同方法将其转化成能发射荧光的物质进行荧光光度分析,如使用荧光染料,使其与不发射荧光的物质生成能发射荧光的络合物,各种络合物再使用荧光分光光度法测定。对直接发荧光物质的荧光检测称为直接法,而对于需经处理后如应用荧光染料染色才能发生荧光物质的检测方法称为间接法,如碳量子点荧光猝灭法、配位反应荧光生成法。

荧光分光光度法具有灵敏、高效、痕量和操作简便的特点,其在药物研究中起着非常重要的作用。荧光分光光度法可用于检测药物在体内不同组织的含量,评价药物的代谢动力学特征;可用于检测药物作用后体内生物活性分子的表达变化,评价药物的作用与机制。

二、放射配体分析

放射配体分析是用来评价受体与配体结合情况的一种常用方法。受体是指能与激素、神经递质、药物或细胞内信号分子结合,继而引起细胞功能变化的生物大分子;与受体结合的分子被称为配体。

20 世纪 20 年代末,Clark 发现药物效应与受体结合量成正比且药物活性与受体亲和性有关。此后提出的占领学说(occupation theory)认为,只有受体与药物结合才能被激活并产生效应,而效应的强度与被占领的受体数量成正比,全部受体被占领时出现最大效应。之后,占领学说被修正认为,药物与受体结合不仅需要亲和力,而且还需要有内在活性才能激动受体而产生效应。1956 年 Stephenson 认为,药物只占领小部分受体即可产生最大效应,未经占领的受体称为储备受体(spare receptor)。激动药占领的受体必须达到一定阈值后才开始出现效应。当达到阈值后被占领的受体数目增多时,激动效应随之增强。阈值以下被占领的受体称为沉默受体(silent receptor)。20 世纪 60 年代建立了受体放射性配体结合分析,在 70 年代得到普及,目前已是研究药物作用机制的重要手段之一。

该方法的基本原理是将放射性配体与受体孵育,检测与受体结合的配体的放射性,进行定量分析。饱和实验是通过固定受体的量,改变放射性配体的浓度,测定受体密度(B_{max})及放射性配体与受体的平衡解离常数(K_D);而竞争实验则是将已知 K_D 的放射性配体与待测化合物同时加入反应体系,测定待测物的 IC_{50},即放射性配体与受体结合被抑制 50% 时待测物的浓度,并根据放射性配体的 K_D 计算待测物的抑制解离常数(K_i),检测待测物与受体结合亲和力的强弱。放射配体分析的基本步骤为:①制备受体蛋白;②标记放射性配体;③配制相应的缓冲液;④将受体蛋白、标记的配体加入缓冲液中孵育,当反应达到平衡时或在不同的时间点终止反应;⑤分离游离的和与受体特异性结合的标记配体,并检测其放射活性;⑥定量分析获得的实验数据,计算标记配体与其靶受体的亲和力等指标。

该方法在新药研究中具有十分重要的应用价值,能够确定药物与受体之间的亲和力,阐明药物作用机制,也可用于新药筛选。例如,某待测药物具有减慢心率的作用,通过本法能够明确其与心脏 M 受体或 β 受体是否具有亲和力,并评价其作用的强弱,以及其是否对其他受体具有亲和力,如对多种受体或亚型都有一定亲和力,则提示该药可能引起副作用。另外,利用放射配体分析也能筛选出与其有较强亲和力的化合物,进行新药筛选。大多数受体是大分子蛋白质,常包含多个不同亚型,通过改变药物的化学结构,利用本法能够筛选到对某一亚型有特异性作用的化合物,相对来讲选择性强而副作用较少。本法只是在离体水平评价两个分子是否具有结合作用,具体的药理作用仍有赖于在体和离体的功能学实验来阐明。

第五节   分子生物学方法

分子生物学方法指用于检测核酸、蛋白质等分子功能、定位与表达的一系列实验技术,包括 DNA 聚合酶链反应、重组 DNA 技术、RNA 干扰技术、荧光原位杂交技术、基因芯片技术、单细胞凝胶电泳技术等。现代分子生物学方法被广泛地应用到新药药理学研究中。这些方法能够帮助回答在药物作用研究遇到的许多问题,如:①DNA 聚合酶链反应能够定量和半定量分析药物对某一特定基因 mRNA 表达的影响;②重组 DNA 技术能够帮助构建可供发光检测的质粒,评价药物对某一基因转录等影响;③RNA 干扰技术能够抑制某一目的基因的表达,从而明确药物是否通过某一特定基因发挥作用;④荧光原位杂交技术能够检测细胞中是否含有某一目的基因,从而提示药物是否对表达某一特定基因的细胞具有药理作用;⑤基因芯片技术能够全面筛查受药物影响的基因表达的变化;⑥单细胞凝胶电泳技术能够揭示待测药物是否对细胞核 DNA 的完整性有影响。

一、DNA 聚合酶链反应

聚合酶链反应(polymerase chain reaction,PCR)是一种在体外快速扩增特定基因或 DNA 序列的方法,常用于扩增 DNA 以及与逆转录技术结合来扩增 RNA。

1. **原理**　DNA 在高温时发生变性解链,当温度降低时又复性成为双链。通过温度变化控制 DNA 的变性和复性,并加入引物、DNA 聚合酶、dNTP 就可以实现特定基因的体外复制。

PCR 由变性 - 退火(复性)- 延伸三个基本反应步骤构成。具体如下:①模板 DNA 的变性,指模板 DNA 经加热至 93℃左右并维持一定时间,使含有所需扩增分析序列的靶 DNA 双链经热变性处理解开为两个寡聚核苷酸单链。然后加入一对根据已知 DNA 序列由人工合成的与所扩增的 DNA 两端邻近序列互补的寡聚核苷酸片段作为引物。②模板 DNA 与引物的退火(复性),指模板 DNA 经加热变性成单链后,温度降至 55℃左右,引物与模板 DNA 单链的互补序列配对结合。③引物的延伸,指 DNA 模板 - 引物结合物在 Taq DNA 聚合酶的作用下,于 72℃,以 4 种脱氧核苷三磷酸(dNTP)为反应原料,按碱基配对与半保留复制原理,按 5′到 3′方向将引物延伸、合成新的 DNA 链、使 DNA 重新复制成双链。重复循环变性 - 退火 - 延伸三过程,每次循环延伸的模板又增加 1 倍,亦即扩增 DNA 产物增加 1 倍,经反复循环,使靶 DNA 片段指数性扩增。每完成一个循环需 2~4 分钟,2~3 小时就能将待扩目的基因扩增几百万倍。

2. **发展历程与在药物研究中的应用**　1971 年,Khorana 提出核酸体外扩增的设想。1983 年 Kary Mullis 提出了 PCR 技术的原型,并于 1985 年在实验上证实了 PCR 的设想,申请了关于 PCR 的第一个专利,也因此获得了 1993 年的诺贝尔化学奖。1998 年,Kechang 改用 T4 DNA 连接酶进行 PCR,提高了扩增的真实性。此后,Saiki 等从生活在温泉中的水生嗜热杆菌内提取到一种耐热的 DNA 聚合酶,使得 PCR 技术的扩增效率大大提高。到目前为止,PCR 技术已有十几种之多,如反转录 PCR、免疫 PCR 等。

PCR 技术在新药的作用与机制研究中起着十分重要的作用。很多药物在应用后都会改变相关基因 mRNA 表达,有些药物就是通过直接作用于相关的 mRNA 起作用。PCR 技术能够用于检测 RNA 表达的变化。在抗肿瘤药物的药效学评价上,可以应用 PCR 技术检测细胞凋亡相关的标志物如 BCL-2、P53 等来评价药效。抗炎药物的药效学研究,可以应用 PCR 技术检测诱导型一氧化氮合酶(iNOS)的水平来评价其作用强弱。抗纤维化的药物常改变组织器官胶原水平的变化,可通过 PCR 技术对Ⅰ型胶原和Ⅲ型胶原 mRNA 表达的影响来进行评价。另外,针对某一特定 mRNA 的 siRNA 药物,其作用强弱也可以应用 PCR 技术检测用药后该 mRNA 的含量来判定。

二、重组 DNA 技术

重组 DNA 技术是指在体外通过酶的作用将异源 DNA 与载体 DNA 重组,并将该重组 DNA 分子导入受体细胞内,以扩增异源 DNA,并实现其功能表达的技术。重组 DNA 技术是遗传工程中最常用的一种技术,两段不同来源的 DNA 片段被连在一起所形成的新 DNA 片段称为重组 DNA。广义的遗传工程包括细胞水平上的遗传操作(细胞工程)和分子水平上的遗传操作,即重组 DNA 技术(基因工程)。

1. **基本操作**　重组 DNA 技术主要包括目的基因制备、DNA 片段与载体 DNA 分子相连接、细菌转化和菌落筛选四个步骤,具体如下:

(1) 目的基因制备:根据已知基因的序列,应用 PCR 等方法从组织或 cDNA 文库中克隆感兴趣的基因,或者从中间载体如克隆载体等将已知基因用酶切等方法切下获得。

(2) DNA 片段与载体 DNA 分子相连接:DNA 连接的方法主要有黏端连接法和平端连接法,是在含有 Mg²⁺、ATP 的连接缓冲系统中由 DNA 连接酶将经酶切的载体分子与外源 DNA 分子进行连接。常用的 DNA 连接酶是 T4 DNA 连接酶,它不但能使黏性末端的 DNA 分子连在一起,而且能使平末端的双链 DNA 分子连接起来,但这种连接的效率比黏性末端的连接效率低,一般可通过提高 T4 DNA 连接酶浓度或增加 DNA 浓度来提高平末端的连接效率。

(3) 细菌转化:指将质粒 DNA 或以它为载体构建的重组子导入细菌的过程。其原理是,在 0℃下的 CaCl₂ 低渗溶液中,细菌细胞膨胀成球形。转化缓冲液中的 DNA 形成不易被 DNA 酶所降解的羟基钙磷酸复合物,此复合物黏附于细菌表面。采用 42℃短时间热处理(热休克)细菌,可以促进其吸收 DNA 复合物进入细胞内。将处理后的细菌放置在非选择性培养液中保温一段时间,促使在转化过程中获得的新的表型(如 Amp 抗性)得到表达,然后再涂布于含有氨苄西林的选择性平板上,37℃培养过夜即可得到转化菌落。

(4) 菌落筛选:一般情况下,质粒上常带有可供筛选使用的标记。例如,抗性基因或蓝白斑筛选系统的元件等,这些足以对克隆成功与否做出初步的判断。接下来也可根据质粒大小及是否含有插入片段的酶切位点等来确定基因插入是否成功。例如,根据质粒的大小,通过电泳可初步判断是否为阳性克隆,成功插入片段后质粒变大,电泳速度慢。

2. 应用　重组 DNA 技术是多肽类药物研发的重要手段,人们常通过重组 DNA 技术将一段多肽的基因重组到表达载体中进行表达,然后通过提取与纯化获得目的多肽。以胰岛素为例,1982 年通过将人胰岛素基因重组到大肠埃希菌中,生产出人胰岛素并应用于临床。1987 年开发出应用重组酵母菌生产人胰岛素的新技术。人表皮生长因子受体 2(HER2)在正常细胞的生长发育中具有关键性作用,而 HER2 在肿瘤细胞过度表达则标志着该肿瘤细胞增殖迅速。原发性乳腺癌患者中观察到有 25%~30% 的患者 HER2 过度表达,这是影响预后的一个重要原因。应用重组 DNA 技术构建针对 HER2 人源化单克隆抗体表达载体,利用哺乳动物 CHO 细胞表达、纯化获得,该人源化单克隆抗体即曲妥珠单抗。它可以通过与 HER2 结合,阻断表皮生长因子的功能,抑制乳腺癌的增殖与转移。

重组 DNA 技术也是评价药物药理作用的重要方法。应用重组 DNA 技术构建含某一基因启动子的报告基因质粒,转染到细胞中,并利用荧光素酶报告基因检测来评价候选药物对该质粒转录活性的影响,从而评价药物是否对该基因的表达具有调控作用。

三、RNA 干扰技术

RNA 干扰(RNA interference,RNAi)是指在进化过程中由双链 RNA 诱发其同源 mRNA 特异性降解的现象。RNA 干扰技术指利用自然界的 RNA 干扰现象,通过将基于目的基因设计的外源双链 RNA 转入细胞从而引起目的基因降解的技术。

RNA 干扰的原理为:dsRNA 进入细胞后,被核酸酶(如 Dicer 酶)切割成 3′ 端有 2 个碱基突出的长为 21~23 个碱基的小分子干扰 RNA(small interference RNA,siRNA),这些 siRNA 与 RNAi 特异性酶结合,形成 RNA 诱导沉默复合体(RNA-induced silencing complex,RISC),而后 RISC 在 siRNA 反义链的指导下与 siRNA 同源靶 RNA 相结合,并在近中点位置将其切割,达到抑制靶基因表达的作用。

RNAi 实验主要包括目的基因选定与 RNAi 序列设计、序列转染和 RNAi 效果分析三个步骤。具体为:①根据实验目的选定特定的基因,获得其序列,并根据目的基因特征设计合成 RNAi 序列;②将 siRNA

应用特异的转染试剂转入到细胞中,37℃孵育 24~48 小时;③收集细胞,提取 RNA、制备细胞裂解液,用 RNA 印迹或实时定量 PCR 检测靶基因 mRNA 表达水平,用蛋白质印迹法、荧光免疫分析和流式细胞术检测靶基因蛋白质表达水平。

　　RNA 干扰因其可以高效、特异地抑制靶基因的表达而迅速成为真核细胞中一种非常有效的研究基因功能的工具,基于该技术合成的 siRNA 被开发用于多种疾病的治疗。Onpattro 是第一个获批应用于临床的 siRNA 药物。该药靶向甲状腺素视黄质运载蛋白(TTR)的 mRNA 并将其沉默,阻断 TTR 的生成,有助于减少 TTR 沉积并促进 TTR 淀粉样蛋白在外周组织中的清除,恢复这些组织的功能,从而治疗成人患者由遗传性转甲状腺素蛋白视黄质(hATTR)介导的淀粉样变性引起的多发神经病。RNAi 技术也被用来进行药物作用靶标的筛选,通过建立 RNAi 细胞文库,再加入待测药物,检测 RNAi 对药物的功能有影响,从而初步确定药物作用的潜在机制。

四、荧光原位杂交技术

　　荧光原位杂交(fluorescence *in situ* hybridization,FISH)技术是在放射性原位杂交技术基础上发展而来的一种非放射性原位杂交技术,是一种应用荧光物质依靠核酸探针杂交原理在细胞核或者染色体上显示 DNA 序列位置的方法。该方法具有安全、快速、灵敏度高、杂交特异性高和检测信号强等优点,在分子生物学以及药理学等许多研究领域中得到广泛应用。

　　FISH 是由 Gall 和 Pardue 在 1969 年建立的,他们利用放射性同位素标记的 DNA 探针检测到非洲爪蟾细胞核内的 rDNA。1977 年,Rudkin 等人首次使用间接免疫荧光法检测到目的 DNA。1981 年,Roumam 使用荧光素标记的 cDNA 进行目的片段检测;Langer 等人用生物素标记的核苷酸作为探针进行检测。

　　FISH 的基本过程是按照碱基互补配对原则合成目的核酸分子的探针,用荧光素对其进行标记,将标记的探针与变性的目标序列双链 DNA 进行杂交,退火后单链 DNA 探针会与目的序列形成稳定的异源双链 DNA,可通过荧光显微镜或激光共聚焦显微镜对荧光信号进行采集与分析。FISH 的具体操作包括探针制备、样本 DNA 玻片处理、杂交反应、杂交后冲洗和荧光信号采集五个步骤。

　　FISH 技术在药物研究中发挥了重要作用,常被用来评价药物对下游基因定性与定量的影响。约 90% 以上的急性早幼粒细胞白血病(APL)患者 15 号染色体上的 *PML* 基因会易位到 17 号染色体上的 RARa 基因上,形成 *PML/RARA* 融合基因,这是 APL 的一个特异标志,全反式维 A 酸能够降解 PML/RARA 融合蛋白进而促进白血病细胞分化成熟,治疗该病。FISH 技术可用来标记 *PML/RARA* 基因,从而指导是否适合使用该药。慢性髓细胞白血病患者高表达 *BCR/ABL* 融合基因蛋白产物。同样可以应用 FISH 技术确认患者是否为 *BCR/ABL* 融合基因阳性,从而决定该病的特异治疗药物格列卫的使用。这提示在相似抗肿瘤药物的研发过程中,可以应用 FISH 技术选择适合的受试者。

五、基因芯片技术

　　基因芯片技术是指将大量靶基因或寡核苷酸(探针)固定于支持物上后与标记的样品分子进行杂交,通过检测每个探针分子的杂交信号强度进而获取样品分子的数量和序列信息。

　　该技术的原理是运用已知核酸序列作为探针与互补的靶核苷酸序列进行杂交,然后通过信号检测进行定性和定量分析,即变性 DNA 加入探针后在一定温度下退火,同源片段之间通过碱基互补配对形成双链杂交分子,由此可重组出靶核酸的序列,也可判断靶 DNA 或 mRNA 中与芯片相应基因的突变或表达等情况。基因芯片技术的操作步骤包括:①芯片制备,基因芯片的制备指采用原位合成法和直接点样法将寡核苷酸片段或 cDNA 作为探针按顺序排列在支持物上;②样本制备,从待测样本中提取分离 RNA,经逆转录生成 cDNA,然后进行荧光标记;③杂交反应,选择合适的条件将核酸样品与芯片上的核酸探针进行反应,使两者互补结合;④信号检测和结果分析,杂交反应后对芯片上各个反应点的荧光信号通过芯片扫描仪或获得图像,应用分析软件对数据信息进行分析。

基因芯片技术在药物筛选、新药研发、药物毒理学、耐药机制等研究方向得到了广泛的应用。其特点在于:①基因芯片技术适用于病因复杂或尚无定论的疾病的研究,疾病相关基因或致病基因的发展也为新药设计提供了重要的靶标。该技术能够比较正常组织、细胞及病变组织、细胞中大量基因的表达差异,基因芯片可分析数千基因的表达差异,从中发现一组疾病相关基因或致病新基因,作为药物筛选靶标。②由于所有药物都是直接或间接地通过修饰或改变人类基因的表达及表达产物的功能而生效,而基因芯片技术具有高通量、大规模、平行性地分析基因表达或蛋白质状况的能力,在药物筛选方面具有巨大的优势。用基因芯片作大规模的筛选研究可以缩短药物筛选所用时间,提高效率,降低风险。③在基因工程药物的研制和生产中,生物芯片也有着较大的市场。以基因工程胰岛素为例,当把人的胰岛素基因转移到大肠埃希菌细胞后,需要用某种方法对工程菌的基因型进行分析,以便确证胰岛素基因是否转移成功,基因芯片可以完成该基因型验证。

六、单细胞凝胶电泳技术

单细胞凝胶电泳(single cell gel electrophoresis,SCGE)技术是一种在单细胞水平上检测 DNA 损伤和修复的方法,因其电泳图像形状类似彗星,因此又称“彗星试验”(comet assay)。该技术具有灵敏、简单、费用较低的特点,被应用在有核细胞的 DNA 损伤与修复检测中。

细胞核中的 DNA 分子量巨大,由四种脱氧核苷酸组成的长链 DNA 扭曲盘绕形成空间三级超螺旋结构。正常情况下,DNA 的超螺旋结构稳定、紧密,但当细胞受到外界伤害刺激发生 DNA 损伤时,DNA 的超螺旋变得松散,甚至有断裂游离的 DNA 片段。当应用细胞裂解液将细胞的生物膜破坏,进行电泳时,正常与受损 DNA 在胶上呈现的图像不同,能够判断 DNA 损伤情况。如 DNA 未受损伤,完整的 DNA 分子因其分子量大,电泳迁移较少发生,多停留在细胞核中,经荧光染色后呈圆形的荧光团,而无拖尾现象;相反,如细胞发生 DNA 损伤,DNA 双链变得松散,且产生许多 DNA 片段,电泳时核 DNA 超螺旋迁移较少,而大小不一的 DNA 片段则向外迁移,经荧光染色后可见一个亮的头部(细胞核 DNA 超螺旋)和尾部(大小不一的 DNA 片段),类似彗星的形状。细胞 DNA 受损越严重,产生的断片越多并且片段越小,电泳时迁移的 DNA 量也就越多,迁移距离越长。因此,通过测量 DNA 迁移部分的光密度、迁移长度或荧光强度等指标,可评测 DNA 损伤的情况。

SCGE 的基本操作包括分离制备单细胞悬液、胶板的制备、细胞裂解、碱解旋、电泳和中和、染色、镜检和结果分析等步骤。具体为:①将细胞接种于 $25cm^2$ 培养瓶中,置于 37℃的 CO_2 细胞培养箱中培养;②细胞在培养瓶中生长接近融合时,加入受试物溶液,暴露一定的时间(受试物终浓度和暴露时间,依预试而定,如用终浓度为 50μmol/L 的 H_2O_2 处理 5 分钟);③用 PBS 缓冲液冲洗 2 次,再加入 PBS 缓冲液

1ml；④用细胞刮子将细胞刮下，分散吹匀；⑤吸取 90μl 琼脂糖（1%，约 70℃）均匀涂布于载玻片上，水平状置于冰上，凝固成胶 5~10 分钟，作为底层固定胶；⑥吸取 50μl 细胞悬液，按 1∶3 比例与 1%LMA 在 37℃条件下混匀，迅速吸取 90μl，均匀涂布于底层胶上，冰上成胶 5 分钟；⑦将凝固好的微凝胶载玻片，水平状浸入细胞膜裂孔液中约 1 小时，蒸馏水冲净；⑧再浸入 DNA 分子解旋液中 10 分钟，蒸馏水冲净；⑨呈水平状浸入电泳槽中；65V 条件下电泳后取出，蒸馏水冲净；⑩水平放置，将 EB 溶液滴在载玻片上染色 10 分钟，用蒸馏水冲净。在落射式荧光显微镜下观察，照相后进行分析。

　　1984 年瑞典的 Ostling 和 Johanson 首先提出利用凝胶电泳技术来检测单细胞的 DNA 损伤。用显微镜光度计测量彗星的荧光强度，计算彗头平均荧光强度和电泳方向一定距离处荧光强度的比值，以此评价 DNA 的损伤程度。与传统 DNA 损伤检测方法比较，具有样品量少、无须放射性标记等优点。1988 年，经 Singh 等人改进，以彗星长度为分析指标，检测了单个细胞暴露于 X 射线和过氧化氢后的 DNA 损伤，使之不但能检测明显的双链和单链断裂，而且能检测碱性不稳定点、DNA 交联和不完全切除修复位点。两年后，Olive 等人建立了尾长指标，并首次叙述了"尾矩"（Oliv 尾矩＝从头光密度重心到尾光密度重心的距离与尾部 DNA 含量的乘积）的概念，研究者们很快证实该指标与 DNA 损伤的水平存在高度相关性，很快被广泛接受。在接下来的几十年里，单细胞凝胶电泳技术得到了飞速的发展。通过与荧光原位杂交技术相结合，利用不同的探针能检测到某基因在癌症病理样本 DNA 中的丰度，如很多科研组利用 Comet-FISH 技术检测到与癌症发生相关的染色体位点。

　　单细胞凝胶电泳技术能够检测药物对细胞 DNA 的损伤及修复的作用，在抗氧化、抗衰老及抗肿瘤药物的药理学研究中具有重要价值，并可用于评价药物的安全性，探讨药物的作用机制。破坏 DNA 完整性是抗肿瘤药物发挥作用的重要机制。许多抗肿瘤药物的研究，可以采用单细胞凝胶电泳技术，来检测药物对肿瘤细胞 DNA 的损伤效果，从而筛选到高效的抗肿瘤药。正常细胞具有很强的 DNA 损伤后自我修复功能，但随着细胞衰老，这种修复能力逐渐减弱。增强 DNA 修复能力是抗衰老的有效策略之一。单细胞凝胶电泳技术也被用来评价某些化合物对 DNA 损伤的修复作用，从而筛选出具有抗衰老作用的潜在药物。

第六节　免疫学方法

　　多种免疫学方法也被应用到药效学研究中，以回答药物对某一蛋白质表达的影响以及药物对蛋白质相互作用的影响等，从而阐明药物的作用与机制。例如，蛋白质印迹法可以检测样品中某一蛋白质的含量，进行半定量分析，从而说明药物对组织或细胞特定蛋白质表达的影响；免疫共沉淀能够检测蛋白质之间的相互作用，进而回答药物对蛋白质互作的影响以及药物的作用机制；酶联免疫吸附测定能够定量分析组织或细胞中某一蛋白质的含量，进而用来评估药物的作用；流式细胞术用于评价抗肿瘤药物的作用以及免疫细胞的类型变化等。

一、蛋白质印迹法

　　蛋白质印迹法（western blotting）是一种针对蛋白质检测方法，即通过电泳将不同分子量的蛋白质分离,并转移到固相支持物上,然后应用特异的抗体进行识别,根据获得的条带特征来分析蛋白质表达情况。该方法是新药研究中常用的方法。

该方法主要包括样品制备、电泳、转膜、免疫反应和信号检测五个步骤。①样品制备:取细胞或破碎(研磨、超声)的组织匀浆,先加入蛋白酶抑制剂和磷酸酶抑制剂,然后加入蛋白裂解液,裂解一段时间后高速离心获得上清液,测定上清液的蛋白质浓度待用。②SDS-聚丙烯酰胺凝胶电泳:根据蛋白质分子大小配制合适浓度的聚丙烯酰胺凝胶(上层为积层胶、下部为分离胶),将SDS(十二烷基硫酸钠)上样缓冲液与蛋白质样品混合并煮沸5~10分钟,将样品加入胶孔中进行电泳(蛋白质带弱电荷,带强负电荷的SDS能与蛋白质结合使其整体带负电荷,这样在电泳条件下携带负电荷的蛋白质将从负极向正极泳动,分子量越大结合的SDS越多,泳动越慢,实现蛋白质条带的分离)。③转膜:当SDS-聚丙烯酰胺凝胶电泳结束后,将凝胶平铺到硝酸纤维素滤膜上,置入转膜槽中,接通电源,让蛋白质转移到滤膜上。④免疫反应:把硝酸纤维素滤膜放入塑料袋中与抗靶蛋白抗体溶液进行孵育,随后再与二级抗体进行孵育。⑤显色:如果二抗标记的荧光抗体,可直接在成像系统上扫描获得蛋白质条带;也可用被辣根过氧化物酶或碱性磷酸酶偶联的A蛋白或抗免疫球蛋白检测二级抗体,底物化学发光,用胶片曝光,洗出条带。

蛋白质印迹法在药物研究中的应用非常广泛,可用于药物的药效学评价与机制探索。当评价一个待测药物的抗纤维化作用时,可以本法检测给药后靶组织胶原蛋白的表达变化。促进肿瘤细胞凋亡是抗肿瘤药物的重要作用机制之一,在探讨候选抗肿瘤药物的作用时,可应用蛋白质印迹法检测细胞凋亡相关蛋白质如BCL-2等表达,以探讨药物的潜在作用机制。

二、免疫共沉淀

免疫共沉淀是以抗原和抗体的专一作用为基础研究两种蛋白质在细胞内生理性相互作用的重要方法。

该方法利用细胞内的蛋白质天然存在互作结合而发挥作用的特点,向提取的蛋白质溶液中加入其中一个蛋白质(蛋白质X)的抗体使其与之结合,然后应用连到磁珠的蛋白质(蛋白质A或G)识别加入的抗体,离心使磁珠沉淀下来,这样与蛋白质X互作结合的蛋白质也会被沉淀下来。接下来可通过聚丙烯凝胶电泳分离免疫沉淀物,应用蛋白质印迹法检测沉淀下来的蛋白质中是否含有某特定蛋白质,从而确定蛋白质X是否与特定蛋白质如蛋白质Y相互结合;也可将分离的蛋白质条带进行蛋白质质谱检测,分析蛋白质X能与哪些蛋白质相互结合,寻找互作新蛋白质。

免疫共沉淀的具体步骤包括:①采用非变性条件裂解细胞(以保持蛋白质间的结合),4℃、14 000r/min离心细胞裂解液,取上清蛋白质溶液;②加入待测蛋白质的小鼠单克隆抗体,4℃下旋转1小时;③加入连接蛋白A的磁珠,在4℃下和免疫沉淀物共摇30分钟;④用NETN+NaCl洗4次磁珠,然后用NETN洗1次,吸干珠子,加入50μl样品缓冲液,沸水煮10分钟;⑤将珠子上洗脱下来的蛋白质样品进行SDS-PAGE凝胶电泳;⑥应用质谱检测不同分子量条带都含有哪些蛋白质,筛选与待测蛋白质互作的重要蛋白质,或者电泳后直接应用所关注的目的蛋白抗体去免疫印迹,评价待测蛋白质是否与目的蛋白相结合。

药学研究中常用免疫共沉淀来探讨药物的作用机制。在研究小分子化合物的作用靶标时,可以将小分子化合物进行生物素标记,然后免疫沉淀与小分子化合物结合的蛋白质,分析小分子化合物在体内的作用机制。另外,也可应用该技术探讨给予待测药物后,细胞表型相关蛋白质互作水平的改变,评价药物的作用效果。例如,对于抑制泛素化降解的药物,可以在给药后利用该技术评价蛋白质的泛素化水平变化。

三、酶联免疫吸附测定

酶联免疫吸附测定(enzyme-linked immunosorbent assay,ELISA)是将已知的抗原或抗体吸附在固相载体表面,检测样本中能与之结合的抗体或抗原(蛋白质)含量的一种免疫学检测方法。

ELISA 的基本原理是利用抗原抗体反应,让样本中的抗原或抗体与固相载体上的抗原或抗体发生特异性结合。然后加入酶分子标记的如辣根过氧化物酶、碱性磷酸酶、葡糖氧化酶标记的抗体或抗体,识别固相载体上的样本来源的抗原或抗体并与之结合。随后加入底物溶液,在酶的作用下底物将反应生成有色物质,颜色深浅与样本中抗原或抗体的含量成正比,继而判断目的分子的含量。

ELISA 可用于抗原和抗体含量的测定,其基本操作包括:①将样本与固相的抗原或抗体反应;②加入酶标记的抗原或抗体进行反应;③加入酶的底物;④酶联免疫检测仪读取实验数据。ELISA 是药物研究的一种常用方法,可用来评价给药后血浆或组织细胞因子等表达水平的改变。

四、流式细胞术

流式细胞术(flow cytometry,FCM)是利用流式细胞仪检测悬液中荧光标记的单细胞的荧光信号,进行逐一的细胞定量分析和分选的技术。目前,流式细胞术已广泛应用于细胞生物学、免疫学、肿瘤学、血液学、药理学等多个领域。在药物研究中,流式细胞术广泛应用于抗肿瘤药物、免疫细胞治疗、抗体药物等研究中。

1. **原理** 流式细胞术的原理是将待测样本制成单细胞悬液,应用荧光抗体进行特异性标记,当标记好的细胞以单个细胞流经照射室时,激光照射该细胞使其发光,并将细胞的发光信息检测记录下来。当所有细胞的信息都采集到之后,根据对样本中细胞的分类与特征进行分析或直接将某一特定发光特征的细胞直接分选出来。

流式细胞仪主要由液流系统、光学检测系统和电子控制系统三部分组成。①液流系统:包括流动室和液流驱动系统,负责单细胞液流的形成。当单细胞悬液染色完成上样后,该系统驱动单细胞在机器内流动。②光学检测系统:包括激光光源及光束形成系统,负责形成并发射光束;聚焦光源透镜,各种滤光片组合实现流式的多色检测;光电倍增管,负责收集不同波长荧光信号。当液流系统驱动的单细胞液流流动至光学检测系统时,激光光源负责激发荧光染色细胞,该细胞的发射光则由光电倍增管接收。③电子控制系统:负责将光电倍增管收集到的荧光信号转变为电信号并将其放大,再转变为数字信号,储存下来。

流式细胞术的操作主要包括样品细胞的制备、荧光素偶联抗体及荧光染料的选择、光电倍增管电压的设定、对照和补偿的设置方法、阈值设定方法、死细胞排除方法、分选模式选择、分析分选速度控制、分选设门基本原则和分选等步骤。流式细胞术能分析多种类型的细胞,包括独立培养的细胞、组织器官分离的单个细胞以及循环或尿液中的细胞,只需将样品细胞制成单个细胞悬液,并选择合适的荧光染色后即可上机分析。

2. 发展历程　1930 年,Casperrsson 和 Thorell 开始研究细胞计数。1934 年,Moldavan 首次设想让悬浮的单个红细胞通过毛细玻璃管,在亮视野下用显微镜进行计数,开创了从显微镜观察静止细胞向流式细胞发展的第一步。1940 年,Coons 应用结合荧光素的抗体去标记细胞内的特定蛋白质,开创了荧光标记抗体技术。1947 年,Guclcer 利用层流和湍流原理研制烟雾微粒计数器。1949 年,Coulter 提出悬液中计数粒子的方法并获得专利。1953 年,Crosland-Taylor 根据雷诺对牛顿流体在圆形管中流动规律发现管中轴线流过的鞘液越快,载物通过的能力越强,并有较强的流体动力聚集作用,从而成功设计了红细胞光学自动计数器。同年,Parker 和 Hutcheon 描述一种全血细胞计数器装置,成为流式细胞仪的雏形。1956 年,Coulter 发明了库尔特粒度仪,其基本原理是:使细胞通过一个小孔,只在细胞与悬浮的介质之间存在着导电性上的差异,从而影响小孔道的电阻特性,形成电脉冲信号,测量电脉冲的强度和个数可获得细胞大小和数目的信息。1967 年,Holm 等人设计了通过贡弧光灯激发荧光染色的细胞,再由光电检测设备进行计数的装置。1973 年,Steinkamp 设计了一台新装置,该装置采用激光激发双色荧光标记的细胞,既能分析计数又能对细胞进行分选。1975 年,Kochler 和 Milstein 提出单克隆抗体技术,为生物学研究中大量特异性免疫试剂的应用奠定了基础。

流式细胞术已从最初只有一个散射光通道和一个荧光通道,发展到现在具有多个激光器、多色多参数进行分析分选的仪器,其光学系统、检测器单元和电子系统均可按实验需求随意更换。目前,流式细胞术已是生物医学各领域最常用的分析仪器之一。

3. 在药物研究中的应用　流式细胞术是新药药理学研究尤其是抗肿瘤药物、免疫系统药物研究的重要手段之一。该方法能够快速、大量并准确地分析标记有不同荧光团的细胞和颗粒,同时测量多种指标并进行深入分析。其应用有:①在抗肿瘤药物研究中的应用。将培养的肿瘤细胞通过药物处理后,进行标记,利用流式细胞仪检测其细胞周期、增殖与凋亡情况,从而评价药物对肿瘤细胞的作用与潜在机制。②化合物筛选。通过体外诱导生成稳定的调节性 T 细胞,回输入患者体内对肿瘤以及过敏反应均有良好的治疗效果。如何提高调节性 T 细胞的稳定性是这一技术的关键,可应用流式细胞术筛选对调节性 T 细胞的稳定性有作用的化合物。③分选特殊的免疫细胞,进行细胞治疗。嵌合抗原受体 T 细胞免疫疗法(chimeric antigen receptor T-cell immunotherapy,CAR-T)首先应用流式细胞技术从患者自身血液收集 T 细胞,然后对其进行基因工程处理,使其表达嵌合抗原受体,用以特异性识别某一肿瘤的抗原,同时在受体的胞内段加上引起 T 细胞活化的信号传递区域,当将其回输患者体内后,细胞上的 CAR 蛋白质受体可识别并结合肿瘤细胞表面的特定抗原,进而激活 T 细胞内的活化信号,攻击肿瘤细胞。

(潘振伟)

本 章 小 结

本章从功能学、形态学、电生理、生物化学、分子生物学和免疫学等几个方面介绍了新药药理学研究常用方法的原理、简单操作以及应用。由于新药作用的复杂性,需要用到的方法涵盖生命科学、医学、药学等各学科的多种实验技术,本章遴选了其中一些较为常用的加以介绍,且仅对一些方法有具体步骤的详细描述,希望能帮助研究者明确可能需要的方法与技术,后续还需要参考具体的方法学书籍及相关参考文献开展研究。

思考题

1. 在筛选到候选化合物后,可选用哪些方法开展新药药理学研究?
2. 试述药理学研究与生物化学、分子生物学研究的相关性。

参考文献

[1] 魏伟,吴希美,李元建.药理实验方法学.4版.北京:人民卫生出版社,2010.
[2] 余瑞元,袁明秀,陈丽蓉,等.生物化学实验原理和方法.2版.北京:北京大学出版社,2012.
[3] 吕秋军.新药药理学研究方法.北京:化学工业出版社,2007.

第十一章　动物疾病模型及其应用

学习目标

1. **掌握**　斑马鱼作为疾病模型及小分子药物筛选模型的优势及不足；制作斑马鱼及啮齿类动物模型的主要手段。
2. **熟悉**　利用斑马鱼进行小分子药物筛选的基本流程；动物福利的 3R 原则。
3. **了解**　几种常用的斑马鱼及啮齿类动物模型。

各种实验动物广泛应用于生物医药研发的实践中，利用实验动物建立疾病模型为探索疾病发病机制，以及新药物、新疗法的开发提供了必要的保证。啮齿类动物模型已经广泛应用于生物医药相关各领域，斑马鱼由于其独特的优势，被越来越多地应用于发育生物学、再生医学的研究，以及体内谱系示踪及大规模药物筛选的研究中。

第一节　斑马鱼疾病模型的构建及应用

动物疾病模型在人类疾病发生、发展机制的研究以及在新药研发过程中起到关键作用。利用动物疾病模型，可以系统观察、分析疾病发生发展的病理生理特征，深入探索疾病发生的细胞及分子机制，从而发现和验证药物新靶标，检验各种药物及不同治疗手段的疗效；发现药物的毒副作用，在进行临床试验前对药物的作用及副作用有一定程度的预判，提高药物的安全性。目前常用于构建疾病模型的实验动物主要包括大鼠、小鼠、兔、犬、猪、斑马鱼、非人灵长类等。其中斑马鱼属于小型热带鱼，原产于亚洲南部，属于鲤形目鲤科。斑马鱼作为疾病的动物模型时间并不长，与其他动物模型尤其是最常用的啮齿类大鼠、小鼠模型相比也各有优劣。越来越多的研究人员利用斑马鱼特有的优势，通过斑马鱼疾病模型，研究疾病的发生发展机制，或建立高通量药物筛选技术寻找新的治疗药物。

一、利用斑马鱼建立人类疾病模型

（一）斑马鱼作为人类疾病模型的优点及劣势

1. 斑马鱼作为人类疾病模型的优点

（1）基因组相似：目前已经获得斑马鱼基因组的全序列，与人类基因组有 87% 的同源性，人类基因中预测有 70% 以上的基因在斑马鱼中可以找到种间同源基因（orthologous gene），47% 的人类基因在斑马鱼中有一一对应的同源基因。

（2）斑马鱼体外受精、体外发育，发育迅速：斑马鱼受精后 1 天神经系统基本形成，血液循环开始启动，受精后 1 周内即可形成功能性消化系统、循环系统及神经系统等，此阶段斑马鱼的生存不依赖于循环系统。其胚胎透明，便于观察、判断发育情况及荧光标记转基因鱼的荧光表达，同时便于高通量平台自动分析表型。图 11-1 展示了荧光显微镜下 $Tg(flk:GFP)$ 斑马鱼受精后 72 小时胚胎血管形态。

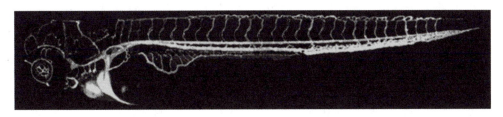

图 11-1　荧光显微镜下 $Tg(flk:GFP)$ 斑马鱼受精后 72 小时胚胎血管形态

（3）饲养占用空间少：相对大鼠、小鼠成本低。

（4）产卵量大：每对斑马鱼每次可以产卵几百粒，一个小型斑马鱼饲养设施即可每天获得成千上万的产卵量。

（5）性成熟早，寿命长：斑马鱼 2~3 个月性成熟，在实验室环境中寿命可达 4~5 年。

（6）斑马鱼对化学小分子的吸收效率高：便于在培养液中给药及大规模的药物筛选。

2. 斑马鱼作为人类疾病动物模型的劣势

（1）没有近交系，同一父母的后代的遗传背景也有差异。

（2）人类的某些器官在斑马鱼中不存在，如乳腺、前列腺、肺等。

（3）采血不如哺乳动物方便，不方便进行药代动力学等研究。

（4）斑马鱼基因组中部分基因有 2 个拷贝，加大了基因敲除、突变等操作的难度。

（5）目前可用于斑马鱼蛋白质的抗体较少，蛋白质组学分析技术还不够成熟。

（二）建立斑马鱼疾病模型的方法

1. 药物诱发　斑马鱼给药方便，将相应药物加入培养液中即可。利用药物诱发可以制备多种疾病模型，包括肿瘤、糖尿病等。

2. 遗传突变体　已经有多种手段构建斑马鱼的转基因、基因敲除或基因编辑的遗传突变体，在啮齿类动物中可进行的遗传修饰在斑马鱼中大部分都可以做到。

（1）转基因：目前利用 Tol2 转座子介导可以高效获得转基因斑马鱼。利用四环素诱导或者他莫昔芬、Cre/loxP 或 GAL4-UAS 系统调控的条件性转基因系统可以使转基因的表达时间受到精确控制，结合细胞特异性的启动子，目前已经可以实现特异性时空控制转基因表达，更好地模拟疾病发生的分子机制,同时避免了某些基因对斑马鱼发育过程的影响。

(2)基因敲除或基因编辑:吗啉基修饰的反义寡核苷酸在细胞质中具有极强的稳定性,已经被广泛用于敲低斑马鱼靶基因表达,是斑马鱼发育生物学研究的重要技术。目前哺乳动物中的多种基因编辑手段已经可以用于斑马鱼中,如锌指酶(ZFN)、类转录激活因子效应物核酸酶(TALEN)、CRISPR/Cas9等,利用这些技术可以实现斑马鱼基因的缺失、突变或敲入等,为制备基因缺陷的斑马鱼疾病模型提供了完备的遗传技术。

3. 人工诱变　利用紫外线、化学诱变剂如乙基亚硝基脲(N-ethyl-N-nitrosourea,ENU)、病毒以及转座子等,可以大规模产生斑马鱼的基因突变体,利用这些正向遗传学技术(forward genetics),已经发现许多突变体具有不同的疾病表型,如肿瘤、心脑血管疾病、造血障碍、发育障碍等,可以作为相应疾病的斑马鱼模型。

(三) 斑马鱼中已经建立的疾病模型

1. 肿瘤　由于先天性免疫系统与人类的相似性,以及许多癌基因和抑癌基因在人和斑马鱼之间的保守性,斑马鱼癌症发生发展过程中的病理及遗传改变与人类肿瘤很相似,因此斑马鱼在肿瘤相关研究中可以作为很好的动物模型。在斑马鱼中诱发肿瘤的方法包括化学诱导、异种细胞移植、基因突变或基因过表达诱导等方法。

(1)化学诱导致癌:将致癌物溶解或悬浮在斑马鱼生长的水中,使斑马鱼长期暴露于致癌剂中,会引起肿瘤。斑马鱼较其他鱼类对致癌剂更敏感,会导致多种肿瘤的发生。二甲基亚硝胺(NDMA)经常诱发肝脏肿瘤,N-nitrosodiethylamine(DEN)可以诱发肝脏及胰腺肿瘤,二甲苯并蒽(DMBA)和甲基硝基亚硝基胍(MNNG)可以诱发肝脏和睾丸等的肿瘤形成。这些致癌物还可以应用于具有肿瘤易感性的遗传突变体斑马鱼。一般情况下,这些遗传突变体斑马鱼自发性肿瘤的发生的概率不高,但与野生型斑马鱼相比,致癌物的刺激显著提高了肿瘤的发生率。

(2)异种细胞移植:由于斑马鱼的获得性免疫系统直到受精后14天才能完全成熟,所以在受精后2天,斑马鱼胚胎内移植的人肿瘤细胞可以在斑马鱼体内生长10多天。利用斑马鱼胚胎通体透明的特点,将荧光标记的肿瘤细胞注射到斑马鱼体内,可以在体实时观察肿瘤的生长、血管生成以及转移等,并预估其转移能力等。目前已经成功将多种人肿瘤细胞系及患者的原代肿瘤细胞注射入斑马鱼胚胎中,在注射后24小时内即可观察到肿瘤细胞的侵袭及微转移。尤其无色素、通体透明的Casper斑马鱼突变体使人们可以实时观察荧光标记的肿瘤细胞在成年斑马鱼中的增殖、传播等行为。

将人肿瘤细胞注射入斑马鱼体内,可以较快获得药物与肿瘤细胞相互作用的数据。利用这一技术,在注射了患者的T细胞急性淋巴细胞性白血病细胞72小时后,即可获得肿瘤细胞对抗肿瘤药物反应的数据。利用这一手段可以很快地用较低的成本获得患者特异的药物反应信息。

在受精后14天,斑马鱼具有完整的免疫系统,包括T细胞、B细胞、巨噬细胞和单核细胞等,利用斑马鱼模型可以观察到在体的免疫系统如何作用于肿瘤细胞。将GFP标记的HRASV12转化的黑色素瘤细胞注射到斑马鱼尾鳍上,可以在荧光显微镜下观察到肿瘤细胞被Tg($LysC$:RFP)红色荧光标记的巨噬细胞攻击,通过观察在体免疫系统对肿瘤细胞的作用,可能对肿瘤的清除以及肿瘤细胞逃脱免疫细胞攻击机制产生新认知。

利用斑马鱼异种移植模型还可以检验肿瘤细胞转移扩散的能力。注射到斑马鱼体内的人肿瘤细胞依然保持其转移方面的特征,高转移的肿瘤细胞在注射到斑马鱼体内后很快转移到全身各处,而低转移的肿瘤细胞仍局限在注射部位附近生长。将高转移的肿瘤细胞中的促进肿瘤转移的基因敲低,可以减少肿瘤细胞在斑马鱼体内的转移。因此可以用斑马鱼预测人肿瘤细胞的转移特性,以及在体验证肿瘤细胞转移的分子机制。

(3) 基因突变或基因过表达诱导肿瘤:利用转基因技术,在斑马鱼特定组织中高表达癌基因或其他具有促增殖、抗凋亡作用的基因,或利用 TILLING、ZFN、TALEN 或 CRISPR/Cas9 等技术造成 *p53*、*ptenb*、*apc* 等抑癌基因或者增殖抑制基因的突变或敲除,可以在斑马鱼中诱发肿瘤。表 11-1 列举了部分通过转基因或基因突变技术造成的斑马鱼肿瘤模型。

表 11-1　部分肿瘤的斑马鱼遗传突变体模型

肿瘤类型	遗传突变体
急性髓系白血病	*hsp*:*AML1-ETO*
骨髓增生异常综合征	*sf3b1hi3394a*;*u2af1hi199*
黑色素瘤	*mitfa*:*EGFP-NRASQ61K*;*kita*:*GFP-HRASV12*
胰腺癌	*ptf1a*:*eGFP-KRASG12V*
肝癌	*fabp10*:*TA*;*TRE*:*xmrk*;*krt4*:*GFP*
神经母细胞瘤	*dβh*:*EGFP*;*dβh*:*ALKF1174L*
睾丸干细胞肿瘤	*fugu flck*:*SV40 large T*
脂肪瘤	*krt4*:*myrAKT1*

1) 白血病:人类白血病的产生多数是染色体易位、缺失和突变等各种遗传改变引起,因此白血病模型大多通过构建斑马鱼的遗传突变体诱发产生。目前已经建立的血细胞特异性表达荧光蛋白的斑马鱼系,如 *gata1*:*dsRed2* 标记红细胞,*pu.1*:*GFP* 标记髓系前体细胞,*mpo*:*GFP* 标记中性粒细胞,*lyzC*:*dsRed2* 和 *mpeg*:*GFP* 标记巨噬细胞,*lck*:*EGFP* 标记 T 细胞系,*rag1*:*GFP* 和 *rag2*:*GFP* 标记 B 细胞和 T 细胞,利用这些荧光标记特异血细胞的斑马鱼可以观察白血病的发生、发展,血细胞在体内的增殖、凋亡等,也可以进行抗白血病药物的筛选。

2) 皮肤癌:常见的皮肤癌包括黑色素瘤和鳞状细胞癌(squamous cell carcinoma,SCC),其中黑色素瘤致死率高达 80%。

目前构建斑马鱼的皮肤癌模型一般有 2 种方式:①异种移植,将荧光标记的黑色素瘤细胞注射到斑马鱼胚胎中可以观察肿瘤的血管新生以及肿瘤细胞的扩散;②遗传突变体,黑色素瘤中 *BRAF* 和 *NRAS* 基因的突变率分别为 43% 和 30%。第一个斑马鱼黑色素瘤模型是通过黑色素细胞特异的 mitf 启动子驱动 *BRAF* 突变体 BRAFV600E 表达,同时肿瘤的发生还需要有抗癌基因 *p53* 的功能缺失,随后人们发现在人黑色素瘤中很常见的组蛋白甲基转移酶 SETDB1 可以加速肿瘤的发生与扩散。mitf 启动子控制人 RAS 基因突变体 HRASG12V 在色素细胞前体过表达,可以引起幼鱼色素增加,黑色素细胞异常增殖,以致成年发生黑色素瘤。与人黑色素瘤相关的 Rho GTP 酶家族成员 RAC 的激活会加速 *HRASG12V* 转基因斑马鱼中黑色素瘤的形成。

3) 肝癌:人类肝细胞癌多数来自病毒的感染或酒精等造成的肝损伤,一般经历慢性肝炎、脂肪肝、肝硬化等阶段,最终发展成肝癌。在斑马鱼中已经建立多种肝癌模型。例如:①转基因模型,肝细胞特异性启动子控制肝细胞特异表达癌基因,如肝脂肪酸结合蛋白(liver fatty acid binding protein,L-Fabp)启动子控制的 Kras 转基因斑马鱼中,一半以上的转基因鱼有肝癌的发生,并显示与人肝癌类似的组织学特征。高表达 Kras 的转基因鱼 70% 在 30 天内死亡,90 天内全部死亡。Kras 表达水平稍低的斑马鱼肝癌发生比例降低,且发生时间较晚。但是以上转基因斑马鱼模型不能很好地解决肝细胞癌如何发生,以及存在高表达癌基因斑马鱼早期即死亡的问题,因此又采用了药物诱导癌基因在肝细胞特异性表达的转基因体系。Tg(lfabp:LexPR;LexA:eGFPKras V12)转基因鱼在米非司酮(mifepristone)处理下,LexPR 激活子作用于 lexA 操纵子,条件性控制 eGFPKrasV12 的表达。出生 1 个月后用米非司酮处理,4 周后均发生肝癌。而随后停用米非司酮会导致肿瘤的消退以及原肿瘤区域的纤维化,表明肿瘤的持续生长是 Kras 依赖的。利用类似的可诱导调控系统 Tet-ON 基因表达系统,多西环素(doxycycline)诱导表皮生长因子受体(epidermal growth factor receptor,EGFR)或癌基因 MYC 在肝细胞的特异性表达,也可以诱发肝细胞癌。②化学诱导模型,DMBA 和甲基硝基亚硝基胍(MNNG)是常见的可诱发癌症的化合物。21 天的斑马鱼幼鱼用 DMBA 处理 24 小时,一年后 30% 的斑马鱼会发生肝脏肿瘤。同样,MNNG 处理也会导致斑马鱼发生肝细胞腺瘤、肝细胞癌、肝胆管性腺瘤、胆管癌等肿瘤。组织学上,这些肿瘤与人类恶性肿瘤很相似。比较化学诱发的斑马鱼肝癌模型与人类肝肿瘤的基因表达谱和表观遗传特征,也揭示了两者有很强的相似性,由此提示人和斑马鱼发生肝癌的机制是相似的。

2. 脑血管病　斑马鱼的胚胎完全透明,可以在白光下或是利用荧光显微镜实时高分辨率地观察和研究内皮细胞特异性表达绿色荧光蛋白的转基因斑马鱼 Tg(flk1:GFP)脑血管的结构和功能改变,还可以高通量地观察几百上千条鱼的情况。此外,结合微血管造影术(microangiography)及激光扫描测速(laser-scanning velocimetry)可以定性及定量地测量脑血流的改变,也可以很精确地测量血管的直径,从而对脑血管的改变有全面的认识。利用斑马鱼可以建立不同种类的脑血管病模型。

(1) 脑淀粉样血管病:其发病机制可能是 β 淀粉样物质沉积于血管导致内皮细胞功能失调,造成纤维素样坏死、微动脉瘤的形成并最终导致血管破裂出血。在斑马鱼养殖的水中加入的 β 淀粉样肽可以造成斑马鱼血管内皮细胞的衰老,由此改变微血管的形态及功能。

(2) 脑动静脉畸形:脑动静脉畸形(arteriovenous malformation,AVM)表现为脑动静脉直接连通,中间没有毛细血管。该疾病可以自发发生,也有部分遗传倾向。在 alk1(activin receptor-like kinase1)突变体中,会形成异常的基底交通动脉(basal communicating artery,BCA)到原始中脑通道(primordial midbrain channel,PMBC)的动静脉连接,可以模拟 AVM 的表现。除了血管异常的表现,斑马鱼模型还重现了其他血流动力学表现,如儿科患者中发生的高心输出量心力衰竭。

(3) 脑出血模型:由于斑马鱼胚胎透明的特性,可以很容易观察到脑出血的表现,并在斑马鱼中已经发现多个脑出血的突变体。由 CCM1、CCM2 或 CCM3 之一的基因突变引起的脑海绵状血管畸形(cerebral cavernous malformation,CCM)表现为大量毛细血管的扩张而不影响脑实质,是造成脑出血及癫痫的原因之一。在斑马鱼中已经发现存在 CCM1、CCM2 和 CCM3 的同源基因,通过基因编辑或者注射吗啉反义寡核苷酸(morpholino),敲低这些基因的表达可以造成心血管发育的畸形,在脑血管则表现为血管壁变薄,发生脑出血,与人类 CCM 的表现很相似。CCM 通路其他基因如 b-pix 和 pak2a 的突变也可以引起斑马鱼脑出血。

(4) 缺血性脑卒中:在斑马鱼中缺血性脑卒中(ischemic stroke)模型的建立远远落后于脑出血模型。科研人员已经利用斑马鱼建立了一个缺氧 - 缺血损伤的模型,并在此模型上验证了锌螯合剂的神经保护作用。除了研究缺血性脑卒中的并发症如出血、脑水肿等,也可以用斑马鱼模型研究卒中后修复的机制,如神经元的再生以及再生阶段神经元如何迁移等,以期发现新的脑卒中治疗药物。

3. 糖尿病　斑马鱼与哺乳动物胰腺结构很类似,都包含外分泌及内分泌两部分;斑马鱼与人的血糖水平也很相近(分别为 50~75mg/dl 和 100mg/dl);维持葡萄糖稳态的机制与人很相似,因此可以利用斑马鱼建立糖尿病模型及筛选抗糖尿病药物,还可以利用斑马鱼研究胰岛 β 细胞的新生、胰腺的发育与再生等。建立斑马鱼高血糖模型十分简单,即在养鱼水中加入葡萄糖。在这一模型中可以观察到糖尿病引起的视网膜、心血管及肾脏的并发症。

利用 $Tg(ins:CFP\text{-}NTR)$ 转基因鱼可以研究 β 细胞再生的机制。在该转基因鱼中,胰岛素基因启动子调控胰岛 β 细胞特异性表达 NTR,可以将无毒的甲硝唑(metronidazole,MTZ)转化为有毒的物质,杀死 β 细胞。去除 MTZ 后,β 细胞可以发生再生。利用这一系统,可以寻找促进斑马鱼 β 细胞再生的化合物。通过此方法发现了促进 β 细胞再生的药物 5'-N- 乙基酰胺基腺苷 (5'-N-ethylcarboxamidoadenosine,NECA),并已经在小鼠上验证了其促 β 细胞再生的作用。

4. 神经精神疾病　斑马鱼和啮齿类及人类在大脑的整体结构、神经解剖特性及细胞学形态等都有很大的相似性。斑马鱼的主要神经递质系统,包括神经递质及其受体、合成及代谢所需的酶等都与人类和啮齿类很相似。谷氨酸(glutamate)、γ- 氨基丁酸(GABA)、乙酰胆碱(acetylcholine)、多巴胺(dopamine)、5- 羟色胺(5-HT)、去甲肾上腺素(noradrenaline)和组胺(histamine)等神经递质在斑马鱼和哺乳动物大脑中的时空分布很相似。斑马鱼对于主要的神经精神药物如精神兴奋剂、乙醇、抗焦虑药、抗抑郁药、抗精神病药等都是敏感的。成年斑马鱼具有认知、奖励、社会行为等相关的复杂行为,这些行为学表型在斑马鱼和哺乳动物非常保守,越来越多的实验开始利用斑马鱼模型研究行为学表型。斑马鱼透明的胚胎使研究人员借助荧光标记以及先进的成像技术,可以在单细胞水平实时动态观察斑马鱼神经系统的活动如神经递质的释放、针对不同外界刺激的大脑不同区域的激活等。

戊四唑(pentylenetetrazole,PTZ)可以在斑马鱼胚胎和成鱼中诱发癫痫,除此之外,多种在哺乳动物中诱发癫痫的药物也可以在斑马鱼中起同样的作用。PTZ 诱发的癫痫可以被已知的抗癫痫药物抑制,这一模疾病型已经被用来进行新型抗癫痫药物的筛选。

通过转基因,注射 β 淀粉样蛋白以及东莨菪碱(scopolamine)诱发一过性健忘,可以在斑马鱼中复制人类阿尔茨海默病的表型,用于阿尔茨海默病相关发病机制及药物筛选。除此之外,利用斑马鱼还可以构建帕金森病模型和抑郁模型,研究其发病机制及寻找新的药物。

5. 心血管疾病　虽然斑马鱼只有一个心房和一个心室,循环系统与哺乳动物有较大区别,但某些心血管系统的特性较啮齿类动物与人类更为接近。例如,小鼠的心率范围在 300~600,而斑马鱼的心率为 120~180,更加接近人类的心率(60~100)。人和斑马鱼心脏收缩及心脏节律产生的机制很相似,因此斑马鱼的基因突变也可以用于研究人心脏病相关基因的功能。通过正向遗传学发现了许多与心脏收缩与心脏节律相关的基因。

（1）心脏再生：斑马鱼也是很好的研究心脏再生的模型。成年哺乳动物的心肌细胞没有增殖能力，在心肌梗死等发生之后，只能依靠成纤维细胞的增殖修复损伤，而成年斑马鱼在被切除多达 20% 心脏体积的心尖部位后，可以完全再生。在心脏被冻伤后，也可以完全再生。通过对分子机制的研究，发现了多种斑马鱼心脏再生的分子及细胞机制。研究斑马鱼心脏再生的机制有助于发现针对心肌梗死或心力衰竭的新的药物或药物靶标。

（2）动脉粥样硬化：斑马鱼的脂质组成及代谢与人类极为相似。ApoA、ApoB、ApoC 和 ApoE 等主要的载脂蛋白在斑马鱼都存在，而且与人类的同源性极高。斑马鱼的血清中同样存在高密度脂蛋白（high-density lipoprotein，HDL）、低密度脂蛋白（low-density lipoprotein，LDL）和极低密度脂蛋白（very low-density lipoprotein，VLDL），脂代谢相关的关键酶也在斑马鱼中有表达。与人胆固醇酯转移蛋白（cholesterol ester transfer protein）同源的 *Cetp* 也在斑马鱼中表达，并且其活性在高胆固醇血症时增高，而在啮齿类动物中没有这个基因的表达，因此在脂质代谢中，斑马鱼可能较啮齿类更接近于人类。目前利用高胆固醇饮食已经建立了高胆固醇血症的斑马鱼模型，可以模拟人动脉粥样硬化发生早期阶段的改变。高胆固醇饮食后 5 天即可观察到血管损伤和胆固醇酯的沉积，同时也可以观察到巨噬细胞的沉积、脂蛋白的氧化增加、磷脂酶 A2 活性增加、内皮细胞排列紊乱等现象。氧化低密度脂蛋白（OxLDL）在人和其他哺乳动物中都是明确的致动脉粥样硬化因素。在高胆固醇喂养的斑马鱼中观察到氧化的胆固醇酯（cholesteryl ester，OxCE）升高 70 多倍，提示有明显的脂蛋白氧化。OxCE 是促炎症及促粥样硬化因子，因此斑马鱼模型是研究动脉粥样硬化发生过程中炎症反应的良好模型。

除了以上列出的几大类疾病，斑马鱼还可以应用于肾病、传染病、肝损伤、肠道疾病、急性肾损伤、视网膜退行性变等模型的构建。

二、斑马鱼在化学小分子药物研发中的应用

进行小分子药物的筛选一般有两种策略：针对靶标的筛选和基于表型的筛选。针对靶标的筛选，是指筛选的标准是观察药物对某一特定分子靶标的活性情况；基于表型的筛选，是通过观察给药后的表型改变发现有效的化合物，而不局限于特定的靶标。基于表型的筛选可以在靶标未知的情况下筛选出有效的药物，不受预设靶标的限制，可以筛选出通过作用于多种靶标共同发挥作用的药物，因为是在整体水平具有抑制疾病表型的作用，发现的药物成功率较高。在同一筛选过程中，除了筛选到有效的药物还可以观察到其他的表型如毒性作用等。基于表型的药物筛选虽然在总的药物筛选中所占比例远低于针对靶标的筛选，但是在 1999~2008 年，最终成药的首创药物有 62% 来自基于表型的药物筛选，因此越来越受到重视。

第一个利用斑马鱼进行化学小分子的筛选始于 2000 年，Peterson 等人利用斑马鱼筛选了 1 100 余个合成的化学小分子，检验它们对发育的作用，发现了作用于胚胎形成，以及影响中枢神经系统、循环系统、耳的发育的小分子。Gutierrez 等人利用斑马鱼模型筛选治疗 T 细胞急性淋巴细胞白血病（T-ALL）的药物，发现已被 FDA 批准的抗精神病药奋乃静（perphenazine）可以促进淋巴细胞凋亡。此外，White 等人利用斑马鱼的黑色素瘤模型进行筛选，发现 FDA 批准的抗关节炎药物来氟米特（leflunomide）可能用于黑色素瘤的治疗。表 11-2 中列举了部分利用斑马鱼进行的化学小分子筛选。

表 11-2 在斑马鱼中进行的部分小分子化合物筛选

作用目标	斑马鱼基因型	观察的表型	筛选到的化合物
造血	野生型	干细胞标记物表达	前列腺素生成通路的分子
白细胞迁移	$Tg(zlyz:EGFP)$	白细胞迁移到伤口部位	WIN, AA-861
血管新生	$Tg(VEGFR2:GRCFP)$	荧光标记血管的转基因斑马鱼的血管形态	SU4312, AG1478, IRO
脑出血	fn40a 突变体	脑出血胚胎比例	咪康唑（miconazole）
细胞分化	$pax6b:GFP$	荧光标记细胞的数量	DSF, MPA, 酒石酸左洛啡烷（levallorphan tartrate）, esculin monohydrate, 依匹唑（epirizole）, 磺胺酸锌（sulfanilate zinc）
氰化物毒性	野生型	存活率	核黄素（riboflavin）
耳毒性	野生型	存活毛细胞数量	PROTO-1, PROTO-2
白血病	$rag2:MYC-ER;rag2:dsRed2$	表达 MYC 的胸腺细胞的死亡	奋乃静（perphenazine, PPZ）
白血病	$lck:EGFP$	胸腺中荧光标记 T 细胞的数量	lenaldekar（LDK）
白血病	$Tg(hsp70:AML1-ETO)$	原位杂交检测 $gata1$ 的表达	毒鱼藤素（rotenone）, nimesulide, dicumarol
肿瘤产生	$Tg(fabp10a:pt-\beta-cat)$	肝脏大小	阿米替林（amitriptyline）, 帕罗西汀（paroxetine）

（一）斑马鱼作为筛选模型的优势

1. **可观察整体水平的表型** 与培养的细胞相比,可以观察整体水平的表型,如疼痛、镇静、肿瘤迁移、血管张力、肠道运动等,这些与临床相关的表型不可能在培养的细胞中展示。

2. **可早期发现药物毒性** 在斑马鱼模型中易于体现药物的吸收、分布、代谢、排泄、毒性等药代动力学特征。斑马鱼的幼鱼具有功能性的肝、肾、血脑屏障等,药物只有可以被正常吸收、达到作用部位,且不被过快代谢或排泄才能产生表型。药物的毒性在斑马鱼易于被发现,可以及时剔除不适合成药的小分子,为尽快过渡到临床试验提供了省时间、低成本的方法。

3. **成本低廉** 斑马鱼养殖条件比较简单,每一对成年斑马鱼一次可以产卵 200~300 个,饲养少量成鱼即可一次性获得大量胚胎用于药物筛选;胚胎体积小,可以利用培养板进行筛选,节省空间及药物的使用。

4. **易于观察斑马鱼的发育状况** 斑马鱼胚胎在体外发育,抑制色素产生后可以很容易地在体视显微镜下观察斑马鱼的发育状况。

5. **体现药物的整体作用** 药物作用于斑马鱼整体,可以体现药物经过整体动物中一系列各种反应后的综合作用,而药物作用于细胞,只能作用于某一细胞系具有的特定信号通路。利用斑马鱼整体动物进行筛选,体现的是多种信号通路、多种细胞之间相互作用及细胞与其所处微环境相互作用等多方面共同作用的最终结果。

因此,斑马鱼是介于培养细胞筛选和啮齿类动物筛选之间的良好筛选模型。

(二)斑马鱼作为人类疾病药物筛选模型的可行性

1. 靶标　目前已经获得斑马鱼基因组的全序列,与人类基因组有 87% 的同源性,预计有 70% 以上的蛋白质(80% 以上的致病蛋白)在斑马鱼中可以找到种间同源基因。全球处方量前十名的药物的蛋白靶标在人和斑马鱼蛋白质的同源性范围介于 54%(糖皮质激素受体)~91%(甲状腺素受体),而实际上由于作为药物靶标的酶、受体、通道等的活性位点保守性更强,因此同源性会更高。例如,糖皮质激素受体,整个蛋白质的同源性为 50% 左右,而在带有配体结合位点的 C 端的蛋白质同源性达到 74%,而功能性结构域的保守性达到 100%。

2. 生理　与酵母、秀丽隐杆线虫、果蝇等不同,斑马鱼具有可辨认的器官。虽然水生的斑马鱼在某些生理功能上与人有较大差异,但是多数斑马鱼器官与人类器官行使同样的功能,生理学上具有极强的保守性。例如,斑马鱼的胰腺中同样有胰岛,同样是由 α、β、δ 等细胞组成,同样通过分泌胰高血糖素、胰岛素、生长抑素、胃促生长素等调节葡萄糖的稳态,各类调节血糖的药物对斑马鱼也有同样的作用。而人类的心脏电生理与啮齿类动物相比与斑马鱼更相似。

3. 药理　由于斑马鱼的药物筛选开展较晚,目前还没有充足的数据表明通过斑马鱼筛选获得的药物能有多大比例应用于人类,但是多数实验室的结果表明,在药理学上斑马鱼和人的保守性还是较高的。有报道临床上针对心脏收缩及血管舒缩的药物在斑马鱼上也表现出同样的作用。心脏毒性反应在人和斑马鱼是相似的,有研究发现,23 种造成人 Q-T 间期延长的药物中,有 22 种在斑马鱼中引起同样的反应。在针对细胞周期的药物的筛选中,50%~70% 的小分子药物在斑马鱼中的作用与哺乳动物细胞筛选的结果一致。遗传学上的相似性及对药物反应的相似性使斑马鱼成为一个很好的筛选临床新药物的模式动物。

4. 药物的分布、代谢与排泄　斑马鱼和人相比,小分子药物不仅在药效方面近似,药物 - 药物的相互作用也是相似的,药物的分布、代谢与排泄也可以通过斑马鱼了解。

(三)利用斑马鱼进行小分子药物的高通量筛选

1. 先进行一批小规模的筛选(少量的胚胎和药物)作为预实验,确定各种筛选参数,包括培养板的样式、药物的浓度、处理的时间、每孔中胚胎的数量,加药、撤药及效果观察的时间点等。

2. 确定以上参数后,一次性获得大量胚胎,将正常发育的活胚胎分配到透明的培养板中,目前最常用的是 96 孔板。利用自动加样系统可以向培养板中自动加入鱼卵以及药物。一般来说,经常在受精 6 小时后加入,加药后 24 小时内将药物洗脱以避免对胚胎的毒性。药物的浓度通常在 1~100μmol/L,10μmol/L 或 20μmol/L 是最常用的起始浓度。药物处理后一段时间,即可观察表型的改变,包括外观形态的异常以及通过观察荧光标记的特定细胞(如通过荧光标记血管内皮细胞观察血管的发育情况)或通过原位杂交等方法检测的其他表型的改变。

3. 对第一轮发现有作用的药物进行验证,这一步通常对候选药物进行不同浓度的实验,验证其作用是否是剂量依赖的,并找到其最适浓度,随后研究这些化合物作用的机制及靶标。此外,还可以用遗传学、分子生物学手段,通过微阵列(microarray)、RT-PCR 或原位杂交等技术检验药物引起的分子改变,随后利用转基因或基因敲除等手段观察是否可以重现小分子药物处理引起的表型,从而验证药物作用的分子机制。

（四）斑马鱼作为模式动物在小分子药物筛选中的局限性

1. 将挑选后的斑马鱼胚胎分装到培养板中，这一过程之前是由人工完成的，是高通量筛选流程的瓶颈。目前，已经有研究人员开发了名为 ZebraFactor 的装置，可以自动去除死胚胎并将胚胎分装到多孔培养板的孔中。

2. 另一个利用斑马鱼进行小分子药物筛选的另一局限性来自化合物的水溶性。化合物需要很好地溶解在水中，并通过斑马鱼的皮肤或鳃吸收，所以水溶性不好的化合物不能通过斑马鱼筛选体现出它的功能。例如，已知对人的心脏有副作用的药物在斑马鱼筛选时出现了几个假阴性药物，原因是斑马鱼对这几个药物吸收不好，而通过微注射将这几个药物注射到斑马鱼体内则产生了效果。所以在考虑药物文库的选择时，药物的亲水性是很重要的因素。

3. 药物筛选也受斑马鱼发育阶段的影响。幼鱼及成鱼外皮细胞通透性不如胚胎期外皮细胞。胚胎期药物通过皮肤吸收，而幼鱼及成鱼会通过鳃吸收，进而药物的代谢会有差别。在不同的发育阶段，药物在体内分布的不同以及药物所处细胞环境的不同可能会导致药物的不同活性，进而出现不同的结果。未来的筛选可能需要更多的药效学及药代动力学的深入研究。

4. 利用斑马鱼进行小分子药物的筛选经常是以荧光的观察作为指标，因此高效、自动、高内涵的荧光采集手段是小分子筛选的成功保障。可检测荧光的组织深度有限，大规模筛选中斑马鱼在培养板中位置随机、头尾方向随机，因此在不同培养孔之间荧光强度的对比容易造成误差。对于自动荧光采集而言，可检测荧光的组织深度、斑马鱼胚胎最适合成像的位置、图像采集需要的时间都是目前制约自动大规模图像采集及分析的因素。未来技术的发展不仅将提高效率，将研究人员从烦琐的手工操作中解放出来，也会减少由于人在操作中的主观因素造成的错误。

5. 由于给药比较困难，在幼鱼及成年斑马鱼中进行大规模的筛选仍然充满挑战。将药物溶解在饲养水中导致药物用量大，成本较高；如果对成鱼直接给药通常需要麻醉，同时利用创伤性的手段，如眼球后注射、腹腔注射、灌胃等，限制了大规模筛选的进行。因此，目前利用斑马鱼进行大规模药物筛选仍然比较困难。

6. 对于药物实际作用量的估计仍然是斑马鱼作为药物筛选模型的难题。虽然可以将药物精确地加入到饲养斑马鱼的水中，但斑马鱼最终吸收的量很难估计。啮齿类及其他哺乳动物可以通过抽血或组织提取物精确测量血液或组织中的药物浓度，但对于斑马鱼来说比较困难，尤其是高通量的测量。因此，由于药物吸收不好会造成斑马鱼药物筛选中的假阴性结果。

7. 为了进行高通量筛选，大多数利用斑马鱼胚胎进行，因此，针对衰老或者获得性免疫系统的药物不适于利用斑马鱼模型进行大规模筛选。一些组织或器官在斑马鱼中不存在，如肺、乳腺、前列腺等，因此斑马鱼也不被用于针对这些器官的疾病模型构建及药物筛选。

8. 肝脏中药物代谢有关的关键酶如 CYP450 在斑马鱼中的功能等尚不明确，因此斑马鱼与人药物代谢的相似性尚不清楚。

实例 1：利用 fn40a 突变体筛选抗脑出血药物

下面简单介绍一下利用 fn40a 突变体筛选抗脑出血药物的操作步骤（图 11-2），利用此方法进行调整可用于斑马鱼多数的药物筛选实验。

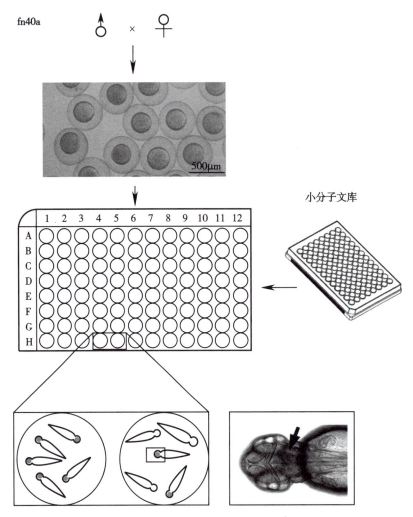

图 11-2　利用斑马鱼 fn40a 突变体筛选抗脑出血药物的流程

fn40a 是经过 ENU 筛选出的斑马鱼突变体,表型为受精后第 2 天脑部出血,受精后第 4 天左右脑出血被吸收,纯合突变体可以正常生长,并且不影响其繁殖。除了脑部血管破裂、出血以外,还表现出炎性细胞浸润等表型,这些特征与人出血性脑卒中一致。目前脑出血没有很好的药物治疗方式,除了手术移除血块外只能对症治疗。利用 fn40a 突变体作为模型有望筛选预防、治疗脑出血的药物。

筛选步骤:

(1) fn40a 突变体斑马鱼随机交配后,选取脑出血表型明显的胚胎养至成鱼,再随机交配,两轮筛选后选择所产胚胎脑出血较明显、出血率达到 100% 的成鱼进行下面实验。

(2) 成鱼交配产卵后,将所产胚胎混合,分装到每孔盛有 100μl E3 溶液的 96 孔板中,每孔 5 个胚胎。受精后 6 小时将小分子药物加入 96 孔板中,终浓度为 10μmol/L,每种药物三个复孔,受精后 24 小时换成正常 E3 溶液继续培养。受精后 48 小时观察出血情况,出血率在 50% 以下且出血面积减少的判定药物有效。

(3) 将首次筛选有效的药物重复以上实验,两次实验均有抑制出血效果的进入下一阶段。

(4) 在 6 孔板中每孔放入胚胎 30~35 个,加入 E3 溶液 6ml,药物浓度从 1~40μmol/L,寻找抑制脑出血的最适药物浓度,验证是否有浓度依赖性的作用,以及药物的毒性,剔除对胚胎发育有明显毒性作用的小分子药物。

经过几轮筛选,发现咪康唑(miconazole)具有剂量依赖地抗 fn40a 斑马鱼脑出血的作用,且无明显的毒性。随后,进一步分析了咪康唑作用的机制,发现咪康唑可以通过抑制 MMP-9 的激活抑制血管破裂,而且在尿激酶诱发的肠系膜动脉出血模型中,咪康唑可以通过相同的机制抑制肠系膜出血。目前正在探索在大鼠的脑卒中模型中咪康唑是否也有此作用,以及筛选咪康唑的衍生物,希望发现作用更强、副作用更少的化合物。

(朱小君　熊敬维)

第二节　啮齿类动物疾病模型的构建

啮齿类动物,特别是大鼠、小鼠,是生物医学研究中最为常见的模式动物,在病理研究、寻找药物靶标和测试新药中都有广泛的应用。它们作为动物模型的优点是:哺乳动物基因组与人类的基因组相似度高;个体小,繁殖快,饲养成本低;品系遗传背景清晰,且可以获得稳定的基因高度纯合的群体;转基因和基因敲除遗传技术成熟,包括高效基因组编辑技术等。

建立啮齿类动物疾病模型的方法很多,下面以小鼠为例,介绍几种常用的方法。

一、自发突变

小鼠有许多带有自发突变的品系。1950 年,Ingalls 等人在小鼠中发现了一个与肥胖相关的隐性突变群(colony),他们将这个突变命名为 ob(obesity,肥胖),并将它引入 C57BL/6J 小鼠中,得到了 *ob/ob* 小鼠。这些小鼠食欲过于旺盛,导致体重迅速增加,成年后体重可达 90g,是同龄正常小鼠的 3 倍,空腹血糖水平在两个月龄时有短暂升高,并伴随有高胰岛素和胰岛素抵抗。直到 1994 年才发现造成 *ob/ob* 小鼠肥胖的原因是 6 号染色体上的瘦素(leptin)基因发生了突变。瘦素由脂肪细胞分泌,作用于下丘脑,控制饮食的摄入和能量代谢。1966 年,Douglas Coleman 报道了在 C57BL/KsJ 群体中的另一个隐形突变,与 *ob/ob* 小鼠的表型非常相似,除了体重增加以外,这些小鼠还有明显的高血糖、高胰岛素和胰岛素抵抗等 2 型糖尿病的症状,因此被称为 *db/db* 小鼠,也就是糖尿病(diabetes)的缩写。*db/db* 小鼠突变的基因是瘦素受体(leptin receptor)。*ob/ob* 和 *db/db* 这两个自发突变的小鼠品系揭示了瘦素 / 瘦素受体信号通路在调节机体能量代谢中的重要作用。同时它们也成为人们研究代谢综合征,特别是 2 型糖尿病的重要动物模型。

其他的自发突变品系还有重症联合免疫缺陷病(severe combined immunodeficiency,SCID)小鼠、非肥胖型糖尿病(non-obese diabetic,NOD)小鼠、侏儒症(dwarf,dw)小鼠、肌萎缩症(dystrophia muscularis,dy)小鼠等。大鼠中也有自发高血压大鼠(spontaneously hypertensive rats,SHR),瘦素受体突变的 Zucker 大鼠(fatty,fa),Zucker 封闭群中出现的患有糖尿病的大鼠(Zucker diabetic fatty rats,ZDF),由声音刺激可引发癫痫症的大鼠(audiogenic seizure rats)等。

二、人为诱发

人们也可以通过各种实验手段,在不直接引入基因突变的情况下,获得多种疾病模型。主要的实验手段如下:

(一) 饮食诱导

可以通过给小鼠饲喂高糖、高脂、高胆固醇、高胆酸等多种饲料,诱发代谢疾病。这些饮食有固定明确的组分,实验的重复性好。也有所谓的"食堂餐饲料"(cafeteria diet),即给予动物人类的高糖、高盐、高脂等食物,如糖果、饼干、蛋糕、巧克力等,动物可以根据自己的喜好随意采食。这样的饲料组成更好地模拟了人类不健康的饮食习惯,有利于观察由此造成的代谢紊乱的发生发展。缺点是食物的组分不确定,而且每个动物的采食喜好不同,可能影响实验结果的可重复性。

(二) 药物诱导

药物可以直接引起动物特定细胞组织的损伤,如利用链佐星(streptozocin,STZ)制作糖尿病模型。使用不同剂量或频次的 STZ,对于胰岛 β 细胞的损伤程度不同,因而可以制作 1 型或 2 型糖尿病模型。给小鼠使用脱氧皮质酮(11-deoxycorticosterone,DOC)可以引起显著的钠水潴留,造成组织水肿并引发高血压。在小鼠的饮水中加入氧化偶氮甲烷(azoxymethane,AOM)联合葡聚糖硫酸钠(dextran sodium sulpate,DSS),则可诱发肠炎,用来制作直肠癌的模型。

(三) 手术建模

手术建模的方法很多,例如,可以通过结扎肾动脉造成肾脏缺血并释放肾素,从而引发高血压;或者同时切除一侧的肾脏或喂食高盐饮食,加速模型的建立并保证成功率。在心脏功能研究中,通过主动脉缩窄术(aortic constriction)造成心脏后负荷增加,可以制作心肌肥厚或心力衰竭的模型。而通过短暂的阻断冠状动脉可以模拟心肌梗死中缺血再灌注对于心肌细胞的损伤。同样的操作可以用于脑、肝脏、肾脏等,模拟卒中、休克、动脉粥样硬化等疾病对于这些主要脏器的伤害。通过手术的方法建立动物模型对于实验人员的技术要求较高,手术操作熟练稳定才能保证模型有效和可重复。

(四) 其他方法

还有一些利用特殊设备制作动物模型的方法,如将动物放置在低压氧舱中,可以模拟缺氧、高山反应等条件,研究机体的生理变化;将动物放置在吸烟舱中,可以研究烟草中尼古丁的毒害作用;还有各种安装了机关的行为学装置,用于研究认知学习、药物成瘾等生理机制。

三、基因随机突变

在研究基因功能时,人们最早是利用随机突变的方法诱导基因的改变,观察动物的表型变化,然后再去寻找导致某种表型突变的基因即正向遗传学(forward genetics)。现在,人们利用随机突变的方法来高通量地引入突变,并筛选突变表型和突变基因。诱导随机突变的主要方法介绍如下:

(一) 乙基亚硝基脲诱导

在使用乙基亚硝基脲(ENU)之前,人们通常是利用射线来诱导小鼠突变的发生。但是射线的辐射剂量不好控制,剂量过大造成小鼠死亡或不育,过小又会使突变发生的频率太低。另外,射线也经常会引起大片段的染色体缺失或异位,之后很难确定到底是哪个基因的作用。

给予雄性小鼠 ENU 后可以在其精子中引起 $A \to T$、$AT \to GC$、$GC \to AT$ 的碱基置换,平均每 1~2Mbp 可能出现一个点突变,平均每 700 个配子就有一个突变的配子。这个突变率是自发突变的 200 倍,是 X 射线照射引发突变的 12 倍。更重要的是,由于碱基置换造成的突变对于整个基因组的稳定性影响非常小,而且是点突变,因此更容易确定发生了突变的基因。

（二）病毒转染

1976 年,Rodolf Jaenisch 首先报告了通过莫洛尼氏鼠白血病病毒（Moloney murine leukemia virus,M-MLV）感染小鼠 4—8 细胞期的胚胎获得的带有病毒的小鼠模型,这些带有病毒 DNA 的小鼠与野生型小鼠杂交后,有约 50% 后代的基因组中可以检测到病毒 DNA。使用逆转录病毒感染小鼠胚胎,病毒 DNA 会随机整合到小鼠的基因组中,并造成基因突变。可以通过寻找病毒 DNA 序列的整合位点来找出造成突变表型的相应突变基因。这个方法的缺点是病毒对于整合进入的基因组序列是有偏好的,使得一些位点成为突变的“热点”,而另一些位点可能很难被触及。

（三）转座子

转座子（transposon）是在基因组中可移动的 DNA 序列。它们在转座酶的作用下,可以从基因组中的一个位置中剪切出来,插入到基因组的另一个位置上。在哺乳动物细胞或者胚胎中最有效和常用的转座子系统是 PiggyBac（PB）和 Sleeping Beauty（SB）。PB 转座子系统包括 PB 元件和转座酶。将带有 PB 元件和转座酶的质粒分别制作两个转基因小鼠品系。一个表达 PB 元件,一个表达 PB 转座酶,每个品系各自的基因组都没有转座发生。两个品系杂交后,得到的双转基因小鼠在诱导下,PB 转座酶得以表达,并促进转座片段从 PB 元件上切出,随机插入小鼠的基因组中。后续通过对表型的观察,并利用 PB 元件上插入的标记 DNA 片段可以找到与表型相关的被破坏的基因,从而建立基因与表型的关系,明确基因的功能。与 PB 相比,SB 转座子系统的转座更易于发生在邻近的位置,同时在切出时,在原位上会留下 C、A、G 三个碱基,这都限制了 SB 在实际中的应用。另外,也有报道指出,PB 的转座活性高于 SB。

（四）基因捕获

基因捕获（gene trapping）最早是用于研究基因的表达模式。基因捕获载体中报告基因（reporter gene）的表达受到内源基因的启动子等调控,其表达特点也就反映了内源基因的表达状况。由于报告基因的引入,经常造成内源基因表达的破坏,因此人们进一步改造基因捕获载体,使它更适合用来造成内源基因的突变和失活。

基因捕获载体通常包括一个报告基因的编码序列,其上游是 mRNA 剪切的受体序列（splice acceptor,SA）,下游是转录终止的 polyA 信号。这样一个元件如果整合在一个基因的内含子中,就会使这个基因的转录终止于报告基因之后,而 mRNA 的剪切将从这个内含子上游的外显子直接拼接到捕获载体的报告基因上。这个新的 mRNA 转录本包括部分内源基因编码序列和报告基因的编码序列,因此编码的是一个融合蛋白。内源基因的正常表达因此受到破坏。研究带有基因捕获载体的转基因小鼠的表型,发现突变表型之后,可以通过报告基因的序列找到与之融合的内源基因的编码序列,即为被破坏的基因。目前利用基因捕获载体已经建立了大量的小鼠胚胎干细胞（embryonic stem cell,ES cell）系,可以用于高通量的基因敲除小鼠的建立和表型研究。

四、过表达的转基因小鼠

除了对于基因组的随机突变,如果我们希望了解某个特定基因的功能,可以首先制作一个过表达该基因的转基因小鼠。1980—1981 年,先后有多个实验室成功地通过原核注射将外源 DNA 导入小鼠胚胎中,并获得种系传递。1982 年,Palmiter 等人报道了利用这一方法构建了过表达大鼠生长激素基因的小鼠,G0 小鼠的表达水平各不相同,其中几个转基因小鼠的生长速度明显高于野生型小鼠。过表达转基因小鼠制作方法相对简单,是在体研究基因功能非常常用的方法。

(一) 转基因载体

制作过表达的转基因小鼠第一步是构建过表达载体。转基因载体通常包括以下主要元件:

(1) 启动子:限定外源基因表达的时间、位置及强度。启动子的作用可以通过增强子元件来进一步调节。

(2) 外源基因编码序列:所要表达的特定基因,称为外源基因。外源基因的编码序列(cDNA)可以是其正常的野生型的编码序列,也可以是带有点突变的或者是只编码部分蛋白质截短体的序列。在外源基因编码序列的上下游还可以加入编码标签肽段,如 FLAG、HA 等序列。

(3) polyA 信号:使转录终止。

(4) mRNA 拼接信号:有研究表明,加入一个或两三个内含子和 mRNA 拼接信号可以促进外源基因的翻译。

(5) 其他调控元件:由于转基因载体是随机整合到小鼠基因组中的,外源基因的表达可能会受到插入位点附近 DNA 序列的影响。为了使外源基因可以稳定高效地表达,在表达载体上可以加入绝缘子(insulator)元件,使转基因载体的启动子活性不受插入位点的干扰,可以极大地提高构建过表达转基因小鼠的成功率。

构建好了过表达载体,将载体通过显微注射注入小鼠受精卵的原核中,载体 DNA 可能整合到小鼠基因组中。出生后的小鼠通过基因型鉴定找到带有转基因的个体,并通过杂交确认外源转基因可以正常传递给子代。还需要通过蛋白质印迹法进一步确认外源基因的表达以及表达水平。

(二) 细菌人工染色体

有些基因在一些病理条件下表达水平会发生改变,而外源的启动子不能模拟出这种对于病理变化的响应。为了更接近与内源基因的表达调控状态,构建转基因载体时,需要包含尽可能多的调控元件,而普通的转基因载体使用质粒作为骨架,不能容纳很多的 DNA 序列。这时可以使用细菌人工染色体(bacteria artificial chromosome,BAC)作为载体骨架来构建转基因载体。BAC 载体可以容纳 100~300kb 的 DNA 序列,而且因为包含了很多内源的调控元件,因此表达不太会受到插入位点的影响。构建 BAC 载体时,通常是包括了整个基因(外显子和内含子)以及上下游各约 50kb 的序列。也可以用报告基因替代内源基因的编码区域,直接研究该内源基因的表达调控。

(三) 宽容位点

在制作转基因小鼠的过程中,人们发现将外源基因插入到一些基因座位中,外源基因的表达非常稳定,并将这些位点称为宽容位点(permissive loci),包括 *Rosa26*、*Hprt1*、*Hipp1* 和 *Cd6* 等,其中最常用的是 *Rosa26*。*Rosa26* 基因在发育的各个阶段以及各种细胞中都有活跃的转录。但是这个基因的功能并不清楚,而且似乎被破坏之后也不影响细胞或者机体的功能。人们通常在 *Rosa26* 的第一个内含子中插入外源基因,以保证外源基因的稳定表达。对于其他宽容位点的使用报道较少。其中,*Hprt1* 位于 X 染色体上,在雌鼠中可能被随机失活,使它的应用受到限制,而其他两个位点还需要更多实验进一步验证。需要指出的是,无论使用哪个位点,将外源基因插入基因组中指定的位置都是对于基因组的定点修饰。因此,使用宽容位点需要用到定点整合(targeted insertion)的方法,这将在下文中做详细介绍。

(四)可诱导的过表达

有些基因的过表达可能影响胚胎的正常发育甚至造成胚胎死亡,或者某些基因在体内的表达比较广泛,但需要研究它们在特定组织或发育阶段的表型时,又没有完全符合条件的在时间和空间上准确地调控基因表达的启动子,这时可以使用可诱导的过表达载体,使外源基因的表达可以通过某种因子加以控制。常用的有四环素诱导系统(tetracycline inducible system,Tet system)。四环素诱导系统利用了大肠埃希菌中四环素抗性基因的操纵子。在没有四环素时,由于四环素阻遏蛋白(TetR)结合在四环素抗性基因启动子的操纵子(TetO)上,使得四环素抗性基因的表达受到抑制。在有四环素时,四环素与 TetR 结合并使之发生构象改变,不再能结合 TetO,阻遏作用解除,四环素抗性基因得以表达。人们将 TetR 与单纯疱疹病毒(herpes simplex virus,HSV)VP16 蛋白的激活域(activating domain)组成融合蛋白,成为新的转录因子 tTA,同时构建了一个包含有多个 TetO 的启动子。这样的系统称为 Tet Off 系统,因为在有四环素或其类似物的时候,tTA 与四环素及其类似物结合,不能结合启动子上的 TetO,因而不能激活转录。后来又有了 rtTA,其作用机制与 tTA 相反,rtTA 结合了四环素或其类似物后才能结合 DNA 序列,激活基因的转录,这个系统称为 Tet On 系统。使用 Tet 系统,需要构建两个转基因小鼠,一个是表达 tTA 或 rtTA 的小鼠,一个是表达在 TetO 控制下的目的基因的小鼠。这两个品系的小鼠杂交之后得到的双转基因小鼠,可以通过在饮水中添加或撤除四环素或其类似物有效地调节目的基因的表达。

另一个经常用到的可诱导系统是 Cre-loxP 系统,将在后文中详细介绍。

五、定点引入突变——基因的敲除和 / 或敲入

利用 ENU 或基因捕获载体等随机突变的方法获得的基因敲除小鼠,因为缺乏针对性,后期对于动物表型的观察和目的基因的鉴定都有很大工作量。另外,这些随机突变的个体,都不能使内源基因产生特定的点突变,因而不能用来模拟单核苷酸多态性(single nucleotide polymorphism,SNP)对于基因功能的影响。只有对基因进行定点修饰的基因打靶技术才可以解决上述问题。

(一)嵌合体的研究和胚胎干细胞

在尝试将外源基因注射入小鼠受精卵的同时,还有一些研究者在积极尝试通过胚胎的体外融合获得嵌合体,主要是为了研究胚胎着床前的发育机制、干细胞的分化潜能,以及追踪细胞谱系。最初利用同步的胚胎细胞注射入囊胚腔,随后使用了非同步的胚胎细胞,畸胎瘤细胞(embryonic carcinoma cell,EC cell)也被用于嵌合体的制作。虽然 EC 细胞经过体外长期培养后仍具有嵌合能力,但是没有关于它们可以形成生殖细胞的报道,因此 EC 细胞并不能将它所携带的遗传信息传递下去。

1981 年,Evans 等人从正常的早期小鼠胚胎中分离获得了具有正常染色体组成的胚胎干细胞(embryonic stem cell,ES cell)。ES 细胞是真正全能性的干细胞,可以参与嵌合体中所有组织器官的发育,特别是可以进入生殖系统,形成有功能的配子。这样,在体外培养中对 ES 细胞进行基因改造,ES 细胞

就可以将它所携带的遗传变化通过它所形成的生殖细胞传递给后代。ES 细胞的建立和应用,为基因打靶技术提供了有力的工具。

(二)同源重组和基于胚胎干细胞的基因打靶

基因打靶的分子生物学基础是同源重组(homologous recombination,HR),即具有相同或相似序列的两个 DNA 分子之间遗传物质的交换。Hinnen 等人首先在酵母中利用同源序列将外源基因导入基因组中的指定位点。同时,定点插入的筛选标记基因破坏了靶基因的表达,达到了敲除的效果。1986 年,Thomas 和 Capecchi 在哺乳动物细胞中,通过 HR 引入了点突变,并在 1987 年将这个技术运用在 ES 细胞上。同年,Smithies 等人也成功地利用 HR 的 ES 细胞对小鼠的 *Hprt* 基因进行了修饰。至此,基因打靶在小鼠中成为可能——通过 HR 可以对 ES 细胞的基因进行定点修饰,经过改造的 ES 细胞通过形成嵌合体中的生殖细胞将所携带的基因改变传递给子代。由于这一技术的重要性,2007 年诺贝尔生理学或医学奖授予了 Mario R.Capecchi、Sir Martin J.Evans 和 Oliver Smithies,以表彰他们对于基因打靶技术建立的重要贡献。

(三)基于胚胎干细胞的基因打靶技术的发展

传统的基因打靶技术造成基因的全身敲除,对于研究基因的功能还存在一些缺陷。首先,基因敲除的时间无法控制。如果基因突变造成个体发育在某一时期终止,就无法研究该基因在之后的发育过程及成年个体中的功能。其次,基因敲除在空间上也无法控制。如果一个基因在多种细胞组织中表达,全身敲除之后,则无法确定该基因在特定细胞种类中的功能。

人们采用位点特异性重组酶(site specific recrombinase,SSR)来弥补这些缺陷。SSR 可以识别特异的序列,催化 DNA 分子的断裂和重新连接,造成所识别的特异重复序列之间的 DNA 片段的缺失、插入、反转等,甚至是不同源染色体之间的异位。

在基因打靶中最广泛使用的 SSR 是 Cre,来自噬菌体。它所识别的序列称为 loxP,由两段 13bp 反向重复序列和加在中间的一段 8bp 的间隔序列组成。在使用 Cre-loxP 系统时,首先利用常规的 ES 细胞 HR 途径,使靶基因的指定片段两侧带有 loxP 序列(flanked by loxP,floxed)。然后将 floxed 小鼠与过表达 Cre 的小鼠杂交,得到同时具有 loxP 并表达 Cre 的小鼠。这时,Cre 将在它所表达的细胞中引起两段 loxP 之间的 DNA 片段的缺失或反转等。通过选择不同的启动子可以控制 Cre 表达,从而实现指定细胞种类中的基因敲除,称为条件性敲除(conditional knockout)。为了更精准地控制 Cre 表达的时机,人们在 Cre 上融合了经过改造的雌激素受体(Cre-ER)或雄激素受体(Cre-PR)。经过改造的激素受体对内源的激素识别能力很低,但是可以高效结合人工合成的激素类似物。在没有激素类似物存在时,Cre-ER 或是 Cre-PR 滞留在细胞质中。一旦结合了激素类似物,它们就会进入细胞核并发挥 SSR 的作用。这样通过给予激素类似物,就可以间接激活 Cre 的活性。另一种控制 Cre 表达时间的方式是在 Cre 的启动子中加入前文提到的 Tet system,通过给予或是撤销四环素或其类似物在转录水平上调节 Cre 的表达。这些通过诱导激活 Cre 表达或是功能的方法,称为可诱导敲除(inducible knockout)。

Cre 诱导的重组发生在 loxP 的 8 个碱基的间隔序列中。这 8 个碱基在两个 loxP 序列中的类型不同,重组的效率将不同。由于突变的 loxP 序列(如 lox5171 和 lox2272)只能和与自己相同的 loxP 序列重组,而不能和其他突变型或者野生型的 loxP 序列重组,因此当基因组序列带有不同 loxP 序列时,Cre 可以引起不同的重组结果。即使是插入的 loxP 的数目不同,也会由于随机的组合,造成不同的突变结果。这样可以增加基因修饰方式的多样性。

1994 年第一个报道利用 Cre-loxP 系统在小鼠中实现条件基因敲除,至今所建立的各种携带有 Cre 基因的工具鼠已经超过 1 000 个品系,它们具有不同的组织特异性,有些还可以通过配体或是药物诱导,为利用 Cre-loxP 系统及在时间上和空间上精确地对基因组进行编辑提供了方便。

除了 Cre-loxP 系统,其他 SSR 体系还有来自酵母的 Flp-FRT,来自噬菌体的 Dre-rox 和 φC31-attB/attP 等,但它们的应用不如 Cre-loxP 系统广泛,可供选择的工具鼠较少。两个 SSR 系统同时使用,例如如果小鼠的靶基因同时带有 loxP 和 FRT 序列,通过和 Cre 或是 Flp 小鼠杂交,可以增加基因组编辑方式的多样性。

六、利用位点特异性内切酶编辑小鼠基因组

基于 HR 的 ES 细胞途径使得对于小鼠基因组的精确修饰成为可能。然而,采用 ES 细胞途径周期长、费时费力、成本高。另外,在小鼠以外的其他很多物种中,甚至一些小鼠品系中,没有优良的胚胎干细胞可以利用,也就无法对这些物种的基因组进行编辑。

另一方面,HR 在除干细胞以外的其他细胞中发生的效率很低,大约是 10^{-6}。即使是在 ES 细胞中,也只有 $10^{-4} \sim 10^{-3}$ 的效率。研究发现,当 DNA 存在双链缺口,会以同源序列作为模板对于断裂的 DNA 进行修复时,这时候 HR 的效率会明显提高。另外,细胞自身的 DNA 断裂修复机制,还存在非同源重组的方式,也就是通过非同源末端连接(non-homologous end joining,NHEJ)将断开的双链接上。采用 NHEJ 修复缺口时保守性较差,接口附近会出现碱基的随机插入或丢失,从而形成突变(indel)。那么,如果靶基因的指定序列中出现 DNA 分子的断裂,通过 NHEJ 修复可以直接造成靶基因的突变;同时提供一个具有同源序列又带有所需突变的修复模板,就可以在指定序列中引入所要的突变,甚至插入报告基因。基于这个设想,在过去的几十年中,人们尝试设计合成各种核酸酶进行各种改造。经过改造的内切酶可以在指定序列上将 DNA 切开,为基因组编辑提供新方法。

(一)兆核酸酶

兆核酸酶(meganuclease),也称为归巢核酸内切酶(homing endonuclease),主要指非人工合成的、识别位点大于 12bp 的内切酶。与一般限制性内切酶相比,它们识别的位点长,但是序列的严谨性稍差。1983 年,Kostriken 等人在酵母中首先发现这种特殊的内切酶,它可以识别并切开决定交配型的基因 MAT(mating type),引起同源重组,并导致交配型的转换。人们随后利用这种内切酶在哺乳动物细胞中诱导同源重组。但是,由于兆核酸酶识别位点所限,它们并没有被广泛地用于基因打靶,第一个利用兆核酸酶制作的基因敲除小鼠品系也是到了 2013 年才制作出来。

(二)锌指酶

在指定序列上产生 DNA 缺口的内切酶应该具有两个功能,一是识别特异序列,二是将 DNA 切开。人们希望通过改造已知的蛋白质将具有这两种功能的蛋白结构域结合在一起,实现基因打靶功能。锌指酶(zinc finger nuclease,ZFN)就是这些尝试的第一个产物。ZFN 的锌指部分负责识别特异的 DNA 序列。这一功能是基于已知的一些转录因子中的锌指结构可以和 DNA 分子相互作用的特性。锌指是高等真核生物中最常见的结合 DNA 的结构,每一个锌指可以识别并结合 3 个碱基,针对靶基因的具体序列,将几个识别三碱基组合的锌指拼接在一起,就可以识别并结合十几个碱基的 DNA 序列。ZFN 中切

割 DNA 的功能来自限制性内切酶 Fok I 的酶切活性结构域。这个酶切活性结构域需要形成二聚体才能实现对 DNA 分子的切割。设计两个 ZFN 分子共同识别靶基因序列,使两个 Fok I 酶切活性结构域的单体通过识别结合靶序列聚集形成二聚体,完成对靶基因的切割。同时,两个 ZFN 所识别的靶序列长度较 ZFN 单体加倍,可以提高酶切的特异性。

使用 ZFN 制备基因敲除小鼠,只需将编码 ZFN 的 DNA 或 RNA 注射到受精卵中,利用细胞自身的系统合成 ZFN 蛋白,并完成 DNA 结合和剪切工作,就如同制备一般过表达的转基因动物一般。这样,制作基因敲除和 / 或敲入动物的工作周期明显缩短,而且在没有 ES 细胞的物种中也可以对基因组进行定点修饰。ZFN 技术出现后被首先用于制作基因敲除大鼠。随后 Carbery 等人在小鼠中也进行了尝试,在 FVB/N 中分别敲除了 *Mdr1a*、*Jag1* 和 *Notch3*,在 C57BL/6 中敲除了 *Jag1*,敲除的效率为 20%~75%。作者还发现 founder 体细胞的突变有嵌合的现象,即脚趾 DNA 和鼠尾 DNA 检测到的突变可能不同。也有的小鼠在脚趾和鼠尾中都没有突变,但是后代中却有 50% 的个体带有突变,说明生殖系统的细胞是携带了突变的。另外,在所检测的与靶序列相似的序列中,没有发现脱靶突变出现。

但是,ZFN 在使用中也暴露出很多问题。首先,有些设计的 ZFN 并不能正常工作,因此前期需要在细胞水平做大量的验证和筛选。其次,不是所有的三碱基组合都有相应的锌指结构可以识别,使靶序列的选择受到很大局限。最后,ZFN 对于靶序列的识别不是十分严谨,每个锌指的特异性还受到周围序列的影响,因而最后所得的 ZFN 的特异性变得不可预测,脱靶效应较明显,具有较强的细胞毒性。

(三) 类转录激活因子效应物核酸酶

植物病原体黄单胞杆菌(*Xanthomonas* spp.)中的类转录激活因子效应物(transcription activator-like effector,TALE)蛋白质可以识别并结合宿主 DNA 的特异序列,调节宿主的基因表达。2009 年,两个研究小组各自独立地发现了 TALE 识别靶位点 DNA 的规律。TALE 的 DNA 结合域非常独特,不同于其他已知的 DNA 结合蛋白。它是由 1.5~33.5 个串联排列的重复序列组成。每个重复单元包含 34 个氨基酸,其中的第 12 和第 13 个氨基酸多变,这两个氨基酸的组成决定了这个重复单元所识别的碱基。破解了 TALE 与 DNA 结合的密码之后,利用和 ZFN 相同的设计,在 TALE 的羧基端加上 Fok I 的核酸酶部分,就得到了一个新的具有 DNA 序列特异性的核酸内切酶,类转录激活因子效应物核酸酶(TALE nuclease,TALEN)。

TALEN 与 DNA 结合的严谨性比 ZFN 有显著提高。尤其重要的是,TALEN 的 DNA 结合域中的重复单元与靶序列的 DNA 碱基存在一对一的对应关系,并且对碱基的识别不受周围重复单元的影响,这使得 TALEN 的设计十分灵活方便。TALEN 很快被广泛应用,特别在小鼠之外的物种中,如大鼠、斑马鱼、秀丽隐杆线虫等,都成功地完成了基因打靶。这些尝试的结果表明,TALEN 的打靶效率至少与 ZFN 相当。同时,TALEN 的特异性更强,因此细胞毒性大大降低。

Sung 等人在 C57BL/6J 小鼠受精卵中注射了针对 *Pibf1* 基因的 TALEN mRNA,得到的突变个体大约占出生小鼠的 50%。注射 TALEN mRNA 浓度高(50ng/µl 对比 20ng/µl),则获得突变体占出生个体的比例较高(50ng/µl 为 76.9%;20ng/µl 为 48.7%),并且两个染色体都发生突变的个体所占的比例也明显升高。但是,注射高浓度的 TALEN mRNA 使小鼠的出生比例下降(50ng/µl,移植 243 个胚胎,出生 10 个;20ng/µl,移植 176 个,出生 39 个),说明 TALEN 还是存在一定的毒性,但是在和靶序列相近的基因组位点上,并没有发现脱靶的突变。

Y 染色体可能由于结构复杂,不能通过一般的基于 ES 细胞途径的基因打靶技术编辑它上面的基因。Wang 等人成功地利用 TALEN 首先在 ES 细胞中对 Y 染色体上的 *Sry* 和 *Uty* 基因进行修饰,包括基因的敲除和将不带启动子的 GFP 基因及嘌呤霉素筛选标记定点敲入,随后将携带有突变的 ES 细胞克隆通过嵌合体的方式制作了基因敲除和 / 或敲入小鼠。

TALEN 技术与 ZFN 相比,具有明显的优势。但是,由于存在大片段的重复序列,在构建 TALEN 质粒的时候还是有难度。为此,人们借助 Golden Gate 克隆技术、模块技术,以及基于固相的可以高效、大批合成 TALEN 质粒的技术,以克服 TALEN 质粒的构建中存在的困难。

(四) 规律成簇间隔短回文重复及关联系统

TALEN 刚刚兴起不久,一种更便捷的基因打靶技术——规律成簇间隔短回文重复及关联系统 (clustered regularly interspaced short palindromic repeats/CRISPR-associated systems,CRISPR/Cas) 出现了。CRISPR/Cas 系统存在于细菌和古细菌中。细菌将入侵的噬菌体和质粒等外源 DNA 片段整合到自己的基因组中,形成间隔区 (spacer),中间以高度重复的序列 (repeat) 隔开,组成规律成簇间隔短回文重复序列 (CRISPR)。CRISPR 序列的上游是一些核酸酶的编码基因,称为 CRISPR 关联基因 (Cas)。CRISPR 和 Cas 共同组成了一个细菌的免疫系统。当同样序列的外源 DNA 再次入侵时,细菌会依据 CRISPR 转录出前体 CRISPR RNA (pre-crRNA)。同时,还会转录出与 crRNA 中的重复序列互补的反式激活 RNA (trans-activating crRNA,tracrRNA)。Cas 和 RNase Ⅲ 核酸酶对 pre-crRNA 进行加工,成熟的 crRNA 与 tracrRNA 形成复合物,识别并结合外源核酸中与 crRNA 互补的序列,招募 Cas 核酸酶至靶标,将外源 DNA 降解。

CRISPR/Cas 系统有三个类型。其中 Ⅱ 型系统除了 CRISPR 只包含 Cas9 酶,也就是由一个 Cas9 酶即可完成对于 DNA 的剪切。于是基于这个最简单的 CRISPR/Cas9 系统,人们建立了由 RNA 分子导向的基因打靶技术。首先将 Cas9 的编码序列优化,使它可以在真核细胞中更好地翻译表达。其次,在编码中加入核定位信号,使 Cas9 可以进入真核生物的细胞核。最后,将原本两个分子的 crRNA 和 tracrRNA 合并成一个单指导 RNA 分子 (single guide RNA,sgRNA),使系统更加简单易于操作。这样,针对每个靶标,理论上只需设计并合成一个 100nt 左右的 sgRNA 分子,与编码 Cas9 的 DNA 或 RNA 共同导入细胞或者受精卵中即可将靶序列定点切开,当细胞利用其内源的修复机制,通过 HR 或是 NHEJ 将缺口修复时,实现对于靶基因的修饰。

CRISPR/Cas9 系统的简便高效使它具有了其他位点特异性核酸酶没有的功能——同时编辑多个基因靶标。在 CRISPR/Cas9 系统出现之前,多基因的定点突变通常要通过单基因突变个体的杂交来实现。需要相当长的时间。对于连锁的基因,杂交也不能解决问题。虽然可以利用位点特异性内切酶进行多次突变,但需要在带有突变的个体胚胎上再次引入突变,不仅费时,操作起来也很麻烦。利用 CRISPR/Cas9 系统,可以同时将靶标不同的几个 sgRNA 导入细胞或受精卵中,在很短时间内就可以获得带有多个基因突变的个体或细胞株,大大节省了时间。

CRISPR/Cas9 系统由一个小的 RNA 分子导向来完成基因打靶,因此还可以用来在基因组中进行高通量筛选。将 sgRNA 文库克隆在慢病毒 (lentivirus) 载体或腺相关病毒 (AAV) 载体中,用病毒文库感染过表达 Cas9 的细胞株。随后筛选带有所要表型的细胞克隆,再根据病毒载体上的序列,通过 PCR 扩增出该细胞克隆所表达的 sgRNA 并进行测序,由 sgRNA 的序列就可以推知它所破坏的靶基因,从而找到引起表型的突变基因。CRISPR/Cas9 系统克服了 siRNA（或 shRNA）文库只能调低基因的表达水平，而不能彻底敲除的缺点。目前利用 CRISPR/Cas9 进行筛选的报道还只是细胞水平的工作。但是现在已经有了在 Rosa26 位点敲入带有 Cas9 的小鼠，这种小鼠可以通过和组织特异性 Cre 转基因小鼠杂交从而在指定组织中表达 Cas9 蛋白。已经证明用表达 gRNA 的 AAV 病毒感染这些小鼠，就可以实现组织特异性的基因敲除。相信利用这个 Cas9 小鼠也可以通过感染 gRNA 文库寻找与各种生理病理表型相关的基因。

另外，通过启动子控制 Cas9 和 sgRNA 的表达，同样可以实现在特定时间和 / 或组织细胞类型中将基因敲除。Dow 等人构建了四环素（tetracycline）诱导的 CRISPR/Cas9 系统。他们首先在小鼠 ES 细胞中验证了这一系统可以工作，然后挑选没有泄漏表达（leaky expression）的 ES 细胞制作了敲入的转基因小鼠，通过和 Rosa26-tTA 小鼠杂交，获得同时带有 Cas9/sgRNA 和 tTA 的双转基因小鼠。这些小鼠在四环素诱导下，靶基因都产生了突变，并且随着四环素处理时间的延长，带有突变靶基因的细胞数量逐渐增多。到 10 天时，有 50%~85% 的靶基因带有突变。他们还建议将 Cas9/sgRNA 小鼠与组织特异性表达 tTA 的小鼠杂交，可以进一步控制基因敲除的组织和细胞类型。

Gantz 和 Bier 在果蝇中建立了突变链反应（mutagenic chain reaction）。先在一条染色体的靶位点上整合 Cas9 和针对该位点的 sgRNA，再通过同源重组整合到同源染色体的相同位点上，由于 Cas9/sgRNA 的插入，破坏了该位点上的靶基因。随着胚胎发育和细胞分裂，Cas9/sgRNA 可以不断整合，直至所有的靶基因位点都带有 Cas9/sgRNA 的插入。这样可以不通过杂交就获得基因敲除的纯合子。如果该基因突变不会致死，这一方法也可以用来制备纯合的基因敲除小鼠。

CRISPR/Cas9 最大的问题还是脱靶效应。这个问题在 ZFN 和 TALEN 中都存在。CRISPR 的靶序列通常是 20 个碱基，加上下游紧邻靶序列的所谓前间区序列邻近基序（protospacer adjacent motif，PAM），供识别的序列相对较短。另外，研究发现其中靠近 PAM 的 10~12 个碱基是识别靶标最关键的部分，而对于其他碱基匹配的要求不是十分严谨，这增加了 CRISPR/Cas9 脱靶的可能性。为了弥补这个缺陷，人们尝试了不同方法，比如基于 Cas9 的结构和功能特点。Cas9 有两个功能区——HNH 核酸酶活性域，剪切与 crRNA 互补的 DNA 单链；RuvC 核酸酶活性域，剪切非互补链。RuvC 中的 D10A 和 HNH 中的 H840A 点突变可以分别破坏两个活性域的功能，使突变的 Cas9 成为切口酶（nickase）——只能产生单链缺口，不能将 DNA 切开。在基因打靶时，选取两段相邻的靶序列分别设计两个 sgRNA，与突变成为切口酶的 Cas9 共同转化细胞或是注射入受精卵。两段 sgRNA 分别招募两个 Cas9 切口酶至靶基因的两条单链上产生缺口，共同将靶基因切开。通过使用两个 sgRNA 分子，可以显著提高基因打靶的准确性 50~1 500 倍。或者根据 Cas9 的晶体结构，将 Cas9 分成两个部分。这两个区域分开时没有活性，通过结合两个靶序列相邻的 sgRNA 分子，可以与 sgRNA 一起形成四聚体，使两个区域靠近并恢复 Cas9 的活性，称为 Split-Cas9。因为需要两个 sgRNA 分子才能使两个活性区域靠近并获得酶切活性，所以可以增强打靶的特异性。除了对于 Cas9 的改进，使用截短至 17~18nt 的 sgRNA 也可以减少脱靶的修饰。

基因打靶技术结合了发育生物学、细胞生物学和分子生物学的研究手段，从最初简单地将外源DNA 导入胚胎，到今天准确的基因编辑，期间经历的时间也不过是几十年。为了适应医学生物学的研究需要，基因打靶技术在不断改进。一方面，编辑基因组的方式日益灵活简便；另一方面，对于靶标的修饰也要求更加精准。随着技术的进步，采用基因打靶技术建立的小鼠模型越来越丰富多样，人们可以根据需要在指定的时间、组织和细胞种类中,调高、调低、敲入或敲除基因的表达。基因打靶技术已经成为准确解读基因功能不可或缺的研究手段。

七、人源化小鼠

人源化小鼠(humanized mouse)是指带有人类基因、细胞、组织或器官的小鼠。人源化小鼠在人类疾病,特别是免疫相关研究中有广泛应用。它们可以用于检验疫苗活性,研究人类免疫系统的发育和血细胞的形成、人类自身免疫和耐受以及人类传染病,还可以用于建立癌症模型并研究肿瘤免疫机制。

狭义的人源化小鼠是将人类的细胞或组织碎片,通过皮下、静脉、脾脏、肝脏等途径接种到免疫缺陷小鼠的免疫系统(模拟免疫应答及传染病)、肝脏(模拟药物代谢及传染病)、皮肤(模拟免疫排斥及传染病)、神经系统(模拟认知及神经系统疾病)、胰腺(模拟 1 型糖尿病及探索治疗方法)、子宫内膜(模拟月经周期及子宫内膜异位)等。广义的人源化小鼠还包括对于小鼠基因组的人源化修饰,如将小鼠的基因替换成人的同源基因,或是表达人类特有的基因。这些经过修饰的小鼠,可以表达人类的致病突变,成为人类疾病的模型;或者表达人类药物代谢相关的酶,用于研究药物的代谢过程;或者造成免疫缺陷或表达人类组织相容性复合体,使移植的人类细胞和组织更易于植入;或者表达人源的抗体,产生可以用于人类的抗体药物。

目前主要用来构建人源化小鼠的免疫缺陷小鼠主要有三个品系:NSG 品系、NOG 品系和 BRG 品系。

(一) 小鼠免疫系统人源化

主要有三种方式,一是将来自外周血、脾脏或者淋巴结的人外周血白细胞(peripheral blood leukocyte,PBL)注射到免疫缺陷小鼠体内,主要用于研究 T 细胞的成熟过程。二是将来自骨髓、脐带血、胚胎肝脏等的人 CD34$^+$ 的造血干细胞(hematopoietic stem cell,HSC)静脉注射到小鼠体内,重建人的免疫系统。三是将人类骨髓 / 胚胎肝脏 / 胸腺移植(bone marrow/liver/thymus,BLT)到小鼠肾包膜下,并辅以静脉注射胚胎 HSC,所得小鼠具有人的天然免疫和获得性免疫反应。通过上述方法,可以部分或全部地在小鼠体内重建人的免疫系统。所得小鼠模型通常用于研究人类的传染病,如艾滋病、登革热、埃博拉病毒感染、败血症、肝炎等;也用于研究人类的免疫缺陷相关疾病和器官移植排斥的机制。

(二) 小鼠肝脏人源化

构建带有人类肝脏细胞的小鼠的主要思路是通过药物将免疫缺陷小鼠的肝脏细胞杀死,然后引入人类的肝脏细胞。带有人源化肝脏的小鼠表达人类肝脏中代谢相关的酶,因此可以用于研究药物代谢,预测药物在人体中的代谢动力学、药物代谢的产物组分,以及药物之间的相互作用。也可以用于研究与肝脏相关的疾病。值得注意的是,肝脏人源化小鼠通常带有某个特定人的肝脏细胞,因此药物的代谢方式和结果也带有这一个人的特征,因此需要考虑结论的普适性。

(三) 肿瘤移植

人源化小鼠在癌症的研究也有广泛应用。人们通过向免疫缺陷小鼠的皮下或者肿瘤原位移植癌细胞,建立相应的癌症模型。在人源化小鼠基础上建立的肿瘤模型,更好地反映了癌组织的异质性,也可以观察到肿瘤与周围微环境的相互作用,以及肿瘤与免疫系统的相互作用,是非常有力的研究工具。

(胡新立 熊敬维)

第三节　啮齿类动物疾病模型的应用

啮齿类动物模型在生物医药中有广泛应用,特别是在临床前的研究中,无论是对病理的探索还是对药物的筛选都需要疾病的动物模型。这里以心血管及代谢疾病的研究为例,介绍这两个领域中常用的动物模型。

一、心脏疾病

(一) 心肌梗死

心肌梗死主要是由于冠状动脉粥样硬化引起的。左前降支动脉(left anterior descending artery ligation,LAD)手术是制作小鼠心肌梗死模型的主要方法。这一方法很好地模拟了心肌梗死中血管栓塞造成心肌缺血的病理状况,手术时间短、心肌梗死面积稳定、重复性好、小鼠存活率高。术后可以通过检测血液中的心肌肌钙蛋白(troponin)的升高,确定心肌是否受到损伤。手术后一定的时间,将小鼠处死,取出心脏,沿横截面切成几片,通过氯化三苯四唑(triphenyl tetrazolium chloride,TTC)及台盼蓝(typans blue dye)染色,观察并测量心肌梗死面积。白色区域为梗死区域(infarct area),红色区域为损伤区域(area at risk),而蓝色区域为非损伤区。如果不用台盼蓝染色,则只能看到梗死区域,不能区分出因LAD结扎而受到损伤的区域。LAD结扎可以是永久的,也可以是暂时的。将结扎取消后就可以模拟心脏缺血 / 再灌注损伤(ischemia/reperfusion)。建立的小鼠心肌梗死模型,可以用于临床前的转化研究。例如,有报道低密度脂蛋白受体相关蛋白 1(low-density lipoprotein receptor-related protein-1,LRP1)具有抗炎和促进细胞生存的功能。Toldo 等人利用 LRP1 的已知结构,设计了与之结合的多肽,在 LAD 造成心肌缺血后,在再灌注时加入合成的多肽,发现其中之一可以剂量依赖地降低梗死面积,保持心脏功能。

除了 LAD,也可以用冷冻笔(CryoPen)在心脏表面造成一个冷冻损伤,但是这一操作不能保证引起心肌缺血,也不能保证缺血区域的大小。这个方法虽然对于手术操作的要求低,但是效果不好。

基因修饰的小鼠也可以作为心肌梗死模型,更确切地说是冠状动脉粥样硬化的模型。包括 *LDLR* 敲除和 ApoE 敲除小鼠。这两个小鼠品系将在后面做详细讨论。值得注意的是,虽然它们的主动脉有斑块形成,但是心脏表型并不是特别明显。

(二) 心肌肥厚及心力衰竭

造成心肌肥厚并导致心力衰竭的方法主要有通过手术、药物处理等造成心脏的压力过负荷(pressure overload)。其中主动脉弓缩窄(transverse aortic constriction,TAC)和主动脉降枝缩窄(ascending aortic constriction)可以快速造成心脏后负荷增加,而腹主动脉缩窄(abdominal aortic constriction)给予心脏更多的代偿时间,病程发展较为缓慢。肺动脉缩窄(pulmonary artery banding,PAB)模拟肺动脉高压可以造成右心室肥厚和心力衰竭。Dahl 盐敏感性大鼠(Dahl salt-sensitive rat)和自发高血压大鼠都可以作为高血压导致心脏病的模型。也有心脏容量超负荷(volume overload)的模型,如主动脉 - 腔静脉瘘模型(aortocaval fistula model),是纯粹的容量超负荷,主动脉压力及心率都不受影响。

在负荷增加的情况下,心肌细胞代偿性增大,出现心肌肥厚以维持心脏功能。在长期负荷过度的情况下,心脏代偿失调,收缩能力逐渐丧失,心室腔变大,心室壁变薄。心脏功能减退表现为射血分数(ejection fraction)和缩短分数(fractional shortening)下降。通过测定左心室等容收缩期心室压力上升和等容舒张期心室压力下降的最大速率(dP/dt)也可以反映心肌收缩或舒张能力的大小。这些数据可以通过超声心动仪和心室压力容积导管(P-V 导管)采集。

人们在去卵巢的小鼠中进行主动脉弓缩窄,然后分别给予 17β- 雌二醇和安慰剂,证实雌二醇可以减少因过负荷引起的心肌肥厚,并揭示了相关的信号通路。这一研究表明更年期妇女采用雌激素替代疗法可以缓解心肌肥厚的发生。

二、血管损伤

代谢紊乱(如高血脂、高血压、糖尿病等)、病原体感染,或者吸烟等不良生活习惯都会对血管造成损伤。血管损伤的动物模型用来模拟损伤后动脉粥样硬化斑块的形成、平滑肌细胞的激活以及血管内膜的增生。

(一)腹主动脉瘤

腹主动脉瘤(abdominal aortic aneurysm, AAA)临床表现为腹主动脉的退行性病变,局部扩张超过正常直径的 50%。制作腹主动脉瘤的方法很多,可以通过导管向主动脉灌注猪胰弹性蛋白酶,造成血管壁扩张、内皮细胞损伤,同时引起炎症细胞募集,进而导致平滑肌细胞死亡。也可以通过连续皮下输注血管紧张素Ⅱ(AngⅡ),导致小鼠血流动力学改变,引起血管的炎症反应。还可以通过带有氯化钙溶液的棉片浸渍腹主动脉,钙离子沉积导致血管外细胞基质的破坏、主动脉弹性层弹性蛋白含量降低甚至完整性丧失、内皮细胞损伤、炎症细胞浸润,这些手段都可以造成动脉血管的扩张。也有用组织金属蛋白酶抑制物(tissue inhibitor of metalloproteinase, TIMP)或者基质金属蛋白酶(matrix metalloproteinase, MMP)缺失的小鼠,以及过表达肾素(renin)或者血管紧张素的转基因小鼠作为动物模型。

建立了 AAA 模型之后,人们利用动物模型研究了 AAA 发病的机制,并找到了多个潜在的药物靶标。比如,通过比较模型小鼠与对照小鼠 miRNA 表达的差别,并在小鼠模型中进一步敲低或者过表达这些 miRNA,研究它们对于 AAA 发生发展的影响,争取发展成为治疗 AAA 的手段。

(二)球囊或钢丝损伤

在颈动脉中通过拉动球囊或者有弹性的钢丝可以造成颈动脉的内皮细胞损伤。这个模型可以用来研究动脉粥样硬化或者经皮内置血管支架等对于血管内皮细胞造成伤害后的炎症反应和平滑肌细胞增殖等。

球囊损伤模型通常是在大鼠中制作。在模型建立的基础上,口服或者注射需要检测的药物,然后评估受损血管的内壁增厚、炎症反应、内皮细胞 / 平滑肌细胞的增殖等,以明确药效。辛伐他汀、尼可地尔、埃博霉素等多个药物都在大鼠的球囊损伤模型中进行过检测,证明了它们的有效性。

(三)后肢缺血

后肢缺血模型是外周动脉损伤的模型。结扎近段的股动脉或者股动脉分支可以造成后肢严重缺血,如果结扎的部位在远端则可以造成慢性缺血模型,特别是在运动中限制了血流供应。这一模型不仅可以用来研究缺血过程中的分子信号通路,也可以用于探索血管新生过程中的分子机制。如果用止血带暂时扎紧,可以用于研究外周血管的缺血 / 再灌注损伤。缺血结扎一侧的血管,另一侧就可以作为实验的对照。

（四）动脉粥样硬化

动脉粥样硬化的研究中,小鼠模型的主要不足在于,小鼠对于动脉粥样硬化的易感性、动脉粥样硬化的发展过程、斑块的形成和位置、对于药物的代谢途径、脂类代谢相关的蛋白质、通路及血脂组分都与人类有很多不同。但是,小鼠易于操作,特别是进行基因编辑,实验周期短,因此小鼠仍然是最常用的模型。常用的有 ApoE$^{-/-}$ 小鼠、LDLR$^{-/-}$ 小鼠、ApoE/LDLR 双敲除小鼠、ApoE3-Leiden 小鼠、PCSK9-AAV 小鼠、ApoE$^{-/-}$Fbn1C1039G$^{+/-}$ 小鼠等。

1. ApoE$^{-/-}$ 小鼠 ApoE 敲除（ApoE$^{-/-}$）小鼠是最常用的动脉粥样硬化模型。ApoE 是主要由肝脏和脑合成的一种糖蛋白,促进血液中乳糜微粒和极低密度脂蛋白残余的清理。因此,ApoE 的缺失在普通饮食情况下,就会导致血脂升高。虽然斑块出现的时间不同,但是晚期的斑块中大都有平滑肌细胞、胞外基质增加,并有纤维帽。如果辅以高脂喂养,斑块中会出现胆固醇结晶、坏死细胞团和钙化点。

2. LDLR$^{-/-}$ 小鼠 低密度脂蛋白受体（LDLR）的敲除影响肝脏对于 LDL 的吸收。在正常饮食情况下,会造成中度血脂的升高,但是通常血管壁较少出现斑块。因此,LDLR$^{-/-}$ 小鼠要通过高脂喂养才能获得明显的动脉粥样硬化表型。这一模型与 ApoE$^{-/-}$ 小鼠相比的主要优点是,血液中 LDL 水平显著升高,与人类血脂组分更相似;不会像 ApoE$^{-/-}$ 小鼠那样影响机体的炎症反应;可以更好地模拟人类家族性 LDLR 突变的遗传病。

3. PCSK9 过表达小鼠 PCSK9 是由肝脏合成和分泌的一种蛋白酶,它一方面在细胞内促进细胞中溶酶体对于 LDLR 的降解,另一方面从胞外结合 LDLR 并促进受体的内吞,进一步加速 LDLR 的降解。因此过表达 PCSK9,或者它的功能获得性突变体（PCSK9DY,人 D374Y,或者小鼠 D377Y）都可以剂量依赖性地诱导动脉粥样硬化的发生。有报道利用重组的腺相关病毒（adeno-associated virus,AAV）载体,只需一次静脉注射将 PCSK9 或 PCSK9DY 导入小鼠,就可以在 30 天后引起小鼠血脂升高,效果可以保持 1 年,并且对肝脏没有损伤。这一方法简便有效,可以获得和 LDLR 敲除小鼠同样的表型。

利用这些模型进行药物检测的具体实验设计大致有以下三种:

（1）药物在诱导动脉粥样硬化,即开始高脂喂养时同时给予:根据药物的化学性质,可以将药物掺入料块、饮水中,或者直接灌胃或注射。药物干预直到对照组动物发病为止。这时通过评估给药组和对照组的表型来研究药效。这一方法主要用于研究药物对于疾病发生的影响。

（2）药物在动脉粥样硬化模型建立之后给予:在小鼠发病之后,给药一段时间,同时搜集相关血生化指标。在实验终点,检查斑块大小、血脂和免疫细胞组成、平滑肌细胞的增殖等。这一方法主要用于研究药物对于疾病的治疗缓解作用。

（3）在建成的动物模型中,引入缓解动脉粥样硬化的因素,同时给予药物:例如,可以在 ApoE 或 Ldlr 敲除的小鼠中,过表达 ApoE 或者 Ldlr;甚至可以将带有斑块的血管移植到健康的小鼠体内。这种实验设计主要是观察药物对于缓解过程的影响,有助于了解药物的作用机制和途径。

三、糖尿病

糖尿病的模型有自发突变造成的（如由于免疫系统基因突变而导致的 1 型糖尿病模型,2 型糖尿病的 *db/db* 和 *ob/ob* 小鼠）,或者通过手术将胰腺部分或者全部切除来造模,也可以通过药物诱导。最常用的药物是链佐星（streptozotocin,STZ）,可以造成胰岛 β 细胞不可逆损伤;其他的药物如四氧嘧啶（alloxan）、二苯硫代卡肥腙都可造成胰岛 β 细胞的不可逆损伤;而赛庚啶(cyproheptadine)、门冬酰胺酶、6- 氨基烟酰胺、2- 脱氧葡萄糖、甘露庚酮糖等则可引起 β 细胞可逆性损伤。糖皮质激素、胰高血糖素等激素也可以诱发代谢紊乱和糖尿病。相对简单地,可以通过高脂、高糖、高胆固醇等饮食诱导,或者通过基因突变(如 ApoE、LDLR 敲除等),或者在突变的基础上,加药物或者饮食诱导等诱发糖尿病。需要注意的是,这些方法也伴随有脂代谢失调,而相当一部分糖尿病患者血脂水平是正常的。

鉴定模型是否构建成功可以检测空腹和餐后血糖(小鼠中高于 16.7mmol/L)及胰岛素水平。还可以给予空腹小鼠葡萄糖或胰岛素,在不同时间点测定血糖水平,称为葡萄糖耐量试验(glucose tolerance test,GTT)或者胰岛素耐量试验(insulin tolerance test,ITT)。进一步,可以通过葡萄糖钳夹实验,包括在维持高胰岛素水平的情况下,通过输入葡萄糖维持正常血糖水平(高胰岛素 - 正常血糖钳夹),或者直接输入葡萄糖维持高血糖(高葡萄糖变量钳夹)。两种方法都是通过在一定时间内灌注的葡萄糖量来评估胰岛素分泌和胰岛素敏感性。另外,输入的葡萄糖可以带有同位素标记。在钳夹实验结束后,测定各脏器中同位素的含量,就可以反映该脏器的胰岛素敏感性和糖代谢能力。

药物检测的实验设计大致应该考虑以下几个因素:

(1) 选择一种药物作为阳性对照:阳性对照的选择要基于被测试药物的作用机制,如果是刺激胰岛素分泌,可以选 GLP-1 的类似物;如果是抑制肝糖异生,可以选择二甲双胍;如果是抑制肾脏对于葡萄糖的重吸收,可以选择 SGLT-2 的抑制剂。

(2) 选择阴性对照:通常是用溶解药物的溶剂作为阴性对照。

(3) 选择给药剂量:通常采用 6 个浓度应该可以得出较好的药物动力学和药代动力学结果。小分子药物的用量是 1ng~100mg/kg 体重,蛋白质药物的用量是 0.1ng~10g/kg 体重。

(4) 每组动物 10~15 只:包括阳性和阴性对照,一共大约需要 100 只动物。

(5) 决定给药的频率和时程:给药频率取决于药物的药物动力学和药代动力学特征。对于新药来说,急性给药和长期的药效都应当观察。

(6) 决定给药的方式:这通常取决于药物的化学性质,包括它的可溶性、稳定性等,也要考虑今后临床使用的便利。如果是核酸类药物,可以通过转基因小鼠、病毒载体等方式先行检测药物的效果,证明有效之后再考虑给药途径。

(7) 代谢指标的测定通常是根据需要采集血样:采血的方式很多,检测血糖、胰岛素水平等一般血生化指标,可以从鼠尾收集小于 100μl 的血样,通常 30μl 的血清就足以满足测定上述指标的需求。注意操作要轻柔,如果激起小鼠的应激反应,则数据不可靠。另外,采血也不可过于频繁,不能影响小鼠的正常生理代谢。实验终点时,可以通过眼眶采血,或者心脏采血。值得提醒的是,麻醉方式会影响小鼠的血糖和胰岛水平。

四、非酒精性脂肪肝和非酒精性脂肪性肝炎

上述代谢紊乱的动物模型除了肥胖和胰岛素抵抗,大都伴随有脂肪肝的表型。因此,都可以作为非酒精性脂肪肝(nonalcoholic fatty liver disease,NAFLD)和非酒精性脂肪性肝炎(nonalcoholic steatohepatitis,NASH)的模式动物。值得注意的是,普通高脂喂养可以引起脂肪肝,但是通常不直接造成肝脏损伤或者引起炎症反应。只有用含有猪油、牛油、饱和脂肪酸、胆固醇和蔗糖的所谓"Western diet"喂养,特别是在 ApoE 敲除的小鼠中,才可以引起中度的肝脏纤维化。使用缺乏甲硫氨酸和胆碱,或者仅缺乏胆碱的饲料可以对肝脏造成损伤,但是也会使小鼠消瘦,降低空腹血糖和血脂,而这都不是 NAFLD 的临床表现。为了更好地模拟临床症状,可以以高脂饲料配合胆碱缺乏的饲料,维持体重。另外,使用高脂和高果糖(含玉米糖浆)的饲料,也可以在一年的时间里诱导出肝脏炎症和纤维化,且有 60%的小鼠出现肝细胞肿瘤,但是果糖诱导肝细胞肿瘤发生的分子机制还不清楚,因此不知道是否可以作为人类肝脏肿瘤的模型。通过结扎胆总管,干扰胆汁的运输和使用,也可以引发 NASH。

五、使用动物疾病模型的注意事项

啮齿类动物模型是生物医药研究的重要工具。但在使用过程中,人们也一直担心啮齿类动物模型是否与人类的病理生理状况相似,利用啮齿类动物模型得到的研究结论是否适用于人类。

(一) 人与鼠的差别

人与鼠在生理上存在很大区别。如人的进食习惯、消化道结构、药物代谢途径、肠道菌群组成都与鼠不尽相同。又如,人和小鼠的心脏功能也有很大差别。小鼠心率高达 600 次/min,心肌细胞的收缩速率是接近人的 10 倍,交感神经兴奋性较高。其次,大小鼠更多地依赖心肌肌质网 Ca^{2+}-ATP 酶(sarcoplasmic reticulum Ca^{2+} ATPase,SERCA)来调节心肌细胞中的钙离子,在兴奋-收缩偶联中,只有约 7% 的钙离子通过钠钙交换蛋白(sodium-calcium exchanger,NCX)排出,而人的心肌细胞中,大约 28% 的钙离子排出是由 NCX 完成的。小鼠心脏主要依靠 α-肌球蛋白重链(myosin heavy chain,MHC)驱动心肌细胞的收缩,α-MHC 收缩的速度比较快,而人的心肌细胞中则表达收缩较慢的 β-MHC。因此,用小鼠作疾病模型时要特别注意这些模型的适用条件。

(二) 小鼠的遗传背景、年龄、性别

不同品系的小鼠由于遗传背景的差异,可能在表型上有很大差别。例如,C57BL 较 FVB 和 DBA 小鼠在高脂诱导下更易发生肥胖和代谢紊乱,所以经常用于代谢疾病的研究。与 C57BL/6 小鼠相比,C3H 和 FVB/N 的 ApoE$^{-/-}$ 小鼠即便高血脂程度相同,也比较不易出现动脉粥样硬化斑块。即使 C57BL 小鼠也有差别,db 基因的突变在 C57BL/6J 背景上可能引起肥胖和胰岛素水平升高,但是其血糖水平在短暂升高之后会恢复正常;而只有在 C57BL/KsJ 的背景上,db 基因突变才会表现出持续高血糖的 2 型糖尿病特征。即使同是 C57BL/6 小鼠,来自 Jackson Laboratory 的 C57BL/6J 小鼠的编码烟酰胺核苷酸转氢酶(nicotinamide nucleotide transhydrogenase)的基因带有突变,而来自 Charles River 的 C57BL/6N 小鼠则没有这个突变。因此,与 C57BL/6N 相比,C57BL/6J 的 β 细胞在糖刺激下的胰岛素分泌功能较差。

考虑到遗传背景的差异,实验中对照组的设计就特别重要。一定要尽可能保持遗传背景一致,使用同窝的小鼠作为对照是最好的选择。

人们在研究中通常使用 8~10 周的成年小鼠,这相当于人类的青壮年时期。但是很多人类疾病都与年龄密切相关,随着年龄的增长发病率逐渐增高。对于这些疾病,也许应该考虑使用老龄小鼠作为模型。

为了实验方便,人们通常研究一个性别(经常是雄性)的小鼠的病理生理特点。然而,性激素对于疾病的发生和药物的作用经常是会有影响的。在一个性别的动物中所得到的结论可能不适用于另一个性别,因此应当尽量对于两个性别的动物都进行研究。

（三）模型的制作和实验手段

如前所述,过表达转基因小鼠中,过表达载体的整合位点附近序列可能会影响外源基因的表达,另一方面,外源基因的整合可能破坏了它插入位点所在的内源基因的表达,转基因小鼠的表型可能是由于被插入基因的失活导致的,而不是过表达的外源基因造成的。因此需要观察一个以上的转基因品系(line)的表型,并配合其他的实验结果(如基因敲除模型的表型)才能得出结论。

在研究表型时,要尽可能采取多种手段加以验证。例如,前文提到的 C57BL/6J 和 C57BL/6N 小鼠在胰岛素分泌上的差异,如果是通过口服葡萄糖耐量试验(OGTT),就观察不到区别。可能是由于口服葡萄糖经过肠吸收时,刺激肠道分泌肠促胰素(cretin),掩盖了胰岛素分泌的缺陷。而采用静脉葡萄糖耐量试验(IVGTT)或者葡萄糖钳夹(glucose clamp)则可以观察到两个品系的差别。因此,实验中,药物的剂量、给药方法、处理时间、手术细节、仪器设置等都会影响实验的结论。

过表达的转基因小鼠群体在繁殖扩增过程中,由于表观遗传修饰对于过表达的外源基因的影响;或者随着小鼠代数增加,外源基因的拷贝数逐渐丢失;小鼠逐渐对于外源基因的高水平表达产生了适应,因此不再出现病理表型。虽然基因型鉴定时,过表达载体还可以在基因组中检测到,但是外源基因的表达量可能逐渐减少,或者表型可能会逐渐消失。为了保证实验的可重复性,要在表达量和表型还稳定的时候,尽早冻存一些精子或者胚胎。待表型消失时,可以复苏早期的胚胎继续使用。

（四）大鼠作为实验动物

在小鼠 ES 细胞出现之前,大鼠一直是最重要的实验动物。随着基于小鼠 ES 细胞的基因打靶技术的成熟,越来越多的研究选择小鼠作为模式动物,大鼠则逐渐退居次要地位。然而,大鼠作为实验动物有许多突出优势是小鼠不具备的。比如,大鼠体型较大,可以获得的组织样品量大大增加,特别是可以多次抽取较多的血样,使同时检测多个指标,或者多个时间点的跟踪观察成为可能。体型大也更便于手术造模及体内成像。更重要的是,大鼠在生理上比小鼠更接近人类。例如,大鼠肝脏中代谢的酶的种类和数量与人类的更近似,因此,在药效学、药代动力学及毒理学研究中,大鼠是更好的模式动物。同样的,大鼠的心血管系统、神经系统,以及创伤和感染的反应方面都比小鼠更接近人类。特别是神经系统,大鼠被普遍认为比小鼠更聪明,因此在行为及认知研究中得到更多的应用,是开展神经退行性疾病研究的重要工具。近年来,CRISPR/Cas9 基因编辑技术使得大鼠的应用范围得到进一步的拓展。

可供使用的大鼠品系也有很多。有带有自发突变的大鼠,如瘦素受体突变而导致肥胖的 Zucker 大鼠,在 Zucker 基础上建立的患糖尿病的 ZDF,自发性高血压的 SHR 等。一般最常见的"野生型"大鼠是 Wistar 和 SD 两种。Wistar 由美国 Wistar 研究所培育的封闭群大鼠,是最早专门用于生物医学研究的模式动物。SD 大鼠是在 Wistar 基础上繁育出来的,比 Wistar 生长发育更快,适应性和抗病性都更强。两个品系在几乎所有研究中都可以使用,但两者在生理特征上还有很多区别。比如,SD 性格更加温顺,易于实验操作,适于疼痛和行为学研究。而 Wistar 更适合做缺血模型,如脑卒中。也有报道,在高脂喂养之后,Wistar 比 SD 大鼠更早发肥胖,代谢紊乱也更为严重。

（五）动物福利

实验动物对于生物医药科学研究具有重要意义。实验动物的饲养管理和使用要遵循国际、国家的相关法律法规,严谨、科学、负责任地对待实验动物,不仅是伦理的要求,也是为了保障科学研究的准确、可靠、可重复。动物福利的首要原则是"3R"原则,即替换(replacement)、优化(refine)、减少(reduce)。尽量以其他方法替代实验动物的使用;不断改善饲养条件和实验方法,以提高动物福利,减少动物的疼痛和痛苦;尽可能减少动物使用的数量,用较少的动物获得更多的信息。

(胡新立 熊敬维)

本 章 小 结

动物模型在生物医药研发中起重要作用。由于其各自的生理及遗传特点,不同模式动物作为疾病模型各有优劣。斑马鱼近些年广泛应用于发育生物学、再生生物学、小分子药物筛选、在体实时谱系示踪等研究中。大小鼠在建立遗传突变体方面有很好的基础,利用多种遗传学手段可以高效完成转基因、基因编辑等遗传学操作,为研究基因的功能等提供了有力的手段。针对不同疾病,已经建立了各种动物模型,方便进行疾病发生发展机制的研究,以及作为新药物筛选的工具。

思考题

1. 斑马鱼作为疾病模型及药物筛选模型有哪些优势?
2. 制作啮齿类动物模型主要有哪些方法和途径?
3. 利用动物模型开展临床前药物研究,在实验设计中要考虑哪些因素?
4. 使用动物模型需要注意什么?

参考文献

[1] ZAKARIA Z Z, BENSLIMANE F M, NASRALLAH G K, et al. Using zebrafish for investigating the molecular mechanisms of drug-induced cardiotoxicity. Biomed Res Int, 2018, 2018: 1-10.

[2] FONTANA B D, MEZZOMO N J, KALUEFF A V, et al. The developing utility of zebrafish models of neurological and neuropsychiatric disorders: A critical review. Exp Neurol, 2018, 299 (Pt A): 157-171.

[3] VITTORI M, MOTALN H, TURNŠEK T L. The study of glioma by xenotransplantation in zebrafish early life stages. J Histochem Cytochem, 2015, 63 (10): 749-761.

[4] BOOTORABI F, MANOUCHEHRI H, CHANGIZI R, et al. Zebrafish as a model organism for the development of drugs for skin cancer. Int J Mol Sci, 2017, 18 (7): 1550.

[5] XIE X, ROSS J L, COWELL J K, et al. The promise of zebrafish as a chemical screening tool in cancer therapy. Future Med Chem, 2015, 7 (11): 1395-1405.

[6] POTTS K S, BOWMAN T V. Modeling myeloid malignancies using zebrafish. Front Oncol, 2017, 7: 297.

[7] ZHU S, THOMAS L A. Neuroblastoma and its zebrafish model. Adv Exp Med Biol, 2016, 916: 451-478.

[8] HWANG K L, GOESSLING W. Baiting for cancer: Using the zebrafish as a model in liver and pancreatic cancer. Adv Exp Med Biol, 2016, 916: 391-410.

[9] WALCOTT B P, PETERSON R T. Zebrafish models of cerebrovascular disease. J Cereb Blood Flow Metab, 2014, 34 (4): 571-577.

[10] TABASSUM N, TAI H, JUNG D W, et al. Fishing for nature's hits: Establishment of the zebrafish as a model for screening antidiabetic natural products. Evid Based Complement Alternat Med, 2015, 2015: 1-16.

[11] KHAN K M, COLLIER A D, MESHALKINA D A, et al. Zebrafish models in neuropsychopharmacology and CNS drug

discovery. Br J Pharmacol,2017,174(13):1925-1944.

［12］KALUEFF A V,STEWART A M,GERLAI R. Zebrafish as an emerging model for studying complex brain disorders. Trends Pharmacol Sci,2014,35(2):63-75.

［13］MACRAE C A,PETERSON R T. Zebrafish as tools for drug discovery. Nat Rev Drug Discov,2015,14(10):721-731.

［14］DANG M,FOGLEY R,ZON L I. Identifying novel cancer therapies using chemical genetics and zebrafish. Adv Exp Med Biol,2016,916:103-124.

［15］WILEY D S,REDFIELD S E,ZON L I. Chemical screening in zebrafish for novel biological and therapeutic discovery. Methods Cell Biol,2017,138:651-679.

［16］YANG R,ZHANG Y,HUANG D,et al. Miconazole protects blood vessels from MMP9-dependent rupture and hemorrhage. Dis Model Mech,2017,10(3):337-348.

［17］JAENISCH R. Germ line integration and Mendelian transmission of the exogenous Moloney leukemia virus. Proc Natl Acad Sci USA,1976,73(4):1260-1264.

［18］ARAKI M,ARAKI K,YAMAMURA K. International Gene Trap Project:Towards gene-driven saturation mutagenesis in mice. Curr Pharm Biotechnol,2009,10(2):221-229.

［19］PALMITER R D,BRINSTER R L,HAMMER R E,et al. Dramatic growth of mice that develop from eggs microinjected with metallothionein-growth hormone fusion genes. Nature,1982,300(5893):611-615.

［20］FURTH P A,ST ONGE L,BOGER H,et al. Temporal control of gene expression in transgenic mice by a tetracycline-responsive promoter. Proc Natl Acad Sci USA,1994,91(20):9302-9306.

［21］GU H,MARTH J D,ORBAN P C,et al. Deletion of a DNA polymerase beta gene segment in T cells using cell type-specific gene targeting. Science,1994,265(5168):103-106.

［22］SUNG Y H,BAEK I J,KIM D H,et al. Knockout mice created by TALEN-mediated gene targeting. Nat Biotechnol,2013,31(1):23-24.

［23］WANG H,YANG H,SHIVALILA C S,et al. One-step generation of mice carrying mutations in multiple genes by CRISPR/Cas-mediated genome engineering. Cell,2013,153(4):910-918.

［24］WRIGHT A V,STERNBERG S H,TAYLOR D W,et al. Rational design of a split-cas9 enzyme complex. Proc Natl Acad Sci USA,2015,112(10):2984-2989.

［25］FUJIWARA S. Humanized mice:A brief overview on their diverse applications in biomedical research. J Cell Physiol,2018,233(4):2889-2901.

［26］KUMAR M,KASALA E R,BODDULURU L N,et al. Animal models of myocardial infarction:Mainstay in clinical translation. Regul Toxicol Pharmacol,2016,76:221-230.

［27］RAI V,SHARMA P,AGRAWAL S,et al. Relevance of mouse models of cardiac fibrosis and hypertrophy in cardiac research. Mol Cell Biochem,2017,424(1-2):123-145.

［28］DAUGHERTY A,TALL A R,DAEMEN M J A P,et al. Recommendation on design,execution,and reporting of animal atherosclerosis studies:A scientific statement from the american heart association. Circ Res,2017,121(6):e53-e79.

［29］KING A,BOWE J. Animal models for diabetes:Understanding the pathogenesis and finding new treatments. Biochem Pharmacol,2016,99:1-10.

第十二章　生物标志物与新药研究

学习目标

1. 掌握　生物标志物、替代终点的概念及相关理论。
2. 熟悉　生物标志物在新药研发各阶段中的作用及意义;炎症免疫系统生物标志物及其在新药研发各阶段中的作用及意义。
3. 了解　生物标志物的分类及各分类的目的意义;分子生物标志物检测的方法与技术。

第一节　生物标志物概述

一、生物标志物

生物标志物是能够客观反映和评价机体正常生理状态、病理过程或药物疗效的指标。在人类史上第一部医学著作《艾德温·史密斯纸草文稿》(*Edwin Smith Papyrus*)一书中,就有埃及人通过监测脉搏来评估创伤程度的记载,在此,脉搏就是评价创伤的生物标志物。

1846 年,英国医生 Henry Bence Jones 收到一位受严重骨痛折磨并最终死亡的患者的尿样,在煮沸并酸化此尿样后得到的沉淀蛋白中,发现了本周蛋白(Bence-Jones protein,BJP),即免疫球蛋白游离轻链(free light chains,FLC),现已确认该蛋白质常出现于多发性骨髓瘤患者的尿中,是最早发现的肿瘤生物标志物。1947 年,PubMed 上首次发表的与生物标志物相关的索引条目是甲胎蛋白(α-fetoprotein,AFP),AFP 是人类发现的第一个真正有价值的肿瘤生物标志物,对于发现并诊断原发性肝癌具有重要意义,最新研究表明,它还可作为冠心病和神经退行性疾病的生物标志物。在随后的 30 多年间,相继发现了与心脏病有关的生物标志物,例如,1979 年,世界卫生组织确认肌酸激酶(creatine kinase,CK)、谷草转氨酶(GOT)和乳酸脱氢酶(lactate dehydrogenase,LDH)等作为心肌细胞受损的重要标志物应用于心肌梗死的临床诊断中。1987 年发现肌钙蛋白 I(troponin I)可作为心肌梗死的生物标志物。至此,学术界开始正式使用"生物标志物"这个名词。尤其是到了 20 世纪后半叶,大量的肿瘤标志物如雨后春笋般涌现,并随着基因组学、蛋白质组学及代谢组学等生物分子研究技术的不断发展而进一步得到开发,直到 2003 年人类基因组测序完成,开启了基因生物标志物的发现之路,生物标志物的探索也进入了分子水平。

生物标志物工作小组由美国 FDA、NIH、学术界和制药公司的专家组成,小组将生物标志物定义为:能够指示正常生理过程、病理过程或对于治疗性干预有反应的、可客观测定及评估的特征,包括在临床实验室测得的生物样品里的物质尤其是生物大分子,还包括成像技术即 X 射线、磁共振成像(magnetic resonance imaging,MRI)、计算机体层成像(computed tomography,CT)和正电子发射体层成像(PET)所测得的生物组织、细胞和大分子等功能、形态、定位等变化的指标,以及其他经典和传统的指标如血压和血糖等。

二、替代终点

生物标志物是可显示或预测当前机体所处生物学进程的检测指标,可以是在组织、器官、细胞测得的解剖学、组织学、影像学指标,也可以是血液、尿液、脑脊液、排泄物中的核酸、蛋白质、脂质和代谢产物等,按照此定义,血压、血乳酸、血糖等经典的指标就属于生物标志物。生物标志物能够指示生理及病理过程,以及治疗措施包括药物的效应。通过检测疾病尤其是慢性病及疑难杂症的特异性生物标志物,可有助于确认发病机制,并对该病的诊断、治疗、预后有着重要意义。

有些生物标志物是可以合理地预测临床结果、能够替代临床终点(clinical endpoint)的指标,这些生物标志物常被称为替代终点(surrogate endpoint)。临床终点是能反映患者感觉、功能或生存的指标,包括各方面有临床意义的检测结果,如患者的感受、机体各项功能,以及患者生存与否,临床终点不仅包含最终临床结果,如总生存期,同时也包括中间的临床结果,如恶化率,后者虽然不是最终临床结果,但对临床治疗有实际指导意义。在临床终点中,一些中间临床终点(intermediate clinical endpoint),如症状和生活质量,不同于结局终点,如生存和不可逆转的发病率。然而,利用临床终点评价药效或预后常常需要大量的研究样本和较长的时程,易受诸多因素影响,因此,替代终点就应运而生了。替代终点是存在于某疾病病理通路中的、具有预测药物对临床终点影响能力的生物标志物,它们与临床终点密切相关,是在更深入地理解疾病表现为临床症状前所发生的一个或一系列事件,因此可以为临床预后或药效评价提供信息。替代终点是那些需要被成功地证明与临床终点或结果具有一致性的生物标志物,通常需要通过对一系列生物标志物进行监测,从中确定哪些可作为替代终点使用。此外,它们应该是那些与临床结果具有高度相关性的生物标志物,即在排除了其他各种可能与预后有关的因素后,它们与临床结果的相关性应该依然存在;药物干预对这些生物标志物与临床终点的效应是一致的,且在临床试验中具有可重现性。

血压是一个最明晰的、临床医师和新药评审部门都认可的替代终点,研究已证实,血压与心血管疾病密切相关,它对那些改善心血管临床终点(如降低脑卒中发生率)的药物干预有很好的响应。例如,心肌梗死是严重心脏病的临床终点,低密度脂蛋白胆固醇可以作为它的替代终点,低密度脂蛋白胆固醇与心肌梗死两者都是可测量的指标,但心肌梗死不是典型的测量值,而是一个依据多个测定指标,如临床症状、心电图结果、临床实验室指标等综合评定的临床结果。

药物对生物标志物的影响较大而且也较持久,药效的评价常常依据临床终点和替代终点,那些更接近临床结果的替代终点,通常比临床终点对治疗干预做出反应需要的时间明显缩短。美国《联邦规章典集》第 21 篇第 5 卷第Ⅰ章第 H 分章（*Code of Federal Regulations*，21CFR314，subpart H）中关于"为获得 FDA 批准的上市新药的申请"明确指出，新药如需在Ⅳ期临床试验中继续观察临床疗效，FDA 有权根据药物基于替代终点获得的数据，来批准那些治疗威胁生命或者其他严重疾病的新药；对于治疗非致命疾病的新药，也可利用替代终点评价疗效，但必须在上市前提供依据临床终点的药物疗效证据。与药物治疗的临床终点相比，那些可作为替代终点的生物标志物具有对治疗干预措施反应早、检测方便、重现性好、变异小、敏感性高等优点，因而得到新药研发人员和审批部门的青睐。研究人员越来越多地使用它们在新药研发过程中的关键节点做出决策，如在Ⅰ期和Ⅱa 期的新药有效性及安全性的研究中，以及Ⅱ期和Ⅲ期的进一步有关剂量选择及量效关系确定的研究中。

三、生物标志物的分类

生物标志物尚无统一的为大家所共识的分类方法，常常是按照各自的目的，从不同的角度进行分类，因此，依据其不同属性和应用，其分类方法也不尽相同。

1. 按化学本质分类　可将生物标志物分为核酸类、糖及其衍生物类、蛋白质类等不同类型。

（1）核酸类生物标志物：脱氧核糖核酸（DNA）是细胞中遗传信息的直接载体，核糖核酸（RNA）是细胞内另一类重要的大分子物质。传统上将 RNA 分为信使 RNA 和非编码 RNA。信使 RNA 是遗传信息从 DNA 到蛋白质过程的短暂过渡，可以通过"翻译"过程而生成蛋白质。非编码 RNA 不参与编码蛋白质，而是制造功能 RNA。随着核酸测序技术的飞速发展，核酸类标志物的研究进展快速。目前，DNA 类型的生物标志物如单核苷酸多态性（SNP）和甲基化修饰等都是研究热点；RNA 类型的生物标志物的研究集中在 RNA 序列、RNA 表达水平、转录组、RNA 加工、非编码 RNA 等方面。此外，定位克隆技术和 SNP 基因分型技术等基因组学技术的应用，使得核酸类生物标志物的应用也越来越普遍。

（2）糖类生物标志物：糖组（glycome），类似于基因组或蛋白质组，是一个生物体或细胞中全部糖类的总和，包括简单的糖类和缀合的糖类。一些蛋白质的糖基化与疾病有关，如糖化血红蛋白（HbA1c）是糖尿病的生物标志物之一。某些糖类也可作为乳腺癌生物标志物，如 Kim 等人发现黄嘌呤、葡糖 -6- 磷酸、甘露糖 -6- 磷酸、鸟嘌呤、腺嘌呤是乳腺癌转移的标志物分子，利用这些生物标志物可以用来鉴别正常细胞、原位癌和转移性乳腺癌。运用代谢组学方法寻找药物疗效评价及预后的研究发现，雌激素受体阳性的 Luminal A 型乳腺癌对于激素治疗具有不同的反应，利用葡萄糖、氨基酸、肌醇、脂质残基可以区分预后情况。显然，代谢组学（metabolomics）方法与技术，已广泛应用于生物标志物的研发。它可对生物体内所有代谢产物包括核酸、蛋白质、糖类、脂类生物大分子以及分子量小于 1kDa 的小分子代谢产物进行分析，这些代谢产物（metabolite）的数与量的变化作为某些疾病的特异性指征的意义已越来越为大家所认知。

（3）蛋白质类生物标志物：蛋白质作为生命活动的直接执行者，几乎参与生命的所有过程，包括基因表达调控、细胞骨架形成、新陈代谢和免疫反应等。因此，蛋白质可作为客观评价正常生理功能或病理状态的指示物。常规体检用到的一些蛋白质指标如酶类，都属于这类标志物。用于检测这些标志物的样品如血液、唾液易于获得，检测程序也不烦琐，因此，它们在临床上得到广泛应用。多肽是小片段蛋白质，也是一类生命活动过程中重要的物质。蛋白质组学的发展，二维凝胶电泳液相色谱 - 质谱等技术的应用大大促进了蛋白质类生物标志物的发现。目前，大部分的生物标志物都是蛋白质类标志物。例如，

AFP 已经被美国 FDA 批准在临床上用于肝癌的诊断和预后判断。血清中前列腺特异性抗原(prostate specific antigen,PSA)在正常男性体内表达水平非常低,而在前列腺癌患者血清中水平显著升高,因此,临床上通过检测血清中 PSA 水平可以提示患前列腺癌的风险。

然而,血清中总 PSA 水平(游离 PSA+ 复合 PSA)在前列腺炎和良性前列腺增生等也可见升高,现已发现,若使用结合型的 PSA/ 总 PSA 的比值对前列腺癌的诊断则更可靠、敏感和特异。事实上,越来越多的证据已表明对生物标志物进行分级意义重大,如 AFP 和 PSA 对肝癌和前列腺癌,用于诊断应该属于低级,用于评估治疗响应尚可;LDL-C 对心血管疾病已降为中级,能否作为替代终点,视情况而定;血压对心血管疾病应属于高级,作为替代终点目前没有异议。因此,对很多疾病来说,现有的生物标志物可能还不够完善。熟悉此类临床问题,可有效地帮助科研人员找到更多研究的机会。随着研究的不断深入,应对生物标志物的适用性进行客观科学的评价,适当地去旧纳新。尽管监测血糖仍是目前判定糖尿病的主要方法,但 HbA1c 的地位不断上升已很好地证明了一些新生生物标志物在某些疾病及其治疗中的重要作用。

除以上各类型生物标志物外,维系机体生命活动和生化代谢的很多小分子化合物在机体内发生的特征性变化,如浓度改变、异常出现或消失等,也可作为检测疾病及观察药效的生物标志物,如评价糖尿病的血糖、肾功能相关的血肌酐、评价动脉粥样硬化和冠心病的血总胆固醇等,这些均为众所周知的小分子生物标志物。此外,近年也有研究者发现更简单并易于测定的小分子生物标志物,如心力衰竭患者呼吸时的呼出气丙酮(exhaled breath acetone,EBA),其浓度可作为诊断心力衰竭和判断该病严重程度的生物标志物。呼出气丙酮最早作为生物标志物用于糖尿病酮症的诊断,主要因为其检测方法相比传统的血浆酮体检测或尿酮体检测更简单,后来逐步用于其他方面,如用在判断减肥效果上及判断心力衰竭严重程度方面是比较新颖的。除此,血清中小分子物质 8- 羟基鸟嘌呤核苷水平升高可作为银屑病早期诊断和评价药效的生物标志物。

2. 根据治疗反应或临床获益分类 美国 FDA 颁布的“暴露 - 反应”指南,根据新药研究中治疗反应或临床获益,将生物标志物分为四种类型。

(1)临床获益的替代终点:如血压、胆固醇和病毒载量等。

(2)反映病理过程后期的替代终点:该类生物标志物与(1)的区别并不是太大,它能直接用来评价使用药物对疾病的干预疗效,如阿尔茨海默病的脑结构、卒中后脑梗死面积、放射成像和同位素方法对组织器官功能的测定等。

(3)能反映药物的作用,但与临床结果不一定相关的指标:如 ADP 依赖性抑制血小板凝集、高血压患者血管紧张素转换酶抑制等。

(4)与临床获益终点关系较远的生物标志物:如与受体结合的程度、竞争性拮抗剂的抑制效应等。

3. 根据生物标志物所起的作用进行分类

(1)0 型:疾病发生过程中有所变化且可反映病史病程的生物标志物。

(2)Ⅰ型:根据药物作用机制,可反映药物治疗干预之后的疗效的生物标志物。

(3)Ⅱ型:替代终点,其变化可预测临床效益。

这是一种对生物标志物相对概括的分类方法,并且与临床实践(如 0 型标志物或者Ⅱ型替代终点标志物)和新药研发(如Ⅰ型药效生物标志物)都有紧密联系,与其他的分类方法也多有交叉。比如,在临床实验室中称作预测生物标志物、诊断生物标志物和疾病进展生物标志物的都属于 0 型生物标志物。而 I 型生物标志物又包含药效生物标志物、机制生物标志物等。Ⅱ型生物标志物即为临床试验的终点替代指标,最常见的是血压作为心血管疾病的替代终点,胆固醇浓度作为他汀疗法中的替代终点,干扰素治疗多发性硬化症的核磁共振成像结果作为替代终点。目前,Ⅱ型生物标志物不是很多,因为生物标志物作为临床试验的替代终点是建立在假设疾病的机制与之关联的基础之上,关联可信度需要强有力的证据才能被接受和认可,这也是与疾病相关联的生物标志物很多,但是被认可的替代终点却很少的原因。如果某个特定的生物标志物被确认可以作为替代终点,那么该替代终点的使用将大大加快新药的研发进程。

此外,若从人体组织系统的角度看,生物标志物还可按组织系统归类,如神经系统疾病相关生物标志物、心血管疾病相关生物标志物、肿瘤相关生物标志物、糖尿病相关生物标志物、炎症免疫系统生物标志物、呼吸道疾病生物标志物等,这是一种较大体的划分,所说的各不同系统的生物标志物不是绝对只在该系统疾病发生时有所变化,很多生物标志物在多种不同系统疾病中均可能出现。本章在总体阐述了生物标志物及其在新药研发中的作用之后,仅以炎症免疫系统生物标志物为例重点展开介绍。

(金鑫鑫　张予阳)

第二节　基于生物标志物的新药研发

新药从研发到上市由多个阶段组成,通常首先在不同种属的动物中进行体外与体内实验,即所谓临床前药理药效研究,此时的受试对象是动物,新药研究的早期因其有效性及安全性的不确定性较大,所以用动物作为新药的未来目标患者的替代者。之后进入新药的各期临床试验阶段,先是对健康志愿者进行试验,此时健康志愿者是替代人群,最后才以目标患者为研究对象。1930 年以前,新药研发只基于在"替代"群体中所测的药物效应,这样就造成了在药物发展史上出现了一些灾难性的药害事件,显然,成功而有效的新药研发是应该有深思熟虑的研究计划,其中包含诸多子研究及其实施步骤。这些子研究必须设计合理、信息量丰富。

大力提高"利用替代终点研发药物"的模式对新药研究过程中的预测性及有效性的评价意义重大。新药在Ⅲ期临床试验阶段失败率很高,从 20 世纪 90 年代到 2010 年进入临床评估的新型候选药物中,只有不到 12% 的新药获得上市许可,安全性和有效性是失败的主要原因。美国 FDA 为应对这种情况,于 2004 年颁布"关键路径计划(the Critical Path Initiative)",以推动新药在开发、评价和产出的过程中进行创新。在第一个关键路径计划报告"创新 / 停滞:对新医疗产品关键路径的挑战和机遇"中,强调了生物标志物在提高新药研发效率方面的重要性。

一、生物标志物在新药研发各个阶段中的应用

近年,生物标志物在新药研发各个阶段中的应用激增,体现于以下几个方面。

1. **在新药研发的目标识别和验证阶段**　这个阶段旨在通过鉴定和验证疾病相关分子,即药物的靶标,确定目标化合物是否具有足够的治疗可行性;利用生物标志物有助于探索和确认药物的靶标。

2. **在先导化合物的鉴别和优化阶段**　通过使用大型化学文库（高通量筛选）研究和生产抗体、鉴别小分子初始候选药物，修饰在初始筛选中得到的苗头化合物从而增强候选药物的成药性，如改善溶解度、改善对靶标结合的亲和力和特异性等，此时，基于生物标志物测定的设计显得尤为重要。

3. **在新药临床前研究阶段**　此阶段是获得关于所选择的先导化合物的广泛安全性和剂量反应数据的重要阶段，所采用的受试对象是动物，此阶段的研究对于确定用于人体首次研究的安全剂量至关重要。基于那些可用来评价药效的生物标志物的测定，有利于精准评价化合物的药理药效；也有助于深入了解新药的药理作用及机制，探索药物是否起效和如何起效，从而对药效进行评价。现在普遍采用的经验方法更多地被基于机制的方法所替代，临床前研究中使用生物标志物有利于搭建临床前研究与临床研究的桥梁。

4. **在新药早期临床试验阶段**　主要是指进行 I 期和 I b/II a 期临床研究阶段。这是所研发的新药首次进行的人体试验阶段。新药 I a 期临床试验的主要目标是研究候选药物的安全性和耐受性以及建立人体的药代动力学(PK)特征，包括单次和多次递增剂量研究。通常受试对象是健康志愿者，基于生物标志物测定的 PK 数据与药物安全性数据，有助于确定包括临床研究剂量等给药方案。为了确定新药对目标患者的有效性，在后续研究阶段及大量注资之前，常常进行相对较短的 I b/II a 期临床研究，即在数量相对较少的患有相关疾病的患者中进行新药的临床试验，常作为概念验证(proof of concept, POC)性研究阶段，替代生物标志物（替代终点）的最重要意义即显示于此，这有利于新药临床试验阶段研究的早期向后期的过渡。

5. **在新药后期临床试验阶段**　主要是指新药的 II、III 期临床试验阶段，II 期临床试验研究需在较多数量的患有该疾病的患者（目标患者）中对新药的有效性及安全性进行评价，对有效性进行评价时有可能会记录所需的临床终点。III 期临床试验研究的目的是在更多数量和多样化目标患者群体中对新药的疗效和安全性进行进一步的确认与推广，研究的持续时间往往较长、范围较大，通常在多地多个临床研究基地甚至在世界各地进行，所以，常常称为"多中心大规模"的新药临床试验阶段。在 III 期临床试验阶段中获得的结果可用于证明符合上市之后药品说明书中的功效和安全性的要求。

生物标志物在以上各新药研发阶段的应用目前还处于起步及探索阶段。默克研究实验室 Laterza 领导的研究小组 2015 年在 PubMed 上以"生物标志物"和最大的制药公司的名称作为关键词进行搜索，同时过滤了过去 10 年的临床试验和出版论文，结果搜索到了近 500 个条目，其中大多数涉及疾病生物标志物（约 60%）或诊断/预测生物标志物（约 20%），其余少部分（约 20%）才是与新药研发更密切相关的生物标志物的研究报告，如涉及药物所作用的分子靶标(target engagement, TE)、药物安全性和药物代谢的生物标志物。近年来，预测生物标志物在新药用于特定患者的研究中越来越凸显其意义，所以广义上说，此类生物标志物也应该属于或至少部分属于新药研发相关的生物标志物。总之，生物标志物在新药临床试验各阶段中的应用，目前主要包括药物所作用的分子靶标的研究、药效学(PD，研究新药对人体的作用，即评价药物作用于其靶标后所引起的下游信号通路或生物学过程受到的影响)、概念验证、安全性、替代终点以及优势患者的选择/伴随性诊断方面的应用。

二、药物所作用的分子靶标的研究

药物靶标常常是存在于人体细胞的能够与特定药物特异结合并产生防治疾病作用的生物大分子

物质,绝大多数为蛋白质和核酸。2018 年,全球知名的一药物研发公司在其发表的一篇述评中,回顾了它们在 2010 年提出的有助于提高研发效率,获得高效药物的 5R 框架战略改革,即正确的靶标(right target)、正确的组织(right tissue)、正确的安全性(right safety)、正确的患者(right patient)和正确的商业化潜力(right commercial potential),将正确的靶标放在了首位。

1. 药物 - 靶标结合情况的测定 通过测定 TE 生物标志物(靶标),可获知药物占据靶标的情况,这可直接将药代动力学(药物暴露)与相应药效学联系起来,即如果安全剂量的药物无法达到足够的靶标占用率,或者尽管药物 - 靶标占用率很高,但是观察到的药效不够,则此新药无继续开发价值。显然,利用 TE 生物标志物研究药物对靶标占有情况在新药研发中具有非常重要的意义。然而,具体测定时可能会面对诸多困难,如现有检测方法与技术的灵敏度是否足以测定在药物 - 靶标表达和参与的组织内 TE 生物标志物的浓度。通常在以下三种情况下测定药物 - 靶标结合较易实施:①具有足够受体密度的肿瘤或中枢神经系统组织,从而可利用一些检测方法比如实时 PET 或单光子发射 CT(single-photon emission CT,SPECT)成像技术检测得到原位放射标记的药物 - 靶标占有情况;②如果药物的靶标是循环中的酶,血浆酶活性的测定当然较易实施;③药物与靶标的结合是以共价键方式结合的,一旦结合就较牢固,在样品处理和分析过程药物不会解离下来,这样,药物 - 靶标占用率的测定数据就较稳定可靠。

2. 靶标下游生物标志物的测定 当无法直接测定药物 - 靶标结合时,可考虑测定靶标下游相关分子,这是一种间接的考察药物对靶标占有情况的方法,当然,有的时候 1 和 2 同时可得,就是说既有可靠的 TE 生物标志物的检测方法可以直接测得药物 - 靶标结合,也有可靠的靶标下游相关分子的标志物作为间接测定指标来考量药物 - 靶标的结合。例如,在对降糖药二肽基肽酶 -4(dipeptidyl peptidase-4,DPP-4)抑制剂西格列汀(sitagliptin)进行药物对靶标占有情况的研究时,就既可以直接体外测定 DPP-4 活性,也可以测定胰高血糖素样肽 -1(glucagon-like peptide-1,GLP-1),后者是 DPP-4 的下游标志物。

三、建立 PK-PD 模型及确定安全有效剂量

将药动学和药效学结合,可为浓度 - 效应关系的确定提供有用的信息。新药研发中,会出现"剂量 - 反应关系""暴露 - 反应关系""浓度 - 效应关系""药动学 - 药效学关系"等术语,在此统一称为浓度 - 效应关系。浓度 - 效应关系的研究有助于对新药研发做出更有价值的决策,如药物剂量的选择、不同给药剂量的反应预测、药物浓度改变对预期药理效应的影响等。

药代动力学 - 药效学(PK-PD)模型是利用数学建模来描述药物的浓度(PK)对观察到的反应(PD)的出现、强度和持续时间的影响。在新药早期临床试验研究阶段,更好地理解浓度 - 效应 - 时间关系有助于优化新药Ⅲ期临床试验方案,否则会影响到临床候选药物研究,容易产生不准确的临床假设检验所需的浓度 - 时间曲线,从而导致错误地高估或低估候选药物的临床疗效,甚至致使新药研发失败。另外,PK-PD 建模还有助于探索早期研发中各生物标志物的合理性,并可以与替代终点相结合,加速新药研发进程。

利用生物标志物为 PK-PD 建模提供有效的信息,首先需要选择恰当的目标生物标志物以建立药物浓度和反应之间的相关性;其次,应选择疾病靶器官或组织中广泛存在的具有代表性的生物标志物以便进行测定,同时还要考虑动物模型中选择的生物标志物在临床试验中的可测定性,以便 PK-PD 模型构建得到的数据有助于首次人体试验(first-in-human clinical trial,FIH)的临床研究设计;最后,一方面准确

测定体液中的药物和／或活性代谢产物，另一方面对目标生物标志物进行测定，由于生物标志物对药物的反应具有重现性，因此，需要对此基于机制的 PK-PD 建模进行验证。这样，上述过程即可成功地将生物标志物与 PK-PD 建模相结合。目标生物标志物的测定数据不仅包含所选定的生物标志物本身的数据，还包括其下游效应生物标志物数据。可靠优质的目标生物标志物数据可以提供 PK-PD 建模所需要输入的信息（药物靶标参与程度、持续时间、药物对机体的作用等），通过对 PK 和 PD 数据进行数学处理后，再输入 PK-PD 模型中，基于机制的 PK-PD 模型就建立完成。

与经验模型相比，基于机制的 PK-PD 模型包括了给药与药效间因果关系过程中细节的阐述，为药物研发提供了合理的科学基础。它不仅包含浓度 - 反应关系，还包括个体内和个体间药代动力学和药效学变异性，其中浓度由血浆中的浓度 - 时间曲线表示，与药效学效应的时间过程相关。浓度 - 效应关系的准确理解能够帮助指导先导化合物优化 ADME/PK。PK-PD 模型中以严格准确的定量方式描述给药和药效间因果联系过程的指标就是生物标志物，基于生物标志物的机制研究可与药效终点紧密关联，对于药效的评价具有很好的实用性。基于机制的标志物即使不会成为替代终点，也可以帮助我们对疾病、对药物浓度和效应之间的联系、对药物的作用机制有更深刻的理解，为药物的早期开发提供有力的支持。

四、评估新药药效

药物能够产生药理效应，甚至是毒性反应，均是以药物在机体内与相应的靶标相结合为基础。正如前面提到的，这个靶标可以是受体、酶或离子通道，即蛋白质或基因片段。当药物与靶标相互作用后，产生了初级生物信号，接着触发一系列的药理学事件，最终产生临床效应。

很多可以预测潜在疗效的药物靶标分子就是生物标志物，它们被称为药效生物标志物，其可指示新药对人体的作用，并且有助于获悉药物作用于靶标后所引起的下游信号通路或生物学过程，显然，尽早发现并确认这些生物标志物，对于新药研发很有意义。表 12-1 列出了部分已被确认的用于评价几类药物药效的替代终点，尽管与现代的大分子类生物标志物相比，它们都是传统的生物标志物，但其确切性依然是公认的。药效生物标志物可以建立药物和目标疗效之间的联系，是评价药效的重要依据。这类标志物最受医药界的重视，因为它们直接反映了候选分子药物与靶标（受体或酶）的结合情况以及产生的药理效应。例如，对帕金森病患者脑部进行多巴胺 D2 受体造影，可以评价相关药物的抗帕金森病效应；对 2 型糖尿病患者的血糖进行测定，可以证实 DPP-4 抑制剂西格列汀的疗效，此时，血糖即为生物标志物，通过监测它的变化来评价药物的抗糖尿病药效。此外，糖化血红蛋白（HbA1c）也是普遍接受的、综合的、长期的糖尿病的替代终点，因为葡萄糖可自由进入红细胞，HbA1c 形成的速度直接与红细胞循环过程中外周血糖浓度和暴露时间成正比，且非酶促糖化具有不可逆性，因此，HbA1c 代表了红细胞生命周期（即 2~3 个月）中平均血糖浓度的整体水平，是可靠的替代终点。HbA1c 作为替代终点的确认，是由两个著名的大型随机临床试验即英国前瞻性糖尿病研究（United Kingdom Prospective Diabetes Study，UKPDS）及美国糖尿病控制与并发症临床试验（Diabetes Control and Complications Trial，DCCT）完成的。随后，也得到了药品监管机构的认可。药效标志物往往在药物开发早期阶段使用，它的作用包括：反映药物活性；结合药代动力学可以确证靶标与疾病的关系；指导剂量的选择。

表 12-1　部分可接受的评价药物有效性的替代终点

药物	替代终点	临床终点
降压药	血压	卒中、心肌梗死
降脂药	血脂水平	冠状动脉疾病
抗糖尿病药	空腹血糖、糖化血红蛋白	视网膜病变、肾病和神经病变
抗艾滋病药	CD4 细胞计数、病毒负载量	生存
抗哮喘药	肺功能检查	呼吸窘迫

　　将药物在动物疾病模型中的分子反应特征与临床反应相结合,可为下一步的药物研发提供依据,提高药物研发效率。特别是针对那些复杂的疾病,多种信号通路均参与疾病的发生,但是不能确定到底哪些参与或者哪个通路是主要的,通过评估药物作用后药效生物标志物的情况有助于分清主次,甚至是找到一些新的关键性的靶标通路。有价值的药效生物标志物可比临床终点/结果更早出现和/或可通过更可靠的方法测定。但临近临床终点恰好比其早一步发生的有价值的药效生物标志物使药物研发更高效。还有可能,我们在研发的过程中选择的生物标志物不是正确的,或者没有得到我们预想的结果,甚至是跟我们预想的恰恰相反。但是即便这样,它仍然帮助我们从生化水平和分子水平加深对疾病或者药物机制的认识和理解,还可以提供给我们对失败试验的进一步思考,并为下一步改进计划提供思路。因此,利用生物标志物评价药效,无论试验成功或失败,研究人员都能从中获得益处。

　　1. 在概念验证性阶段评价新药有效性　概念验证是利用少量受试对象确认新药的药效是否可以转化成患者获益的试验过程。药效不明确是大多数新药在临床研究后期失败的重要原因,使用生物标志物来尽早判断新药研发成功的可能性显得越来越重要。具体做法是在进行更大、更耗资的以临床终点为考量指标的新药药效研究之前进行较小规模、较短时程的以替代终点作为药效考量指标的临床试验。例如,在一项前瞻性 PARAMOUNT(Prospective comparison of ARNI with ARB on Management of Heart Failure with Preserved Ejection Fraction)临床试验中,通过分析比较血管紧张素Ⅱ受体阻滞药(angiotensin Ⅱ receptor blocker, ARB)缬沙坦(valsartan)与脑啡肽酶抑制剂(neprilysin inhibitor)沙库巴曲(sacubitril),发现将两者联合使用可大幅减少左心室射血分数降低及心力衰竭患者心血管并发症的发生,在此项Ⅱ期临床试验阶段,以超敏肌钙蛋白 T(high-sensitivity troponin T, hs-TnT)和 B 型利尿钠肽(B-type natriuretic peptide, BNP)为 POC 生物标志物进行该复方药物的疗效评价,获得了可靠结果。目前在心血管药物研究中,hs-TnT、BNP、N 末端 B 型利尿钠肽原(NT-proBNP)、生长分化因子 15(growth differentiation factor 15, GDF 15)均为较公认的治疗心脏相关疾病的新药研究的 POC 生物标志物。2017 年 7 月,上述治疗心力衰竭的新药沙库巴曲缬沙坦钠片正式获得国家食品药品监督管理总局批准上市。

　　研究已表明,约有 1/3 的新化合物实体在Ⅰb 期阶段完成了 POC 确认,2/3 在Ⅱa 期阶段完成,这是因为新药研发机构希望通过在早期(Ⅰb/Ⅱa 期)的 POC 过程使没有开发前景的候选药物尽早淘汰,以降低有限的资源消耗在不可能成功的研究项目上的比例。由于 POC 多数是在Ⅱa 期完成,此时,已经获得了一些新药临床研究结果,在进行研究设计时,最简单和经济的方法是选择一个剂量(通常选择最大耐受剂量)和安慰剂进行对照研究。在最大耐受剂量下,如果观察不到药物的疗效,即 POC 阴性,则需终止试验。反之,如果观察到了符合一定标准要求的药效学信号,即认为 POC 阳性,这样的话继续研究就有了可能,并在很大的程度上有获得批准上市的可能。对于新药研发来说,这是一个非常关键的步骤。对疗效终点的选择也非常关键,一般要求该指标变异度低,可以适合于所入选的少量患者、应能在短时间内观察到药物反应(≤4周)。常规的临床终点可以满足要求,但有时需要选择与临床疗效具有中高度关联的生物标志物即替代终点作为药效学指标进行研究,以加快新药研发速度。

2. 在新药临床研究后期阶段评价新药有效性　此阶段是在经 POC 确认之后对新药疗效的进一步确认阶段,即大规模的Ⅱ、Ⅲ期研究。可以用临床终点确认药物的疗效,如果有恰当的替代终点也可以使用替代终点,且往往利用后者可大幅加快新药的研发速度。一般而言,合适的替代终点通常需符合三个基本标准:①该生物标志物与临床终点在生物学上的合理性是最基本前提;②与临床终点具有高度一致性;③有临床试验证据支持基于生物标志物的治疗效果与基于临床终点的治疗效果一致。

尼洛替尼(nilotinib,NI)的研发就是一个成功利用替代终点加快新药研发进程的实例。"尼洛"属第二代小分子靶向药物酪氨酸激酶抑制剂(TKI),用于慢性粒细胞白血病(CML)的治疗,它的新药临床试验研究借鉴了很多在第一代 TKI 如伊马替尼(imatinib,IM)临床试验研究时所获得的经验。

CML 的发病机制是由于原本位于 9 号染色体上的 ABL 基因与 22 号染色体上的 BCR 基因平行易位而成为 BCR-ABL 融合基因,这种融合使得相应的络氨酸激酶持续激活,引起细胞异常增殖。在进行第一代 TKI "伊马"的Ⅲ期临床试验研究中发现,用药 1 年后血液中 BCR-ABL 转录水平与利用常规临床终点即总生存期考察的疗效之间呈高度正相关性,临床随访 7 年的数据也印证了这个事实。"伊马"被批准上市用于临床后发现,用了该药的患者虽然 CML 可得到有效缓解,但其中尚有 30%~40% 的患者后面仍需做进一步的治疗,究其原因得知,这部分患者在 BCR-ABL1 融合基因的酪氨酸激酶结构域上发生了点突变而导致耐药使治疗失败,这就促进了对第二代 TKI 如"尼洛"的研发。

在进行"尼洛"的新药临床试验研究时,基于之前从"伊马"的Ⅲ期临床试验研究时所获得的启示,改用"BCR-ABL 转录水平"作为替代终点来代替"总生存期"这个临床终点进行疗效评价。这样,仅根据对患者随访 1 年所得到的相关数据,该药就成功获批,大大地加快了该药临床试验研究进程。

五、评估新药安全性

安全性生物标志物(safety biomarker)在新药研发中一直发挥着重要作用,已有数十年的使用历程,如评价肝功能的转氨酶、胆红素、碱性磷酸酶;评价肾功能的血清肌酐、肌酐清除率、尿素氮;评价骨骼肌受损的肌红蛋白(myoglobin);评价心肌受损的肌酸激酶 MB(creatine kinase-MB)、肌钙蛋白 I;评价骨组织的骨特异性碱性磷酸酶。当然,它们中有一些不单单是安全性生物标志物,也是疾病生物标志物,如肌酸激酶 MB 和肌钙蛋白 I 也是诊断缺血性心脏病时可用的生物标志物。这些安全性生物标志物有些特异性较差,因此虽然这么多年来在新药研发过程中一直使用它们考量新药的安全问题,但到了Ⅲ期临床阶段,不充分的药物安全问题仍然致使相当一部分新药就此夭折。显然,这些传统的标志物的敏感性和特异性仍有待提高,因此近年来研究人员越来越关注于此,例如,关键路径研究所的预测安全测试联盟(Predictive Safety Testing Consortium of the Critical Path Institute)已对药物所致组织/器官损伤的新一代生物标志物进行了研发与鉴定,找到了 7 种评价肾损伤的新型生物标志物:肾损伤分子 -1(kidney injury molecule-1)、簇集素(clusterin,CLU)、白蛋白、总蛋白、β2 微球蛋白(β2-microglobulin,β2-m)、胱抑素 C(cystatin C)和尿中三叶肽因子 3(trefoil factor family 3,TFF3),它们一定程度上超过了传统的常规生化指标血清肌酐和血尿素氮的价值。

在Ⅰ期临床研究用超药理剂量(super pharmacological dose)评估剂量限定的耐受/安全(dose-limiting tolerability/safety)问题,常将评估有效性、安全性(表12-2)的生物标志物纳入研究。与评价药效的替代生物标志物相比,对于安全性研究相关的替代终点与其临床终点之间的因果关联,要求不是太苛刻。如Q-Tc间期是公认的可预测药物引起的心律失常毒性的替代终点,ICH指南建议认真地研究新药对Q-Tc间期的影响,以评估其可能导致心律失常的问题。如果一种药物导致的Q-Tc间期延长低于一个关键节点,就可被认为是安全的。

表12-2 FDA所认可的部分评价药物有效性及安全性的替代终点

药物有效性及安全性研究	替代终点	临床终点
伴有蛋白尿的糖尿病肾病	肾功能	肾衰竭
急性肾衰竭	肾功能	肾衰竭
心脏毒性	Q-Tc间期延长	尖端扭转型室性心动过速

六、区分获益人群

随着人们越来越强烈地渴望获得精准医疗,某些生物标志物越来越多地用来识别更有可能从治疗中获益或更易出现不良反应的人群,此为伴随诊断,即通过特定生物标志物的检测,确定最有可能针对治疗药物产生响应的患者群体。这些生物标志物,常常与新药同时开发,与新药一样均需得到监管部门的批准。

利用生物标志物可以提前发现对药物产生明显疗效的优势获益人群,此过程常常需要利用基因组学、蛋白质组学技术进行检测,在抗肿瘤药物的研发和个体化医疗中可以帮助精准选择合适的临床治疗对象,促使所研发的新药对可能产生明显药效的患者亚群进行界定,从而提高药物研发的成功概率。此类生物标志物称为预测性生物标志物,该类生物标志物用于选择能从特定药物治疗中受益的患者。例如,最近获批上市的PD-1/PD-L1类单抗,属于肿瘤免疫治疗药物,是继靶向药之后的新一代抗癌药物,其作用原理是激活自身免疫系统,让它们去杀死癌细胞,而不是直接抑制或杀灭癌细胞。理论上这种机制的同一种药物可以治疗多种癌症,对很多患者都可能有效。但事实上,此类药物对于大多数实体瘤,盲法给药的有效率却只有20%,这其中可能存在多种原因,无论如何,此时区分受益人群是很有必要的,那么,预测性生物标志物的意义便可见一斑了。

肺癌靶向药物克唑替尼(crizotinib),是c-Met激酶抑制剂,令人遗憾的是,2006年的Ⅰ临床试验中克唑替尼针对c-Met扩增的肿瘤并未显示出显著的疗效。然而,幸运的是发现克唑替尼在很少见的一些含有ALK融合基因的肺癌患者中疗效异常显著,2008年研究人员很快开始使用ALK作为生物标志物指导克唑替尼针对EML4-ALK阳性晚期非小细胞肺癌患者的扩展队列研究。由于效果显著,2011年克唑替尼在Ⅱ期临床试验完成后即获美国FDA批准上市。

在Ⅰ期临床试验中通过检测预测性生物标志物,可以精准选择受试患者,优化临床试验设计方案,从而极大地降低药物研发的失败概率。目前,一些肿瘤靶向治疗药物在得到美国FDA批准时,因为早期的临床数据已经证明了该药在生物标志物阳性的患者中有显著疗效,因此相应的体外伴随诊断试剂盒也同时获批,用于药物上市后筛选合适的目标患者,以达到精准化、个性化治疗的效果,实现诊疗一体化。

伴随诊断(companion diagnostic,CD)若从技术层面划分,可分为免疫组化和分子诊断,其中,分子诊断是增长最快、创收最高的领域,主要是由于 RT-PCR、原位杂交、新一代测序技术的广泛使用。通过伴随诊断的方式,可以获得患者在特定药物治疗后的反应,进而从蛋白质或者基因水平确定哪些患者能从该药物的治疗中获得较好的治疗效果,也就是获益患者群体的确定。伴随诊断试剂的应用,不但可以为患者筛选出切实有效的治疗方案,还可以提高临床用药的准确性,减少药物滥用。生物标志物的不断发现和广泛应用极大促进了伴随诊断试剂的兴起和发展。2011 年 7 月,美国 FDA 首次发布了伴随诊断的审批指南,明确了抗癌药物与对应分子诊断同时审查批准的思路。

最早的成功案例要属抗乳腺癌药物曲妥珠单抗(表 12-3)。较早地确定了曲妥珠单抗的药物靶标 HER2 是其生物标志物,其临床试验针对性地选择 HER2 过度表达的乳腺癌患者,以寻找可能受益于曲妥珠单抗的人群,Ⅲ期临床研究只用了 200 余例患者就证明了曲妥珠单抗的疗效,随即获得美国 FDA 的加速审批而获准上市。在过去 10 余年,新药研发领域,尤其是从事肿瘤创新药物研发领域的跨国公司,已经普遍将生物标志物作为指导其创新药研发的重点,表 12-3 展示了利用生物标志物进行药物个性化应用的实例。FDA 也对这一领域给予了高度的支持,对于有生物标志物指导的个性化新药给予加速审批,有时甚至有Ⅱ期临床试验的结果就可以批准上市,例如,治疗肺癌的 ALK 抑制剂克唑替尼,FDA 同时还出台了伴随诊断与新药同步研发报批的指南。尽管 10 余年来个性化治疗已成生物医药领域的共识,但是在美国 FDA 批准上市的上百个新药中,获批作为伴随诊断的生物标志物只有 10 余个,绝大多数创新药都没有与之相匹配的诊断试剂盒。体外伴随诊断试剂盒在肿瘤药物治疗领域使用最多,其次是治疗心血管疾病和骨质疏松症的药物,治疗糖尿病和阿尔茨海默病时也经常用到。

表 12-3 预测性生物标志物的应用实例

药物	检测生物标志物	用途
	基因组学、蛋白质组学	
曲妥珠单抗	ERBB2(HER-2)	选择该药在乳腺癌患者中的优势人群(FDA 批准)
bcl-2 反义治疗药物	bcl-2 mRNA 表达	测试特殊基因活性,测试膀胱癌中 bcl-2 的表达
溶瘤细胞腺病毒治疗药物	TP53(变异)	测试体细胞突变,在头颈部癌中选择腺病毒基因治疗
吉非替尼	EGFR(变异)	判断肺癌患者对吉非替尼的临床反应
伊马替尼	c-KIT/PDGFRA(变异)	判断伊马替尼对晚期胃肠道间质肿瘤患者的临床反应
	转录组学	
乳腺癌辅助治疗药物	72- 基因集合	预测乳腺癌结果,选择可以从辅助治疗中获益的患者
多西他赛	92- 基因集合	预测该药在乳腺癌中的治疗反应
他莫西芬	44- 基因集合	预测雌激素受体阳性乳腺癌的治疗反应
泼尼松龙,长春新碱,门冬酰胺酶,柔红霉素	124- 基因集合	预测小儿急性淋巴性白血病的耐药性

(金鑫鑫 张予阳)

第三节　现代分析技术在发现与检测分子生物标志物中的应用

生物标志物在整个药物研发过程中均有应用,从药物的靶标发现和验证到后期临床研究,其在进行剂量选择、通路相关活性和毒性的测定、临床药效以及识别最有可能受益的患者亚群等方面具有重要意义。近年,在寻找可能促进药物研发进程的新的生物标志物方面已经取得了一些成绩。前已述及,根据其分子特性可测定的生物标志物,广义上说,包括体内的化学物质,如核酸、多肽、蛋白质、脂类、代谢产物和其他可在体液如血液、脑脊液、支气管肺泡灌洗液及组织中测定得到的小分子物质,并且,不仅是"物质"类生物标志物,还包括"成像"类生物标志物,如磁共振成像、PET、X 射线测得的组织器官功能的改变,以及一些传统的常规指标如血压。

虽然可以通过广泛筛选的方法发现新的生物标志物,但有目标地探索则是更好的策略,可基于先前对疾病的已有认识去预设生物标志物,如当试图鉴别炎症性疾病的生物标志物时,研究可集中在一组炎症介质或炎性细胞因子上;当研究一种抗肿瘤药物时,研究重点可能是与细胞生长、增殖、血管生成等相关的基因及蛋白质。为此,有多种技术如基因组学、蛋白质组学、代谢组学、流式细胞术等用于这方面的研究,这些技术在生物标志物尤其在分子生物标志物的探索检测中经常使用。关于组学方法和技术及其在新药研发中的应用已于本书第一章有介绍,本节主要着重介绍这些方法技术在分子生物标志物的探索检测中的应用。

一、基因组学技术

利用基因组学技术对分子生物标志物进行检测,其目的是定量或定性描述 DNA 或 RNA 变化。基于 DNA 的生物标志物检测包括拷贝数变异(CNV)、突变(多态性,体细胞突变和其他遗传变异)、表观遗传修饰等;基于 RNA 的生物标志物检测包括对 mRNA、miRNA 和长链非编码 RNA(long noncoding RNA,lncRNA)表达的定性定量研究。

人类基因组计划的完成以及新的基因组学技术的不断涌现,导致基因组学领域中生物标志物的发现呈爆炸式增长。基因组生物标志物大体上可分为基因表达生物标志物和基于 DNA 突变、DNA 多态性或其他遗传变异的生物标志物。并且,许多基因组生物标志物以组合形式使用时能更加充分地体现其预测能力等意义,该组合称为基因集合或基因标签(gene signature),通过计算对这些基因集合相关数据进行分析,最终可达到对患者确诊及了解预后的目的,还可预测机体对治疗干预的反应等。

1. **联结个体单核苷酸多态性与患者群体特征**　探索与检测基于 DNA 改变的生物标志物旨在将个体的单核苷酸多态性(SNP)或拷贝数变异与群体中某些患者的特征相联结。多种大规模的基于阵列的特征分析技术可以用来实现这些研究并取得了一些成就。如 Tardif 等人发现了胆固醇酯转运蛋白抑制剂达塞曲匹(dalcetrapib)致心血管风险的关键基因,他们在该药的Ⅲ期临床试验阶段进行了基因组研究,发现 *ADCY9* 基因 rs1967309 单核苷酸多态性与该药心血管风险有关。随后证实 *ADCY9* 中 AA 基因型(次要等位基因)纯合子个体的复合终点风险与安慰剂组相比显著降低,由此获知,达塞曲匹对心血管疾病的获益人群是 AA 基因型患者。

2. **检测表观遗传修饰**　基于 DNA 的生物标志物的检测还常常针对表观遗传学中的 DNA 修饰如甲基化进行,DNA 修饰是疾病复杂多变的常见根源,是表观基因调控的一部分,与癌症的发病机制有关。研究人员在非小细胞肺癌患者中发现了大量肿瘤特异性甲基化基因,他们结合甲基化 DNA 免疫沉淀和微阵列分析,对 101 例Ⅰ~Ⅲ期非小细胞肺癌患者的肿瘤部位和非肿瘤部位的肺组织中 CpG 岛(CpG island)进行了全基因组分析,确认有 2 414 个不同甲基化基因组位置,其中 97% 是肿瘤特异性甲基化。鉴定了 477 个肿瘤特异性甲基化基因参与转录和细胞黏附的调节。获知 Hoxa2 和 Hoxa10 的甲基化可能与鳞状细胞癌(squamous cell carcinoma,SCC)患者的预后有关。

3. **分析 miRNA 和 lncRNA**　miRNA 是在真核生物中发现的一类内源性的具有调控功能的非编码 RNA,其大小约 22 个核苷酸,通过组装进 RNA 诱导的沉默复合体,引起靶 mRNA 降解或者阻遏靶 mRNA 的翻译,这常发生于特定组织和特定疾病中。对血液中 miRNA 进行特征分析,证明 miRNA 是区分不同肿瘤类型及提示疾病分期和进展的分子生物标志物,也可作为预后生物标志物。加之,miRNA 在许多组织特别是血液中非常稳定并且易于检测,在不同组织的表达呈限定性(利于区分不同组织)以及在人类和模式动物中其序列高度保守(便于区分不同种属),所以作为分子生物标志物的价值越来越受关注。研究表明,细胞水平的 miRNA 变化与各种病理生理状态有关,包括炎症、氧化应激、败血症、糖尿病和各种癌症。在一项总计 127 例受试者[54 名额颞叶痴呆(FTD)患者、20 名阿尔茨海默病(AD)患者和 53 名健康对照者]参与的试验中,研究人员采用 qPCR 法,对一些与凋亡相关的血液中 miRNA(mir-29b-3p、mir-34a-5p、mir-16-5p、mir-17-5p、mir-107、mir-19b-3p、mir-7b-5p、mir-26b-5p 和 mir-127-3p)是否能够用做 FTD 敏感的分子生物标志物进行了筛选,发现与对照组相比,FTD 组的 mir-127-3p 表达下调,而其他 miRNA 的水平保持不变,他们认为 mir-127-3p 有助于 FTD 的诊断且可用于区分 FTD 与 AD,是 FTD 敏感及特异的分子生物标志物。除上述 qPCR 法外,miRNA 的检测方法还包括 miRNA 测序和微阵列杂交等。miRNA 的检测在技术运用、分析效率和可靠性方面尚有待进一步提高。

lncRNA 与 miRNA 不同,是一类长度超过 200 个核苷酸且缺乏开放阅读框,不编码蛋白质的核酸分子。其在体内含量很丰富,但是由于许多 lncRNA 被断裂成更小的非编码 RNA,导致对其数量的估计并不符合实际情况。尽管如此,其转录本具有低表达、组织特异性好、呈时效性、限定性表达等特点,因此,lncRNA 已成为有前景的生物标志物。前列腺癌抗原 3(prostate cancer antigen 3,PCA3)也称差别显示克隆 3(differential display clone 3,DD3),是一种在前列腺癌中特异性表达的 lncRNA,它的发现与应用是此类分子生物标志物最经典的例证。起初发现,超过 95% 的前列腺癌组织或转移灶呈 PCA3 特异性高表达,利用 qPCR 技术实时定量检测 PCA3 基因的表达情况,检出率达 90% 以上。随后,多中心临床研究确认了尿中 PCA3/DD3 基因检测对前列腺癌诊断的可靠性,相继的诸多研究促使美国 FDA 批准了尿液中该分子生物标志物测试产品,可使那些需要进行重复活检来确认是否罹患前列腺癌的患者更加方便地得到确诊。在一项针对度他雄胺(dutasteride)减少前列腺癌发生率的临床试验中,数据也表明,PCA3 的可靠性优于检测前列腺癌的其他特异性抗原。

4. **基因集合测定**　在一项对英夫利昔单抗(infliximab)治疗活动期类风湿性关节炎的研究中,研究人员使用微阵列技术测定了患者全血的全基因组转录情况。该药属于抗肿瘤坏死因子生物制剂,临床发现这类药物在治疗类风湿性关节炎时大约有 30% 的患者疗效不佳,利用预测反应的分子生物标志物对于筛选出英夫利昔单抗药物敏感的患者非常有意义。该研究最终证明,英夫利昔单抗用药 14 周后关节炎的疗效预测可用全血中的 256 个 mRNA 基因集合作为分子生物标志物进行评价。

除微阵列技术外，新一代测序技术（NGS）也已成为单基因或多基因测序的快速高通量技术，它是对传统测序的一次革命性的改变，每次可对几十万到几百万条 DNA 分子进行测序，实现对一个物种的基因组和转录组细致全面地分析，因此 NGS 为测定复杂的 DNA 和 RNA 样本提供了前所未有的有用工具。全基因组测序（WGS）、全外显子组测序（WES）和目标区域测序（target region sequencing，TRS）同属于 NGS 的范畴，可以用于报告突变、拷贝数变异、基因修饰和表达。针对免疫检查点抑制剂的抗体如抗细胞毒性 T 淋巴细胞抗原 4（CTLA-4）和抗程序性死亡 -1（PD-1）受体抗体，已在转移性黑色素瘤患者亚组中表现出显著的临床治疗优势。研究人员在肿瘤组织上使用 WES，发现了一组特异性存在于肿瘤中的四肽类新抗原识别标签（signature），该基因标志物集合组特异性地出现在对 CTLA-4 阻断有持续反应的肿瘤组织中，并且通过一个独立的队列研究进一步验证了这组新抗原识别标志物，因此，在黑色素瘤治疗中，就可以通过检查患者外显子组来判断患者对抗 CTLA-4 抑制剂的治疗是否有疗效。

二、蛋白质组学技术

RNA 微阵列技术不仅可以测定基因表达，还有助于阐明蛋白质组与疾病之间的关联。现代分析技术使得人类可以从仅测定单一生物分子到测定并分析多个分子集合特征，从而能从整体层面解释生理病理状态，如反映数百种激酶之间差异的人类激酶树图（human kinome tree）及预测蛋白质相互作用的"蛋白质相互作用组（interactome）"。质谱流式细胞技术（mass cytometry）就是新近用于蛋白质组学研究领域的一个现代分析技术，它是利用质谱原理对生物样本中的细胞进行多参数检测的流式技术，具有流式细胞仪的高速分析特征，又兼有质谱检测的高分辨、多参数检测的能力，可从单个样品和单次检测中定量分析多个生物标志物，这种多重分析利于显著减少患者诊断所需的时间；可从整体层面分析整合生物样本尤其是血液等体液中蛋白质（包括抗体）、肽片段、配体小分子、代谢产物和脂质等信息；可检测已知的或探索未知的生物分子，尤其有助于研究它们的相互关联或差异。

蛋白质组学研究涉及待测生物分子的富集、离子化、检测和定量，还常常预先使用抗体纯化或色谱分离等方法以解决组织、血样或尿样等生物样品成分复杂的问题。此外，近年分析检测领域的科研人员研发了各种精良的质谱方法用于蛋白质组学研究，如基质辅助激光解吸飞行时间质谱（matrix-assisted laser desorption ionization-time of flight mass spectrometry，MALDI-TOF MS）和液相色谱电喷雾电离串联质谱（liquid chromatography electrospray ionization tandem mass spectrometry，LC-ESI-MS/MS）。利用这些准确、灵敏、高效的分析检测技术可探索有价值的生物分子，即在众多毫无关联的分子中找到它们。因此，蛋白质组学最有助于诊断罕见或未知疾病的病因、监测药物疗效、帮助确定个体化给药方案等。

目前蛋白质组学在临床上的应用大部分在于识别鉴定生物标志物，如探索可诊断疾病及判断其病程的分子生物标志物，已取得的成就包括确定了部分导致某些癌症、胃肠道疾病、肌萎缩侧索硬化等疾病的相关生物标志物。但是这方面的研究目前只是处于较初级的阶段。

大多数已知的生物标志物之所以首先得到确认，是因为它们在血清或组织中的含量较高，如血清白蛋白、CRP、OVA1 等。然而，对现代分析技术如质谱的挑战是如何利用其去开发新的低丰度的生物标志物，而且它们不一定都是蛋白质本身，也包括蛋白质翻译后修饰物、代谢产物以及一些起决定作用的已知生物标志物的分子异构体，因为这些翻译后修饰及酶切后断裂的蛋白质状态常是导致蛋白质活性改变进而引发疾病的原因。质谱由于可灵敏地测得磷酸物、岩藻糖基、泛素或糖基化等修饰变化，因此成为确定疾病病理机制是否与这些修饰变化相关的理想方法。此外，由于这些前体物或加工修饰过的蛋白质分子序列不同，结构、特性也不同，用普通的免疫分析法很难准确区分确认每种蛋白质，蛋白质组学技术的优势就凸显出来了。以下列举三个研究案例。

1. **平行反应监测质谱分析脑脊液中蛋白质组生物标志物**　Brinkmalm 等人采用平行反应监测质谱（parallel reaction monitoring-mass spectrometry，PRM-MS）技术结合稳定同位素标记技术（stable isotope-labeled technology）检测了阿尔茨海默病（AD）患者脑脊液中 13 种蛋白质生物标志物，对每一种蛋白质的 2~3 个肽段进行定量。之所以选择测定这 13 种，是基于它们与神经退行性疾病的相关程度以及是否涉及突触传递功能、分泌囊泡功能或先天性免疫等几个方面的考虑。这是一个小样本试验，共计对 10 名阿尔茨海默病患者（男 6，女 4）和 15 名健康受试者（男 9，女 6）进行了队列分析，行腰椎穿刺术获取受试者脑脊液 10~12ml。结果表明，颗粒蛋白家族（granin family）在 AD 患者中有最明显的异常改变，即嗜铬粒蛋白 B（chromogranin B）和神经分泌蛋白 VGF（neurosecretory protein VGF）明显减少，而嗜铬粒蛋白 A（chromogranin A）的 3 个肽段中有两个显著降低。此外，AD 患者神经连接蛋白 -1（neurexin-1）、神经元正五聚蛋白 -1（neuronal pentraxin-1，NPTX-1）和神经束蛋白（neurofascin）的浓度也明显降低，这些结果与之前的研究是一致的，显然所述及的这几个蛋白质对于诊断阿尔茨海默病是非常有意义的，但是，这些蛋白质是否也适用于除阿尔茨海默病以外的其他神经退行性疾病，尚无证据。其他蛋白质，β2 微球蛋白、胱抑素 C、淀粉样前体蛋白、溶菌酶 C、神经连接蛋白 -2、神经连接蛋白 -3 和神经黏蛋白（neurocan）没有明显改变。

2. **串联质谱标签联合液质技术检测 r-mTBI 发展至 AD 的血浆蛋白组**　重复性轻度颅脑损伤（repetitive mild traumatic brain injury，r-mTBI）与阿尔茨海默病之间有关联虽已为大家所公认，但 r-mTBI 如何导致或促成 AD 发病，其涉及的分子机制目前仍不清楚。测定血浆中的生物标志物从而判断大脑神经系统的变化是目前备受关注的研究热点。

为了揭示 r-mTBI 后神经系统进行性退化导致 AD 的病理机制，Joseph 等人用无偏质谱蛋白质组学分析方法，分别在 r-mTBI 和 AD 小鼠模型中研究这两种情况下的病理机制中涉及时间依赖的蛋白质分子特征。所建立的 AD 模型是公认的 hTau 和 PSAPP（APP/PS1）双转基因小鼠模型，其病理特征是随年龄增长 tau 和淀粉样蛋白明显改变；r-mTBI 模型也是较成熟的动物模型，采用 C57BL/6 小鼠建立。收集 3 个月、9 个月和 15 个月大的 hTau 和 PSAPP 小鼠的血浆，之所以选择这三个月龄是因为它们分别是认知及神经病理学改变之前、发病中、后期的三个代表性时段。还收集了 r-mTBI 损伤后 1 天、3 个月、6 个月、9 个月和 12 个月的血样。采用串联质谱标签标记技术（tandem mass tag labeling technology），结合液相色谱 - 质谱（LC-MS）检测，定性定量地测定了蛋白质组。经分析，在 r-mTBI 小鼠模型中发现有 31 种蛋白质随损伤后时程出现了改变，其中 13 种蛋白质是 r-mTBI 损伤小鼠所特有的；在 PSAPP 小鼠中有 18 种蛋白质有显著变化；在 hTau 小鼠中有 19 种蛋白质出现显著变化。所有这些蛋白质中，有 6 种在三种模型即 r-mTBI、hTau 和 PSAPP 小鼠中均有显著改变，显然，它们是 TBI 和 AD 发病机制中重叠的分子生物标志物。这个研究揭示了 r-mTBI 促成 AD 的分子机制，并且提出可考虑以在 TBI 和 AD 发病机制中重叠的这 6 种蛋白质类分子生物标志物为靶标制定有针对性的干预策略。

3. **LeMBA-MRM-MS 检测巴雷特食管向 EAC 发展的血清糖蛋白组**　食管腺癌（esophageal adenocarcinoma，EAC）是由无症状的巴雷特食管（Barrett esophagus，BE）发展而来，是一种黏膜病变，即食管的复层鳞状上皮被胃黏膜的单层柱状上皮所代替,易发生于食管下段的齿状线以上。与正常人群相比,巴雷特食管者食管腺癌的发生率要高 30~50 倍,因此,对 BE 的发展情况进行监测是非常有必要的,当前主要是利用内镜进行监测。不过,已发现血清糖蛋白作为生物标志物可区分 BE 与 EAC,显然,采集血样相比于侵入性的内镜检查更方便且易实施。

Shah 等人开发了用于监测 BE 向 EAC 发展的血清糖蛋白组方法,他们利用凝集素磁珠阵列(lectin magnetic bead array,LeMBA)结合多反应监测质谱(multiple reaction monitoring mass spectrometry,MRM-MS)技术,进行血清糖蛋白组生物标志物的定性定量研究,所测样品来自澳大利亚 4 个州和美国 1 家诊所。确认补体 C9、凝溶胶蛋白(gelsolin,GSN)、对氧磷酶 / 芳香酯酶 1(PON1)和 PON3 是 EAC 诊断性糖蛋白组生物标志物;认为有 10 个血清糖蛋白组生物标志物可用来区分不需要干预的患者(BE± 低度异型增生)与需要干预的患者(BE+ 高度异型增生或 EAC)。因为考虑到组织中补体 C9 的表达是在 BE、高度增生异常的 BE 和 EAC 时出现,所以,用菜豆凝集素和洋水仙凝集素与补体 C9 结合,检测从 BE 向 EAC 发展倾向的 BE 患者的血样,发现血清补体 C9 水平显著升高且随着向 EAC 发展而呈现时程性,证实了补体糖蛋白途径在 BE-EAC 发病过程中的变化。

三、其他组学技术

利用基因组、转录组和蛋白质组方法技术检测这些生物大分子标志物,其下游是一些小分子代谢产物,它们是最能实时直接反映疾病病理变化的物质,也是最接近生物功能改变端侧的一些物质,由此,代谢组学应运而生且发展迅速。该技术可系统地同步分析组织或体液等生物样本中许多低分子量的代谢产物,如糖类、氨基酸类、有机酸类、核苷酸类和脂类等,所谓糖组学(glycomics)、脂组学(lipidomics)等名词也越来越多地映入人们的视野。其方法原理与蛋白质组学相似,通过开放式设计对这些小分子代谢产物类标志物进行识别检测,尽可能多地测试并发现相关代谢产物,或者有目标、有针对性地确定特定的一组代谢产物。所说的这"一组"通常可包括数十种甚至上百种代谢产物,采用的检测技术也和蛋白质组学相似,包括核磁共振谱(NMR)、MS、LC-MS 等。这方面的研究进展很快,可在 Pubmed 上查找研究案例详细了解。

四、免疫组化法

通过免疫组化法可测定药物靶标,揭示该靶标能否作为预测药物适用人群以及药物疗效的生物标志物,从而实现个体化用药以达到精准医疗的目的。近年由默沙东研发的帕博利珠单抗(pembrolizumab)获批上市,该药是美国 FDA 批准的第一个阻断 PD-1 的肿瘤免疫治疗药物。图 12-1 展示了 PD-1/PD-L1 单抗类药物的作用机制,PD-1 是一种重要的免疫抑制分子,位于 T 细胞胞膜上,是一个 268 氨基酸残基组成的膜蛋白,其配体 PD-L1 由肿瘤细胞产生。PD-L1 与 PD-1 结合可诱导 T 细胞凋亡,从而抑制 T 细胞对肿瘤细胞的免疫清除,使肿瘤细胞获得免疫逃逸。抗 PD-1、PD-L1/2 等免疫检查点抑制剂则通过克服患者体内的这种免疫抑制,重新激活 T 细胞来杀灭肿瘤细胞。在进行帕博利珠单抗 I 期临床试验时,选择了 236 例患有晚期黑色素瘤、非小细胞肺癌、前列腺癌、肾细胞癌或结直肠癌的受试者,结果表明帕博利珠单抗对非小细胞肺癌、黑色素瘤或肾细胞癌患者有效,有效率分别为 18%、28% 和 27%,对肾细胞癌和前列腺癌无效。根据对这些有效的患者进行随访,发现该药抗肿瘤药效可持续 1 年以上。

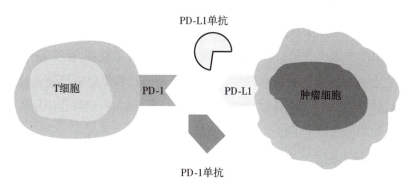

图 12-1 PD-1/PD-L1 单抗类肿瘤免疫治疗药物的作用机制

为了评估肿瘤内 PD-1 配体(PD-L1)的表达对帕博利珠单抗发挥抗肿瘤作用是否有影响,抽取 42 例患者的肿瘤标本进行了免疫组化分析,结果发现 PD-L1 表达阴性的患者对帕博利珠单抗全部无效,表达阳性的患者用药有效率为 36%。显然,肿瘤细胞表面上的 PD-L1 表达的免疫组化分析结果对于应用抗 PD-1 抗体治疗的临床用药指导很有意义。

在该药 I 期临床试验完成几年后,Stevenson 等人试图扩展该药在局部晚期皮肤鳞状细胞癌(cutaneous squamous cell carcinoma,cSCC)的临床应用。他们的研究包括两部分,第一,对 1 名局部晚期 cSCC 患者进行了前瞻性观察,该患者接受帕博利珠单抗 4 个疗程治疗后,皮肤鳞状细胞癌几乎全部消退,虽然该研究仅此一例,属极小样本研究,但这个结果支持帕博利珠单抗除适用于新药临床试验中所覆盖的肿瘤种类以外,在不能用常规手术或放疗的 cSCC 上也有临床应用价值,且在治疗后近 1 年间的随访结果也支持了该化疗的可持续性疗效。第二,该研究还对 24 例 cSCC 高危患者的共计 38 份样本进行 PD-1 及其配体的基因和蛋白质水平的测定,采用 NanoString 数字基因定量、免疫组化和免疫荧光技术进行活检样本的离体评估,确定配体 PD-L1/2 在 cSCC 微环境中均表达增加。免疫组化分析证实 PD-1 及其配体 PD-L1/2 在神经周围侵袭、表皮 cSCC、器官移植相关 cSCC 和浸润性 cSCC 中均有明显高表达,这可能也是抗 PD-1 抗体帕博利珠单抗对上述 cSCC 患者具有明显疗效的原因。以上两个研究案例提示,采用免疫组化方法对 PD-1 及其配体进行蛋白质表达测定,可有助于甄别该药所适用的患者,从而最大程度地发挥该类药物的疗效。

五、流式细胞术

除上述各种技术之外,流式细胞术也是常用的检测分子生物标志物的方法,其具有对细胞进行分类的能力,可从复杂的生物基质中提取并测定细胞膜或细胞内的目标蛋白。质谱流式细胞术是基于经典的流式细胞术发展起来的新技术,它将流式细胞仪的单细胞选择特点与质谱的精细选择能力相结合,使得可同时测定几十种不同类型细胞的标志物,而不受光谱重叠和自身荧光的干扰,如:①对骨髓细胞进行精细的免疫细胞分群,并系统地进行信号通路分析;②在免疫学的研究中可以实现对免疫细胞如 T 细胞、NK 细胞等精细的亚群分析、功能分析、多态性分析;③研究免疫系统和病毒、致病菌三者的相互作用;④实现高通量抗原表位筛查等。这一技术对生物标志物的确认具有重要意义,尤其用于研究肿瘤和炎症免疫系统疾病领域内生物标志物时,其优势更加突出。在癌症研究领域,可以对癌症组织进行精细的亚群分析,找到与临床预后密切相关的细胞亚群。

　　Burris 等人在对 T 细胞刺激剂 Varlilumab 用于晚期实体瘤治疗的 I 期临床试验和生物活性评价时,采用流式细胞术研究了该药在不同剂量下靶向 CD27 通路的生物活性,对 T 淋巴细胞亚群(CD4+、CD8+)、CD69、CD137、CD278 蛋白分子,及 B 细胞、NK 细胞等进行了检测,证明趋化因子聚集、T 细胞激活和调控 T 细胞凋亡在各个剂量组中均有发生,提示该药是通过多个免疫调节途径的协同作用从而发挥抗肿瘤作用的。Varlilumab 的 I 期临床试验提供了概念验证,也为后续联合应用该免疫疗法与肿瘤的传统疗法治疗这些晚期实体瘤提供了理论和实践依据。

　　阿维鲁单抗(avelumab)通过与 PD-L1 结合,抑制 PD-L1 与 PD-1 作用,从而活化 T 细胞,也是一种肿瘤免疫治疗药物。该药的 I a 期临床试验选择了预期寿命至少为 3 个月、组织学或细胞学证实有转移性或局部晚期实体瘤患者,以及针对这些患者尚没有标准治疗方法或虽经标准治疗但治疗之后失败的患者。采用流式细胞术测定了用药后 PD-L1 在 CD3+ T 细胞上的靶占有率(target occupancy),基于基线和用药后样品之间的平均荧光强度的差异,观察到剂量为 3mg/kg 和 10mg/kg 时,药物的靶占有率大于90%。根据药动学、靶占有率和免疫学分析,10mg/kg 剂量每两周给药一次可作为后续Ⅲ期试验的剂量。

　　尽管分子生物标志物的检测技术与方法近年来发展非常迅速,但正如科研人员所看到的,真正可满足新药研发需要及临床预测和治疗决策需要的有价值的生物标志物还非常有限。事实上,上述研究案例所提及的许多生物标志物的价值可能仅体现在其个案研究中,尽管有的案例所涉及的样本数也较多,也看到了显著的统计学意义,但若要推广至大范围的研究领域仍需要进行更多的实践与验证。比如,作为预测性生物标志物在临床实践中是否具有足够及稳定的预测能力? PD 生物标志物及 TE 生物标志物能否加快新药研发进程并推广使用? 当然,经过研究人员不懈的努力,也已发现了一些真正有意义的并经受了药物研发及临床实践考验的生物标志物,只是投入与收效之比仍然有待改善。

(张予阳)

第四节　炎症免疫系统生物标志物

一、概述

　　机体的各种疾病进程都涉及炎症免疫系统。掌握炎症免疫系统的生物标志物对于疾病诊断、治疗过程的监测和治疗终点的协助判断都是很重要的,同时也为新药研发提供药物靶点,为临床前和临床药物研究提供检测指标。

　　炎症的发生过程涉及免疫系统的反应,免疫过程又依赖于各种炎症相关细胞和介质的参与,炎症过程和免疫反应相互关联而又有各自的侧重。

(一) 炎症

　　1. **炎症**　炎症(inflammation)这个词来源于拉丁文,意为"点火(to set on fire)",于两千年前首次使用,记录了炎症的四个主要体征:红、肿、热和痛。当时炎症仅被认为是于机体有益的一种生理过程。直到 19 世纪,炎症才开始被认为是一种病理状态,并且"功能障碍"开始被列为炎症的第五个主要体征。炎症是机体组织对于损伤性刺激(包括病原体、受损细胞或者一些刺激物)的一种复杂的反应,涉及免疫细胞、血管和炎症相关分子,常引起血浆成分和白细胞向感染或损伤部位的输送,其功能是清除导致损伤的因子或者被损伤的细胞和组织,并且启动组织修复。可控的炎症反应,如应对感染的反应,是有益的;但如果控制失灵,如引起了脓毒性休克的反应,则是有害的。

2. 急性炎症与慢性炎症　我们生活在充满微生物的环境里,所以炎症反应频繁发生于我们个体,用于驱逐感染源。通常情况下炎症的结局是保护我们的机体免于感染的扩散,并且最终炎症会自然消退,受影响的组织能够恢复至正常的结构和功能状态,这种炎症我们一般称为急性炎症。炎症的问题不在于它有多么频繁地发生,而在于它是否能够正常消退。未消退的炎症,即慢性炎症,才是导致我们各种疾病的最主要原因。这些慢性炎症状态与组织的功能失调有关,而与感染对抗没有直接关系,可称为"无菌性炎症"。慢性炎症不仅仅是心血管病变、肥胖、癌症、慢性阻塞性肺病、哮喘、炎症性肠病、神经退行性疾病、多发性硬化症或类风湿性关节炎等疾病的主要诱因,同时也是它们进行性恶化的主要影响因素。我们在开发各种慢性炎症相关疾病的药物时需要考察相关的炎症生物标志物。

(二) 炎症反应过程

1. 炎症"通路"的组成　炎症反应的具体过程非常复杂,但也有规律可循。一般的炎症"通路"由诱导因子、感受器、介质和效应器组成,这些成分决定炎症反应的类型。炎症通路一般是由外源性或内源性的炎症诱导因子作用于其感受器,从而诱导炎症相关细胞产生或分泌炎症介质,这些炎症介质作用于相应的效应细胞或组织,从而产生炎症相关的生理学或病理学效应(图 12-2)。

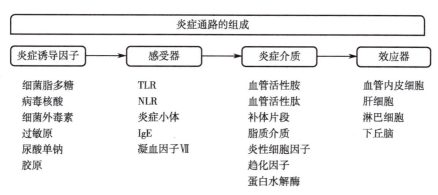

图 12-2　炎症"通路"的一般组成

(1) 炎症诱导因子:炎症的诱导因子有外源性和内源性的。外源性诱导因子包括微生物源的病原体相关分子模式(pathogen-associated molecular pattern,PAMP)如细菌的脂多糖和鞭毛蛋白、病毒的 DNA 和 RNA、真菌的甘露聚糖和葡聚糖等与相关毒性因子(如细菌产生的外毒素),主要与致病微生物本身或其产生的毒素等相关;也包括非微生物源的入侵物,如过敏原、刺激原、异物和毒物等。内源性诱导因子是由应激状态的、受损的或者其他原因导致功能失调的组织所产生的一些信号分子。这种内源性的信号分子性质多样,很难准确归类。例如,坏死细胞的膜破损,之后引起细胞组分如 ATP、钾离子、尿酸以及 HMGB1 和 S100 钙结合蛋白家族成员的释放,它们可以作为诱导因子激发下游的炎症反应;上皮细胞与间充质细胞间的基底膜被破坏时,这种异常的上皮 - 间充质接触会诱导组织修复这种炎症反应的发生。血管内皮破损时,血浆来源的炎症调节蛋白凝血因子Ⅶ在受到细胞外基质成分胶原等刺激时会被活化,从而诱导炎症级联反应的发生。另外,尿酸单钠的结晶、晚期糖基化终末产物以及氧化脂蛋白也都属于内源性的炎症诱导因子。

(2) 感受器:炎症诱导因子的感受器主要是指它们相应的受体或其他直接感受蛋白等。内、外源性炎症诱导因子通过不同的炎症感受器触发炎症反应。最典型的感受器包括天然免疫系统的受体如 Toll 样受体(TLR)和核苷酸结合寡聚化结构域 NOD 样受体(NLR)等。除此之外还有很多特殊的感受器分子,负责特定诱导因子的信号传递,如过敏原的感受器为 IgE,而尿酸单钠结晶的感受器主要是炎症小体等。这些感受器存在于很多炎症相关细胞中,负责将诱导因子的信号往下转导,由组织中的巨噬细胞和肥大细胞等诱导多种炎症介质的产生。

(3) 炎症介质和效应器:炎症介质由专门的白细胞(特别是组织驻留的巨噬细胞和肥大细胞)或局部组织中的细胞产生。一些介质(如组胺和 5- 羟色胺)预先储存于肥大细胞、嗜碱性粒细胞的颗粒中,在炎症发生时释放出来;一些介质可能以无活性前体的状态存在于循环系统中,并且可能在急性期反应中迅速升高;另外一些介质则可能是在炎症诱导因子刺激下直接产生。炎症介质如肿瘤坏死因子 -α (TNF-α)和白细胞介素 -1(IL-1)几乎能影响各种组织和细胞(也就是炎症介质的效应器),但它们在不同的组织和细胞类型中的作用是不同的。

炎症介质根据生化特性可分为 7 类:血管活性胺、血管活性肽、补体片段、脂质介质、炎性细胞因子、趋化因子和蛋白水解酶。①血管活性胺包括组胺和 5- 羟色胺等,主要存在于肥大细胞和血小板的颗粒中。②血管活性肽包括以活性形式储存在分泌型囊泡中的物质如 P 物质,以及可以在炎性刺激下由胞外液体中不活跃的前体经蛋白质水解而产生的肽类如激肽、纤维蛋白肽 A、B 和纤维蛋白降解产物。③补体片段包括 C3a、C4a 和 C5a 等,是由多种补体激活途径产生的。④脂质介质包括二十烷类和血小板活化因子等。胞内 Ca^{2+} 激活磷脂酶 A_2,将磷脂酰胆碱转变成为花生四烯酸和溶血磷脂酸。花生四烯酸通过环加氧酶代谢生成前列腺素和血栓素,或经脂加氧酶途径生成白三烯类。溶血磷脂酸乙酰化生成血小板活化因子。⑤炎性细胞因子包括 TNF-α、干扰素(IFN)、IL-1、IL-6 等,是由免疫细胞或非免疫细胞合成和分泌的蛋白质,具有免疫调节和炎症调节作用。主要由巨噬细胞和肥大细胞产生。它们在炎症反应中起着多种作用,可以激活内皮细胞和白细胞,诱导急性期反应的发生,临床常用指标 C 反应蛋白 (C reactive protein,CRP)以及降钙素原(procalcitonin,PCT)等都属于急性期蛋白。⑥趋化因子调控白细胞向受影响组织的外渗和趋化。⑦蛋白水解酶包括弹性蛋白酶、组织蛋白酶和基质金属蛋白酶等,可降解细胞外基质和基底膜的蛋白质,在宿主防御、组织重构和白细胞迁移的炎症过程中都起着重要的作用。

炎症介质的主要和最直接的作用是通过影响其效应细胞和组织而在局部引起炎症渗出:通常被限制在血管内的血浆蛋白和白细胞现在可以通过被炎症介质扩张的毛细血管后静脉进入感染(或损伤)部位的血管外组织。激活的血管内皮细胞允许中性粒细胞的选择性外渗,同时阻止红细胞的流出。当白细胞到达受累的组织部位时,通过与病原体的直接接触或受组织驻留细胞分泌的细胞因子的调节作用而被激活,释放其颗粒中的毒性物质(包括活性氧、活性氮、蛋白酶、组织蛋白酶和弹性蛋白酶)来杀灭入侵因子。值得注意的是,这些效应物质不能区分微生物和宿主的靶标,因此对宿主组织的附带损伤是不可避免的。

2. 炎症反应的消退

(1) 炎的正常消退:一次成功的急性炎症反应在消除感染性物质后会出现炎症消退和组织修复阶段,这主要是由组织驻留或募集的巨噬细胞所介导。脂质介质从促炎的前列腺素转变为抗炎的脂氧素,是炎症消退的关键环节之一。脂氧化合物抑制中性粒细胞促进单核细胞向组织募集,清除死亡细胞并启动组织重塑。另一类脂质介质分解素和保护素以及巨噬细胞产生的转化生长因子 β 和生长因子,在炎症的消退过程中也起着至关重要的作用。

（2）炎症的非正常消退：如果急性炎症反应不能消除病原体，炎症过程就会持续，并获得新的特征。中性粒细胞浸润被巨噬细胞所取代，在感染的情况下也有 T 细胞存在。巨噬细胞吞噬和消化病原体或者外来异物不成功时就会转而形成肉芽肿，入侵物会被巨噬细胞层所阻隔，这是机体自我保护的最后一种尝试。

（3）与疾病相关的慢性炎症状态：现在发现越来越多的慢性或进行性疾病均与炎症密切相关，如心血管系统疾病、癌症、神经退行性疾病等。这些疾病并不存在典型的炎症诱导和消退过程，但参与这些慢性炎症反应的细胞和炎症介质是可以借鉴急性炎症相关内容的。

（三）炎症免疫系统相关的生物标志物

抗炎免疫系统非常庞大而复杂，且因炎症诱导因子、感受器、炎症介质的不同以及组织和细胞类型的差异而会表现出极大的多态性，因此到目前为止，抗炎免疫系统的生物标志物并没有真正形成体系。对于某种具体病理状态，往往采用疾病特异性的生物标志物结合炎症系统生物标志物的方法来进行疾病的诊断、预后评价，以及指导相关新药的研究和开发。例如，对于肝脏相关炎症性疾病，往往会考察肝脏相关生物标志物谷丙转氨酶（GPT）、谷草转氨酶（GOT），结合 IL-1β、IL-6、TNF-α 等炎症相关细胞因子的水平；如果是肝硬化，还需要观察胶原蛋白的组织表达水平。而对于血管粥样硬化性疾病，则会同时考察脂蛋白水平的变化以及高灵敏度 C 反应蛋白（high-sensitivity CRP，hsCRP）的变化情况。

抗炎免疫系统相关生物标志物至少涵盖炎症反应中的炎症相关细胞、炎症介质以及效应器响应水平等方面。我们从以下三个层面进行介绍。

（1）炎症效应蛋白：这里首先介绍两种急性期蛋白 CRP 和 PCT，它们是位于炎症反应最下游的效应蛋白。CRP 和 PCT 在临床中广泛应用于炎症的诊断和治疗，可以在新药研发过程中作为指导用药和监测药效及疾病进展的主要临床参考指标。

（2）炎症介质：炎症介质的种类非常多，在不同疾病模型中参与的因子也有很大差异，但它们的特点也有很多共性。这里选取临床前研究中广泛应用的炎症介质 IL-6 和 IL-1 为代表来进行介绍，这两种炎症介质介导了很多炎症相关疾病的发生，目前虽没有在临床检验中广泛使用，但已成为很多炎症相关疾病的药物干预靶标，同时也可以作为监测药效的临床前和临床研究参考指标。

（3）炎症相关细胞：由于炎症过程中，炎症相关细胞发挥了关键性的调节作用，我们常常需要考察相关细胞的种类和数目以及细胞促炎活力的变化，这在临床检查中经常使用，在新药研发过程中也是一个重要的考察指标。单核巨噬细胞，是炎症相关细胞中的一种重要类型，尤其在慢性炎症性疾病的发生和发展中是最主要的参与细胞，本节以此为例进行重点介绍。

二、急性期蛋白

（一）C 反应蛋白

CRP 是肝细胞在炎症或感染过程中对促炎细胞因子（特别是 IL-6）反应而合成的一种急性期蛋白，因其可与肺炎球菌 C 多糖发生反应而得名。CRP 循环半衰期约为 19 小时，其血浆浓度主要由其合成速率决定。目前 CRP 被认为是感染性或炎症性疾病的早期指标，也是许多疾病和机体功能紊乱的通用生物标志物。由于 CRP 通常在细菌感染后增高，而病毒感染时不增高，所以常用来作为鉴别细菌和病毒感染的一个首选指标。

1. CRP 的生物标志物特性　　CRP 广泛应用于炎症性疾病的诊断、治疗以及相关药物的研发过程中。

（1）CRP 是急性炎症性疾病的生物标志物：CRP 是急性炎症反应患者的首要血清生物标志物，在细菌感染、炎症、神经变性、组织损伤和恢复的监测中发挥着重要作用，可用于指导新药的研发过程。在类风湿性关节炎患者中，持续较高的 CRP 水平表明关节炎有持续恶化的风险。在住院治疗的感染患者或者恶性疾病患者中，血清 CRP 水平的显著升高与住院患者 30 天死亡率增高呈相关性。在新生儿败血症中，CRP 是最佳的生物标志物。但由于 CRP 浓度的增加是高度非特异性的，对它数据的解读需要综合考虑其他的病理和生理因素。

（2）CRP 是慢性炎症性疾病的生物标志物：一些涉及慢性炎症学说的疾病，如心血管相关炎症、出血性卒中、阿尔茨海默病和帕金森病也与 CRP 的升高相关。hsCRP 可作为监测心血管风险、动脉粥样硬化性血栓性疾病、急性心肌梗死和急性冠状动脉综合征进程的生物标志物。CRP 本身位于炎症反应的下游，可以作为生物标志物表征炎症的状态，但不适合作为药物干预的靶标。CRP 相关的炎症性疾病的药物靶标往往追溯到 CRP 上游的 IL-6 或者更上游的 IL-1β 进行药物研发。

2. CRP 的检测　CRP 常规检测方法的检测范围一般为 10~200mg/L，对于细菌感染较灵敏，但对低强度炎症反应（如心血管事件）的检测不够灵敏，hsCRP 检测方法就应运而生了。也就是说 CRP 与 hsCRP 都是指同一个蛋白质，但是检测时所采用的技术略有差别，hsCRP 的检测灵敏度更高。CRP 尤其是 hsCRP，已成为心血管系统相关疾病模型中一个重要的检测指标。大多数先进的 CRP 检测方法是在近几年出现的，是基于浊度法用以检测 mg/L 浓度级别的 CRP；之后是更敏感的酶联免疫吸附试验（ELISA）、化学发光法、荧光法和电化学法，其检测灵敏度可达 pg/L 级。

（1）ELISA：国内外很多市售的 ELISA 试剂盒都可以用来方便地检测 CRP。捕获 CRP 使用的抗CRP 抗体可以是来自山羊、绵羊、家兔等多克隆抗体。市售夹心 ELISA 试剂盒包含有包被了 CRP 捕获用抗体的微滴板或 96 孔板、CRP 标准品、带有标记的 CRP 检测用抗体。大多数商用试剂盒是为稀释的人血清或血浆样本而设计的，并对细胞因子和其他蛋白质可能产生的干扰进行过排除。ELISA 具有较高的检测灵敏度，可作为准确测定 CRP 水平的标准方法。

（2）其他检测方法：浊度法是另一种较为常用的 CRP 测定技术。它的基本原理是抗体与 CRP 反应形成免疫复合物而析出成为微粒，从而出现特殊的光学性质，用仪器检测就可以对 CRP 进行定量。CRP 的临床检验主要是基于浊度法，而在其他环境中，临床认可的市售 ELISA 试剂盒是首选。

3. CRP 在新药研发中的应用　随着 CRP 尤其是 hsCRP 在心血管疾病方面重要性的逐步揭示，hsCRP 是心血管疾病生物标志物的概念越来越被人们认可。除了在细菌感染中的应用以外，CRP 也开始在心血管疾病等方面作为生物标志物用于新药研发（表 12-4）。

表 12-4　CRP 在新药研发中的应用实例

抗炎免疫系统 生物标志物	疾病模型	受试药物	标志物的 作用	参考文献
hsCRP、TNF-α、IL-6 等	动脉粥样硬化	ApoB-100 衍生多肽	药效指标	PMID：30018722
hsCRP、TNF-α、IL-6 等	糖尿病视网膜合并症	中药处方驻景丸	药效指标	DOI：10.1016/j.biopha.2017.12.071
hsCRP	高血脂	ET-1002	药效指标	DOI：10.1080/14656566.2019.1583209

使用载脂蛋白 B-100(ApoB-100)衍生多肽对动物进行免疫,可以改善载脂蛋白 E(ApoE)基因敲除小鼠的动脉粥样硬化,血浆 hsCRP 被 ApoB-100 衍生多肽显著性降低。在治疗链佐星诱导的糖尿病大鼠视网膜病变时,中药处方驻景丸治疗能显著逆转糖尿病大鼠 hsCRP 水平的升高。一种新型的口服降脂药物 ET-1002 的临床研究表明,它能够降低低密度脂蛋白胆固醇(LDL-C)和 hsCRP,具有降低心血管风险的潜力。

(二) 降钙素原

PCT 是降钙素的前体,由甲状腺滤泡旁 C 细胞合成,参与钙稳态的调节。此外,肺和肠的神经内分泌细胞也产生 PCT。在中枢神经系统中,脑脊液中的 PCT 可能来源于神经元、星形胶质细胞和小胶质细胞。PCT 在严重系统感染特别是细菌感染的条件下,大量释放到患者循环系统中。血清 PCT 升高的原因可能是,靶细胞在 LPS 或其他促炎性刺激下应急分泌大量 PCT,这种应急分泌超过 PCT 的后期修饰或分解为降钙素及其他成分的速度,从而导致实验所观察到的 PCT 成倍增长,而降钙素水平不变或者稍增高的现象。

1. **PCT 是炎症相关疾病的生物标志物**　PCT 是某些细菌感染如肺炎、脑膜炎和肾盂肾炎的敏感和特异的生物标志物,已用作评估这些疾病的严重程度。除细菌感染外,在其他临床条件下,包括严重真菌感染、创伤、烧伤、大手术和促进细胞因子产生的药物治疗,也发现 PCT 水平增加。在细菌感染中,诸如 IL-1、IL-6 和 TNF-α 等多种细胞因子可刺激 PCT 的分泌。相反,PCT 的产生在病毒感染中并不显著升高。所以 PCT 有助于区分细菌和病毒感染,并区分传染性和非传染性全身炎症反应综合征、急性呼吸窘迫综合征、胰腺炎、心源性休克和移植器官急性排斥反应。

脓毒症是由感染而引起的全身炎症反应综合征,严重时可导致器官功能障碍和 / 或循环障碍,是很多病理状况如严重创伤、烧伤、休克、感染和外科大手术等常见的并发症。按脓毒症严重程度可分为脓毒症、严重脓毒症和脓毒性休克,进一步发展可导致多器官功能障碍综合征等。PCT 在由细菌引起的脓毒症患者中异常升高,对判断细菌感染的脓毒症有一定的特异性和灵敏度。PCT 既可直接作为脓毒症的首要生物标志物,也是该病的主要介导者,因此可以在脓毒症的新药研究中用作药效学指标,同时也可以作为药物作用的靶标用于开发治疗脓毒症的药物。

此外,PCT 也是一种与心力衰竭相关的炎症生物标志物,目前正在接受临床评估。

2. **PCT 的检测方法**　目前 PCT 主要有电化学发光免疫检测法、酶联免疫荧光法和胶体金比色法这三种检测方法,都属于有标记的免疫测定法。

(1) 电化学发光免疫检测法:是电化学发光和免疫测定相结合的产物,是目前非常先进的标记免疫测定技术。电化学发光免疫检测法是全自动定量检测,相较另外两种检测方法检测时间更短、自动化程度更高、通量更大,便于临床实验室使用。

(2) 酶联免疫荧光法:反应过程中两个抗体与 PCT 分子的不同部位分别结合而形成三明治复合体。其中一个抗体是荧光标记的,另一个未标记的抗体被固定在试管的内壁。该法操作简便,特异性强,敏感性高。

(3) 胶体金比色法:又叫金标法,是一种半定量的方法。其原理是标记有胶体金的单克隆抗体与血清或血浆样本中的 PCT 结合,形成复合物,借助毛细作用移动并通过含有检测带的区域结合到固相的 PCT 抗体上,检测带即呈现浅红色条带,颜色深度与 PCT 浓度成正比,对照比色卡可以读出 PCT 的结果范围。该方法不依赖仪器,操作简便、快速,但带有较大主观性。

3. PCT 在新药研发中的应用 PCT 主要用于脓毒症相关的新药研发过程(表 12-5)。在脓毒症所致的空肠损伤中,蒽醌类天然产物大黄素降低脓毒症大鼠PCT 的水平。研究发现对 PCT 剪切后产生的 N-末端衍生肽氨基降钙素原(N-PCT)进行免疫干预可降低脓毒症大鼠肺组织中 PCT 和 N-PCT 的含量,减少肺部炎症和损伤,减少中性粒细胞浸润和细菌侵袭,提高生存率;另一个研究也发现,免疫干预 N-PCT 能够抑制致死性内毒素血症,提示 N-PCT 的中和性抗体可以作为脓毒性休克治疗的候选药物。

表 12-5　PCT 在新药研发中的应用实例

抗炎免疫系统生物标志物	疾病模型	受试化合物	标志物的作用	参考文献
PCT、IL-6 和 TNF-α	脓毒症空肠损伤	大黄素	药效指标	10.1016/j.biopha.2016.10.031
PCT	脓毒症肺损伤	N-PCT 抗体	药物靶标和药效指标	10.1016/j.ajpath.2014.07.025
PCT、TNF-α 和 IL-1β	内毒素血症	N-PCT 抗体	药物靶标和药效指标(PCT);药效指标(TNF-α 和 IL-1β)	10.1042/CS20100007

三、促炎性细胞因子

(一)白细胞介素 -6

当炎症发生时,IL-1β 和 TNF-α 等诱导中性粒细胞和巨噬细胞产生白细胞介素 -6(interleukin-6,IL-6)并释放到循环系统中。IL-6 在整个炎症过程中可能起着三方面的作用,开始阶段引起某些组织损伤的炎症反应,后期有助于炎症的消退,并且启动组织的修复。具体表现为:①刺激肝内 CRP 和其他急性期蛋白如血清淀粉样蛋白 A(serum amyloid A,SAA)和 P(SAP)、纤维蛋白原、铁蛋白的产生并释放到血液中;②刺激骨髓中性粒细胞的产生,之后中性粒细胞被趋化到感染部位;③通过促进肝脏的脂解作用进而促进新陈代谢;④诱导肌肉中的蛋白质分解,从而为蛋白质合成提供可用的氨基酸;⑤越过血脑屏障后,IL-6 会引起下丘脑体温设定点的变化,导致发热。因此,IL-6 被认为是一种促进炎症的细胞因子,并且是可靠的炎症生物标志物之一。但目前尚无临床批准的 IL-6 检测方法,而且由于昼夜节律变化、半衰期短、餐后效应及测定稳定性等问题,在临床中 IL-6 等炎症介质的测量比 hsCRP 等急性期蛋白要困难得多。

1. IL-6 信号通路 IL-6 有两条不同的信号通路,即经典信号通路和反式信号通路(trans-signaling pathway)。其经典信号转导仅在有限的细胞类型如肝细胞、一些上皮细胞和白细胞中发生,并诱导抗炎介质的产生。反式信号转导可发生于所有细胞中,并诱导促炎细胞因子,从而导致慢性炎症。因此,IL-6 经典信号只影响某些组织,而反式信号则影响更广泛的细胞类型。在炎症发作期间,IL-6 反式信号通路被强有力地上调,参与介导很多病理效应,这在心脏功能障碍、癌症、脑组织退化和牙周病等疾病中都是存在的;而在其他条件下,IL-6 反式信号通路维持低水平运行,经典信号通路占优势。

2. IL-6 的生物标志物特性

(1)IL-6 是肿瘤生物标志物:IL-6 的血清水平可以作为肝癌、膀胱癌、胰腺癌、宫颈癌、结直肠癌等实体肿瘤以及血液系统恶性肿瘤如霍奇金淋巴瘤的生物标志物,用于疾病的诊断、预后,并成为其潜在治疗靶标。除血清水平外,唾液中 IL-6 的检测已被认为是口腔鳞状细胞癌等癌症的一个有用的生物标志物。在小鼠肺癌、胰腺癌、骨肉瘤、慢性粒细胞白血病、肝细胞癌、胃肿瘤等模型中,IL-6 都参与了疾病的进展,可以作为在这些模型中进行新药筛选的生物标志物。明确 IL-6 和 IL-6 家族细胞因子在肿瘤发生发展中的作用,将为解决抗肿瘤研究中出现的化疗耐药,以及肿瘤免疫疗法的开发开辟新的思路。联合 IL-6 阻滞和常规化疗或免疫治疗药物进行临床前的体内实验研究,将为临床研究提供依据。

(2) IL-6 是心血管疾病生物标志物:伴随 IL-6 血清水平的增加,未来心血管事件的风险也相应增加;与 hsCRP 一样,已有研究证明 IL-6 血清水平与内皮功能障碍和动脉硬化程度相关,同时,IL-6 已被证明参与了心力衰竭的发展,它的血清水平在心力衰竭患者中增加,可作为心力衰竭的生物标志物之一。长期的 IL-6 通路激活与心肌细胞功能下降、心肌肥大和收缩能力降低有关,因此,阻断 IL-6 受体可能会有助于心功能的改善。IL-6 受体已被确认为是心力衰竭的治疗靶标。

(二) 白细胞介素 -1

白细胞介素 -1(interleukin-1,IL-1)是急性和慢性炎症较上游的炎症介质,是最典型的促炎细胞因子,在天然免疫应答中起着重要作用。IL-1 既能诱导自身合成,也能诱导多种次级炎症介质包括 IL-6 的合成和表达。

1. IL-1 家族蛋白　IL-1 有两种主要的亚型:IL-1α 是一种细胞膜结合型、自分泌和旁分泌的信使,而 IL-1β 是一种可溶的、自分泌、旁分泌和内分泌的信使,后者被认为广泛参与自身炎症紊乱。其中单核巨噬细胞系是促进 IL-1β 相关病理性炎症的关键细胞。两种亚型的 IL-1 都能结合 IL-1 受体(IL-1R)来传递炎症信号。IL-1β 通常以前体 pro-IL-1β 的形式存在,当有炎症刺激时,炎症小体激活,剪切 pro-IL-1β 产生成熟的细胞因子 IL-1β。与 IL-1β 相伴的还有一种天然存在的可溶性受体拮抗因子 IL-1Ra,能结合 IL-1R 但不激活细胞内信号通路。IL-1α 主要作为预警素,引发炎症级联反应,从而进一步放大炎症反应。与 IL-6 一样,由于血浆中的 IL-1β 水平无法可靠地测量,临床上并没有把 IL-1β 作为一个炎症指标来检查,它的检测仅广泛应用于新药临床前药效研究中。

2. IL-1 与疾病　有充分的证据支持 IL-1 在动脉粥样硬化性心血管疾病和心力衰竭进展中的作用,其他心血管疾病包括心包炎、心律失常和瓣膜病等也与 IL-1 关系密切。在急性期,IL-1α 的升高会增加梗死面积;而在亚急性期,IL-1β 成为促进心肌细胞凋亡、心脏重塑和心力衰竭的主要细胞因子。20 世纪 80 年代早期的研究表明,IL-1 能诱导血管内皮细胞黏附,具有促凝活性,并可作为人血管平滑肌细胞的有丝分裂原。在小鼠敲除模型中,IL-1β 的缺失与血管病变的减少有关;在胆固醇喂养的猪模型中,外源性 IL-1β 暴露可增加内膜中层厚度。人动脉粥样硬化病变中,IL-1β 和 IL-1Ra 的存在与血管再狭窄率和局部动脉粥样硬化的进展相关。

(三) 炎性细胞因子的常用测定方法

炎性细胞因子的测定目前尚未在临床中广泛开展,其测定方法主要应用于临床前基础及应用基础研究中。按照使用频率,可将其测定方法依次划分为炎性细胞因子分泌水平、转录水平以及细胞内蛋白质水平的测定三个层次。

1. 炎性细胞因子分泌水平的检测　炎性细胞因子的最常用测定方式是使用各种 ELISA 试剂盒,可以方便地实现单一炎性细胞因子的定量测定,如检测大鼠、小鼠或人 IL-1α、IL-1β、IL-6 以及其他炎性细胞因子的 ELISA 试剂盒。一般而言,可以根据具体的炎症损伤特点选取典型的两三种炎性细胞因子来表征炎症水平的变化,常见的 IL-1β、IL-6 或者 TNF-α、IFN-γ 等都是典型的促炎性细胞因子,同时也可选取一种炎症抑制性细胞因子,如 IL-10 或者 TGF-β,便于分析促炎与抗炎因子间的变化。目前也有多因子测定试剂盒,可同时检测小鼠、大鼠或人血浆中的 G-CSF、GM-CSF、M-CSF、TNF-α、IFN-γ、IL-1α、IL-1β、IL-2、IL-3、IL-4、IL-5、IL-6、IL-7、IL-9、IL-10 等炎性细胞因子。

2. 炎性细胞因子转录水平的检测　炎性细胞因子的第二种常见检测方法是 qPCR 法,用以检测炎性细胞因子的转录水平。qPCR 是一种可以检测多种不同炎性细胞因子的经济实惠的方法,但其局限性在于它检测的仅仅是转录水平,而转录水平与最终蛋白质的表达水平或者分泌水平间并不完全对应。qPCR 也可以用于检测炎性细胞因子受体的转录水平,如 IL-1R、IL-6R 和 IFN-γ 等 mRNA 水平的检测。

3. 细胞内蛋白质水平的检测　检测炎性细胞因子在细胞内的蛋白质水平及其受体的表达情况时,较为常用的检测方法是免疫荧光法。例如,可以使用 IL-6 的抗体标记细胞,然后再以荧光标记的二抗识别并结合 IL-6 抗体,形成"细胞中的 IL-6 蛋白 -IL-6 抗体 - 荧光二抗"的复合体,此时采用荧光共聚焦显微镜检测 IL-6 在细胞中的分布位置和蛋白质水平高低,或者使用流式细胞术检测荧光阳性的细胞比率或者平均荧光密度的变化。该方法的局限性是只能检测细胞中的蛋白质水平,而不能检测由细胞分泌到胞外的细胞因子的水平。

另一种备选方法是蛋白质印迹法,它是检测细胞或者组织中蛋白质水平的最主要方法。蛋白质印迹法的优势在于它可以检测炎性细胞因子的合成和活化情况,例如,IL-1β 是以前体 pro-IL-1β 的形式被合成的,但它活性的发挥却依赖于炎症小体对于它的剪切,使其成为有活性的 IL-1β。使用蛋白质印迹法可以有效区分 IL-1β 的前体和活化形式,这是其他检测方法所不具有的优势。

以上三种检测方法各有优劣,在实际使用过程中应综合考虑检测目的、设备条件和经济条件,选择其中的一种或者多种方法进行检测。

(四) 炎性细胞因子在新药研发中的应用

1. 以 IL-1 为靶标的新药研发　由于 IL-1 处于炎症级联反应较上游的位置,它成为抗炎药物很好的干预靶标。过去几十年,IL-1 拮抗剂得到了很好的研究和开发,目前发展最好的药物包括两个靶向 IL-1β 的单克隆抗体卡那单抗(canakinumab)和吉伏组单抗(gevokizumab)、重组非糖基化的人 IL-1R 拮抗剂阿那白滞素(anakinra)和另一种 IL-1R 拮抗剂利钠西普(rilonacept)。

一项针对卡那单抗的随机双盲试验(Canakinumab Anti-inflammatory Thrombosis Outcomes Study, CANTOS)在 10 061 例有心肌梗死史且 hsCRP 水平高于 2mg/L 的患者中进行,主要目的是评价其在血管粥样硬化相关疾病方面的治疗效果(表 12-6)。获得的成果包括:①在 48 个月时,该药不同剂量的治疗组均出现 hsCRP 水平的显著下降,但血脂水平没有明显降低。②与安慰剂相比,该药心血管事件复发率明显降低,且不依赖于脂质水平的降低。③使用该药治疗过程中,hsCRP 浓度降低至 2mg/L 以下的受试人群的主要心血管不良事件减少 25%,心血管死亡率和全因死亡率均降低 31%。而在 hsCRP 浓度为 2mg/L 或以上的人群中,没有观察到明显的治疗效果。这说明服用该药后 hsCRP 降低的幅度可能很大程度上影响治疗的效果。④与安慰剂组相比,卡那单抗治疗组肺癌发生率和死亡率均显著降低。hsCRP 和 IL-6 的血浆水平在随后诊断为肺癌的患者中明显高于非肺癌患者;在中期随访中,卡那单抗与安慰剂相比,hsCRP 的浓度下降了 26%~41%,IL-6 的浓度降低了 25%~43%。⑤但不容乐观的是,与安慰剂相比,卡那单抗的致命性感染的发生率更高,这与炎症通路的抗感染作用相符,最终导致全因死亡率无显著性差异。该临床研究为我们提供了关于炎症与心血管疾病、癌症间关系的重要临床数据。但到目前为止,IL-1 拮抗剂都还没有心血管疾病这一适应证,仅用于关节炎等炎症性疾病的治疗(表 12-6)。

表 12-6　炎症相关细胞因子在新药研发中的应用实例

抗炎免疫系统生物标志物	疾病模型	受试化合物	标志物的作用	实例来源及参考文献
IL-1β、IL-6、CRP	血管粥样硬化及肺癌	卡那单抗(IL-1β 的治疗性单抗)	药物靶标(IL-1β);药效及机制(IL-6、CRP)	CANTOS 试验
小胶质细胞(神经系统的巨噬细胞);IL-1β、IL-6、TNF-α	颅脑损伤	PF-04457845(脂肪酸酰胺水解酶抑制剂)	药效及机制	DOI:10.1089/neu.2018.6226
IL-1β、IL-6 和 TNF-α	心脏损伤	纳米钇	药效及机制	DOI:10.2217/nnm-2018-0223
TNF-α、IL-1β 和 IL-6	组织炎症	HYCO-3(CO 释放剂兼 Nrf2 活化剂)	药效及机制	DOI:10.1016/j.redox.2018.10.020
TNF-α 和 IL-1β	糖尿病相关动脉粥样硬化	脂氧素 A4 及其拟药 Benzo-LXA4	药效及机制	DOI:10.2337/db17-1317

基于生物标志物的检测可以识别促炎信号通路过度活跃的患者,他们可能受益于拮抗 IL-1R 的治疗策略。

2. **以炎性细胞因子为药效指标的新药研发**　基于 IL-1β 和 IL-6 以及其他炎性细胞因子在炎症相关疾病中的作用,很多用于急慢性炎症、心血管系统疾病及其他炎症相关疾病的新药研发都涉及测定这些炎症因子,因此将它们作为药效或者药物作用机制研究的生物标志物。

采用新型脂肪酸酰胺水解酶抑制剂 PF-04457845 治疗小鼠颅脑损伤(TBI)时 IL-1β、IL-6 和 TNF-α 等促炎细胞因子的表达显著降低。在纳米钇对异丙肾上腺素诱导的小鼠心脏毒性的治疗研究中,促炎细胞因子 IL-1β、IL-6 和 TNF-α 在纳米钇治疗组的表达水平显著降低。在腹腔注射脂多糖诱导炎症的小鼠中,口服 HYCO-3,一种 CO 释放剂兼 Nrf2 活化剂,降低了脑、肝、肺和心脏的促炎标记物 TNF-α、IL-1β 和 IL-6 的表达,同时增加了抗炎因子 ARG 1 和 IL-10 的表达。脂氧素 A4(LXA4)及其合成拟药 Benzo-LXA4 均能显著抑制糖尿病性 ApoE$^{-/-}$ 小鼠主动脉斑块的形成,抑制 IL-6 和 IL-1β 的表达;人颈动脉斑块外植体的分泌谱也显示 IL-1β 释放的变化(表 12-6)。

四、炎症相关细胞

白细胞是血液系统中除了红细胞以外的主要细胞成分,是介导机体免疫反应和炎症反应的细胞,它们大多数存在于血液循环和淋巴系统中,在组织发生炎症的时候被募集到组织局部发挥炎症调节作用。依据功能和物理特征,白细胞被分为多种细胞亚群,但它们由一个共同的来源——造血干细胞,根据内部和外部的信号刺激沿着不同的分化途径发展而来。

造血干细胞可自我复制,也可向下游分化成为髓样干细胞和淋巴样干细胞。髓样干细胞能够进一步分化成为血小板、红细胞、嗜酸性粒细胞、中性粒细胞、嗜碱性粒细胞以及单核细胞。其中单核细胞从血液系统迁移到组织局部后分化为巨噬细胞,参与组织局部的炎症或维持稳态。淋巴样干细胞可以进一步分化成为参与非特异性免疫反应的自然杀伤细胞(NK 细胞),以及参与特异性免疫反应的 T 细胞和 B 细胞(图 12-3)。血液系统中的粒细胞、单核巨噬细胞、NK 细胞以及 T 细胞和 B 细胞都具有介导机体的免疫反应和炎症反应的作用,它们既受到炎症刺激因子的调节,同时也能够增强或者削弱炎症反应。

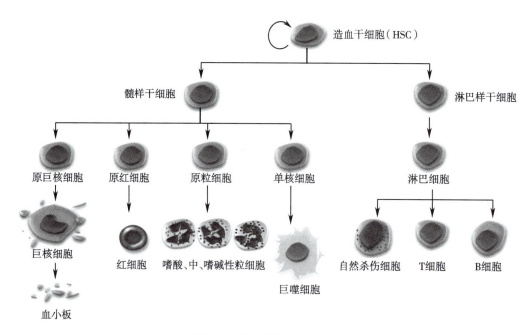

图 12-3　造血干细胞的分化图

(一)单核巨噬细胞系统

单核巨噬细胞系统是白细胞中最重要的亚群之一,这些细胞以单核细胞的形式在血液中循环,以巨噬细胞的形式聚集在组织中。因单核巨噬细胞主要发挥吞噬作用,因此也被称为单核吞噬细胞系统,在组织的稳态平衡和免疫中具有重要且独特的作用。单核细胞在炎症和病原体攻击过程中起作用,而组织内巨噬细胞在炎症的发生、组织的稳态维持和炎症的消退等方面发挥作用。不同组织中的单核巨噬细胞在表型、稳态周转和功能方面都表现出显著的异质性。

1. **单核细胞**　单核细胞在血液、骨髓和脾脏中循环,是一种免疫效应细胞,并表达趋化因子受体和病原体识别受体,在感染期间从血液迁移到组织。单核细胞产生炎性细胞因子,并能够吞噬细胞和有毒分子。在炎症过程中,单核细胞也可以分化为炎症性树突状细胞或巨噬细胞,而在稳定状态下,分化效率较低。向组织的迁移和向炎性树突状细胞和巨噬细胞的分化很可能是由炎症环境和病原体相关的模式识别受体所决定。

2. **巨噬细胞**　是淋巴组织和非淋巴组织中驻留的吞噬细胞,广泛分布在全身各组织,它们识别、摄取和降解细胞碎片、外来物质或病原体,通过产生细胞因子维持组织内稳态,并在协调炎症过程中发挥作用。巨噬细胞表达多种病原体识别受体,使其能够有效地发挥吞噬作用并诱导炎性细胞因子的产生。组织巨噬细胞如中枢神经系统中的小胶质细胞、皮肤的巨噬细胞和肝脏巨噬细胞等亚群的发育起源目前仍未得到充分揭示,可能来源于循环系统中单核细胞的局部浸润和分化,也可能来源于局部组织中。巨噬细胞以高度多样化的方式对来自组织的环境信号作出反应,可产生不同的"极化状态",在促炎表型(M1 型)和抗炎表型(M2 型)间转换。例如,肝浸润的促炎巨噬细胞可在肝脏损伤停止时迅速发展为具有修复能力的促组织修复细胞。

3. 单核巨噬细胞的调节作用 单核巨噬细胞在免疫和组织的动态平衡中发挥着重要的调节作用,同时也受到很多抗炎和促炎信号的调节,这些因素间的调节失衡会引起许多病理过程。组织细胞的自然死亡一般不引起炎症,是因为这些死亡往往都是以凋亡的形式进行的。凋亡细胞可以被其他活细胞(主要是组织中的巨噬细胞)所吞噬消化。对凋亡细胞的吞噬能够刺激巨噬细胞释放抑制炎症的细胞因子如 TGF-β 和 IL-10 等。糖皮质激素的水平在机体受到应激压力时会迅速升高,能够促进巨噬细胞对于凋亡细胞的吞噬以及 TGF-β 和 IL-10 等释放。

但是,如果机体的凋亡细胞不能够被迅速消化,它们会进一步发展成为坏死细胞,释放出能够激活炎症的物质,从而使炎症持续。除了能够被细胞的凋亡或者坏死所调节外,巨噬细胞还受到很多其他因素的影响。例如,在创口愈合过程中,促炎性的单核细胞会在创口处聚集并且促进组织修复;而当这些单核细胞将组织碎片吞噬消化时又会被诱导转化成为抗炎表型。炎症抑制因子 TGF-β 和 IL-10 都是将单核巨噬细胞从经典激活的、促炎性的表型向抗炎表型转化的强效调节因子。

(二) 单核巨噬细胞与疾病

1. 库普弗细胞与肝脏疾病 库普弗细胞是肝脏中的巨噬细胞,也是研究较为透彻的一类巨噬细胞,在维持肝脏内的稳态以及在急慢性肝损伤的病理中起着关键作用。这使得它们成为治疗肝脏疾病的新目标。①对酒精性肝炎和肝纤维化患者的临床观察支持巨噬细胞在疾病进展中的作用;②肝脏巨噬细胞的数量在脂肪肝的早期以及肝炎和肝硬化的晚期有所增加,巨噬细胞活化指标以及炎症相关因子的水平都有明显升高;③在丙型肝炎病毒(HCV)感染中,库普弗细胞数量以及 CD163 和 CD33 等活化标志物的表达水平均有所增加;④库普弗细胞还产生促炎细胞因子 IL-1β、IL-6、IL-18 和 TNF-α,所产生的 TNF-α 促进 HCV 进入肝癌细胞,而 IL-6、IL-1β 和 IFN-γ 抑制 HCV 的复制,表明库普弗细胞通过产生多种细胞因子在调节抗病毒活性中发挥不同的作用。

2. 肿瘤相关巨噬细胞 巨噬细胞是促进肿瘤炎症的关键驱动因素,参与肿瘤发生发展等病理过程的巨噬细胞常常称为肿瘤相关巨噬细胞(tumor-associated macrophage,TAM)。肿瘤内炎症微环境的形成可能是由癌基因和抑癌基因的异常或慢性炎症状态如炎症性肠病所驱动。巨噬细胞是白细胞各亚群中向组织浸润的主要细胞亚群,几乎存在于所有肿瘤中。

在 20 世纪 70 年代发现,细菌产物和细胞因子激活的巨噬细胞具有杀伤肿瘤细胞的能力,但研究人员很快又发现,来自恶性转移癌的巨噬细胞能促进肿瘤的生长和转移,这就提示巨噬细胞可能对癌症有双向调节作用。TAM 通过促进遗传不稳定性、培育肿瘤干细胞、支持转移和抑制特异性免疫,能在不同程度上促进肿瘤的进展。

TAM 表达的 PD-L1/2 以及 B7-H4 和 VISTA 等蛋白质,可以作为配体激活 T 细胞的抑制性免疫检查点受体从而抑制 T 细胞的活化,是某些免疫检查点阻断疗法的靶标。其他以巨噬细胞为中心的抗癌疗法正在研究之中,包括:①抑制巨噬细胞在肿瘤中的浸润或存活;②诱导 TAM 成为抗肿瘤的"M1"表型;

③开发以肿瘤标志物为靶标的单克隆抗体,用于诱导巨噬细胞介导的细胞外杀伤或吞噬。TAM 的治疗策略有望与肿瘤的化疗和免疫治疗策略互补和协同。

3. TAM 的肿瘤生物标志物特性　对于许多类型的实体瘤,包括乳腺癌、膀胱癌等,巨噬细胞的高度浸润与患者疾病呈正相关,但在卵巢癌或胃癌患者中呈负相关。在非小细胞肺癌、前列腺癌、结直肠癌患者中,巨噬细胞高度浸润与良好的预后相关,这可能与 TAM 促进化疗的积极作用有关。在典型性霍奇金淋巴瘤患者中,TAM 的大量存在与化疗方案治疗后的生存期缩短有关,M2 样 TAM 是不利于生存的独立预测因子。TAM 也可作为预测抗肿瘤化疗疗效的生物标志物。TAM 的高水平与接受多药联合化疗的滤泡性淋巴瘤患者的不良结果相关;然而,在药物复方里添加阿霉素后,这种关系被逆转,也就是说 TAM 水平越高,患者治疗效果越好。早期在小鼠淋巴瘤模型中,TAM 就被作为预测阿霉素抗肿瘤疗效的一个主要生物标志物。考虑到淋巴瘤患者通常接受多种治疗,TAM 可以作为这种情况下的预测生物标志物,并与结果呈正相关或负相关。

(三)单核巨噬细胞的表面标志蛋白

炎症相关细胞的检测一般依赖于细胞的表面标志。利用一些常见的表面分子可以对单核巨噬细胞体系进行初步的界定。例如,CD45 一般可以用于识别所有白细胞;CD14 为单核巨噬细胞标志;而F4/80(或 Emr1)和 CD68 可以进一步识别其中的巨噬细胞。但这些表面标志有其复杂性,很多标志蛋白都表达在不止一种细胞上,同时在单核巨噬细胞的不同活化或极化状态下,它们也会存在很多差异。如CD11b 表达于单核巨噬细胞、嗜酸性粒细胞、中性粒细胞、NK 细胞等多种细胞上,特异性较差;而 CD11c 在树突细胞中有表达,在 M1 型巨噬细胞中也有表达;CD163、CD204 和 CD206 等则可以作为 M2 型巨噬细胞的表面标志。此外,CD68 是人类巨噬细胞上的特异性标记分子,应用最为广泛,当然,有时 CD68 也可以在基质细胞或癌细胞中表达,因此,使用该标记分子识别巨噬细胞时需要仔细评估获得的数据。具有抗肿瘤活性的 M1 样巨噬细胞经 IFN-γ 极化后,通常表达较高水平的 HLA-DR(属于 MHC-Ⅱ类分子),因此,HLA-DR 已被用于检测具有抗肿瘤表型的巨噬细胞,然而,HLA-DR 在其他白细胞亚群中也有表达。图 12-4 展示了单核巨噬细胞的主要标志蛋白。

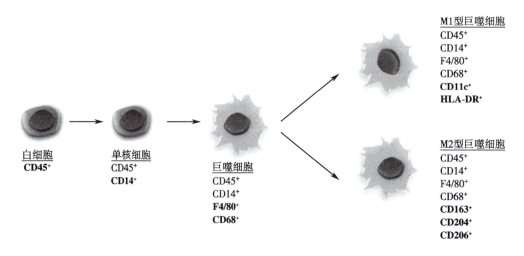

图 12-4　单核巨噬细胞的主要标志蛋白

注:图中展示了逐级细化的单核巨噬细胞系统的主要标志蛋白。其中加粗部分为该级别细胞在前一级细胞基础上进一步鉴别时可以使用的标志蛋白。

（四）单核巨噬细胞的检测方法

血液中白细胞的检测往往使用免疫荧光标记的流式细胞术检测,而组织中的白细胞检测可以通过对组织切片进行免疫荧光或免疫组化染色而观察,也可以将组织的细胞消化、分散成单个细胞的悬液,之后再以流式细胞术检测。组织的形态学检测便于评价被标记细胞的组织分布位置和分布密度,但无法准确定量,而流式细胞术分析便于准确定量细胞的数目和阳性率,但不能判断在组织中的具体分布情况。

1. **流式细胞术** 循环系统中的各类细胞或者组织中分离得到的白细胞可使用流式细胞术进行检测,如分离成人外周血细胞或新生儿脐带血细胞,用荧光标记的抗体染色、流式细胞仪检测以区分细胞亚群。①根据 CD45 的阳性表达来界定白细胞,并分析成人外周血细胞或新生儿脐带血细胞中白细胞的百分比;②依据表面标志 CD45$^+$CD14$^+$ 来区分单核细胞。流式细胞术适合对收集到的细胞群进行快速的定量分析,是对细胞群中的细胞逐个分析的。

2. **免疫组化** 如评价非小细胞肺癌组织中巨噬细胞亚群的存在及表达模式,可以使用 CD68 抗体与 HLA-DR 标记 M1 型巨噬细胞,CD68 联合 CD163 或 CD204 标记 M2 型巨噬细胞,也就是如下标记:HLA-DR$^+$CD68$^+$(M1)、CD163$^+$CD68$^+$(M2) 和 CD204$^+$CD68$^+$(M2)。

（1）荧光显色:HLA-DR、CD163 和 CD204 采用某种荧光(如 FITC 可标记为绿色荧光)标记的抗体染色;CD68 采用另一种荧光标记(如 TRITC 可标记为红色荧光)的抗体染色。之后以荧光显微镜镜检,其中红色和绿色叠加部分呈黄色,为双阳性细胞。

（2）普通光学显色:组织中的 HLA-DR、CD163 和 CD204 采用辣根过氧化物酶(HRP)标记,添加反应后呈蓝色的底物(4-CN)或者呈棕色的底物(DAB)等;CD68 采用碱性磷酸酶(AP)标记,添加反应后呈棕色的底物(INT/BCIP)、蓝色的底物(NBT/BCIP)或者红色的底物(AP-Red)等。这时巨噬细胞上的两个颜色叠加,使得对这两个标记的空间评估相当容易。这种呈色可以在普通光学显微镜下观察共染情况。

（五）单核巨噬细胞在新药研发中的应用

单核巨噬细胞既可以作为药物靶标,也可以作为药效指标,用于相关疾病的新药研发中(表 12-7)。

表 12-7 以巨噬细胞为靶标的新药研发实例

抗炎免疫系统生物标志物	疾病模型	受试物	标志物的作用	参考文献
TAM	弥漫性巨细胞瘤	RG7155(拮抗 CSF-1 受体的单克隆抗体)	药物靶标、药效指标	DOI:10.1016/j.ccr.2014.05.016
TAM	耐药肿瘤	刺激抗原提呈活性的多肽	药物靶标	DOI:10.1172/JCI97642
CRP、IL-6、IL-1β、TNF-α、CD11c$^+$ 和 CD206$^+$ 巨噬细胞	糖尿病相关炎症	CYP2J2 的蛋白	药效指标和机制	DOI:10.1152/ajpendo.00118.2014
CRP、IL-6、TNF-α 和巨噬细胞	肥胖相关炎症	葡萄籽原花青素提取物	药效指标和机制	DOI:10.1016/j.jnutbio.2010.03.006

(1) 以 TAM 为靶标的新药研发：一种拮抗巨噬细胞集落刺激因子 1(CSF-1)受体的单克隆抗体 RG7155 在体内、外处理中均可导致巨噬细胞的死亡。在弥漫性巨细胞瘤(DT-GCT，以 CSF-1 过表达为特征的肿瘤疾病)患者中，RG7155 的处理使得肿瘤组织中 CSF-1R$^+$CD163$^+$巨噬细胞显著减少，同时临床上也获得了显著的益处，从而提供了除手术(与高复发可能性相关)之外的治疗新选择。研究发现，CD11b$^+$F4/80$^+$ TAM 的抗原提呈是与免疫抵抗相关的关键因素。在免疫抵抗的肿瘤中，TAM 保持不活跃的状态，不发挥抗原提呈活性。利用纳米凝胶将长肽抗原靶向传递到 TAM，活化其抗原提呈能力，可以将耐药肿瘤转化为对适应性免疫反应敏感的肿瘤。

(2) 以巨噬细胞作为药效或者机制指标的研究：在研究糖尿病与炎症关系的过程中发现增加 CYP2J2 的蛋白水平能够降低糖尿病小鼠(*db/db* 小鼠)肝脏中促炎性介质包括 CRP、IL-6、IL-1β 和 TNF-α 的产生，同时降低肝脏中巨噬细胞(包括 M1 型和 M2 型)的浸润，说明其对于糖尿病小鼠相关的炎症反应有明显的抑制作用。有研究发现葡萄籽原花青素提取物(PE)对饮食诱导的肥胖大鼠组织和全身炎症反应有调节作用，PE 的预防给药抑制了全身和组织中促炎症因子的表达，同时也降低了脂肪组织中巨噬细胞的水平。

（刘伟伟　张予阳）

本 章 小 结

生物标志物可显示或预测机体所处生物学进程、预测疾病及用药后的临床结果，包括在实验室所测得的各种物质尤其是生物大分子。生物标志物很多用于疾病的诊断，本章则侧重对其在药物各阶段的研究中目前的应用情况做了阐述，包括在新药开发的目标识别和验证阶段、在先导化合物的鉴别和优化阶段、在新药临床前研究阶段、在新药的临床试验阶段等。尽管生物标志物在各新药研发阶段的应用目前还处于起步及探索阶段，但其对药物占有靶标情况的研究、新药对人体的作用研究、新药的安全性评价、优势患者的选择/伴随性诊断方面的应用已越来越受关注，甚至在某些方面凸显其重要作用。本章还理实结合地阐述了在生物标志物尤其在分子生物标志物的探索检测中经常使用的多种技术如基因组学、蛋白质组学、代谢组学、流式细胞术。系统地阐述了炎症免疫系统生物标志物在新药研究中的应用现状。炎症免疫系统相关生物标志物至少涵盖炎症反应中的炎症相关细胞、炎症介质以及效应器响应水平等方面。本章选取炎症效应蛋白 CRP 和 PCT、炎症介质 IL-1 和 IL-6，以及炎症相关的巨噬细胞等进行了介绍。CRP 和 PCT 是临床广泛使用的诊断、治疗炎症相关疾病的指标，位于炎症反应的下游，可以作为生物标志物表征炎症的状态，但不适合作为药物干预的靶标。IL-1 和 IL-6 是急性和慢性炎症较上游的最典型的炎症介质，既可以作为临床或临床前研究中的生物标志物用于监测炎症性疾病的进展，同时也是抗炎药物开发的主要靶标，相关药物已在临床研究中得到认可。单核巨噬细胞与肝炎、多种肿瘤疾病都密切相关，它们既可以作为药物靶标，也可以作为药效指标，用于相关疾病的新药研发。

思考题

1. 什么是生物标志物？什么是替代终点？它们的意义是什么？

2. 生物标志物分为哪几类？各种分类的优缺点是什么？

3. 如何理解传统生物标志物与现代生物标志物？为什么分子生物标志物越来越受关注？

4. 生物标志物在新药研发中的哪些阶段发挥作用？

5. 分子生物标志物的测定方法涉及哪几方面？

6. hsCRP 为什么可作为监测心血管风险、动脉粥样硬化性血栓性疾病、急性心肌梗死和急性冠状动脉综合征进程的生物标志物？

7. 有哪些策略可以用于干扰 IL-1/IL-6 炎症通路而治疗炎症性疾病？

8. 如何针对肿瘤相关巨噬细胞开发抗癌药物？

参考文献

［1］TARDIF J C，RHAINDS D，BRODEUR M，et al. Genotype-dependent effects of dalcetrapib on cholesterol efflux and inflammation：Concordance with clinical outcomes. Circ Cardiovasc Genet，2016，9（4）：340-348.

［2］HELLER G，BABINSKY V N，ZIEGLER B，et al. Genome-wide CpG island methylation analyses in non-small cell lung cancer patients. Carcinogenesis，2013，34（3）：513-521.

［3］DENK J，OBERHAUSER F，KORNHUBER J，et al. Specific serum and CSF microRNA profiles distinguish sporadic behavioural variant of frontotemporal dementia compared with Alzheimer patients and cognitively healthy controls. PLoS One，2018，13（5）：e0197329.

［4］PATIL K S，BASAK I，DALEN I，et al. Combinatory microRNA serum signatures as classifiers of Parkinson's disease. Parkinsonism Relat Disord，2019，64：202-210.

［5］PINTO L M D，BATISTA M，FERREIRA S，et al. Label-free proteome analysis of plasma from patients with breast cancer：Stage-specific protein expression. Front Oncol，2017，7：14.

［6］BRINKMALM G，SJÖDIN S，SIMONSEN A H，et al. A parallel reaction monitoring mass spectrometric method for analysis of potential CSF biomarkers for Alzheimer's disease. Proteomics Clin Appl，2018，12（1）：1700131.

［7］OJO J O，CRYNEN G，REED J M，et al. Unbiased proteomic approach identifies unique and coincidental plasma biomarkers in repetitive mTBI and AD pathogenesis. Front Aging Neurosci，2018，10：405.

［8］SHAH A K，HARTEL G，BROWN I，et al. Evaluation of serum glycoprotein biomarker candidates for detection of esophageal adenocarcinoma and surveillance of Barrett's sophagus. Mol Cell Proteomics，2018，17（12）：2324-2334.

［9］STEVENSON M L，WANG C Q F，ABIKHAIR M，et al. Expression of programmed cell death ligand in cutaneous squamous cell carcinoma and treatment of locally advanced disease with pembrolizumab. JAMA Dermatol，2017，153（4）：299-303.

［10］BURRIS H A，INFANTE J R，ANSELL S M，et al. Safety and activity of varlilumab，a novel and first-in-class agonist anti-CD27 antibody，in patients with advanced solid tumors. J Clin Oncol，2017，35（18）：2028-2036.

［11］HEERY C R，O'SULLIVAN-COYNE G，MADAN R A，et al. Avelumab for metastatic or locally advanced previously treated solid tumours（JAVELIN Solid Tumor）：A phase 1a，multicohort，dose-escalation trial. Lancet Oncol，2017，18（5）：587-598.

［12］POSTE G，RAISON C. Breaking down silos for improved biomarker development：An interview with George Poste. Expert Rev Mol Diagn，2015，15（8）：975-978.

［13］MEDZHITOV R. Origin and physiological roles of inflammation. Nature，2008，454（7230）：428-435.

［14］RIDKER P M，MACFADYEN J G，THUREN T，et al. Effect of interleukin-1β inhibition with canakinumab on incident lung cancer in patients with atherosclerosis:exploratory results from a randomised,double-blind,placebo-controlled trial. Lancet,2017,390(10105):1833-1842.

[15] RIDKER P M,EVERETT B M,THUREN T,et al. Antiinflammatory therapy with canakinumab for atherosclerotic disease. N Engl J Med,2017,377(12):1119-1131.

[16] DEL GIUDICE M,GANGESTAD S W. Rethinking IL-6 and CRP:Why they are more than inflammatory biomarkers,and why it matters. Brain Behav Immun,2018,70:61-75.

[17] NATHAN C,DING A. Nonresolving inflammation. Cell,2010,140(6):871-882.

[18] RIDKER P M. From C-reactive protein to interleukin-6 to interleukin-1:Moving upstream to identify novel targets for atheroprotection. Circ Res,2016,118(1):145-156.

第十三章　药物代谢动力学研究

学习目标

1. 掌握　药物代谢动力学研究基本要求；临床前药物代谢动力学研究的内容及研究方法的选择与建立；速、缓、控释制剂对药物的一般要求，其浓度 - 时间关系、剂量设计、释放度的测定方法，及其生物利用度等效性评价方法；生物药的药物代谢动力学特点；研究药物代谢动力学的相关技术及其分析检测的特点和优势；药物代谢产物安全性试验的关注对象，以及代谢产物安全性的评价指标。

2. 熟悉　临床前药物代谢动力学的研究目的及意义，临床前药物代谢动力学与临床用药间的关系；速、缓、控释制剂设计的生物学原理，速、缓、控释制剂生物利用度的评价参数及检验标准；生物药的药物代谢动力学研究方法的特殊性；药物代谢动力学相关技术在定性分析体内药物的分布、代谢等过程中的应用；药物代谢的生物学意义。

3. 了解　临床前药物代谢动力学的相关概念及相关变化规律；速、缓、控释制剂药物的药物代谢动力学评价及体内外相关性评价；生物药的药物代谢动力学研究中常用的分析方法；药物代谢动力学相关的现代分析技术与进展；评价药物代谢产物毒性的重要性。

第一节　临床前药物代谢动力学研究的基本要求

一、临床前药物代谢动力学研究范畴

药物代谢动力学简称药代动力学（PK），研究药物在体内的吸收、分布、代谢和排泄的规律，是临床前药理评价中的重要内容之一。临床前药物代谢动力学研究是通过动物体内、外和人体外的研究，了解药物在体内动态变化的规律及特点，为临床合理用药提供参考，其内容包括药物的吸收、分布、代谢、排泄及蛋白质结合情况等。此外，还包括根据数学模型求算重要的药物代谢动力学参数。

临床前药物代谢动力学研究是新药开发与评价的一项重要内容，国内外的新药研究指导原则对新药药物代谢动力学研究的技术要求都有明确的规范。它的目的和意义归结起来有以下三个方面：①对

503

于新药的动物药物代谢动力学研究,弄清药物吸收、分布、代谢、排泄的特征,发现药物在体内的转运规律,弄清药物疗效和毒性与药物浓度的关系,药物在体内蓄积部位和蓄积程度,为临床安全用药和合理用药提供依据和参考;②研究药物代谢动力学和生物利用度是药物新制剂的必要项目,通过药物代谢动力学和生物利用度的研究,弄清新制剂的吸收规律,肯定可通过制剂手段达到提高生物利用度或特定吸收速率的目的,判断是否达到药物控释的目的,并可应用这些研究结果来指导新制剂的设计或改造;③药物代谢动力学和生物利用度也是新药设计(新化合物设计)的重要组成部分,通过某一结构化合物的代谢研究,发现结构与活性的关系、结构与代谢消除速率的关系,既可指导药物结构改造,也可为先导化合物的设计提供重要的理论依据。

二、临床前药物代谢动力学研究基本要求

1. **实验药品**　实验所用的药品应与药效学和毒理学研究使用的药品相一致。

2. **实验动物**　一般采用健康成年动物,常用动物有小鼠、大鼠、兔、豚鼠、犬和猴等,实验动物选择的基本原则如下所述。

(1) 首选动物应尽可能与药效学和毒理学研究所用的动物一致。

(2) 尽量使动物在清醒状态下实验,药物代谢动力学研究最好从同一动物多次采样。

(3) 创新药应选用两种或两种以上的动物,其中一种为啮齿类动物,另一种为非啮齿类动物,其主要目的是了解药物的体内过程是否存在明显的种属差异。其他类型的药物,可选用一种动物(首选非啮齿类动物,如犬等)。

(4) 实验中应注意雌雄动物兼用,以便了解药物的体内过程是否存在明显的性别差异,如发现存在明显的性别差异,应分别研究药物在雌雄动物体内的药动学过程。

(5) 口服药物不宜选用兔等食草类动物,因为这类动物的吸收不规则。

3. **剂量选择**　临床前 PK 研究应设置至少 3 个剂量组,剂量的选择可以参考药效学和毒理学研究中所用的剂量,其高剂量最好接近最小中毒剂量,中剂量相当于有效剂量,这样所得结果更有利于解释药效学和毒理学研究中的现象。设置 3 个剂量的主要目的是考察药物在体内的动力学过程是否属于线性,如为非线性动力学则应研究剂量的影响。

4. **给药方式和途径**　所用的给药方式和途径,应尽可能与临床用药一致,对于大动物(如犬等)应使用与临床一致的剂型。

5. **生物样品中药物分析方法的选择**　目前常用的生物样品分析方法主要有以下几种:

(1) 色谱法:包括高效液相色谱(HPLC)、气相色谱(GC)、液相色谱 - 质谱(LC-MS)和气相色谱 - 质谱(GC-MS)等。

(2) 免疫学方法:包括放射免疫分析法(RIA)、酶免疫分析法(EIA)、荧光免疫分析法(FIA)等。

(3) 放射性核素标记法:蛋白质(或多肽)的放射性标记,目前主要有化学标记法、生物合成标记法。

(4) 微生物学方法:包括稀释法、比浊法、扩散法。

由于生物样品具有取样量少、药物浓度低、干扰物质多及个体差异大等特点,所以必须根据待测物的结构和理化性质、生物介质和预期的浓度范围,建立适宜的生物样品分析方法,并对方法进行确证,所建立的方法必须具有足够的灵敏度、专一性、精确性和可靠性,以确保生物样品中药物测定结果的准确性和可靠性。

第二节　化学药临床前药物代谢动力学

化学药的研究开发过程分为临床前研究和临床研究两个阶段,与之对应的药物代谢动力学研究也分为临床前药物代谢动力学研究以及临床药物代谢动力学研究。临床前药物代谢动力学研究的受试对象是实验动物,因此又称动物药物代谢动力学实验。

一、化学药临床前药物代谢动力学研究的基本概念

临床前药物代谢动力学研究是通过动物体外和体内的研究方法,揭示药物的代谢规律,测定 PK 的多项指标参数,分析了解药物在体内的吸收、分布、代谢、排泄过程和特点。

1. **吸收**　药物吸收是药物从给药部位进入体循环的过程。吸收过程的延迟和在吸收部位的破坏损失都会影响药物的作用。药物的开发研究要求缓释、控释制剂与速释制剂在 PK 研究资料中完成与普通制剂比较的单次和多次给药的 PK 研究,以确定制剂的特殊释放特点。

吸收速率和吸收程度受药物的理化性质、剂型、吸收部位的血流量、给药途径、药物转运体等因素影响。吸收的途径有消化道内吸收和消化道外吸收,前者包括口服、舌下、直肠等,后者有经皮肤吸收、经注射部位吸收(皮下、肌内注射等)、经鼻、支气管或肺泡吸收等。

2. **分布**　药物从吸收部位进入血浆后,在血液和组织之间的转运过程,称为药物的分布。药物的体内分布研究包括测定实验动物体内药物的分布规律和蓄积情况,重要蓄积器官及组织的蓄积程度,其效应和毒性靶器官等。药物吸收后可不均匀地分布到多个组织器官,各组织器官的药物浓度是动态变化的。

药物作用的快慢及强弱,主要取决于药物分布进入靶器官的速度和浓度。药物分布不仅与药物效应有关,而且与药物毒性关系密切,对安全有效用药具有重要意义。影响药物分布的主要因素有血浆蛋白结合率、体内屏障(血脑屏障、胎盘屏障、血眼屏障等)、体液的 pH 和药物的解离度、器官血流量、膜的通透性、药物与组织的亲和力以及药物转运体等。

3. **代谢**　药物被机体吸收后,在体内各种酶及体液环境作用下,其化学结构可发生改变,这一过程即为药物代谢,又称为生物转化。代谢是许多药物消除、解毒的重要途径,其中肝脏是药物代谢的主要器官。代谢过程一般分为两个时相进行,即Ⅰ相反应(氧化、还原、水解)和Ⅱ相反应(与葡萄糖醛酸、硫酸、乙酸、甲基以及某些氨基酸等的结合反应)。药物在体内的代谢必须在酶的催化下才能进行。这些酶又分为两类,即专一性酶(如胆碱酯酶、单胺氧化酶等)和非专一性酶(如肝脏微粒体混合功能酶系统,其中包括细胞色素 P450 酶系统)。很多药物是细胞色素 P450 酶的诱导剂或抑制剂,能够调节药物的代谢过程。

影响代谢的因素有遗传、环境、生理和营养状态、疾病等。绝大多数药物经过代谢后,药理活性都减弱或消失,称为失活,且水溶性增大,易从肾脏或胆汁排出,因而起到了解毒作用;也有极少数药物被代谢后才出现药理活性,称为活化。

4. **排泄**　药物排泄,是指吸收进入体内的药物以原型及代谢产物的形式通过排泄器官从体内排出体外的过程。肾脏是最主要的排泄器官,非挥发性药物主要由肾脏随尿排出;气体及挥发性药物则主要由肺呼气排出;某些药物还可从胆汁、乳腺、汗腺、唾液腺及泪腺、头发、皮肤等排出体外。

肾排泄及胆汁排泄主要受药物的理化性质及某些生物学因素的影响。对于肾排泄,药物的脂溶性越大,越有利于重吸收而不利于从机体排出。此外,酸化尿液有利于弱酸性药物的吸收而减少弱碱性药物的吸收;碱化尿液,弱酸药物的肾清除率增加,弱碱性药物易被重吸收。但只有药物以原型在尿液中排出时,尿液的 pH 对药物排泄的影响才具有意义。药物大多经被动扩散方式重吸收回体内,故重吸收速率依赖于肾小管内液的药物浓度:尿量增加时,药物浓度下降,减少重吸收;尿量减少时,药物浓度增加而重吸收量也增加。而药物从胆汁排泄是一个复杂的过程,包括肝细胞对药物的摄取、贮存、转化及向胆汁排泄的主动转运过程。从胆汁排泄的药物,除具有一定的化学基团及极性外,对分子量有一定的阈值要求。在大鼠,药物的分子量需超过 325Da;在豚鼠及兔,其分子量需超过 400Da。通常相对分子质量大于 500Da 的化合物可从人体胆汁排出,相对分子质量超过 5 000Da 的大分子化合物难从胆汁排出。药物从胆汁中排泄的种属差异很大,从动物实验所取得的临床前实验结果不宜外推于人,因此在药物的研究和评价中一定要注意。

二、研究目的和意义

临床前 PK 研究在新药研究开发的评价过程中起着重要作用。其在阐明药物吸收、分布、代谢、排泄的特征,发现药物在动物体内转运规律、药物疗效和毒性与药物浓度的关系、药物在体内蓄积部分和蓄积程度、提高生物利用度、指导新制剂设计和改造及发现结构与活性、结构与代谢消除速率的关系等方面有着突出贡献。进行系统全面的临床前 PK 研究能够阐明其药效和毒理效应的机制,为将来临床试验设计及首次用药提供参考和重要依据。新药研发中动物 PK 实验不仅对药物制剂特性和质量有考量评估作用,而且对设计和优化临床研究给药方案有重大指导作用。建立一个适当的 PK 模型仍然是降低实验风险和提高实验效率的手段。

PK 的研究可指导新药设计,改进药物剂型,遴选高效、速效、长效、低毒的药物;也可优选给药方案,指导临床合理用药,并使给药方案个体化;还可提供药物作用的靶器官、体内分布与毒理效应关系的资料,药物浓度与毒性的依赖关系,药物作用时间和蓄积的资料,药物代谢和排泄器官、代谢和排泄的形式和程度,以及与剂量有依赖关系的毒理学依据,为长期毒性试验的给药途径、剂量、间隔时间、检测指标等的选择提供参考。在后续的药物制剂学研究中,非临床 PK 研究结果是评价药物制剂特性和质量的重要依据。

三、研究方法

(一) 血药浓度 - 时间曲线

1. **确定动物数** 一般以血药浓度 - 时间曲线(药 - 时曲线)的每个时间点不少于 5 只动物数据为限计算所需动物数。药 - 时曲线最好从同一动物中多次取样,尽量避免用多只动物合并样本,如采用多只动物合并样本应增加动物数,以减少个体差异对实验结果的影响。且考虑到性别差异,受试动物一般采用雌雄各半的原则,若发现 PK 确实存在明显的性别差异,则应增加动物数以便了解药物在雌雄动物体内的 PK 的差异情况。对于单一性别用药的药物,可选用与已上市的、临床用药一致的性别的动物进行相应的研究。

2. **确定采样点** 采样点的确定对 PK 参数的估算具有直接影响,取样点过少或选择不当,则所

建立的药 - 时曲线不能准确反映药物在体内的动态变化规律,所计算出的 PK 参数也就没有参考价值。一个完整的药 - 时曲线,应包括药物的吸收分布相、平衡相和消除相,故采样点的选择应兼顾这3 个时相。一般在吸收分布相需要 2~3 个采样点,平衡相应至少选择 3 个采样点,消除相需要 4~6 个采样点。整个采样时间应持续 3~5 个半衰期,或持续到血药浓度峰浓度(C_{max})的 1/10~1/20。为确定最佳采样点,一般在正式实验前,选择 2~3 只动物进行预实验,审核并修正原设计的采样点。

3. **确定给药剂量** 药 - 时曲线研究应至少设置 3 个剂量组,以便考察药物在体内的 PK 过程是否属于线性过程。剂量的选择可以参考药效学和毒理学研究中所用的剂量,其中一个剂量相当于有效剂量。如为口服给药,一般在给药前应禁食 12 小时以上,以排除食物对药物吸收的影响,且应根据具体情况统一给药后禁食时间,以避免由此带来的数据波动。一般情况下只需要进行单剂量给药的 PK 研究,但对于半衰期长的(给药间期短于 4 个半衰期)、有明显的蓄积倾向且需长期给药的药物,应考虑进行多次给药的 PK 研究。

4. **估算 PK 参数** 根据测得的血药浓度 - 时间数据,采用房室模型或非房室模型的方法估算出其PK 参数,一般主张采用非房室模型的方法来估算。对于静脉注射给药的药物,应提供消除半衰期($t_{1/2}$)、表观分布容积(V_d)、药 - 时曲线下面积(AUC)、清除率(Cl)等参数值;对于血管外给药的药物而言,还应该提供峰浓度(C_{max})、达峰时间(t_{max})等参数值。

5. **应提供的数据** 对于单次给药,应提供的数据包括:单个(和各组)受试动物的血药浓度 - 时间数据及曲线和其平均值、标准差及曲线,主要 PK 参数及平均值、标准差。对于多次给药,则应提供单个(和各组)受试动物首次给药后的血药浓度 - 时间数据及曲线和主要的 PK 参数;三次稳态谷浓度数据及平均值、标准差;血药浓度达稳态后末次给药的血药浓度 - 时间数据及曲线及其平均值、标准差及曲线;单个(和各组)受试动物的平均稳态血药浓度及标准差。

(二) 化学药的吸收

化学药的吸收研究是主要针对血管外给药的药物而言的,它主要包含药物吸收速度和程度的研究。对于失眠、疼痛等急性病的治疗,一般希望单剂量给药后药物能够迅速地到达体循环并发挥疗效,对于这类药物而言药物的吸收速度是至关重要的;对于高血压、糖尿病和癫痫等慢性病的治疗,常常需要重复多次给药,此时药物的吸收程度就成了更重要的因素。

1. **吸收速度** 药物的吸收速度可以通过药 - 时曲线来反映,吸收速度快的药物往往达峰时间短,且峰浓度高;吸收速度慢的药物则相反。故 C_{max} 和 t_{max} 是反映药物吸收速度的两个最直观的指标和参数,常被用于评价药物的吸收速度。

2. **吸收的程度** 药物的吸收程度可以用 AUC 来反映,AUC 越大表明药物的吸收越好,因此 AUC是评价药物吸收程度的一个主要和重要的指标和参数。对于血管外给药,应尽可能提供其绝对生物利用度,即通过比较静脉注射给药的 AUC 和血管外给药后的 AUC 来研究其绝对生物利用度,以便确定最佳给药途径和剂型。

3. **吸收机制** 对于口服的创新性化学药来说,除了进行整体动物实验建立药 - 时曲线来初步了解该药物在体内的吸收情况外,还可采用体外吸收模型(如 Caco-2 细胞模型)以及在体或离体组织吸收模型(如离体肠管外翻模型、尤斯灌流室模型及在体或离体肠灌流模型)研究药物吸收特性和机制。其中Caco-2 细胞模型是近几年来建立的一种新的体外吸收模型,具有同源性好(与肠上皮细胞结果相似)、用药量少、与体内吸收的相关性好、可进行批量操作和成本低的优点,故适用于创新性化学药早期的吸收筛选研究。目前,Caco-2 细胞模型已被广泛地用于体外化学药吸收的研究,主要用于研究药物吸收的机制及其影响因素。

如采用 Caco-2 细胞模型研究了氯苯律定、黄芪甲苷和盐酸关附甲素的体外吸收和体内吸收的相关性,结果见表 13-1,结果表明药物的体内外吸收具有高度的相关性。

表 13-1　化学药在 Caco-2 细胞模型中的通透系数与体内吸收的相关性

药物名称	药物浓度 /(μg/ml)	通透系数 /(cm/s)	绝对生物利用度 /%
氯苯律定	10	4.99×10^{-7}	10.7
黄芪甲苷	50	6.65×10^{-8}	2.3
盐酸关附甲素	1.0	4.14×10^{-3}	93

(三) 化学药的分布

药物的组织分布实验主要是为了初步了解药物在动物全身各组织的分布情况,受试动物一般选用大鼠或小鼠。选择一个剂量(一般选用有效剂量为宜)给药后,建立相应的药 - 时曲线作为参考,分别在吸收分布相、平衡相和消除相各选择一个时间点取样,每个时间点至少选择 5 只动物的数据,测定药物在心、肝、脾、肺、肾、胃肠道、生殖腺、脑、体脂、骨骼肌等组织的浓度,以了解药物在体内的主要分布组织,特别应注意药物浓度高、蓄积时间长的器官及有效性或毒性的靶器官,若化学药对造血系统有影响,则应考察其在骨髓的分布。

若某组织的药物浓度较高、持续时间长且临床需长期服用的药物,则应增加观测时间点,进一步研究药物在该组织中的消除情况。对于单剂量给药后有明显的蓄积倾向、半衰期长(给药间期短于 4 个半衰期)且临床需长期给药的药物,应考虑进行多次给药后的组织分布研究,以便进一步了解多次给药后药物在体内的蓄积情况。

如大鼠灌胃 25mg/kg 盐酸雷诺嗪后,分别于 10 分钟、30 分钟、360 分钟采集组织样本,采用 LC-MS 法测定药物在各组织中的浓度,其组织分布如图 13-1 所示,结果表明盐酸雷诺嗪在体内分布较广,但未见有组织蓄积倾向。其中以肝、肺、肾、胃肠和脾浓度最高,提示这些组织可能是其毒性靶器官。

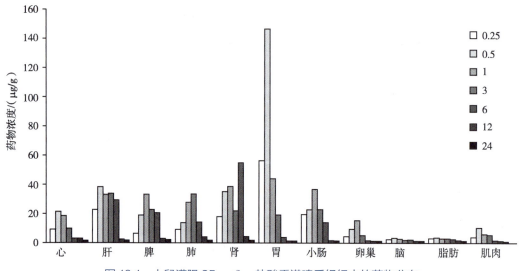

图 13-1　大鼠灌服 25mg/kg 盐酸雷诺嗪后组织中的药物分布

进行组织分布实验时,必须注意取样的代表性和一致性。同位素标记的组织分布实验,应测定标记药物的放化纯度、标记率(比活性)、标记位置、给药剂量等参数;提供放射性测定方法的细节内容,如分析仪器、本底计数、计数效率、校正因子、样品制备过程等;提供采用放射性示踪生物学实验的详细过程,以及在生物样品测定时对放射性衰变所进行的校正方程等。尽可能提供给药后不同时相的整体放射自显影图像。

(四)化学药的血浆蛋白结合实验

药物与血浆蛋白的结合对药物的转运和药理活性会产生直接或间接的影响,一般情况下,只有游离型药物才能通过脂膜向组织扩散,被肾小管滤过或被肝脏代谢,因此药物与蛋白质的结合会明显影响药物分布与消除的动力学过程,并降低药物在靶部位的作用强度。建议根据药理毒理研究所采用的动物种属,进行动物与人血浆蛋白结合率比较实验,以预测和解释动物与人在药效和毒性方面的相关性。药物在血浆蛋白中与蛋白质结合的程度不一,常用血浆蛋白结合率来表示其结合程度,血浆蛋白的结合率可按式(13-1)计算:

$$蛋白结合率(\%) = \frac{c_t - c_f}{c_t} \times 100\% \qquad 式(13\text{-}1)$$

式中,c_t 为游离型和结合型药物的总浓度;c_f 为游离型药物的浓度。

研究药物与血浆蛋白结合实验的方法有很多,如平衡透析法、超过滤法、分配平衡法、凝胶过滤法、光谱法等。根据化学药的理化性质及实验室条件,可选择使用一种方法进行至少 3 个浓度(包括有效浓度)的血浆蛋白结合实验,每个浓度至少重复试验 3 次,以了解药物的血浆蛋白结合率是否有浓度依赖性。对于蛋白结合率高于 90% 以上的药物,应考虑影响结合的各种因素,包括配伍所用药物,建议开展体外药物竞争结合实验,即选择临床上可能合用的高蛋白结合率药物,考察对所研究药物蛋白结合率的影响。

药物与血浆蛋白结合率可受到多种因素的影响从而使药物作用发生变化。其一,由于血浆中蛋白质的含量及与药物结合的部位是有限的,因此药物与血浆蛋白的结合具有饱和性,当药物的浓度大于血浆蛋白的结合能力时,会导致血浆中游离型药物的急剧增加,进而引起毒性作用。其二,药物与血浆蛋白的结合有置换作用。当两个高蛋白结合率的药物合用时就会出现置换作用,其结果是一种药物被另外一种药物所游离出来,使前者在血浆中的游离型药物的浓度急剧增加,如保泰松可以把结合型的双香豆素游离出来,而使血浆中游离型的双香豆素浓度成倍地增加,而导致出血。其三,某些病理状态下,如慢性肾炎、肝硬化等可以导致血浆蛋白含量降低,从而导致药物的血浆蛋白结合率降低,游离药物浓度增加。有些药物在老年人中呈现出较强的药理效应,部分与老年人的血浆蛋白减少有关。

(五)化学药的代谢

对于化学药而言,应了解其在体内的生物转化情况,包括生物转化类型、主要转化途径及其可能涉及的代谢酶。对于新的前体药物,还应对其原型药和活性代谢产物系统地进行 PK 研究。而对主要在体内以代谢消除为主的原型药(排泄小于 50% 的药物),生物转化研究在临床前可先采用色谱方法或放射性核素标记方法分析和分离可能存在的代谢产物,并用色谱 - 质谱联用等方法初步推测其结构。如果有多种迹象表明可能存在较强活性的代谢产物时,应开展活性代谢产物的研究以确定开展代谢产物动力学实验的必要性,了解该药是否存在潜在的代谢性相互作用。

　　体内代谢研究需选用两种或两种以上的动物,其中一种为啮齿类动物,一般选用大鼠;另一种为非啮齿类动物,一般用犬,其主要目的是了解药物在体内的主要代谢方式、代谢途径、主要的代谢产物及其代谢是否存在明显的差异。此外,还可采用体外的方法研究药物的生物转化,目前常用的体外代谢模型有肝微粒体 CYP450 酶模型、肝切片模型、肝灌流模型和肝细胞培养模型等,这些方法尤其适合于化学药的早期 PK 研究,可进行大批量的 PK 筛选,但体外方法所得结果与体内代谢的一致性方面存在差异,因而其实验结果一般仅用于预测体内代谢情况,尚需体内代谢研究的进一步证实。

　　肝微粒体 CYP450 酶模型具有快速和简便的特点,故应用最为广泛,如采用肝微粒体技术研究西尼地平在人肝微粒体内的代谢,结果发现西尼地平在人肝微粒体内被迅速代谢为西尼地平二氢吡啶环脱氢代谢产物、二氢吡啶环侧链脱甲基代谢产物、二氢吡啶环脱氢及其侧链脱甲基代谢产物等,代谢途径如图 13-2 所示。

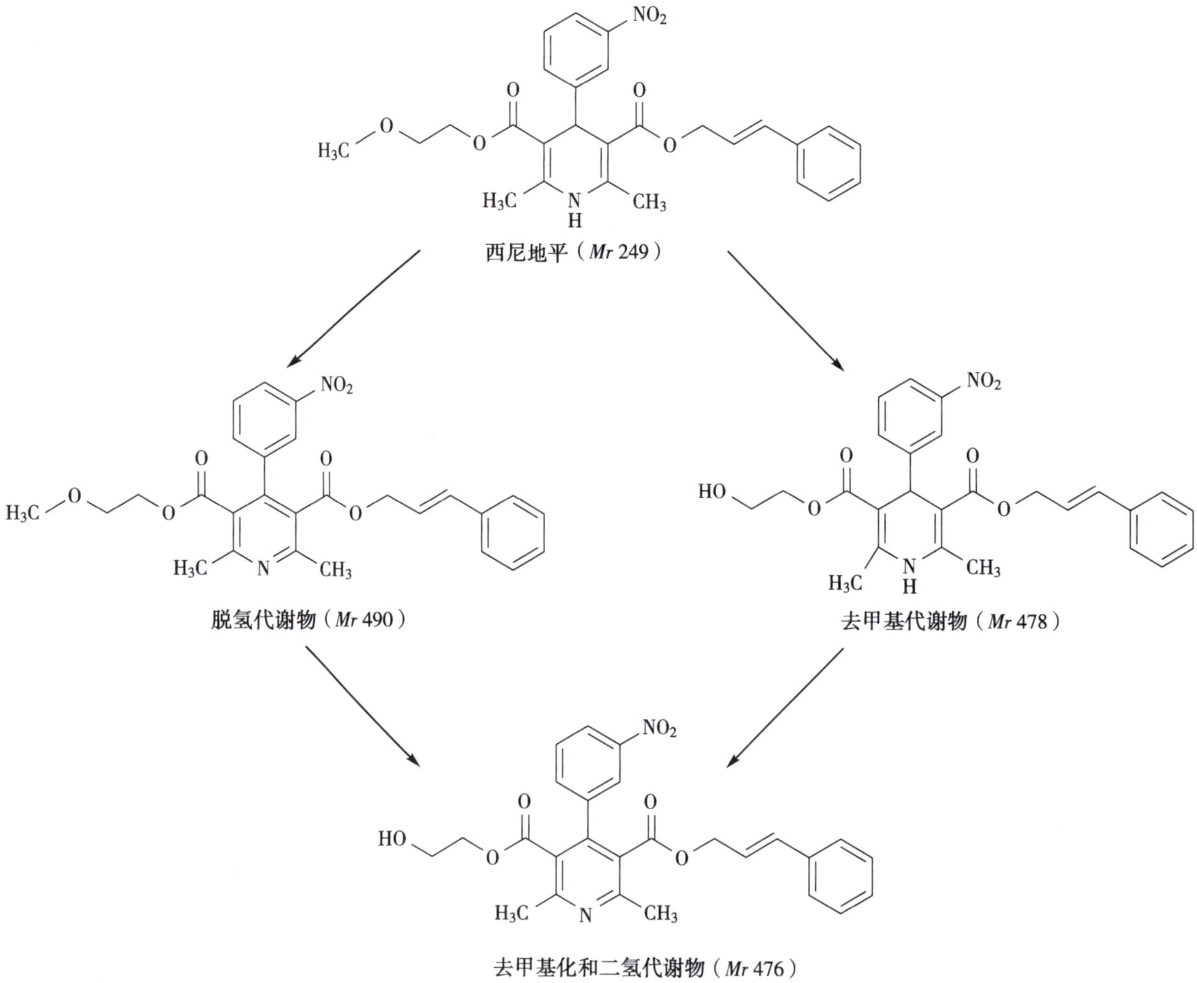

图 13-2　西尼地平在人肝微粒体内的代谢途径

(六) 化学药的排泄

　　1. 尿液和粪便排泄　一般选用大鼠或小鼠(每个时间段至少有 5 只动物的实验数据),将动物放入特制的代谢笼内,选择一个有效剂量给药后,按一定的时间间隔分段收集尿液或粪便的全部样品,包括药物从尿液或粪便中开始排泄、排泄高峰及排泄基本结束的全过程,测定药物浓度。尿液样品需记录尿液体积,混匀,取一部分样品测定尿药浓度,计算药物经尿液排泄的速度及总排出量(占总给药量的百分比);粪便样品可先制成匀浆,记录总体积,取部分样品进行药物含量测定,也可先称重,后研磨均匀,取一定量进行药物测定,计算药物经粪便排泄的速率及总排泄量(占总给药量的百分比),直至收集到的样品测定不到药物为止。

如盐酸雷诺嗪在大鼠尿液和粪便中排泄,大鼠按 25mg/kg 灌胃(i.g.)给予盐酸雷诺嗪,分别放入代谢笼中,收集 0~6、6~12、12~24、24~36、36~48 小时的尿液和粪便。准确测量尿液体积,取尿液 0.1ml,测定尿药浓度,并根据尿药浓度和尿液体积折算成尿药量,计算尿累积排泄量和尿累积排泄百分率;粪便用水定量制成匀浆之后,取 0.1ml 匀浆液,测定粪便匀浆中药物的浓度,折算成粪药量、粪累积排泄量和粪累积排泄百分率。盐酸雷诺嗪在大鼠尿液和粪便中的累积排泄曲线如图 13-3 和图 13-4 所示,结果显示尿液是盐酸雷诺嗪的主要排泄途径,仅有少量的药物通过粪便排泄。

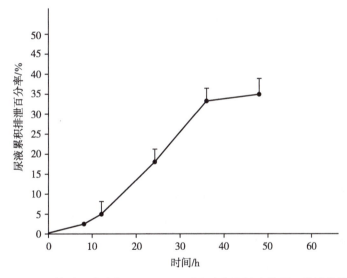

图 13-3　盐酸雷诺嗪(i.g. 25mg/kg)在大鼠尿液中的累积排泄曲线

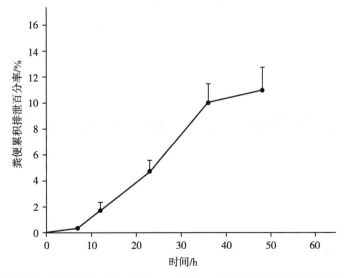

图 13-4　盐酸雷诺嗪(i.g. 25mg/kg)在大鼠粪便中的累积排泄曲线

2. 胆汁排泄 一般用大鼠在乙醚麻醉下作胆管插管引流,待动物清醒后,以预先确定的给药途径给药,并以合适的时间间隔分段收集胆汁,记录胆汁体积,取一部分样品进行药物测定,计算药物经胆汁排泄的速率及总排泄量(占总给药量的百分比)。如盐酸雷诺嗪在大鼠胆汁中的排泄,大鼠用乙醚浅麻后作胆管插管手术,待动物清醒后,按 25mg/kg 灌胃给予盐酸雷诺嗪,分别于给药前及给药后 0~2、2~4、4~6、6~8、8~12 小时收集胆汁。用 LC-MS 法分析胆汁中药物排泄量,计算胆汁中药物的累积排泄百分率(图 13-5),结果表明只有微量的药物是通过胆汁排泄的,这提示胆汁不是盐酸雷诺嗪的主要排泄途径。

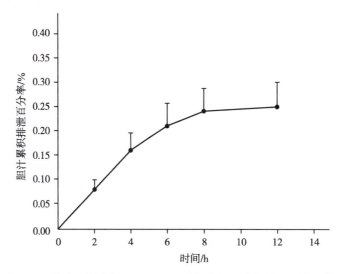

图 13-5　盐酸雷诺嗪(i.g. 25mg/kg)在大鼠胆汁中的累积排泄曲线

若胆汁是药物的重要代谢途径,且口服吸收良好,则需要研究该药是否存在肝肠循环。对肝是其重要结构转化部位或肝摄取较多的药物则应研究该药是否存在首过效应(first pass effect),为设计给药方案和选择适当的药物剂型提供参考依据。

(七) 化学药对代谢酶活性的影响

对于化学药而言,应观察药物对代谢酶的影响,尤其是要观察其对参与代谢的 CYP450 同工酶系的诱导或抑制作用,进而了解药物间潜在的代谢相互作用。可以运用肝微粒体技术研究药物在肝微粒体内的代谢情况,如参与药物代谢的主要的 CYP450 酶是什么及药物本身对 CYP450 酶的影响,药物的代谢是否存在明显的种属差异等。

第三节　速释、缓释及控释制剂的药物代谢动力学及体内外相关性评价

一、速释、缓释及控释制剂的药物代谢动力学设计

(一) 对药物的一般要求

速释、缓释与控释制剂是在普通制剂基础上发展的一类药物新剂型,但并非所有药物均需制备成缓释、控释制剂。药物剂型的选择应充分考虑药物临床要求、药物理化特性及药代动力学特征。通常认为,

具有如下特征的药物不适宜制备缓释、控释制剂:一次剂量大(如大于 0.5g);药理活性强;溶解度小或受 pH 影响显著;吸收不规则或受生理因素影响显著;$t_{1/2}$ 很短(如小于 1 小时)或很长(如大于 24 小时);临床应用时剂量需要精密调节等。此外,抗生素类药物,由于其抗菌效果依赖于峰浓度,加之耐药性问题,一般不宜制成缓释、控释制剂。

但是,上述认识并非原则,在实际的速释、缓释与控释制剂开发研究中,出现了许多突破性实例。如普萘洛尔、维拉帕米等首过效应强的药物做成了缓释、控释制剂;硝酸甘油半衰期很短,也可制成每片 2.6mg 的控释片;地西泮半衰期长达 32 小时,《美国药典》(USP)也收载有其缓释制剂产品;卡马西平($t_{1/2}=36$ 小时)、非洛地平($t_{1/2}=22$ 小时)等半衰期长的药物,苯氯布洛芬(剂量 700mg,片重 1g)等剂量大的药物,头孢氨苄、头孢克洛、庆大霉素等抗生素,可待因、吗啡等成瘾性药物也做成了缓释、控释制剂。

(二) 血药浓度 - 时间关系

缓释制剂口服后的体内过程可以表示为:

$$D_s \xrightarrow[\text{释放}]{k_r^1} D_{gi} \xrightarrow[\text{吸收}]{k_a} X \xrightarrow[\text{清除}]{k}$$

式中,D_s 为缓释、控释制剂中的药物量;k_r^1 为一级释放速率常数;D_{gi} 为胃肠道可吸收的药物量;X 为体内药物量。因为缓释制剂 $k_r^1 << k_a$,则符合一室模型药物的血药浓度与时间关系为:

$$C = \frac{FD_s k_s^1}{(k_s^1 - k)V}(e^{-kt} - e^{-k_s^1 t}) \qquad \text{式(13-2)}$$

控释制剂中药物以零级速率释放,药物很快被吸收,则它们的血药浓度与时间的关系为:

$$C = \frac{k_r^0}{kV}(1 - e^{-kt}) \qquad \text{式(13-3)}$$

式中,k_r^0 为零级释放速率。如果吸收过程不能被忽略,则为

$$C = \frac{k_r^0}{kV}(1 - e^{-kt}) - \frac{k_r^0}{V(k_a - k)}(e^{-kt} - e^{-k_a t}) \qquad \text{式(13-4)}$$

如果控释部分以零级速率释放药物,同时有速释部分剂量 D_i 时,血药浓度与时间关系为

$$C = \frac{Fk_a D_i}{V(k_a - k)}(e^{-k_a t} - e^{-k_a t}) + \frac{k_r^0}{kV}(1 - e^{-kt}) \qquad \text{式(13-5)}$$

(三) 生物药剂学原理

口服缓释、控释制剂给药后,药物制剂处在运动着的消化道中,在这些不同的部位具有不同的 pH 条件和其他环境条件,药物在消化道的不同部位有不同的吸收与不同的稳定性,口服缓释、控释制剂的设计必须充分考虑这些因素。

药物口服后在胃内滞留 2~3 小时,到达吸收的主要部位小肠。小肠的长度为 300~400cm,通过的时间为 4~6 小时,因此缓释、控释制剂应在 9~12 小时内被吸收。如果超过这段时间,药物到达大肠就很难被吸收。假设缓释、控释制剂在 9~12 小时内应吸收 80%~95%,则它最大的吸收半衰期是 3~4 小时,即最小吸收速率常数是 0.17~0.25h^{-1}。

缓释制剂中药物被吸收的限速步骤应是药物的释放,而不是药物的跨膜过程。因此与释药速率相

比,药物的吸收速率应该快得多,即

$$k_r \ll k_a$$

对于一些吸收很快的药物($k_a \gg 0.25h^{-1}$),如果缓释制剂的一级释放速率常数小于 $0.17h^{-1}$,则在很多患者中的生物利用度将很差。对于吸收慢的药物,则难以制备生物利用度高的缓释、控释制剂。

缓释、控释制剂经过肠道时,需经受胃肠道内不同 pH 的影响,胃内 pH 约为 1,而远端小肠 pH 大于 7。弱酸或弱碱药物制成缓释、控释制剂时应考虑在胃肠道不同部位释放与吸收的差异。

(四) 剂量设计

缓释、控释制剂的剂量一般根据普通制剂的剂量决定。如普通制剂一天给药四次,每次 50mg,制成一天给药两次的缓释制剂,一般每次剂量为 100mg。如欲得到理想的药 - 时曲线,缓释、控释制剂的剂量应该利用 PK 参数,根据需要的治疗血药浓度和给药间隔设定。

当控释制剂以零级速率释放药物时,控释制剂的维持剂量 D_m 等于释放速率 k_r^0 与维持时间 T 的乘积,而释放速率 k_r^0 应与体内药物消除量相等,即

$$D_m = k_r^0 T \qquad\qquad 式(13\text{-}6)$$

$$k_r^0 T = k D_b \qquad\qquad 式(13\text{-}7)$$

式中,D_b 为产生希望疗效时体内药量。

如临床治疗希望该药物达到的稳态血药浓度为 C_{ss},则

$$D_b = \frac{C_{ss} V}{F} \qquad\qquad 式(13\text{-}8)$$

$$k_r^0 = \frac{C_{ss} V k}{F} \qquad\qquad 式(13\text{-}9)$$

为了很快达到有效的血药浓度,需要给予速释剂量 D_i。如果同时给予一个普通剂量 D 作为速释剂量,则在速释剂量释放药物的同时,维持剂量亦释放药物。如图 13-6 所示,曲线 1 是给予一个普通剂量 D 后的药 - 时曲线,曲线 2 是给予维持剂量 D_m 后的药 - 时曲线,曲线 3 是同时给予速释剂量 D 与维持剂量 D_m 后的药 - 时曲线,该曲线的开始部分药物浓度已超出了期望的水平,因此不能以普通剂量作为速释剂量。速释剂量的校正方法为:

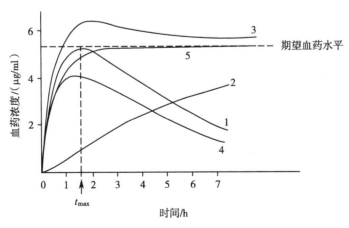

图 13-6　速释剂量与维持剂量所产生的药 - 时曲线

$$D_i = D - (k_r^0 \cdot t_{max}) \qquad \text{式(13-10)}$$

校正后的速释剂量 D_i 所产生的药 - 时曲线如图 13-6 中的曲线 4，此剂量加维持剂量得到了期望的药 - 时曲线，如曲线 5。

药物按一室模型消除，药物的消除速率 $R = k \cdot V \cdot C$，为了维持治疗血药浓度水平，要求 $k_r^0 = R$。若维持剂量不在给药以后马上释放，而在速释部分的达峰时开始释放，亦可避免给药开始阶段血药浓度较高（图 13-7）。曲线 1 为速释部分所产生的药 - 时曲线，曲线 2 为维持剂量所产生的药 - 时曲线，而曲线 3 是控释制剂所产生的药 - 时曲线。

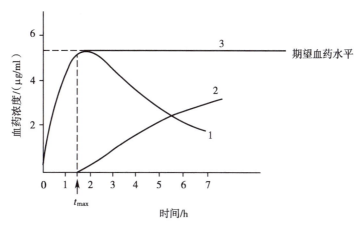

图 13-7 维持剂量滞后释放的控释制剂血药浓度曲线

控释制剂的总剂量为速释剂量与缓释剂量之和。

$$D_{tot} = D - (t_{max} \cdot k_r^0) + k_r^0 T \qquad \text{式(13-11)}$$

或

$$D_{tot} = D_i + k_r^0 (T - t_{max}) \qquad \text{式(13-12)}$$

实例 1：某药物常规给药方法为每天给药四次、每次 20mg，现欲研制每天给药两次的控释制剂，试设计剂量（已知 $k=0.3h^{-1}$，$k_a=20h^{-1}$，$V=10L$，$F=1$）。

根据常规给药的剂量与给药间隔，计算多次给药的平均稳态血药浓度，可认为其为需要达到的血药浓度。

$$\overline{C_{ss}} = \frac{FX_0}{kV\tau} = \frac{1 \times 20}{0.3 \times 10 \times 6} = 1.11 \text{mg/L}$$

$$D_b = \overline{C_{ss}} \times V = 1.11 \times 10 = 11.1 \text{mg}$$

$$k_r^0 = k \cdot D_b = 0.3 \times 11.1 = 3.33 \text{mg/h}$$

$$D_m = k_r^0 \times T = 3.33 \times 12 = 39.96 \text{mg}$$

如该药的体内过程符合一室模型，产生期望的血药浓度所需的速释部分剂量可用下式计算：

$$C = \frac{Fk_a D_i}{(k_a - k)V} (e^{-kt_{max}} - e^{-k_a t_{max}})$$

$$t_{max} = \frac{2.303}{k_a - k} \lg \frac{k_a}{k} = \frac{2.303}{2.0 - 0.3} \lg \frac{2.0}{0.3} = 1.12 \text{h}$$

$$1.12 = \frac{1 \times 2.0 \times D_{i'}}{(2.0 - 0.3) \times 10} (e^{-0.3 \times 1.12} - e^{-2.0 \times 1.12})$$

$$D_i = 1.15mg$$

如控释部分与速释部分同时释药,则速释剂量校正为:

$$D_i = D_i' - k_r^0 \times t_{max} = 15.5 - 3.33 \times 1.12 = 11.78mg$$

该制剂的总剂量为:

$$D_{tot} = D_i + D_m = 11.78 + 39.96 = 51.74mg$$

如果控释部分是在速释部分释放后血药浓度达峰值时释放,则

$$D_i = DD_i' = 15.5mg$$

$$D_m = k_r^0(T - t_{max}) = 3.33(12 - 1.12) = 36.2mg$$

$$D_{tot} = 15.5 + 36.2 = 51.7mg$$

缓释制剂中缓释部分剂量与药物的半衰期及期望维持治疗血药浓度的时间有关。表 13-2 为不同半衰期药物,缓释时间分别为 6、8、12 小时的缓释与速释的剂量比。如某药半衰期为 3 小时,常用剂量为 200mg,希望维持 12 小时的治疗血药浓度。查表得 D_m/D_i 为 2.77,则缓释剂量 $D_m = 200 \times 2.77 = 554mg$。

表 13-2   不同半衰期药物的缓释速释剂量比

半衰期 /h	缓释 6h	缓释 8h	缓释 12h
1	4.60	5.54	8.32
2	2.08	2.77	4.16
3	1.39	1.85	2.77
4	1.01	1.29	2.08
5	0.83	1.11	1.66
6	0.69	0.92	1.39
7	0.59	0.79	1.19
8	0.52	0.69	1.04
9	0.46	0.62	0.92
10	0.42	0.55	0.83

注:大部分缓释与控释制剂需要重复给药,如果缓释部分能在整个给药间隔内使血药浓度保持在治疗水平,则可不设置速释剂量。

二、速释、缓释及控释制剂的临床前评价

(一) 释放度试验

释放度是指口服药物从缓释制剂、控释制剂、肠溶制剂及透皮贴剂在规定介质中释放的速度和程度。释放度作为缓释、控释制剂质量的重要指标,在缓释、控释制剂处方筛选、工艺优化、质量评价等各个环节都具有重要的作用。释放度测定与溶出度测定有许多相似的内容,其一般问题可参考生物药剂学中介绍的溶出度测定方法。释放度测定方法与评价指标的特点主要在于:需考虑体外释放与体内动力学的相关性等。

释放度测定方法研究时,应对释放介质种类与释放介质的量、仪器转速、取样时间点等进行选择;建立释放介质中药物测定方法;考察制剂的释放均匀性与重现性;通常还要求测定完整的释放曲线并与普通制剂进行比较。

常用的释放介质为水、人工胃液、人工肠液、pH 6.8 磷酸盐缓冲液。难溶性药物可以加入表面活性剂,如十二烷基硫酸钠,浓度一般为 0.5% 以下。有时需要加入少量的异丙醇、乙醇等有机溶剂。释放介质的量应能保持释放过程的漏槽条件。一般要求释放介质的量是溶解药物量的三倍以上。

缓释、控释制剂长时间在体内释药,经过 pH 接近 1 的胃到 pH 约 7.4 的小肠远端,为了能表征体内吸收特性,应对释放速率的 pH 依赖性进行研究,如有两个厂家生产的葡萄糖酸奎尼丁缓释片,在 0.1mol/L HCl 的释放介质中,8 小时的释放量均为 80%,在 pH 5.4 缓冲液中释放量分别为 80% 和 40%,而体内生物利用度分别为 90% 和 41%。这说明在 pH 为 1 的条件下不能区分两种产品的质量,而 pH 5.4 条件较能反应体内吸收特性。

缓释、控释制剂的释放度测定至少需要三个时间点。释放量则根据不同药物有不同要求。第一个取样点用于考察制剂有无突释现象。缓释、控释制剂剂量较普通制剂大 2 倍以上,如短时间内全部释放,失去缓释效果,可能导致药物中毒。第一个取样点一般在 0.5~2 小时,释放量在 15%~40%。第二个取样点为中间的取样时间,反映制剂的释放特性,累计释放量约为 50%。第三个取样点用于证明药物基本完全释放,要求释放量在 75% 以上,给药间隔为 12 小时的制剂取样时间可为 6~10 小时;24 小时给药一次的制剂,其取样时间可以适当延长。亦可按以下规律设计释放度标准:第一个取样时间为四分之一给药间隔,释放量为 20%~50%;第二个取样时间为二分之一给药间隔,释放量为 45%~75%;第三个取样时间在二分之一至一个给药间隔之间,释放量为不少于 75%。

根据制剂的特点,为了有效控制产品的质量,释放度测定的取样点可增加至三个以上。如《美国药典》规定茶碱缓释胶囊的释放度标准为:第 1 小时 3%~15%,第 2 小时 20%~40%,第 4 小时 50%~75%,第 6 小时 65%~100%,第 8 小时 80% 以上。在缓释、控释制剂研究中,常需要对不同处方或工艺获得的制剂进行释放情况的比较,以进行处方筛选与工艺优化。释放行为等价性比较的方法有数据分析法、数学比较法、统计和模式法等。其中,数学比较法采用变异因子(f_1)或相似因子(f_2)对固体制剂的释放行为进行比较,为美国 FDA 推荐使用的方法。

(二) 动物药物代谢动力学评价

在开发研究国内外均未上市的缓释、控释制剂时,进行人体试验前应进行动物 PK 评价,考察所研究制剂单次给药和多次给药后的 PK 行为,并与已上市的普通制剂比较,验证所研究制剂的释药特征。在进行缓释、控释制剂的仿制研究时,通常将所研究制剂与被仿制产品进行体外释放度比较,在条件许可时进行动物 PK 实验。

在缓释、控释制剂的 PK 实验中,实验动物选择的原则是:采用六只以上体重差值不超过 1.5kg 的成年比格犬或杂种犬进行实验。参比制剂选择有两种情况,即质量合格的普通制剂或质量合格的上市被仿制产品。

PK 评价:因为研究方法是与参比制剂比较释药特征,所以,实验设计可参考生物利用度实验。

单次给药实验:采用随机交叉实验设计方法进行设计,实验动物禁食 12 小时,在清醒状态下,按每只动物等量给药,给药剂量参照人体临床用药剂量,在给药过程中,制剂不得有破损。取血点设计参照本章第一、二节的有关内容。血药浓度 - 时间数据可采用房室模型法或非房室模型法估算相应的 PK 参数。至少应提供 AUC、t_{max}、C_{max}、MRT 等参数,并与同剂量的参比制剂参数比较,阐明供试制剂与参比制剂间是否生物等效,实验制剂是否具有所设计的释药特征。

多次给药达稳态研究:采用随机交叉实验设计方法。每日一次给药时,动物应空腹给药;每日多次给药时,每日首次应空腹给药,其余应在进食前两个小时或进食后至少两个小时后给药,连续给药 7 个半衰期以上,至少三次在给药前取血分析,以确定是否到达稳态水平并获得稳态血药浓度最小值C_{min}^{ss}。确认达稳态后,最后一天给药一次,并按测定完整的血药浓度 - 时间曲线要求,取稳态时的血样进行分析检测。采用房室模型法或非房室模型法计算 PK 参数。提供 MRT、t_{max}、C_{min}^{ss}、C_{max}^{ss}、AUC_{ss}、DF 和$\overline{C_{ss}}$参数,与参比制剂比较,阐明多次给药达稳态时,供试制剂与参比制剂间是否生物等效,达稳态的速度是否一致,DF 及$\overline{C_{ss}}$是否有差异,并考察实验制剂是否具有缓释、控释释药特征。

缓释、控释制剂的释药特征,可以通过 PK 参数进行描述,也可以通过血药浓度-时间曲线进行了解。通常,缓释、控释制剂的血药浓度 - 时间曲线不应该有明显的突释,达峰时间不明显,峰浓度为平台状并维持较长时间。当参比制剂为普通制剂时,制剂间在药物吸收程度上应该生物等效,吸收速度上应该有显著差异,描述血药浓度波动情况的参数 DF 及$\overline{C_{ss}}$也应该有差异;当参比制剂为上市被仿制缓释、控释制剂时,则吸收程度、吸收速度及血液浓度波动情况等均应该具有等效性或无显著差异。

在缓释、控释制剂的 PK 实验中,由于在血样采集的后期,仍然有药物的释放与吸收,致使采用末端血药浓度数据计算的消除速度常数 k 不是机体对药物消除的真实情况,由此计算的 $t_{1/2}$ 也仅是表象的结果,不应该认为缓释、控释制剂改变了机体对药物的消除能力。在描述缓释、控释制剂给药后,药物在体内存留时间的 PK 参数中,$t_{1/2}$ 的意义不及 MRT。

三、速释、缓释及控释制剂的生物利用度研究

速释、缓释与控释制剂改变了药物的释放过程,因此为了比较和证实其缓控释特征、多次给药时血药浓度达稳的速度与程度、稳态血药浓度的波动情况、体内缓控释特征与体外释放实验是否相关以及缓控释特征与食物的关系等,必须进行生物利用度研究。

1. 生物等效性研究的基本要求

(1) 参比制剂:一般应选用国内外上市的同类缓释、控释制剂主导产品作为参比制剂。

(2) 单剂量给药及多剂量给药研究:详见本节上述内容。

(3) 食物影响实验:食物可以影响胃肠道 pH、胃肠蠕动、胃排空速率及肝血流量等,从而对制剂中药物吸收产生影响。由于缓释、控释制剂中往往含药量较大,若所含药物在食物影响下迅速地全部释放出来,则对患者产生十分不利的后果,因此食物对缓释、控释制剂的影响尤为明显。

美国 FDA 在审批仿制的缓释、控释制剂时,除要求传统的空腹给药试验外,还规定必须进行食物影响试验。食物影响试验的试验设计是 2×3 交叉设计。所测定的指标有 AUC 和 C_{max}。受试者被随机分成 6 个处理组,每个受试者都受到 3 种食物/药物形式的处理:①空腹受试制剂;②高脂套餐 + 受试制剂;③高脂套餐 + 标准参比制剂。

2. 生物利用度评价参数

(1) 单剂量试剂应提供:$AUC_{0 \to \infty}$、$AUC_{0 \to t}$、C_{max}、t_{max}、F、MRT 等参数及药 - 时曲线。

(2) 多剂量达稳态试验应提供:C_{max}^{ss}、C_{min}^{ss}、t_{max}、$AUC_{0 \to \infty}$、DF、$AUC_{0 \to \tau}$、F、MRT、有效血药浓度维持时间等参数及稳态时药 - 时曲线等。

$$DF = (C_{max}^{ss} - C_{min}^{ss}) / \overline{C_{ss}} = (C_{max}^{ss} - C_{min}^{ss}) \times \tau / AUC_{0 \to \tau} \qquad \text{式 (13-13)}$$

$$\overline{C_{ss}} = AUC_{0 \to \tau} / \tau \qquad \text{式 (13-14)}$$

（3）等效性检验标准：对于缓释、控释制剂的生物等效性评价，国家药品监督管理局（NMPA）规定，若参比制剂为缓释、控释制剂时，其评价标准与常规制剂一致。若参比制剂为普通制剂时，供试品与参比制剂的 $AUC_{0 \to \infty}$ 比值的 90% 可信限在 80%~125% 置信区间内，双向单侧 t 检验 $P<0.05$，$t_1 \geq t_{1-\alpha}(v)$、$t_2 \geq t_{1-\alpha}(v)$，则认为供试品与参比制剂为吸收程度上的生物等效制剂；C_{max}、DF 和 C_{max}^{ss} 有显著降低，t_{max} 有显著延长，表明供试品具有缓释、控释特征。

此外，鉴于缓释、控释制剂体内代谢的特征，除了比较试验和参比制剂的 PK 参数外，还应比较两种制剂的 c-t 形状、MRT 治疗窗内的时间，以获得客观的评价结果。

四、速释、缓释及控释制剂的药物体内外相关性评价

《中国药典》（2020 年版）中将体内外相关性分为三个层次。第一层次的体内外相关是指整个体外释放曲线与整个体内吸收曲线的相关。当体外释放曲线与体内吸收曲线（即血药浓度数据反卷积分得到的曲线）上相应的各个时间点分别相关时，为点对点相关，表明两曲线可重叠，这是最高水平的相关。这种缓释制剂的体外药物释放基本与溶剂无关，体外释放曲线可以直接和药物的吸收百分数相比较。这种相关的主要优点在于，可以通过进行药物体外溶出试验来预测药品在体内的过程。第二层次相关是体内外统计矩参数之间的相关，是应用统计矩分析原理建立体外释放的平均时间与体内平均滞留时间的相关。但由于平均滞留时间不能完全描述体内的血药浓度 - 时间曲线，因此这种相关水平低于第一层次的相关性。第三层次的相关是指某一时间下，体外药物特定的释放量或释放水平与体内某些 PK 参数之间的关系，具体是指释放时间点（如 $t_{50\%}$，$t_{90\%}$）与 PK 参数（如 AUC、t_{max}、C_{max}）之间的单点相关。此种相关仅代表部分相关，因此这种相关的程度是最低的。

生物利用度是评价药物制剂质量的一项重要指标，然而由于生物利用度研究的特殊性，无法将其作为常规产品质量控制手段。释放度则可以在一定程度上反映药物制剂在体内的吸收与临床疗效，但前提是体外释放度与体内生物利用度之间应有良好的相关性。缓释、控释制剂体外实验与体内实验的相关性评价方法有：室模型依赖法、反卷积分法、应用统计矩原理建立体外释放的平均时间（MDT）与体内平均滞留时间（MRT）之间的相关、释放时间点对应 PK 参数的线性关系考察法等。

室模型依赖法与反卷积分法均为点对点的相关性考察方法，两种方法各有特点，室模型的计算方法简单，易于理解，融入了较多的实验数据，数据的点对点对应能较完整地反映制剂中药物的体外释放和体内吸收之间的相关性，但是室模型所需的计算公式复杂，某些参数不易得到或需另外进行实验；同时，吸收分数的计算引入了消除速率常数 k，k 由血药浓度 - 时间曲线的尾段数据回归得到，由于缓释、控释制剂体内的停留时间较长，药物从制剂中释放出来的速度较慢，释放时间较长，尾段常混杂有吸收相，加之 PK 实验中的选点偏差及尾段数据低浓度点的分析测定误差较大，所以根据缓释、控释制剂的血药浓度 - 时间数据得到的 k 常与静脉注射或速释制剂血药浓度 - 时间数据得到的 k 有一定偏差。

反卷积分法不依赖室模型的拟合，对于模型化困难的药物尤其适合，适用于各种体内外数据的相关

性研究,具有概念简单、可进行直观数学运算的特点,既可以通过体内血药浓度 - 时间曲线数据推算体内药物吸收(溶出),又可根据体外释放数据预测体内血药浓度 - 时间曲线数据;但是权函数的计算需要另一速释制剂的血药浓度 - 时间曲线数据,与室模型法相比,要求数据量大,同时试验时间点的安排上亦有要求,有时常用作缓释、控释制剂体内动力学研究对照的普通制剂也不可替代其溶液剂或"标准"速释制剂。

1. 室模型依赖法 为了证明体外释放度与体内生物利用度的相关性,可以比较累计释放分数与吸收百分率。体内吸收百分率的计算通常采用给予某制剂后测得的血药浓度 - 时间曲线数据,应用 Wagner-Nelson 法求得不同时间的吸收分数(f),此法适用于单室模型。根据吸收的药物量等于体内的药物量加消除了的药物量,则 f 为:

$$f = \frac{C_t + k\int_0^t C_t \mathrm{d}t}{k\int_0^\infty C_t \mathrm{d}t} \times 100\%$$ 式(13-15)

以体外累积释放百分率为自变量,体内吸收分数为应变量,进行最小二乘法线性回归,求得相关方程和相关系数,判断体外释放与体内吸收的相关性。

二室模型药物可用 Loo-Riegelman 法求得不同时间的药物吸收分数。吸收的药物量等于血浆中的药物量加周边室的药物量与已消除的药物量,则吸收分数 f 为:

$$f = \frac{C_t + k_{10}\int_0^t C\mathrm{d}t + \dfrac{(X_p)_t}{V_c}}{k_{10}\int_0^\infty C\mathrm{d}t}$$ 式(13-16)

式中,C_t 和 $(X_p)_t$ 分别是时间 t 时血药浓度和周边室药物量。

实例 2:某茶碱缓释片口服后测得的不同时间的血药浓度及计算得到的吸收分数见表 13-3。

以 f_r 对 f_a 回归,得直线方程:

$$f_a = 0.977f_r - 1.958 \qquad r = 0.995$$

可见,该茶碱缓释片的体外释放度与体内吸收有很好相关性。

表 13-3 某茶碱缓释片的血药浓度与吸收分数

时间 /h	C/(μg/ml)	$\int_0^t C\mathrm{d}t$	$C_t + \int_0^t C\mathrm{d}t$	F/%
1	1.96	0.98	2.01	29.2
2	3.10	3.51	3.29	47.9
3	4.00	7.06	4.38	63.7
4	4.74	11.43	5.36	77.9
6	5.08	21.25	6.21	90.4
8	5.18	31.51	6.88	99.9
12	4.14	50.15	6.85	
16	3.53	65.49	7.06	
24	2.13	88.13	6.88	

2. **反卷积分方法**　该方法不需使用模型而直接根据实验数据就可以得到关于药物体内动态变化的情况。根据质量守恒原则,可以用数学方法严格证明,药物在体内的浓度 $C(t)$ 可以用下面的卷积分(convolution)方程来表示:

$$C(t) = \int_0^t R(\theta) \cdot W(t-\theta) \mathrm{d}\theta \qquad \text{式}(13\text{-}17)$$

$R(\theta)$ 为给药速度,称为输入函数。对于控释制剂来说,就是药物体内释放特征(模型)。

$W(t-\theta)$ 是单位脉冲给药后体内药物浓度的变化(时间 θ 的函数),称为权函数。

此式的意义:时间 t 时体内药物浓度 $C(t)$ 可以表示为无限个微小输入函数与权函数乘积的和。W 是口服溶液或标准速释制剂的药物浓度函数,$R(\theta)$ 是口服控释制剂的输入函数,C 为口服控释制剂的药物浓度函数。已知输入函数 R 和权函数 W 求浓度 $C(t)$ 的过程称为卷积分方法;反之,如果已知 W 和 $C(t)$ 求输入函数 R 的过程就称为反卷积分法。

3. **平均释放时间与平均滞留时间之间的关系**　速释、缓释、控释制剂在体内释放的平均时间等于口服速释、缓释、控释制剂和溶液剂(或标准速释制剂)的平均滞留时间差。即:

$$\mathrm{MDT}_{体内} = \mathrm{MRT}_{缓释、控释} - \mathrm{MRT}_{溶液(参比)} \qquad \text{式}(13\text{-}18)$$

对体外释放过程:

$$\mathrm{MDT}_{体外} = \frac{\int_0^\infty t\left(\dfrac{\mathrm{d}m}{\mathrm{d}t}\right)\mathrm{d}t}{\int_0^\infty \left(\dfrac{\mathrm{d}m}{\mathrm{d}t}\right)\mathrm{d}t} = \frac{\int_0^\infty t\left(\dfrac{\mathrm{d}m}{\mathrm{d}t}\right)\mathrm{d}t}{M_\infty} \qquad \text{式}(13\text{-}19)$$

M_∞ 是无限时间药物的释放量。$\mathrm{MDT}_{体内}$ 和 $\mathrm{MDT}_{体外}$ 分别表示 63.2% 药物在体内和体外释放所需要的时间。两者的关系可用式(13-20)来描述,式中 A 越接近 1,表明体内外释放特性越接近,相关性越好。

$$\mathrm{MDT}_{体内} = A \times \mathrm{MDT}_{体外} + B \qquad \text{式}(13\text{-}20)$$

统计矩分析法不受模型的限制,可把药 - 时曲线看作某种概论统计曲线,运用了所有的体内外数据进行计算,体内参数可采用平均体内药物滞留时间(MRT)、平均药物吸收时间(MAT)或平均体内释药时间($\mathrm{MDT}_{体内}$),体外参数采用体外释放时间($\mathrm{MDT}_{体外}$),通过比较体内外参数建立起较高水平的相关性,但是很多不同的体内曲线能产生相似的平均滞留时间,因此,体内平均滞留时间并不能代表体内完整的药 - 时曲线。

第四节　生物药的药物代谢动力学

美国 FDA 将治疗用生物制剂或生物制品定义为适用于预防、处理或治疗人类疾病或病症的病毒、治疗性血清、毒素、抗毒素、疫苗、血液、血液成分或衍生物、变应原产品、蛋白质(除化学合成的多肽以外)或类似产品等。与通过化学合成得来的传统药品不同,生物药来源于人、动物、植物或者微生物,是利用生物过程产生的药品。考虑到生物药主要是由多肽、蛋白质(包括单克隆抗体)、寡核苷酸和 DNA 制剂组成,所以研究生物药的 PK 要对其在生物体内的作用机制的特点给予充分关注。基于生物药的化学本质是多肽、蛋白质或核酸,因此绝大部分用于多肽、蛋白质及核酸类物质研究的技术均可用于生物药的 PK 研究。

值得注意的是,在生物药的 PK 研究中选择相关动物是最重要的问题,动物选择的恰当与否对 PK 研究能否成功起到关键的作用。生物药的生物活性与种属和／或组织特异性有关,安全评价不能按标准毒性实验设计方案采用常规使用的动物(如大鼠与犬),而应使用相匹配的种属的动物,既具备与生物药匹配的受体或抗原决定簇,也能产生药理活性的动物。所以,用于生物药安全性评价的动物种属选择上,更多的是考虑所选动物是否有药物受体存在、是否有抗原决定簇的表达。生物药 PK 研究有关动物的选择原则也是开展生物药安全性评价和 PK 研究不同于其他小分子非生物技术类药物的最大区别。

此外,生物药临床前 PK 研究中还需注意另外一个问题,即药物在动物体内可能引起免疫反应从而产生抗体,尤其是多次给药的安全性评价和研究的时候,动物体内抗体的产生将对生物药在动物体内的暴露产生影响,所以在这种情况下对于所得到的 PK 参数及其所适用的范围和对安全评价结果的解释要格外谨慎。

一、分析方法

在进行生物药的 PK 研究过程中,研究人员在考虑到其在体内的作用机制、作用靶标及药效学、毒理学和构成生物药的多肽、蛋白质和核酸的特点的基础上,要求所建立的测定方法具有特异性强、灵敏度高、重现性好、回收率高和线性范围宽的特点。然而,由于多肽、蛋白质和核酸类生物药与体内内源性蛋白质、核酸的结构近似,甚至有时具有相同的结构,所以测定时常常受到大量内源性物质的干扰。由免疫介导的清除机制也可引起 PK 行为的改变,某些产品可能还存在固有的、明显的与 PK 相关的药效作用的延迟表达,或可能存在与血药浓度相关的药效作用的延迟表达。此外,由于蛋白质、多肽类药物在体内易降解成小分子的肽段和各种氨基酸,使同位素标记方法和免疫学方法检测多肽类药物均存在一定的特异性问题,鉴别目标多肽和其代谢产物或降解物存在一定的困难。并且,生物药的生物活性大多很强,给药剂量也很低,从而对检测方法灵敏度的要求很高,限制了生物药的 PK 发展。

基于生物药的化学本质是多肽、蛋白质或核酸,因此可用于蛋白质核酸检测检定的技术和方法,理论上均可用于它们的 PK 研究。

1. **免疫分析法**　免疫分析法是继单克隆抗体技术之后,快速发展起来的一种快速、灵敏和适用于批量处理的方法。其原理是利用针对被分析蛋白质、多肽上的不同抗原决定簇部位的单克隆抗体或多克隆抗体,特异性地识别被检测的目标蛋白质和多肽,目前已被认为是生物药的 PK 研究的首选方法。其中包括酶联免疫吸附试验(ELISA)、RIA 和免疫放射分析(immunoradiometric assay,IRMA)。ELISA 已经成为最常用的免疫分析法,其主要优点是特异性好、灵敏度高、非同位素标记,而且可批量处理和可商品化。与生物检定法比较,免疫分析法特异性强,操作简单,观察终点也更客观,缺点则是对被分析蛋白质或多肽不能给出确切的生化组成和序列,不能区分活性蛋白质和无活性蛋白质。此外,这种方法不能同时测定代谢产物,还可能受内源性物质干扰。

2. **放射性核素标记示踪法**　对于生物药的放射性核素标记,选择放射性核素时,首先应考虑用生物药中原有元素的同位素来标记。生物药中含有碳、氢、硫、磷原子,用它们相应的放射性同位素 ^{14}C、^{2}H、^{35}S 或 ^{32}P 进行标记是比较理想的标记方法。所得标记物的物理、化学性质可与生物药基本相同,对其生物活性的影响也比较小。在反义寡核苷酸的 PK 研究中,应用的同位素标记种类较多;在多肽及蛋白质的 PK 研究中则多用放射性同位素碘(^{125}I)。

考察放射性标记蛋白质或多肽的三个主要参数是放射化学纯度(radiochemical purity)、比活度(specific activity)和放射性浓度(radioactive concentration)。放射性碘标记蛋白质的纯化方法主要有:凝胶过滤法、离子交换法、透析法、电泳法、亲和层析法和高效液相色谱法。测定纯度的方法中放射性柱层析能得到无机碘的纯度,但不能发现标记蛋白质中所含的杂质;电泳法能发现蛋白质杂质,但泳动和漂洗时无机 ^{125}I 和小分子 ^{125}I 标记杂质扩散至溶液中使标记蛋白质纯度值人为偏高,反相高效液相色谱(reversed-phase high performance liquid chromatography,RP-HPLC)测定可以同时发现蛋白质和非蛋白质的 ^{125}I 标记杂质,是更可靠的测定方法。比活度过低会使灵敏度降低,过高则可能会使蛋白质三级结构改变和变性,影响蛋白质的生物活性和免疫活性,可通过控制加样量,控制反应温度和时间,达到所需要的放射性比活度。一般认为,^{125}I 标记蛋白质、多肽对其生物活性的影响较小。测定标记蛋白质或多肽生物活性或免疫活性的常见方法有:物理化学方法、特异结合实验法和生物测定法。在 PK 研究中,应尽可能提供标记前后蛋白质活性变化的资料。

由于标记蛋白质或多肽进入体内后会迅速降解,所以所测得的样品的总放射性并不一定完全代表原型药物。因此,在 PK 研究中常需识别和分离原型药物与降解产物。目前常用的方法有高效液相色谱法、三氯乙酸沉淀法和凝胶电泳法,选择适当的方法与放射性核素示踪方法结合进行研究,从而起到相互补充的作用。

对特定样品的分离、分析常常要根据样品的性质选择不同的色谱柱和检测器。不同的色谱柱对样品的分离机制不同,应用范围也不同。蛋白质、多肽分离中常用的色谱柱有:凝胶过滤色谱、反相色谱、离子交换色谱等。放射性核素示踪法与高效液相色谱法结合的优点是特异性高、分辨率好,可以同时测定原型药物和降解产物,但因受注入高效液相色谱系统的血清量的限制,使检测灵敏度较单纯放射性核素示踪法降低了 10~50 倍。放射性核素示踪法与聚丙烯酰胺凝胶电泳法相结合也是蛋白质、多肽类药物 PK 研究中定量分析蛋白质的常用方法。放射性核素示踪法和三氯乙酸沉淀法相结合可用于分子量较大的蛋白质和多肽的分离、分析,多数分子量较大的蛋白质、多肽在一定浓度的三氯乙酸中沉淀,借助此法也可将含标记蛋白质的血浆和尿样分为酸沉淀和酸可溶两部分,即含标记蛋白质的沉淀部分和降解代谢后生成的酸溶部分。这种方法可以可靠地发现生物降解的程度,明显优于总放射性的测定,是值得采用的辅助方法。

3. **生物检定法**　无论是放射性核素示踪法,还是免疫分析法,在进行蛋白质、多肽类药物体内 PK 行为的描述时,均无法直接反映其生物活性。生物检定法可更直接、客观地反映体内药物的生物活性变化。因此生物检定法迄今在活性蛋白质和多肽的研究及应用中仍有特殊的地位。生物检定法利用体内、体外组织或细胞对被测定活性蛋白质或多肽具有某种特异性反应的原理,通过剂量(或浓度)-效应曲线对目标蛋白质进行定量分析(绝对量或比活性单位)。因为生物反应是一个非常复杂的过程,受许多实验条件的影响,因此生物检定法的特异性较差,有时灵敏度不高,变异性较大;对于涉及整体动物的生物检定往往需要特殊外科处理,操作复杂又费时。对于许多活性细胞因子,已建立有国际通用的标定国际单位的特定依赖细胞株和标准方法,利用这些系统进行 PK 研究也是相对可靠的方法。生物检定法能反映药效学本质,但由于药物的药效指标受多种因素影响,加之生物检定法特异性差,因此,如使用生物检定法,最好用特异性好的化学分析方法作对比实验,证明方法的可靠性,否则需说明选择生物检定法的理由。

4. 分子杂交技术用于反义寡核苷酸的 PK 研究 毛细管凝胶电泳法(capillary gel electrophoresis,CGE)、高效液相色谱法及质谱法等为大家所熟知的方法均已被应用到反义寡核苷酸的 PK 研究中,这些方法各有千秋。基于反义寡核苷酸杂交技术的酶联免疫吸附试验以其具有高灵敏度、样品处理量少、通量高及较好的准确度和精密度等特点,在寡核苷酸的 PK 研究中受到关注。

反义寡核苷酸杂交定量的酶联免疫吸附试验主要分为两种:一步的同源竞争性杂交和两步的非竞争性异源杂交。同源竞争性杂交操作步骤少、灵敏度高,但是特异性差,不能特异性地识别原型反义寡核苷酸和反义寡核苷酸被外切酶降解后的代谢产物,利用该法所得的测定结果不能准确反映反义寡核苷酸的真实暴露水平,其使用受到一定限制;非竞争性异源杂交法测定灵敏度不如前者,特异性比同源竞争性杂交高,与被降解的反义寡核苷酸的代谢产物发生杂交反应的可能性最小,可以选择性地检出目的原型寡核苷酸,其最低检测限可达到 25pmol/L,定量限为 pmol/L 水平,线性范围为 50~10 000pmol/L,该方法样品处理简单,精密度好,在体内暴露的末端消除项可对反义寡核苷酸进行准确测定,测定过程不需考虑生物基质的影响,同时兼具高通量的特点,因此该法在反义寡核苷酸 PK 研究中应用最多。

5. 液相色谱 - 质谱法 上述四种方法已为 PK 研究者最为熟悉,并且是在进行生物药的 PK 研究中被选用最多的方法。然而,近年来生物药家族中小分子多肽的出现,使研究者意识到这种选择明显不合时宜。

创新药物的注册申报材料要求,有关药物的 PK 研究需采用两种动物(大动物:猴、犬;小动物:啮齿类)、两种检测方法。大动物(猴、犬等)应选用特异的非放射性疗法(免疫法、生物检测法),尽量不选用同位素示踪法,这样选择除了考虑到大动物的资源、实验费用外,更多的原因是考虑到所建立的临床前研究的检测方法,以后可以应用于人体的临床研究。但是,小肽类生物药由于其分子量较小,免疫原性较低,因此很难建立起特异、稳定的免疫学检测方法;另外,生物活性检测方法虽然在理论上是最直接客观的方法,但是,由于其检测实验过程影响因素众多、操作复杂,建立起稳定、特异、重现性好、符合认证要求的方法十分困难,因此人们都尽可能地不采用生物活性测定方法进行 PK 研究。这就使得生物技术小分子多肽的 PK 研究按传统的方式开展变得十分困难,而液相色谱 - 质谱(LC-MS)技术的快速发展让研究者看到了曙光。

除以上五种方法之外,在进行 DNA 疫苗及转基因治疗产品等生物药的 PK 研究中,RT-qPCR 技术也是使用较多的方法。

二、蛋白质、多肽类药物的药物代谢动力学

该类药物化学结构特殊,其生理活性和体内过程不仅与其一级结构有关,而且与其二级结构和三级结构有关。其作用强,用药剂量小,生物体内存在大量相似物质的干扰,在体内经受广泛的蛋白质降解

作用以及血液中存在多种不同类型的结合蛋白如抗体、受体、受体拮抗剂等,从而使得蛋白质、多肽类药物的体内过程变得相当复杂。

(一)吸收

此类药物的吸收呈现明显的给药途径依赖性。由于大多数蛋白质和多肽类药物口服后无活性,所以注射或输注给药(如静脉、皮下或肌内)通常是这类药物的首选给药途径。此外,还采用了其他非口服给药途径,包括鼻腔、口腔黏膜、直肠、阴道、透皮、经眼部或者肺部途径。

1. **注射或输注给药** 可注射给药的蛋白质和多肽类药物具有避免体循环前降解的优点,在机体系统中可以达到最高浓度。但是,静脉给药的推注剂量或者恒定速率输注,不一定能到达希望得到的依赖于产品生物活性的浓度-时间效应,此时皮下注射或者肌内注射给药可能是更合适的备选方案。例如,促黄体素释放素(luteinizing hormone releasing hormone,LHRH)的突然增加可以刺激卵泡刺激素(follicle-stimulating hormone,FSH)和黄体生成素(LH)释放,而连续给予基础水平的促黄体素释放素将会抑制这些激素的释放。为了避免由于静脉注射亮丙瑞林(LHRH 激动剂)而导致的高峰值,一种月用的长效微球缓释制剂被批准用于前列腺癌和子宫内膜异位症治疗。最近一项研究比较了接受血液透析患者皮下注射和静脉注射阿法依伯汀的疗效,研究结果表明,与静脉注射给药相比,皮下注射较低的平均周剂量阿法依伯汀就能将血细胞比容维持在需要的目标范围之内。皮下和肌内注射的缺点包括可能会降低生物利用度,易受其他变量影响,如局部血流量、注射创伤、注射部位蛋白质的降解,以及由于有效毛细血管孔径和扩散作用的局限性限制了药物吸收进入体循环。因此,由 PK 得到的表观吸收速率常数,是由体循环吸收以及吸收部位的体循环前降解所共同决定的。可以利用式(13-21)计算出实际吸收速率常数 K_a。

$$K_a = F \times K_{app} \qquad \text{式(13-21)}$$

其中,F 是相对静脉注射给药的生物利用度,K_{app} 为表观吸收速率常数。

2. **口服给药** 该类药物在胃肠道中易受到多种屏障的作用,导致口服生物利用度很低,致绝大多数蛋白质、多肽类药物不能产生足够的血药浓度,所以当前大多数蛋白质、多肽类药物的剂型都是非口服剂型。这些屏障有:

(1)吸收屏障:该类药物分子量大,极性较强,具有较低的分配系数和扩散性能,使其不能被亲脂性生物膜摄取,故很难通过胃肠道吸收。

(2)酸屏障:该类药物对胃液的强酸性(pH 1~2)敏感,易被胃酸破坏。

(3)酶屏障:胃肠道存在大量的酶,如胰丝氨酸蛋白酶中的胰蛋白酶、胰凝乳蛋白酶及弹性蛋白酶以及胃液中的胃蛋白酶都对蛋白分子产生消化降解作用。

由于以上屏障作用,多数蛋白质、多肽类药物口服生物利用度很差,通常为 2%~3%,使得绝大多数这类药物不能采用口服途径给药。仅极少数肽类可供口服给药,如环孢素,由于其独特的分子结构(环状十一肽)使其脂溶性高并对酶相对稳定,通常制成油溶液供口服。即使如此,其口服生物利用度亦差,且高度可变(2%~92%),多种生理因素可影响其胃肠吸收。已知肽类化合物中二肽和三肽尚可借助于主动机制通过肠黏膜吸收,但这种转运方式显示有明显的立体选择性,通常含 D- 型氨基酸的肽类吸收差,如果氨基末端的氮原子或肽键甲基化或羧基末端转变为酰胺结构,则吸收进一步减少。

尽管多种因素(如通透性、化学和代谢稳定性、胃肠通过时间)可以影响口服蛋白质、多肽类药物的吸收率和吸收程度,但是通常认为分子大小是能否通过口服给药的最大障碍。吸收促进剂可以暂时性地破坏肠内屏障,以增加肠黏膜对药物的通透性,或者通过形成复合体来作为蛋白质、多肽类药物运输的载体。研究证明,同时口服甲状旁腺素(一种含 84 个氨基酸残基的蛋白质)和 N-(8-(2- 羟基 -4- 甲氧基)苯甲酰基)- 氨基辛酸(一种转运载体),对骨质疏松症啮齿类动物有明确的生物活性,在猴体内,单独口服甲状旁腺素是无生物利用度的,但是同时口服这种吸收促进剂后,相对于皮下注射甲状旁腺素,其口服生物利用度为 2.1%。一项研究表明,胰岛素和免疫球蛋白与封闭带毒素(zonula occludens toxin,ZOT)(另一种渗透促进剂)同时口服可以增加肠内细胞旁吸收。在动物模型中,ZOT 可以以时间依赖的方式可逆地增加胰岛素和免疫球蛋白的肠内吸收。

微粒或纳米粒的外包被也可以阻止各种酶对蛋白质、多肽类的降解。这些固体颗粒可以通过细胞内吞作用或通过细胞旁紧密连接被肠细胞吸收。由于它们在肠道内稳定,所以它们比脂质体更适合口服给药。尤其是,派尔集合淋巴结(Peyer's patch)中的肠相关淋巴组织(gut-associated lymphoid tissue,GALT)已经被证明是胶囊化蛋白质、多肽类药物的一种有用口服给药靶标。派尔集合淋巴结大约占全部胃肠道黏膜表面积的 25%,并且其吞噬活性特别高,但其溶酶体活性低。更重要的是,通过 GALT 递送蛋白质、多肽类药物可以绕过肝的首过效应。在糖尿病小鼠中,口服递送 PLGA 微球体型的胰高血糖素样肽 -1(glucagon-like peptide-1,GLP-1)已经成功地证明了这一观点。用 GLP-1 的微粒体制剂比用未包裹成微粒体的 GLP-1 治疗小鼠能更有效地降低对口服葡萄糖的血糖反应。

因为派尔集合淋巴结中含有大量 IgA 定向细胞,这些细胞又受 M 细胞吸收的抗原刺激,因此它们也已经成为口服疫苗递送的靶标。而胃肠道的降解作用使得口服疫苗递送途径变得很复杂,最近的研究表明,利用卵清蛋白作为模式疫苗,通过派尔集合淋巴结成功地实现了对口服疫苗壳聚糖微粒体的吸收。

口服递送蛋白质、多肽类药物的其他方法有:氨基酸骨架修饰、改变剂型设计、化学共轭以提高它们的抗降解能力,以及同时服用蛋白酶抑制剂以抑制酶降解活性。但是,这些改善口服蛋白质、多肽类药物吸收的新型方法不一定很理想。例如,利用吸收促进剂(包括 EDTA、胆盐和表面活性剂)会导致胰岛素解聚,并会增加它的降解率。因此,尽管有多种方法可以利用,但是口服递送蛋白质、多肽类药物的研发仍然是一个巨大的挑战,并且仍然是药物递送研究中的一个重点领域。

3. **鼻腔给药** 鼻黏膜上皮存在众多微绒毛而具有较大的吸收表面积,而且,鼻黏膜具有广泛的血管网,因而成为亲脂性和亲水性药物的较好的吸收部位,同时给予吸收促进剂可使肽类药物经鼻吸收远大于口服途径。

尽管鼻腔途径避免了肝脏的首过效应,但黏膜的酶屏障产生了一种拟首过效应(pseudo-first pass effect)。鼻上皮的嗅觉区域内的细胞色素 P450 活性甚至高于肝脏,主要是 NADPH- 细胞色素 P450 还原酶含量较高(高 3~4 倍)。已发现,在鼻黏膜中也存在肝脏中的三类可诱导的细胞色素 P450 同工酶,在鼻上皮中也发现有Ⅱ相结合反应。经鼻腔给药的多肽类药物的生物利用度与其分子量显著相关,分子量小于 10 000Da 的药物不需加入生物黏附剂和促进剂,常可有足够量的药物吸收入血,生物利用度可达 1%~10%。但对于分子量较大的药物,如干扰素、人生长激素等,即使使用生物黏附性给药系统,亦吸收不佳。

在黏膜中主要的酶类有氨基肽酶、肽链端解酶和肽链内切酶等。肽类药物的吸收能够通过应用酶抑制剂而改善,某些表面活性剂如胆盐可使蛋白质变性而抑制蛋白水解酶,从而增加蛋白质、多肽类药物的吸收,但表面活性剂的促渗效果因不同药物而异。鼻腔途径目前已成为肽类药物静脉外给药的颇受重视的重要给药途径,不少这类药物已制成喷鼻剂或滴鼻剂用于临床。

4. **透皮吸收**　透皮吸收已成为令人瞩目的给药途径,可以绕过在胃肠道中的代谢和化学降解以及绕过肝的首过效应,并可保持稳定的血药浓度和维持药物治疗水平于较长的时间。通常认为皮肤的蛋白水解酶活性较低,故影响蛋白质、多肽类药物透皮吸收的因素主要来自吸收屏障。通常使用的促进透皮给药的方法包括超声促透法和电离子透入法。这两种方法均可增加皮肤对离子化合物的通透性,其中超声促透法利用低频超声波来实现,电离子透入法是利用低电流实现的。利用超声促透法已经成功地实现了治疗剂量的胰岛素、干扰素 γ 和重组人肾红细胞生成素 α 的经皮给药。另外,经皮电离子透入法也实现了多种蛋白质、多肽类药物的递送,包括亮丙瑞林、胰岛素、生长激素释放因子、降钙素和甲状旁腺素。研究认为,联合使用透皮吸收促进剂、pH 调节剂以及蛋白水解酶抑制剂能够增强肽类药物的透皮吸收。

5. **吸入式给药**　吸入式递送蛋白质、多肽类药物,具有减轻给药痛苦、药物的吸收表面积大 $(72m^2)$、给药部位血管丰富以及绕过肝首过效应等优点。吸入式给药的缺点包括肺部的某些蛋白酶可能会导致药物降解、吸入的药物(如生长因子和细胞因子)可能会在肺组织中产生局部不良反应,以及递送的药物受分子量限制。

吸入性重组人胰岛素是第一个获得上市许可的吸入性产品(2006 年),标志着吸入性蛋白质、多肽类药物的研制成功。吸入性胰岛素减轻了注射给药的痛苦,并且与皮下注射常规胰岛素相比,它能更快地降低餐后血糖浓度。用于治疗囊性纤维化的药物阿法链道酶(dornase-α)是另外一个成功通过吸入途径给药的蛋白质类药物。一项多中心、为期 2 年的临床试验证明,吸入性阿法链道酶显著改善了儿科囊性纤维化病变患者的肺功能,并降低了他们发生呼吸衰竭的风险。

6. **其他途径**　阴道内和肺内给予肽类药物可获得较好的吸收,直肠给予亦可产生较好的吸收。

（二）体内代谢

一般而言,蛋白质、多肽类药物几乎全部是通过与内源性或者膳食蛋白质一样的分解代谢途径被消除,分解产生的氨基酸进入内源性氨基酸库,进而被用于重新合成结构性或功能性机体蛋白质。蛋白质、多肽的消除几乎可以非特异性地发生在机体各处,或者局限于特异器官或组织。蛋白质、多肽的主要代谢部位不仅包括肝、肾和胃肠道组织,也包括血液和其他机体组织。蛋白质、多肽的消除速率和消除机制(不同机制之间可以重叠)的决定因素包括分子量(表 13-4)和分子的特性(包括总电荷、亲脂性、功能基团、糖基化模式、二级和三级结构以及颗粒聚集倾向)。代谢速率通常随着分子量的降低而增加。由于多数蛋白质、多肽在血液中发生非特异性降解,所以其清除率可以超过心排血量,即血液清除率 >5L/min,血浆清除率 >3L/min。

表 13-4 分子量是多肽和蛋白质类药物消除的主要因素

分子量 /Da	消除部位	主要消除机制	主要决定因素
<500	血液、肝	细胞外水解作用	结构、亲脂性
		被动脂溶扩散	
500~1 000	肝	载体介导的吸收	结构、亲脂性
		被动脂溶扩散	
1 000~50 000	肾	肾小球过滤以及随后的降解过程	分子量
50 000~200 000	肾、肝	受体介导的内摄作用	糖、电荷
200 000~400 000	—	调理作用	α_2- 巨球蛋白,IgG
>400 000	—	吞噬作用	颗粒聚集

给药后在体内经受广泛的酶介导的代谢分解也是影响这类药物体内代谢的一个重要因素,常导致生物活性的丧失。

1. **肝脏对蛋白质、多肽类药物的代谢**　蛋白质水解通常起始于内肽酶,它作用于蛋白质的中间部分,然后酶解产生的寡肽进一步被肽链端解酶降解,最终代谢产物氨基酸和二肽进入内源性氨基酸库被重新利用。蛋白质的肝代谢率主要与其结构中的特定氨基酸序列有关。肝脏对链长小于 8 个氨基酸的小肽具有高度摄取性,这种摄取呈现结构特异性,被摄取的多肽可以完整形式或代谢产物形式排入胆汁中。肝脏对多肽的摄取机制涉及被动转运与主动转运,前者通常见于疏水性肽类,后者见于低疏水性肽类。代谢蛋白质、多肽类的代表性肝酶为组织蛋白酶以及细胞内蛋白酶和溶酶体蛋白酶类,还有膜结合氨基肽酶类。

2. **胃肠道对蛋白质、多肽类药物的代谢**　对于口服蛋白质、多肽,胃肠道是主要的代谢部位。体循环前代谢是这类药物口服生物利用度较低的主要原因,对于非口服蛋白质、多肽,肠分泌后也可能在肠黏膜中被降解,至少 20% 的内源性蛋白降解发生在胃肠道。胃肠道内代谢蛋白质多肽的酶可分为以下三类:

(1) 胃肠道腔内酶:如胃蛋白酶、胰蛋白酶、α- 糜蛋白酶、弹性酶、羧基肽酶 A 和 B 等。它们可特异地水解各种氨基酸而参与蛋白质的消化。

(2) 黏膜细胞酶:主要指与刷状缘膜结合的酶类。根据作用方式可将其分为氨基肽酶、羧基肽酶、二肽酶及肽链内切酶。前三种酶属于肽链端解酶,它们从肽类分子的氨基末端或羧基末端顺序水解肽类。这些肠刷状缘肽酶对肽类药物的水解速率遵循下列顺序:二肽 > 三肽 > 大分子肽。

(3) 刷状缘及胞液中的寡肽酶:这类酶包括氨基三肽酶、脯氨酸肽酶、脯氨酰肽酶、二肽酶及肌肽酶,优先水解二肽,对二肽的水解能力超过对三肽和大分子肽。

3. **肾脏对蛋白质、多肽类药物的代谢**　肾脏是最重要的蛋白质分解代谢的器官之一,特别是对于分子量低于 60 000Da 的蛋白质。通常情况下,血循环中的肽类和蛋白质能够自由地通过肾小球滤过,肽类可在近曲小管的刷状缘膜水解,水解产物游离氨基酸及短链多肽通常不经溶酶体的分解而通过近曲小管重吸收进入血液。当多肽分子量接近 3 000~5 000Da 或更大时,则往往在近曲小管的刷状缘膜被内吞(而不是水解)并随后被溶酶体消化,生成的游离氨基酸和短链多肽重吸收回血液循环中。

4. **其他器官组织对蛋白质、多肽类药物的代谢**　在肝、肾和肠道以外的组织也存在各种水解蛋白质、多肽的酶,即使在皮肤中也已发现降解肽类的酶屏障。

三、单克隆抗体类药物的药物代谢动力学

单克隆抗体是一种免疫球蛋白,结构呈 Y 型,包含两条相同的重链和两条相同的轻链,每条链都有恒定区和可变区。Y 型结构的两个臂为 Fab 段,每个 Fab 段包含完整的轻链和部分重链,剩下的重链部分称为 Fc 段。对于人类免疫球蛋白,根据其分子量和抗原结合能力,可分为 5 种独立的亚型:IgA、IgD、IgE、IgG 和 IgM。人体内将近 80% 的抗体属于 IgG 类型,所有已批准上市的单克隆抗体类药物都属于 IgG 类型。

单克隆抗体类药物主要针对各种微生物抗原或人体蛋白质,包括鼠单克隆抗体类(如抗移植排斥的鼠源抗 CD3 单抗、治疗非霍奇金淋巴瘤的鼠源抗 CD20 单抗等)、嵌合单克隆抗体类(如治疗转移结肠癌或直肠癌的抗 EGFR 单抗、治疗类风湿性关节炎的抗 TNF-α 单抗、治疗非霍奇金淋巴瘤的抗 CD20 单抗、治疗肾移植急性排斥的抗 CD25 单抗等)、人源化单克隆抗体类(如治疗转移结肠癌或直肠癌的抗 EGFR 单抗、治疗 B 细胞慢性淋巴细胞白血病的抗 CD52 单抗、治疗转移乳腺癌的抗 HER2 单抗、治疗重度类风湿性关节炎的抗 TNF-α 单抗、治疗急性髓性白血病的抗 CD33 单抗、治疗慢性中重度银屑病的抗 CDlla 单抗、治疗肾移植急性排斥的抗 CD25 单抗等)。

1. 吸收　由于它们的分子量很大以及其他原因,已经批准的或者目前正处于临床研究阶段的绝大多数单克隆抗体都是通过静脉注射给药的,通过这种途径,循环系统可以获得全部剂量。皮下或者肌内注射的吸收机制被认为是通过淋巴系统完成的,在淋巴管中,单克隆抗体被单向转运至静脉系统,由于淋巴系统的流速相对较低,注射单克隆抗体后需很长一段时间才能被吸收,因此血管外注射比静脉注射单克隆抗体达到最大浓度的时间晚。

2. 体内代谢和消除　完整抗体类药物的分解代谢消除率是可变的,并且依赖于免疫球蛋白亚型。

(1) 蛋白质水解作用:尽管目前对抗体类药物分解代谢过程中涉及的机制还不完全清楚,但是 IgG 作为蛋白质,缓慢蛋白质水解是其消除机制之一,主要发生在肝和网状内皮细胞中。当抗体的 Fc 与细胞上的 Fcγ 受体结合时发生内化,大部分抗体将被溶酶体水解。抗体类药物只占内源性抗体的一小部分,此消除途径不会轻易被抗体类药物饱和。

(2) 新生儿 Fc 受体(FcRn):IgG 以 pH 依赖的方式结合 FcRn,IgG-FcRn 复合物通过再循环内体转运到细胞表面,将 IgG 从溶酶体中有效援救出来重新释放到血液循环中,从而延长了 IgG 的半衰期。因此,FcRn 是内源性 IgG 和抗体类药物代谢和消除的一种保护性机制。

除了研究蛋白质、多肽类和单克隆抗体类药物的 PK,也有研究人员对反义寡核苷酸的 PK 进行了研究。在报道的大多数体内研究中,反义寡核苷酸都是采用胃肠外给药,如静脉内给药、腹腔内给药或者皮下注射给药。胃肠外给药途径之所以成为这类药的首选给药途径,是因为该途径可以使它们到达全身。对于反义寡核苷酸,只有借助于可以克服吸收屏障的新剂型,才有可能实现胃肠道途径给药。反义寡核苷酸类药物向组织中分布依赖于血浆清除机制,低分子量寡核苷酸则是依赖于全身清除。无处不在的核酸酶是已知的寡核苷酸的代谢酶。

第五节 相关技术的应用

一、微透析技术

药物代谢动力学(PK)和药效学(PD)是按时间同步进行的两个密切相关的动力学过程。PK 是研究治疗剂量下体内药物浓度 - 时间之间的关系,PD 则是研究治疗剂量下药效 - 浓度之间的关系。因此,有必要将 PK 与 PD 结合起来进行同步研究,简化 PK-PD 模型,才能科学地阐明药物在作用靶部位的浓度 - 效应 - 时间三维关系,拟合出药物浓度及其效应经时过程的曲线,推导出产生效应部位的药物浓度,定量地反映其与效应的关系,为优化给药剂量、确定最佳给药方案提供科学依据。在 PK-PD结合研究中,需要持续测定组织中的游离态药物浓度及其在响应时间点的药理效应。而传统的血液取样不仅容易造成动物因体液损失引起 PK-PD 行为的改变,而且频繁取样也容易使动物因失血过多死亡。

微透析(microdialysis,MD)是由早期神经生化实验室中的灌流取样技术发展起来的。微透析作为一种活体生物取样技术,可在维持生物体正常生命的情况下进行在体、实时的取样过程,从而使 PK 研究更加方便和快捷。微透析的特点在于研究药物分布时无须处死动物、可连续取样、动态观察、组织损伤轻、时间和空间分辨性好、透析液无须预处理即可在线检测等,使其在 PK-PD 结合研究中逐渐显示出巨大优势。如今,随着新型探针的不断出现,以及微量、快速、灵敏的分析检测手段的发展,微透析技术已日益成为 PK-PD 结合研究领域的重要工具。

(一) 原理

微透析技术是从神经化学领域发展起来的一种活体生物取样技术,最初应用于脑脊液化学环境的研究,主要利用物质沿浓度梯度扩散和半透膜对小分子化合物具有通透性的原理设计的。微透析系统主要由微量注射泵、微透析探针、收集器、连接管及分离检测装置组成(图 13-8)。当把微透析探针埋入组织后,微量注射泵使灌流液以一定流速(一般控制在 1~5μl/min)流经探针,灌流液是一种模拟体内环境中组分的生理溶液,其组成、浓度与细胞外液接近。当灌流液通过探针时,由于半透膜的存在,细胞外液中与蛋白质相结合的药物及其他大分子物质不能通过半透膜而被排斥在探针外,只有游离的小分子物质(如游离态药物)会经半透膜弥散进入灌流液而被连续不断地带出,储存于样品收集器中,达到在体取样的目的。

微透析技术是以透析原理作为基础的在体取样技术,是在非平衡条件(即流出的透析液中待测化合物的浓度低于它在探针膜周围样品基质中浓度)下,灌注埋在组织中微透析探针,组织中待测化合物沿浓度梯度扩散进入透析液,被连续不断地带出,从而达到从活体组织中取样的目的,这是一种动态连续的取样方法。单位时间内穿过膜的分子数量即通量 J,可以表示为:

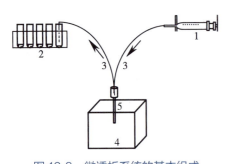

图 13-8 微透析系统的基本组成

注:1. 微量注射泵;2. 灌流液;3. 连接管;4. 微透析样品;5. 微透析探针。

$$J = -P_{\mathrm{m}}A\Delta C = -\frac{D_{\mathrm{m}}A}{l}\Delta C = \frac{-KTA}{6\pi\tau\eta rl}\Delta C \qquad\qquad 式(13-22)$$

其中，P_{m} 渗透率，A 为膜面积，ΔC 为膜内外浓度梯度，l 为样品基质厚度，τ 为曲率，D_{m} 为扩散系数，K 为玻尔兹曼常数，T 为绝对温度，η 为样品黏度，r 为分子半径，上述表达式说明，在一定浓度梯度下，透析膜的通量不仅依赖于膜参数，而且也依赖于样品基质的性质。

（二）特点

微透析技术具有以下几个方面的显著特点：①时间分辨性，可连续跟踪体内多种化合物含量随时间的变化；②空间分辨性取样，无须匀浆过程，可真实代表取样位点目标化合物的浓度，同时在体内不同部位插入探针可研究目标化合物的体内分布；③提供不含蛋白质等大分子物质的游离态小分子化合物，对药物研究具有重要意义；④样品因不含蛋白质酶等大分子物质，可不经预处理直接用于测定。微透析技术的这些特点使其在 PK 和 PD 研究中的应用倍受关注。

（三）定量问题

对应用微透析技术进行 PK 和 PD 研究中所获得的资料进行解释时，需要了解有关微透析技术的定性和定量过程。微透析取样是在非平衡条件下取样，所以所测得透析液中化合物的浓度只是探针周围样品基质中该化合物实际浓度的一部分，透析液中待测化合物的浓度与其在样品基质中浓度的关系被称为探针的提取效率（extraction efficiency，EE）。影响提取效率的参数有温度、灌流液流速、透析膜的理化性质、探针的几何形状、膜表面积、待测化合物的理化性质及其在基质中的扩散速度，在正常微透析取样操作条件下，这些参数均保持恒定。因此，尽管未建立平衡但却快速地达到了稳态，在实际应用过程中，用回收率或释放实验来确定探针的提取效率。

（四）在 PK 研究中的应用

微透析技术在 PK 领域最早主要用于研究药物向 CNS 分布，随后，大量文献反映了微透析探针埋入其他各种不同组织应用的可行性，同时利用多个微透析探针可以在不同器官及同一器官不同部位取样，研究药物的组织分布。与传统方法相比，可以减少需要的动物数量。随着工程科学、聚合物技术、理论药动学和生物分析化学学科的不断发展，拓宽了微透析技术在 PK 领域的应用前景。微透析技术除用于动物模型研究外，在人体的研究特别是临床应用方面正以较快速度发展。利用组织微透析直接测定靶组织中药物浓度，为给药个体化提供了一种更有价值的方法，而且对于阐明化疗晚期药物向靶组织和产生毒性组织的释药动力学也是一种极有用的方法。但微透析探针校正和对微透析取样获得的少量样品的分析方法的要求是仍需要继续研究的问题，随着这些问题的解决，微透析技术在 PK 研究领域中的应用会有更快的发展。

1. 研究药物向 CNS 分布和转运　微透析技术在 PK 研究中的应用，最早主要用于研究药物向脑部的分布和转运，一方面是由于微透析技术最初开发就是用于神经化学方面的研究，另一方面也是由于早期微透析探针的刚性设计只适宜于脑内放置。脑微透析法比其他方法测定药物向脑组织分布和转运具有明显优点，如在单一动物连续取样测定 CNS 中游离药物浓度具有极好的时间和空间分辨性，而且在测定有关药物时选择性好、不受代谢产物的干扰。利用脑微透析取样技术研究药物分布和转运的各种定量方面问题在文献中已有全面介绍，有关药物向 CNS 分布和转运的文献数量相当多，脑微透析技术特别适合于研究抗癌药物向脑肿瘤部位的分布及其在肿瘤部位的 PK，它也是研究药物在血脑屏障的穿透性、抗生素和中枢性止痛药物等在 CNS 分布的有用工具。

2. **研究药物在外周组织和器官中的 PK**　随着微透析技术的发展和新型探针的不断出现,微透析技术也用于血、肝、胆汁、骨骼肌、肾脏等外周组织和器官中 PK 研究。它也在药物透皮吸收研究方面具有广阔应用前景,与传统的体外利用离体皮肤标本进行研究的方法相比,体内微透析技术能避免体外方法中使用切除的皮肤所遇到的水合作用、皮肤变性及细菌生长等问题。国内有学者利用微透析技术测定药物的皮下浓度,将微透析探针植入大鼠皮下,直接测得葛根素凝胶经头皮吸收后葛根素的 AUC 为 2 335.14mg/(L·min),$t_{1/2}$ 为 230.515 分钟,与 Franz 扩散池法相比其"在体"的特点使实验结果更加准确。可见微透析取样技术适用于对透皮吸收的药物的 PK 研究,为透皮吸收药物安全、有效的应用提供了科学合理的依据。王亚玲等人用微透析取样技术研究万古霉素在兔玻璃体内的新陈代谢,与传统的摘取眼球抽取玻璃体的方法相比,微透析技术应用于眼科药物 PK 研究中不仅使实验的准确度更高,而且节省了实验动物。

3. **药物蛋白质结合研究**　微透析技术已用于体外药物与血浆蛋白结合的研究,其实验结果与传统的平衡透析和超滤法测定结果一致,利用微透析技术研究药物与血浆蛋白结合,因研究过程中样品体积恒定、样品中各成分的浓度维持基本不变。另外,由于探针膜面积较小,与传统分离结合型和游离型药物的膜和装置相比,膜对药物的非特异性吸附较少,使测定结果更为准确。但体外测定方法因忽视了代谢产物和母体药物对蛋白质结合部位可能存在的竞争,使测得的游离分数有时低于体内实际结果。体外药物结合研究可利用在未麻醉动物静脉内微透析测定结果和同时采集全血标本进行的体内药物结合研究结果来验证。

二、同位素示踪技术

近年来,同位素示踪技术(isotopic tracer technique)在 PK 研究中有了快速发展,该技术具有灵敏度高、符合生理状况、能定位、探测方法简单、实用范围广等优点,因此得到广泛应用。在过去几十年中,放射性同位素标记示踪技术在研究新化合物的 ADME 特性中发挥着至关重要的作用。该技术以独特的优势成为国际公认的研究药物代谢及处置的最有效的手段之一,其稳定有效的直接测定优势、简单的前处理方法和极低的检测限是其他仪器设备和手段无法代替的。放射性同位素示踪技术用来研究药物在体内的组织总残留消除规律、排泄途径和代谢特性,能有效监控残留,可为研究药物在体内的代谢提供有力证据。随着实验设备和研究手段的进一步升级,该技术的应用会对相关领域的发展起到更重要的作用。

(一)原理

同位素示踪技术是利用放射性同位素作为示踪剂对研究对象进行标记并检测的微量分析方法,基本原理是同位素与自然界存在的相应普通元素及其化合物之间有着相同的化学性质和生物学性质,只是具有不同的核物理性质——放射性。因此,可以用放射性同位素作为一种标记,制成含有放射性同位素的标记化合物代替相应的非标记化合物。利用放射性同位素能不断放出特征射线的核物理性质,用现代放射性检测仪器,实时追踪它在体内或体外的位置、数量及其代谢变化过程等。

(二)放射性同位素的选择

放射性标记检测方法能够准确定位和定量分析药物分子在体内、体外处置过程。因此,该技术一直用于预测药物在体内的处置过程,并对其代谢产物进行定性和定量分析。常用放射性标记化合物 ^3H、^{14}C 或 ^{125}I 置换目标药物分子上的 H、C 或 I 原子,可通过放射性检测方法,在不需要任何对照品的情况下,根据同位素标记药物分子上标记的放射性原子的放射性活度,推算放射性化合物及其所含有放射性原子的代谢产物总量。

最常用于此类研究的标记物是 ^{14}C,它广泛存在于有机化合物中,比较其他放射性元素而言,更加安全,半衰期更长,可获得更高的放射性比活度。另一种常用标记物是 ^3H,其特点是易于化学合成、价格相对低廉、易得,在国内有很多企业和研究单位都具有氚化的技术能力与合成设备。

此外还有其他一些放射性同位素,如 ^{18}F,含有 F 元素的化合物常用其相应放射性同位素 ^{18}F 标记。Eva Galante 用 ^{18}F 标记一种潜在药物 6- 溴 -7-(2- 氟乙基) - 嘌呤 (6-bromo-7-(2-fluoroethyl) -purine),采用正电子发射体层成像示踪,研究其在脑部吸收特性。

还有化合物结构中含有碘元素的一些药物也可用相应放射性同位素 ^{125}I 标记并对其进行示踪研究。放射性化合物的合成制备受到其有限资源和高昂的费用限制,因此,一般是在新药进入实质性研发阶段的时候,才采用放射性标记化合物进行示踪研究。放射性化合物在药物研发中的应用多数倾向于限制在临床前或临床研究阶段,而进入临床前和临床研究阶段之前的相关研究中通常可用直接氚化等新技术,如用氚水、氚气、氚复合物以及近期发展起来的氚化试剂等,向目标化合物分子中直接引入氚原子,得到简单的非定位氚标记目标化合物,而不必进行放射性合成方法进行定位标记。此类方法有一定缺陷,如在体内易于与体内的氢原子交换而导致原药及其代谢产物失去放射性,但此类非定位标记方法有着放射性示踪物易于标记、技术手段简单、经济等特点,而且足以达到在新药研究初期,对目标物质在体内外大致定性和定量的目的。但到了新药研究后期,化合物在体内的代谢动力学研究及物料平衡研究等需要深入确切的定位定量,甚至需要进一步进行代谢产物的定性定量研究,需要稳定的定位标记化合物来完成。因此,用化学合成方法将新药目标化合物中代谢稳定基团的 C、H、I、F 等元素用 ^{14}C、^3H、^{125}I、^{18}F 等放射性元素进行对应标记合成。标记合成一般采用含有放射性元素的简单化合物,如 $^3H_2$、$^{14}CO_2$、$Na^{125}I$ 等,在药物合成的适当步骤中引入,并在制备操作、分离、分析时均需微量或超微量技术。

(三) 在 PK 研究中的应用

1. 代谢产物分析 在代谢研究中,LC-MS/MS 技术可进行可靠的代谢产物确证,但如果不进行放射性标记,对化合物原型及其代谢产物就无法准确定位、定性,更谈不上精确定量,应用放射性标记化合物可较为准确地确证体外代谢产物,也可精确定量。体外代谢产物研究的目的主要是预计药物代谢的种间差异,并提供毒理学研究背景。通过 HPLC 分离,在线放射性检测,并进行 MS/MS 分析,可实现较完整的代谢产物确证。

2. 活性代谢产物的研究 药物代谢后与细胞成分以共价键结合后形成的活性中间产物是有些药物引起急性毒性和特异毒性的基础。当药物被细胞色素 P450 酶氧化时产生高活性的中间产物,因此新药可能形成的活性中间产物的研究最近受到极大关注,这些中间产物有环氧衍生物、环氧乙稀、芳香氧化物、醌类等。髓过氧化物酶(myeloperoxidase)是另一种催化生成活性中间产物的人体氧化酶;活性酯类由羧酸和葡萄糖醛酸结合形成;还有乙酰辅酶 A 也被认为是催化活性代谢产物生成的根源。

化合物的共价键结合研究通常需要采用放射性标记技术,一般在新药发明研究后期或研发早期进行。一种典型研究方法是用放射性标记药物,在体外进行微粒体孵育研究,或啮齿类动物给予放射性标记药物进行示踪研究。两种实验都要通过沉淀方法分离细胞蛋白质,随后大量洗涤步骤移除非共价键结合的药物,用液闪计数方法检测其放射性,确证其是否与蛋白质结合。这种方法虽然有一定争议,但作为预测药物毒性的方法,尤其是作为预测特异毒性的方法,近年来引起很多研究者的关注。本类实验需检测不同给药动物的血液或血浆中原型药物及其代谢产物。

3. **药物在体内处置研究** 检测目标药物相关代谢产物在体内回收的理想媒介是放射性标记化合物。目前新药研究中都要用放射性标记方法研究药物代谢产物在血液中的处置情况,还可研究其在尿液和粪便中的消除规律。另外可以根据其代谢特性,采用在线放射性检测仪和质谱分析仪联合确证药物相关代谢产物,推测药物在体内代谢途径,研究其代谢命运。

(1) 药物代谢:Zebularine 是一种 DNA 甲基转移酶抑制剂,是抗肿瘤候选药物。Beumer 等人用 2-^{14}C-zebularine 研究其体内代谢命运。小鼠静脉注射 2-^{14}C-zebularine,在 5 分钟和 24 小时两个特定时间安乐死,收集血浆、器官、尸体、尿液和粪便用于检测放射性活度。2-^{14}C-zebularine 在体内代谢后,检测血浆、组织、尸体、尿液和粪便中的放射性活度,结果表明,除了在收集的呼气中检测到 ^{14}CO$_2$ 的放射性外,尿液中的放射性活度最高,证明了尿液是此化合物的主要排泄途径。卡普瑞林(CP-424391)是一种正在研究开发的口服生长激素促分泌素,Khojasteh-Bakht 等人用 ^{14}C-CP-424391 研究其在大鼠体内的代谢命运和体内处置过程,其放射性标记位置见图 13-9。结果表明,在雌雄大鼠的粪便分别检测到较高的放射性,说明粪便是该药物的主要排泄途径。此外,也研究了药物的体内消除,证明在 9 小时以后,大部分组织中的药物几乎消除完全。

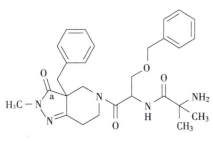

图 13-9　CP-424391 的化学结构
注:a 表示标记的位置。

(2) 代谢产物确证:可用来进行体内代谢产物定性、定量及结构确证。此类研究可与毒理学或致癌研究结合进行,或结合人和动物给药后进行的 ADME 研究进行代谢产物的确证,进行药物在物种间的比较代谢研究。如 Wait 等人用放射性标记药物 ^{14}C-吉莫曲拉一次性口服给药,吉莫曲拉属血管肽酶抑制剂,研究其在大鼠、犬和人体内的代谢特性,对其主要代谢产物进行确证和大致定量,并对比了在不同物种和不同组织中的不同代谢特性,还对不同种类动物体内代谢产物的生物转化途径进行了合理推测。

4. **应用同位素双标记化合物阐明药物代谢特性** 用放射性标记示踪方法研究药物代谢和体内外生物学命运时,一般放射性标记位置都在目标化合物的代谢稳定基团或部位。但被示踪的化合物在体内代谢过程中化学性质不稳定,由易于分离的较重要的两个部分组成时,代谢研究中往往需要在此化合物的两个相对代谢稳定的部分都需要进行标记,而且用不同的放射性标记元素分别示踪化合物裂解后的两部分,才能说明此化合物的整体代谢特性和体内外处置过程。为了避免过度暴露放射性化合物(双标记导致放射性比活度显著提高),影响受试动物、研究人员和环境,在代谢确证实验中用稳定同位素和放射性同位素混合标记方法也同样可达到此目的。Prakash 等用 ^{14}C 和 ^{3}H 双标记方法研究了齐拉西酮(ziprasidone)在大鼠体内代谢和排泄情况,其标记位置见图 13-10。收集了 7 天内的尿液、胆汁和粪便,检测到粪便中的回收率较高,AUC(0~12 小时)表明,在雄性和雌性大鼠体内,药物的血液循环中检测到的放射性,大部分来自代谢产物,证明齐拉西酮在大鼠体内代谢迅速和广泛,出现在粪便中的只有很少一部分是原型药物。

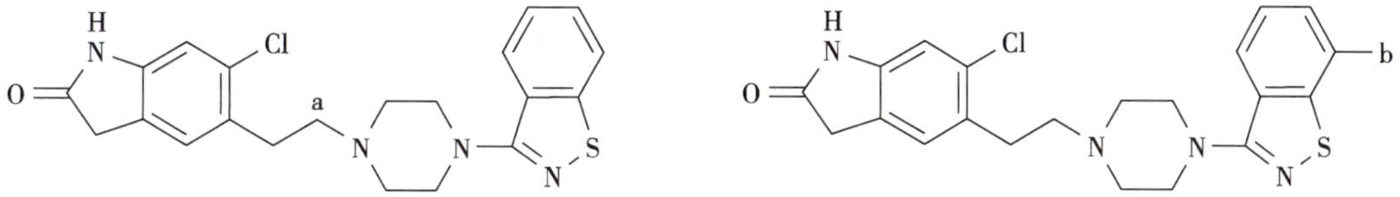

图 13-10　^{14}C 和 ^{3}H 双标记的齐拉西酮化学结构

注:"a" 表示 ^{14}C 标记的位置;"b" 表示 ^{3}H 标记的位置。

Iyer 等也用相似的 ^{13}C 和 ^{14}C 双标记方法进行了奥马曲拉(omapatrilat)在大鼠体内的代谢研究,标记位置见图 13-11。检测收集到的大鼠尿液和粪便中的放射性数据表明,尿液中的回收率达到50%以上,从尿液中提取代谢产物,定量分析得到所有放射性代谢产物和原型药物,明晰了奥马曲拉在体内的代谢途径。

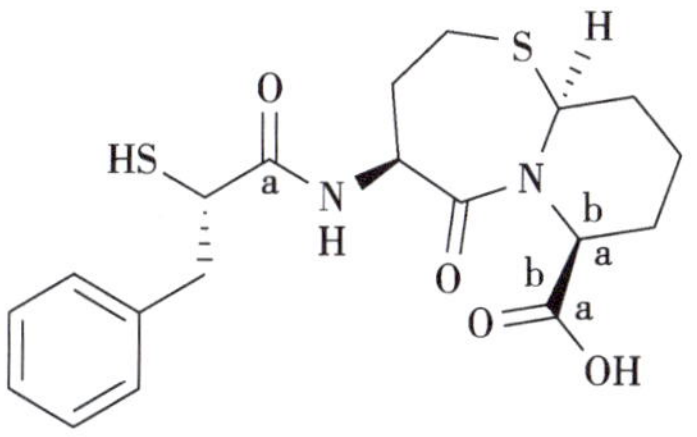

图 13-11　奥马曲拉化学结构及其放射性标记位置

注:"a" 表示 ^{14}C 标记的位置;"b" 表示 ^{13}C 标记的位置。

三、液相色谱 - 质谱联用技术

液相色谱 - 质谱联用(LC-MS)技术是 20 世纪 70 年代发展起来的将液相色谱分离技术与质谱检测手段结合,集液相色谱(LC)的高分离能力和质谱(MS)的高灵敏度、高专属性于一体的色谱技术。它具有其他仪器不可比拟的高灵敏度和选择性,可以快速获得巨大的信息量。与紫外、二极阵列管等检测方法相比较,LC-MS 技术鉴定更准确,特异性更强,同时简化了实验步骤,减少了生物样品处理过程。LC-MS 技术也能够对多组分同时检测,基本可排除紫外检测器和二极阵列管检测器等很难解决的干扰问题。因此 PK 研究中,需对原型药及代谢产物同时分析和鉴定时,LC-MS 技术尤为重要。同时,随着LC-MS 接口技术的发展,LC-MS 技术不断成熟,当今比较先进的接口技术包括电喷雾离子化(electrospray ionization,ESI)和大气压化学离子化(atmospheric pressure chemical ionization,APCI),使得 LC-MS 技术成为 PK 研究等现代药学领域最强有力的分析工具。

(一)原理

LC-MS 技术的关键在于应解决高流量的液相色谱系统和高真空的质谱仪器之间的矛盾,如果液相色谱的流动相直接进入质谱的高真空区,则每分钟增加的气体量为几百升,这将严重破坏质谱系统的真空。为解决这个问题,必须通过接口。接口起到下列作用:将流动相及样品气化;分离除去大量的流动相分子;完成对样品分子的电离。LC-MS 技术在 20 多年的进程中前后引入了 20 多种不同的接口技术,当前人们广泛采用的接口技术有:热喷雾(thermospray,TSP)、等离子体喷雾(plasma spray,PSP)、粒子束

（LINC）、大气压化学电离（APCI）、动态快原子轰击（dynamic fast atom bombardment，DFAB）和电喷雾（ESI）。表13-5中比较了液质各种联用技术的接口问题，这使液相色谱-质谱联用逐渐发展成为成熟的技术。

表 13-5　LC-MS 各种接口技术的比较

接口技术	流速 /(ml/min)	样品类型
热喷雾（TSP）	1~2	极性水溶物如药物、代谢产物
等离子体喷雾（PSP）	0.5~2	极性小于 TSP 分析的样品
粒子束（LINC）	0.2~1	非极性物质如农药、脂肪酸
大气压化学电离（APCI）	0.2~2	低极性物质如偶氮染料、药物
动态快原子轰击（DFAB）	0.001~0.01	极性物质如肽类
电喷雾（ESI）	0.001~1	肽类、蛋白质、寡核苷酸、糖类

（二）优势和特点

LC-MS 技术由于具有快速、专属、灵敏等优点，现今已被广泛应用于药学研究，已成为药物多组分分析及 PK 研究中不可或缺的重要工具。它将液相色谱和质谱技术联用，以液相色谱作为分离手段，质谱作为检测器，充分发挥了色谱和质谱的优势，具有灵敏度高、分离能力强、样品用量少、可直接分析混合物等优点。

当用传统的 HPLC 测定样品时，样品中的杂质对主成分有较大的干扰，主峰不易分离，峰型也不好，LC-MS 技术可以排除其他杂质的干扰，即使主成分在色谱上没有完全分离开，但通过 MS 的特征离子质量色谱图也能给出它的色谱图来进行定性定量。采用 LC-MS 技术分析时其流动相主成分相对于传统高效液相色谱法更少更简单，色谱柱更短更小（常用规格是 2.1mm × 50mm，1.8μm），出峰时间大大缩短，却可以得到很好的分离效果，短时间内可完成对一个样品的分析，操作简单、重复性好，更适合于大批量样品的测定。LC-MS 技术还可以用相对简单的色谱条件对中药中多种成分进行定性、定量分析，例如，分析西青果中的诃子酸、诃黎勒酸、鞣云实精、原诃子酸等化合物，方法简便，分析时间短，而用传统的高效液相色谱法测定时不仅要用到不同的色谱条件，且洗脱、分离效果往往不好，分析时间也很长。

（三）体内代谢产物样品的获得和预处理

代谢产物可以在给药后由血液、尿液、粪便等体液及排泄物中获得，或用含药物的营养液灌流离体脏器与组织切片，以及将药液与肝微粒体酶等药物代谢酶温孵获得。药酶温孵法可以获得较大量的代谢产物，但花费较大。药物离体脏器灌流与组织切片法中的灌流液含内源性物质很少，较易分离制取代谢产物。自血液、尿液中获得代谢产物方法较简单，但所得样品的量较少。

体内药物分析的样品成分复杂，对分析测定干扰严重，因此，样品的预处理是做好体内 PK 研究的重要前提。液-液萃取（LLE）和沉淀蛋白质是目前常用的方法。液-液萃取常用的溶剂有三氯甲烷、二氯甲烷、乙酸乙酯等。对于弱酸和弱碱性药物及其体内代谢产物，通常需要加入缓冲液调节样品的酸碱性，使药物及其代谢产物成为游离的酸或碱，以便能为溶剂所萃取。而沉淀蛋白质法操作非常简便，对于水溶性较大的药物及其代谢产物尤为重要。沉淀剂可以是某些阳离子、阴离子、中性盐及有机溶剂。

固相萃取(solid-phase extraction,SPE)是近 10 年迅速发展起来的一种样品预处理技术,它是以液相色谱分离机制为基础建立起来的分离与纯化以及富集的方法。SPE 处理样品有许多引人注目的优点:首先是其安全性,可以避免使用毒性较强或易燃的溶剂;其次是不会发生 LLE 中经常出现的乳化问题,萃取回收率高,重现性好;最后,SPE 操作简便、快速,可同时进行样品的预处理。基于上述优点,SPE 在体内药物及其代谢产物的分析中应用极其广泛。

(四) 在各类药物 PK 研究中的应用

LC-MS 技术在药物代谢研究中除了可确定分子量之外,还可以根据特异性断裂规律推导出重要部分结构甚至完整的结构。其根据是由于多数药物的代谢产物保留了原型药物分子的骨架结构,因此,代谢产物能与母体药物具有相似的裂解规律,即失去一些相同的中性碎片或形成一些相同的特征离子,利用 LC-MS 技术可以迅速找到可能的代谢产物,并鉴定出结构。

1. **中药**　如上所述 LC-MS 技术具有高分离能力、高灵敏度以及高选择性,并且应用范围广,具有强的专属性等特点,这对传统中药的研究会是一个很大的突破,在中医药现代化研究中得到越来越广泛的应用。秦春雨等人建立大鼠血浆中雷公藤内酯醇的超高效液相色谱 - 质谱联用法,测定大鼠灌胃给药与静脉注射给药后的血浆药物浓度,并进行 PK 参数评价。SD 大鼠分别经灌胃与尾静脉注射给药,经颈静脉取血,测定不同时间的大鼠血浆药物浓度,并计算其主要 PK 参数。结果在 0.1~200.0ng/ml 质量浓度范围内,血浆雷公藤内酯醇线性关系良好,血浆中雷公藤内酯醇的定量限为 0.1g/ml,该药稳定性良好,回收率均在 95% 以上,日内与日间差异均小于 15%。口服与静脉给药后,雷公藤内酯醇在大鼠体内的消除均较快,口服生物利用度为 9.5%。本研究结果为雷公藤内酯醇的结构优化、剂型改进以及临床应用提供了实验依据。随着 LC-MS 技术的更新发展,相信其在中医药领域将发挥巨大的作用。

2. **抗菌药**　LC-MS 技术在检测抗菌药的代谢产物研究中也得到了广泛的应用。王弘等人采用 LC-MS 技术测定了患者服用环孢素后全血中环孢素及其代谢产物浓度,研究了环孢素的体内代谢规律:环孢素与其三种代谢产物去甲环孢素、羟化环孢素及二羟化环孢素的相关性逐渐递增,羟化环孢素的浓度与二羟化环孢素的浓度具有较强的相关性,表明测定环孢素及其三种代谢产物不仅是延长移植器官在体生存期、避免肝肾性综合体征反应的一种有效方法,而且对于个体化用药具有重要意义。

3. **小分子多肽类生物制品**　随着 LC-MS 技术的快速发展,尤其是 LC-MS 接口技术的改进和 ESI、APCI 等新的电离技术的产生,使得 LC-MS 技术可以用于分析多肽和蛋白质等极性物质。因而 LC-MS 这一先进、实用、快速和灵敏的技术被迅速应用到生物技术药物小分子多肽的 PK 研究中,具有灵敏度高、特异性强、定量范围宽和省时快速等优点。近年来由于更加实用先进的 LC-MS 分析仪器的不断推出和生物技术药物小肽产品研发数量的增加,LC-MS 技术在生物技术 PK 方面的研究报道不断增加。因此可以预计 LC-MS 技术在未来的生物技术药物的 PK 研究中将占有极其重要的地位。

四、其他相关技术

PK 的发展与新技术的发展和应用是分不开的,应用 LC-MS 和微透析等现代分离技术进行药物代谢研究,特别是兴奋剂的检测,取得了巨大成绩。近年来,各种新方法技术,如超滤质谱(ultrafiltration mass spectrometry,UF-MS)、电喷雾质谱(electrospray ionization mass spectrometry,ESI-MS)、串联质谱、NMR 等的应用,为药物代谢过程和代谢产物结构分析提供了有力工具。近些年发展的 LC-MS^n 分析技术对于研究和测定溶液中强极性、热不稳定性、大分子、微量的化合物具有重要的意义,可以测定其结构并获得代谢产物信息是一巨大进展,可以说 LC-MS^n 已成为研究药物代谢的主要分析工具。各种技术的联合应用更有利于 PK 研究,将现代分析技术应用于 PK 研究,对于建立完善的研究体系,探索新药的代谢转化、测定代谢产物的结构、发现活性代谢产物,进一步优化目标化合物等,将产生积极的影响。

1. **LC-MS/MS 技术**　LC-MS/MS 现代分析技术的发展,为药物体内代谢产物的分析鉴别提供了简便、快速的工具,其结合了液相色谱的高分离能力和质谱可提供结构信息的功能,具有灵敏度高、选择性强的优势,尤其是串联质谱(MS/MS 或 MS^n)技术的应用,可以获得丰富、有效的化合物结构信息,进而建立快速、高效的分析研究体系。对于药物体内复杂样品的分析检测,不仅可以避免复杂、烦琐、耗时的分离纯化代谢产物样品的步骤,而且结合药物原型成分的质谱裂解行为研究,可迅速获得原药及其代谢产物的结构信息,分析鉴定以往难于辨识的痕量成分;对于药物代谢产物分析,LC-MS/MS 技术可以提供更好的分离能力,降低分析物的检测限,并提高分析速度,从而实现体内复杂样品的快速、高通量分析。

2. **定量放射自显影技术**　该技术早已用来研究药物在组织脏器和体液中的分布,也可以准确地对药物定位分布于细胞器和受体结合部位进行识别和测定。肝细胞分离与原代细胞培养技术或肝切片技术联合应用于药物代谢研究,可使代谢研究微量化。血脑屏障体外模型用于研究新药的分布、转运规律和影响因素,特别对发现易通过血脑屏障的药物很有价值。

3. **正电子发射体层成像**　正电子发射体层成像(PET)是目前核医学领域最先进的临床检查影像技术,也是目前唯一能够用解剖形态方式对机体功能、代谢、转运、分布和受体进行显像的技术,具有动态连续性、无创伤性以及定量分析的特点,而且能够和计算机体层成像(CT)、磁共振成像(MRI)等技术联用,是目前临床上用来诊断以及治疗肿瘤最佳手段之一。它是一种活体生化显像技术,利用等发射正电子的短半衰期核素(如约为 20 分钟)标记各种药物或化合物或生化标志物,通过显像,无创伤、定量、动态地观察人体内的生理、生化变化,观察标记物在正常人或患者体内的动力学过程,揭示药物转运、分布以及药物相互作用(DDI)的分子机制、药效靶标甚至产生毒性的分子机制。作为 PET 技术的延伸和发展,小动物正电子发射体层成像(Micro-PET)将观测的重点从人转向临床前各个种属动物,如大鼠、小鼠、犬、猴等。Micro-PET 具有很高的空间分辨率,最高可达 1mm,可以在活体动物如猴、犬、大鼠甚至转基因小鼠和人类疾病模型小鼠上进行活体内"生理过程"显像,直接定量、动态获取药物在各个组织器官的分布,通过建立数学模型,得出 PK 和 PD 参数。Micro-PET 在 PK 方面有着广阔的应用前景,能够从分子水平动态、定量地揭示药物的分布、转运、毒性产生以及药物相互作用等过程的机制,大大简化临床前 PK 的研究工作,缩短新药研发周期。

第六节　药物代谢产物安全性试验技术与评价策略

代谢是通过化学反应进行的分子生物转化,对药物代谢产物的研究有助于了解药物的活性和持续时间。动物试验通常是评估新药安全性和有效性的第一步,候选药物通常在一系列试验中进行研究,这些试验有助于对药物及药物代谢产物的毒性进行表征,从而最大限度地减少药物及其代谢产物对人体的潜在危害。因此,应在适当的动物物种中评估其整体效果,以确保人体用药安全。药物代谢产物不太可能仅在人类中形成,可以在人和动物中观察药物代谢产物与亲本的比率差异,即相对量,当该比例高且没有其他信息支持人体药物代谢产物的安全性时,可能需要进行动物研究以确保其安全性。使用不成比例的人体药物代谢产物进行安全性研究是科学合理的。如果需要进行试验,应在确定动物研究的类型和持续时间时采取灵活而谨慎的方法,以确保临床用药安全并有助于加速药物开发进程。然而,当人体药物代谢产物的安全性未知或不明确时,研究者应该对人类风险进行评估。

一、药物代谢的生物学意义

药物代谢又称药物转化或生物转化(biotransformation),是指药物在体内经酶或其他作用而发生的化学结构改变。阐明药物代谢规律对于掌握药物或毒物的作用至关重要,其生物学意义在于:①多数药物经代谢后活性降低,即从活性药物变成无活性的代谢产物,可称失活(inactivation);②许多脂溶性药物经代谢生成的代谢产物的极性通常比母药大,且水溶性增强,易从胆汁或肾脏排出;③某些前体药物(prodrug)或无活性药物经代谢后生成活性代谢产物,可称活化(activation);也有的活性药物转化成仍具有活性的代谢产物,但与母药相比,它们的体内过程或作用可能发生不同程度的改变;④有些药物等外源性化合物经代谢后可形成毒性代谢产物,它们多是具有高度化学反应性的毒性代谢产物,大多是环氧化物、N-羟化物或自由基,通过与蛋白质、核酸等生物大分子共价结合或发生脂质过氧化反应而对机体产生毒性如致癌、致畸、细胞坏死等。此外,毒性代谢产物与细胞大分子结合作为半抗原还能激发病理性的免疫反应。

二、安全性试验研究内容及评价策略

代谢产物以与母体药物分子类似的方式,通过药理学,毒理学和/或生理学相互作用来产生影响。近年来从市场上撤出了几种药物:异丙嗪、曲格列酮和匹莫林,还有一些由于毒性显著而在药物标签中加入"黑匣子"警告,如加替沙星和培高利特,由有毒和/或活性代谢产物如非尔氨酯、丙戊酸、甲苯二酮和亚甲二氧基甲基苯丙胺(MDMA)引起潜在不良反应。

(一)介导肝毒性的代谢产物的安全性试验及评价策略

肝脏是人体的重要器官之一,其对人体的新陈代谢、生理过程以及解毒等均具有至关重要的作用。药物引起的肝毒性是各类化学物质损害肝脏体系的表现之一,用于治疗疾病的各种药物的代谢中间体也可引起肝毒性。药物代谢研究与病理和组织学评估一起提供关键数据集,以帮助理解与药物相关的肝毒性的机制。通常的做法是追踪由肝损伤引起的形态变化,并确定影响这些过程的药物代谢产物,该策略可以通过借助于药物代谢产物定性和定量分析的信息来阐明药物代谢产物诱导肝毒性的原因。从药物研究角度来看,药物代谢产物分析发挥着重要作用,因为结构-活性关系对于合理的药物设计至关重要。

作为药物诱导肝毒性的模型化合物,人们对对乙酰氨基酚进行了几十年的研究。虽然对乙酰氨基酚在治疗水平上是安全有效的,但是这种药物在过量服用后会导致严重的肝损伤,并可能导致肝功能衰竭,在形态学上会发现广泛的小叶中心坏死,这与普遍发生的情况一致,其肝毒性是由活性代谢产物 N-乙酰-p-苯醌亚胺(NAPQI)所介导。给予单一毒性阈值剂量的对乙酰氨基酚(600mg/kg,无死亡或临床症状的剂量),收集大鼠的给药前和给药后尿液样本,并通过核磁共振氢谱(^{1}H NMR)分析所有样本光谱学,可显示给药后和对乙酰氨基酚相关的代谢产物的特征信号,结合已知的尿量体积数据,可以确定每只动物排泄的对乙酰氨基酚相关代谢产物的量和相对比例。在给药约 24 小时后取样,通过临床化学和组织病理学鉴定和量化不同程度的肝损伤,在显微镜下可以观察到每只大鼠的肝叶损伤程度,并且可以得到平均组织学评分(MHS)。

(二)介导肾毒性的代谢产物的安全性试验及评价策略

肾脏是药物或其毒性代谢产物富集、排泄的重要器官,在安全性评价中,直接或间接反映肾损伤的检查项目主要包括针对尿液和血液的临床病理学检查,以及针对肾的大体解剖和组织病理学检查。临床病理学检查中,尿检的主要指标包括尿量、尿蛋白、尿潜血、尿糖和酸碱度;血液学指标包括红细胞系数(红细胞、血红蛋白和红细胞比容)及相关网织红细胞计数等;血生化指标包括血清肌酐(creatinine, Cr)、血尿素氮(blood urea nitrogen,BUN)、尿酸和电解质含量(如磷、钙和钾)等,可从不同的角度反映肾功能减退的程度和持续的时间。而肾的组织病理学病变一般先于临床病理学指标出现,动物实验时,通过实验室常规染色法(如苏木精-伊红染色等),可观察大部分的病理变化,如空泡变、色素沉积、细胞坏死和炎症细胞浸润等。

高剂量环磷酰胺(CTX)治疗常导致严重的肾毒性和神经毒性,这主要是由其代谢产物之一氯乙醛(CAA)引起的。CTX 经历两种代谢途径,几乎 90% 的 CTX(主链)被 CYP2B6 和 CYP2C9/19 激活,产生磷酰胺芥子气。另一条链(侧链)被 CYP3A 灭活,产生等摩尔量的 CAA 和 2-去氯乙基环磷酰胺(DC-CTX),CAA 是造成 CTX 肾毒性和神经毒性的原因,机制是 CAA 引起丙二醛上调和抗氧化物质和酶的消耗。利用超高效液相色谱-串联质谱联用(UHPLC-MS/MS)测定 DC-CTX 和 CAA,求得 CAA 的血浆浓度。对于 PK 研究,给大鼠注射 CTX(300mg/kg),于用药后 0.08 小时、0.25 小时、0.5 小时、1 小时、2 小时、3 小时、4 小时、6 小时、8 小时、12 小时和 24 小时从眼眶后丛收集血样(0.1~0.2ml),测定 CTX 及其代谢产物的 PK 参数。对于肾脏,将 0.1g 组织和冰的生理盐水混合并均质化,然后将匀浆在 4℃下离心 15 分钟,转移上清液以测定生化指标。经鉴定 CAA 在体外等于或高于 500μmol/L 的毒性浓度下会对人肾小管造成损伤。

(三)介导耳毒性代谢产物的安全性试验及评价策略

耳毒性指药物毒副作用主要损害第八对脑神经,致使眩晕、平衡失调、耳鸣、耳聋等,有可能造成内耳结构性损伤,导致临时或者永久的听力缺失,也会导致已存的感音性听觉缺失。

阿司匹林是临床上应用广泛的解热镇痛药物,有抗凝作用,临床报道大剂量应用阿司匹林可引起耳毒性,是由于其代谢产物水杨酸所致。水杨酸耳毒性是多方面的,对听觉系统不同层面都有影响。有研究表明水杨酸钠通过激活耳蜗 NMDA 受体引起耳鸣,在外淋巴液中灌注 NMDA 受体拮抗剂能够去除水杨酸钠导致的耳鸣生物行为学的改变;也有学者认为水杨酸钠的耳毒性是通过促进内源性强啡肽的释放及耳蜗中谷氨酸的兴奋所引起。豚鼠腹腔注射水杨酸钠(200mg/kg)后,对耳蜗神经节细胞内活化的胱天蛋白酶 3 进行免疫染色发现,注射水杨酸钠后耳蜗神经节胞质免疫反应增强。用相对高剂量的氟甲基酮(胱天蛋白酶 3 特异性抑制剂)抑制胱天蛋白酶的表达可以抑制水杨酸钠诱导的耳蜗神经节细胞凋亡。

对于药物代谢产物的耳毒性评价,需进行听力测定,并对动物进行肾功能检查(应注意到老年人较易发生肾功能不全,一些耳毒性药物代谢产物本身也具有肾毒性),在条件允许的情况下可应用全频听力计及测定血清药物浓度来监测耳毒性。

(四) 其他

有些药物代谢产物会介导遗传毒性,这时需以一项检测点突变的体外试验和另外一项检测染色体畸变的试验来评价代谢产物的潜在遗传毒性。如果其中一项试验或两项试验结果是可疑和 / 或阳性时,可能需要进行完整的遗传毒性标准组合试验。同时,某些药物代谢产物存在介导生殖毒性的情况,通过生殖毒性试验可以评价代谢产物对哺乳动物生殖系统的影响。由于观察的是当受试物限定剂量为 1.0g/(kg·d)时,药物代谢产物与机体接触后的即发和迟发效应,故需观察亲代怀孕到子代怀孕这一连续过程,并与其他药理学、毒理学研究资料比较,以推测代谢产物对人的生殖毒性或危害性。

(周 婕)

本 章 小 结

本章主要阐述临床前药物代谢动力学的研究内容及方法。介绍了临床前药物代谢动力学的研究范畴和基本要求,论述了化学药临床前药物代谢动力学的研究目的及方法,速、缓、控释制剂设计方法与临床前药物代谢动力学评价和生物药的药物代谢动力学,并介绍了研究药物代谢动力学的相关技术的发展和应用,以及药物代谢产物安全性试验技术与评价策略。在药物制剂学研究中,临床前药物代谢动力学研究结果是评价药物制剂特性和质量的重要依据,对于新药研究具有重要意义。

思考题

1. 试述临床前药物代谢动力学研究的基本要求。

2. 试述化学药的 ADME 过程及各个过程的特点。

3. 速释制剂、缓释制剂、控释制剂三者之间的区别是什么?

4. 对于生物药的药物代谢动力学研究,如何选择合适的分析方法?

5. 当绘制某个化学药的血药浓度 - 时间曲线时,需要遵循什么方法? 请简要叙述。

6. 结合药物的理化性质和 PK-PD 代谢特点,如何选择相关技术方法,定性或定量分析药物在体内的代谢规律?

7. 药物代谢以及安全性评价在新药研究中的应用有哪些?

参考文献

［1］廖明琪,李玲,马海忠,等.雷诺嗪消旋体及其光学异构体的药动学研究.中国现代应用药学,2014,31(11):1366-1370.

［2］LIU X Q,ZHAO Y,LI D,et al. Metabolism and metabolic inhibition of cilnidipine in human liver microsomes. Acta Pharmacol Sin,2003,24(3):263-268.

［3］王广基.药物代谢动力学.北京:化学工业出版社,2005.

［4］LEONE-BAY A,SATO M,PATON D,et al. Oral delivery of biologically active parathyroid hormone. Pharm Res,2001,18(7):964-970.

［5］LUBBEN I M V D,KONINGS F A,BORCHARD G,et al. In vivo uptake of chitosan microparticles by murine Peyer's patches:Visualization studies using confocal laser scanning microscopy and immunohistochemistry. J Drug Target,2001,9(1):39-47.

［6］LAWRENCE D. Intranasal delivery could be used to administer drugs directly to the brain. Lancet,2002,359(9318):1674.

［7］LIU X F,FAWCETT J R,THORNE R G,et al. Intranasal administration of insulin-like growth factor-I bypasses the blood-brain barrier and protects against focal cerebral ischemic damage. J Neurol Sci,2001,187(1-2):91-97.

［8］余自成,陈红专.微透析技术在药物代谢和药代动力学研究中的应用.中国临床药理学杂志,2001,17(1):76-80.

［9］王华富,许守涛,储卫华,等.微透析技术在药学研究中的应用.海峡药学,2018,30(10):30-33.

［10］王丹,石力夫,胡晋红,等.微透析联用反相高效液相色谱对大鼠皮肤葛根素的药代动力学研究.分析化学,2008,36(10):1391-1395.

［11］王亚玲,于海涛,陈晓隆.万古霉素在正常兔眼和细菌性眼内炎兔眼内的药物代谢动力学研究.中华实验眼科杂志,2011,29(12):1111-1115.

［12］BEUMER J H,JOSEPH E,EGORIN M J,et al. A mass balance and disposition study of the DNA methyltransferase inhibitor zebularine(NSC 309132)and three of its metabolites in mice. Clin Cancer Res,2006,12(19):5826-5833.

［13］KHOJASTEH-BAKHT S C,O'DONNELL J P,FOUDA H G,et al. Metabolism,pharmacokinetics,tissue distribution,and excretion of [^{14}C]CP-424391 in rats. Drug Metab Dispos,2005,33(1):190-199.

［14］WAIT J C M,VACCHARAJANI N,MITROKA J,et al. Metabolism of [^{14}C]gemopatrilat after oral administration to rats, dog,and humans. Drug Metab Dispos,2006,34(6):961-970.

［15］PRAKASH C,KAMEL A,ANDERSON W,et al. Metabolism and excretion of the novel antipsychotic drug ziprasidone in rats after oral administration of a mixture of ^{14}C- and ^{3}H-labeled ziprasidone. Drug Metab Dispos,1997,25(2):206-218.

［16］IYER R A,MALHOTRA B,KHAN S,et al. Comparative biotransformation of radiolabeled [^{14}C]omapatrilat and stable-labeled [^{13}C]omapatrilat after oral administration to rats,dogs and human. Drug Metab Dispos,2003,31(1):67-75.

［17］王弘,郭代红,钟大放,等.环孢素与其3种代谢产物的浓度相关性和生物转化的分析.中国新药杂志,2005,14(1):85-89.

［18］ATRAKCHI A H. Interpretation and considerations on the safety evaluation of human drug metabolites. Chem Res Toxicol,2009,22(7):1217-1220.

［19］TANG W. Drug metabolite profiling and elucidation of drug-induced hepatotoxicity. Expert Opin Drug Metab Toxicol,2007,3(3):407-420.

[20] CLAYTON T A,LINDON J C,CLOAREC O,et al. Pharmaco-metabonomic phenotyping and personalized drug treatment. Nature,2006,440(7087):1073-1077.

[21] CHEN L,XIONG X,HOU X,et al. Wuzhi capsule regulates chloroacetaldehyde pharmacokinetics behaviour and alleviates high-dose cyclophosphamide-induced nephrotoxicity and neurotoxicity in rats. Basic Clin Pharmacol Toxicol,2019,125(2): 142-151.

[22] 曹智洁,孙其凯. 水杨酸钠引发耳鸣的机制研究. 滨州医学院学报,2016,39(2):126-129.

第十四章　药物安全性评价

学习目标

1. 掌握　《药物非临床研究质量管理规范》的基本内容与意义；药物安全性评价研究的内容；支持新药申请的安全性研究内容；药物毒代动力学的重要性和基本内容。

2. 熟悉　药品注册以及不同类型的药品注册分类；支持仿制药申请的安全性研究内容；高端制剂的主要种类；采用幼龄动物进行安全性研究并评价儿科用药的必要性；不同毒性试验中毒代动力学研究的应用。

3. 了解　支持补充申请和上市后再评价的安全性研究；高端制剂、复方制剂的安全性评价关键点；细胞治疗产品的安全性评价考虑因素；生物类似物的安全性评价设计；疫苗的安全性评价考虑因素；幼龄动物毒理学试验的设计内容；毒代动力学与药代动力学的差异。

第一节　安全性评价

一、安全性评价与《药物非临床研究质量管理规范》

安全性评价研究，指为评价药物安全性以动物、植物、微生物以及器官、组织、细胞、基因作为载体进行的试验，目的是全面系统地探索和发现药物的潜在毒副反应，是药物临床研究和患者使用风险控制的重要保障。安全性评价研究贯穿在人体临床研究开始前、临床研究期间以及药品批准上市后。

自工业革命以来，化学合成得到迅速发展，大量的化学合成品如医药、农药、兽药、食品添加剂等不断进入人们的生活中。正如所有事物都有双面性，这些化学合成品一方面丰富和提高了人们的生活品质；但另一方面也给人类健康带来了许多不利影响，甚至对人类造成了许多重大灾难事件。严重的药物不良反应事件屡屡发生，促使药理、毒理试验数据的质量和完整性受到了世界各国政府部门和广大人民的重点关注。各国政府的主管部门、学术界及制药企业深刻认识到安全性研究的重要性和必要性，主管部门制定了相应的安全性评价法规与细则。1978 年 12 月，美国 FDA 出台了《药物非临床研究质量管理规范》（Good Laboratory Practice for Nonclinical Laboratory Studies，GLP），目的是提高药品注册过程中药理和毒理试验数据的完整性与可靠性,凡是不符合 GLP 标准的实验室所提供的药物安全性试验数据与资料,FDA 一概不予受理。1982 年后,按 GLP 管理进行安全性研究的实验室这一做法受到了国际认可,世界各国纷纷效仿。

20 世纪 90 年代,我国引入了 GLP 这一概念,由国家科学技术委员会颁布了我国最早的 GLP 法规——《药物非临床研究质量管理规定(试行)》。2003 年 9 月 1 日,国家食品药品监督管理局正式施行了《药物非临床研究质量管理规范》,以下简称《规范》。2017 年 7 月,国家食品药品监督管理总局总结和归纳数十年来安全性评价研究的经验,对原《规范》内容进行了调整和细化,颁布了新的《规范》,本《规范》适用于为申请药品注册而进行的药物非临床安全性评价研究。药物非临床安全性评价研究的相关活动应当遵守本《规范》。以注册为目的的其他药物临床前相关研究活动参照本《规范》执行。

二、《药物非临床研究质量管理规范》的基本要点

研究质量管理规范,指有关安全性评价研究机构运行管理和安全性评价研究项目试验方案设计、组织实施、执行、检查、记录、存档和报告等全过程的质量管理要求。GLP 是一种质量体系,是从事药物安全性评价相关活动的最高行为准则与管理法规,是安全性评价研究质量的基础。GLP 的目标是确保研究项目的计划、实施、监督、记录、完成和报告等各项环节的组织管理程序可靠和完整,从而保证研究项目的质量。GLP 的目标不是直接针对实验设计的科学性(科学性是由适宜的试验指导原则确定的),而是规范实验研究中各环节,避免许多错误或不确定情况的发生,减少系统错误,切断人为作假的根源,对研究结果做出科学解释。因此,遵守 GLP 也可以间接优化安全性评价研究的科学性。

(一) 组织机构和工作人员

组织机构是支持机构进行研究活动的运行体系,GLP 要求从事安全性评价研究的机构组织管理体系完善,配备机构负责人、质量保证人员和相应的工作人员,各自的职责均被清楚地定义。遵循 GLP 的机构组织运行体系见图 14-1。

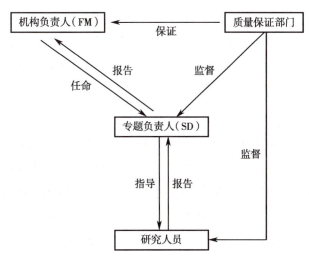

图 14-1 遵循 GLP 的机构组织运行图

1. **机构负责人** 指按照 GLP 的要求全面负责某一研究机构的组织和运行管理的人员。这就要求机构负责人不仅要统筹安排研究机构内的人员、资金、动物、设施、仪器设备及材料,还要负责安排研究计划,掌握工作量,跟踪研究进程。GLP 要求中,机构负责人应确保独立的质量保证人员执行质量保证计划以及在研究开始前指定具有适当资质、经验和培训经历的专题负责人开展研究。研究开始后,机构负责人对研究主要起到监督责任,对于质量保证部门所报告的任何偏离或异常情况,均应采取相应的纠正或预防措施。

2. **专题负责人** 指全面负责组织实施安全性评价研究中某项试验的人员,是研究的核心管理人员。专题负责人(SD)是由机构负责人根据具体项目聘任、任命或指定,须具备药理、毒理、医学、生物、分析、动物学等多学科的理论基础和较广博的知识,拥有丰富的项目组织、执行和管理经验。SD 负责从研究开始前的方案设计一直到研究结束的报告批准,资料归档等具体操作,对试验方案、实验技术操作、标准操作规程执行、原始资料、实验结果等影响研究质量和可信性各方面负责。GLP 中指出研究开始日期为专题负责人签字批准方案的日期,研究完成日期为专题负责人签字批准总结报告的日期。

3. **质量保证部门** 指研究机构内履行有关安全性评价研究工作质量保证职能的部门,负责对每项研究及相关的设施、设备、人员、方法、操作和记录等进行检查,以保证研究工作符合 GLP 的要求。质量保证工作由质量保证人员以"第三方"身份对试验的过程进行审核和检查,这就需要质量保证人员具有一定专业理论知识及良好的职业道德,以确保对检查工作提出有效的意见和建议。同时质量保证人员不能参与具体研究的实施,或者承担可能影响其质量保证工作独立性的其他工作。

4. **研究人员** 指具体承担试验一部分工作的人,具备充分的教育背景、培训和 / 或经验,在专题负责人指导下,遵循试验方案的要求,按照标准操作规程进行工作,及时、准确地记录实验的每一个步骤的过程与结果。如在试验中发生的任何异常情况或者偏离试验方案或标准操作规程的情况,研究人员应将这些情况及时报告给专题负责人。

(二) 设施、仪器设备和实验材料

研究机构应当根据所从事的安全性评价研究的需要配备相应的设施及仪器设备。对于设施应避免发生如拥挤、交叉污染、项目之间混淆等可能对研究造成的干扰,并确保设施的环境条件满足工作的需要,研究机构至少需配备动物设施、供试品和对照品相关设施及档案保管设施三大类设施。对于设备,其性能应当满足使用目的并定期进行清洁、保养、测试、校准、确认或者验证等,以确保其性能符合要求。同时,为了掌握设备在任何时间的运行情况,必须记录设备的使用和维护等情况。实验材料应当由专人保管,特别是用于研究的供试品和对照品的接收、标识、保存、处理、配制、领用及取样分析等应有详细的记录。

(三) 标准操作规程

标准操作规程(standard operation procedure,SOP)是实施 GLP 的首要条件,有助于统一标准、减少误差、增加可比性,确保研究工作的顺利实施,杜绝操作随意性,是原始数据真实、完整、可靠、可溯源的保证。通过培训和考核的人员按照 SOP 进行操作时,其试验操作以及结果的重现性好,即同一机构内,不同人员按照同一份 SOP 进行操作能达到较为一致的结果。一套优秀的 SOP 体系需要具备以下特征:①实用性,完全符合试验机构的实际情况,不空洞,结合实际的使用编写;②简易性,易于理解,用恰当合适的语言表达,并有一定的格式;③指导性,能清晰地规定每项具体内容的具体步骤,易于操作,能直

接指导工作;④合规性,机构的工作人员必须掌握相应 SOP 并严格遵守,如果出现偏离 SOP 规定的内容需要向专题负责汇报人,由专题负责人评估偏离 SOP 对研究结果的影响;⑤可控性,SOP 的制定、修订、批准、生效及分发、销毁的情况均应当予以记录,SOP 制定后并不是一成不变的,会根据实际情况进行修订;⑥责任人,机构负责人对每份 SOP 根据内容进行划分类别,每类 SOP 都有责任人(一般为 SOP 制定者),由责任人处理问题,及时修订更新,并做好周期检查;⑦易于取用和阅读,SOP 是指导具体操作的文件,这就决定了 SOP 的分发和存放应当确保工作人员取用方便;⑧归档,所有 SOP,无论是在用的或者被修订版取代的或者废弃的,都必须妥善归档保存,作为机构 SOP 体系的记录。

（四）研究工作的实施

图 14-2 展示了药物安全性评价试验实施程序。试验方案是研究实施的核心指导性文件,通过试验方案,专题负责人可以与工作人员进行沟通、计划、组织和确定研究具体进展,还可以与研究机构内各部门、质量保证部门、委托方等进行交流。试验方案内容应符合 GLP 要求,包括研究所有计划、实验方法、材料描述、检测指标等。试验方案经质量保证人员审查,由专题负责人批准。接受委托研究的,试验方案也应经委托方认可确认。研究的执行由专题负责人全面负责管理,参加研究的工作人员严格按照相应的 SOP 执行试验方案,确保记录的及时、准确、完整,发现异常情况时及时向专题负责人报告。试验完成后,专题负责人应根据原始记录结果在总结报告中如实分析、汇总和描述。

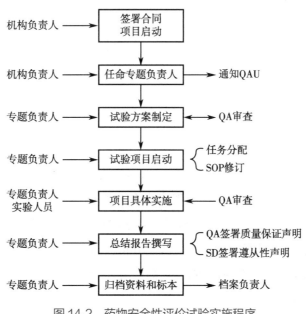

图 14-2　药物安全性评价试验实施程序

（五）原始数据

原始数据是用来描述、解释或提供说明的材料,是研究最初活动和观察的记录,也是研究总结报告的依据。原始数据是在研究结束后被留存的材料,是证明研究按照 GLP、有关法规、SOP 及试验方案的证据,是研究中数据分析的基本要素。原始数据根据载体形式分为纸质记录和电子记录两种。良好的原始数据记录规范在药物安全性评价中十分重要,原始数据需要做到 ALCOA:可追溯(attributable)、清晰(legible)、及时(contemporaneous)、原始(original)、准确(accurate)。数据管理是对原始数据进行有效的收集、存储和应用的过程,其基本原则为 CCEA:完整(complete),所有研究的原始数据都被保留,无遗漏;

一致(consistent),原始数据与实际生成逻辑顺序一致,数据之间没有矛盾或差异,记录人与实际操作者一致;长久(enduring),原始数据长久保存,不易剔除,妥善保存避免遗失;电子记录的硬盘、磁盘可在需要时进行恢复;可获取(available),原始数据在审核中可以及时获取并提供给监管机构。在研究过程中,原始数据的修改是不可避免的,纸质记录的修改要求采用杠改法,保留且标注出清晰的原始记录,书写新的记录并签署姓名、日期和修改的原因;电子记录的修改需要在记录更改时保存原始数据,再添加新的记录,并注明修改人、修改时间和日期以及修改的原因。

(六) 质量保证

质量保证部门的作用和职责是通过调查试验的各个方面,如硬件方面(设施、设备、仪器)和软件方面(试验方案、SOP、总结报告),对试验实施进行检查,管理试验整体环节,确保研究的真实性和结果的合规性。在每项研究工作的总结报告中,质量保证人员会遵照 GLP 实施情况进行质量保证陈述,出具质量保证声明。

第二节　安全性评价研究内容

安全性评价的研究目的概括起来一般包括阐明毒性反应及其靶器官、剂量依赖性、毒性与药物暴露的关系以及潜在可逆性。这些信息可用于估算人体试验的安全起始剂量,阐明安全使用条件,以最大限度地减小药品的危害作用,保护人类健康。安全性评价内容包括安全药理学试验、单次给药毒性试验、重复给药毒性试验,生殖毒性试验,遗传毒性试验,致癌性试验,过敏性、刺激性和溶血性试验,依赖性试验以及与评价药物安全性有关的其他试验。

一、安全性评价研究的一般要求

1. **供试品**　用于安全性评价研究的供试品应采用工艺相对稳定、纯度和杂质含量能反映临床试验拟用样品和 / 或上市样品质量和安全性。一般应为中试或中试以上规模的样品。在研究中需要注明供试品的名称、来源、批号、含量(或规格)、保存条件、有效期及配制方法等,并提供质量检验报告。对于需要配制的供试品,要求在供试品配制后进行供试品分析,确定配制后供试品给药制剂的质量稳定性、均一性以及浓度情况。当试验的给药时间较长时,需考察配制后体积是否存在随放置时间延长而膨胀造成终浓度不准等影响因素。

2. **实验动物**　对于涉及采用实验动物作为实验系统的安全性评价研究项目,实验动物的选择应从动物的种属、性别、年龄、动物数量、体重等方面进行考虑。①种属:不同种属的动物各有其特点,对同一受试物的反应可能会有所不同,从充分暴露受试物毒性的角度考虑,可以采用不同种属的动物(选用啮齿类和 / 或非啮齿类)进行试验可获得较为充分的安全性信息;②性别:通常采用两种性别的动物进行试验,雌雄各半;③年龄:通常采用健康成年动物进行试验,如果供试品可能用于儿童,则应采用幼年动物进行试验;④动物数量:应根据动物种属和研究目的确定具体所需动物数并符合试验方法及结果分析评价的需要;⑤体重:每批动物初始给药时的体重差异不宜过大,通常啮齿类动物初始给药时体重不应超过或低于平均体重的 20%。理想的实验动物应具有对供试品的代谢与人体相近,对供试品敏感,已有大量历史对照数据,来源、品系、遗传背景清楚等特点。

3. **给药途径** 给药途径不同,供试品的吸收速度、吸收率和暴露量均会有所不同。通常情况下给药途径应至少包括临床拟用途径。

二、安全药理学试验

1. **概念和研究目的** 安全药理学试验(safety pharmacology study)主要是研究药物在治疗范围内或治疗范围以上的剂量时,潜在的不期望出现的对生理功能的不良影响,即观察药物对中枢神经系统、心血管系统和呼吸系统的影响。其研究目的包括:①确定药物可能关系到人安全性的非期望药理作用;②评价药物在毒理学和/或临床研究中,所观察到的药物不良反应和/或病理生理作用;③研究所观察到的和/或推测的药物不良反应机制。安全药理学的核心组合试验的目的是研究供试品对重要生命功能的影响。

2. **安全药理学核心组合试验** 中枢神经系统、心血管系统、呼吸系统通常作为重要器官系统考虑,也就是核心组合试验要研究的内容。

(1) 对中枢神经系统影响的评价:定性和定量评价给药后动物的运动功能、行为改变、协调功能、感觉/运动反射和体温的变化等,以确定药物对中枢神经系统的影响。

(2) 对心血管系统影响的评价:测定给药前后血压(包括收缩压、舒张压和平均压等)、心电图(包括Q-T间期、P-R间期、QRS波等)和心率等的变化。

(3) 对呼吸系统影响的评价:测定给药前后动物的各种呼吸功能指标的变化,如呼吸频率、潮气量、呼吸深度等。

目前的安全药理学研究为了模拟临床研究,采用遥测技术对清醒动物的心血管系统和呼吸系统的相关指标进行测定。

3. **安全药理学试验的设计**

(1) 剂量设置:通常情况下,安全药理学试验应设置三个剂量,产生不良反应的剂量应与同种动物主要药效学试验的有效剂量或预期临床治疗剂量进行比较。由于不同种属的动物对药效学反应的敏感性存在种属差异,因此安全药理学试验的剂量应包括或超过主要药效学的有效剂量或治疗范围。

(2) 动物数量:啮齿类动物每组一般不少于10只,非啮齿类动物每组一般不少于6只,动物一般雌雄各半。

(3) 给药频率:一般采用单次给药。但是若主要药效学研究表明该受试物在给药一段时间后才能起效,或者重复给药的研究和/或临床研究结果出现令人关注的安全性问题时,应根据具体情况合理设计给药次数。

(4) 观察时间点:结合供试品的药效学和药代动力学特性、实验动物、临床研究方案等因素选择观察时间点和观察时间,通常观察时间点设置在给药后以及达峰时间点前后。

4. **追加和/或补充的安全药理学试验** 当核心组合试验、临床试验、流行病学、体内外试验以及文献报道提示药物存在潜在的与人体安全性有关的不良反应时,应在安全药理学核心组合试验的基础上进行追加和/或补充的安全药理学研究。

追加的安全药理学试验是对中枢神经系统、心血管系统和呼吸系统进行更深入的研究,研究内容包括：①中枢神经系统，对行为、学习记忆、神经生化、视觉、听觉和／或电生理等指标的检测；②心血管系统，对心输出量、心肌收缩作用、血管阻力等指标的检测；③呼吸系统，对气道阻力、肺动脉压力、血气分析等指标的检测。补充的安全药理学试验是对泌尿系统、自主神经系统、胃肠系统等相关功能进行研究，研究内容包括：①泌尿系统，尿量、比重、渗透压、pH、电解质平衡、蛋白质、细胞和血生化（如尿素、肌酐、蛋白质）等指标的检测；②自主神经系统，与自主神经系统有关受体的结合，体内或体外对激动剂或拮抗剂的功能反应，对自主神经的直接刺激作用和对心血管反应、压力反射和心率等指标的检测；③胃肠系统，胃液分泌量和 pH、胃肠损伤、胆汁分泌、胃排空时间、体内转运时间、体外回肠收缩等指标的检测。

三、单次给药毒性试验

1. **概念和研究目的**　单次给药毒性试验（single dose toxicity study），又称急性毒性试验（acute toxicity study），是指药物在单次或 24 小时内多次给予后一定时间内所产生的毒性反应。狭义的单次给药毒性研究，是考察单次给予供试品后动物所产生的急性毒性反应；广义的单次给药毒性研究，可采用单次或 24 小时内多次给药的方式获得药物急性毒性信息。该试验对初步阐明药物的毒性作用和了解其毒性靶器官具有重要意义，同时对重复给药毒性试验的剂量设计和某些药物临床试验起始剂量的选择具有参考价值，并能提供一些与人类药物过量所致急性中毒相关的信息。

2. **单次给药毒性试验的设计**

1）实验动物选择：对于化学药，应采用至少两种哺乳动物进行试验，一般应选用一种啮齿类动物和一种非啮齿类动物；对于中药、天然药物，根据具体情况，可选择啮齿类和／或非啮齿类动物进行试验。

2）剂量设置：从未见毒性反应的剂量到出现严重毒性反应的剂量，或达到最大给药量。

3）观察时间与指标：给药后，一般连续观察至少 14 天，观察的间隔和频率应适当，以便能观察到毒性反应的出现时间及恢复时间、动物死亡时间等。观察指标包括：临床症状（动物外观、行为、饮食、对刺激的反应、分泌物、排泄物等）、死亡情况（死亡时间、濒死前反应等）、体重变化（给药前、观察期结束时各称重一次，观察期间可多次称重，动物死亡或濒死时应称重）等。记录所有的死亡情况，出现的症状以及症状的起始时间、严重程度、持续时间、体重变化等。所有的实验动物应及时进行大体解剖，当组织器官出现体积、颜色、质地等改变时，应进行组织病理学检查以确定靶器官。

四、重复给药毒性试验

1. **概念和研究目的**　重复给药毒性试验（repeated dose toxicity study）是描述动物连续重复接触供试品后引起的毒性效应。其研究目的包括：①确定供试品可能引起的毒性反应，包括毒性反应的性质、程度、量效和时效关系以及可逆性等；②判断供试品重复给药的毒性靶器官或靶组织；③确定未观察到的临床不良反应的剂量水平（no observed adverse effect level，NOAEL）；④用于推测首次临床试验（first in human，FIH）的起始剂量，为后续临床试验提供安全剂量范围；⑤为临床不良反应监测及防治提供参考。

2. **重复给药毒性试验的设计**

（1）实验动物种属、年龄、数量的选择：重复给药毒性试验通常采用两种实验动物，一种为啮齿类（首选大鼠），另一种为非啮齿类（首选比格犬）。对于动物年龄应根据试验期限和临床拟用人群确定动物年龄，重复给药毒性试验的给药期限越长所使用动物的年龄越小，一般大鼠使用 6~9 周龄，比格犬使用

6~12 月龄,猴使用 3~5 岁。对于动物数量,因需要设置恢复组观察停药后的恢复情况,每个剂量组动物数,啮齿类不少于 15 只 / 性别(主试验组 10 只,恢复组 5 只),非啮齿类不少于 5 只 / 性别(主试验组 3 只,恢复组 2 只)。

(2)剂量设置:重复给药毒性试验至少设低、中、高三个剂量组,以及一个溶媒(或辅料)对照组,必要时设立空白对照组和 / 或阳性对照组。高剂量应使动物产生明显的毒性反应,但不应有大量动物出现死亡;低剂量应相当或高于动物药效剂量或临床使用剂量的等效剂量;中剂量需结合毒性作用机制和特点在高剂量和低剂量之间设立。剂量的设置需满足考察毒性的剂量反应关系的要求。

(3)给药频率:根据供试品的特点设计给药频率,如无特殊说明,动物应每天给药。

(4)试验期限:采用分阶段进行重复给药毒性试验以支持不同期限的临床试验。试验期限的选定可以根据拟定的临床疗程、适应证、用药人群等进行设计。

(5)观察指标:重复给药毒性试验观察指标如表 14-1 所示。

表 14-1 重复给药毒性试验观察指标

观察指标类别		指标内容说明
1. 临床观察		外观、体征、行为活动、腺体分泌、呼吸、粪便性状、给药局部反应、死亡情况等
2. 摄食量、体重、眼科检查		摄食量、体重、眼科检查
3. 体温和心电图检测(非啮齿动物)		体温、心电图
4. 血液学检测		红细胞计数、血红蛋白、红细胞容积、平均红细胞容积、平均红细胞血红蛋白、平均红细胞血红蛋白浓度、网织红细胞计数、白细胞计数及其分类、血小板计数、凝血酶原时间、活化部分凝血活酶时间等
5. 血液生化学检测		谷草转氨酶、谷丙转氨酶、碱性磷酸酶、肌酸磷酸激酶、尿素氮(尿素)、肌酐、总蛋白、白蛋白、血糖、总胆红素、总胆固醇、甘油三酯、γ- 谷氨酰转移酶、钾离子浓度、氯离子浓度、钠离子浓度等
6. 尿液观察和分析		尿液外观、比重、pH、尿糖、尿蛋白、尿胆红素、尿胆原、酮体、潜血、白细胞等
7. 组织病理学检查的脏器组织	(1)需称重并计算脏器系数的器官	脑、心脏、肝脏、肾脏、肾上腺、胸腺、脾脏、睾丸、附睾、卵巢、子宫、甲状腺(含甲状旁腺)[1] 等
	(2)需进行组织病理学检查的组织或器官	肾上腺、主动脉、骨(股骨)、骨髓(胸骨)、脑(至少三个水平)、盲肠、结肠、子宫和子宫颈、十二指肠、附睾、食管、眼、胆囊(如果有)、哈氏腺(如果有)、心脏、回肠、空肠、肾脏、肝脏、肺脏(附主支气管)、淋巴结(一个与给药途径相关,另一个在较远距离)、乳腺、鼻甲[2]、卵巢和输卵管、胰腺、垂体、前列腺、直肠、唾液腺、坐骨神经、精囊(如果有)、骨骼肌、皮肤、脊髓(颈椎、中段胸椎、腰椎)、脾脏、胃、睾丸、胸腺(或胸腺区域)、甲状腺(含甲状旁腺)、气管、膀胱、阴道、所有大体观察到异常的组织、组织肿块和给药部位等

注:1. 仅在非啮齿类动物称重。

2. 针对吸入给药的给药制剂。

五、生殖毒性试验

1. **概念和研究目的** 生殖毒性试验(reproductive toxicity study)是评价供试品对哺乳动物的生殖功能、胚胎发育以及肥仔发育过程产生的毒性反应和不良影响。其研究目的包括：①确定供试品对生殖细胞、受孕、妊娠、分娩、哺乳等亲代生殖机能的不良影响；②确定供试品对子代胚胎-胎仔发育、出生后发育的不良影响；③为临床研究的受试者范围提供依据，降低临床研究受试者和药品上市后使用人群的用药风险。

2. **生殖毒性试验的内容** 生殖发育过程是完整连续的过程，生殖毒性试验考察的是从受孕到胎仔性成熟的发育各阶段，试验内容包括生育力与早期胚胎发育毒性试验（Ⅰ段）、胚胎-胎仔发育毒性试验（Ⅱ段）以及围产期毒性试验（Ⅲ段）。

(1) 生育力与早期胚胎发育毒性试验：评价供试品对从交配前到受孕、着床阶段的生殖毒性。该试验评价指标包括配子成熟度、交配行为、生育力、胚胎着床前阶段和着床等。对于雌性动物，特别需要对动情周期、受精卵输卵管转运、着床及胚胎着床前发育的影响进行检查；对于雄性动物，特别需要对生殖器官的组织和功能（如附睾精子成熟度等）进行检查。

(2) 胚胎-胎仔发育毒性试验：评价供试品对从着床到硬腭闭合，至妊娠终止的生殖毒性，除了对妊娠动物，还需要关注供试品对胚胎及胎仔发育的影响。该试验评价指标包括妊娠动物较非妊娠雌性动物增强的毒性、胚胎及胎仔死亡情况、骨骼和脏器的生长改变和结构变化等。

(3) 围产期毒性试验：评价供试品对从着床到硬腭闭合、妊娠终止、出生、离乳直至性成熟为止的生殖毒性，同时观察对妊娠和哺乳的雌性动物以及胚胎和子代发育的不良影响。该试验评价指标包括妊娠动物较非妊娠雌性动物增强的毒性、出生前和出生后子代死亡情况、生长发育的改变以及子代的功能缺陷等。

3. **生殖毒性试验的设计**

(1) 实验动物：采用哺乳动物，啮齿类动物首选大鼠，因为大鼠实用性好、与其他试验结果的可比性高，并已积累了大量的背景资料。在胚胎-胎仔发育毒性研究中，还需要采用第二种哺乳动物，优先选用的是兔。

(2) 剂量设置：生殖毒性试验的剂量设置需要参考前期已有的研究资料，特别需要参考重复给药毒性试验中对于生殖系统的毒性剂量。高剂量范围内应该出现一些轻微的母体毒性反应，低剂量应为生殖毒性方面的 NOAEL。

(3) 试验期限：Ⅰ段生殖毒性试验对雌雄动物（亲代动物）由交配前到交配期直至胚胎着床阶段进行给药；Ⅱ段生殖毒性试验对妊娠动物自胚胎着床至硬腭闭合开始进行给药；Ⅲ段生殖毒性试验对妊娠动物从胚胎硬腭闭合到幼仔离乳进行给药。

六、遗传毒性试验

1. **概念和研究目的** 遗传毒性试验(genotoxicity study)指检测直接或间接诱导遗传学损伤或者DNA损伤的类别及程度，确定供试品产生遗传毒性并导致遗传性改变的能力。遗传毒性是毒性筛选重要组成部分，其研究目的包括：①确认体细胞和/或生殖细胞致突变性；②预测潜在致癌性；③检测与人类健康相关的遗传改变,如原发性 DNA 损伤、基因突变、染色体畸变和非整倍体等。

2. 遗传毒性试验的内容　遗传毒性试验的体内外试验方法众多,本部分描述按照试验检测的遗传终点,从基因突变、染色体畸变、DNA 损伤三个主要方面介绍经典的遗传毒性试验方法。

(1) 细菌回复突变试验(bacterial reverse mutation test):以营养缺陷型的突变体菌株为指示生物,检测基因突变的体外试验。常用的菌株为组氨酸营养缺陷型鼠伤寒沙门氏菌和/或色氨酸营养缺陷型埃希氏大肠埃希菌。试验原理为突变型菌株如果被供试品诱导,回复突变为原养型细菌,在不含组氨酸和色氨酸的选择性培养基上生长成可见的菌落。

(2) 体外哺乳动物细胞染色体畸变试验(*in vitro* mammalian chromosomal aberration test):在光镜下观察染色体的数目和形态改变。常用中国仓鼠卵巢(CHO)细胞、中国仓鼠肺(CHL)细胞、TK6 细胞、人外周血淋巴细胞等。

(3) 体外小鼠淋巴瘤细胞 *tk* 基因突变试验(*in vitro* mouse lymphoma cell *tk* gene mutation assay):是体外培养细胞的正向基因突变实验。通常采用小鼠淋巴瘤 L5178Y *tk*$^{+/-}$-3.7.2 C 细胞。试验原理为 *tk* 基因编码的产物催化相应核苷的磷酸化生成相应的单核苷酸,如果细胞被供试品诱导,这些经磷酸化产物诱导的突变细胞能在选择性培养液中继续分裂形成集落。

(4) 体外哺乳动物细胞微核试验(*in vitro* mammalian cell micronucleus test):观察细胞微核率的体外试验。可采用哺乳动物或人的细胞如 CHL 细胞、CHO 细胞、TK6 细胞、人外周血淋巴细胞等进行试验。该试验原理是观察有丝分裂细胞是否可被供试品所诱导,从而致染色体断裂和诱发非整倍体。

(5) 哺乳动物体内微核试验(*in vivo* mammalian erythrocyte micronucleus test):观察细胞有丝分裂后期细胞核中的染色体的断片或者迟滞的染色体的微核细胞率。通常是通过检测小鼠骨髓有核多染红细胞率来判断供试品对骨髓细胞的染色体损伤作用。

(6) 体内碱性彗星试验(*in vivo* mammalian alkaline comet assay):又称单细胞凝胶电泳试验,用于检测有核细胞的 DNA 损伤与修复,试验方法为在碱性条件下电泳,DNA 荧光染色和彗星观察,记录彗星细胞数、彗星尾长等。

七、致癌性试验

致癌性试验(carcinogenicity study)是考察供试品在动物体内的潜在致癌作用,从而评价和预测其可能对人体造成的危害。任何体外实验、动物毒性试验和人体应用中出现的潜在致癌性因素均可提示是否需要进行致癌性试验。在研究药物的潜在致癌作用中,致癌性试验比现有遗传毒性试验和系统暴露评价技术更有意义。预期临床用药期至少连续 6 个月的药物一般应进行致癌性试验。如果某些药物存在潜在致癌的担忧因素,也需要进行致癌性试验。

致癌性试验通常选择大鼠进行 2 年的长期致癌性试验,选择转基因小鼠进行 26 周的短期致癌性试验。致癌性试验的检测内容包括临床症状观察、体重和摄食量、不同给药阶段的临床病理学检查、试验终点的大体解剖和组织病理学检查等。重点考察致癌性试验中动物生存数量(死亡率)、肿瘤发生率、肿瘤发生机制等指标。

八、刺激性、过敏性和溶血性试验

1. 概念和研究目的　刺激性、过敏性、溶血性是指药物制剂经皮肤、黏膜、腔道、血管等非口服途径给药,对用药局部产生的毒性(如刺激性和局部过敏性等)和/或对全身产生的毒性(如全身过敏性和溶血性等)。药物的原型及其代谢产物、辅料、有关物质及理化性质(如 pH、渗透压等)均有可能引起刺激性和/或过敏性和/或溶血性的发生,因此药物在临床应用前应研究其制剂在给药部位使用后引起的局部和/或全身毒性,提示临床应用时可能出现的毒性反应、毒性靶器官、安全范围。需要特别注意的是,对于含有感光物质的药物制剂,需评估用药后暴露在光线下产生的光毒性。

2. 刺激性试验的设计　刺激性(irritation)是指非口服给药制剂给药后对给药部位产生的可逆性炎症反应,若给药部位产生了不可逆性的组织损伤则称为腐蚀性(corrosion)。该试验目的是观察动物的血管、肌肉、皮肤、黏膜等部位接触供试品后是否引起红肿、充血、渗出、变性或坏死等局部反应。

(1) 给药部位的选择:选择与临床给药相似的部位,并观察对可能接触到供试品的周围组织的影响。通常有血管、肌肉、眼、鼻腔、呼吸道、阴道、直肠、皮肤等。

(2) 给药浓度、剂量与体积:以确保供试品在给药部位的有效暴露为根本,至少应包括临床拟用最高浓度。但实际研究项目中因为实验动物与人在体表面积、耐受性等方面的差异,动物实验无法与临床用法用量完全一致,所以需要根据临床用药情况,并考虑动物给药部位的解剖和生理特点进行设计给药剂量和给药体积。

(3) 给药频率与周期:应根据临床用药情况,一般给药周期最长不超过 4 周。需要设置恢复期观察用以评价给药局部及周围组织毒性反应的可逆性。

(4) 观察指标:以半定量分析的组织病理学检查结果为主,结合大体解剖和肉眼观察,判断注射部位的红斑、水肿、充血程度及范围等刺激性反应。

3. 过敏性试验的设计　过敏反应(anaphylaxis)又称超敏反应,指机体受同一抗原再刺激后产生的一种表现为组织损伤或生理功能紊乱的特异性免疫反应,是观察动物接触受试物后的全身或局部过敏反应。通常局部给药发挥全身作用的药物(如注射剂,透皮吸收剂和吸入剂等)需考察Ⅰ型过敏反应,包括主动全身过敏反应(active systemic anaphylaxis,ASA)、被动皮肤过敏反应(passive cutaneous anaphylaxis,PCA)、主动皮肤过敏反应(active cutaneous anaphylaxis,ACA)以及豚鼠吸入诱导过敏反应。Ⅱ和Ⅲ型过敏反应一般是结合在重复给药毒性试验中观察,如症状、体征、血液系统、免疫系统及相关的病理组织学改变等。经皮给药制剂(包括透皮剂)需进行Ⅳ型过敏反应试验,包括豚鼠最大化试验(guinea pig maximization test,GPMT)、豚鼠封闭斑贴试验(Buehler test,BT)以及小鼠局部淋巴结试验(murine local lymph node assay,LLNA)等。

4. 溶血性试验的设计　溶血性(hemolytic)是指药物制剂引起的溶血和红细胞凝聚等反应。溶血性反应包括免疫性溶血与非免疫性溶血。凡是注射剂和可能引起免疫性溶血或非免疫性溶血反应的其他局部用药制剂均应进行溶血性试验。溶血性试验包括体外试验和体内试验,常规采用体外试管法评价药物的溶血性,若结果为阳性,应与相同给药途径的原研药或上市制剂进行比较研究,必要时进行动物体内试验或结合重复给药毒性试验,应注意观察溶血反应的有关指标(如网织红细胞、红细胞数、胆红素、尿蛋白,肾脏、脾脏、肝脏继发性改变等)。

5. **光毒性试验的设计**　光毒性（phototoxicity）是皮肤接触供试品后继而暴露于光线下所产生的不良反应，包括光毒性反应和光过敏反应。光毒性是由供试品所含的感光物质吸收的光能量在光敏感组织中释放导致皮肤损伤的作用。产生光毒性反应需同时满足：①吸收自然光线（波长为 290~700nm）；②吸收 UV 可见光后产生活性物质；③对光敏感的组织（如皮肤，眼睛等）有充分的暴露或组织分布高。

九、依赖性试验

1. **概念和研究目的**　药物依赖性（drug dependence）是指由于药物对生理或精神的药理作用而使机体产生反复用药的需求，以使其感觉良好或避免感觉不适。依赖性可分为躯体依赖性和精神依赖性。躯体依赖性是指反复用药后机体产生生理适应的一种状态，表现为突然停药或剂量明显减少后产生戒断症状。精神依赖性是指基于药物的奖赏特性（产生增加药物使用可能性的正性感觉的能力）或在没有药物时产生的精神痛苦，机体对药物使用的控制力下降的一种状态。目前已知可产生依赖性的化合物主要有阿片类、可卡因、苯丙胺类、大麻类、苯二氮䓬类和巴比妥类等。

耐受性（tolerance）是指反复使用某种药物后机体产生生理适应的一种状态，表现为机体对药物的敏感性降低，需增大剂量才能产生原有的效应。躯体依赖性或耐受性的存在并不决定一种药物是否具有滥用潜力，但是如果一种药物具有奖赏性质，则其诱导躯体依赖性或耐受性的能力可能会影响其总体滥用潜力。

2. **动物依赖性行为学试验**

（1）一般行为学试验：可能提示依赖性信息的一般行为学试验包括功能行为组合（FOB）试验 /Irwin's 试验、运动能力试验等，通常属于安全药理学试验的一部分。

（2）奖赏效应 / 强化特性的评价：用于检测评价受试物是否能够产生奖赏效应或具有足以产生强化作用的奖赏效应，主要包括自身给药试验和条件位置偏爱试验。

（3）与已知滥用药物效应相似性的评价：依赖性药物使人产生的情绪效应如欣快、满足感等，属于主观性效应。具有主观性效应的药物可以控制动物的行为反应，使之产生辨别行为效应。一般采用药物辨别试验来评价受试物是否产生与已知的滥用药物相似的"主观感受"。

（4）躯体依赖性的评价：躯体依赖性评价通常采用戒断试验，评价受试物长期重复给药后突然停药是否会产生戒断症状，包括自然戒断试验和催促戒断试验。

第三节　不同申报阶段的安全性评价研究

一、药品注册与安全性评价

药品注册是指药品注册申请人依照法定程序和相关要求提出申请，药品监督管理部门对拟上市药品的安全性、有效性、质量可控性等进行审查，做出行政许可决定的过程。药品注册申请包括新药的申请（新药临床试验申请、新药上市生产许可申请）、仿制药申请、进口药品申请及其补充申请、上市后补充申请及再注册申请。

1. 新药的申请　是指未曾在中国境内外上市销售的药品的注册申请。对已上市药品改变剂型、改变给药途径、增加新适应证的药品注册以及仿制的生物制品按照新药申请的程序申报。

（1）临床研究用新药申请：临床研究用新药（investigational new drug, IND）是在药品注册申请人完成新药的临床前评价之后，向药品监督管理部门递交所有临床前研究资料，提出 IND 申请，从而为下一步开展临床试验做准备。药品监管部门对申报材料进行技术审评，符合规定的颁发《药物临床试验批件》，新药进入临床研究阶段。

（2）注册新药上市生产许可申请：新药申请（new drug application, NDA）是药品注册申请人完成新药的临床评价之后，向药品监管部门递交全部申报新药生产所需的临床评价资料，提出申请的过程。药品监管部门依据技术审评意见、样品生产现场检查报告和样品检验结果进行综合审评，审评符合规定的颁发"新药证书"，申请人已持有《药品生产许可证》并具备生产条件的，同时发给药品批准文号。

2. 仿制药申请　是指生产已批准上市的已有国家标准的药品的注册申请。

3. 进口药品申请　是指境外生产的药品在中国境内上市销售的注册申请。

4. 上市后补充申请　是指新药申请、仿制药申请或者进口药品申请经批准后，改变、增加或者取消原批准事项或者内容的注册申请。

5. 再注册申请　是指药品批准证明文件有效期满后申请人拟继续生产或者进口该药品的注册申请。

新药的研究开发是一个从动物的有效性和安全性评价（研究）逐步向人有效性和安全性评价（临床研究）推进的过程。安全性评价与临床研究关系紧密，这体现在以下三个方面：首先，安全性研究在支持临床研究时并不是进入临床研究（Ⅰ期）前完成所有的安全性评价研究，而是分阶段来分别支持Ⅰ、Ⅱ、Ⅲ期临床研究，并为如何进行临床研究提供重要参考，这表现在临床研究方案中的给药剂量（尤其是Ⅰ期临床研究的起始剂量）、安全性检查/监测指标和检测时机的确定，危险性的预测和救治措施的实施等方面；其二，在临床研究过程中甚至上市后出现非预期重要的安全性问题且难以判断其风险性等，也需要进行有关的安全性研究，由临床研究信息来为安全性研究提供方向和目标，以期减少临床研究和临床应用的风险；其三，在临床研究完成后，对供试品的临床有效性和安全性已有一个基本结论，此时安全性评价的某些结果（如致癌性等）可能是确定供试品是否能批准上市的重要依据之一。

安全性研究方案的设计依赖于拟定的临床研究方案或药品说明书中的基本信息，如适应证及用药人群、用法用量（给药剂量、用法、疗程、途径、给药间隔等）。与之对应的，安全性研究结果（主要指是否出现严重的安全性问题及临床安全性的可预见性和控制性）对临床适应证确定、用药人群的选择、给药方案的制定等方面均有重要指导意义。为了避免难以预料的严重安全性问题，需要根据安全性研究的结果来调整预期的适应证范围或临床给药方案。同时，安全性研究结果应合理地体现在临床方案中，如安全性检测指标、监测时机、抢救对策等。因此，针对不同的药品注册申请要求，进行不同阶段不同内容的安全性评价研究设计就非常重要。

二、支持新药申请的安全性研究

（一）新药的注册分类

1. 中药注册分类　中药是指在我国中医药理论指导下使用的药用物质及其制剂。

（1）1类：中药创新药。指处方未在国家药品标准、药品注册标准及国家中医药主管部门发布的

《古代经典名方目录》中收载,具有临床价值,且未在境外上市的中药新处方制剂。一般包含以下情形:①1.1 类,中药复方制剂,系指由多味饮片、提取物等在中医药理论指导下组方而成的制剂;②1.2 类,从单一植物、动物、矿物等物质中提取得到的提取物及其制剂;③1.3 类,新药材及其制剂,即未被国家药品标准、药品注册标准以及省、自治区、直辖市药材标准收载的药材及其制剂,以及具有上述标准药材的原动、植物新的药用部位及其制剂。

(2) 2 类:中药改良型新药。指改变已上市中药的给药途径、剂型,且具有临床应用优势和特点,或增加功能主治等的制剂。一般包含以下情形:①2.1 类,改变已上市中药给药途径的制剂,即不同给药途径或不同吸收部位之间相互改变的制剂;②2.2 类,改变已上市中药剂型的制剂,即在给药途径不变的情况下改变剂型的制剂;③2.3 类,中药增加功能主治;④2.4 类,已上市中药生产工艺或辅料等改变引起药用物质基础或药物吸收、利用明显改变的。

(3) 3 类:古代经典名方中药复方制剂。古代经典名方是指符合《中华人民共和国中医药法》规定的,至今仍广泛应用、疗效确切、具有明显特色与优势的古代中医典籍所记载的方剂。古代经典名方中药复方制剂是指来源于古代经典名方的中药复方制剂。包含以下情形:①3.1 类,按古代经典名方目录管理的中药复方制剂;②3.2 类,其他来源于古代经典名方的中药复方制剂,包括未按古代经典名方目录管理的古代经典名方中药复方制剂和基于古代经典名方加减化裁的中药复方制剂。

(4) 4 类:同名同方药。指通用名称、处方、剂型、功能主治、用法及日用饮片量与已上市中药相同,且在安全性、有效性、质量可控性方面不低于该已上市中药的制剂。

天然药物是指在现代医药理论指导下使用的天然药用物质及其制剂。天然药物参照中药注册分类。

其他情形,主要指境外已上市境内未上市的中药、天然药物制剂。

2. 化学药品新药的注册分类

(1) 1 类:境内外均未上市的创新药。含有新的结构明确的、具有药理作用的化合物,且具有临床价值的药品。

(2) 2 类:境内外均未上市的改良型新药。指在已知活性成分的基础上,对其结构、剂型、处方工艺、给药途径、适应证等进行优化,且具有明显临床优势的药品。包括:①2.1 类,含有用拆分或者合成等方法制得的已知活性成分的光学异构体,或者对已知活性成分成酯,或者对已知活性成分成盐(包括含有氢键或配位键的盐),或者改变已知盐类活性成分的酸根、碱基或金属元素,或者形成其他非共价键衍生物(如络合物、螯合物或包合物),且具有明显临床优势的药品;②2.2 类,含有已知活性成份的新剂型(包括新的给药系统)、新处方工艺、新给药途径,且具有明显临床优势的制剂;③2.3 类,含有已知活性成分的新复方制剂,且具有明显临床优势;④2.4 类,含有已知活性成分的新适应证的药品。

(3) 5 类:境外上市的药品申请在境内上市。包括:①5.1 类,境外上市的原研药品和改良型药品申请在境内上市,改良型药品应具有明显临床优势;②5.2 类,境外上市的仿制药申请在境内上市。

3. 生物制品的注册分类 生物制品是指以微生物、细胞、动物或人源组织和体液等为起始原材料,用生物学技术制成,用于预防、治疗和诊断人类疾病的制剂。为规范生物制品注册申报和管理,将生物制品分为预防用生物制品、治疗用生物制品和按生物制品管理的体外诊断试剂。

（1）预防用生物制品

1）1类：创新型疫苗：境内外均未上市的疫苗：①1.1类，无有效预防手段疾病的疫苗；②1.2类，在已上市疫苗基础上研发的新抗原形式，如新基因重组疫苗、新核酸疫苗、已上市多糖疫苗基础上制备的新的结合疫苗等；③1.3类，含新佐剂或新佐剂系统的疫苗；④1.4类，含新抗原或新抗原形式的多联/多价疫苗。

2）2类：改良型疫苗：对境内或境外已上市疫苗产品进行改良，使新产品的安全性、有效性、质量可控性有改进，且具有明显优势的疫苗，包括：①2.1类，在境内或境外已上市产品基础上改变抗原谱或型别，且具有明显临床优势的疫苗；②2.2类，具有重大技术改进的疫苗，包括对疫苗菌毒种/细胞基质/生产工艺/剂型等的改进（如更换为其他表达体系或细胞基质的疫苗；更换菌毒株或对已上市菌毒株进行改造；对已上市细胞基质或目的基因进行改造；非纯化疫苗改进为纯化疫苗；全细胞疫苗改进为组分疫苗等）；③2.3类，已有同类产品上市的疫苗组成的新的多联/多价疫苗；④2.4类，改变给药途径，且具有明显临床优势的疫苗；⑤2.5类，改变免疫剂量或免疫程序，且新免疫剂量或免疫程序具有明显临床优势的疫苗；⑥2.6类，改变适用人群的疫苗。

3）3类：境内或境外已上市的疫苗：①3.1类，境外生产的境外已上市、境内未上市的疫苗申报上市；②3.2类，境外已上市、境内未上市的疫苗申报在境内生产上市。

（2）治疗用生物制品

1）1类：创新型生物制品：境内外均未上市的治疗用生物制品。

2）2类：改良型生物制品：对境内或境外已上市制品进行改良，使新产品的安全性、有效性、质量可控性有改进，且具有明显优势的治疗用生物制品。包括：①2.1类，在已上市制品基础上，对其剂型、给药途径等进行优化，且具有明显临床优势的生物制品；②2.2类，增加境内外均未获批的新适应证和/或改变用药人群；③2.3类，已有同类制品上市的生物制品组成新的复方制品；④2.4类，在已上市制品基础上，具有重大技术改进的生物制品，如重组技术替代生物组织提取技术；较已上市制品改变氨基酸位点或表达系统、宿主细胞后具有明显临床优势等。

3）3类：境内或境外已上市生物制品：①3.1类，境外生产的境外已上市、境内未上市的生物制品申报上市；②3.2类，境外已上市、境内未上市的生物制品申报在境内生产上市；③3.3类，生物类似药。④3.4类，其他生物制品。

（3）按生物制品管理的体外诊断试剂

1）1类：创新型体外诊断试剂。

2）2类：境内外已上市的体外诊断试剂。

（二）支持新药申请的安全性研究

安全性研究和评价是分别采用多种不同的试验/方法来进行独立的研究，每个研究的目的和意义明显不同，应结合拟用临床研究方案来考虑进行哪些试验，根据供试品的特点等来考虑进行每个安全性试验。

具体的支持新药申请阶段的安全性研究内容详见表14-2。

表 14-2　支持新药申请阶段的安全性研究

安全性评价项目	试验	临床试验		新药上市生产许可
	人体试验前	Ⅱ期临床试验开始前（Ⅰ~Ⅱ期）	Ⅲ期临床试验开始前（Ⅱ~Ⅲ期）	临床试验完成，批准生产前
安全药理学试验	核心组合试验(对心血管、中枢神经和呼吸系统的影响)	追加和／或补充的安全药理学试验(如需要)		—
单次给药毒性试验	常规的采用两种哺乳动物进行的单次给药毒性试验	—	某些药物开展单次给药毒性试验用于预测人体用药过量的后果	—
重复给药毒性试验	采用两种哺乳动物进行的重复给药毒性试验,根据临床试验确定期限[1],通常在本阶段选择 4 周给药期限支持Ⅰ期临床	采用两种哺乳动物进行的重复给药毒性试验,通常在本阶段选择 13 周(3 个月)给药期限[1]支持Ⅱ期临床	采用两种哺乳动物进行的重复给药毒性试验,通常在本阶段啮齿类最长选择 26 周(6 个月)给药期限[1],非啮齿类最长选择 39 周(9 个月)给药期限[1]支持Ⅲ期临床或后续的生产	
生殖毒性试验				
男性	重复给药毒性评估了药物对雄性生殖器影响,此阶段无须单独评估雄性生育力	—	雄性生育力试验	—
无生育可能的妇女(绝育或绝经妇女)	重复给药毒性评估了药物对雌性生殖器官的评价,此阶段无须专门开展针对研究	—	—	—
有生育可能的妇女(WO-CBP)	A. 进行生殖毒性试验、雌性生育力试验、胚胎 - 胎仔发育毒性试验(啮齿类) B. 未进行发育毒性试验,WOCBP 也可以入选早期临床试验条件,一种情况是临床试验周期较短(如 2 周)且采取严格的措施控制妊娠风险。另一种情况是疾病在女性中高发,不纳入 WOCBP 无法有效地达到临床试验目的,而同时对避孕有足够的预防措施	雌性生育力试验、胚胎 - 胎仔发育毒性试验(非啮齿类)	特异性的雌性生育力试验	围产期生殖毒性试验
妊娠妇女	各项生殖毒性试验和遗传毒性试验标准组合	—	—	—

续表

安全性评价项目	试验	临床试验		新药上市生产许可
	人体试验前	Ⅱ期临床试验开始前（Ⅰ~Ⅱ期）	Ⅲ期临床试验开始前（Ⅱ~Ⅲ期）	临床试验完成，批准生产前
遗传毒性试验[2]	基因突变试验（支持单次给药新药临床试验）和/或对染色体损伤的试验（支持多次给药新药临床试验）	完整的遗传毒性试验组合，一项基因突变试验和一项体外细胞遗传试验及一项体内遗传试验	—	—
致癌性试验	只有在有致癌性风险担忧明显理由的情况下，才应提交致癌性试验结果来支持临床试验	—	根据临床适应证推荐进行致癌性试验，应在上市申请前完成。对于开发为治疗成人或儿童患者某些严重疾病的药物，如果推荐进行，致癌性试验可在药物上市后完成	
刺激性、过敏性和溶血性试验	建议作为一般毒性试验（重复给药毒性试验）的一部分，不推荐进行单独的试验	对于注射用药，当适宜时应在Ⅲ期临床试验前对非拟定注射部位进行局部耐受性评估	—	—
依赖性试验	—	—	一般情况下，特异性的药物依赖性试验在Ⅱ期临床试验结束后进行，因为此时才可获得拟定的最终治疗剂量，而依赖性试验的给药剂量需基于人在拟最高治疗剂量时所产生的暴露量进行设计	
免疫毒性[3]	采用标准的毒性试验和基于证据权重评估而进行的附加免疫毒性试验（包括标准毒性试验中的免疫相关信号）对产生免疫毒性的可能性进行评价	—	附加的免疫毒性试验	
毒代动力学	重复给药毒性试验中动物种属的全身暴露数据	只有在观察到人体代谢产物的暴露量超过药物相关总暴露量的10%，且在人体中的水平显著高于毒性试验中的最大暴露量时，才需要进行该人体代谢产物的试验	—	

注：1. 不同给药期限的重复给药毒性试验可以支持药物上市作为最终目标进行设计，以阶段性和逐步推进的方法，这种不同给药期限的试验设计并不是单纯的重复性试验，通过试验设计（如剂量的交叉、不同的试验终点选择），可以更好地探索新药的安全性，同时这样设计的多个试验结果相互验证，充分暴露毒性；为临床研究提供资料。重复给药毒性试验给药周期选择见表 14-3 和表 14-4。

2. 应关注如果遗传毒性出现阳性试验结果，应进行附加试验，以确定对人体继续给药是否仍合适。

3. 免疫毒性根据药物特点开展。

表 14-3 支持临床试验的重复给药毒性试验给药周期选择表

支持临床试验		
最长临床试验期限	重复给药毒性试验的最短期限	
	啮齿类动物	非啮齿类动物
≤2 周	2 周	2 周
2 周 ~6 个月	同临床试验	同临床试验
>6 个月	6 个月	9 个月

表 14-4 支持新药上市生产的重复给药毒性试验给药周期选择表

支持新药上市生产		
临床拟用期限	啮齿类动物	非啮齿类动物
≤2 周	1 个月	1 个月
2 周 ~1 个月	3 个月	3 个月
1~3 个月	6 个月	6 个月
>3 个月	6 个月	9 个月

（三）新药用辅料的安全性评价研究

"新药用辅料"指拟添加到治疗用或诊断用药物中的任何无活性成分,对于新药用辅料需要注意:第一,尽管它们可能会改善药物输送,如增强药用成分的吸收或者控制释放,但在拟定使用剂量下预期不会产生药理作用;第二,根据现有的安全性数据,尚不能充分评估用拟定的剂量水平、暴露持续时间或者给药方式使用时对人体的风险。因此,新药用辅料要进行安全性评价,与新药的安全性评价的考虑点相似,如药物的拟用疗程、人体安全担忧因素等,且安全性评价的试验周期、检测指标等也类似。但是,鉴于通常药用辅料的用量相对药物活性成分本身大,并且用药途径广泛等原因,对新药用辅料的安全性评价的要求可能会比新药更为严格。

新药用辅料采用标准试验组合评估包括但不限于安全药理学、单次给药毒性试验(两个种属动物)、根据使用期限进行不同周期的重复给药毒性试验(两个种属动物)、以标准试验组合来评价新药用辅料的遗传毒性试验,以及完整的生殖毒性试验（Ⅰ段、Ⅱ段、Ⅲ段）。

三、支持仿制药申请的安全性研究

（一）仿制药的注册分类

1. 化学药品仿制药的注册分类

（1）3 类:境内申请人仿制境外上市但境内未上市原研药品的药品。该类药品应与参比制剂的质量和疗效一致。

（2）4 类:境内申请人仿制已在境内上市原研药品的药品。该类药品应与参比制剂的质量和疗效一致。原研药品是指境内外首个获准上市,且具有完整和充分的安全性、有效性数据作为上市依据的药品。参比制剂是指经国家药品监管部门评估确认的仿制药研制使用的对照药品。参比制剂的遴选与公布按照国家药品监管部门相关规定执行。

2. 生物制品仿制药（境内或境外已上市生物制品）的注册分类

（1）预防用生物制品

3 类：境内或境外已上市的疫苗：①3.1 类，境外生产的境外已上市、境内未上市的疫苗申报上市。②3.2 类，境外已上市、境内未上市的疫苗申报在境内生产上市。③3.3 境内已上市疫苗。

（2）治疗用生物制品

3 类：境内或境外已上市生物制品：①3.1 类，境外生产的境外已上市、境内未上市的生物制品申报上市。②3.2 类，境外已上市、境内未上市的生物制品申报在境内生产上市。③3.3 类，生物类似药。④3.4 类，其他生物制品。

（二）支持化学药品仿制药申请的安全性研究

2016 年，国家食品药品监督管理总局对化学药品注册分类进行重新修订，并重新规定了仿制药的概念，即具有与参比制剂相同的活性成分、剂型、规格、适应证、给药途径和用法用量的原料药及其制剂。按照美国 FDA 的观点，能够获得批准的仿制药必须具备以下几点：①和原研药品含有相同的活性成分；②和原研药的适应证、剂型、规格、给药途径一致；③生物等效；④质量要求相同；⑤生产的 GMP 标准和原研药品相同。对于仿制药，强调了"同"的概念，严格要求仿制药的质量与原研药品一致，这就减少了不同企业仿制相同药品时产生质量差异传递的可能性，从而实现临床应用上仿制药与原研药品的"可替代性"。

仿制药与原研药品的差异需引起应有的关注并着力进行有效控制，仿制药的特点决定了仿制药只是复制了原研药品主要成分的分子结构，但是原研药品生产中关键工艺步骤、关键试剂、生产工艺或关键辅料的质量控制等属于企业核心机密，是仿制企业难以合法拷贝的，这导致仿制药的杂质谱、释药行为等关键质量属性在有些情况下难以与原研药品完全一致，最终表现出来就是仿制药的安全性、有效性与原研药品之间产生安全性或者疗效等难以完全消除的差异。对于仿制药，《国家药品安全"十二五"规划》明确提出要用 5~10 年时间，对 2007 年修订的《药品注册管理办法》实施前的仿制药，分期分批与原研药品进行全面比对研究，使仿制药与原研药品达到一致。据此要求，NMPA 制定了一系列的"仿制药质量与疗效一致性评价"工作方案。工作方案中规定了首先开展口服固体制剂的评价，其次开展注射剂的评价，最后开展其他剂型评价。2020 年 5 月国家药品监督管理局再颁布《关于开展化学药品注射剂仿制药质量和疗效一致性评价工作的公告》，至此宣示了终结仿制药不等效的工作进程已全面展开。

与新药不同，仿制药的质量与疗效一致性评价主要采用桥接的研究思路，通过质量一致性的确认，桥接原研药品的安全有效性结果。①以原料药作为仿制药采用药学研究考察方法；②固体制剂或部分贴剂的仿制药采用药学研究和生物等效性（BE）方法；③生化药或特殊剂型的仿制药采用药学和临床研究方法；④注射剂的仿制药应进行过敏性、溶血性与局部刺激性试验；⑤制剂中应关注辅料的合理性；⑥吸入制剂的仿制药应进行吸入途径的刺激性试验和过敏性试验。仿制药的原料药、杂质等质量无法与原研药品桥接时，需要进行毒理研究（毒代动力学）和临床研究。

在仿制药的合成、纯化和贮存过程中可能产生实际的和潜在的杂质，对于无法排除的杂质可以通过安全性评价分析杂质的毒性作用，需要开展遗传毒性研究和反映杂质毒性的单个种属动物的一般毒理研究（最少 2 周，最多 13 周重复给药试验）。

因此,在仿制药的安全性评价研究中,从风险角度考虑,需要对比仿制药和原研药品在安全性方面的差别,有助于加强药品质量控制,从而预测临床用药的安全性。

四、支持补充申请和上市后再评价的安全性研究

1. **支持补充申请的安全性研究** 《药品注册管理办法》规定持有人应当主动开展药品上市后研究,对药品的安全性、有效性和质量可控性进行进一步确证,加强对已上市药品的持续管理,针对药品以下补充申请的内容,需要递交安全性评价研究资料。①变更用法用量但不改变给药途径或者变更适用人群范围,应当提供支持该项改变的安全性研究资料或文献资料;②改变影响药品质量的生产工艺,但是其生产工艺的改变不应导致药用物质基础的改变;③替代或减去国家药品标准处方中的毒性药材或处于濒危状态的药材,药材替代后,应当与原研药品针对主要病症进行主要药效学和急性毒性的比较研究;④补充完善药品说明书的安全性内容,可提供毒理研究的试验资料或者文献资料。

2. **支持上市后再评价的安全性研究** 一种新药通过评价与临床评价获准上市后,仍然需要进一步的安全性研究,在广泛使用条件下考察其疗效和不良反应。药品上市后再评价是药品上市前评价的延续,是全面评价药品安全性不可缺少的一个环节。

上市后再评价指药品经正式批准进入市场后,对其安全性、有效性、经济性等方面继续进行更为全面、完整的科学评价。同时,还应根据药品上市前研究情况以及上市后研究需求,有针对性地对生产工艺、生产质量、药理学、药效学、毒理学、生态学等研究内容进行再评价。上市后安全性再评价意义包括如下几点:

(1)发现新药上市前未发现的风险因素:上市前的研究无论从时间上还是从临床研究的数量上来讲都有一定的局限性,例如研究时间短、病例数少、试验对象年龄范围窄、用药条件控制较严等。因此,一些发生频率很低的药品不良反应(adverse drug reaction,ADR)和一些需要较长时间应用才能发现或迟发的ADR、药物相互作用、更多人群应用的有效性等均难以发现。新药上市后,通过一段时间的不良反应监测,再结合研究,可以科学评价药品的安全性,控制和把握用药风险,为用药安全提供保障。

(2)发现风险信号:通过对上市后药品不良反应的监测,对ADR的分析、调研与评价,可以发现在药品生产环节、流通环节和使用环节的风险信号,为药品监管部门制定相关监管政策提供依据。

(3)规范用药:上市后再评价工作还可以鼓励创新药的研究与开发,确认新发现的适应证并对指导和规范临床合理用药、加强药品市场监管等均具有积极重要意义。

(4)对产品的深度认识:从企业发展的意义上讲,进行上市后再评价,对企业生产的产品可以有更加清晰的认识,可以规避潜在的风险来减少不良反应的发生。这不仅有利于企业的长远发展和名誉,同时也是企业应当承担的社会责任。

第四节 特殊药物的安全性评价

《药品注册管理办法》(国家市场监督管理总局令第27号)第十三条中规定,国家药品监督管理局建立药品加快上市注册制度,支持以临床价值为导向的药物创新。对符合条件的药品注册申请,申请人

可以申请适用突破性治疗药物、附条件批准、优先审评审批及特别审批程序。这些新药或者改良型新药在安全性评价研究的关注点有独特性,同时现阶段临床上大量成人药品用于儿童而出现的不良反应屡见不鲜,儿科用药的安全性评价研究越来越受到重视。本节将分别从高端制剂、复方制剂、生物制品三方面分别阐述安全性评价研究中前沿的关注点,并对目前开展的儿科用药的安全性评价研究策略进行描述。

一、高端制剂

随着药物创新步伐的加快,医药与材料分子等学科的结合,高端制剂产品不断出现,如注射类型产品中的长效缓释微球、聚合物胶束、脂质体等;口服类型产品中的缓控释制剂;透皮类型产品中的缓控释贴剂、植入剂;纳米药物等。这些新剂型可能影响药物体内药代动力学行为,延长了药物与靶组织或细胞作用的时间,具有选择性地富集于靶组织或器官,从而改善疗效或减轻全身毒性等特点。但同时,这些新剂型易受处方和工艺的影响,常引起在暴露量、组织分布、消除等方面的差别,所以高端制剂在应用前重点关注安全性问题。

(一)高端制剂安全性评价研究的关注点

高端制剂的安全性评价研究通常先以药代动力学对比研究结果为基础,观察经过如微球化、脂质体包裹等制剂优化后药物释放速度、释放程度、组织分布、蓄积情况等是否改变。根据上述改变情况可进一步进行安全性评价,关注暴露量的增加、半衰期的延长是否导致安全性的变化,是否在解决了药物原限制性毒性的前提下产生新的毒性反应以及原有药物的毒性是否增加。一般来说,通常若已有的毒性信息不足以支持高端制剂的暴露情况,或者与常释制剂相比产生了有显著差异的暴露模式,则应添加毒性试验,来充分判断剂型改变后的暴露安全窗。例如,美国 FDA 在审评纳曲酮的过程中,发现微球注射制剂比常释口服制剂的暴露量 AUC 增大了 4 倍,无法用口服制剂的毒性研究信息来判断微球制剂的暴露安全窗,随即要求申报单位补充提供了包括生殖试验、致癌试验在内的全面的毒理试验,并同时进行毒代动力学研究。

(二)高端制剂安全性评价研究的设计

高端制剂安全性评价项目的选择和试验设计(如给药剂量、给药频率、给药期限等)需要结合前期药代动力学研究的结果、拟临床给药周期、临床用法用量等综合考虑。如抗肿瘤药物脂质体制剂的 PK、组织分布与普通制剂相比一般会有较明显的改变(如乳剂、脂质体、微球和纳米粒等作为被动靶向制剂的载体可被单核巨噬细胞系统的巨噬细胞所吞噬而摄取,故在肝、脾和骨髓等单核巨噬细胞较丰富的器官中含量较高),故一般需对组织分布改变可能引起的毒性进行研究评价,即需要进行必要的重复给药毒性试验。对于改良型新药,以重复给药毒性试验作为研究方法在试验中设置多个剂量组,对改良前后各剂型进行全面比对。其余安全性评价研究项目如生殖毒性、安全药理学、遗传毒性、特定靶器官毒性研究等,根据具体情况进行。对微球制剂、脂质体等注射剂,还需要考察局部耐受性,可单独进行,也可在重复给药毒性试验中同时增加指标进行考察。

二、复方制剂

复方制剂是药品研发和评价中的常见品种类型,随着单组分药物研发成本和筛选难度的不断增加,临床联合用药治疗方案的不断优化,复方制剂成为药物研发的热点之一,美国 FDA 近年来批准上市的很多新药也是以复方制剂的形式用于临床上需经常采用联合用药治疗的疾病。复方制剂研发的目的是希望提高疗效和/或降低单药的某些不良反应,在复方制剂研究中应重点比较单药和复方制剂在安全性方面的可能变化,分析复方制剂中单药间可能的相互作用,进而根据这些相互作用可能带来的安全性问题进行相应的安全性研究。

1. **复方制剂的种类**　复方制剂根据单方药物有三种类型:①均为已上市药物;②一种或一种以上为新化合物,另一种或一种以上为已上市药物;③两种或两种以上均为新化合物。

2. **复方制剂的安全性评价**

(1) 两种或两种以上已上市药物组成:对于这种组成的复方制剂,一般情况下每种单药会有充分的临床信息,仅需要比较单药与复方制剂的适应证是否相同。①复方制剂中单药及联合用药均有足够的临床用药信息,此时再要求进行研究可能是不必要的;②当单药相互作用是可以预测的,或相互作用并不会导致严重毒性,并在人体有可监测方法时,可不进行研究;③如果复方中单药在临床采用相同剂量可导致严重毒性发生,特别是产生严重毒性且无监测方法时,需要进行复方制剂的研究;④对于急症治疗的药物可能缺乏支持长期用药的资料,与其他药物联合用于长期治疗时需要进行附加的研究。

(2) 含新化合物的组成:对于一种为新化合物、另一种或一种以上为已上市药物组成的复方制剂,或者由两种或两种以上新化合物组成的复方制剂,在安全性评价时,需对每一种新化合物进行标准组合的安全性研究,如遗传毒性、安全药理学、PK/ADME、一般毒性、生殖毒性、致癌性等。这些复方制剂在研究时的剂量比例应与临床应用的剂量相吻合;仅以固定复方上市,可仅进行复方制剂标准组合的安全性研究。

三、生物制品

生物制品是指以微生物、细胞、动物或人源组织和体液等为起始原材料,用生物学技术制成,用于预防、治疗和诊断人类疾病的制剂,如疫苗、血液制品、生物技术药物、微生态制剂、免疫调节剂、诊断制品等。为便于生物制品注册申报和管理,将生物制品分为预防用生物制品、治疗用生物制品和按生物制品管理的体外诊断试剂三类。①预防用生物制品是指为预防、控制疾病的发生、流行,用于人体免疫接种的疫苗类生物制品。②治疗用生物制品是指采用不同表达系统的工程细胞所制备的蛋白质、多肽及其衍生物,包括细胞因子、纤溶酶原激活因子、重组血浆因子、生长因子、融合蛋白、酶、受体、激素和单克隆抗体等,也包括细胞治疗和基因治疗产品;变态反应原制品;微生态制剂;人或者动物组织或者体液提取或者通过发酵制备的具有生物活性的制品等。③按生物制品管理的体外诊断试剂包括用于血源筛查的体外诊断试剂、采用放射性核素标记的体外诊断试剂等。

本部分内容分别介绍治疗用生物制品中的细胞治疗产品以及生物类似物的安全性评价研究,以及预防用生物制品中疫苗的安全性评价研究。

(一) 细胞治疗产品的安全性评价研究

近年来,随着干细胞治疗、免疫细胞治疗和基因编辑等理论、技术手段以及临床医疗探索研究的不断发展,细胞治疗产品为一些严重及难治性疾病提供了新的治疗思路与方法。本节以 CAR-T 细胞治疗产品为例,介绍细胞治疗产品的安全性评价研究。

嵌合抗原受体 T 细胞(chimeric antigen receptor T cell,CAR-T)是指通过基因修饰技术,将带有特异性抗原识别结构域及 T 细胞激活信号的遗传物质转入 T 细胞,使 T 细胞通过直接与肿瘤细胞表面的特异性抗原相结合而激活,通过释放穿孔素、颗粒酶 B 等直接杀伤肿瘤细胞,同时还通过释放细胞因子募集人体内源性免疫细胞杀伤肿瘤细胞,从而达到治疗肿瘤的目的,而且还可形成免疫记忆 T 细胞从而获得特异性的抗肿瘤长效机制。目前,CAR-T 细胞对多种血液肿瘤显示了非常好的临床效果,对实体瘤治疗也表现出了非常大的潜力。2017 年美国批准了两个分别针对急性 B 淋巴细胞白血病和 B 淋巴细胞瘤的 CD19 CAR-T 细胞治疗产品上市,CAR-T 细胞治疗已经成为肿瘤免疫治疗领域中新的国际研究热点。我国 CAR-T 研究也呈现蓬勃发展的态势,已有众多研究机构及制药公司投入到了 CAR-T 细胞产品的研发中。

1. 研究的一般要求 作为一种可特异性识别并杀伤肿瘤细胞的人源 T 淋巴细胞产品,现有的研究方法及标准在 CAR-T 细胞产品的评价上存在一定的局限性,需要进行多种新的研究评价策略和方法的探索。特别关注包括动物模型、受试物这两个方面。

(1) 实验动物模型选择:CAR-T 细胞作为人源细胞产品,给予免疫功能正常的动物时会发生免疫应答,导致人源细胞被清除或者出现免疫排斥反应,从而无法获得对临床有充分预测意义的有效性和安全性信息。因此,需要根据研究目的选择适当的实验动物种属。目前,已用于 CAR-T 产品研究和正处于探索阶段的动物模型有如下几种:①同源小鼠(syngeneic mouse),具有完整的免疫系统,可以负荷鼠源肿瘤,鼠源 CAR-T 细胞可以靶向性地与其体内鼠肿瘤相关抗原(tumor associated antigen,TAA)结合,其组织也可能表达低水平的靶抗原,因此可以更好地用于检测靶向和脱靶毒性。但是仅限用于研究鼠源细胞制备的 CAR-T 产品。②转基因小鼠(transgenic mouse),免疫系统正常鼠,表达人 TAA。在研究针对不同 TAA 的 CAR-T 的同时可以保留宿主免疫系统,但研究对象细胞需要为鼠源细胞。该模型适合用于 CAR-T 细胞的概念验证性研究,但是无法提供人源 CAR-T 细胞的药效和安全性的直接证据。③移植瘤小鼠(xenograft mouse),在免疫缺陷小鼠中移植人源肿瘤,可用来研究人源 CAR-T 细胞对人源肿瘤的作用,是一种更加直接的概念验证性研究,也可以在研发早期阶段用于测试不同的设计类型的 CAR(如引入不同的信号分子或者细胞因子)的研究。④人源化免疫系统小鼠(humanized immune system mice,HIS mice),该模型通过向免疫缺陷鼠移植人免疫细胞制备得来。通常是在对免疫缺陷鼠进行 CAR-T 细胞治疗前移植人 CD34$^+$ 造血干细胞 / 祖细胞(human CD34$^+$ hematopoietic stem/progenitor cell,CD34$^+$ HSPC)。HSPC 可以再生少量髓系和部分淋巴系细胞。向免疫缺陷鼠移植人的骨髓、肝脏和胸腺的人源化 BLT(bone marrow,liver,thymus)小鼠模型,其构建更加复杂,是目前最接近人免疫系统的动物模型,曾被用于治疗 HIV 的 CAR-T 细胞的研究,然而,该模型具有髓系细胞发育不全和 T 细胞欠缺的缺点,且目前很难实现大批量生产和标准化。⑤灵长类(primate),猴免疫系统和生理学功能与人接近,理论上可交叉识别人和猴特异性抗原的 CAR-T 产品,可以模拟细胞因子释放综合征(cytokine release syndrome,CRS)和神经毒性等临床上发现的毒性反应。但是在猴体内移植人源肿瘤较为困难,当猴 TAA 无法被 CAR 识别时,CAR-T 细胞无法活化,在体内存续时间短,人源细胞在猴体内可能会被免疫排斥。上述动物模型各有优缺点,采用不同的模型进行不同目的和不同类型的研究,可以获得更多的有效性和安全性信息。

（2）受试物来源选择：用于研究的 CAR-T 细胞产品一般不需要使用患者的血液进行制备，研究使用的细胞样本可采用健康志愿者捐赠的血液制备。当无法使用临床拟用产品时，采用动物来源替代产品进行一些概念验证性研究也具有重要意义。

2. **CAR-T 细胞产品的安全性研究内容**　通常包括一般毒性研究（以常规毒理学检测终点为主要观察指标的单次给药和 / 或多次给药毒性研究）、以神经系统为主的安全药理研究、局部耐受性和体外溶血研究等制剂安全性研究以及免疫毒性研究等。已获得的临床研究结果显示，CAR-T 细胞产品的安全性风险主要包括：CRS、可逆的神经毒性、B 细胞减少和靶向与脱靶毒性效应等。因此，安全性的主要关注点为如何评价 CRS、神经毒性、靶向与脱靶毒性等。另外，产品制备过程中细胞在体外经过了复杂的转基因修饰，因此 CAR-T 细胞的成瘤性 / 致瘤性问题也是考虑重点之一。同时，动物毒理学研究也存在着动物模型、种属特异性等具有挑战性的难题。

一般可使用免疫缺陷动物或者荷瘤鼠模型单独进行较全面的毒理学研究，也可在药效学研究的同时，设计卫星组进行毒性指标的检测（包括常规毒理学指标，如临床症状、体重、摄食量、血液学、血清生化、病理学检查、细胞因子检测等）。因免疫缺陷动物或者荷瘤鼠模型不是毒理学研究常规使用动物，在研究过程中应密切关注各项背景数据以及荷瘤可能带来的病理、生理指标变化。

（1）剂量设置：低剂量应不低于临床等效剂量。因为不同 CAR-T 细胞转染率不一致，静脉给药时高剂量应以输入动物体内的总细胞数不引起动物输液反应（总细胞数不能过大）和肺栓塞为标准进行设计。试验中至少包含两个或两个以上剂量，给药应等于或大于临床用药次数，不同的剂量可以是来源于同一捐赠者的不同剂量的细胞，也可以是分别来源于不同受试者的同一剂量（较高剂量）的细胞。

（2）给药频率：可以在单次或多次给药后，在不同的检测时间点进行全面的毒性指标的检测。如果 CAR-T 细胞产品在临床上为单次给药，动物试验时可在不产生免疫原性或者免疫耐受的时间点内根据不同 CAR-T 细胞产品的作用特点设计为第二次甚至更多次的给药。

（3）检测时间点：在 CAR-T 的安全性研究中，可能不适合使用毒理学常规的检测时间点的概念。例如，在采用荷瘤鼠的毒性研究中，第一次剖检时间（常规意义上的"给药结束"时间点）可以选择未经治疗荷瘤鼠的生存期限（2~3 周）、临床出现 CRS 等严重毒性反应的时间或者 CAR-T 细胞发挥最强生物学活性作用的时间点，检测细胞潜在的短期毒性反应和靶器官。以药代学研究所显示的细胞存续时间或者荷瘤动物在 CAR-T 细胞作用后的最长存活时间，作为第二次剖检时间点（常规意义上的"恢复期结束"时间点），以考察 CAR-T 细胞长期、延迟毒性和致瘤性等风险。

（4）检测指标：因为免疫缺陷鼠的机体状态可能较差，各种检测样本（如血液量）的量通常不能满足等常规检测指标的需要，可以减少一些不必要的指标或者设计更多的动物数来满足对指标样本量的需求。

（5）免疫毒性的评价：已有的临床研究结果和 CAR-T 治疗的原理显示 CAR-T 细胞产品必然具有免疫毒性，目前研究结果也显示免疫毒性，如 CRS 等，这与细胞治疗的效果显著相关。然而，因研究中尚无可以直接预测人 CAR-T 细胞的临床免疫毒性风险的理想的动物模型，因此需要对不同动物模型中获得的免疫毒性检测结果进行客观的分析，以评价其预测能力。CAR-T 细胞在免疫毒性检测指标大致包括：采用流式细胞方法、电化学发光检测等方法检测血清细胞因子水平（如 IL-2、IL-4、IL-6、

IL-10、INF-γ、TNF-α 等),以期待反映 CAR-T 细胞的 CRS 风险;根据使用动物模型的不同,检测动物外周血中淋巴细胞计数及表型分析(如 CD3$^+$、CD4$^+$、CD8$^+$ 等);异种细胞移植物抗宿主反应(graft-versus-host reaction,GvHR)的观察;与临床研究可能相关性的科学评价;免疫器官检查(重量、大体和组织病理检查)。

(6)神经毒性的评价:CAR-T 细胞治疗产生的神经毒性可能与 CRS 具有相关性,是 CRS 损伤血脑屏障,血管内皮受损,细胞因子进入脑内导致的。建议以临床研究中出现 CRS 的时间点在安全性评价研究中增加安全药理学功能观察试验组合(functional observation battery,FOB)的观察。

(二)生物类似药的安全性评价研究

生物类似药是指在质量、安全性和有效性方面与已获准注册的参照药具有相似性的治疗用生物制品。生物类似药候选药物的氨基酸序列原则上应与参照药相同。该类药的安全性评价比对试验研究,应先根据前期药学研究结果来设计,对药学比对试验研究显示候选药和参照药无差异或很小差异的,安全性评价中可仅开展 PK、PD 和免疫原性的比对试验研究;对体外药效学、药代学和免疫原性试验结果不能判定候选药和参照药相似的,应进一步开展体内药效和毒性的比对试验研究。

(1)生物类似药的免疫原性试验:采用的技术和方法应尽可能与参照药一致,抗体检测包括筛选、确证、定量和定性,并研究与剂量和时间的相关性。必要时应对所产生的抗体分别进行候选药和参照药的交叉反应测定。免疫原性比对试验研究还可同时观察一般毒性反应。免疫原性比对试验可以结合在对需要开展重复给药的毒性试验中。

(2)生物类似药的重复给药毒性试验:药学比对试验研究显示候选药与参照药之间存在差别,且无法确定对药品安全性和有效性影响的,应开展毒性试验比对试验研究。通常进行一项相关动物种属的至少 4 周的研究,给药持续时间应足够长以便能监测到毒性和 / 或免疫反应,动物种属、模型、给药途径及剂量应与参照药一致。研究指标的设置应与临床药效有关的药效学作用或活性一致。

(3)其他毒性试验:根据药学及比对试验研究显示有差异且不确定其影响的,需要开展有针对性的其他毒性试验研究,如安全药理学、遗传毒理试验等。

(三)预防用疫苗的安全性评价研究

预防用疫苗是由病毒、细菌或其他病原微生物为起始材料,经培养增殖等制成的减毒、灭活的病原体,或再经分离、提取等方法制备的富含免疫原性组分(亚单位),免疫机体后可诱导产生特异性免疫应答而达到预防某种疾病的目的。预防用疫苗的安全性应选用相关种属或品系的动物进行,至少选择一种相关动物进行毒性试验。试验内容主要包括重复给药毒性试验、单次给药毒性试验、局部刺激性试验等,必要时还应包括生殖毒性试验。试验剂量设置原则上应使疫苗在动物体内达到最佳的免疫应答。重复给药毒性试验一般不需要每日给药,给药次数建议至少比临床拟定的疫苗接种次数多一次,试验中应考察接种部位和全身的病理反应。预防用疫苗需要进行免疫原性试验,包括血清中和抗体效价或其他与免疫应答有关的研究,重点考察疫苗诱导的免疫毒性作用,关注对疫苗诱导的保护性细胞因子和与毒性有关的炎症因子的检测和分析。

四、儿科用药

药物上市后或新药进入临床研究后,为了扩大用药人群,逐渐将药物开发用于儿童的适应人群,也有直接开发用于儿童适应证的药物。目前在大多数情况下,儿童用药是参考已有的成年动物安全性研究资料和/或成人临床资料数据,并无专门的幼年动物安全性研究的数据支持,也就是说缺乏药物对特定发育过程的儿童人群可能存在影响的评价,因此随着用药人群的不断扩大,讨论可行的幼龄动物安全性评价就显得十分必要。幼龄动物毒理学试验,简称幼龄动物试验(juvenile animal study,JAS),主要目的是评估供试品对幼龄动物的生长和发育的作用,是否有与供试品相关的新的或独特的毒性发现,或与年龄有关的敏感性差异,主要是用于支持儿科人群进行临床试验。

(一) 采用幼龄动物进行安全性研究评价儿科用药的必要性

成人和儿童患者用药出现不良反应的程度和种类差异在临床常见。例如,与成人比较,儿童对过量对乙酰氨基酚代谢和解毒的能力较强;给予丙戊酸的儿童易于发生致死性肝毒性;新生儿中氯霉素的半衰期会长于成年人,持续用药使新生儿的暴露量不断增加从而发生死亡;吸入性肾上腺皮质激素类可降低儿童的生长速度,这与成人不良反应是无关的;服用拉莫三嗪的儿童发生超敏反应的风险增加等。这些都是由于成年动物和幼龄动物之间发育状态的差异造成的,因此,成年动物安全性试验并不能完全反映幼年动物的安全性特征。此外,由于儿童的年龄阶段不同,生长发育情况和各器官的形成期不同,用幼龄动物研究可预测儿童年龄相关的毒性,例如,通过观察苯巴比妥对发育中的啮齿类动物神经系统影响的试验预测对儿童认知功能的影响;通过幼龄大鼠和猴研究新生儿对硫氯酚神经毒性的敏感性;未发育成熟的动物心脏对钙通道阻滞剂敏感性增加,预测婴儿对维拉帕米诱导的心血管并发症的易感性;通过幼年啮齿类动物对茶碱的反应预测儿童服用茶碱的发生癫痫的危险;未成年动物给予氟喹诺酮类药物可导致软骨毒性等。

综上所述,由于成年和幼年动物在许多器官系统的结构和功能不同,药物对成年和幼年动物的影响也会出现差异,采用与儿童发育特征相似的相应发育阶段的幼龄动物进行药物的安全性研究比成年动物的安全性研究更能反映儿童用药的安全性。根据儿童发育的不同阶段,幼龄动物的安全性研究阶段可以涵盖对围产期中出生后生长与发育的影响,直至对后续生长发育过程中的影响。特别地,幼龄动物在开始给药时动物的年龄,应根据所关注的出生后发育指标来确定,动物的发育阶段应与拟用儿童人群相当。在幼龄动物试验中选择监测的毒理学终点也应该符合评价供试品对出生后器官系统的总体生长的影响及对神经发育毒性。

(二) 幼龄动物试验的设计

(1) 幼龄动物试验的考虑因素:与成年相对稳定的发育状况比较,儿童的发育状况变化更大,用幼龄动物进行研究时需要考虑:①供试品在儿童中拟用的或可能的用途,特别是与成人的差异;②儿童用药人群与幼龄动物生长和发育阶段相关的给药时间;③成熟和未成熟机体间可能存在的毒理学方面的差异;④已知的动物与儿童人群发育的差异。

(2) 动物种属与人器官发育比较以及幼龄动物起始年龄和给药期限:从受精到成年发育是一个持续的过程,在动物的生命周期中生长和发育会分阶段地展现。有三个关键性阶段强烈地影响生长和发育,即出生阶段(如心血管系统和肺部影响)、离乳阶段(如消化系统,包括胃肠道和肝脏影响)及性成熟阶段(如生殖系统的发育影响),而大脑的发育则包含在所有这些发育关键性阶段。因此,需要理解人类和不同实验动物之间器官发育的比较,这是确定幼龄动物试验的合适给药年龄和给药期限的基础。①幼龄动物试验的起始年龄,根据种属之间器官发育的比较和拟用儿童人群的年龄来确定,与临床试验方案临床拟用最小年龄相当,但无须选择比临床人群所需的年龄更小的幼龄动物,若使用不适当年龄的幼龄动物可能会影响安全窗的确定;②给药期限,至少应包括所选择动物种属出生后发育明显相关的阶段,覆盖关注的发育中的器官系统和靶器官发育的敏感阶段,若是需要评估潜在的长期影响时,应根据拟定的治疗用药时间相对增加给药持续时间,最长可以给药至动物成年。幼龄动物试验应设置恢复期以评估可能出现不良反应的可逆性。

(3) 观察指标:幼龄动物试验的观察指标重点应在评价供试品对发育和生长的影响,应检测供试品对出生后总体生长和特定器官系统的出生后发育的影响(如骨骼、肾脏、肺脏、神经系统、免疫系统、心血管系统和生殖系统等)。通常,幼龄动物试验观察指标包含与成年动物一般毒理学试验相同的评价指标(摄食量测定仅限于离乳后动物)外,还应包括总体生长检测(如体重、每单位时间的生长速率、胫骨长度等)、神经行为功能测试,若涉及性成熟阶段,还要观察性成熟相关的外部指征和生殖功能评估(交配、生育力)。对于发育中的神经毒性评估采用经典成熟的方法来监测中枢神经系统的关键功能,包括反射形成、感觉运动功能、运动行为、反应性、学习和记忆能力等。指标的检测时间点(尤其是特异性指标或针对性指标)常常根据不同指标所涉及的器官系统发育时间而确定,而非统一或固定的一个时间点。

(4) 同窝幼仔的分组考虑:采用断乳前的幼龄动物进行试验时,因为动物要不断哺乳,动物的筛选和入组有其特殊的考虑点,分组时要达到的目标是减少窝效应(遗传效应和哺育效应)对结果分析的影响,达到各组间母鼠窝别及每窝仔鼠相互均衡,同时有效避免同窝供试品剂量不同动物之间可能出现的交叉污染。

(5) 与成年动物毒理学试验的关联:幼龄动物毒理学试验可能出现与成年动物毒理学试验不同的暴露量和毒性敏感性增加,少数情况下能发现新的毒性靶器官。幼龄动物毒理学试验的结果应当与成年动物的毒性结果进行对比,进行详细分析和评价。

第五节　毒代动力学及其研究方法

一、概念及研究目的

毒代动力学(toxicokinetics,TK)是描述机体对药物及其他外源性化学物的处置过程,是定量地研究毒性剂量下药物在动物体内吸收、分布、代谢、排泄(ADME)的过程和特点,即获知供试品在毒性试验中不同剂量水平下的全身暴露程度和持续时间,预测供试品在人体暴露时的潜在风险,解释毒性试验结果,从而为药物安全性评价提供科学依据。毒代动力学测定通常结合于毒性研究中,故通常被称为伴随毒代动力学。

毒代动力学研究在安全性评价中的主要价值体现在:①阐述毒性试验中供试品和/或其代谢产物的全身暴露及其与毒性反应的剂量和时间关系(即暴露量与剂量的关系);②评价供试品和/或其代谢产物在不同动物种属、性别、年龄、机体状态(如妊娠状态)的毒性反应;③为毒性研究中动物种属选择和给药方案设置的合理性提供依据;④根据暴露量来评价供试品可能的蓄积引起的靶部位毒性,从而提高动物毒性试验结果对临床安全性评价的预测价值,为临床重点监测指标提供依据;⑤综合药效研究和安全性评价研究中的暴露信息来指导人体研究试验设计。

对于毒代动力学研究的重要意义——"暴露量作为比剂量更为精确的参数可对毒性结果进行解释或为给药方案设置提供依据",以下面的案例进行解释。

某个新药候选物进行重复给药毒性试验,根据药效及预试验,重复给药毒性试验剂量设置为100mg/kg、300mg/kg 和 1 000mg/kg,结果发现三个剂量下动物均未见明显毒性反应。若没有开展伴随毒代动力学研究,结论可能就是该供试品在 1 000mg/kg 剂量下是安全,但实际上该供试品因吸收较差或者代谢酶饱和等原因导致供试品在高浓度下无法完全吸收,TK 结果显示 100mg/kg 和 1 000mg/kg 的血浆暴露量是无差异的,说明这三个剂量的生物学效应一致。若无伴随毒代动力学研究,该项重复给药毒性试验将得出错误的结论。

因此,经典的毒理研究结果以剂量作为依据,并进行组间比较,而毒代动力学试验以实际暴露量对剂量进行修正,特别是对于非线性代谢与吸收性较差的供试品有重大意义,可以较好地解释毒性与剂量不成正相关的现象,对毒性结果进行修正。

二、发展历程

毒代动力学是药动学和毒理学的交叉学科,也是一门较新的学科,人用药品注册技术要求国际协调会议(ICH)首次提出了毒代动力学研究的指导原则,我国在 2004 年才首次提出药物 TK 的相关内容,同时鼓励创新药物进行 TK 研究。在 2014 年,正式颁布了《药物毒代动力学研究技术指导原则》,在该指导原则中,鼓励扩大开展 TK 研究的范围,还将伴随 TK 从长期毒性试验推荐扩展至单次给药毒性试验、重复给药毒性试验、遗传毒性试验、生殖毒性试验和致癌性试验中,TK 在整个药物安全性评价体系中的地位大大提升,已成为药物安全性评价一个极其重要的组成部分。

药物的毒代动力学应用药代动力学原理,两者的研究方法相同,但关注点有所不同,药代动力学关注的是药物在药效学剂量下在体内的 ADME 的特征,毒代动力学关注的是药物在毒性剂量下在体内的暴露情况,两者主要的区别见表 14-5。

表 14-5　药物毒代动力学与药代动力学的主要区别

项目	药代动力学	毒代动力学
研究对象	任何受试物(药物或毒物)	药物或药物候选药
研究目的	描述受试物的体内动力学 ADME 过程	受试物全身暴露与剂量和持续时间相联系的程度
剂量设置	常规剂量(药效剂量)	大剂量(毒性剂量)
采样点设置	采样点较多,覆盖完整的药时曲线以获得准确的 PK 参数	采样点在各个时相选 2~3 个点,总共约 10 个点
描述参数	全部 PK 参数	主要是 AUC 和 C_{max}
结果处理	罗列与描述 PK 参数	参数分别对剂量和给药时间进行相关性分析
研究本质	动力学研究	毒性研究

与完整的药代动力学相比,现阶段典型的药物 TK 研究方法只研究药物或主要代谢产物的动力学过程,集中涉及在血浆动力学部分,基本不涉及代谢与排泄部分研究。因此,对于其他作用比如解释具体脏器毒性蓄积则缺乏有关证据,新药安全性评价研究的要求已从以发现暴露药物的潜在毒性为主要目标的描述毒理学逐渐向阐明毒性机制为目标的机制毒理学研究转变,相应地,毒代动力学在评估供试品连续给药的全身暴露量时,不仅要观察是否出现蓄积现象,还要结合供试品的半衰期长短、供试品的暴露对关键代谢酶或转运体的影响等方面进行综合分析,阐明毒性机制。

三、基本内容

1. **暴露量评估**　暴露量是用来评价动物体内对供试品的负荷量,该数据有助于解释动物种属、剂量和性别之间毒性的相似性及差异性。暴露量可以用原型化合物或其代谢产物的血浆浓度和 AUC 表示,在某些特殊情况下,也可用组织中的浓度表示。暴露量的评估应考虑以下因素:血浆蛋白质结合、组织摄取、受体性质和代谢特征的种属差异、代谢产物的活性、免疫原性和毒理学作用。在毒性试验中通常采用两种性别动物,因此,暴露测定也应包括两种性别的动物,且分别描述雌雄动物的暴露量,观察是否有雌雄差异。

2. **毒代动力学参数**　毒代动力学研究是通过测定合适时间点的样品浓度来计算动力学参数的,通常有 AUC_{0-T}、C_{max}、$C_{(time)}$。

3. **给药方案**　毒代动力学试验的给药方案设计应完全参照毒性试验研究方案,包括给药剂量、途径、动物种属选择和给药频率、周期等。当毒代动力学数据表明化合物的吸收限制了原型化合物和/或代谢产物暴露,且没有其他剂量限制因素存在,化合物能达到最大暴露的最低剂量可视为最高剂量。

4. **样品采集**　伴随毒代动力学研究中,样品采集的时间点应尽量达到暴露评估所需的频度,但不可过于频繁,避免干扰毒性研究的正常进行,或引起动物过度的生理应激反应。时间点的确定应以早期毒性研究、预试验或剂量探索毒性试验以及在相同动物模型或可以合理外推到其他动物模型上获得的动力学数据为基础,一般各个时相 2~3 个采集点。

对于样品来源,通常情况下,非啮齿类动物的毒性试验中毒代动力学数据从主研究实验动物收集,而啮齿类动物的毒性试验中毒代动力学数据可从卫星组实验动物收集。

5. **分析方法**　毒代动力学的样品检测分析前应建立分析物和生物基质的分析方法,分析方法应特异、精密、精确,检测限满足预期的浓度范围。

6. **暴露量的评价及影响暴露量分析的复杂因素**　评价暴露量的数据需有代表性,由于动力学参数多存在个体差异,且毒代动力学资料多来源于小样本的动物,因此通常难以进行高精度的统计学处理,分析时应注意求算平均值或中位数并评估变异情况。特别是非啮齿类动物的毒性试验,个体动物的数据比经整理、统计分析过的成组数据更为重要。

评估暴露量时,还需要考虑因种属差异导致的蛋白质结合、组织摄取、受体性质和代谢特点不同从而影响暴露量的描述。例如,对蛋白质结合率高的化合物,用游离浓度来表示暴露量可能更为合适。

7. **代谢产物的测定**　一般情况下,毒代动力学不需要考察代谢产物,但是对于下述特殊情况需要关注血浆中代谢产物暴露情况:①供试品为"前体化合物"且其转化生成的代谢产物为主要活性成分;

②供试品可被代谢为一种或多种具有药理或毒理活性代谢产物,且代谢产物可导致明显的组织/器官反应;③供试品在体内被广泛代谢,毒性试验仅可通过测定血浆或组织中的代谢产物浓度来进行暴露评估。

四、在不同毒性试验中的应用

1. **单次给药毒性试验** 单次给药毒性试验的毒代动力学研究通常是在生物分析方法建立前的药物研发早期进行,其研究结果有助于评价和预测包括剂型选择和给药后暴露速率和持续时间,也有助于后续研究中选择合适剂量水平。

2. **重复给药毒性试验** 毒代动力学研究内容需要纳入重复给药毒性试验设计中,包括首次给药到给药结束全过程的定期暴露监测和毒代动力学参数研究。后续毒性试验所采用的给药方案可依据前期试验的毒代研究结果进行修正或调整。

3. **遗传毒性试验** 体内暴露的评估应采用与遗传毒性试验相同的动物种属、品系和给药途径,在最高剂量或其他相关剂量中进行。体内暴露可通过试验中所显示的体内细胞毒性(如微核试验中所检测组织的未成熟红细胞占红细胞总数的比例发生显著变化)或暴露情况(测定血液或血浆中的受试物和/或其代谢产物的暴露,直接测定靶组织中的受试物和/或其代谢产物的暴露)来证明。当体内遗传毒性试验结果为阴性时,需结合暴露量数据来评估遗传毒性风险,尤其是当体外试验显示为明确的阳性结果或未进行体外哺乳动物细胞试验时。

4. **生殖毒性试验** 生殖毒性毒代动力学研究的主要目的在于分析生殖毒性试验的结果,有助于确定生殖毒性试验中不同阶段的不同剂量是否达到了充分暴露。考虑妊娠期与非妊娠期动物的动力学特征的可能差异。毒代动力学数据可以来自生殖毒性试验的全部动物,也可以来自部分动物。毒代动力学数据应包括对特定时间的原型、胚胎、胎仔或幼仔的暴露量评估,以评价受试物和/或代谢产物能否通过胎盘屏障和/或乳汁分泌。

5. **致癌性试验** 原则上,理想的试验设计应确保致癌性试验剂量下所产生的全身暴露量范围超过人体最大治疗暴露量的若干倍。但由于剂量选择会不可避免地受到种属特异性问题的困扰,因此,在合适的剂量下和致癌性试验的不同阶段评估原型化合物和/或代谢产物全身暴露量的必要性,以便使研究结果能用于动物模型和人体暴露量的比较。同时,基于受试动物种属和人体可能达到的全身暴露量而确定的最高剂量可以作为致癌性试验可接受的终点。在以往的研究中,经常用毒性终点选择最高剂量。

(翁勤洁)

本 章 小 结

药物安全性评价在药物整个研发链中起到了承上启下的作用,保障了临床研究的开展。随着医药领域科技的不断发展,对安全性评价内容的理解和认识也越来越深,目前已经总结出一套较完善的安全性评价体系用于支持不同阶段的临床前新药研发工作。而药物安全性评价研究也从最初的描述毒理学向机制毒理学转变,采用了包括毒代动力学等先进研究方法,解释毒性反应在动物体内的发生机制和发展变化,为在药物使用中,毒性的产生机制、防治措施等方面提供支持。

思考题

1. 《药物非临床研究质量管理规范》的基本内容有哪些?

2. 简述设计某种药物在不同申报阶段安全性评价的具体实验内容。

3. 生活中你见过或接触过哪些药物高端制剂? 请举例说明并介绍安全性评价中的考虑点。

4. 细胞治疗产品的安全性评价主要有哪些内容? 给药剂量如何选择?

5. 儿科用药在研究过程中需要考虑哪些特点? 与成年人相比,有哪些特殊性?

6. 药物毒代动力学研究的基本内容有哪些? 可分点答述或列表说明。

参考文献

[1] 中华人民共和国主席 . 中华人民共和国药品管理法:主席令〔2001〕第45号 . (2019-08-26)〔2022-01-09〕. https://www.cde.org.cn/main/policy/view/43c28bd3a5d4eda90ad09d82c1c9d017

[2] 中华人民共和国国务院 . 中华人民共和国药品管理法实施条例:国务院令〔2002〕第360号 . (2019-03-02)〔2022-01-09〕. https://gkml.samr.gov.cn/nsjg/bgt/202106/t20210611_330611.html

[3] 国家食品药品监督管理总局 . 药物非临床研究质量管理规范:国家食品药品监督管理总局令〔2017〕第34号 . (2017-09-01)〔2022-01-09〕. https://www.nmpa.gov.cn/xxgk/fgwj/bmgzh/20170802160401550.html

[4] 国家食品药品监督管理局 . 药品注册管理办法:国家食品药品监督管理局令〔2007〕第28号 . (2020-07-01)〔2022-01-09〕. https://www.nmpa.gov.cn/xxgk/fgwj/bmgzh/20200330180501220.html

[5] 国家食品药品监督管理局 . 药物非临床研究质量管理规范认证管理办法:国食药监安〔2007〕214号 . (2007-04-16)〔2022-01-09〕. https://www.nmpa.gov.cn/xxgk/fgwj/gzwj/gzwjyp/20070416010101325.html

[6] 国家食品药品监督管理总局 . 药物重复给药毒性研究技术指导原则 . (2014-05-13)〔2022-01-09〕. https://www.cde.org.cn/zdyz/domesticinfopage?zdyzIdCODE=eb1121e208d156f8fb0384d1e77edb8f

[7] 国家食品药品监督管理总局 . 药物毒代动力学研究技术指导原则 . (2014-05-13)〔2022-01-09〕. https://www.cde.org.cn/zdyz/domesticinfopage?zdyzIdCODE=81a7fcf593f6e36660e126dd30bbc602

[8] 国家食品药品监督管理总局 . 药物单次给药毒性研究技术指导原则 . (2014-05-13)〔2022-01-09〕. https://www.cde.org.cn/zdyz/domesticinfopage?zdyzIdCODE=0c935796de664b377759b4dcb6a2634c

[9] 国家食品药品监督管理总局 . 药物刺激性、过敏性和溶血性研究技术指导原则 . (2014-05-13)〔2022-01-09〕. https://www.cde.org.cn/zdyz/domesticinfopage?zdyzIdCODE=11ed1282dd1b35641943de34907b317c

[10] 国家食品药品监督管理总局 . 药物安全药理学研究技术指导原则 . (2014-05-13)〔2022-01-09〕. https://www.cde.org.cn/zdyz/domesticinfopage?zdyzIdCODE=eabe80e6d8d90236c7fde1c5ff8f8999

[11] 国家食品药品监督管理总局 . 药物生殖毒性研究技术指导原则 . (2006-12-19)〔2022-01-09〕. https://www.cde.org.cn/zdyz/domesticinfopage?zdyzIdCODE=8eab7a099135eb60cebb678adfec6587

[12] 国家食品药品监督管理总局 . 药物遗传毒性研究技术指导原则 . (2018-03-15)〔2022-01-09〕. https://www.cde.org.cn/zdyz/domesticinfopage?zdyzIdCODE=ffca3812829ecc6b9fb436c519ffa675

[13] 国家食品药品监督管理局 . 药物致癌试验必要性的技术指导原则 . (2010-04-22)〔2022-01-09〕. https://www.nmpa.gov.cn/xxgk/fgwj/gzwj/gzwjyp/20100401145801553.html

［14］国家食品药品监督管理总局 . 药物非临床依赖性研究技术指导原则 .（2022-01-07）［2022-01-09］. https://www.cde. org.cn/zdyz/domesticinfopage?zdyzIdCODE=53ab48029510c9ad79bbdb4bcc0e4896

［15］国家食品药品监督管理局 . 药品研究实验记录暂行规定 .（2000-01-03）［2022-01-09］. https://d.wanfangdata.com.cn/ periodical/ChlQZXJpb2RpY2FsQ0hjTmV3UzIwMjExMjAwEg96Z3h5enoyMDAwMDMwMjYaCHN5aHM4dTF3

［16］国家食品药品监督管理总局 . 药品数据管理规范（征求意见稿）.（2018-01-05）［2022-01-09］. https://www.nmpa.gov. cn/xxgk/zhqyj/zhqyjyp/20170825203401164.html

［17］中华人民共和国国务院办公厅 . 关于开展仿制药质量和疗效一致性评价的意见 : 国办发〔2016〕8 号 .（2016-03-05） ［2022-01-09］.https://www.nmpa.gov.cn/zhuanti/ypqxgg/ggzhcfg/20160305170501942.html

［18］国家食品药品监督管理总局 . 化学药品注册分类改革工作方案 .（2016-03-04）［2022-01-09］. https://www.nmpa.gov. cn/yaopin/ypggtg/ypqtgg/20160309151801706.html

［19］国家食品药品监督管理总局 . 生物制品注册分类和申报资料要求（试行）.（2020-07-01）［2022-01-09］. https://www. nmpa.gov.cn/zhuanti/ypzhcglbf/ypzhcglbfzhcwj/20200630175301552.html

［20］ICH Harmonised Tripartite Guideline. ICH/M3（R2）Nonclinical safety studies for the conduct of human clinical trials and marketing authorization for pharmaceuticals.（2010-01-21）［2022-01-09］. https://database.ich.org/sites/default/files/M3_R2__Guideline.pdf

［21］ICH Harmonised Tripartite Guideline. ICH/S1 Rodent carcinogenicity studies for human pharmaceuticals.（2012-11-14） ［2022-01-09］. https://database.ich.org/sites/default/files/ICH_S1BR1_Step2_DraftGuideline_2021_0510.pdf

［22］ICH Harmonised Tripartite Guideline. ICH/S2（R1）Genotoxicity testing and data interpretation for pharmaceuticals intended for human use.（2012-06-07）［2022-01-09］. https://database.ich.org/sites/default/files/S2%28R1%29%20Guideline.pdf

［23］ICH Harmonised Tripartite Guideline. ICH/S3A Toxicokinetics : The assessment of systemic exposure in toxicology studies. （1995-03-01）［2022-01-09］. https://database.ich.org/sites/default/files/S3A_Guideline.pdf

［24］ICH Harmonised Tripartite Guideline. ICH/S4 Duration of chronic toxicity testing in animals.（1998-11-30）［2022-01-09］. https://database.ich.org/sites/default/files/S4_Guideline.pdf

［25］ICH Harmonised Tripartite Guideline. ICH/S5（R3）Detection of reproductive and developmental toxicity for human pharmaceuticals.（2022-02-18）［2022-01-09］. https://database.ich.org/sites/default/files/S5-R3_Step4_Guideline_2020_0218_1.pdf

［26］ICH Harmonised Tripartite Guideline. ICH/ S6（R1）Preclinical safety evaluation of biotechnology-derived pharmaceuticals. （2012-05-18）［2022-01-09］. https://database.ich.org/sites/default/files/S6_R1_Guideline_0.pdf

［27］ICH Harmonised Tripartite Guideline. ICH/S7A Safety pharmacology studies for human pharmaceuticals.（2000-07-13） ［2022-01-09］. https://database.ich.org/sites/default/files/S7A_Guideline.pdf

［28］ICH Harmonised Tripartite Guideline. ICH/S7B Nonclinical evaluation of the potential for delayed ventricular repolarization （QT interval prolongation）by human pharmaceuticals.（2005-05-20）［2022-01-09］. https://database.ich.org/sites/default/files/S7B_Guideline.pdf

［29］ICH Harmonised Tripartite Guideline. ICH/S8 Immunotoxicity studies for human pharmaceuticals.（2006-04-20）［2022-01-09］. https://database.ich.org/sites/default/files/S8_Guideline_0.pdf

［30］ICH Harmonised Tripartite Guideline. ICH/S11 Nonclinical safety testing in support of development of paediatric medicines. （2019-02-01）［2022-01-09］. https://database.ich.org/sites/default/files/S11_Step4_FinalGuideline_2020_0310.pdf

［31］OECD.Test No.417 : Toxicokinetics , OECD Guidelines for the Testing of Chemicals , Section 4.（2010-07-23）［2022-01-09］. https://www.oecd-ilibrary.org/environment/test-no-417-toxicokinetics_9789264070882-en

［32］国家食品药品监督管理总局 . 细胞治疗产品研究与评价技术指导原则（试行）.（2017-12-18）［2022-01-09］. https:// www.nmpa.gov.cn/directory/web/nmpa/xxgk/ggtg/qtggtg/20171222145101557.html

［33］国家食品药品监督管理局 . 治疗用生物制品非临床安全性评价指导原则 . (2010-05-06)［2022-01-09］. https://www.cde.org.cn/zdyz/domesticinfopage?zdyzIdCODE=dd0bec13af0f122caeae820c3632af34

［34］中国食品药品检定研究院 .CAR-T 细胞治疗产品质量控制检测研究及非临床研究考虑要点 . (2018-06-08)［2022-01-09］. http://zgys.cnjournals.org/ch/reader/create_pdf.aspx?file_no=20180623&flag=1&journal_id=zgys&year_id=2018

［35］国家食品药品监督管理总局 . 儿科用药非临床安全性研究技术指导原则 (征求意见稿) . (2017-03-03)［2022-01-09］. https://www.cde.org.cn/main/news/viewInfoCommon/e036b5c6788e4554f8b50a0619b8a0e9

［36］国家食品药品监督管理总局 . 生物类似药研发与评价技术指导原则 (试行) . (2015-02-28)［2022-01-09］. https://www.nmpa.gov.cn/xxgk/ggtg/qtggtg/20150228155701114.html

［37］国家食品药品监督管理局 . 预防用疫苗临床前研究技术指导原则 . (2010-04-12)［2022-01-09］. https://www.nmpa.gov.cn/xxgk/fgwj/gzwj/gzwjyp/20100412113301428.html